242

(Constantin Comnène)

4526

Bibliothèque de Thérapeutique

PUBLIÉE SOUS LA DIRECTION DE

A. GILBERT   &   **P. CARNOT**

Professeur de Clinique Médicale   Professeur agrégé de Thérapeutique
à la Faculté de médecine de Paris   à la Faculté de médecine de Paris.

1909-1911, 28 volumes in-8, avec figures, cartonnés.

LISTE DES COLLABORATEURS

MM.

ACHARD (CH.) .... Professeur à la Faculté de médecine de Paris,
    médecin de l'hôpital Necker.
APERT (E.) .... Médecin de l'hôpital Andral.
AUBERTIN .... Chef de laboratoire à la Faculté de médecine de Paris.
AUDRY (CH.) .... Professeur de clinique des maladies cutanées et
    syphilitiques à la Faculté de Toulouse.
BALTHAZARD .... Professeur agrégé à la Faculté de médecine de Paris.
BERGONIÉ .... Professeur à la Faculté de médecine de Bordeaux.
BESREDKA (A.) .... Chef de laboratoire à l'Institut Pasteur.
BONNAMOUR .... Chef de laboratoire à la Faculté de médecine de
    Lyon.
BOUCHARD (CH.) .... Membre de l'Institut et de l'Académie de médecine.
BOURCART .... Privat-docent à la Faculté de médecine de Genève.
BRINDEAU .... Professeur agrégé à la Faculté de médecine de
    Paris, accoucheur des hôpitaux.
CALMETTE (A.) .... Directeur de l'Institut Pasteur de Lille, professeur
    à la Faculté de médecine de Lille.
CARNOT (PAUL) .... Professeur agrégé à la Faculté de médecine de
    Paris, médecin de l'hôpital Tenon.
CASTAIGNE (J.) .... Professeur agrégé à la Faculté de médecine de
    Paris, médecin des hôpitaux.
CAUTRU (F.) .... Ancien interne des hôpitaux de Paris.
CHAUFFARD .... Professeur à la Faculté de médecine de Paris,
    médecin de l'hôpital Cochin, membre de l'Aca-
    démie de médecine.
CLAUDE (HENRI) .... Professeur agrégé à la Faculté de médecine de
    Paris, médecin de l'hôpital Saint-Antoine.
COMBE (A.) .... Professeur de Clinique infantile à la Faculté de
    médecine de Lausanne.
CONSTENSOUX .... Ancien chef de clinique adjt des maladies ner-
    veuses à la Faculté de médecine de Paris.
COYON .... Médecin des hôpitaux de Paris.
DAGRON .... Ancien interne des hôpitaux de Paris.
DEJERINE .... Professeur à la Faculté de médecine de Paris,
    médecin de la Salpêtrière, membre de l'Académie
    de médecine.
DELAGENIÈRE .... Chirurgien de l'hôpital et de l'asile d'aliénés du Mans.
DOPTER .... Professeur agrégé au Val-de-Grâce.
DUCROQUET (C.) .... Chargé du service d'orthopédie de la polyclinique
    Rothschild.
DUJARDIN-BEAUMETZ ...... Chef de laboratoire à l'Institut Pasteur.
DUPUY-DUTEMPS .... Ophtalmologiste des hôpitaux de Paris.
DURAND .... Professeur agrégé à la Faculté de médecine de
    Lyon, chirurgien des hôpitaux.
FERRAND (MARCEL) .... Chef de laboratoire à l'Hospice des Enfants-Assistés.
FRAIKIN .... Ancien chef de clinique à la Faculté de médecine
    de Bordeaux.
GARNIER (MARCEL) .... Médecin des hôpitaux de Paris.
GAUTIER (ARMAND) .... Professeur à la Faculté de médecine de Paris,
    membre de l'Institut et de l'Académie de médecine.
GILBERT (A.) .... Professeur de Clinique médicale à la Faculté de
    médecine de Paris, médecin de l'Hôtel-Dieu,
    membre de l'Académie de médecine.

LISTE DES COLLABORATEURS.

MM.

NAGEOTTE-WILBOUCHEWITCH (Mme). Ancien interne des hôpitaux de Paris, chargée d'un service de gymnastique orthopédique à l'hôpital des Enfants-Malades.

NICOLAS. Professeur de Clinique des maladies cutanées et syphilitiques à la Faculté de médecine de Lyon.

NOBÉCOURT. Professeur agrégé à la Faculté de médecine de Paris, médecin des hôpitaux.

NOC. Médecin des troupes coloniales.

NOGIER (TH.). Professeur agrégé à la Faculté de médecine de Lyon.

OUDIN. Président de la Société d'Électrothérapie.

PAISSEAU. Chef de clinique à la Faculté de médecine de Paris.

PARISET. Docteur ès sciences, directeur des services hydrothérapiques de l'établissement thermal de Vichy.

PAUCHET. Professeur à l'École de médecine d'Amiens.

PIATOT. Ancien interne des hôpitaux de Paris.

PIC. Professeur de Thérapeutique à la Faculté de médecine de Lyon.

PINARD. Professeur à la Faculté de médecine de Paris, membre de l'Académie de médecine.

POUCHET (G.). Professeur de Pharmacologie et de Matière médicale à la Faculté de médecine de Paris, membre de l'Académie de médecine.

RAUZIER. Professeur à la Faculté de médecine de Montpellier.

REMLINGER. Directeur de l'Institut impérial antirabique de Constantinople.

RIBADEAU-DUMAS. Ancien interne des hôpitaux de Paris.

RIST (É.). Médecin de l'hôpital Laennec (tuberculeux).

ROBIN (ALBERT). Professeur de Clinique thérapeutique à la Faculté de médecine de Paris, médecin de l'hôpital Beaujon, membre de l'Académie de médecine.

ROGER (H.). Professeur à la Faculté de médecine de Paris, médecin de l'Hôtel-Dieu, membre de l'Académie de médecine.

ROY (M.). Professeur à l'École dentaire de Paris, dentiste des hôpitaux.

SABOURAUD. Chef du laboratoire de la Ville de Paris à l'hôpital Saint-Louis.

SABRAZÈS. Professeur agrégé à la Faculté de médecine de Bordeaux, médecin des hôpitaux.

SACQUÉPÉE (E.). Professeur agrégé au Val-de-Grâce.

SALIMBENI (A.-T.). Chef de laboratoire à l'Institut Pasteur.

THOMAS (ANDRÉ). Chef du laboratoire de la clinique des maladies nerveuses à la Salpêtrière.

TISSIÉ (PH.). Inspecteur des exercices physiques des lycées et collèges de l'Académie de Bordeaux.

TUFFIER. Professeur agrégé à la Faculté de médecine de Paris, chirurgien de l'hôpital Beaujon.

VAILLARD (L.). Directeur du Val-de-Grâce, médecin inspecteur général de l'armée, membre de l'Académie de médecine.

VAQUEZ (H.). Professeur agrégé à la Faculté de médecine de Paris, médecin de l'hôpital Saint-Antoine.

WASSERMANN (A.). Directeur de l'Institut des maladies infectieuses de Berlin.

WIART. Chirurgien des hôpitaux de Paris.

WIDAL (F.). Professeur à la Faculté de médecine de Paris, médecin de l'hôpital Cochin, membre de l'Académie de médecine.

ZIMMERN (A.). Professeur agrégé à la Faculté de médecine de Paris, Chef du laboratoire de radiologie à la Charité.

THÉRAPEUTIQUE

DES

MALADIES RESPIRATOIRES

ET DE LA

TUBERCULOSE PULMONAIRE

BIBLIOTHÈQUE DE THÉRAPEUTIQUE

PUBLIÉE SOUS LA DIRECTION DE

A. GILBERT & P. CARNOT

Professeur de Clinique Médicale
à la Faculté de Médecine de Paris.

Professeur agrégé de Thérapeutique
à la Faculté de Médecine de Paris.

THÉRAPEUTIQUE

DES

MALADIES RESPIRATOIRES

ET DE LA

TUBERCULOSE PULMONAIRE

PAR LES DOCTEURS

Ed. HIRTZ, RIST et RIBADEAU-DUMAS, TUFFIER et J. MARTIN, KUSS.

Avec 85 figures dans le texte

PARIS

LIBRAIRIE J.-B. BAILLIÈRE et FILS

19, RUE HAUTEFEUILLE, 19

1911

PRÉFACE

La Thérapeutique est la synthèse et la conclusion de la Médecine. Si Platon admettait que la plus belle Science est la plus inutile, il nous apparaît, au contraire, qu'une Science est d'autant plus belle qu'elle est plus féconde et qu'elle a pour but le soulagement des misères humaines. De fait, les plus éclatantes recherches de Médecine expérimentale, les plus subtiles analyses cliniques valent surtout par l'effort curateur auquel elles aboutissent.

Aussi la Thérapeutique, malgré ses incertitudes et ses tâtonnements, demeure-t-elle l'obsession du Chercheur et du Praticien. Aussi les Savants, même les plus illustres, les Cliniciens, même les plus réputés, à qui nous avons fait appel, nous ont-ils chaleureusement donné leur concours : qu'ils en soient tous remerciés ici !

La Thérapeutique peut être envisagée différemment, suivant que l'on prend pour point de départ de son étude le Médicament, le Symptôme ou la Maladie. La Bibliothèque de Thérapeutique sera donc divisée en trois Séries convergentes, dans lesquelles seront étudiés les AGENTS THÉRAPEUTIQUES, les MÉDICATIONS, les TRAITEMENTS. Chaque série comprendra un certain nombre de volumes, indépendants les uns des autres et paraissant en ordre dispersé, mais dont la place est nettement déterminée dans le plan d'ensemble de l'ouvrage.

I

La première Série est relative aux AGENTS THÉRAPEUTIQUES.

Elle comprend, comme une sorte d'introduction générale, l'*Art de formuler*, dont l'importance s'accroît par la publication d'un nouveau Codex et par les Conventions Internationales relatives aux Médicaments héroïques. Elle comprend aussi l'étude des *Techniques thérapeutiques médicales et des Techniques thérapeutiques chirurgicales*.

L'étude des *Agents physiques* a pris, depuis quelques années, un développement considérable. Les diverses branches de la *Physiothérapie* offrent, par là même, au Praticien, une série de ressources nouvelles. Qu'il s'agisse de *Kinésithérapie*, de *Massage*, d'*Hydrothérapie*, d'*Électrothérapie*, de *Radiothérapie*, etc., tout médecin doit savoir appliquer, lui-même, les méthodes usuelles et connaître le principe, les indications et les résultats des méthodes plus compliquées, qui restent, nécessairement, confiées aux Spécialistes.

L'étude des *Médicaments chimiques* a fait, elle aussi, de grands progrès. Les Médicaments minéraux, dont on aurait pu croire la liste épuisée, ont récemment revêtu des formes nouvelles (combinaisons organiques, métaux colloïdaux), douées de nouvelles propriétés thérapeutiques. Quant aux Médicaments organiques, leur nombre s'accroît tous les jours ; déjà quelques lois de pharmacodynamie permettent de prévoir leur action thérapeutique, suivant l'introduction de tel noyau ou de tel radical : qu'il s'agisse des sulfones et de leurs propriétés hypnotiques, des ecgonines et de leurs propriétés anesthésiques, des anthraquinones et de leurs propriétés purgatives, le chimiste commence à jongler avec les molécules et fabrique méthodiquement des médicaments synthétiques, comme il fabriquait déjà des couleurs ou des parfums.

Si les *Médicaments d'origine végétale* sont, de plus en plus, obtenus par synthèse, par contre de nouvelles plantes entrent, à leur tour, dans la matière médicale. La flore tropicale tient probablement encore en réserve bien des médicaments utiles.

Les *Médicaments d'origine animale*, fort employés jadis, puis fort oubliés, ont été surtout étudiés depuis Brown-Séquard. Qu'il s'agisse de thyroïdine ou d'adrénaline, de pepsine ou de sécrétine, l'*Opothérapie* utilise des produits fabriqués par l'organisme même et supplée à l'insuffisance glandulaire, en fournissant artificiellement au malade les substances qu'il ne fabrique plus. Il y a là tout un monde de corps et d'anticorps, qui, vraisemblablement, feront la base de la Thérapeutique de demain.

Les *Médicaments d'origine microbienne* ont métamorphosé le traitement et la prophylaxie des maladies infectieuses. Ils peuvent conférer une immunité active grâce aux méthodes Pastoriennes de *Vaccination*, ou passive grâce aux méthodes de *Sérothérapie*, par lesquelles, après Ch. Richet, après Behring et Roux, on utilise les humeurs d'animaux chez qui l'on a provoqué préalablement la formation d'anticorps. On peut aussi, avec Metchnikoff, faire de la *Bactériothérapie*, en opposant aux microbes nocifs d'autres microbes domestiqués et inoffensifs, dont le développement gêne celui des premiers.

L'étude des Agents Thérapeutiques comprend encore la *Crénothérapie*, la *Thalassothérapie*, la *Climatothérapie*. Sous le nom de Crénothérapie (κρήνη, source), on peut grouper, avec Landouzy, les méthodes thérapeutiques, si complexes mais si puissantes, relatives aux Eaux Minérales. Les richesses naturelles de notre pays en Stations Thermales, Maritimes ou Climatériques, sont, d'ailleurs, telles qu'aucun pays n'en possède d'équivalentes et ne peut aussi complètement se suffire à lui-même.

L'étude de la *Diététique* et des *Régimes* s'est beaucoup précisée : on peut, actuellement, doser l'énergie nutritive nécessaire à un organisme et la lui fournir sous telle ou telle forme isodyname, suivant l'état de ses viscères. Le régime, ainsi scientifiquement établi, fait, de plus en plus, partie de l'ordonnance et du traitement.

Enfin l'étude des *Agents psychiques* a pris, elle aussi, une grande importance : si l'influence du moral sur le physique est telle qu'il suffit parfois pour modifier l'évolution d'une maladie, de remonter les courages et d'imposer une volonté ferme, combien plus efficace encore est une direction morale méthodiquement graduée, suivant les règles précises de la *Psychothérapie* !

Tels sont les principaux Agents Thérapeutiques que le Praticien peut utiliser. Il est maintenant nécessaire de les grouper et de les combiner, en vue d'une Médication ou d'un Traitement.

II

La deuxième Série est relative à l'étude des MÉDICATIONS.

Étant donné un symptôme clinique, le premier problème thérapeutique qui se pose est de savoir si l'on doit agir sur lui, le favoriser ou le combattre ; or, ce n'est pas toujours une question facile à résoudre. Si certains symptômes sont, dans tel cas déterminé, manifestement défavorables et doivent être combattus (tels l'asphyxie, la putridité, etc.), d'autres, par contre, indiquent un effort réactionnel de l'organisme, que l'on doit respecter et même favoriser : tels les processus de l'inflammation mis en jeu par l'organisme contre l'infection, et qui doivent être respectés tant que leur excès même ne devient pas nuisible ; tel l'épistaxis d'un hypertendu, soupape de sûreté qui préserve parfois d'une hémorragie cérébrale. Mais, si tel symptôme doit être combattu et tel autre favorisé, beaucoup ont une signification variable ou douteuse : telle la fièvre. Aussi, bien souvent, en Thérapeutique, le difficile est-il non pas d'agir, mais de savoir s'il faut agir et dans quel sens.

En second lieu, pour ou contre un symptôme donné, on peut utiliser plusieurs méthodes thérapeutiques. Chacune a ses indications et ses contre-indications, et l'on ne traitera pas l'insomnie d'un cardiaque comme celle d'un fébricitant ou d'un douloureux.

On voit, par là, toute l'importance pratique que présente l'étude des Médications Symptomatiques. Ce sont, d'ailleurs, celles dont on doit, le plus souvent, se contenter, faute de mieux, lorsqu'on ne peut atteindre la cause même du mal.

III

Enfin la troisième Série comprend l'étude des TRAITEMENTS.

Le Traitement d'une Maladie, lorsqu'il n'est pas pathogénique, est fait, le plus souvent, de la juxtaposition d'une série de Médications symptomatiques. Il devra se modifier incessamment, en se modelant sur la marche même de l'affection. Par exemple, le Traitement d'une fièvre typhoïde sera représenté par une série de Médications dirigées non seulement contre l'infection éberthienne, mais aussi contre la fièvre, contre l'adynamie, contre la faiblesse cardiaque, contre les hémorragies intestinales, etc., suivant les symptômes successifs que l'examen clinique révélera.

Beaucoup de traitements sont devenus, dans ces dernières années, médico-chirurgicaux, qu'il s'agisse de sténose pylorique, de gangrène pulmonaire, de lithiase biliaire, de tuberculose rénale, etc. La partie médicale doit donc être complétée par une partie chirurgicale, de telle sorte que l'on puisse envisager, sous leurs différentes faces, les multiples traitements d'une même maladie.

C'est dans cet esprit qu'une série de volumes sont consacrés aux Traitements des Maladies Générales (Infections, Intoxications, Maladies de la Nutrition), des Maladies de chaque organe (Maladies nerveuses, digestives, circulatoires, pulmonaires, génito-urinaires), ainsi que des Spécialités (Maladies cutanées et vénériennes ; Maladies de la bouche, du nez, du larynx, des oreilles et des yeux).

Ainsi se complètent, mutuellement, les trois séries relatives aux Agents Thérapeutiques, aux Médications et aux Traitements.

Elles sont conçues dans un même esprit général et avec une même préoccupation, celle d'être immédiatement utiles au Praticien et, par là même, à ses Malades.

Si pareil but est rempli, ce sera la meilleure récompense de tous ceux qui ont collaboré à cette œuvre ; des Auteurs, à qui revient tout ce que cet ouvrage contient d'original et d'utile ; des Éditeurs, qui ont mis, à la réaliser, leur habileté coutumière ; des Directeurs, qui ont voulu continuer, par le livre, l'enseignement de la Thérapeutique dont ils sont chargés à la Faculté de Paris.

A. GILBERT et P. CARNOT.

THÉRAPEUTIQUE
DES MALADIES RESPIRATOIRES

ET

DE LA TUBERCULOSE PULMONAIRE

TRAITEMENT DES MALADIES BRONCHO-PULMONAIRES

PAR

le D' E. HIRTZ,
Médecin de l'hôpital Necker.

CHAPITRE PREMIER

ÉTIOLOGIE ET THÉRAPEUTIQUE GÉNÉRALES

Étiologie générale : Causes prédisposantes, causes déterminantes. *Thérapeutique générale :* Traitement prophylactique, traitement curatif général.

I. — ÉTIOLOGIE GÉNÉRALE.

Les lésions de l'appareil respiratoire tiennent à une série de *causes prédisposantes* et *déterminantes* qu'il importe de connaître avant d'étudier les moyens thérapeutiques efficaces à opposer à l'infection des voies broncho-pulmonaires.

Causes prédisposantes. — L'appareil pulmonaire présente une *susceptibilité originelle* qui tient à la fragilité des vaisseaux capillaires rampant à la surface des parois alvéolaires et des canalicules bronchiques. Il subit le retentissement de tous les *troubles de l'appareil circulatoire* ; la stase résultant des affections cardiaques compromet l'hématose.

Les maladies de la *membrane séreuse* qui l'enveloppe gênent sa libre expansion mécaniquement et deviennent une source de contaminations directes.

Un grand nombre de *maladies dyscrasiques*, comme le mal de Bright, le diabète et le rhumatisme, par exemple, parmi lesquelles nous rangerons *certaines diathèses*, arthritique, goutteuse, interviennent pour une très large part dans l'étiologie des maladies broncho-pulmonaires.

Le *lymphatisme* qu'on a incriminé n'agit que par l'intermédiaire de son cortège d'affections rhino-pharyngées, de végétations adénoïdes, d'engorgements glandulaires.

La *faiblesse constitutionnelle* doit comprendre la vulnérabilité de certains organes, particulière à certaines familles. L'*hérédité pathologique* frappe le cœur, le système vasculaire artériel et veineux, comme j'ai contribué à le démontrer, frappe aussi tout l'arbre respiratoire.

Cette faiblesse constitutionnelle s'explique par l'*insuffisance des réactions de défense*, propre à certains organismes mal partagés et mal équilibrés. L'action vitale que réalise une bonne phagocytose est amoindrie : les leucocytes polynucléaires fléchissent devant le streptocoque, ce puissant agent d'infection, dont l'action nocive intervient à titre d'associé dans un grand nombre de maladies infectieuses : les affections exanthématiques, la grippe, la diphtérie, la fièvre typhoïde, etc.

Chez ces *sujets débiles*, le rôle phagocytaire des leucocytes qu'on trouve épars sur toute la surface de la muqueuse respiratoire, depuis le larynx et la trachée jusqu'à l'alvéole pulmonaire, est diminué (1).

Parmi les causes prédisposantes, il faut citer encore les *déformations thoraciques* du rachitisme, du mal de Pott.

L'appareil pulmonaire, plus qu'aucun autre, a besoin de se défendre contre l'action nocive du *froid*. La muqueuse respiratoire est exposée à des changements de température constants, à des modifications de pression atmosphérique incessantes qu'explique l'énorme quantité d'air introduite dans les poumons, puisque l'homme en inspire chaque jour, en 20 000 inspirations, environ 10 000 litres.

De là la fréquence des *maladies a frigore* que le Pr Kelsch a si magistralement réhabilitées tout récemment.

Causes déterminantes. — Le froid est à mettre au premier rang dans les causes déterminantes des affections broncho-pulmonaires.

Après lui, on peut invoquer les *traumatismes*. Une contusion violente peut mettre en train une pneumococcie ou réveiller une bacil-

---

(1) Tarroux, *Ann. Inst. Pasteur*, 1889.

lose latente, ainsi que le prouvent aujourd'hui des faits assez nombreux étudiés à l'occasion des accidents du travail, tout en faisant la part des exagérations dont quelques rares médecins ont été dupes ou complices.

Nous faisons rentrer dans cette catégorie de causes les surmenages respiratoires imposés par les exigences professionnelles, aux musiciens, aux chanteurs, aux avocats.

Le port habituel de cuirasses lourdes chez les soldats empêche une bonne ventilation pulmonaire et menace l'équilibre plus particulièrement dans le domaine de l'artère pulmonaire. L'expansion thoracique insuffisante entrave la circulation dans les vaisseaux à sang noir, favorise la circulation dans la circonscription de l'artère bronchique, plus favorable à l'évolution du bacille tuberculeux.

L'irritation mécanique produite par l'introduction de certaines poussières s'observe dans un grand nombre de professions, expose aux pneumokonioses et laboure pour le bacille tuberculeux.

Les voies respiratoires résistent longtemps à l'invasion de tous les corps étrangers végétaux ou minéraux qui viennent les assaillir ; mais que l'encombrement se produise à la longue, comme chez les charbonniers, les tailleurs de pierre, les mineurs, les brossiers, les nacriers, etc., la défense fléchit, et l'on voit évoluer toute la série des pneumopathies professionnelles (Widal).

Avec les poussières impalpables qui flottent dans l'atmosphère, pénètrent dans les voies respiratoires tous les microbes pathogènes dont la virulence s'exagère *en temps d'épidémies*, comme le pneumocoque, le streptocoque, le bacille de la grippe.

L'infection sanguine joue dans l'étiologie un rôle de premier ordre ; c'est elle qui, dans les maladies dyscrasiques aiguës et chroniques, diminue la vitalité des éléments anatomiques et favorise la culture des microorganismes.

Toutes les causes *de dépression et de déchéance nerveuse* peuvent être invoquées. Le traumatisme moral est aussi réel à l'origine de la neurasthénie que le traumatisme physique ; les émotions dépressives, les intoxications endogènes et exogènes, l'alcoolisme, le tabagisme, les toxines urémiques et acétonémiques agissent non seulement sur le système nerveux, mais diminuent, comme l'ont démontré Massart et Bordet, la valeur combative des leucocytes. C'est de cette manière que nous devons expliquer (Widal) que les infections des voies respiratoires, les bronchites, les pneumonies, les bronchopneumonies, la tuberculose, la gangrène évoluent surtout chez les surmenés, les débilités, les miséreux, les séniles précoces, les diabétiques, les urémiques, les cachectiques, les paralytiques, les tabétiques, chez tous les intoxiqués, chez tous ceux dont la nutrition est compromise.

Ces notions pathogéniques sont indispensables à bien fixer au point de vue thérapeutique, car ce sont elles qui nous dicteront une médication rationnelle, qui nous apprendront à relever l'organisme par une hygiène et une diététique convenables, par une médication reconstituante, avant de l'abreuver, comme on le fait trop souvent, de médicaments qui ne font que hâter sa déchéance et compromettre sa vitalité.

Aussi convient-il d'étudier la thérapeutique générale des voies respiratoires immédiatement après l'étiologie ; elle nous apprend à fortifier nos lignes de défense et à forger nos armes, avant de nous exposer à des attaques soudaines et imprévues.

L'étude des grandes médications devra être faite une fois pour toutes, pour toutes les affections aiguës des voies respiratoires, et celle des médicaments sera réservée aux chapitres des maladies individuelles.

II. — THÉRAPEUTIQUE GÉNÉRALE.

En effet, les maladies des voies respiratoires, autant par leur symptomatologie que par leur traitement, sont tributaires les unes des autres, évoluent en même temps, ou successivement, se commandent dans une large mesure et ne permettent pas qu'on envisage leur thérapeutique, pas plus que leur évolution, par chapitres entièrement séparés.

I. TRAITEMENT PROPHYLACTIQUE. — Il trouvera sa place légitime à la fin de l'étude de toutes les maladies de l'appareil respiratoire ; il indiquera le moyen de les éviter, par une bonne hygiène, par le redressement de la constitution qui aura fléchi sous l'influence des diathèses ou des infections. La *gymnastique respiratoire*, dont nous avons été l'un des premiers à démontrer l'action remarquable avec tracés pneumographiques à l'appui, sera étudiée dans ses grandes lignes.

II. TRAITEMENT CURATIF GÉNÉRAL. — Il mérite des développements. L'idéal de la thérapeutique serait d'opposer à chaque infection des voies aériennes une médication spécifique. Les immortelles découvertes de Pasteur, les travaux de Behring et de Roux autorisaient tous les espoirs et firent penser que la sérothérapie triomphante dans la diphtérie aboutirait aux mêmes résultats pour les pneumococcies, les staphylococcies, les streptococcies, etc. Mais malheureusement la prétention de quelques sérothérapeutes qui s'érigeraient volontiers en protagonistes de l'art nouveau médical n'est pas

encore justifiée, et nous sommes obligés, jusqu'à nouvel ordre, à nous
en tenir à des médications fort anciennes, souvent décevantes,
mais plus fréquemment efficaces, bien que de tenue modeste. La
thérapeutique empirique, basée sur l'expérience plutôt que sur l'expérimentation, constitue notre meilleur arsenal ; elle manque de prestige,
mais, devant la faillite des médications plus brillantes, il faut bien
nous résoudre à la garder, car elle a à son actif des succès incontestables.

Moyens curatifs généraux. — Ces moyens sont de plusieurs
ordres :

1° Les *agents directs*, destinés à pénétrer dans les voies respiratoires, à en diminuer la congestion, à calmer la muqueuse, à ralentir
l'hypersécrétion dans le début et à favoriser l'expulsion des produits
de sécrétion à la période d'état et à la période terminale.

Ces effets s'obtiennent par les *inhalations*, les *pulvérisations*, les
fumigations ;

2° Les *agents indirects* sont constitués par les *révulsifs*, les *expectorants et évacuants*, les *balsamiques*, les médications arsenicales
et sulfureuses, d'autre part, par tous les *médicaments sédatifs* ; par
les *agents décongestifs* (déplétion sanguine locale et générale) ;
Enfin par les *antipyrétiques* et les *toniques*, où le grand premier
rôle revient de droit à l'*hydrothérapie*, qui agit à la fois sur la
température, sur le système cardio-vasculaire et sur l'appareil
nerveux.

1° *Moyens directs*. — **Inhalations**. — Cette méthode remonte à
la plus haute antiquité, puisque Hippocrate décrit déjà un appareil d'inhalation. Puis on n'en retrouve plus mention jusqu'au
XVII° siècle. Beunet recommande les inhalations contre la tuberculose.
On s'adressa successivement, dès le siècle dernier, à l'oxygène, à
l'azote, à l'acide carbonique. Puis ce furent l'iode, le chlore, les
vapeurs térébenthinées, l'ammoniaque, l'acide sulfureux, etc.

En 1858, Sales-Girons fait construire à Pierrefonds un véritable
institut pour inhalation d'eaux minérales, puis un appareil
transportable.

Période d'enthousiasme où se succèdent les travaux de Zen-
cker, Lewin, Hirt, Wagner, Demarquay, Tavernier, Waldenburg,
Schnitzber, Gerhardt, etc.

Après la période d'enthousiasme, ce fut la période de dénigrement.

On démontra que les liquides inhalés n'arrivaient pas, tout au
moins en état de concentration, jusqu'aux alvéoles pulmonaires, mais
s'arrêtaient dans les bronches de premier et de deuxième ordre.

Schreiber, en 1886, dans un travail important, montre que les substances inhalées ont peu d'action sur le poumon malade, qui ne possède plus une force d'inspiration suffisante.

Il faut donc réserver les inhalations aux maladies du larynx, de la trachée et des grosses bronches. On place dans la chambre du malade des soucoupes contenant de la térébenthine, de l'eucalyptol, du goudron, du menthol, etc., sans avoir recours à des appareils compliqués et coûteux.

INHALATIONS DE FUMÉES : de *Datura stramonium*, de chanvre indien, de papier nitré, etc.

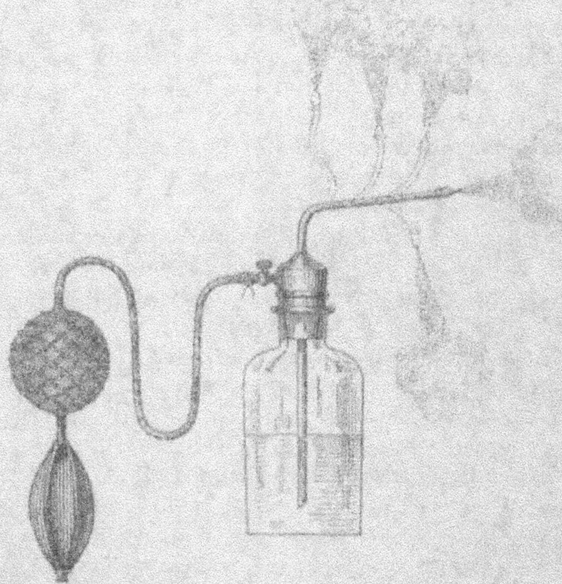

Fig. 1. — Inhalateur.

INHALATIONS DE GAZ : d'*oxygène*, comme tonique général, plutôt que comme modificateur, et réservé de préférence aux dyspnées mécaniques et toxiques ; d'*azote* pour calmer la toux, chez les asthmatiques ; d'*acide sulfureux* irritant, peu employé.

INHALATIONS DE LIQUIDES PULVÉRISÉS : produites par des appareils qu'on trouve dans les stations spéciales de Cauterets, d'Argelès-Gazost, de Luchon, de La Bourboule, de Royat, etc. Le liquide constitué par les eaux sulfureuses ou arsenicales, ou par des solutions médicamenteuses, se projette en jet extrêmement fin et sous pression sur une plaque métallique résistante. Le type était l'appareil de Sales-Girons, construit autrefois par Charrière.

La pulvérisation s'obtient au moyen d'appareils portatifs comme celui de Richardson, où l'air, comprimé dans un flacon au moyen d'une poire, entre en contact avec le liquide à inhaler, le projette et le pulvérise.

INHALATIONS PAR PULVÉRISATEURS A VAPEUR : les inhalations pénétreront d'autant plus profondément dans les voies broncho-pulmonaires qu'on aura eu soin de relever la tête du malade, de manière que le conduit laryngo-trachéal ne fasse pas d'angle.

La langue sera légèrement tirée au dehors ou aplatie. L'inspiration sera longue et profonde, sans compression du thorax.

Les premières séances seront d'un quart d'heure et seront renouvelées trois fois par jour.

Le malade restera à la chambre, évitant tout courant d'air froid, à la suite de ces inhalations.

INHALATIONS SANS PRESSION : le humage pourra se faire au moyen d'un réservoir en métal, ou en terre, recouvert d'un entonnoir, dans lequel on aura versé une décoction bouillante de mauve, de racines de guimauve, d'eucalyptus, de feuilles de *Datura stramonium*.

C'est le procédé vulgaire, le plus simple.

Nous croyons inutile de décrire les appareils compliqués et nombreux qui constituent une partie de l'étalage de beaucoup de pharmacies. L'inhalateur du Nicolaÿ est simple et pratique (fig. 2).

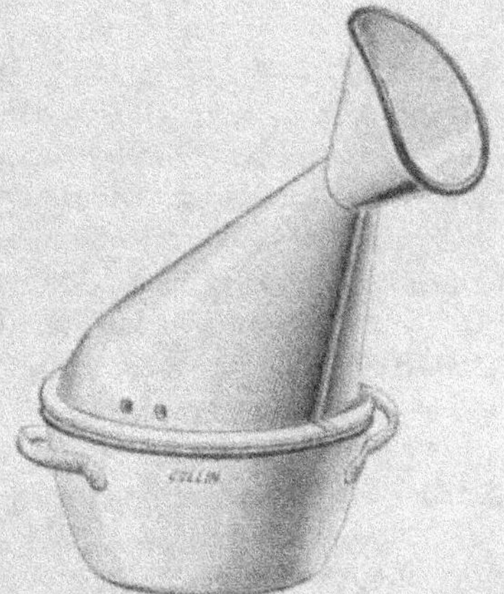

Fig. 2. — Inhalateur de Nicolaÿ.

SOLUTIONS POUR INHALATIONS : les solutions médicamenteuses qu'on emploiera pour les inhalations seront indiquées au chapitre *Traitement des diverses affections broncho-pulmonaires*, afin d'éviter des redites fastidieuses.

Les médicaments seront, suivant la nature et la période de la maladie :

Des *émollients*, destinés à calmer la muqueuse congestionnée, enflammée, hypersécrétante ;

Des *astringents*, destinés aux formes chroniques, avec catarrhe des voies aériennes, comme le tanin, l'alun, le ratanhia ;

Des *résolutifs*, pour liquéfier les produits de sécrétion trop gluants. On emploiera le sel, les sels d'ammoniaque, les bicarbonates de soude et de chaux, l'eau de chaux.

Des *excrétants*, afin d'éviter la stagnation des produits de sécrétion, et l'encombrement des conduits, au moyen du baume de tolu, de la térébenthine.

Des *désinfectants* : dans les bronchites fétides, la gangrène pulmonaire ; au moyen d'inhalations phéniquées, d'eucalyptol, de menthol, de benzoate de soude, d'acide benzoïque, d'acide salicylique, etc.

2° *Moyens indirects.* — **Révulsifs**. — Nous citerons parmi les plus répandus :

Les VENTOUSES SÈCHES, qu'on applique journellement sur la poitrine, le dos, la région sous-axillaire, et même à distance, sur les reins, en ceinture, sur les cuisses, comme nous l'avons conseillé dans les hémoptysies (1).

Les CATAPLASMES SINAPISÉS, que notre maître Gueneau de Mussy a rendus populaires. On délaye à parties égales quelques poignées de farine de lin dans de l'eau bouillante et de farine de moutarde, dans un bol séparé, avec de l'eau froide ou dégourdie. On les mélange ensuite sur une toile à cataplasme.

Ce procédé est préférable à celui qui consiste à saupoudrer de moutarde un cataplasme de farine de lin.

Les VÉSICATOIRES, qui ont fait verser des flots d'encre, sans que les partisans ni les adversaires de ce révulsif soient arrivés à se convaincre réciproquement. Avec le Dr Albert Robin, nous pensons qu'il faut, dans une certaine mesure, conserver cette méthode non seulement révulsive, mais parfois stimulante et favorisant la résorption des produits exsudés (Barth) ; surtout lorsque le travail inflammatoire est presque épuisé. Il est à peine nécessaire d'ajouter qu'on devra proscrire le vésicatoire lorsque l'appareil urinaire n'est pas tout à fait intact. Nous l'employons de préférence aux pointes de feu chez les tuberculeux, à la fin des pleurésies ou de certaines congestions pleuro-pulmonaires à allure traînante. Le vésicatoire devra être grand comme une pièce de 1 à 2 francs au maximum ; à mesure qu'il sera séché par l'application de papier vaseliné, il sera remplacé *successivement* par d'autres petits vésicatoires.

Les POINTES DE FEU sont, à notre avis, fort utiles pour hâter la résolution de pleurésies chroniques, ou de congestions pulmonaires, de bronchites à répétition chez les brightiques, de même que la TEINTURE D'IODE, les COMPRESSES TÉRÉBENTHINÉES.

Expectorants. — Nous mentionnerons pour mémoire les antimoniaux (kermès, oxyde blanc) mal supportés par les enfants et les vieillards ; l'hydrochlorate d'ammoniaque, la liqueur ammoniacale

(1) Voy. E. Hirtz et Ch. Simon, Thérapeutique médicale d'urgence.

anisée, l'ipéca à petites doses, le tartre stibié. Nous les réservons à la période d'état et de déclin des phlegmasies bronchiques.

Leur action est comparable à celle des *médicaments à dose nauséeuse ou vomitive*.

Le vomitif, par les efforts violents qu'il provoque de la part du diaphragme, des muscles de la paroi abdominale et thoracique, devient un évacuant et un expectorant précieux chez les enfants et chez les adultes, menacés, dans le cours d'une bronchite ou même d'une broncho-pneumonie, d'engouement et d'engorgement des canaux aériens. Chez les vieillards athéromateux, il est plus prudent de s'abstenir.

Balsamiques. — Les *balsamiques* tels que le goudron, le tolu, la térébenthine, la terpine, ne seront guère recommandables que dans les bronchites chroniques, avec sécrétion muco-purulente abondante, les bronchorrhées purulentes, les dilatations bronchiques. La créosote même, à petites doses intermittentes, pourra rendre de réels services, alors que, chez le tuberculeux, elle peut provoquer des congestions actives avec hémoptysies, sans compter qu'elle est un des meilleurs agents de ce que le Pr Hayem appelle les gastrites médicamenteuses.

Agents décongestifs. — Saignées locales et générales, sous forme de ventouses scarifiées, voire de sangsues, ou d'une phlébotomie sont, de tous les moyens que nous préconisons, les plus puissants, les plus triomphants. Nous les vantons sans restriction dans les broncho-pneumonies, les congestions pulmonaires actives et passives, la pneumonie (Landouzy).

Les **ventouses scarifiées** constituent un de nos moyens de prédilection dans l'arsenal thérapeutique des affections pulmonaires. Nous les faisons appliquer largement au nombre de douze à vingt, de préférence aux bases du thorax en arrière. Nous les répétons tous les deux ou trois jours, surtout lorsque le cœur a tendance à fléchir.

Nous plaçons au même rang les **toniques**, que nous n'employons guère que sous forme d'injections sous-cutanées de strychnine, associée à la spartéine, ou à la caféine, sans oublier le tonique du cœur par excellence, la *digitale*, qui, à doses fortes, serait un antipyrétique, suivant l'École de Strasbourg et la thèse remarquable d'Émile Coblentz, inspirée par le Pr Hirtz.

Alcool. — L'alcool pourra être administré à petites doses, de préférence sous forme de grogs chauds, de vin chaud, avec de la cannelle. Dans les hôpitaux, on a quelque peu abusé de la fameuse potion de Todd.

ÉTHER. — En injections sous-cutanées, il sera un adjuvant précieux dans le traitement des broncho-pneumonies graves et deviendra un stimulant énergique (Gingeot) chez les sujets déprimés et menacés d'asphyxie.

ARSENIC. — Dans la période de convalescence, on aura recours à la médication arsenicale, surtout sous la forme de cacodylates, de méthylarsinates, d'arrhénal, dont le Pr Armand Gautier a enrichi la thérapeutique.

CURES CLIMATÉRIQUES. — Les cures d'altitude, trop rares chez nous, les stations minérales spéciales termineront heureusement nombre d'affections broncho-pulmonaires à allure traînante, à tendance récidivante, qui préparent si souvent le terrain à la culture bacillaire.

Les stations marines méditerranéennes, Cannes, Hyères, Nice, Beaulieu, Menton, etc.; dans les Pyrénées, Pau, l'air balsamique et salin d'Arcachon, feront merveille dans les maladies chroniques de l'appareil respiratoire.

Plus que dans aucun pays du monde, nous possédons en France une gamme de stations sulfureuses et arsenicales précieuses. Je citerai, parmi les plus connues, en Auvergne : La Bourboule, le Mont-Dore, Royat ; dans les Pyrénées : Eaux-Bonnes, Cauterets, Luchon, Bagnères-de-Bigorre ; Gamarde dans les Landes ; en Savoie : Uriage, Challes, Aix-Marlioz, Saint-Gervais, et dans la Nièvre, Saint-Honoré.

CHAPITRE II

TRAITEMENT DES BRONCHITES

I. — TRAITEMENT DES BRONCHITES AIGUËS.

Les bronches contiennent, à l'état normal, un grand nombre
de microorganismes, des microbes pyogènes, le streptocoque, le
staphylocoque, le pneumocoque, le pneumobacille de Friedländer,
de nombreux saprophytes, des bactéries chromogènes.

La maladie ne prend naissance que sous l'influence de causes qui
éveillent la virulence des agents pathogènes. Les plus importantes
sont le froid ou un certain nombre de maladies infectieuses, telles
que la rougeole, la coqueluche, la grippe, la fièvre typhoïde.

Certaines bronchites se spécialisent par le terrain qui favorise leur
éclosion et créent, au point de vue thérapeutique, des indications
particulières, telles les bronchites des *albuminuriques*, des *cardiaques*,
des *emphysémateux*, des *arthritiques*, ces deux dernières d'ordinaire
chroniques.

On réunit sous le nom de bronchites des affections qui *diffèrent*
comme *siège*, comme *gravité*, comme *étiologie*, mais qui s'accusent
néanmoins par un certain nombre de symptômes similaires : la
toux, l'*expectoration*, la *dyspnée*, une *fièvre* proportionnée souvent à
la gravité de l'affection.

Nous traiterons, dans un chapitre spécial, de la toux et de la
dyspnée ; quant à l'expectoration, elle est variable suivant le siège,
suivant la période de la bronchite. Dans la *trachéobronchite*, l'expectoration, nulle au début, devient plus tard muco-purulente, non aérée,

verdâtre. Dans la *bronchite des bronches de bifurcation*, les crachats sont spumeux au début et se présentent à la fin sous forme de cordes à boyaux ramollis, moules des canaux excréteurs des glandes (J. Renaut).

Dans la bronchite diffuse profonde, le mucus bronchique est adhérent, strié de bulles, collé au crachoir, dont on aperçoit le fond, grâce à la transparence des mucosités.

Dans la *bronchite capillaire*, que nous ne séparons pas de la broncho-pneumonie, les crachats sont d'une couleur jaune clair, abricot, faiblement teintés par la matière colorante du sang.

On sait que les vieillards et les enfants ne crachent pas.

L'expectoration a un caractère si spécial, dans une variété de bronchite, qu'elle a permis d'isoler un type particulier, la *bronchite pseudo-membraneuse*, qui aura sa place dans les bronchites chroniques.

Nous étudierons successivement la thérapeutique :

1° De la trachéobronchite aiguë (*a frigore*);

2° Des diverses bronchites aiguës secondaires.

I. — TRACHÉOBRONCHITE AIGUË.

Consécutive d'ordinaire à un coryza aigu, *a frigore*, la trachéo-bronchite, ou *rhume de poitrine*, ou *bronchite légère*, se cantonne tantôt dans la trachée et les grosses bronches, tantôt elle s'étend aux branches de distribution.

Elle s'accuse par une toux fréquente, sèche, accompagnée d'une sensation douloureuse, parfois déchirante, le long de la trachée, de courbature, de fièvre oscillant entre 38 à 38°,5. Au début, l'expectoration est nulle ou muqueuse, et, à l'auscultation, on peut entendre des râles sibilants et ronflants disséminés. Au bout d'un certain nombre de jours, la toux devient plus grasse et provoque d'abord difficilement, puis plus aisément, le rejet de crachats opaques muco-purulents. Aux sibilances et aux ronchus succèdent des râles humides nombreux. Les signes généraux, la courbature fébrile, l'insomnie s'atténuent, et, au bout de douze à quinze jours, le malade est guéri.

II. — BRONCHITE GÉNÉRALISÉE.

La *bronchite généralisée* provoque une toux plus pénible, une oppression plus grande, une fièvre plus intense, et l'on entend, à l'examen de la poitrine, des râles plus abondants, parfois sous-crépitants aux deux bases, avec persistance de la sonorité, à la percussion, ce qui distingue la bronchite de la broncho-pneumonie ou de la congestion pulmonaire.

Le malaise, la courbature, l'anorexie sont plus accusés que dans la trachéobronchite ; le malade éprouve quelques frissonnements vers le soir, suivis de sueurs, et se remet, sauf rechutes assez fréquentes, au bout de quinze jours à trois semaines.

A ces deux formes de bronchites idiopathiques convient une *thérapeutique* simple, mais sévère. On exigera le repos au lit ou tout au moins à la chambre ; l'atmosphère sera de 18 à 20°. On recommandera les boissons chaudes, de préférence les grogs faibles, ou le lait aromatisé avec une cuillerée à café par tasse à thé, de rhum, de cognac.

Le silence sera obligatoire. On appliquera alternativement sur la poitrine les divers révulsifs que nous avons indiqués dans la thérapeutique générale, cataplasmes sinapisés, ventouses, ouate sinapisée, etc.

S'il existe de la fièvre, on prescrira deux cachets par jour de :

> Bromhydrate de quinine.................. 25 centigrammes.
> Pyramidon.............................. 20   —
> Poudre de Dower....................... 20   —

Pour un cachet n° 6.

On aura ainsi l'avantage de faire cesser la céphalée, de diminuer la température et de calmer la toux.

Pour la nuit, on provoquera un repos bienfaisant, en faisant prendre au malade une cuillerée à soupe de la potion suivante :

> Sirop de codéine........................ 120 grammes.
> Eau de laurier-cerise.................... 5   —
> Alcoolat de feuilles d'aconit............. L gouttes.

A la période d'état, dans le cas où la toux, fréquente, pénible, déjà plus grasse, s'accompagnerait d'oppression, et surtout d'embarras gastrique, un vomitif, chez les enfants ou les adultes, serait du meilleur effet. On donnera la préférence à la

> Poudre d'ipéca....................................... 1gr,50

dans de l'eau tiède, à prendre de cinq en cinq minutes.

Chez les jeunes sujets, surtout chez les nourrissons, le décubitus aura une grande importance. On les changera fréquemment de côté, ou bien on les portera, le corps droit appuyé sur l'épaule. *Chez les vieillards*, le moindre rhume mérite une surveillance étroite, le décubitus dorsal prolongé, pouvant provoquer, comme on le sait, de la congestion hypostatique des bases. Le cœur sera soutenu au moyen des pilules suivantes :

>   Sulfate de spartéine...................... 3 centigrammes.
>   Arséniate de strychnine................... 1 milligramme.
> Pour une pilule : n° 20. — Deux par jour.

ou bien encore au moyen d'une injection sous-cutanée de :

>   Eau distillée............................ 10 grammes.
>   Sulfate de strychnine..................... 1 centigramme.
>   Sulfate de spartéine...................... 10 centigrammes.

L'état des reins exige l'analyse fréquente des urines, et la prescription du lait chaud, pour peu que leur fonctionnement laisse à désirer.

L'air de la chambre sera saturé de vapeur d'eau, dans le double but de calmer la muqueuse et de faciliter l'expectoration. Nous employons volontiers les vapeurs d'un mélange de 1 centimètre cube de la solution suivante :

>   Racines de guimauve.....................
>   Feuilles d'eucalyptus................... } aa 50 grammes.
>   —   de datura......................
>   Fleurs de sureau.......................

Une petite poignée pour 1 litre d'eau, qu'on aura soin de faire rebouillir, de temps en temps, au moyen d'une lampe à esprit de vin, dans la chambre du malade.

L'*alimentation* variera entre les bouillons, les potages, le lait, les œufs, les crèmes. Pour peu que le malade s'affaiblisse, on ordonnera le bifteck, la viande crue, infusée sur de l'eau bouillante, 60 grammes deux fois par jour, au moyen d'une passoire. On pressera fortement le résidu avec une fourchette ou un pilon de bois.

Les occupations professionnelles seront interdites, et ce n'est qu'à la période de déclin qu'on autorisera un léger travail à la chambre. La première sortie coïncidera avec la cessation de la toux et de tous les phénomènes généraux. Pendant les saisons mauvaises, on sera plus sévère, car toute rechute est plus grave que l'affection première.

A la période de déclin, conviennent les diverses inhalations sur lesquelles nous avons longuement insisté, l'emploi des *sulfureux*, soit une cuillerée à café de soufre lavé précipité dans une tasse de lait chaud, le matin à jeun.

Les *eaux sulfureuses*, Labassère, les Eaux-Bonnes, seront données à la dose d'un verre à madère le matin, une demi-heure avant le premier déjeuner et à quatre heures, mélangées d'une quantité égale de lait bouillant, et une cuillerée à soupe de sirop de tolu. Les eaux du Mont-Dore, de La Bourboule seront également recommandables.

C'est la période des *balsamiques*, de la terpine, à la dose de 0gr,30 par jour, en cachets ou en pilules.

Ou bien encore le sirop suivant :

> Sirop de tolu.................................... 120 grammes.
> Benzoate de soude........................... 6   —

Quatre cuillerées par jour dans un peu d'infusé de feuilles de buchu.

On ne perdra pas de vue l'importance qu'il y a à ne pas compromettre l'intégrité du tube digestif par l'abus des médicaments irritants.

Les capsules de terpinol, de térébenthine, de goudron, peuvent avoir une utilité incontestable; il faut en user avec discrétion, les faire absorber dans le cours du repas.

Vigier recommande l'élixir suivant :

> Élixir de Garus................................. 200 grammes.
> Terpine... 2gr,50

Environ de deux à quatre cuillerées à soupe par jour.

Chez les enfants, nous prescrivons la formule suivante :

> Sirop de térébenthine...................... 60 grammes.
> — de terpine................................... 60   —
> Benzoate de soude........................... 4   —

Trois cuillerées à dessert par jour.

Chez le nourrisson et les enfants au-dessous de deux ans, on recommandera les bottes ouatées, faites avec du coton cardé recouvert de taffetas chiffon. Matin et soir, on appliquera pendant quelques minutes un cataplasme sinapisé, ou même quelques ventouses sèches.

L'antisepsie des fosses nasales sera faite deux fois par jour au moins avec une seringue en verre remplie d'eau bicarbonatée sodique à 5 p. 1000, poussée doucement dans chaque narine, l'enfant étant penché sur une cuvette. Après chaque lavage, on insuffle dans les narines un peu de la poudre suivante :

> Borate de soude............................... 2 grammes.
> Sucre de lait.................................... 10   —
> Résorcine.. 4   —

ou :

> Sous-nitrate de bismuth.................... 12 grammes.
> Benjoin... 2   —
> Iodol.. 1 gramme.

Ou bien encore on peut introduire au moyen d'un compte-gouttes quelques gouttes d'huile stérilisée mentholée au centième.

III. — BRONCHITES SECONDAIRES.

Les *bronchites secondaires* sont souvent des bronchites diffuses profondes, atteignant les bronches de bifurcation, de distribution, et les bronches interlobulaires.

Elles sont liées d'ordinaire, chez les enfants, à la rougeole et à la coqueluche ; chez les adultes, à la grippe. Notre génération se rappelle ces bronchoplégies (Huchard) si dangereuses qu'engendra fréquemment la grande épidémie d'*influenza*.

I. — Bronchite grippale.

Plusque dans les bronchites essentielles, l'irritation est intense et disséminée depuis les fosses nasales jusqu'aux distributions bronchiques. La toux est violente, déchirante, spasmodique, ramène péniblement quelques mucosités dont la surface est brassée et le fond adhère au crachoir. La dyspnée est plus marquée et plus douloureuse et provoque une sorte de courbature thoracique et diaphragmatique.

La fièvre est intense, oscille souvent entre 39 et 40°, se caractérise par de petits frissonnements légers courant le long de la colonne vertébrale et se terminant par des sueurs profuses. Le pouls est fréquent et dépressible. Le cœur se fatigue aisément chez les vieillards et les surmenés. Les centres nerveux paient leur tribut sous forme de fléchissement des forces et parfois de véritable adynamie. Le shock nerveux persiste souvent pendant la convalescence et laisse une séquelle de névralgies, voire des névrites, et engendre trop fréquemment des états neurasthéniques, même graves, avec dépression mélancolique.

L'auscultation révèle des signes de bronchite disséminés et d'œdème aux bases, et des poussées fluxionnaires intenses et mobiles.

Les nuits sont troublées par les quintes de toux.

L'appétit est diminué, puis aboli.

Au début, les indications urgentes sont de modérer la *fièvre*, de calmer la *céphalée* gravative, de diminuer la *douleur* rétro-sternale, et enfin de calmer la *toux* et la *dyspnée*.

Nous pensons y répondre en faisant prendre, pour combattre à la fois la fièvre et le mal de tête et pour combattre l'adynamie, les cachets suivants :

Bromhydrate de quinine	25 centigrammes.
Pyramidon	20 —
Phénacétine	10 —
Caféine	10 —

Pour un cachet : n° 20. — Deux par jour.

Les cachets seront continués les cinq premiers jours et renouvelés s'il est nécessaire.

Chez les petits enfants, on prescrira l'euquinine, insipide, dans un sirop à la dose de 0^{gr},10 à 0^{gr},25 par jour. Ce sel, quoi qu'on dise, est loin d'avoir l'action de la quinine, qu'on administrera dans du miel ou sous forme de suppositoire :

      Beurre de cacao..........................   1 gramme.
      Bromhydrate de QUININE (1)............   20 centigrammes.

La sensation pénible rétro-sternale sera combattue au moyen de cataplasmes laudanisés.

Nous employons, *chez les adultes*, les badigeonnages, à parties égales de :

      Teinture d'iode.............................. }
      Laudanum de Sydenham.................... } ää 5 grammes.

Chez les enfants, nous faisons appliquer sur le sternum et entre les épaules un papier de soie plié en plusieurs doubles et graissé avec la pommade suivante :

      Vaseline.................................... }
      Lanoline .... } ää 15 grammes.
      Térébenthine...............................   3.   —
      Extrait de jusquiame......................   10 centigrammes.

Chez les bébés, cette application calme à la fois la douleur et la toux.

La *toux* est l'accident prédominant et le plus pénible. On lui a opposé une légion de médicaments, que les industriels ont spécialisés.

Nous avons publié, dans notre *Traité de thérapeutique d'urgence*, la formule suivante, qui réussit vite à diminuer les quintes de toux chez les adultes.

Donner toutes les heures une des pilules suivantes :

      Extrait de jusquiame...................   2 milligrammes.
      Tartre stibié...........................   1 milligramme.
      Poudre de Dower........................   2 centigrammes.
      Conserve de roses ....   Q. S.
Pour une pilule molle : n° 50. — En prendre environ dix par jour.

La *dyspnée* dicte les mêmes indications, l'emploi de cataplasmes sinapisés, de ventouses sèches, en même temps que d'inhalations de feuilles de datura et de fleurs de mauve, en infusion.

(1) Nous soulignons deux fois quinine pour tâcher d'éviter des erreurs pharmaceutiques désastreuses.

Thérapeutique respiratoire.   2

L'*insomnie* sera combattue par les moyens habituels :

> Sirop de codéine.................... 125 grammes.
> Alcoolat de feuilles d'aconit .... 1 gramme.
> Eau de laurier-cerise.................. 6 grammes.

Deux à trois cuillerées à dessert la nuit.

Ou bien encore par un cachet de :

> Véronal.......................... 30 centigrammes.

Le moyen héroïque par excellence pour combattre à la fois fièvre, agitation et insomnie, c'est sans contredit la balnéation chaude, telle que l'appliquent nombre de pédiatres, telle que l'a recommandée J. Renaut, telle que nous avons l'habitude de la pratiquer depuis plus de vingt ans.

On donnera toutes les trois heures, jour et nuit, un bain à 38° pendant sept ou huit minutes.

Vers le milieu du bain, on administrera soit un grog chaud faible, soit un peu de vin d'Espagne ou du champagne.

Lorsque le cœur fléchit, que le pouls faiblit, que le malade se cyanose, les enveloppements froids tonifient, stimulent le système nerveux, soutiennent le cœur en abaissant la tension dans la petite circulation ; ils favorisent la diurèse et toutes les sécrétions.

On fera prendre au malade, d'heure en heure, une cuillerée à dessert de la potion suivante :

> Sirop de tolu...................... 80 grammes.
> — de café....................... 20 —
> Teinture de digitale................. X gouttes.
> Cognac vieux...................... 15 grammes.

Lorsque les mucosités encombrent les bronches et provoquent des crises de suffocation, s'il s'agit d'un enfant, on donnera de dix en dix minutes une cuillerée à café de :

> Sirop d'ipéca...................... 60 grammes.
> Poudre d'ipéca..................... 50 centigrammes.

On pourra même faire une injection sous-cutanée de 1 centimètre cube de la solution suivante :

> Eau distillée .... 10 grammes.
> Chlorhydrate d'apomorphine .... 10 centigrammes.

On en fera deux chez l'adulte. Chez ce dernier, on donnera, pour tâcher de fermer les vaisseaux qui commandent l'œdème bronchique, par cuillerées à soupe toutes les deux heures, la potion suivante :

Ergotine......................................	2 grammes.
Poudre d'ipéca..............................	50 centigrammes.
Rhum.......................................	40 grammes.
Julep gommeux..............................	125 —

Chez le vieillard, il faut se défier des vomitifs et veiller au fonctionnement du cœur. On donnera 0gr,30 de macération de feuilles de digitale, ou XXX gouttes de la solution alcoolique de digitaline à 1 p. 1000.

Lorsque les accidents sont plus pressants, il faut agir rapidement et faire deux fois par jour une injection sous-cutanée d'une seringue de Pravaz de la solution suivante :

Sulfate de spartéine.......................	40 centigrammes.
Sulfate de strychnine......................	1 centigramme.
Eau stérilisée..............................	40 cent. cubes.

On alternera cette solution avec :

Huile camphrée stérilisée au dixième.

ou bien encore avec les injections sous-cutanées d'éther.

Dans la période de déclin, lorsque la bronchorrhée purulente persistera, on pourra recourir aux capsules créosotées, à tous les balsamiques déjà signalés, aux eaux sulfureuses.

Si les malades restent asthéniques et fragiles, on leur fera prendre deux fois par jour un des cachets suivants :

Phosphate de chaux.......................	
Poudre d'ergot fraîchement préparée...	} à 25 centigrammes.

Pour un cachet : n° 30.

Les enfants strumeux, adénopathiques, seront soumis à une médication alternativement iodée et arsenicale.

S'il est possible, on les enverra à la campagne, ou bien encore dans les stations sulfureuses et arsenicales.

II. — Bronchite de la rougeole.

Dans ses formes graves, elle ne comporte pas d'autres indications que les précédentes. Dans sa forme légère, le repos au lit, des boissons chaudes et une potion à l'acétate d'ammoniaque feront tous les frais.

Néanmoins, si l'exanthème tardait à apparaître et si l'énanthème semblait déterminer une fluxion intense du côté des voies respiratoires, avec dyspnée extrême, toux rauque et violente, on devra agir énergiquement par l'application répétée de ventouses sèches et de cataplasmes sinapisés sur la poitrine, le dos et les membres inférieurs.

On constatera souvent à l'auscultation une pluie de râles sous-crépitants disséminés, qui pourront faire craindre, avec l'asphyxie menaçante, l'invasion d'une bronchite capillaire. On sera autorisé, dans ces circonstances alarmantes, à pratiquer sur le corps de l'enfant des affusions froides, suivies d'enveloppements dans des couvertures de laine.

On administrera des boissons chaudes sucrées, additionnées de la solution suivante par cuillerées à soupe :

          Eau de tilleul......................... 125 grammes.
          Spirit. Mendereri......................   4   —

Dans la période de convalescence, si la santé de l'enfant restait précaire et s'il se révélait des signes d'adénopathie trachéo-bronchique, on soumettra le malade pendant un ou plusieurs hivers consécutifs à l'emploi de l'huile de foie de morue, comme l'a le premier recommandé mon père (1).

III. — Bronchite dans la coqueluche.

Le traitement de la première période comprend les mêmes indications que celles de la trachéobronchite simple : repos à la chambre, boissons chaudes, potion antispasmodique :

          Eau de tilleul......................... 80 grammes.
          Sirop de tolu.......................... 30   —
          Teinture de drosera.................... XXX gouttes
          Alcoolat de feuilles d'acont........... XV   —

À la période d'état, les bronches s'encombrent volontiers, et il est d'usage de les vider de temps en temps par l'administration d'un vomitif comme le sirop d'ipéca, corsé avec un peu de poudre d'ipéca.

Pour que la bronchite coquelucheuse prenne un caractère alarmant, il faut avoir affaire à des organismes chétifs, débilités. L'encombrement, la mauvaise hygiène créent des infections surajoutées, qui provoquent des bronchites diffuses graves et des broncho-pneumonies mortelles.

(1) Ad. Hirtz, De l'emploi de l'huile de foie de morue en médecine. Thèse de Strasbourg, 1845 (Méd. d'Arg.).

Toutes ces conditions fâcheuses se trouvaient réunies autrefois dans certains hôpitaux d'enfants, plus particulièrement aux Enfants-Assistés.

Il a suffi de la volonté tenace et éclairée de quelques médecins d'enfants comme Parrot, Sevestre, Hutinel, Variot, pour transformer complètement les services, améliorer les statistiques avec l'hygiène, et faire disparaître ces épidémies de bronchites et de broncho-pneumonies malignes, qui décimaient les pauvres enfants et, souvent aussi, le personnel médical qui les entourait. La *prophylaxie* générale a tout fait en détruisant les vieilles nécropoles, en faisant édifier des pavillons séparés, bien aérés, et permettant de pratiquer l'isolement sauveur, par des chambres ou même des box séparés (Grancher).

Nous appelons l'attention sur un moyen prophylactique simple, qui nous a permis d'éloigner, depuis longtemps, les complications broncho-pulmonaires de la coqueluche et d'éviter son allure traînante. Dès le début de l'affection, nous faisons prendre au-dessus de deux ans environ 30 à 60 grammes de viande de mouton crue pulpée, en deux ou trois fois chaque jour dans un peu de confiture.

J. Renaut préconise le *bain chaud systématique* dans la bronchite coquelucheuse, et, lorsqu'elle a tendance à se capillariser, le bain tiède.

Barth recommande l'application, au niveau de la racine des bronches, ou sur les points engoués, d'une série successive de petits vésicatoires de 4 à 6 centimètres de diamètre.

Chez les petits au-dessous de deux ans, le vésicatoire ne sera laissé en place que trois heures au plus, et, si l'ampoule n'est pas formée, elle se fera dans le pansement gras.

Lorsque tous les symptômes aigus auront disparu, la maladie terminée, restera le malade.

Il sera le plus souvent affaibli, anémié, amaigri, fera l'effet d'un petit candidat à la tuberculose.

Le séjour à la campagne, ou bien à proximité de la mer, réalisera des cures plus rapides que toutes les drogues soi-disant toniques et reconstituantes.

On pourra ordonner aux enfants lymphatiques les iodures ou les arsenicaux. M. Saint-Philippe vante l'iodure d'arsenic, qu'il formule :

> Iodure d'arsenic.............................. 30 centigrammes.
> Eau distillée................................ 30 grammes.

Faire dissoudre à froid.

V gouttes aux principaux repas, jusqu'à XX gouttes, deux fois par jour.

IV. — Bronchite dans la fièvre typhoïde.

La bronchite est banale dans la fièvre typhoïde et se traduit, à partir du cinquième jour, par quelques râles sibilants et ronflants épars dans la poitrine. La médication est des plus simple et consiste en applications de ventouses sèches renouvelées tous les trois ou quatre jours.

Mais, chez des sujets affaiblis, ou sous l'influence de certaines épidémies, les manifestations bronchiques peuvent prendre, dès le début, une certaine gravité. Le bacille d'Eberth se rencontre au sein de la muqueuse des voies aériennes, mais, dans une variété de fièvre typhoïde, il peut s'y localiser avec une telle intensité qu'on a décrit une *broncho-typhoïde* (Gilbert et Billout).

Le traitement presque exclusif de la bronchite typhoïdique est la balnéation suivant la méthode de Brand. Elle suffit à faire disparaître en quelques jours les phénomènes bronchitiques du premier septénaire et à prévenir les congestions hypostatiques.

V. — Bronchite diphtérique.

C'est une complication des plus redoutable de la diphtérie. Herouet (de Nantes) avait recommandé les injections de pilocarpine, qui, par action mécanique, provoquaient l'expulsion des fausses membranes par une sorte de brassage des mucosités exsudées.

Le seul traitement est la *sérothérapie*, et encore les injections de sérum sont pratiquées souvent trop tard.

VI. — Bronchite dans le mal de Bright.

En face d'une bronchite survenant sans cause appréciable, il faut toujours pratiquer l'examen des urines et se défier du brightisme latent. En ce cas, la bronchite s'accompagne souvent d'œdème pulmonaire, dont nous parlerons plus loin.

Nous avons étudié, dans un mémoire publié avec Prosper Merklen, la difficulté qui s'élevait, parfois insurmontable, pour différencier certaines bronchites albuminuriques des sommets d'avec la tuberculose ; nous avons montré que le diagnostic se faisait par l'examen répété des crachats, par la mobilité habituelle de ces bronchites et surtout par le résultat de la percussion, qui ne révèle de la matité vraie que dans la tuberculose. La matité disparaît dans les bronchites albuminuriques lorsque le malade fait une grande inspiration, tandis que, chez le bacillaire, elle persiste. Nous avons constaté l'excellence de ce signe, qui avait été indiqué autrefois par Awenbrugger, pour différencier un léger épanchement pleural d'avec la congestion pulmonaire.

La bronchite albuminurique se traite *par le régime lacté*.

Robin recommande d'agir sur les phénomènes pulmonaires par la *dérivation* et la *révulsion*.

La *dérivation* consistera à provoquer une diurèse abondante, que le lait réalisera en grande partie. En cas de dyspnée ou de phénomènes œdémato-congestifs, J. Renaut fait appliquer sur chacun des triangles de J.-L. Petit quatre sangsues.

La *dérivation intestinale* est souvent fort utile et se réalisera par la prise répétée tous les quatre ou cinq jours de :

>   Eau-de-vie allemande..................... }
>   Sirop de nerprun........................ } āā 15 grammes.

La révulsion sera réalisée par l'application de larges cataplasmes sinapisés et de ventouses sèches.

Pour favoriser l'expectoration et diminuer la dyspnée, Robin recommande la potion suivante :

>   Oxyde blanc d'antimoine.................   1gr,50
>   Teinture alcoolique de racines d'aconit..   XV gouttes,
>   Teinture de noix vomique................   X   —
>   Sirop diacode........................... }
>   — d'ipéca............................. } āā 20 grammes.
>   Eau distillée...........................   100   —

Une cuillerée à soupe toutes les deux heures.

Nous considérons l'iodure comme absolument contre-indiqué dans la bronchite albuminurique.

VII. — Bronchites des cardiaques.

Toutes les cardiopathies, vers leur période ultime, provoquent un certain degré d'irritation bronchique, les lésions mitrales d'une manière beaucoup plus précoce que les lésions aortiques. On peut éviter, pendant une période très longue, cette complication fâcheuse, *en donnant la digitale à doses périodiques*, tous les quinze jours ou tous les mois pendant quatre jours, sous forme de 0gr,25 de macération de feuilles de digitale (1).

(1) Huchard, *Méd. mod.*, 18..

II. — TRAITEMENT DES BRONCHITES CHRONIQUES.

La bronchite chronique est rarement primitive et ne frappe pas un organisme intact. Elle succède habituellement à des accès répétés, tenaces, de bronchite aiguë, et s'implante sur des terrains épuisés par la malignité particulière de l'affection primitive, ou par des tares constitutionnelles qu'il est indispensable de connaître et d'étudier avant de fixer les règles d'une bonne thérapeutique.

Chez les *enfants*, la bronchite chronique évolue plus volontiers chez des sujets débiles, rachitiques, lymphatiques, adénoïdiens, surtout lorsque leur organisme a souffert des atteintes d'une *grippe*, d'une *rougeole*, d'une *coqueluche*, ou que sa déchéance se rattache à de mauvaises conditions d'hygiène et d'habitation. La vulnérabilité de la muqueuse bronchique est d'autant plus accentuée que les conditions *climatériques* sont plus mauvaises.

Chez eux, comme chez les *adultes*, la ténacité de la maladie fait suspecter l'origine *tuberculeuse* et impose un *examen répété des crachats*, ce qui n'est pas toujours facile, les enfants crachant peu.

Chez l'adulte, l'*arthritisme*, la diathèse *goutteuse* jouent, comme facteurs étiologiques, un rôle important, et nous connaissons nombre de goutteux atteints à l'entrée de l'hiver de trachéo-bronchite fatigante, durant pendant plusieurs mois, rebelle à tout traitement et guérissant presque spontanément aux premiers beaux jours du printemps.

L'*obésité*, surtout lorsqu'elle se complique de surcharge graisseuse du cœur, prédispose aux bronchites à répétition, crée l'emphysème et provoque à la longue la dilatation du cœur droit.

Nous avons montré que le *brightisme* se manifeste par des bronchites résultant peut-être d'une sorte d'œdème chronique de la muqueuse, avec congestions pulmonaires partielles qui simulent à s'y méprendre la tuberculose lorsqu'elles se cantonnent dans les sommets. Le diagnostic différentiel se fera par l'examen répété des crachats; la percussion ne révèle qu'une tonalité élevée et non une matité complète, comme dans la tuberculose. Nous recommandons, en outre, pour dégager ce problème souvent difficile, de s'adresser au signe d'*Auenbrugger*, dont nous avons beaucoup étendu la valeur diagnostique. Chez les tuberculeux à sommet induré, nous faisons faire au malade une inspiration profonde, en lui recommandant de garder l'air inspiré et de maintenir son thorax en état d'ampliation extrême. La percussion permet de constater que la tonalité reste élevée; chez les brightiques, au contraire, comme chez certains cardiaques, cet artifice démontre que, sous l'influence d'une inspiration profonde, la tonalité se modifie et redevient grave. Il ne

s'agit donc chez eux que de la congestion passagère des sommets et
non d'un épaississement, d'une induration définitive du tissu pulmonaire. Le régime lacté, une hygiène, une diététique spéciale con-
viendront à ces *bronchites albuminuriques*, tandis que la thérapeutique sera toute différente pour les *bronchites des tuberculeux*. Il
convient donc, avant tout, de bien établir les causes des bronchites.
L'élément étiologique prime tout. Il s'agit de montrer, non pas tant
ce qu'est la bronchite chronique, mais *ce qu'elle cache*.

Chez l'adulte *artérioscléreux*, chez le *vieillard cardioscléreux*, le fléchissement du cœur se dissimule fréquemment derrière le cortège
broncho-emphysémateux. C'est donc sur lui qu'il faut avoir l'attention éveillée, et non sur un soi-disant catarrhe bronchique, contre
lequel on épuisera en vain tout l'arsenal des expectorants et des
balsamiques. La solution du problème s'éclaircira de la constatation
d'un bruit de galop évident ou ébauché, d'un rythme couplé, d'une
arythmie irréductible, d'une tachycardie ou d'une hypertension per-
manentes. Ces bronchites ou plutôt ces états bronchiques s'amélio-
reront par l'emploi du régime et de la médication antiscléreux.

Nous envisagerons la thérapeutique des bronchites chroniques
sous son aspect essentiellement pratique.

Nous étudierons le *traitement de la bronchite chronique* en général,
le traitement des *causes* qui l'ont engendrée et qui l'entretiennent, et
enfin des variétés qui en dénaturent souvent la physionomie clinique, *suivant la nature de l'expectoration*.

I. — TRAITEMENT DE LA BRONCHITE CHRONIQUE EN GÉNÉRAL.

Le sujet atteint de bronchite chronique n'est pas, en réalité, un
vrai malade; il n'a pas de fièvre, il n'accuse aucune douleur, à peine
une légère oppression, après la marche; il tousse lorsqu'il passe d'une
atmosphère chaude dans un air froid. C'est au réveil surtout qu'il
est souvent pris de toux quinteuse fatigante, tantôt sèche, tantôt
suivie d'expectoration muqueuse, plus tard muco-purulente, puis
enfin plus tard encore, lorsqu'il se produit des dilatations bronchiques, suivies du rejet de crachats franchement purulents jaune
verdâtre, à odeur fade ou même fétide, dont la masse peut, dès le
matin au réveil, remplir tout un crachoir.

Le traitement sera surtout un traitement symptomatique. Il devra :

1° Calmer la toux souvent spasmodique;

2° Empêcher l'encombrement des bronches, en favorisant l'expectoration;

3° Diminuer l'inflammation de la muqueuse des voies respiratoires;

4° Modifier, autant que possible, la surface sécrétante ;

5° Améliorer l'état général du malade par une hygiène bien réglée, par l'aérothérapie et la gymnastique respiratoire.

1° **Moyens de calmer la toux**. — Nous recommandons de faire prendre au malade une *médication diurne* et une *médication nocturne*. Le *jour* il prendra entre les repas une des pilules suivantes, toutes les deux heures :

> Extrait de jusquiame...................... 2 milligrammes.
> Poudre de Dower....................... 3 centigrammes.
> Conserves de roses...................... 0gr,5

Pour une pilule : n° 20.

La *nuit*, il prendra, pour calmer les quintes, deux à trois cuillerées à soupe de la potion suivante :

> Eau distillée........................ 80 grammes.
> Sirop de codéine...................... 20   —
> — de tolu,......................... 20   —
> Bromure de sodium..................... 4   —

Un excellent sédatif qui nous a réussi fort souvent, pour arrêter la toux spasmodique nocturne, c'est l'emploi d'un des cachets suivants, deux heures après le dîner :

> Valérianate de quinine.................. 15 centigrammes.
> Pyramidon.......................... 25   —

Lorsqu'il s'agit d'un vieillard, nous ajoutons, afin d'éviter l'effet déprimant du pyramidon :

> Caféine............................ 10 centigrammes.

Un *suppositoire* contenant 1 centigramme de chlorhydrate de morphine est très bien supporté par le vieillard catarrheux et aura l'avantage de calmer en même temps le spasme vésical nocturne chez les vieux prostatiques.

2° **Moyens de favoriser l'expectoration**. — EXPECTORANTS. — Lorsque le malade tousse peu, il est superflu de médicamenter ; la toux est utile et favorise l'expectoration.

Si l'effort de la toux est insuffisant et si les sécrétions ont besoin d'être fluidifiées, on peut administrer en vingt-quatre heures la potion suivante :

> Eau de laitue........................ 125 grammes.
> Eau de laurier-cerise................... 4   —
> Sirop d'ipéca........................ 20   —
> — de *kolanicrium*.................. 25   —
> Oxyde blanc d'antimoine................ 1 gramme.
> Ergotine............................ 50 centigrammes

ou bien encore les granules suivants d'heure en heure :

        Tartre stibié...................................   2 milligrammes.
        Extrait de jusquiame......................   2   —
        Conserves de roses........................   Q. S.

Pour un granule ; n° 60. — Jusqu'à douze par jour.

        Carbonate d'ammoniaque.................. }
        Gomme ammoniaque........................ } ãã 1 gramme.
        Poudre d'ipéca..............................   25 centigrammes.
        Extrait de jusquiame.......................   10   —
        Mucilage de gomme........................   Q. S.

À répartir en 20 pilules (O. Martin). Deux à cinq par jour.

Le *soufre doré d'antimoine* est très employé en Allemagne comme calmant de la toux, expectorant et sédatif.

On peut le prescrire en pilules de 0^{gr},01 ou 0^{gr},02 ; à prendre plusieurs par jour.

En France, on emploie plutôt la *poudre de Chartreux*, ou *kermès*, sulfure double d'antimoine et de sodium.

La dose moyenne est de 0^{gr},05 à 0^{gr},20 en potion.

On peut prescrire des tablettes de 0^{gr},01, à la dose de quatre à huit par jour, loin des repas.

On peut encore donner trois ou quatre fois par jour X à XX gouttes de la solution suivante :

        Chlorhydrate d'*Hydrastis canadensis*.......   1 gramme.
        Eau distillée................................   19 grammes.

Dans un peu de tisane pectorale.

ou :

Décoction de polygala à 2 p. 100.
Ajouter liqueur ammoniaque anisée..............   2 grammes.

Toutes les deux heures, une cuillerée à soupe.

On choisira entre ces divers expectorants, en se gardant de faire de la polypharmacie et en évitant de donner au malade plusieurs médicaments en même temps.

Chez les enfants comme *chez les adultes*, le meilleur procédé pour vider les bronches, c'est l'administration d'un *vomitif*.

Sous son influence, l'estomac se vide en même temps que les bronches. Il n'agit pas seulement comme agent mécanique, mais en favorisant la ventilation pulmonaire. Le champ d'hématose des malades, dont les bronches sont encombrées, est notablement diminué. Après le vomitif, la quantité totale d'oxygène consommée est triple. Les malades éprouvent un soulagement et un bien-être indiscutables (Alb. Robin).

Afin d'éviter, chez l'adulte et le vieillard, les nausées si pénibles, Robin recommande de ne pas laisser vomir à vide et de faire avaler, à la moindre nausée, un verre d'eau tiède.

On devra donner à l'*adulte* 1gr,50 d'ipéca en trois ou quatre fois à un quart d'heure d'intervalle.

Nous évitons autant que possible le vomitif chez le *vieillard*, et nous proscrivons le tartre stibié.

3° Diminuer l'inflammation de la muqueuse des voies respiratoires. — On maintiendra le malade à la chambre pendant la mauvaise saison, dans une chambre chauffée à 18° environ par une cheminée qui aura l'avantage de renouveler l'air. On évitera le chauffage par les appareils à combustion lente et par les calorifères à air, non seulement parce qu'ils peuvent projeter des poussières irritantes, mais surtout parce qu'ils provoquent souvent des intoxications oxycarbonées. L'atmosphère sera saturée d'humidité, en faisant bouillir de temps en temps, dans un récipient, une décoction de feuilles d'eucalyptus et de *Datura stramonium*.

Au moyen d'un petit pulvérisateur à vapeur, on fera inhaler de l'élatine ou une solution de la formule suivante :

Essence de thym............................	10 grammes.
— d'eucalyptus.....................	30 —
Alcool à 90°............................	200 —

Une cuillerée à café dans le verre qui contient 150 grammes de liquide à pulvériser.

4° Modification de la surface sécrétante par les balsamiques, les gommes-résines et les sulfureux. — BALSAMIQUES. — Tous les médicaments balsamiques sont très mal tolérés par les voies digestives et provoquent, par l'abus qu'on en fait, la *gastrite médicamenteuse*. On ne devra donc y recourir qu'à son corps défendant.

On essaiera de les faire inhaler, sous la formule suivante, par exemple :

Dans 1 litre d'eau, qu'on fait bouillir de temps en temps, dans un récipient, posé au-dessus de la flamme d'une lampe à alcool, on versera deux cuillerées à soupe de la solution suivante :

Créosote de hêtre	25 grammes.	
Teinture de benjoin......................	30 —	
Eucalyptol............................	10 —	
Thymol...............................	aa 20 —	
Gomenol..............................		
Alcool à 90°...........................	200 —	

On se servira de la *peau* comme surface d'absorption. On frictionnera chaque jour la poitrine et le dos avec un mélange de :

Baume de Fioravanti.......................... 200 grammes.
Essence d'eucalyptus........................ 30   —

Chez les enfants, la friction sera très douce pour éviter les érythèmes ; chez eux, nous nous servons plus volontiers de pommades médicamenteuses en frictions sur la poitrine :

Lanoline......................................⎫
Vaseline......................................⎬ ãã 30 grammes.
Essence de térébenthine.................... 4   —

Dans le cas où la médication externe serait insuffisante, on se servira, *mais avec discrétion*, des balsamiques à l'intérieur :

Baume de tolu..............................⎫
Goudron purifié............................⎬ ãã 5 centigrammes.
Benzoate de soude.........................⎭

Pour une pilule : n° 60. — Trois à quatre par jour.

Benjoin.......................................⎫
Goudron purifié............................⎬ ãã 5 centigrammes.
Poudre de Dower......................... 3   —

Pour une pilule molle : n° 60. — Cinq par jour.

Terpine.......................................⎫
Benzoate de soude....................... ⎬ ãã 5 centigrammes.
Codéine..................................... 3 milligrammes.

Pour 1 pilule : n° 60. — Six à huit par jour.

Terpine.................................... 10 centigrammes.
Benzoate de soude....................... 10   —
Poudre de Dower......................... 5   —
   — de racine de belladone........ 1 centigramme.

En un cachet : n° 30. — Trois à cinq par jour à trois heures d'intervalle.

Créosote. — Lorsque, dans certaines bronchites, la bronchorrhée purulente résistera aux balsamiques que nous venons d'indiquer, on pourra avoir recours à la créosote.

En inhalations :

Créosote de hêtre.......................... 25 grammes.
Goménol..................................... 20   —
Alcool à 90°................................. 200   —

Deux cuillerées à soupe dans un récipient de 1 litre environ d'eau maintenue bouillante sur un petit réchaud alimenté par une lampe à alcool.

En pilules, exceptionnellement.

Dans le cours du repas, trois fois par jour, trois des pilules suivantes :

> Créosote de hêtre.......................)
> Benjoin en poudre....................... } āā 5 centigrammes.
> Baume de tolu..........................)

Pour une pilule : n° 100.

En lavements. Afin de ne pas irriter l'intestin, on peut formuler le lavement suivant :

> Décoction de bois de Panama à 2 p. 100...   90 grammes.
> Créosote de hêtre.............................   10   —

Émulsionner.

> Thiocol.......................................   10 grammes.
> Sirop de quinquina.......................... (
> — de capillaire..........................) āā 60   —

Quatre cuillerées à soupe par jour, de préférence dans une infusion de feuilles de buchu.

PRÉPARATIONS ARSENICALES. — Les *préparations arsenicales* rendent encore les meilleurs services.

On donnera aux deux repas, dans le premier verre de boisson, une cuillerée à café de :

> Eau distillée......................   200 grammes.
> Arséniate de soude................   8 centigrammes.

Mais, par-dessus tout, le traitement du Pr Armand Gautier par les cacodylates est d'une efficacité remarquable par son action incontestable sur les globules rouges, dont il augmente le nombre (Widal), par l'accélération qu'il imprime aux échanges nutritifs.

Armand Gautier a démontré que l'organisme tolère aisément des doses de 0gr,10 à 0gr,20 de cacodylate de soude.

Le procédé de choix pour faire pénétrer le médicament est la voie hypodermique.

On prescrira le cacodylate en ampoules stérilisées de 1 centimètre cube renfermant 0gr,05 du médicament.

Par la bouche, ou même en lavement, le cacodylate peut déterminer des troubles gastriques et de l'anorexie, par suite de la réduction de l'acide cacodylique en oxyde de cacodyle, qui donne à l'haleine une odeur alliacée repoussante et qui est toxique.

SULFUREUX. — Les *sulfureux* agissent surtout, d'après Claude Bernard, par l'effet antiseptique du gaz hydrogène sulfuré qui s'élimine par la muqueuse bronchique.

On emploiera de préférence les eaux sulfureuses, coupées par parties égales avec du lait bouillant à la dose de deux verres à madère, un le matin à jeun et un le soir entre quatre heures et cinq heures.

Parmi les eaux françaises, on n'aura que l'embarras du choix entre les sources thermales de Cauterets (La Raillère), d'Uriage, des Eaux-Bonnes, ou les eaux froides de Marlioz, de Labassère, de Challes, d'Enghien, etc.

Un remède populaire, c'est la fleur de soufre lavée à la dose d'une cuillerée à café le matin dans du lait.

5° **Améliorer l'état général**. — CURES D'AIR, CURES BALNÉAIRES. — C'est bien certainement le chapitre le plus important du traitement des bronchites chroniques. Avant d'en tracer les grandes lignes, nous croyons utile de répéter que le traitement prophylactique autant que le traitement médicamenteux exige l'*étude approfondie des causes* de la bronchite. Sans bon diagnostic étiologique, nous entrons, les yeux fermés, dans le maquis des formules empiriques ; ne sachant ni d'où nous venons, ni où nous allons, nous prescrivons des moyens hygiéniques qui ne remplissent pas les indications utiles ; nous adressons les convalescents à des stations qui, loin de les améliorer, aggravent leur situation.

Lors donc qu'un malade, enfant, adulte ou vieillard, sera atteint d'une bronchite tenace, récidivante, traînante, l'examen répété des crachats s'impose. Toute bronchite chronique est suspecte de tuberculose. Il ne suffit pas de pratiquer l'examen bactériologique des crachats, il faut les inoculer. Parfois aucun signe des sommets ne nous autorise à poser le diagnostic de tuberculose ; l'examen direct de l'expectoration est négatif. L'inoculation seule nous permet de dépister une tuberculose latente, masquée derrière les manifestations d'une bronchite chronique. C'est le bacille, l'ennemi toujours à l'affût qu'il faut redouter.

A tous ces malades il faut, à domicile, assurer un air pur, pratiquer le système de la fenêtre ouverte ou entr'ouverte, tout d'abord le jour, plus tard la nuit, tout en maintenant par un chauffage hygiénique une température convenable.

Sans les brusquer, on aguerrira ces malades doucement par entraînement méthodique. Souvent on aura à lutter contre les craintes surannées des familles qui couvrent les enfants et les adultes de flanelles, de vêtements chauds en couches stratifiées qui entretiennent des sueurs profuses s'évaporant au moindre changement d'air et exposant les sujets à des refroidissements incessants. On enlèvera progressivement les vêtements inutiles, on laissera en contact avec les téguments un léger gilet de flanelle ou de laine, ou bien encore en tissu de crépon. Tous les matins, on frictionnera vivement la poitrine et le dos avec un gant de laine ou de crin imbibé d'alcool ou de baume de Fioravanti. Plus tard on pratiquera les affusions froides.

En hiver, on recommandera aux sujets très délicats, si leur situation le permet, un séjour de quelques mois sur les bords de la Riviera, à Beaulieu, à Cannes, à Hyères, à Menton, — à Arcachon dans les bois de pins, ou encore à Pau ; — ou bien, vers le *printemps*, on indiquera un séjour dans les montagnes à une altitude moyenne.

En été, nous aurons un choix merveilleux de stations sulfureuses ou arsenicales.

Aux sujets lymphatiques, qui ne présentent pas d'éréthisme cardiaque, conviennent Les Eaux-Bonnes, Cauterets, Challes, Amélie-les-Bains, Argelès, etc.

Les arthritiques, les congestifs se trouveront mieux de La Bourboule, à 800 mètres d'altitude (avec ses eaux arsenicales fortes), et surtout du Mont-Dore.

La vie au grand air, le séjour dans les montagnes, à des altitudes graduées, seront d'une utilité incontestable. Les prétuberculeux, les suspects qui n'ont ni tachycardie ni tendance congestive, mais qui sont sujets à des bronchites sans fin, chaque hiver, se cuirasseront à l'air froid des sanatoriums comme Davos ou Leysin, où la cure de soleil interviendra comme adjuvant précieux.

Aérothérapie, gymnastique respiratoire. — L'aérothérapie, la gymnastique respiratoire constituent d'excellentes méthodes de traitement. Nous en parlerons plus longuement à l'article *Emphysème*.

Dans le volume traitant de la *Kinésithérapie*, un article de Mᵐᵉ Nageotte-Wilbouchewitch complète ces renseignements (1).

II. — TRAITEMENT DES BRONCHITES CHRONIQUES SUIVANT LEUR VARIÉTÉ.

Catarrhe sec de Laennec, bronchite avec asthme et emphysème. — Le traitement de cette affection ne doit pas occuper une place spéciale dans la thérapeutique des bronchites chroniques. Ce serait s'exposer à des redites sans intérêt que de répéter les mêmes formules dans des chapitres différents. Nous renvoyons donc au *traitement de l'asthme et de l'emphysème.*

1. — Bronchite chronique chez les cardiaques.

Des cardiopathies méconnues, des lésions du myocarde entretiennent fréquemment une inflammation de la muqueuse bronchique

(1) Voy. Kinésithérapie, in Bibliothèque de thérapeutique Gilbert et Carnot.

et, comme le dit Renaut (de Lyon), un œdème du tissu cellulaire bronchique et péribronchique. On perd son temps à traiter l'effet, si l'on ne sait pas reconnaître la cause.

Pour peu qu'on surprenne le fléchissement du cœur, par l'hypertrophie permanente d'un foie douloureux, par la distension des veines jugulaires et de la congestion irréductible des bases, ce n'est pas à l'arsenal des balsamiques et expectorants qu'on devra s'adresser, mais aux toniques cardiaques. La spartéine, la strychnine associées, soit en potions, soit en injections hypodermiques, feront un effet autrement rapide que tous les agents pectoraux.

Nous recommandons deux injections sous-cutanées de 1 centimètre cube de la solution suivante (1) :

```
    Eau distillée.......................   10 grammes.
    Sulfate de spartéine...............   10 centigrammes.
    Arséniate de strychnine............    1 centigramme.
```

Nous donnons deux fois par mois, pendant quatre jours consécutifs, XXX, XX, X gouttes en proportions décroissantes de :

Solution alcoolique de digitaline cristallisée au millième.

comme médication prophylactique.

II. — Bronchites diathésiques.

Bronchites des arthritiques, des herpétiques et des obèses. — Aux *arthritiques* conviennent la cure de réduction des viandes, le régime lacto-végétarien, l'usage des eaux alcalines comme l'eau de Vichy (Grande-Grille) chauffée à 45°, deux verres par jour, de l'eau de Royat, de l'eau d'Ems ; l'eau arsenicale de La Bourboule, deux verres à Bordeaux par jour dans du lait bouillant. Comme médicament, on donnera l'iodure de sodium à la dose de 0gr,25 par repas ou même par jour ; la teinture d'iode, les préparations iodées spécialisées, VI à X gouttes de teinture d'iode dans un peu de vin d'Espagne au cours des grands repas.

La teinture d'iode doit être exempte d'acide iodique ou iodhydrique et préparée avec l'alcool à 90°.

Les suppressions de l'alcool, du tabac, seront des compléments indispensables.

Les exercices gymnastiques, bien décrits dans un des volumes de

---

(1) Huax et C. Saëns, Thérapeutique médicale d'urgence.

cette Bibliothèque de thérapeutique (*Kinésithérapie*), le massage, compléteront et affermiront la guérison.

Chez les arthritiques, on observe fréquemment des lésions du nez, du rhino-pharynx. Les malades ont de la tendance à respirer par la bouche, aspirent un air qui ne se réchauffe pas dans les cavités nasales et contractent ainsi plus aisément laryngites, trachéites et affections broncho-pulmonaires. Les infections bronchiques d'origine nasale ne sont pas rares. C'est donc le vestibule qu'il faut soigner et nettoyer, afin de sauvegarder l'appartement lui-même.

L'*herpétisme*, comme l'arthritisme, est une cause importante de bronchite chronique, en frappant les glandes d'emblée en tant que voies probables d'élimination des urates (J. Renaut).

C'est chez les herpétiques qu'on observe ces bronchites à bascule, où les déterminations cutanées, eczémateuses et psoriasiques alternent avec les poussées de bronchites congestives, parfois alarmantes.

Chez ces sujets, le traitement exige beaucoup de doigté. Il ne faut pas brusquer les manifestations cutanées par des médications intempestives, de crainte de les faire disparaître trop rapidement et de solliciter de façon excessive la fluxion bronchique et même broncho-pulmonaire.

A ces malades convient la diététique des arthritiques et celle des eczémateux, la suppression des boissons stimulantes, du café, du thé, des poissons, de la charcuterie, des coquillages, etc., la réduction de l'alimentation carnée.

L'hydrothérapie tiède sous forme de bains, de douches tempérées prolongées, est indiquée, en même temps que l'usage des arsenicaux à doses modérées.

Aux enfants lymphatiques, rachitiques, scrofulo-tuberculeux, sujets aux bronchites chroniques, on prescrira l'huile de foie de morue, le sirop ou le vin iodo-tannique, mais en surveillant l'estomac et en arrêtant les médicaments aux premiers symptômes d'intolérance. Le séjour abrité au bord de la mer réalisera des cures souvent merveilleuses. Arcachon, Royan répondent bien à l'indication.

Les stations balnéaires qui enregistrent les plus beaux succès sont, sans contredit, La Bourboule et le Mont-Dore.

La *bronchite des obèses* est justiciable du régime de l'obésité. Javal, H. Labbé et Foret ont démontré, chez les obèses, l'accumulation des chlorures dans l'organisme modifié par une dystrophie de leur élimination rénale. De là chlorurémie et rétention aqueuse, qui commandent la restriction ou l'interdiction des chlorures alimentaires. Lorsque la bronchite chronique *se complique*, chez les obèses, de lésions cardio-rénales, la cure de repos, le régime lacté ou déchloruré, avec réduction modérée de l'alimentation, font maigrir les malades bien plus rapidement que dans les cas d'obésité simple en équilibre organique stable, ainsi que l'a remarqué Marcel Labbé.

Le régime de Debove donne souvent de très beaux résultats.

Les *cures de réduction* favoriseraient souvent, d'après G. Leven, la transformation de l'obésité en l'un de ses équivalents, tels que la *bronchite*, l'*asthme*, le diabète ou l'albuminurie. Elles détruiraient non seulement les graisses, mais les albuminoïdes.

Le traitement consiste à leur laisser manger, suivant leur appétit, des *aliments de digestion facile*, et à leur laisser boire de l'eau à leur soif; on doit éviter le surmenage.

La bronchite des obèses s'améliore et guérit souvent définitivement *par la vie au grand air*, comme on la pratique par exemple dans l'établissement du Dr Lahmann, près de Dresde.

Les agents physiques, tels que le massage général, le massage vibratoire, l'aérothérapie, sont les meilleurs adjuvants.

Il faut proscrire la médication thyroïdienne et ne s'adresser qu'aux iodurés longtemps continués à petites doses. Je les alterne avec la strychnine à la dose de 3 milligrammes par jour. J. Renaut recommande comme un moyen très actif et inoffensif une cure de *Saint-Nectaire* faite chaque année ; elle a l'avantage de ne faire maigrir le malade qu'aux dépens de son tissu cellulo-adipeux et de remonter le coefficient d'oxydation azotée.

Il vante surtout l'eau de la Grande-Source rouge et celle du Mont-Cornadore, en ingestion de 100 à 200 grammes au maximum.

III. — TRAITEMENT DE LA BRONCHITE CHRONIQUE SUIVANT LA NATURE DE L'EXPECTORATION.

Bronchite pseudo-membraneuse.

Nous n'envisageons ici que cette forme de bronchite décrite autrefois par Paul Championnière, ayant son individualité propre, écartant les bronchites pseudo-membraneuses, complications graves de la diphtérie, justiciables du sérum de Roux.

Nous éliminons également certaines bronchites pneumococciques, qui se développent par suite d'une localisation anormale du pneumocoque, cultivant dans les moyennes et les petites bronches.

Dans la première, les moules bronchiques sont canaliculés, friables et d'un blanc grisâtre.

Dans la deuxième, les moules sont pleins, d'un jaune ambré et fermes. On y découvre le pneumocoque.

Bronchite pseudo-membraneuse idiopathique. — Le malade expectore des fausses membranes sous forme de lamelles, ou de pelotons enroulés, plus souvent sous forme de cylindres pleins, véritables moulages des bronches.

Cette maladie se caractérise *grosso modo* : par une *dyspnée paroxystique* dont les accès rappellent l'asthme, et au moment des accès paroxystiques, avec menace d'asphyxie du rejet difficile de ramifications en forme de chevelu. On discute encore sur la nature de ces arborisations. Pour Grancher, elle serait muco-albumineuse ; pour d'autres, éclectiques, elle serait formée tantôt de mucus, tantôt de fibrine, comme par exemple pour Schittenhelm. Celui-ci attribuerait les concrétions à un catarrhe desquamatif des alvéoles pulmonaires. Hochchans nie l'intervention du parenchyme pulmonaire.

Comme étiologie, on a invoqué nombre de causes banales : la goutte, le rhumatisme, la syphilis, des maladies infectieuses, comme la fièvre typhoïde et la scarlatine.

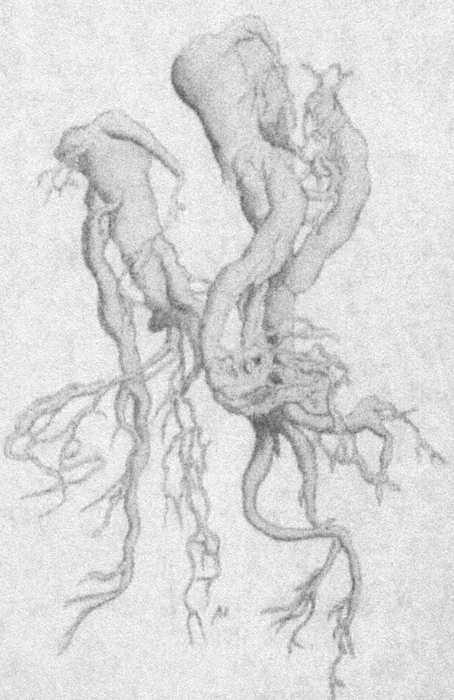

Fig. 3. — Moules bronchiques expectorés dans un cas de bronchite pseudo-membraneuse (Achard et Laper).

Il semble mieux établi, comme causes occasionnelles : l'inhalation de substances irritantes, telles que fumées, gaz, poussières, air trop chaud ou trop froid.

Tout le luxe de considérations anatomiques et pathogéniques n'a pas enrichi la thérapeutique.

Les traitements sont d'ordinaire inefficaces. On a donné tous les expectorants végétaux et minéraux.

Parmi les premiers : l'*oxymel scillitique*, de 5 à 30 grammes ; l'*ipéca* à dose nauséeuse, à la dose de 0gr,20 dans une potion de 125 grammes, à prendre en vingt-quatre heures ; le *polygala*, en infusion à 10 p. 1000, sucrée avec le sirop de polygala.

Les expectorants minéraux comprennent surtout les antimoniaux, les ammoniacaux, les benzoates et les iodures, dont nous avons suffisamment parlé à propos du traitement général des bronchites chroniques.

On a vanté, au moment des crises asthmatiques, les inhalations de vapeur d'eau, les pulvérisations d'eau de chaux, de carbonate de soude et de potasse à 1 p. 100.

Barth a obtenu des succès thérapeutiques avec le borate de soude à la dose de 8 grammes par jour dans 1 litre d'eau.

Corrigan, Schœnlein et Schutzenberger ont préconisé les préparations mercurielles, le calomel et les frictions d'onguent napolitain.

Thierfelder avait obtenu autrefois de bons effets avec l'iodure de potassium, à la dose de 2 grammes par jour. Huchard l'a employé avec succès.

On doit soutenir l'état général du malade par les injections hypodermiques de strychnine, d'huile camphrée, par une alimentation substantielle, les jaunes d'œufs à haute dose.

Il n'existe pas de médication spécifique ; néanmoins Claisse a obtenu une grande amélioration par l'emploi du sérum antistreptococcique de Marmorek.

CHAPITRE III

TRAITEMENT DE LA BRONCHOPNEUMONIE

Traitement prophylactique : Étiologie, règles de prophylaxie.
Traitement curatif : a. Traitement de la bronchite des petites bronches ;
   b. traitement de la congestion pulmonaire dans la bronchopneumonie ;
   c. thérapeutique anti-infectieuse de la bronchopneumonie ; d. thérapeutique antitoxique de la bronchopneumonie ; e. traitement de la bronchopneumonie chronique.
Traitement de la bronchopneumonie suivant l'âge : a. Bronchopneumonie
   chez l'enfant ; b. bronchopneumonie chez l'adulte ; c. bronchopneumonie
   chez le vieillard.

I. — TRAITEMENT PROPHYLACTIQUE.

Étiologie de la bronchopneumonie. — L'étiologie et le
processus anatomique de la bronchopneumonie sont relativement
bien connus. Aussi sera-t-il facile, pour cette affection, de déterminer
les règles de la prophylaxie, de préciser les indications d'un traitement pathogénique et non symptomatique.

La bronchopneumonie est une maladie infectieuse dont la lésion
a pour siège les bronchioles terminales et les alvéoles pulmonaires
adjacents.

*Elle est ordinairement une infection secondaire survenant au cours ou
au déclin d'une autre maladie :* rougeole, diphtérie, scarlatine, fièvre
typhoïde, coqueluche, variole, diarrhée infectieuse, érysipèle. La
plupart du temps, son agent n'est pas le même microbe que celui
de la maladie première : ainsi la bronchopneumonie de la fièvre
typhoïde peut n'être pas due au bacille d'Eberth ; celle de l'érysipèle
est souvent produite par le pneumocoque ; la bronchopneumonie de
la diphtérie relève d'une infection streptococcique.

La bronchopneumonie qui survient au cours d'une maladie infectieuse est donc une affection surajoutée dans la plupart des cas : il
faut cependant faire une exception pour la grippe : le bacille de
Pfeiffer est l'agent unique de la détermination pulmonaire.

*La bronchopneumonie peut survenir en dehors de toute maladie infec-
tieuse.* Est-ce là dire qu'elle frappe un sujet sain ?

S'il est possible qu'elle se développe chez un individu de bonne santé, atteint seulement d'une bronchite, elle demande ordinairement un terrain bien préparé. N'a pas une bronchopneumonie qui veut, disait Peter. C'est chez le nourrisson athrepsique, l'enfant cachectique, l'adulte qui sort du coma, le vieillard débilité, que l'on voit surtout survenir la bronchopneumonie primitive.

Secondaire, la bronchopneumonie relève souvent d'une *hétéro-infection*, quelquefois d'une *auto-infection*. L'hétéro-infection est due à la contagion.

Le microbe virulent transmis au morbilleux, au typhoïdique, provient d'un autre malade atteint d'une bronchopneumonie de la rougeole, de la fièvre typhoïde, ou même porteur d'une toute autre infection microbienne (pyodermites, otites, etc.).

Mais cette bronchopneumonie secondaire peut dépendre aussi de l'auto-infection.

On sait, en effet, que les agents habituels de cette lésion pulmonaire pullulent normalement chez le sujet dans les premières voies digestives et respiratoires.

Sous l'influence de la maladie infectieuse primitive, ces microbes prennent une virulence marquée et provoquent une rhino-pharyngite, une laryngite. Cette inflammation se propage rapidement chez un sujet déjà malade et gagne, par la trachée et les bronches, les bronchioles et les alvéoles pulmonaires. Elle se développe d'autant mieux que l'état général du malade est plus affaibli par l'affection primitive.

L'infection peut siéger d'emblée sur les extrémités bronchiques ; c'est ce qui se produit lorsque l'agent microbien est véhiculé au poumon par les voies lymphatique et sanguine. On sait en effet que, si le colibacille et le streptocoque peuvent créer une bronchopneumonie par inhalation (Sevestre, Lesage, Gaston, Renard), ces microbes peuvent arriver au poumon par la circulation générale ou les lymphatiques.

Partis de l'intestin du nourrisson dyspeptique, ils créent la bronchopneumonie, qui n'est alors qu'une modalité de l'infection générale (Marfan et Marot). Par la muqueuse utérine, le streptocoque gagne la circulation sanguine, envahit l'organisme, détermine une bronchopneumonie (Netter, Widal).

Parmi les bronchopneumonies secondaires, il en faut citer quelques-unes qui ont une origine un peu spéciale : la bronchopneumonie des *impétigineux*, dont l'agent microbien provient des plaques d'impétigo ; celle des sujets atteints d'une escarre du *decubitus acutus*. Cette escarre peut être la porte d'entrée de l'infection. Il faut aussi savoir que la plaie d'une trachéotomie mal protégée peut laisser pénétrer le microbe, qui sera cause de l'inflammation broncho-pulmonaire.

Nous devons enfin dire un mot de la pathogénie d'une variété très spéciale de bronchopneumonie : la *bronchopneumonie de déglutition*, la *Schluck-pneumonie* des auteurs allemands. Fréquente à la suite d'un coma, elle est due au passage dans le tube laryngo-trachéal de particules alimentaires ou de salive. Elle relève d'une parésie des muscles du pharynx et de la langue qui rend défectueuse la déglutition.

Ainsi nous voyons que presque toutes les bronchopneumonies sont secondaires à une maladie infectieuse. Elles sont dues soit à une auto-infection, soit à une contagion venue de l'extérieur. Quand il s'agit d'une *bronchopneumonie dite primitive*, ou quand l'infection a pour première localisation l'appareil respiratoire, la lésion de la bronchiole terminale et de l'alvéole n'est souvent pas la première en date : elle est précédée d'une inflammation des grosses bronches. Il est rare qu'elle survienne chez un adolescent en pleine santé. Elle se développera plutôt chez l'enfant cachectique, chez le vieillard débilité, chez l'adulte atteint d'une affection chronique des centres nerveux, d'une affection qui le cloue au lit.

Ce long exposé étiologique et pathogénique nous permettra d'être précis et bref pour formuler des règles de *prophylaxie*.

Règles de la prophylaxie. — Chez tout sujet atteint d'une maladie infectieuse, susceptible de se compliquer de bronchopneumonie, les premières voies devront être l'objet de soins attentifs. On devra prévenir l'infection des cavités rhino-pharyngées.

Les lavages de la bouche et de l'isthme avec des solutions d'eau oxygénée, de liqueur de Labarraque, les instillations nasales avec des antiseptiques non irritants (vaseline ou huile mentholée, résorcinée, à l'eucalyptol, au gaïacol) réaliseront l'asepsie de ces cavités, ou tout au moins diminueront la virulence des streptocoques ou pneumocoques y contenus.

Les malades devront être mis à l'abri de toute contagion. La présence dans une salle d'un pavillon de rougeole d'un malade atteint d'une bronchopneumonie est un danger pour les autres malades : il doit être rigoureusement isolé. Cette mesure d'isolement doit s'appliquer aussi au sujet atteint d'une autre infection secondaire : rhinopharyngite aiguë, otite, pyodermite, érythème infectieux. Tout contact, toute visite suspecte devra être évité aux rougeoleux. L'état général du malade devra être soutenu par tous les moyens thérapeutiques. On lui permettra ainsi, en effet, de résister à l'invasion de la complication pulmonaire. Depuis l'avènement de la sérothérapie antidiphtérique, les bronchopneumonies secondaires de la diphtérie sont non seulement plus bénignes, mais aussi plus rares.

Le traitement immédiat de toute lésion aiguë des grosses bronches fait partie du traitement prophylactique des bronchopneumonies. Au cours d'une fièvre éruptive, d'une maladie infectieuse, toute bronchite doit être traitée avec soin.

Sans insister ici sur ce traitement de la bronchite, nous en soulignerons un point particulier. Cette bronchite est favorisée et accrue par la stase sanguine dans la petite circulation. Il faudra donc empêcher cette stase et, pour cela, éviter de prolonger le décubitus dorsal : l'enfant sera promené dans les bras, le typhique se couchera quelquefois sur le ventre. Le décubitus d'un malade devra être souvent modifié.

Les mesures prophylactiques rigoureuses ne seront pas seulement prises chez un sujet atteint de maladie infectieuse ou de fièvre éruptive ; nous devrons les appliquer également aux enfants athrepsiques, aux adultes porteurs de lésions du système nerveux, aux vieillards cachectiques, bref aux sujets qui peuvent avoir des bronchopneumonies primitives.

Nous avons parlé de certaines bronchopneumonies d'une origine un peu plus particulière, où la porte d'entrée microbienne serait une plaie trachéale, une escarre du décubitus. Ces deux plaies devront être l'objet de soins minutieux. L'escarre sera pansée ; la plaie trachéale sera protégée par une gaze aseptique, humide, imbibée d'eau oxygénée. Mais il sera mieux d'éviter ces deux plaies : d'éviter l'escarre et de remplacer la trachéotomie par le tubage chaque fois que cela sera possible.

Il est difficile d'empêcher à coup sûr le développement de la bronchopneumonie de déglutition. Cependant nous pouvons diminuer les chances d'infection. Chez un malade atteint de paralysie de la musculature pharyngo-laryngée et dont les voies respiratoires peuvent être souillées au cours de la déglutition, il sera bon de prendre les mesures suivantes : l'alimentation se fera par la sonde, ou bien elle se fera à l'aide du procédé employé par Marfan chez un enfant tubé. Le patient est couché sur le côté, la tête un peu surélevée ; on fait couler doucement sur la joue inférieure le liquide alimentaire. Le liquide suit la paroi buccale, gagne les gouttières pharyngo-laryngées et évite ainsi l'orifice des voies respiratoires. Les chances de production de la *Schluck-pneumonie* peuvent être ainsi très diminuées.

Cet ensemble de mesures prophylactiques empêchera la plupart du temps l'éclosion de la bronchopneumonie.

II. — TRAITEMENT CURATIF.

Pour traiter d'une manière efficace une bronchopneumonie, il nous faut connaître le processus anatomique de cette maladie.

Nous nous permettrons de le rappeler brièvement ici.

La bronchopneumonie est presque toujours précédée de l'inflammation des grosses bronches, inflammation qui se propage aux bronches de moyen et de petit calibre.

Ce processus inflammatoire atteint les bronchioles sublobulaires et intralobulaires. Celles-ci suppurent, le pus remplit leur lumière. Dans leur paroi infiltrée de leucocytes, les muscles de Reissessen se paralysent et les bronchioles peuvent être le siège d'une *dilatation aiguë*. L'infiltration inflammatoire envahit les zones péribronchiques et forme les *nodules* décrits par Charcot. Les alvéoles pulmonaires adjacents, les plus proches, sont splénisés.

Ce processus inflammatoire entraîne des lésions importantes. La stase du pus dans les bronchioles dont la lumière est obstruée est cause de la production d'atélectasie pulmonaire. Un emphysème de compensation se développe en d'autres régions. Cette *atélectasie, cet emphysème*, joints à la splénisation, diminuent considérablement les échanges respiratoires, gênent la ventilation pulmonaire. Il s'ensuit une *dyspnée vive*, une *asphyxie progressive*.

La suppuration péribronchique, la splénisation provoquent une *congestion intense* dans les capillaires du poumon. La circulation du sang dans le réseau alvéolaire est entravée; l'hématose se fait mal. *A la dyspnée se joint la cyanose.* La stase pulmonaire va s'accentuer au point de fatiguer le myocarde, qui fléchira. La mort surviendra dans le *collapsus cardiaque*, si elle n'est pas due au coma.

En outre de la lésion pulmonaire et de ses effets mécaniques, il faut aussi tenir compte, dans le traitement de la bronchopneumonie, de l'agent infectieux qui en est la cause.

Cet agent microbien sécrète des toxines qui imprègnent l'organisme. A ces toxines sont dues la fièvre, l'aggravation rapide de l'état général, les troubles des centres nerveux (ataxo-adynamie, asthénie), les dégénérescences des viscères.

La dyspnée, la cyanose, l'état du cœur et du pouls seront les meilleurs indices de l'intensité des lésions pulmonaires.

Ces symptômes fonctionnels ont une plus grande importance au point de vue du pronostic que les signes physiques d'auscultation pulmonaire, signes fugaces, mobiles, souvent peu nets.

L'état général, les troubles nerveux qui traduisent l'intoxication de l'organisme seront des éléments importants de pronostic.

La bronchopneumonie peut ne pas tuer ; elle guérit souvent, si le traitement est bien dirigé, en quinze jours ou trois semaines. D'autres fois, la guérison ne survient qu'après une convalescence longue et pénible pendant laquelle la persistance de signes d'auscultation pulmonaire, quelques poussées fébriles, un mauvais état général, de l'amaigrissement, peuvent faire craindre le développement d'une tuberculose. Cette bronchopneumonie passée à l'état chronique peut encore guérir sans laisser de traces appréciables ; l'état de santé du malade peut redevenir parfait, mais l'amélioration sera lente ; les rechutes seront faciles.

Il n'est pas rare que la bronchopneumonie laisse comme séquelle la *dilatation des bronches avec sclérose broncho-pulmonaire*. La paroi bronchique va se désorganiser ; les fibres élastiques, les fibres musculaires, les cartilages vont disparaître peu à peu ; l'épithélium tombera. La bronche se dilatera. Il y aura formation de cavernes bronchiques. Cette complication de la bronchopneumonie et son traitement feront l'objet d'un chapitre spécial (Voy. *Traitement de la dilatation bronchique*).

Médication de la bronchite des petites bronches. — Ce schéma que nous venons de tracer du processus anatomique de la bronchopneumonie va nous permettre d'établir un traitement non pas symptomatique, mais réellement pathogénique.

La bronchite des petites bronches, la stase du pus dans cette portion de l'appareil respiratoire se rencontrent au début de toute bronchopneumonie et sont le point de départ du processus pathologique.

Il faudra donc tout d'abord chercher à empêcher la stase du pus, à modifier les sécrétions bronchiques et à provoquer leur évacuation. — Nous rendrons plus fluides ces sécrétions à l'aide des antimoniaux comme le *kermès minéral* et l'*oxyde blanc d'antimoine*, dont on usera avec discrétion chez les enfants et les vieillards.

Les sels ammoniacaux ont également cette propriété ; l'*acétate d'ammoniaque*, la *liqueur ammoniacale anisée* aident à liquéfier les sécrétions bronchiques.

Le benzoate de soude a la même action : c'est de plus un antiseptique.

Nous conseillerons au malade l'usage de boissons chaudes, d'infusions que nous choisirons expectorantes, comme celle de *Polygala senega*.

Deux médicaments dont nous n'avons pas encore parlé possèdent au plus haut point le pouvoir de fluidifier les sécrétions bronchiques : le *tartre stibié* et l'*ipéca*. Ces deux médicaments provoquent à petites doses un état nauséeux. Or les efforts de vomissement facilitent beaucoup l'expectoration, l'évacuation des bronches ; c'est même le seul moyen dont on dispose pour faire expectorer l'enfant qui ne crache pas spontanément.

Dans les bronchopneumonies graves, leur emploi sera très surveillé, très discret, de crainte de collapsus.

Cette double propriété de liquéfaction et d'évacuation des sécrétions bronchiques a été la cause du succès de ces deux médicaments. Tout malade en imminence de bronchopneumonie prenait autrefois une potion au tartre stibié ou de la poudre d'ipéca.

On restreint beaucoup à l'heure actuelle les indications de ces deux médicaments, en particulier celles du tartre stibié.

Leur action dépressive, hyposthénisante, est la cause de cette défaveur. Le tartre stibié la mérite plus que l'ipéca, et il est imprudent de le donner à un enfant, à un vieillard, à un adulte affaibli par une maladie antérieure : c'est par conséquent réduire considérablement ses indications dans la bronchopneumonie, dans la bronchite des petites bronches, puisque ces lésions sont en général secondaires à une autre infection.

L'ipéca sera conservé pour la bronchite des petites bronches, mais, dès que les bronchioles alvéolaires seront atteintes, il devra être abandonné, car toute action dépressive même légère est alors dangereuse.

Il est un autre moyen d'empêcher la stase du pus dans les petites bronches, c'est de provoquer la contraction des fibres musculaires lisses de leur paroi. Cette contraction des petites bronches chasse le pus de leur lumière vers les bronches de plus gros calibre.

J. Renault (de Lyon) et Marfan conseillent, pour obtenir cette contraction des muscles de Reissessen, l'emploi de deux médicaments qu'ils associent : l'*ergot de seigle* et la *noix vomique*. L'ergot de seigle agit directement sur la fibre lisse, la noix vomique par l'excitation du grand sympathique. Ces deux médicaments, loin d'être dépresseurs, sont, au contraire, des toniques. Ils ont de plus l'avantage de combattre la dilatation aiguë des bronches, qui se rencontre dans toute bronchopneumonie un peu sévère.

Nous avons donc à notre disposition des moyens d'action efficaces sur la bronchite ; nous pouvons rendre plus fluides les sécrétions des bronches et évacuer le pus y contenu. En désobstruant la lumière des petites bronches, nous diminuerons l'étendue des zones d'atélectasie et d'emphysème ; nous faciliterons la ventilation pulmonaire, nous atténuerons la dyspnée, nous lutterons avec avantage contre un grand danger de la bronchopneumonie : l'asphyxie.

Médication de la congestion pulmonaire dans la

bronchopneumonie. — Mais il s'agit, en outre, d'empêcher, de diminuer la congestion pulmonaire, conséquence de l'inflammation bronchique, de la splénisation.

Cette congestion pulmonaire, nous l'avons vu, gêne l'hématose, fatigue le cœur.

Les moyens dont dispose le thérapeute pour lutter contre la congestion, contre la stase dans la circulation pulmonaire, sont multiples.

Autrefois le tartre stibié et l'ipéca étaient employés à cet effet. Les efforts de vomissements qu'ils provoquaient brassaient le contenu pulmonaire et ainsi contribuaient à décongestionner cet organe. Mais, de plus, ils avaient une action directe sur la circulation ; en provoquant un abaissement de la pression sanguine générale, en hyperémiant les organes abdominaux, ils levaient la stase sanguine dans le poumon.

A l'heure actuelle, on reconnaît à ces deux médicaments plus d'inconvénients que d'avantages. Leur action hypotensive, qui les rend décongestifs, est très dangereuse et les a fait rejeter.

Nous nous adressons donc à d'autres procédés pour diminuer la stase dans la circulation pulmonaire.

Pour décongestionner un organe, on essaye de dériver le sang en un autre point de l'organisme. Cette dérivation se fait ordinairement à l'aide de *ventouses sèches*, que l'on peut remplacer par des *ventouses scarifiées*, si l'émission sanguine est jugée nécessaire.

Certains révulsifs rubéfiants ont, à l'heure actuelle, une grande vogue en pathologie infantile : les *cataplasmes sinapisés* et les *enveloppements sinapisés*. Ils ont remplacé à juste titre les révulsifs inflammatoires, vésicants. Ils ne sont nullement nocifs et possèdent une action dérivative marquée. Le cataplasme sinapisé est un cataplasme fait avec de la farine de lin et saupoudré de farine de moutarde. Il peut de préférence être fait avec moitié farine de lin délayée dans de l'eau bouillante et moitié farine de moutarde délayée à part dans de l'eau froide. On mélange les deux sur une toile à cataplasme.

L'enveloppement sinapisé se pratique de la façon suivante : une serviette est trempée dans de l'eau froide, où l'on a eu soin de délayer auparavant de la farine de moutarde. Cette serviette exprimée servira à envelopper complètement le thorax du patient.

Ces préparations sinapisées sont faites à froid ou à une température inférieure à 30° ; c'est une des conditions essentielles de leur activité. L'action rubéfiante est due à l'essence de moutarde, qui se dégage à froid.

A côté de ces révulsifs sinapisés, nous placerons l'*enveloppement froid thoracique* et la *compresse de Priessnitz*.

L'enveloppement froid thoracique, ou enveloppement hydropathique, étudié par Le Gendre, amène une congestion intense de la peau. Il se pratique avec des serviettes trempées dans de l'eau à 15° et bien exprimées. Ces serviettes sont entourées d'une flanelle de taffetas gommé pour empêcher l'évaporation trop rapide.

La compresse réfrigérante, ou compresse de Priessnitz, que nous employons fréquemment, s'applique de la même manière. Mais, au lieu d'être imbibée d'eau simple, elle est trempée dans un mélange d'alcool camphré et d'eau froide dans la proportion de 1 à 4. Elle ne recouvre que la partie antérieure du thorax.

L'enveloppement thoracique froid ou la compresse de Priessnitz se renouvellent toutes les demi-heures ou toutes les heures, dès que ces applications se sont échauffées.

Leur action dérivative peut être complétée avec avantage par l'*enveloppement des jambes* dans des bottes de ouate. C'est un moyen thérapeutique recommandé en médecine infantile par d'Espine et Picot.

Médication anti-infectieuse de la bronchopneumonie — Nous ne devons pas considérer, dans le traitement de la bronchopneumonie, que le processus anatomique. Nous devons également nous attaquer à l'agent infectieux, au microbe cause de la maladie. Il serait logique de le détruire, de neutraliser l'action de ses toxines.

Si nous ne pouvons y parvenir, nous devons tout au moins favoriser l'élimination des poisons sécrétés, atténuer leurs effets sur l'organisme : la fièvre, les troubles nerveux, la défaillance du myocarde.

A l'heure actuelle, il n'existe pas de traitement spécifique de telle ou telle variété microbienne de bronchopneumonie ; il n'existe pas de sérum thérapeutique spécial, par exemple pour la bronchopneumonie du morbilleux, du typhoïdique, du diphtérique, de l'érysipélateux.

Les sérums contre la fièvre typhoïde, contre la diphtérie, contre l'érysipèle ne peuvent avoir aucune action sur les agents microbiens des bronchopneumonies qui surviennent au cours de ces maladies, puisque ces bronchopneumonies souvent ne relèvent pas des mêmes microbes pathogènes que l'affection primitive.

La bronchopneumonie est, dans bien des cas, due au streptocoque seul ou associé au pneumocoque ou au staphylocoque.

Lorsqu'elle relève du streptocoque, comme au cours de la rougeole, devons-nous essayer de la traiter par un sérum antistreptococcique ? Les résultats donnés par cette médication ne nous permettent pas, à l'heure actuelle, de lui accorder quelque confiance.

Bref, nous manquons d'agents thérapeutiques spécifiques contre les microbes des bronchopneumonies. D'ailleurs existerait-il des sérums bactéricides ou antitoxiques pour chaque variété microbienne de bronchopneumonie que leur application serait difficile. En effet, cette affection est souvent due à une association des microbes pathogènes ; son diagnostic bactériologique est difficile à préciser rapidement.

En l'absence de médications spécifiques, on s'est demandé si l'introduction de substances antiseptiques dans l'organisme n'aurait pas d'heureux résultats sur l'évolution des bronchopneumonies. Bien des médicaments furent ainsi essayés, injectés dans les veines ou sous la peau, sans que le pronostic de cette complication ne fût modifié.

Les recherches entreprises sur l'immunité en ces dernières années ont permis d'élaborer une nouvelle méthode thérapeutique antiseptique, bactéricide et antitoxique.

Arrhénius et Madsen, Nernst, Victor Henri, Biltz ont montré que les phénomènes qui constituent l'immunité ne sont que des réactions entre plusieurs colloïdes.

L'action des antitoxines sur les toxines, l'agglutination, la précipitation, la bactériolyse, l'hémolyse, la cytolyse ne sont que les résultats de réaction de divers colloïdes entre eux.

A défaut d'une antitoxine, d'un sérum, d'un colloïde spécifique ne pourrait-on pas injecter dans l'organisme une substance minérale à l'état colloïdal ?

Argent colloïdal. — Cette idée de se servir, dans le traitement des maladies infectieuses, d'un métal en solution colloïdale vient de Crédé. Ce chirurgien, en 1897, introduisit l'*argent colloïdal* dans la thérapeutique.

Netter l'a étudié d'une façon remarquable et venait, en 1902, le recommander dans une communication à la Société médicale des hôpitaux.

Nous ne ferons pas ici l'historique de ce médicament ; nous voulons simplement montrer son mode d'action et les résultats qu'il a donnés dans le traitement des bronchopneumonies.

Une substance colloïde est un corps qui, mis en solution dans l'eau, ne traverse pas la membrane d'un dialyseur.

Cette substance n'est pas en réalité à l'état de solution ; elle est simplement en suspension dans l'eau et constituée par un nombre infini de particules ultramicroscopiques, de grains.

Cet état de pseudo-solution est celui de l'albumine, de la gélatine mélangées à l'eau. On a réalisé cet état colloïdal pour certains sels, certains métaux insolubles dans l'eau. Le métal est alors réduit en un nombre considérable de grains. Dire que l'on peut en compter plus d'un milliard par millimètre cube donne une idée approximative de leur grosseur.

Sous cette forme, les réactions que donnent ces métaux sont absolument intenses, et cela d'autant plus que les grains en suspension sont plus petits.

Leur action est comparable à celle des ferments, des toxines, c'est-à-dire qu'elle n'est nullement en rapport avec la quantité de substance à l'état colloïdal : l'état de division extrême, la petitesse des grains importe seule. Aussi a-t-on appelé *ferments métalliques* les métaux en solution colloïdale (Robin et Bardet).

D'après les recherches de A. Robin, Charrin et Achard, on a reconnu à ces métaux, en particulier à l'argent colloïdal, les propriétés biologiques suivantes :

Augmentation du taux de l'urée, de l'acide urique, élévation du coefficient d'utilisation azotée, apparition d'une polynucléose intense due à la suractivité des organes hématopoïétiques ; l'action bactéricide est certaine.

Nous ajouterons que l'argent colloïdal est inoffensif pour l'organisme.

Ces propriétés déterminées expérimentalement permettent d'espérer d'heureux résultats en clinique. Nous voyons, en effet, que, sous l'influence de ce médicament, la nutrition est activée, les moyens de défense de l'organisme exagérés, la virulence microbienne atténuée.

L'argent colloïdal fut préparé tout d'abord par des procédés chimiques et appelé *collargol*. A l'heure actuelle, l'argent colloïdal est obtenu d'une manière toute différente.

Victor Henri, dans le laboratoire de Dastre, obtient l'argent colloïdal à l'aide d'un arc électrique qui éclate entre deux électrodes d'argent pur, trempés dans l'eau distillée.

Les grains de cet argent colloïdal électrique seraient plus petits que ceux du collargol proprement dit. Cet *argent colloïdal électrique* n'exposerait pas à la production d'abcès sous-cutanés quand il est injecté par la voie hypodermique, ce que provoque quelquefois le collargol.

Le collargol et l'argent colloïdal électrique ont été appliqués en clinique.

Dans la séance de la Société médicale des hôpitaux du 12 décembre 1902, Netter faisait connaître les bons résultats du collargol obtenus par les médecins allemands et par lui dans diverses maladies infectieuses. Il conseillait l'emploi de ce médicament.

Par la suite, le collargol fut appliqué au traitement d'infections de localisation et de nature très diverses. Les résultats de cette thérapeutique furent très discutés.

Bien des bronchopneumonies furent traitées par des frictions ou des injections intraveineuses et hypodermiques de collargol. Les succès de cette médication furent encore douteux. Cependant l'on s'accorde à dire que, dans les bronchopneumonies grippales, le collargol aurait de bons effets.

L'argent colloïdal électrique n'a encore été que peu étudié au point de vue de ses effets thérapeutiques dans les bronchopneumonies.

Toutefois, en décembre 1906, Chirié a publié, à la Société d'obstétrique, une observation de bronchopneumonie à pneumobacilles de Friedländer au cours d'une infection puerpérale qui a semblé guérie par des injections intraveineuses d'argent colloïdal électrique.

Dans une communication récente à la Société de thérapeutique, nous avons traité longuement cette question du traitement des bronchopneumonies par l'électrargol. Nous avons apporté en faveur de cette médication des observations démonstratives.

Dans des bronchopneumonies graves, chez des débilités, des alcooliques, dans un cas de pneumonie double chez un surmené, des injections intramusculaires de ce médicament ont amené en vingt-quatre heures une chute de la température remarquable, avec détente générale très accentuée.

Nous recommandons d'injecter tous les deux jours le contenu d'une ampoule de 10 centimètres cubes.

Abcès de fixation. — Parmi les effets de ce médicament, nous avons relaté une leucocytose polynucléaire considérable. Cette leucocytose, qui serait le témoin d'une réaction de défense de l'organisme, a été obtenue par un autre procédé. Nous voulons parler des abcès dits de fixation.

Cette méthode, introduite dans la thérapeutique par Fochier, a eu aussi des résultats diversement interprétés.

Elle consiste en une injection sous-cutanée de 1 centimètre cube d'essence de térébenthine. Le mécanisme de son action a été très discuté.

Il est probable que cette injection agit par l'hyperleucocytose qu'elle provoque. Cette hyperleucocytose est d'ailleurs inconstante.

Les résultats de l'application de cette méthode en pathologie pulmonaire sont très disparates. Et, pour ne parler que des plus récentes opinions émises sur ce sujet, nous ne donnerons que celle de Lemoine, Daireaux et Deléarde et celle de Auché.

Alors que les trois premiers auteurs obtiennent 65 p. 100 de succès dans les bronchopneumonies graves traitées par les abcès de fixation, Auché proclame l'inefficacité et les dangers de cette méthode.

Que conclure de ces essais de thérapeutique bactéricide, de *leucocythérapie*, selon l'expression de Landouzy ? Sinon que nous devons encore attendre de nouveaux résultats pour avoir une opinion ferme sur la valeur de ces méthodes.

Médication antitoxique de la bronchopneumonie. — Dans la bronchopneumonie, le microbe pathogène ne crée pas seulement la lésion pulmonaire, mais il sécrète aussi des poisons qui provoquent la fièvre, entraînent des troubles nerveux, altèrent l'état général.

Nous devons favoriser l'élimination de ces toxines et neutraliser leurs effets sur l'organisme, c'est-à-dire combattre la fièvre, les troubles nerveux, améliorer l'état général.

Contre cet ensemble de phénomènes morbides, nous possédons un agent thérapeutique excellent : l'hydrothérapie.

L'hydrothérapie dans la bronchopneumonie. — *L'hydrothérapie se pratique à des températures variables : suivant la température, les effets sont quelque peu différents.*

Bain froid. — Il se donne à 20 ou 25°. Dès l'entrée dans le bain, le malade éprouve une sensation de froid intense, suivie bientôt de frisson et de malaise. Il se produit une vaso-constriction périphérique qui entrave et gêne la circulation, augmente la cyanose du sujet, rend le pouls petit et lent. La température s'élève de quelques dixièmes de degré.

Mais, quand le malade sort du bain, au bout de dix minutes, ces phénomènes physiologiques se modifient brusquement et d'une manière très favorable pour l'organisme. Le malade éprouve une sensation de bien-être et de chaleur qu'il ne connaissait pas avant le bain. La vaso-constriction est brusquement remplacée par une vaso-dilatation intense et durable. Le sang des viscères est chassé vers la périphérie, les stases viscérales sont levées. Le bain a des effets de dérivation.

La circulation s'accélère rapidement ; cette augmentation de vitesse du courant circulatoire provoque une diurèse abondante; l'élimination des toxines sera favorisée.

La température subira une chute qui peut dépasser 1°,5. La réascension sera lente : deux heures après la sortie du bain, la température initiale n'est pas recouvrée.

Nous ajouterons que les mouvements respiratoires ont été, pendant la durée du bain, plus amples, la ventilation pulmonaire plus parfaite, l'oxygénation du sang a été plus complète.

Le bain froid est donc diurétique ; il abaisse la température, il décongestionne les viscères et le poumon particulièrement. C'est de plus un stimulant du système nerveux. Bref, il favorise l'élimination des toxines (l'élévation du coefficient urotoxique des urines est le témoin de cette action), et il neutralise les effets funestes de ces toxines sur l'organisme.

Ces bons résultats ne sont obtenus qu'au prix d'un inconvénient qui peut être grave en quelques cas. Le malaise qu'éprouve le patient à son entrée dans le bain est quelquefois si intense que l'on peut craindre une syncope. Par conséquent, chez tout sujet dont le cœur est fatigué, et qui est en imminence de collapsus, le bain froid est formellement contre-indiqué.

Enveloppement froid. — Pour éviter cet inconvénient, on modifie cette application de l'hydrothérapie froide. L'enveloppement froid est donné à la place du bain froid. Il est effectué avec un drap mouillé trempé dans l'eau à 15° et exprimé. Le corps du malade est complètement enveloppé dans ce drap à l'exception de la tête et des pieds. On le roule en outre dans une couverture pour empêcher l'évaporation trop rapide de l'eau froide. Cet enveloppement dure au moins trois quarts d'heure et est renouvelé toutes les trois heures. Ainsi prolongé et répété, il a une action diurétique certaine ; il abaisse la température et décongestionne les viscères. Mais ces effets sont modérés, bien moins accentués que ceux du bain froid. Il est vrai qu'il n'a pas l'inconvénient de provoquer une syncope.

Bain progressivement refroidi. — Pour éviter ce même accident et garder les avantages du bain froid, on a introduit une autre modification dans l'application de cette méthode d'hydrothérapie. La température initiale du bain est seulement de 2° au-dessous de la température du corps du malade. Puis, au bout de quelques minutes, on commence à refroidir le bain progressivement jusqu'à 30°. *Ce bain ne provoque pas de malaise : il garde ses propriétés diurétiques et antithermiques ; il calme l'agitation et provoque le sommeil.* Ce bain sera répété huit fois en vingt-quatre heures.

Bain sinapisé. — Si nous sinapisons ce bain, nous lui conférerons une nouvelle propriété : il déterminera une révulsion intense. Ce bain sinapisé a donné d'excellents résultats chez des enfants très cyanosés en état de collapsus cardiaque. Il faut se souvenir, pour leur préparation, que l'action révulsive de la moutarde ne se développe pas au-dessus de 30°. Ces bains ne peuvent être donnés plus de deux fois par jour. Leur durée est très courte.

Bain chaud. — En ces dernières années, J. Renault (1) a préconisé dans la bronchopneumonie l'emploi des bains chauds à 36 ou 38°. L'action physiologique de ce bain explique ses propriétés thérapeutiques. À l'entrée dans le bain, une vaso-constriction périphérique se produit; elle est passagère. Une vaso-dilatation durable lui succède. Ces bains augmentent l'absorption de l'oxygène, l'exhalation de l'acide carbonique, la ventilation pulmonaire. On comprend ainsi très bien qu'*ils décongestionnent les poumons, diminuent la cyanose*. Ils calment les phénomènes nerveux. Ils entraveraient en outre la pullulation microbienne dans les bronches. Leur action sur la température n'est que très minime.

Si nous comparons les effets de l'hydrothérapie froide à ceux du bain chaud, nous voyons que le bain froid est diurétique, antithermique, névrosthénique, alors que le bain à 38° a une action plus locale, plus marquée sur l'appareil broncho-pulmonaire, dont il facilite la circulation. C'est de plus un sédatif puissant du système nerveux. Il n'expose pas à la syncope.

Médicaments antithermiques. — L'action hypothermisante de l'hydrothérapie froide doit-elle être aidée par la prise de médicaments antithermiques? L'antipyrine et ses dérivés peuvent-ils être utiles? Ces divers médicaments doivent être rejetés. Ils peuvent avoir des effets néfastes chez un malade dont il faut soutenir le myocarde. Ces antithermiques abaissent la tension artérielle, diminuent l'énergie du cœur.

Les *sels de quinine* sont les seuls médicaments de cet ordre qui méritent d'être conservés. Ils sont souvent même d'une grande utilité, non pas tant d'ailleurs comme antithermiques, mais comme toniques du système nerveux et du cœur. Il faut se rappeler que les faibles doses seules ($0^{gr},30$ à $0^{gr},60$) possèdent la propriété d'augmenter la force de l'impulsion cardiaque, d'élever la tension artérielle. Les doses moyennes ont un effet inverse. Parmi les sels de quinine, nous choisirons de préférence le formiate basique de quinine, qui renferme la plus grande quantité d'alcaloïde et que l'on peut injecter sous la peau parce qu'il est indolore (2).

Médication du collapsus cardiaque dans la bronchopneumonie. — Au cours d'une bronchopneumonie, les accidents qui sont le plus à craindre sont ceux du collapsus cardiaque. La défaillance du myocarde qu'entraînent la gêne circulatoire des poumons et l'intoxication générale doit être combattue par tous les moyens possibles.

(1) J. Renault, *Académie de médecine*, 24 mars 1895.
(2) Hirtz, *Soc. méd. des hôp.*, 19 janv. 1905.

Nous venons de voir que les sels de quinine pouvaient être employés dans ce but. Mais, à côté d'eux, nous possédons une série de toni-cardiaques qui seront d'une très grande utilité. Ces médicaments seront très efficaces dès que le myocarde fléchira. Au premier rang, nous placerons la *digitale*, que Hirtz (de Strasbourg) recommandait dans la pneumonie (1). A son action bien connue de tonique du cœur, il faut ajouter des propriétés antithermiques (Hirtz) et probablement antitoxiques (Landouzy).

Avec la digitale, nous disposons encore de la *caféine*, qui augmente la force de l'impulsion cardiaque, élève la tension artérielle, ralentit et régularise le pouls, provoque la diurèse ; elle est de plus névrosthénique.

A côté de la caféine, nous placerons la *spartéine* et la *strychnine*, que souvent l'on associe. La spartéine relève moins cependant que ne l'a dit Germain Sée la force de la contraction systolique. La strychnine ajoute à cette propriété de stimuler le myocarde celle d'augmenter la tension artérielle ; nous avons déjà vu plus haut les heureuses modifications qu'elle apporte dans la circulation pulmonaire.

Quand le sujet est en état d'adynamie prononcée, l'emploi de stimulants se recommande.

Parmi ces agents thérapeutiques se placent l'*huile camphrée*, l'*acétate d'ammoniaque*, l'*alcool*. Le camphre, stimulant diffusible, pourra rendre de grands services, mais il ne faudra l'employer qu'à des doses modérées, surtout chez l'enfant ; l'acétate d'ammoniaque a des propriétés analogues, mais peut être utilisé plus largement.

En ce qui concerne l'alcool, après en avoir mésusé, on en a trop médit. Agent de stimulation, utilisable en cas de défaillance cardiaque, il ne doit être employé qu'à doses modérées, de préférence sous la forme de vin. Il sera particulièrement indiqué chez les vieillards et les alcooliques ; il ne présente aucune utilité chez l'enfant.

Nous ajouterons que l'usage de ces médicaments appelés stimulants diffusibles a beaucoup diminué depuis l'introduction en thérapeutique de l'hydrothérapie.

Traitement de la bronchopneumonie chronique. — La bronchopneumonie peut se terminer par une guérison complète sans laisser de traces en quinze jours ou trois semaines. Mais nous avons vu que la lésion broncho-pulmonaire pouvait persister plus longtemps, simulant alors une tuberculose. Les symptômes fonc-

(1) Hirtz, Art. *Digitale*, in Nouv. Dict. de méd. et chir. pratiques de Jaccoud.

tionnels de la bronchopneumonie ont disparu: la fièvre est légère et non constante, mais l'état général est mauvais, et des signes physiques révèlent l'existence d'une lésion pulmonaire d'allure chronique. Le médecin doit, dans ces cas, traiter le malade comme s'il était au début d'une tuberculose. Il faudra surtout s'efforcer de relever son état général par le repos et une diététique appropriée, faire fonctionner activement son appareil pulmonaire : *l'aération continue, la gymnastique respiratoire seront utilisées dans ce but.*

En effet, au cours des inflammations chroniques résiduelles d'une affection aiguë du parenchyme pulmonaire et des bronches, le malade tirera de grands bénéfices de la pratique de la gymnastique respiratoire.

Ce mode de traitement est particulièrement indiqué dans les bronchopneumonies chroniques, suites de coqueluche ou de rougeole.

Comme le montrent les tracés pneumographiques et l'examen clinique, la ventilation pulmonaire y est insuffisante ; le courant sanguin de la petite circulation y est ralenti.

Ce sont là des conditions favorables à la persistance de l'inflammation. Nous devons chercher à les supprimer. La gymnastique respiratoire y contribuera puissamment. Elle donne en effet toute sa plénitude à l'expansion inspiratoire et augmente ainsi la ventilation pulmonaire, accélère le courant dans la petite circulation, lève les congestions. Par un heureux contre-coup, cette amélioration de l'hématose entraîne un accroissement de l'intensité des échanges nutritifs, une élévation du poids, un retour plus rapide à l'état de santé.

Les mouvements de la gymnastique respiratoire ne doivent être que l'exagération de ceux de la respiration physiologique.

La gymnastique respiratoire doit, comme cette dernière, être nasale et déterminer l'ampliation de tous les diamètres thoraciques, surtout du diamètre vertical.

Pour qu'elle soit nasale, nous nous assurerons que le naso-pharynx du malade est libre, qu'il n'est le siège ni de végétations adénoïdes, ni d'hypertrophie des cornets.

Elle doit avoir pour but d'accroître en particulier le diamètre vertical de la cage thoracique ; c'est en effet le diamètre qui se trouve le plus réduit au cours des affections pulmonaires, par suite de l'état de parésie ou mieux de paresse du diaphragme.

Le procédé le plus simple de gymnastique respiratoire consiste à placer le malade dans le décubitus dorsal et à lui ordonner ainsi dix à vingt inspirations et expirations nasales successives. Le rythme, assez rapide au début, sera de plus en plus lent. Puis on met le sujet dans le décubitus latéral droit et on lui prescrit les mêmes mouvements respiratoires; on peut encore les faire réitérer dans le décubitus latéral gauche, dans la position assise et dans la station debout.

De semblables exercices se feront quotidiennement en une ou deux séances, pendant deux semaines.

Au bout de ce temps, on complique un peu la technique en associant aux mouvements respiratoires des attitudes ou des mouvements des membres. Pendant la durée de l'exercice de respiration, le malade tient par exemple ses bras élevés horizontalement en abduction; ou bien on lui fait exécuter successivement des mouvements passifs d'élévation et d'abaissement des membres supérieurs jusqu'à la position horizontale ou verticale et en abduction.

Ces mouvements associés peuvent être aussi actifs.

Dans ces divers mouvements, l'élévation des bras doit coïncider avec l'inspiration, l'abaissement avec l'expiration.

Rosenthal recommande de faire exécuter aux bras un mouvement de circumduction pendant l'exercice respiratoire. Pendant l'inspiration, le malade fait passer ses membres supérieurs de la position verticale à la position horizontale avec abduction légère, puis il les redresse de part et d'autre de la tête dans un écartement moyen. Il les ramène le long du corps pendant l'expiration. On a proposé un grand nombre d'autres mouvements à associer à l'exercice respiratoire; mais quelque imagination qu'apporte le médecin dans la composition de ces mouvements, il ne doit jamais oublier que ceux-ci ne sont qu'accessoires; le point important, c'est le mouvement respiratoire lui-même. C'est l'inspiration et l'expiration qu'il devra surveiller de près.

En particulier, il se rendra compte des fonctions du diaphragme, et pendant toutes ces manœuvres le médecin aura les yeux fixés sur le soulèvement inspiratoire de l'abdomen. Si en effet la paresse diaphragmatique n'est pas vaincue, le résultat de ces exercices de gymnastique ne saurait être que bien imparfait.

En ce dernier cas, nous conseillons de comprimer pendant les séances de gymnastique la base du thorax avec une ceinture élastique, une ceinture de crépon par exemple.

Les deux tracés pneumographiques des figures 4 et 5 démontrent bien l'utilité de cette ceinture. Le premier tracé est celui que l'on obtient au cours d'un exercice de respiration, la poitrine étant libre; pour le second, la circonférence inférieure du thorax est serrée et l'amplitude des mouvements respiratoires y est plus considérable.

Nous pensons que la ceinture élastique, en comprimant le rebord thoracique inférieur, fixe le point d'appui des insertions du diaphragme et permet ainsi une contraction plus énergique, un refoulement plus marqué des viscères abdominaux. Les mesures spirométriques témoignent d'un grand accroissement de la ventilation pulmonaire.

Aucun de ces exercices ne devra entraîner de fatigue, et le médecin ne devra pas dépasser la somme de résistance individuelle dont est capable chaque malade. Il devra, s'il le faut, ne prescrire que de

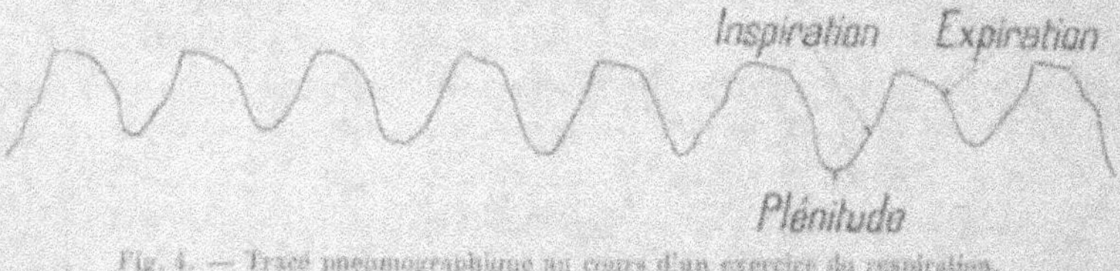

Fig. 4. — Tracé pneumographique au cours d'un exercice de respiration, la poitrine étant libre.

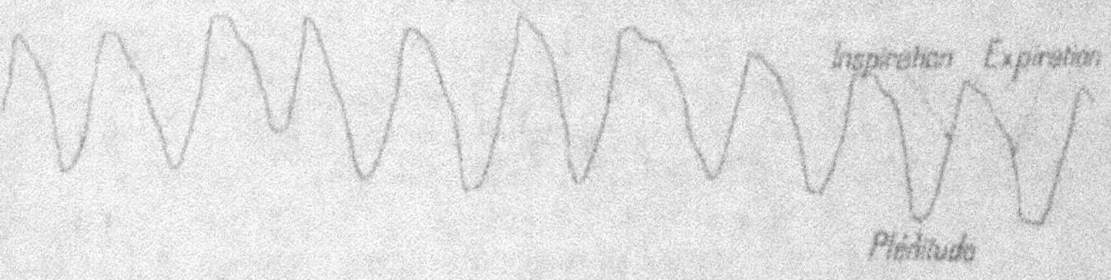

Fig. 5. — Tracé pneumographique au cours d'un exercice de respiration, la partie inférieure du thorax étant comprimée ; l'amplitude respiratoire est augmentée.

courtes séances ; mieux valent de petites séances répétées qu'une séance trop prolongée.

On consultera avec grand profit l'article de Mme Nageotte, qu'on trouvera dans un des volumes de cet ouvrage (1), et les intéressants mémoires du Dr Rosenthal.

Le malade aura tout avantage à appliquer ce traitement dans une station climatérique d'altitude. Parmi elles, l'on choisira de préférence celles qui possèdent une source arsenicale ; l'arsenic est en effet un agent thérapeutique précieux.

La Bourboule, le Mont-Dore réalisent l'indication. Un séjour de quelques semaines dans la forêt de pins d'Arcachon m'a donné parfois des résultats surprenants.

Il reste enfin au thérapeute des moyens d'action directe sur les poumons, sur les bronches, siège de la lésion chronique.

(1) Mme Nageotte-Wilbouchewitch, art. *Kinésithérapie respiratoire*, in *Kinésithérapie* (Bibliothèque de thérapeutique Gilbert et Carnot).

On tirera de grands bénéfices d'une révulsion locale énergique (pointes de feu) et de l'administration de médicaments balsamiques ; ils contribueront à diminuer la sécrétion bronchique (baume de Tolu, terpine, benzoate de soude).

La bronchopneumonie chronique peut évoluer vers la sclérose avec dilatation bronchique. Cette évolution comporte des indications thérapeutiques spéciales, que nous étudierons dans un chapitre ultérieur (Voy. *Traitement de la dilatation bronchique*).

III. — TRAITEMENT DE LA BRONCHOPNEUMONIE SUIVANT L'AGE.

La bronchopneumonie se présente sous un assez grand nombre d'aspects cliniques.

Ces formes morbides varient soit avec l'âge du malade, soit avec la prédominance de telle détermination anatomique. La lésion peut porter surtout sur les extrémités bronchiques, n'afférant que très peu l'alvéole : on a la bronchite capillaire ou bronchopneumonie suffocante. Tous les alvéoles du lobule peuvent être pris avec la bronchiole, ces lésions étant disséminées par tout le poumon : on a la bronchopneumonie lobulaire. Si ces lésions sont confluentes en un point, on a la bronchopneumonie pseudo-lobaire. Ces formes anatomiques correspondent à des formes cliniques différentes ; les indications thérapeutiques ne seront pas identiques.

L'âge du sujet intervient aussi pour modifier le tableau symptomatique de la bronchopneumonie. Dans une même forme anatomique de l'infection broncho-pulmonaire, les réactions de l'enfant ne ressembleront en rien à celles du vieillard. Le traitement par conséquent différera suivant l'âge du sujet, sinon dans ses grandes lignes, du moins dans le détail.

Nous formulerons donc séparément les indications thérapeutiques de la bronchopneumonie chez l'enfant, chez l'adulte, chez le vieillard. De plus, nous montrerons les modifications qu'il faut apporter au traitement, suivant chaque forme anatomo-clinique de la maladie.

Nous commençons cette série de prescriptions par un exposé des mesures prophylactiques à prendre quand il y a lieu de craindre l'apparition d'une bronchopneumonie chez un malade.

I. — Traitement de la bronchopneumonie chez l'enfant.

Mesures prophylactiques. — En présence d'une rhino-pharyngite intense, faire la prescription suivante :

Instillation dans chaque narine, trois fois par jour, de quelques gouttes d'un des mélanges suivants :

> Vaseline stérilisée...................... 10 grammes.
> Huile de vaseline stérilisée........... 20   —
> Menthol ou eucalyptol.................. 45 centigrammes.

ou bien :

> Huile d'olive stérilisée................ 30 grammes.
> Menthol ou eucalyptol................ 45 centigrammes.

Faire ces instillations, soit avec un compte-gouttes, soit plutôt avec une seringue à embout spécial.

En présence d'une bronchite aiguë : la traiter minutieusement et prescrire :

1° Bains chauds à 38°, trois par jour.

2° *Vomitif* :

> Poudre d'ipéca.............. 10 centigr. par année d'âge.
> Sirop d'ipéca.................................... 30 grammes.

A donner par cuillerée à café de cinq minutes en cinq minutes.

3° En cas d'encombrement des voies respiratoires supérieures et *d'une manière discrète* :

Potion avec une substance balsamique : benzoate de soude, baume de Tolu, etc. :

> Sirop de tolu........................ 30 grammes.
> Benzoate de soude..................... 2   —

4° Révulsion sur la paroi thoracique :

Cataplasmes sinapisés. Enveloppements thoraciques sinapisés.

5° Bottes d'ouate pendant la nuit.

En présence d'une fièvre éruptive ou d'une autre maladie infectieuse, prescrire :

L'isolement rigoureux du malade dans une chambre aérée, éclairée, bien chauffée, le nettoyage des cavités buccale et rhino-pharyngée ; les instillations nasales mentholées ou eucalyptolées.

Quand il s'agit d'un croup ou d'une laryngite intense, de la rougeole, éviter la trachéotomie et préférer le tubage à cette dernière opération. Ne faire prendre à l'enfant tubé que des aliments liquides. Ne donner ces liquides qu'avec les précautions suivantes indiquées par Marfan : l'enfant est couché sur le côté, la tête un peu surélevée ; on fait couler doucement sur la joue inférieure le liquide alimentaire. Le liquide suit la paroi buccale, gagne les gouttières pharyngo-laryngées et évite l'orifice des voies respiratoires.

Au cours d'une infection d'origine gastro-intestinale, faire l'asepsie du tube digestif avec des prises de calomel :

Calomel.................................. 1 centigramme.

Pour un paquet : n° 10. En donner un toutes les trois heures (5 centigrammes par année d'âge et par jour au maximum).

Hygiène thérapeutique au cours d'une bronchopneumonie déclarée. — La chambre où sera soigné l'enfant sera spacieuse, cubera environ 50 mètres. Si elle est plus petite, il faudra l'aérer d'une manière ininterrompue. La température devra y être constante ; le thermomètre devra marquer de 16 à 18°. Certains auteurs demandent que l'atmosphère de la chambre soit plus ou moins saturée de vapeurs (eucalyptol, goudron) ; d'autres proclament l'inutilité de cette humidité de l'air respiré par le malade.

L'enfant ne sera pas maintenu toute la journée et toute la nuit dans le même décubitus. Les tout jeunes enfants seront pris quelques heures dans les bras de leur nourrice.

L'alimentation sera à la fois substantielle et liquide. Le lait en sera la base. Il sera pris pur, aromatisé ou coupé de thé, de café. Sa valeur nutritive pourra être enrichie par un jaune d'œuf, que l'on y battra.

Enfin la température rectale sera prise trois fois par jour et au moins une fois la nuit.

Médication dans la forme commune de la bronchopneumonie infantile : forme lobulaire. — Dans cette forme de bronchopneumonie, quelques bronchioles sont atteintes, et les noyaux de splénisation et d'hépatisation sont peu nombreux et disséminés.

Évoluant en trois semaines ou un mois, cette forme se rencontre le plus habituellement au cours des fièvres éruptives ou des maladies infectieuses. Le thermomètre oscille entre 38 et 40° ; la courbe fébrile est sujette à rémissions et à reprises.

La dyspnée est assez vive (40 à 50 respirations à la minute), le pouls assez rapide (120, 140 pulsations) ; l'asphyxie avec cyanose s'installe peu à peu. Le faciès de l'enfant dénote non seulement une gêne de l'hématose, mais aussi une infection profonde. Le petit malade peut être ou prostré, ou atteint d'un délire tranquille avec des convulsions. Enfin, sous l'action de la gêne dans la circulation pulmonaire et de la septicémie, le myocarde peut fléchir, le cœur se dilater. Au lieu de mourir dans le coma, l'enfant passe dans une syncope.

Dès le début de cette forme de bronchopneumonie, nous prescrirons :

1° *De la révulsion thoracique :* ventouses sèches, cataplasmes sinapisés, enveloppements sinapisés, compresses de Priessnitz ;

2° *De la dérivation vers les membres inférieurs :* bottes d'ouate pendant la nuit ; au besoin saupoudrer la ouate avec de la farine de moutarde ;

3° *Une médication hypothermique :*

a. Bains dont la température sera inférieure de 2° au moins à celle du corps. Ces bains seront donnés toutes les trois heures, chaque fois que le thermomètre atteindra ou dépassera 39°. Ces bains, si le sujet est prostré, seront progressivement refroidis jusqu'à 32° ou 30° ;

b. Formiate de quinine en injections sous-cutanées, que nous formulerons ainsi :

<pre>
        Formiate basique de quinine............ 20 centigrammes.
        Eau distillée bouillie..................   2 cent. cubes.
</pre>

10 centigrammes de ce sel de quinine par année d'âge et par jour.

Par la bouche, nous pourrons donner l'euquinine dans une potion édulcorée comme la suivante :

<pre>
        Sirop de fleurs d'oranger .... 25 grammes.
        Eau distillée........................... 35   —
        Euquinine............................... 50 centigrammes.
</pre>

La moitié de la potion chez des enfants de deux à cinq ans en vingt-quatre heures.

En suppositoire, nous donnerons le chlorhydrate de quinine :

<pre>
        Beurre de cacao........................   3 grammes.
        Chlorhydrate de quinine................ 20 centigrammes.
</pre>

4° *Une médication contre la congestion pulmonaire et la stase du pus dans les bronches :*

<pre>
        Ergotine...............................   1 gramme.
        Sulfate de strychnine..................   5 milligrammes.
        Sirop d'écorces d'oranges amères ..... 50 grammes.
        Eau distillée bouillie..... Q. S. pour 120 cent. cubes.
</pre>

Deux à cinq cuillerées à café par jour suivant l'âge (Marfan). Une cuillerée contient 4 centigrammes d'ergotine et 0^{mgr},20 de strychnine.

5° *Une médication contre le processus infectieux* :

Argent colloïdal électrique administré soit en injections sous-cutanées (5 centimètres cubes tous les trois jours), soit en frictions (une friction quotidienne, avec une cartouche de 5 grammes d'une pommade à 15 p. 100) ;

6° L'enfant peut tomber dans un *état de prostration marquée* ; on devra remplacer le bain tiède par des bains à 30°, d'une durée de cinq minutes, ou par des enveloppements froids. Répéter ces bains ou ces enveloppements trois fois par jour, les faire suivre d'une friction sèche.

L'enveloppement sera pratiqué avec un drap trempé dans l'eau à 15°, et sa durée sera d'un quart d'heure. On pourra utilement tremper auparavant l'enfant dans un bain à 40° pendant une minute.

Après le bain ou l'enveloppement, on fera prendre à l'enfant un peu de vin de Porto, de Malaga ou de Champagne (une cuillerée à soupe) ; on prescrira également une des potions suivantes à l'acétate ou au chlorhydrate d'ammoniaque :

> Acétate d'ammoniaque ou chlorhydrate
>   d'ammoniaque...................... 1 à 4 gr. suivant l'âge.
> Sirop de digitale........................ 10 grammes.
> Eau distillée............................ 80   —

Une ou deux injections sous-cutanées de 1 centimètre cube d'huile camphrée au dixième compléteront cette médication ;

7° La prostration peut faire place *à l'agitation*, au délire, à des convulsions.

C'est alors le bain chaud ou le bain à 38° qui donnera les meilleurs résultats ;

8° Quand la *cyanose devient menaçante*, il faut se garder de prescrire une médication qui pourrait provoquer une syncope, se garder de prescrire des bains froids ou des enveloppements froids. On retirera quelquefois des résultats inespérés du bain sinapisé ; on en fera donner un ou deux par jour ; 50 grammes de farine de moutarde sont délayés dans de l'eau froide ; cette bouillie est exprimée dans un nouet de linge. L'eau sinapisée ainsi obtenue est versée dans un bain de 25 litres d'eau à 35°. L'enfant est plongé quelques instants dans le bain jusqu'à ce que sa peau rougisse.

Entre ces bains sinapisés, on ordonnera deux autres bains à 38°.

Des inhalations d'oxygène (5 à 6 litres par heure) soulageront l'enfant. L'oxygène sera projeté sur la face du malade au moyen d'un entonnoir.

La faiblesse du myocarde, qui peut être précoce, demande un médicament cardio-tonique énergique.

On prescrira des injections sous-cutanées de caféine ou de sérum caféiné :

Caféine.................................... } à 1 gramme.
Benzoate de soude.......................

Eau distillée bouillie .... 10 grammes.

Soit 10 centigrammes de caféine par centimètre cube. Une injection sous-cutanée de 1 centimètre cube matin et soir.

Caféine............................ 10 centigrammes.

Sérum artificiel.................... 150 grammes.

Une injection par jour.

On pourra, concurremment, administrer à l'enfant une potion contenant soit de la teinture de digitale à la dose de X gouttes par jour, soit du sulfate de spartéine à la dose de 2 à 5 centigrammes, suivant l'âge; ou enfin nous pourrons conseiller une des formules suivantes :

Gomme ammoniaque.................... 25 centigrammes.

Eau de mélisse........................ 10 grammes.

Infusion de thé....................... } à 25   —
Sirop de café.........................

Par cuillerées à café toutes les heures pour les enfants de huit à dix ans.

(Comby.)

Sirop des cinq racines................. 50 grammes.

Oxymel scillitique.................... 10   —

Sirop de digitale..................... 12   —

Par cuillerées à dessert toutes les deux heures.

L'asthénie cardiaque fera proscrire la balnéation froide; elle sera une indication pour les bains tièdes à 38° ou les bains sinapisés.

Médication dans la forme pseudo-lobaire. — La bronchopneumonie pseudo-lobaire n'est souvent que le terme d'une bronchopneumonie lobulaire; mais cependant elle peut être d'emblée pseudo-lobaire.

Les symptômes fonctionnels et généraux sont analogues à ceux de la forme commune; la thérapeutique employée sera identique. Notons cependant que le collapsus cardiaque peut être plus précoce; aussi l'usage des médicaments toni-cardiaques sera quelquefois plus pressant.

Médication dans la forme suraiguë à type de bronchite capillaire. — A la suite d'une laryngo-trachéite, d'une bronchite, quelquefois au début de la rougeole, surviennent une dyspnée et une fièvre intenses.

La respiration est d'une fréquence excessive (80 inspirations par minute) ; la température est de 40-41° ; on compte 180 pulsations radiales par minute ; le cœur est affolé, la toux vive.

Le faciès de l'enfant est anxieux, blême, à peine cyanosé ; il se couvre de sueurs ; l'enfant meurt en quelques jours. L'autopsie a montré que toutes les bronchioles étaient obstruées par le pus ; les alvéoles n'étaient que le siège d'une congestion intense sans véritable splénisation.

La thérapeutique doit être très active ; les moyens employés devront être énergiques.

Le mode de révulsion à mettre en œuvre est ici le bain sinapisé, que l'on ne craindra pas de renouveler deux fois par jour. Entre temps, on donnera un bain chaud à 38° à l'enfant.

Il faudra se garder de vider les bronches par un vomitif, l'enfant étant dès le début très déprimé et presque en état de collapsus. On aura donc recours à la potion à l'ergotine et à la noix vomique déjà indiquée.

Aux premiers signes de bronchite capillaire, la teinture de digitale, la caféine, l'huile camphrée devront être mises en usage suivant les formules données plus haut.

L'alcool sous forme de vin de Porto, de Champagne, les stimulants diffusibles, comme l'acétate d'ammoniaque ou le chlorhydrate, seront ordonnés.

Malgré cette thérapeutique active, il faudra s'attendre à n'enregistrer que très peu de succès.

Médication dans les bronchopneumonies subaiguës de l'enfance. — Dans cette forme de bronchopneumonie, qui se rencontre assez fréquemment dans la coqueluche, la symptomatologie est très pauvre. La fièvre est peu vive ; elle ne dépasse guère 38° ; la respiration est peu ou pas accélérée ; seuls le mauvais état général et l'amaigrissement de l'enfant attirent l'attention, le font ausculter. On décèle la présence de quelques bouffées de râles muqueux à bulles fines et un peu de souffle.

Le traitement aura surtout pour but de modifier l'état général, de lutter contre l'amaigrissement ; l'alimentation sera très substantielle (pulpe de viande) L'administration de balsamiques pourra modifier les sécrétions pulmonaires. On prescrira :

Benzoate de soude...	2 grammes.
Terpine...	25 centigrammes.
Sirop de menthe...	30 grammes.
Eau distillée...	30 —

En vingt-quatre heures.

La révulsion thoracique devra être très employée, sous forme de ventouses, de cataplasmes sinapisés, d'enveloppements sinapisés, de frictions. Nous conseillons ici l'application de l'enveloppement thoracique froid. La compresse mouillée est recouverte sur toute son étendue d'un taffetas et laissée en place une heure et demie ou deux. On la renouvelle sans cesse dans la journée.

Traitement de la convalescence de la bronchopneumonie infantile. — A la suite d'une bronchopneumonie, l'organisme de l'enfant est affaibli ; il est amaigri.

Un traitement de convalescence s'impose toujours.

Ce traitement aura deux buts : réparer les pertes de l'organisme et assurer à l'appareil respiratoire des fonctions parfaites.

L'alimentation sera très substantielle et riche.

Le régime, qui devra être très varié, se composera de viande crue (viande de bœuf, mouton ou cheval finement râpée, pilée et passée, 50 grammes par jour), d'œufs, de crèmes, de légumes farineux en purée, de compotes de fruits.

L'iode et les arséniates seront d'une grande utilité pour le traitement de la convalescence.

L'*arsenic* pourra être donné sous la forme de liqueur de Fowler, d'arséniate de soude, de cacodylate, de méthylarsinate de soude.

L'*iode* sera prescrit soit en nature dans du lait, soit de préférence sous la forme de sirop iodotannique.

L'iode et l'arsenic pourront être avantageusement associés comme dans une des préparations suivantes :

Iode métalloïdique......................	25 centigrammes.
Iodure de potassium....................	2 grammes.
Arséniate de soude.....................	24 milligrammes.
Sirop d'écorces d'oranges amères.....	50 grammes.
Eau distillée bouillie......	Q. S. pour 120 cent. cubes.

Une cuillerée à café chaque matin au milieu du petit déjeuner, quatre jours par semaine, soit environ 1 centigramme d'iode et 1 milligramme d'arséniate de soude (pour un enfant de cinq à dix ans).

Sirop iodotannique.....................	100 cent. cubes.
Liqueur de Fowler.....................	XL gouttes.

Une cuillerée à café au milieu du petit déjeuner chaque matin.

L'*huile de foie de morue* sera peut-être plus efficace que l'iode ou les arséniates. Elle sera prise à la dose de 10 à 30 grammes chez l'enfant.

Le traitement de la convalescence sera pratiqué à la campagne. La vie au grand air, la gymnastique respiratoire favorisent le rétablissement des fonctions pulmonaires.

Traitement de la bronchopneumonie chronique, des formes

prolongées simulant la tuberculose pulmonaire. — Ce traitement sera identique à celui que nous avons formulé pour la convalescence de la bronchopneumonie. Il devra être plus prolongé et suivi avec plus d'exactitude.

Nous le ferons appliquer dans une station d'eau minérale arsenicale, comme La Bourboule ou le Mont-Dore. L'influence de l'altitude sur la ventilation pulmonaire et l'hématose ajoutera ses bienfaits aux propriétés des eaux et aux pratiques thermales.

Quand le catarrhe bronchopulmonaire est marqué, quand la suppuration bronchique est persistante et abondante, il faut recourir à l'action thérapeutique de l'hydrogène sulfuré ou des sulfures sous forme d'eaux sulfureuses. Elles seront prises soit en inhalations, soit en boissons. Parmi elles, nous donnerons la préférence aux eaux sulfureuses chlorurées sodiques (Uriage), sulfuro-iodurées (Challes). L'action de ces eaux sera plus manifeste, prises à la source que prises à domicile.

Les rigueurs et les intempéries de l'hiver devront être évitées avec soin au jeune malade.

Aussi, en cette saison, un séjour à Arcachon ou sur la côte méditerranéenne s'imposera.

Ce traitement, auquel on pourra ajouter l'usage des balsamiques, contribuera à éviter presque à coup sûr l'évolution scléreuse des lésions broncho-pulmonaires, la dilatation des bronches. Nous renvoyons à un chapitre ultérieur pour la thérapeutique de cette affection.

II. — Traitement de la bronchopneumonie chez l'adulte.

La bronchopneumonie de l'adulte revêt deux formes cliniques assez bien distinctes.

L'une est la forme diffuse aiguë, analogue à la *bronchite capillaire* de l'enfance, où la dyspnée est très vive, le pouls très rapide, la face pâle à peine cyanosée et rapidement couverte de sueurs ; le cœur affolé fléchit vite.

Le premier jour, nous prescrirons un vomitif : l'ipéca nous semble ici convenir.

> Poudre d'ipéca.......................... 30 centigrammes.
> Sirop d'ipéca........................... 30 grammes.

Par cuillerées à café de cinq minutes en cinq minutes, jusqu'à vomissement.

Après l'effet vomitif obtenu, le malade prendra une potion à l'ergotine et à la noix vomique associés au sirop de digitale :

> Ergotine............................. 1 gramme.
> Noix vomique (teinture)............... XXX gouttes.
> Sirop de digitale..................... 20 grammes.
> Eau distillée......................... 100 —

A prendre dans la journée en six fois.

On prescrira dès le début également des injections de caféine à la dose de 25 centigrammes par centimètre cube, deux par jour.

Si le cœur continue à fléchir, on prescrira la digitaline sans retard : XXX gouttes de la solution au millième le premier jour et XX gouttes le second.

On pratiquera des enveloppements thoraciques froids ou des bains tièdes à 38°, que l'on refroidira jusqu'à 32°.

Une révulsion pratiquée avec des ventouses sèches complétera le traitement.

La deuxième forme de la bronchopneumonie de l'adulte est la *forme lobulaire*, qui a des caractères de moindre acuité que la précédente. Elle est marquée par une toux pénible, une expectoration très difficile.

L'usage de vomitifs sera encore indiqué au début du processus inflammatoire. Nous prescrirons encore ici l'ipéca.

Les médicaments dits expectorants trouvent aussi leur emploi. Nous conseillons, pour calmer la toux et éliminer les sécrétions bronchiques, les *pilules* suivantes :

> Tartre stibié........................ 2 milligrammes.
> Extrait de jusquiame................. 5   —
> Poudre de Dower...................... 3 centigrammes.
> Conserves de roses................... Q. S.

Pour une pilule ; n° 40. — Huit par jour.

ou la *potion* :

> Julep gommeux......................... 125 grammes.
> Sous-acétate d'ammoniaque............. 4   —
> Ergotine Bonjean...................... 1 gramme.

L'acétate d'ammoniaque joindra à ses propriétés expectorantes celles d'un stimulant diffusible.

Pour stimuler l'organisme malade, nous prescrirons des boissons alcooliques, des vins généreux à petites doses, mais surtout des injections de sulfate de strychnine :

> Sulfate de strychnine................. 1 centigramme.
> Eau distillée......................... 10 grammes.

Une injection sous-cutanée de 1 centimètre cube par jour.

La tonicité du myocarde pourra être soutenue en joignant à cette formule le sulfate de spartéine :

    Sulfate de spartéine...................   20 centigrammes.
    Sulfate de strychnine................   1 centigramme.
    Eau distillée...........................   10 grammes.

De une à trois injections hypodermiques de 1 centimètre cube par jour.

La caféine pourra présenter aussi une grande utilité.

Si la température est assez élevée, si elle dépasse 39°, atteint 40°, il y a avantage à employer les bains froids, un toutes les trois heures, ou les enveloppements froids de tout le corps. La compresse de Priessnitz, l'enveloppement hydropathique, les ventouses sèches réaliseront une dérivation efficace.

Dans cette forme, qui est fréquente au cours de la grippe, on retirera de réels avantages de l'emploi de l'argent colloïdal.

III. — Traitement de la bronchopneumonie chez le vieillard.

La médication dans la *forme suffocante* de la bronchopneumonie des vieillards sera analogue à celle de l'adulte.

Cependant, au lieu de donner un vomitif à un vieillard qui est facilement déprimé, il conviendra plutôt de provoquer l'expectoration en fluidifiant les sécrétions.

On atteindra ce but à l'aide du chlorhydrate d'ammoniaque, de l'acétate d'ammoniaque : 2 à 4 grammes par jour. On usera largement, dès le début, de l'emploi des toni-cardiaques.

La caféine sera, chez le vieillard, le toni-cardiaque préféré, et la strychnine en injections sous-cutanées le stimulant à prescrire :

    Benzoate de soude....................   2 grammes.
    Caféine..................................   2   —
    Arséniate de strychnine.............   1 centigramme.
    Eau distillée...........................   10 grammes.

De une à trois injections hypodermiques de 1 centimètre cube par jour.

Dans cette forme suffocante, le médecin sera très souvent obligé d'employer les inhalations d'oxygène pour soulager le patient.

Nous vantons les injections d'huile camphrée stérilisée au dixième : de trois à six injections de 1 centimètre cube par jour.

Dans la *forme aiguë*, la dyspnée est moins vive, l'expectoration plus facile. Mais, si les symptômes fonctionnels pulmonaires sont moins intenses, l'état général du malade est tout aussi grave. C'est donc de ce côté que le médecin devra porter son attention. L'hydrothérapie,

— en particulier l'enveloppement froid et le bain chaud progressivement refroidi, — sera d'un grand secours, par ses effets névrosthéniques, diurétiques et antithermiques. L'argent colloïdal électrique aura ses indications surtout quand cette bronchopneumonie sera d'origine grippale.

Très souvent, chez le vieillard, la bronchopneumonie prend d'emblée une allure torpide ; la dyspnée est médiocre, la fièvre très légère ; les crachats sont purulents, épais ; le faciès est injecté. Malgré cette pauvreté des symptômes, le pronostic peut être grave. L'asthénie est en effet rapide, les forces déclinent, le myocarde fléchit. Il faudra donc s'efforcer de soutenir le malade. L'hydrothérapie froide, qui pourtant a des effets névrosthéniques indubitables, serait ici déplacée. Les stimulants, comme la strychnine, l'acétate ou le chlorhydrate d'ammoniaque, l'alcool sous forme de vins généreux, sont les meilleurs agents dont nous disposons. Cette médication devra s'accompagner d'une alimentation très substantielle. Le décubitus au lit ne sera pas prolongé.

CHAPITRE IV

TRAITEMENT DE LA DILATATION DES BRONCHES

Traitement prophylactique.
Traitement curatif.

La thérapeutique de la dilatation des bronches s'appuie sur des données assez précises que nous fournissent l'étiologie, l'anatomie pathologique et l'évolution clinique de cette affection.

Avec ce que nous savons de l'étiologie, nous pouvons instituer les règles d'un traitement prophylactique.

Avec les notions que nous possédons sur le processus anatomique, nous pouvons essayer une thérapeutique pathogénique des symptômes, que d'ailleurs un traitement purement symptomatique peut aussi atténuer.

Enfin nous pouvons prévoir les diverses éventualités de l'évolution de la dilatation des bronches ; nous connaissons les accidents qui peuvent survenir dans son cours, et nous pouvons y parer.

Traitement prophylactique. — La dilatation des bronches est une des conséquences les plus habituelles de la bronchopneumonie chronique de l'enfance ou de l'adulte.

Chez le premier, elle survient à la suite des *bronchopneumonies de la rougeole* ou *de la coqueluche*. Les sujets qu'elle atteint sont des *cachectiques*, des *débilités par la gastro-entérite chronique*, des *rachitiques*.

L'adulte qui présentera de la dilatation bronchique est généralement un *diabétique*, un *alcoolique* qui relève d'une *bronchopneumonie consécutive à la grippe* ou *à la fièvre typhoïde*.

A côté de cette cause habituelle de la dilatation des bronches : la bronchopneumonie, nous devons indiquer une autre origine assez fréquente de cette affection : la *tuberculose pulmonaire*. La granulation tuberculeuse peut se localiser d'emblée sur les régions péribronchiques, au niveau des bronches d'un moyen calibre, et provoquer la dilatation de ces canaux.

La *syphilis acquise* ou *héréditaire* peut se manifester dans l'appa-

reil circulatoire par de la dilatation bronchique. Certains auteurs
rattachent tous les cas de dilatation congénitale des bronches à
l'hérédo-syphilis pulmonaire. D'autres, au contraire, veulent les
attribuer à l'atélectasie pulmonaire, qui peut persister après la
naissance.

Dans la plupart des cas, la dilatation bronchique est donc consécutive à la bronchopneumonie. Certains cliniciens vont plus loin en
affirmant qu'au cours d'une bronchopneumonie il peut survenir un
léger degré de dilatation aiguë des bronches, par altération ou
paralysie des muscles bronchiques.

Pour faire de la bonne prophylaxie de la dilatation bronchique, il
faudra donc, pendant les phases aiguës de la bronchopneumonie,
prescrire des médicaments toniques des muscles lisses, comme l'ergotine et la noix vomique.

En faisant contracter les muscles des petites bronches, ces substances favorisent l'évacuation de ces conduits, aident puissamment
à la guérison de la maladie. Dans le chapitre sur le traitement de la
bronchopneumonie, nous indiquons des formules qui contiennent
ces préparations.

Enfin un traitement minutieux des formes prolongées ou chroniques
de la bronchopneumonie, traitement qui vise à la fois l'amélioration
de l'état général et le rétablissement des fonctions de l'appareil
respiratoire, conjurera le danger de la dilatation des bronches. Nous
n'avons pas à revenir ici sur la thérapeutique de la bronchopneumonie chronique, que nous avons donnée plus haut.

Si la dilatation bronchique est d'origine congénitale et relève de
la syphilis héréditaire, le traitement spécifique en préviendra l'apparition et la fera régresser plus ou moins. Nous renvoyons pour le
détail de ce traitement au chapitre *Syphilis du poumon*.

La prophylaxie et le traitement de la dilatation bronchique
d'origine tuberculeuse seront identiques à la prophylaxie et au
traitement de la tuberculose pulmonaire.

Traitement curatif. — La dilatation des bronches est due
habituellement à une désorganisation complète de la paroi de
ces organes par le processus inflammatoire bronchique et péribronchique de la bronchopneumonie. Les fibres élastiques,
musculaires, les cartilages se disloquent, peuvent disparaître. La
bronche perd sa charpente et se dilate sous l'action des forces
expiratoires.

Une caverne bronchique s'est formée. Les parois en sont constituées surtout par du tissu embryonnaire. Elles sont le siège d'une
suppuration continuelle et abondante, qui entretient une inflamma-

tion chronique sur tout le reste de la muqueuse des bronches. Ainsi s'explique cette expectoration si profuse qui tourmente le malade dès son réveil. La toux ne cesse pas tant qu'il n'a pas vidé ses cavernes bronchiques par une sorte de vomique.

Les parois bourgeonnantes des dilatations sont parcourues par un riche réseau de capillaires embryonnaires dilatés. Leur aspect angiomateux explique leurs ruptures faciles et fréquentes, les hémoptysies.

A ces lésions d'inflammation chronique peut s'ajouter un processus de gangrène. Les parois bronchiques se sphacèlent, et le malade est atteint d'une gangrène pulmonaire secondaire.

Ces lésions de l'appareil respiratoire auront un retentissement sur tout l'organisme. Elles entraînent presque toujours une cachexie très comparable à celle de la tuberculose pulmonaire cavitaire.

Ainsi le malade, tourmenté par des accès de toux, par de véritables vomiques matutinales, essoufflé, amaigri, mourra à la suite d'une cachexie souvent fort longue. Sa fin pourra être avancée par une hémoptysie ou une gangrène de la paroi bronchique. Une pneumonie, une bronchopneumonie aiguë, dues à une infection surajoutée, seront mortelles. Enfin la suppuration de la caverne bronchique peut être la cause de pyohémie ou de suppurations secondaires dans divers organes (foie, cerveau).

A côté du processus bronchectasique, se développe une sclérose plus ou moins intense. Elle débute dans les régions péribronchiques et envahit les alvéoles adjacents. Cette sclérose bronchopulmonaire apporte une gêne considérable à la circulation dans le réseau de l'hématose. Cette entrave peut être telle qu'assez rapidement survienne de la dilatation du ventricule droit avec insuffisance de la valvule tricuspide.

Le type clinique réalisé est alors très spécial : c'est celui de l'asystolique. Les indications thérapeutiques ne sont pas les mêmes que dans la forme de cachexie cavitaire.

Nous voyons, par ce rapide exposé, que la thérapeutique médicale dans cette affection n'obtiendra que d'éphémères résultats, surtout chez l'adulte.

Chez l'enfant, en effet, la guérison de la dilatation bronchique est plus fréquente qu'on ne le pense, dit Hutinel.

Le parenchyme pulmonaire est, chez le jeune sujet, en voie d'évolution et, par conséquent, modifiable. Le praticien devra montrer ici plus de confiance.

Les insuccès de la thérapeutique médicale dans la dilatation des bronches ont décidé les chirurgiens à entreprendre le traitement chirurgical de cette affection ; nous essaierons d'en apprécier les résultats,

Médication de la suppuration bronchique. — Le traitement doit avoir pour premier but de tarir la suppuration bronchique, qui est la cause des vomiques matutinales et des quintes de toux.

Pour réaliser cette indication, le médecin conseillera l'usage de balsamiques, médicaments qui contiennent des substances antiseptiques qui s'éliminent par la muqueuse des bronches : l'essence de térébenthine, la terpine, le terpinol, le benzoate de soude. A côté des balsamiques, nous rangeons les substances aromatiques, comme l'eucalyptol, le myrtol.

L'acide phénique et surtout la créosote et ses dérivés ont été préférés par quelques auteurs aux balsamiques. Ils ont en effet un pouvoir antiseptique plus considérable et s'éliminent aussi en partie par la muqueuse bronchique.

Ils ont l'inconvénient de provoquer des troubles gastriques.

Ces divers médicaments ont été administrés soit par la voie gastrique, soit par la voie rectale (si leur usage prolongé doit fatiguer l'estomac), soit enfin par inhalation.

Nous proposons quelqu'une des formules suivantes :

Cachets :

    Terpine........................... 20 centigrammes.
    Benzoate de soude. 25   —
    Codéine........................... 5 milligrammes.

Pour un cachet : n° 30. — En prendre deux ou trois par jour avant les repas.

Capsules :

    Eucalyptol........................ 15 centigrammes.

Pour une capsule : n° 20. — En prendre quatre ou cinq par jour.

    Myrtol............................ 15 centigrammes.

Pour une capsule : n° 40. — En prendre deux à quatre fois par jour.

Inhalations :

    Eucalyptol........................ 3 grammes.
    Menthol........................... 4   —
    Essence de térébenthine........... 1 gramme.
    Alcool à 60°...................... 200 grammes.

Une cuillerée à soupe dans un bol d'eau bouillante pour une inhalation. En faire trois par jour.

Lavement :

    Eau créosotée au 1/300............ 120 grammes.
    Créosote de hêtre................. 2   —
    Huile d'amandes douces............ 30   —
    Jaune d'œuf....................... N° 1

Un lavement quotidien.

Potion :

        Sirop de térébenthine....................... 100 grammes.
        Sirop de terpine............................   50   —
        Benzoate de soude...........................   6   —

Quatre cuillerées à soupe par jour dans une infusion de bourgeons de sapin ou de feuilles de buchu.

Une action plus directe sur les foyers de suppuration bronchique a été tentée : l'injection dans les cavernes bronchiques d'une solution phéniquée à 2 p. 100 (Seifert). Cette méthode peut être dangereuse et n'a d'ailleurs pas donné de meilleurs résultats que les précédentes.

À l'usage des balsamiques, le médecin ajoutera l'application de la révulsion locale, de pointes de feu en particulier (Dieulafoy).

Médication des troubles généraux. — Nous avons vu que la suppuration bronchique entraîne à la longue une cachexie progressive, en tous points analogue à celle du phtisique. Nous agirons donc comme si nous étions en présence d'un tuberculeux. Nous lui ordonnerons le repos absolu au grand air, pendant quelques heures par jour, des exercices d'aération pulmonaire (gymnastique respiratoire), un régime alimentaire approprié. Il sera substantiel, mais varié. Il comportera une ration de 150 grammes de viande crue de cheval ou de mouton finement râpée, pilée et passée. Il faudra se garder d'une suralimentation excessive, qui provoquerait des troubles digestifs et favoriserait les hémoptysies.

Ce traitement sera avantageusement suivi dans une station climatérique. Le dilaté bronchique doit éviter toute modification brusque de la température. Il lui faut un climat doux sans froid ni brouillard. Il est en effet urgent, pour ce malade, d'éviter toute poussée aiguë de bronchite, toute nouvelle bronchopneumonie. Cette dernière affection est chez lui souvent mortelle.

Le traitement ainsi conduit suffira à maintenir pendant de très longues années l'état général très satisfaisant.

Et si exceptionnellement nous voyons survenir la guérison des lésions des bronches, nous aurons toute chance d'écarter les complications dont il va être question.

Médication des hémoptysies. — Au cours de la dilatation bronchique, des hémoptysies peuvent apparaître, assez abondantes pour mériter que le médecin s'en préoccupe. L'immobilité au lit, la glace, un peu d'opium (morphine ou codéine) en auront raison. On pourra recourir aussi à la médication par l'ipéca à dose seulement nauséeuse :

        Ipéca pulvérisé........................   2 grammes.
        Julep gommeux..........................   250   —

Par cuillerée à soupe de vingt en vingt minutes. Si la nausée est trop vive, diminuer la dose.

Médication de la gangrène secondaire. — Une complication un peu particulière à la dilatation bronchique, c'est le *sphacèle des parois des cavernes*. Il s'agit alors d'une *gangrène secondaire des bronches*. Pour le traitement détaillé de cette affection, nous renvoyons aux chapitres *Gangrène pulmonaire* et *Bronchite fétide*; mais nous rappelons que l'emploi de l'eau oxygénée et celui de l'hydrogène sulfuré comptent ici quelques succès. L'eau oxygénée est soit pulvérisée, soit plutôt injectée directement dans la trachée. L'hydrogène sulfuré est employé sous la forme de monosulfure de calcium ou d'hyposulfite de soude :

> Hyposulfite de soude....................... 4 gramme.
> Sirop de terpine........................... 30 grammes.
> Sirop de tolu.............................. 30   —

Par cuillerées à dessert toutes les deux heures.

> Monosulfure de calcium .... 2 centigrammes.
> Conserves de roses........................ Q. S.

Pour une pilule : n° 100. — Dix à vingt par jour.

Nous conseillons d'adjoindre à ces médications de la révulsion, des pointes de feu ou des frictions quotidiennes sur la poitrine avec le mélange suivant :

> Baume de Fioravanti....................... 300 grammes.
> Essence d'eucalyptus...................... 30   —

En certains cas, un processus de sclérose broncho-pulmonaire très intense se développe autour des bronches dilatées. Il s'ensuit bientôt des troubles de la circulation, des troubles de l'hématose.

Médication des complications cardiaques. — Ceux-ci retentissent à la longue sur le ventricule droit, et le myocarde finit par fléchir. Le malade réalise le type de l'asystolique d'origine pulmonaire. Le traitement de cette sclérose broncho-pulmonaire ne diffère en rien de celui que nous avons donné pour la forme classique de la dilatation des bronches; mais l'existence de cette sclérose devra faire insister sur la cure d'air, sur la gymnastique respiratoire, dans le but d'empêcher des rétractions et déformations thoraciques. Le médecin devra éviter avec soin l'usage de tout médicament qui peut entretenir de la congestion des poumons comme l'iodure.

Dès que les premiers signes d'insuffisance tricuspidienne surgiront, les agents toniques de la fibre cardiaque : digitale, spartéine, strophantus, sont indiqués. Au premier rang, nous plaçons la digitale. Tous les mois ou même tous les quinze jours, pendant trois jours, nous prescrivons la poudre de digitale à la dose quotidienne de $0^{gr},25$ en macération édulcorée. Nous employons également la solution alcoolique de digitaline au 1/1000, à la dose de XXX gouttes, de XX gouttes, de X gouttes pendant trois jours. Nous reculerons ainsi l'échéance de l'asystolie terminale sans la conjurer toujours définitivement.

Ce *traitement médical* de la dilatation bronchique et de ses complications s'applique aussi bien à l'enfant qu'à l'adulte. Les indications thérapeutiques sont les mêmes; les doses seules diffèrent. Celles que nous avons données dans nos diverses formules conviennent à l'adulte. Pour l'enfant, il suffira de proportionner les doses à l'âge du sujet.

Traitement chirurgical. — Le chirurgien, en présence d'un bronchectasique, se propose l'ablation des cavernes bronchiques. Pour que l'opération soit possible, il est nécessaire que diverses conditions soient réalisées. Tout d'abord, il faut que le processus de dilatation bronchique soit limité à une seule région du poumon. La multiplicité des cavernes bronchiques et leur dissémination dans les deux poumons est une contre-indication opératoire. Il faut, en outre, que le siège de la bronchectasie soit nettement déterminé.

Ces questions touchant le nombre et la situation des cavernes bronchiques pourront être résolues avec précision si le clinicien sait mettre à profit les résultats fournis par l'auscultation, la percussion, la phonendoscopie, la radioscopie.

Enfin cette opération, qui présente toujours une certaine gravité, ne peut être entreprise que sur un sujet dont l'état général n'est pas trop défectueux. Il sera donc prudent de tout faire pour l'améliorer avant de confier le malade au chirurgien. Les résultats obtenus, sans être jusqu'à ce jour brillants, sont néanmoins encourageants et permettent de croire que les progrès de la chirurgie rendront plus souvent inoffensives et curatrices les ablations de cavernes bronchiques.

CHAPITRE V

TRAITEMENT DE LA BRONCHITE FÉTIDE

Inhalations d'eau térébenthinée ou d'eau phéniquée.
Injections sous-cutanées.
Hyposulfite de soude à l'intérieur.

A une certaine période de la dilatation bronchique, souvent après de longues années, l'état général, jusque-là assez satisfaisant, s'altère, la fièvre apparaît avec des frissons et une élévation de température qui monte parfois à 39 ou 40°. La toux devient opiniâtre, douloureuse,

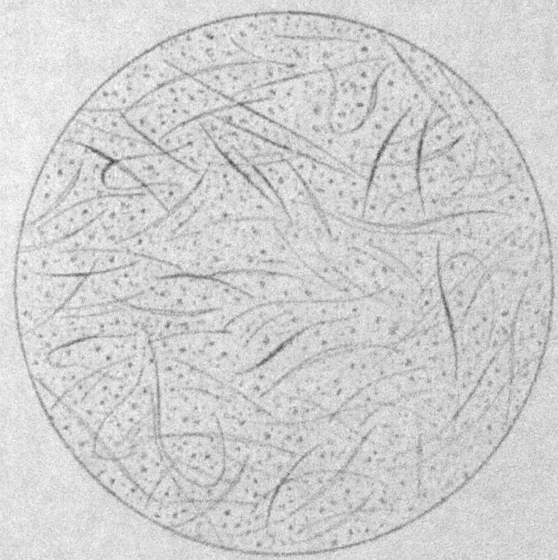

Fig. 8. — Cristaux aciculaires d'acides gras (crachats de la bronchite putride).

et l'*expectoration*, qui jusque-là avait été abondante et d'odeur fade le matin, prend rapidement un caractère d'extrême fétidité, avec odeur repoussante de l'haleine. Les crachats deviennent grisâtres, fluides, se décomposent dans le crachoir en plusieurs couches, prenant des caractères semblables à ceux de la gangrène pulmonaire (Claisse).

Cette bronchorrhée fétide peut guérir; ou bien elle peut entraîner la mort par hecticité ou par véritable gangrène pulmonaire (1).

Eichhorst a montré que le liquide expectoré, brun verdâtre, strié de sang, se divise, par le repos, en *trois couches* : une couche supérieure spumeuse, parfois muco-purulente; une couche moyenne séro-liquide; une couche inférieure où l'on trouve les bouchons de *Dittrich*.

Histologiquement, ils renferment, d'après Leyden et Jaffé, des filaments et des spores, le *Leptothrix pulmonalis*, des bactéries, des

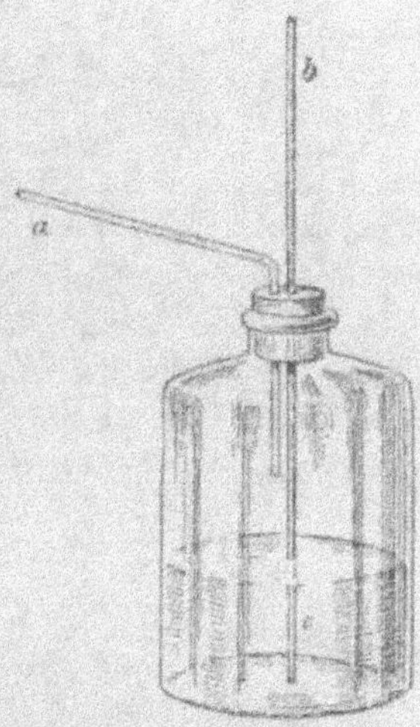

Fig. 7. — Appareil à double tubulure pour aspiration d'air ayant barboté dans l'eau térébenthinée ou phéniquée.

vibrions, des corpuscules de pus, des débris d'hématies, des *acides gras* (fig. 6), dont les aiguilles serrées forment un lacis qu'on pourrait confondre avec des fibres élastiques. L'odeur fétide est due à la présence d'anaérobies.

La médication ne diffère guère de celle que nous avons décrite à propos de la dilatation des bronches. Le malade aspirera fréquemment dans la journée de l'air, qui aura barboté dans un flacon à double tubulure, que nous reproduisons (fig. 7) et qui renferme de l'eau térébenthinée (Skoda), de l'eau phéniquée (Curschmann, Senator, C. Paul).

Nous employons, d'ordinaire, une solution saturée alcoolisée d'eau phéniquée, renfermant 5 p. 1000 d'eucalyptol et 2 p. 1000 de thymol.

(1) Barbier, Thèse de Paris, 1895.

Autour du malade, on entretiendra, au moyen du pulvérisateur de Championnière, une atmosphère antiseptique.

On utilisera la solution suivante

    Eau... 1000 grammes.
    Alcool absolu.................................   20   —
    Acide phénique...............................   4   —
    Acide thymique...............................   2   —

Barth recommande les inhalations d'oxygène ; on fera passer le gaz à travers un flacon laveur, renfermant une solution antiseptique.

On utilisera les injections sous-cutanées suivantes :

    Huile stérilisée............................. 100 grammes.
    Eucalyptol................................... 25 centigrammes.
1 à 2 centimètres cubes par jour.

A l'intérieur, on donnera l'hyposulfite de soude (Lancereaux).

    Julep gommeux................................ 120 grammes.
    Sirop d'eucalyptus........................... 20   —
    Hyposulfite de soude.........................   4   —

Dieulafoy vante l'effet des pointes de feu appliquées largement *loco dolenti*.

Dans la mesure où l'anorexie du malade le permettra, on soutiendra la santé générale au moyen de viande crue à la dose de 100 à 150 grammes, de jaunes d'œufs, jusque huit ou dix par jour. On s'adressera aux boissons stimulantes, au champagne et aux grogs.

CHAPITRE VI

TRAITEMENT DE LA GANGRÈNE PULMONAIRE

Indications du traitement chirurgical.
Traitement médical : Antiseptiques. — Médication symptomatique. —
   Médication de l'hémoptysie. — Traitement général et régime. — Traite-
   ment chez l'enfant.

La gangrène pulmonaire est une affection primitive ou secondaire
du poumon.

Primitive, elle survient chez des convalescents d'une maladie
infectieuse, des cachectiques, des alcooliques, des diabétiques, des
urémiques. Le processus de sphacèle peut être localisé dans un point
assez limité du poumon, ou bien se diffuser plus ou moins, former
alors une série de foyers disséminés dans les deux poumons. Les
signes physiques qui le décèlent sont au début ceux d'une pneumonie, d'une bronchopneumonie ou d'une pleurésie; mais ils
s'accompagnent de symptômes fonctionnels très intenses et d'un
état général très grave.

La forme de gangrène massive pneumonique de Laennec est très
rare. Je n'en ai vu qu'un seul cas en vingt-cinq ans dans le cours
d'une fièvre typhoïde grave. C'était une énorme escarre du poumon qui se termina par une grosse hémorragie.

La forme broncho-pulmonaire est infiniment plus fréquente et
guérit très souvent par les moyens les plus simples.

Quand la gangrène est secondaire, elle n'est qu'un épiphénomène
au cours d'une affection de l'appareil respiratoire ou d'un organe
du médiastin, comme la dilatation des bronches, la tuberculose cavitaire, le cancer pleuro-pulmonaire, les corps étrangers des voies
aériennes, les plaies pénétrantes de poitrine, le cancer de l'œsophage.

Elle peut aussi provenir d'une embolie septique partie d'une suppuration située en un autre point de l'organisme, d'une otite
moyenne, comme chez l'enfant, par exemple.

Dans ces divers cas, le mauvais état général du sujet a permis à la
gangrène de se développer. Le sphacèle s'étendra généralement à
toute la lésion primordiale : il sera limité ou disséminé comme elle.
Ajoutons que la symptomatologie de cette gangrène secondaire est,

au début, moins solennelle, plus insidieuse que celle de la forme primitive ; elle est souvent empruntée à celle de l'infection causale.

Au point de vue thérapeutique, on tend, à l'heure présente, à classer les cas de gangrène pulmonaire de toute autre manière. On distingue deux groupes : l'un comprenant les cas qui peuvent relever d'un traitement chirurgical, l'autre qui comporte ceux qui ne sont justiciables que d'un traitement médical.

Le traitement de la gangrène pulmonaire se propose de vider les foyers de sphacèle et de les cicatriser. On comprend très bien que ce but peut être atteint par la chirurgie moderne et, dans certains cas, plus facilement que par la thérapeutique médicale.

Le traitement chirurgical est donc la méthode de choix, mais il n'est pas applicable à tous les cas.

Nous avons vu qu'aux points de vue étiologique, clinique et anatomique, il existait bien des formes de gangrène pulmonaire et que, parmi ces formes, il fallait distinguer les cas où la lésion est circonscrite et celle où elle est diffuse.

Indications du traitement chirurgical. — Le traitement chirurgical (1) s'appliquera aux cas où il s'agit d'un foyer unique ou de foyers peu nombreux et très rapprochés. La *lésion diffuse à foyers disséminés* contre-indique absolument l'intervention. En outre le malade ne pourra être un sujet chez lequel un traumatisme chirurgical de cette importance peut être funeste. Cette règle élimine les diabétiques, les alcooliques, les urémiques, qui, malheureusement, sont les plus prédisposés au sphacèle pulmonaire.

Il faut enfin que le malade puisse faire les frais de sa guérison. On n'opérera donc pas un cachectique ou un sujet capable de le devenir à brève échéance, un cancéreux, un tuberculeux dont la lésion est ouverte.

Par contre, l'acuité des phénomènes généraux et fonctionnels dus à la gangrène pulmonaire ne contre-indique en rien l'intervention : bien au contraire, elle ne la rendra que plus pressante.

Enfin, avant de se disposer à ouvrir un foyer de sphacèle pulmonaire, il faut être sûr de son siège dans l'épaisseur du parenchyme. C'est là une condition nécessaire à remplir.

Nous exposons avec détails à l'article *Kyste hydatique du poumon* les moyens que nous possédons pour déterminer la situation des foyers intrapulmonaires. Nous dirons seulement que, pour la gangrène, les résultats fournis par l'examen radioscopique sont souvent peu nets ; ils sont incertains surtout dans les cas où la lésion

(1) Voy. plus loin l'article des Drs Tuffier et Martin sur la *Thérapeutique chirurgicale de la gangrène pulmonaire.*

est peu étendue et où le foyer n'est pas évacué. La situation de la *caverne gangreneuse* peut être, au contraire, souvent précisée grâce aux rayons de Rœntgen. L'auscultation et la percussion resteront, dans bien des cas, les meilleurs moyens de renseignement.

La phonendoscopie sera parfois un utile adjuvant.

La technique opératoire est souvent simplifiée par le fait de l'inflammation pleurale et de l'adhérence des deux feuillets : le viscéral et le pariétal ; le danger de pneumothorax est ainsi écarté. Dans les cas où ces adhérences n'existeraient pas, toutes les précautions que nous signalons à l'article *Kyste hydatique* sont de rigueur.

La pneumotomie est faite suivant les mêmes principes : résection costale d'étendue variable suivant le siège et les dimensions du foyer, large brèche dans le parenchyme, évacuation et curettage du foyer. Le drainage de la cavité est ici nécessaire, car la cicatrisation ne doit se faire que de la profondeur vers la superficie.

Les *statistiques* apportées à l'appui de l'intervention chirurgicale sont fort encourageantes. Si elles donnent encore des chiffres de mortalité très élevés, il faut tenir compte du pronostic presque fatal de la gangrène pulmonaire abandonnée à elle-même (75 à 80 p. 100 de décès).

D'après Tuffier, sur 74 interventions, la mortalité a été d'environ 40 p. 100, dont 4 cas par hémorragie et 14 cas par multiplicité ou bilatéralité des foyers (1).

Une statistique toute récente de Lotheissen (2) donne des résultats très analogues ; sur 19 cas opérés, dont plusieurs à foyers multiples et la plupart de grande étendue, la mortalité a été de 40 p. 100.

L'auteur insiste sur ce fait que les malades n'ont subi qu'une anesthésie locale, méthode qu'il considère comme très avantageuse.

Aussitôt après l'opération, dans les cas favorables, on observe une grande diminution dans la quantité et la fétidité des crachats et une reprise rapide de l'appétit, des forces et du poids des malades. Cette amélioration post-opératoire est la règle pour les sujets qui doivent guérir. Lotheissen indique les délais dans lesquels la cicatrisation des foyers a été obtenue. Les petits foyers se sont fermés en huit à dix semaines, les foyers étendus en trois ou quatre mois.

Ce traitement chirurgical aura naturellement pour complément nécessaire le traitement médical. On n'utilisera jamais trop de moyens thérapeutiques contre le sphacèle pulmonaire.

Le foyer, une fois ouvert, vidé, drainé, le malade est soumis à un traitement médical, tout comme s'il n'avait pas subi d'intervention.

Chez les sujets qui, pour les raisons précédemment indiquées, ne

(1) Tuffier, Congrès de Moscou, 1897.
(2) Lotheissen, *Société de médecine de Vienne*, mai 1897.

Thérapeutique respiratoire. 6

sont pas mis entre les mains du chirurgien, il faut appliquer le plus
tôt possible le traitement médical.

Traitement médical. — La gangrène pulmonaire présente,
dans son évolution, une première période où le diagnostic est encore
impossible ; quelques malaises, de l'anorexie, des sensations de faiblesse, de la toux, de la fièvre, quelques râles de bronchite constituent toute la symptomatologie.

Mais bientôt surviennent les signes d'une bronchopneumonie ou
d'une pleurésie ; les phénomènes fonctionnels sont très violents,
l'état général est très grave.

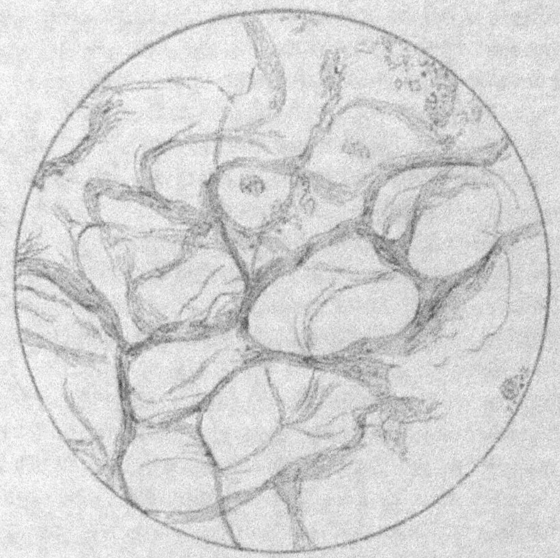

Fig. 8. — Lambeau de parenchyme pulmonaire sphacélé (dans un crachat).

Si le sujet est diabétique, urémique, alcoolique, nous devons
penser à la gangrène pulmonaire, bien que l'expectoration fétide
pathognomonique ne soit pas encore apparue. A cette période, il nous
faudra essayer d'entraver le processus du sphacèle. Dans ce but, nous
ferons pénétrer des vapeurs ou des liquides antiseptiques dans l'appareil respiratoire. Nous soutiendrons les forces du malade pour lui
permettre de résister à cette infection. L'état général est particulièrement grave : le pouls est défaillant dès le début. Avec le fléchissement du myocarde surviennent des tendances à la syncope, des
lipothymies. Nous devrons lutter contre cet état adynamique. Enfin
le malade se plaint d'un point de côté violent, d'une toux perpétuelle :
notre devoir est d'atténuer ces symptômes pour lui procurer un peu
de repos.

L'expectoration fétide de la gangrène pulmonaire survient rapidement après cette phase de début. On peut y trouver des lambeaux de parenchyme pulmonaire (fig. 8).

Nous devons la faciliter pour empêcher le pus de sphacèle de séjourner, de stagner dans les bronchioles. Nous devons aussi songer à en rendre l'odeur supportable au malade et à son entourage.

Le processus de la gangrène pulmonaire aboutit enfin à la formation de cavernes.

Si l'état général s'est maintenu grave, le sujet succombe. Si, au contraire, la fièvre a cédé rapidement, si les phénomènes d'adynamie se sont atténués, on peut assister à une guérison. Le sujet reste cependant porteur d'une ou plusieurs cavernes. Ce sont là malheureusement des cas assez rares. La mort, d'ailleurs, peut survenir, comme chez le cavitaire tuberculeux, par ulcération d'un vaisseau pulmonaire, dans une hémoptysie.

A cette période terminale, la thérapeutique est à peu près impuissante. Nous continuerons la même médication en vue de tarir l'expectoration, de lutter contre l'adynamie, de soutenir les forces du malade. Nous aurons, en outre, à parer aux complications possibles, aux hémoptysies.

Antiseptiques. — Pour enrayer le processus du sphacèle pulmonaire au début, on utilise des substances antiseptiques que l'on cherche à faire pénétrer au contact de l'épithélium des voies respiratoires.

On emploie dans ce but des médicaments qui s'éliminent par le poumon ou qui sont susceptibles d'être administrés sous forme de pulvérisations, d'inhalations, de fumigations, d'injections intra-trachéales. Les agents thérapeutiques qui s'éliminent par les voies respiratoires seront prescrits par la voie gastrique, rectale ou sous-cutanée.

Inhalations. — Nous conseillerons tout d'abord de pratiquer chaque jour cinq inhalations d'une durée de vingt minutes soit avec de l'oxygène, soit avec la préparation suivante, dont on mettra une cuillerée à soupe dans un bol d'eau bouillante :

<pre>
Huile essentielle d'eucalyptus............   5 grammes.
Menthol................................   4   —
Alcool rectifié......................... 30   —
Eau de goudron............ Q. S. pour 150 cent. cubes.
</pre>

Inhalations à pratiquer avec un inhalateur.

Pulvérisations. — La pratique des pulvérisations donne de meilleurs résultats que celle des inhalations. A l'aide d'un pulvérisateur Championnière, on projette un jet de vapeurs médicamenteuses devant le nez et la bouche du malade. L'expérimentation a démontré que, par ce procédé, une quantité appréciable de ces vapeurs pénétrait dans les voies respiratoires.

On emploiera en pulvérisations l'eau oxygénée, de préférence à tout autre antiseptique. Son action sur les *microbes anaérobies*, dont le rôle est bien connu dans la gangrène pulmonaire, l'indique particulièrement. Devant le malade et dans sa chambre, nous conseillons aussi de faire de fréquentes pulvérisations avec le mélange suivant :

Acide phénique......................	5 grammes.
Acide thymique......................	1 gramme.
Alcool à 90°........................	30 grammes.
Eau................... Q. S. pour 1000 cent. cubes.	

Ces diverses pulvérisations, plus efficaces que les inhalations, sont malheureusement assez mal supportées par les malades, et cette méthode thérapeutique réclame du sujet beaucoup de patience.

Injections intratrachéales. — Pour faire pénétrer plus sûrement l'agent médicamenteux, on a préconisé les injections intratrachéales. C'est une méthode qui demande de la part du médecin, pour être bien appliquée, une habitude du tubage ou du miroir laryngoscopique. Toutefois l'injection trachéale serait assez commode à l'aide d'une seringue spéciale.

La seringue de Mendel (fig. 9) est d'un emploi facile et s'introduit dans un premier temps le long des bords de la langue tirée au dehors. La courbure de la canule est maintenue horizontale au-dessus de

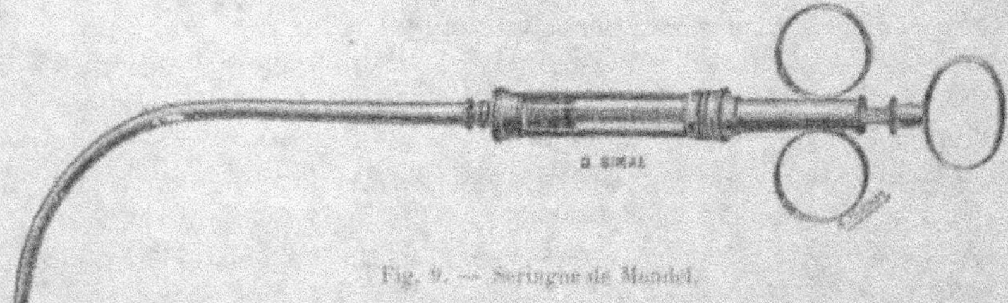

Fig. 9. — Seringue de Mendel.

la surface linguale ; le dos de la canule est appliqué sur la base du pilier antérieur gauche, qui lui sert de *point d'appui*. Les deux anneaux de la seringue doivent rester horizontaux. Dans un deuxième temps, la seringue est vidée *avec force* dans le sillon glosso-épiglottique. *C'est le procédé latéral.*

Dans le *procédé médian*, la langue étant tirée au dehors, la canule, dont la concavité regarde en bas, vise la partie médiane de la paroi pharyngée, un peu au-dessous de la luette.

L'orifice de la canule doit rester à 1 centimètre environ de la paroi pharyngée.

Dans un deuxième temps, on dépose par une *pression modérée* la moitié du contenu de la seringue sur la paroi du pharynx. De là, il pénétrera dans les voies aériennes.

Pour certains auteurs, l'opération doit se faire sous le contrôle du miroir.

Les substances injectées seront de l'huile mentholée au 1/50 ou au 1/75 ou de l'huile à l'eucalyptol au même taux. L'injection sera quotidienne et de un quart à un demi-centimètre cube.

L'eau oxygénée diluée d'eau distillée, stérilisée et neutralisée par addition de bicarbonate de soude, peut aussi être employée en injections intratrachéales.

Injections intraparenchymateuses. — Enfin certains auteurs ont conseillé de faire pénétrer le médicament antiseptique directement par une injection intraparenchymateuse.

C'est une voie aveugle, dangereuse et souvent inactive.

Le procédé thérapeutique d'application courante dans le sphacèle pulmonaire consiste à donner au malade, par la voie gastrique, rectale ou sous-cutanée, un médicament antiseptique qui s'élimine par le poumon.

Voie buccale. — Par la *bouche*, nous conseillerons l'une des préparations suivantes :

    1° Eucalyptol.......................... 50 centigrammes.
Pour une capsule : n° 12. — En prendre trois par jour.

    2° Essence de térébenthine............. 50 centigrammes.
Pour une capsule : n° 30. — En prendre six par jour. Surveiller pendant la prise de ce médicament les fonctions rénales.

    3° Myrtol.............................. 15 centigrammes.
Pour une capsule : n° 12. — En prendre trois par jour.

    4° Alcool à 60°........................ 10 grammes.
       Acide phénique.....................   1 gramme.
       Sirop de goudron................... 290 grammes.
Deux à six cuillerées à soupe par jour.

    5° Hyposulfite de soude................   5 grammes.
       Sirop d'écorces d'oranges amères.... 30   —
       Eau distillée...................... 90   —
A prendre par cuillerées à soupe en vingt-quatre heures.

    6° Monosulfure de sodium............... 10 centigrammes
       Sirop de térébenthine.............. 100 grammes.
Deux à trois cuillerées à soupe par jour.

Voie rectale. — Par la *voie rectale*, nous prescrirons la créosote soit sous forme de suppositoires, soit sous forme de lavements.

> Beurre de cacao................................... 4 grammes.
> Créosote de hêtre................................ 50 centigrammes.

Pour un suppositoire : n° 12. — Un ou deux par jour.

> Lait créosoté au 1/30............................. 30 grammes.
> Eau bouillie....................... Q. S. pour 250   —

Pour un lavement quotidien.

> Eau créosotée au 1/300 .... 250 grammes.

Pour un lavement quotidien.

Injections sous-cutanées. — En injection sous-cutanée, nous conseillons volontiers l'emploi de l'eucalyptol.

> Eucalyptol....................................... 4 gramme.
> Vaseline liquide................................. 8 grammes.

En injecter 1 centimètre cube par jour.

Médication symptomatique. — Une toux continuelle prive le malade de tout repos. L'usage de la codéine ou de la dionine la calmera.

Un point de côté violent fait souffrir le patient ; nous atténuerons la douleur par l'emploi de la révulsion thoracique : ventouses sèches, pointes de feu, ou par l'application de substances anesthésiques en badigeonnage. Nous conseillerons le gaïacol, le salicylate de méthyle ou un de ses succédanés, comme l'ulmarène :

> Gaïacol.. 5 grammes.
> Glycérine.. 10   —

Un léger badigeonnage quotidien sur le côté douleureux.

> Salicylate de méthyle........................... 15 grammes.
> Huile de jusquiame.............................. 30   —

Appliquer une couche de ce liniment une fois par jour sur le point douloureux. Recouvrir d'une gaze de tarlatane molle et d'un taffetas.

Pour aider à la guérison du foyer de sphacèle, nous devons empêcher la stase du pus dans l'arbre bronchique, favoriser l'expectoration.

Nous donnerons l'ipéca à la dose quotidienne de 15 centigrammes de poudre fractionnée en douze prises. Chez les malades trop épuisés, on aura, de préférence, recours à l'acétate d'ammoniaque ou au chlorhydrate, à la dose de 3 à 4 grammes par jour.

Cette expectoration de la gangrène pulmonaire est toujours très fétide ; nous atténuerons son odeur nauséeuse par l'emploi des médicaments aromatiques et antiseptiques dont nous avons plus haut recommandé l'emploi : l'eucalyptol, le menthol, le myrtol, la créosote. L'application de pointes de feu au niveau du foyer de sphacèle peut atténuer la fétidité de l'haleine.

Médication de l'hémoptysie. — Au cours du processus qui conduit à la formation de cavernes, il se produit souvent des hémoptysies, dues à l'ulcération d'une paroi vasculaire; ces hémoptysies sont souvent très graves. Dans ce cas, la thérapeutique est impuissante à empêcher une issue fatale. Si le calibre du vaisseau ulcéré est de peu d'importance, l'hémorragie pourra céder à un traitement judicieux. Nous conseillons tout d'abord de calmer la toux à l'aide de la préparation suivante :

> Extrait de jusquiame................... 1 milligramme.
> Poudre de Dower................... 3 centigrammes.
> Conserves de roses........ Q. S. pour 1 pilule.

F. S. A. — Quarante pilules semblables. — Dix par jour.

Nous prescrirons aussi l'ipéca à la dose nauséeuse, en évitant toutefois de provoquer le vomissement. L'ipéca ralentit la circulation, diminue les contractions du cœur et favorise ainsi la formation du caillot obturateur :

> Ipéca pulvérisé................... 2 grammes.
> Julep gommeux................... 250   —

A prendre par cuillerées à soupe de vingt en vingt minutes.

Si l'hémoptysie résiste à cette médication, il faut pratiquer la ligature des membres. On essaiera les inhalations de nitrite d'amyle.

Traitement général et régime. — Pendant toute l'évolution de la gangrène pulmonaire, l'état général du malade est souvent grave. Le myocarde fléchit facilement, le pouls défaille. Le patient est adynamique.

Pour parer aux accidents qui peuvent survenir du fait de l'*asthénie cardiaque*, nous prescrirons l'emploi de la spartéine, de la strychnine, de la caféine. Ces médicaments seront administrés de préférence par la voie sous-cutanée.

Contre l'état adynamique, les sels de quinine et les formiates seront d'une réelle utilité. Le chlorhydrate de quinine, le formiate basique de quinine, le formiate de calcium ont notre préférence.

Il nous reste à parler du *régime alimentaire* qui convient à ces malades. Mais, auparavant, nous devons nous rappeler que le sujet peut être un diabétique, un urémique, un tuberculeux, un bronchectasique, un cancéreux, un convalescent d'une maladie infectieuse.

Le régime ne peut donc être identique dans tous ces cas. Il doit être dirigé non seulement en vue de soutenir les forces du patient, mais aussi de modifier utilement ses échanges nutritifs.

Au diabétique nous prescrirons les graisses, la viande, les légumes verts, les œufs. Il s'abstiendra de pain et de mets sucrés. Nous conseillons, en outre, la médication arsenicale avec la liqueur de Pearson ou la liqueur de Fowler.

Le tuberculeux, le bronchectasique pourront s'alimenter avec des œufs, de la viande crue pulpée, du lait, des entremets sucrés, des féculents. Le cacodylate de soude, l'arrhénal trouveront leur indication dans ces cas.

Le sujet atteint d'un cancer et déjà cachectique sera difficile à alimenter. Son anorexie habituelle est un obstacle. La médication arsenicale pourra être encore ici de quelque utilité pour réveiller l'appétit et améliorer l'état général.

Quand la gangrène pulmonaire survient au décours d'une maladie infectieuse, nous tiendrons compte de l'état des reins et du foie, de l'intestin, pour instituer le régime.

Enfin, dans l'urémie, l'aliment par excellence sera le lait, et la médication diurétique sera seule permise.

Traitement de la gangrène pulmonaire chez l'enfant. — Le traitement de la gangrène pulmonaire ne varie pas avec l'âge du malade. L'*enfant* sera justiciable de la même thérapeutique que l'adulte : les doses seules différeront. Ajoutons que, chez lui, nous conseillerons d'employer, pour l'administration des médicaments, les voies rectale ou sous-cutanée de préférence aux autres. Rappelons enfin que la gangrène, chez l'enfant, présente le plus souvent des foyers multiples et disséminés, donne peu de succès par conséquent à l'intervention chirurgicale.

CHAPITRE VII

TRAITEMENT DE L'EMPHYSÈME PULMONAIRE

Traitement de l'emphysème pur. — Traitement palliatif.
Traitement prophylactique de l'emphysème pulmonaire.
Traitement des complications.

Laënnec considérait les lésions de l'emphysème du poumon comme incurables. A l'heure actuelle, la thérapeutique ne réussit qu'à pallier les manifestations pulmonaires qui caractérisent l'emphysème.

Dans cette affection, les vésicules pulmonaires sont distendues, et cette dilatation s'accompagne de la perte d'élasticité de l'organe. Les cloisons qui séparent les infundibula et les acini des lobules sont perforées, plus ou moins détruites. Les fibres élastiques de ces cloisons sont rompues, déchirées ; le tissu conjonctif épaissi ; les capillaires des parois alvéolaires sont tiraillés, comprimés ; leur calibre est réduit ; leur lumière est même quelquefois complètement oblitérée. A ces lésions interstitielles s'ajoutent celles de l'épithélium pulmonaire, qui subit la dégénérescence granulo-graisseuse ou pigmentaire. Enfin la cage thoracique est déformée, globuleuse comme un tonneau. Les cartilages costaux, comme l'a montré Freund, se calcifient, durcissent et perdent leur souplesse.

Cet aperçu d'anatomie pathologique permet de comprendre les troubles physiologiques dont l'appareil pulmonaire est le siège et le retentissement que peuvent avoir ces troubles sur le reste de l'organisme.

Les altérations des fibres élastiques du parenchyme pulmonaire, la transformation scléreuse du tissu conjonctif interalvéolaire sont la cause de la perte d'élasticité du poumon et entraînent la difficulté de l'expiration. Le retrait expiratoire est très imparfait.

On comprend mieux encore pourquoi l'expiration est poussée, incomplète et pénible, s'il existe des altérations des cartilages costaux. Ceux-ci, calcifiés, sont devenus rigides, rendent eux-mêmes les côtes immobiles. Le retrait expiratoire du gril costal devient insignifiant, malgré l'effort considérable que déploient les muscles thoraciques chargés de l'expiration.

Pour ces diverses raisons, l'expiration est devenue insuffisante, la ventilation pulmonaire est défectueuse ; la capacité respiratoire est très diminuée : de 4 litres, elle peut tomber à moins de 2 litres. L'amplitude des mouvements respiratoires devient presque nulle. La différence entre le périmètre thoracique mesuré après une inspiration forcée à la hauteur des mamelons, et la même circonférence, à la fin de l'expiration forcée, s'abaisse à 2 ou 3 centi-

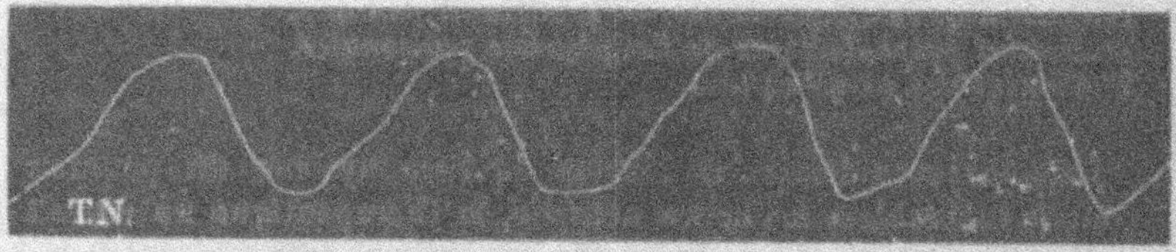

Fig. 10. — Tracé normal.

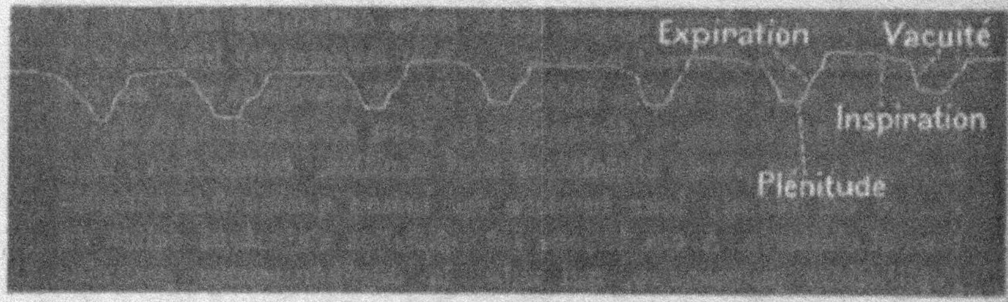

Fig. 11. — Tracé d'emphysème moyen (Hirtz).

mètres, comme je l'ai montré, et tombe même chez les grands emphysémateux à un et même un demi-centimètre. Le malade a une expiration poussée. Au moindre effort, il souffre de dyspnée, d'abord passagère, puis continue.

L'ampliation thoracique est très réduite. Dans toutes nos mensurations faites sur quelques centaines de malades, c'est le fait dominant.

Nos tracés pneumographiques corroborent nos mensurations et nos recherches faites avec le spiromètre de Dupont. Ils montrent la réduction de la ligne d'inspiration et d'expiration (fig. 10 et 11).

La thérapeutique aura pour principal but de pallier à cet inconvénient, de diminuer ce trouble, puisqu'elle ne peut encore songer à guérir la lésion de l'emphysème.

Le médecin devra aussi empêcher l'apparition des conséquences de cette lésion pulmonaire.

Il devra savoir que toutes les complications inflammatoires (bronchites aiguës et chroniques, bronchite capillaire et bronchopneumonie) surgissent facilement dans ce poumon, dont l'endothélium est altéré et revêtent très vite un caractère de haute gravité.

La circulation est gênée dans les capillaires du poumon dont la lumière est rétrécie. Cet obstacle à la circulation pulmonaire peut entraîner, à une assez longue échéance, il est vrai, de la dilatation du cœur droit et de l'asystolie. Nous devrons prévoir longtemps à l'avance cette évolution.

Enfin cette imperfection des échanges respiratoires modifie naturellement les oxydations et les combustions de l'organisme. Ce trouble de la nutrition ne sera pas sans retentir sur la santé générale du sujet ; il faudra en atténuer les effets.

Une thérapeutique rationnelle doit non seulement soulager l'emphysémateux, lui éviter les complications habituelles, mais elle doit aussi empêcher, sauf pour l'emphysème de défense, le développement de l'emphysème. Les sujets prédisposés seront surveillés à ce point de vue.

Nous verrons que, dans cette prophylaxie de l'emphysème, la conduite à tenir est très variable. Chez certains malades, l'emphysème vient aggraver l'affection première ; chez d'autres, c'est une heureuse réaction qui entrave au contraire l'évolution de la lésion primitive.

I. — Traitement de l'emphysème pur. — Traitement palliatif.

Si nous ne pouvons guérir les altérations du parenchyme pulmonaire emphysémateux, il est possible d'améliorer l'expiration, de la rendre plus facile, plus complète.

La ventilation pulmonaire deviendra plus parfaite ; il s'ensuivra une diminution, une disparition même du trouble dont se plaint surtout l'emphysémateux : la dyspnée.

Plusieurs moyens thérapeutiques ont été mis en œuvre pour faciliter l'expiration.

Bain d'air comprimé. — Le premier en date est le *bain d'air comprimé*. Le malade est placé dans une cloche pneumatique, où la pression de l'air est progressivement portée à 30 centimètres de mercure. Le séjour dans cette cloche dure environ de une à deux heures.

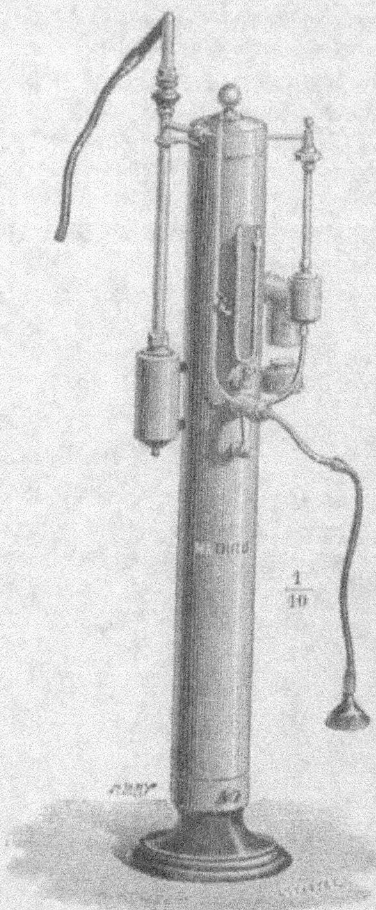

Fig. 12. — Appareil aérothérapique
du Dr Dupont.

Cet appareil réalise une gymnastique respiratoire des plus actives pour assurer le fonctionnement des poumons.

L'appareil fonctionne au moyen d'une pression d'eau de 10 mètres au moins. — « Le malade est assis devant l'appareil, le masque appliqué sur la bouche, la main sur la poignée du robinet. Veut-il inspirer de l'air comprimé, il place le robinet dans la direction de droite ; l'inspiration terminée, il expire dans l'air raréfié, en mettant le robinet dans la direction de gauche » L'air comprimé s'échauffe dans une étuve placée à droite de l'appareil et peut même se charger de vapeurs médicamenteuses.

L'air comprimé exerce une pression sur la paroi thoracique et facilite par conséquent l'expiration ; la capacité respiratoire s'accroît. L'hématose se fait mieux ; les combustions et les oxydations sont accrues ; la nutrition est stimulée.

Ce sont là d'heureux avantages ; mais l'air comprimé a un inconvénient : il augmente la dilatation des alvéoles pulmonaires déjà trop distendus.

L'amélioration que ce traitement apporte aux fonctions respiratoires du malade ne se maintient que peu de temps.

Pneumothérapie. — La *pneumothérapie* introduite en France par Labadie-Lagrave, en 1875, consiste à faire inspirer dans un milieu d'air comprimé et expirer dans un milieu d'air raréfié. Le malade est à l'air libre ; il s'applique sur la face un masque hermétiquement clos communiquant avec les tubes d'un appareil. Ces tubes sont disposés de telle façon que le malade reçoit alternativement l'air comprimé et l'air raréfié (fig. 12).

La pression négative de l'atmosphère où se fait l'expiration facilite le retrait pulmonaire, vide les alvéoles, n'y laisse que peu d'air résiduel.

La ventilation est donc accrue.

L'air contenu dans l'appareil respiratoire est parfaitement brassé ; l'hématose se fait mieux.

La différence de pression des atmosphères où se passent l'inspiration, puis l'expiration, exagère l'expansion et la rétraction du parenchyme pulmonaire, met en jeu l'élasticité du poumon qui tend à s'accroître.

Ce traitement semble donc préférable, ou tout au moins égal, au bain d'air comprimé ; mais il présente aussi un inconvénient assez important. L'expiration dans l'air raréfié facilite la congestion bronchique chez les emphysémateux, qui sont souvent, comme nous le verrons, des athéromateux et des cardiaques.

Enfin ce traitement entraîne quelquefois l'apparition d'accès de pseudo-asthme.

Compression du thorax. — Un troisième mode de traitement

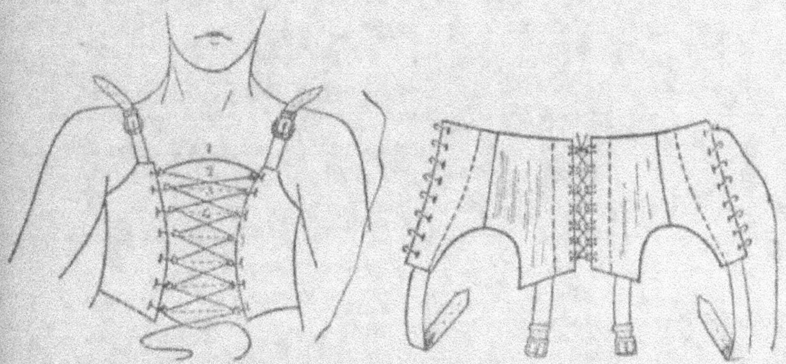

Fig. 13. — Corset de Schreiber.

de l'emphysème pulmonaire consiste à faciliter l'expiration par divers moyens mécaniques. Des auteurs comme Gerhardt pratiquent dans ce but la compression directe du thorax pendant l'expiration.

Le corset de Schreiber tend par son *élasticité* à comprimer le thorax, à aider l'expiration (fig. 13).

Féris se sert d'un bandage à ressort qui a pour but de comprimer le thorax pendant l'expiration ; ce bandage associe son action à celle des muscles expiratoires du thorax.

Les méthodes de Gerhardt et de Féris ne sont guère employées, bien que d'une application facile.

Gymnastique respiratoire. — Elles ont été remplacées par un moyen thérapeutique plus efficace, la *gymnastique respiratoire* (1). Le but à atteindre est de donner plus d'extension aux mouvements

(1) Voy. article NABOTTE-WILLOCQVEAUX, la Kinésithérapie (Bibliothèque de thérapeutique de GILBERT et CARNOT).

de la cage thoracique, d'augmenter l'amplitude de l'inspiration et la rétraction dans l'expiration.

Il faudra donc s'efforcer de mobiliser le plus possible les côtes, d'assouplir les articulations costo-vertébrales et sterno-costales.

On utilisera surtout le mouvement de gymnastique suédoise suivant :

Ce mouvement consistera en une torsion de la colonne vertébrale autour de son axe vertical. Il se fera alternativement de gauche à droite et de droite à gauche. Pendant la torsion, le malade fera une inspiration profonde et pendant le retour à la position primitive, aura lieu l'expiration. Ces mouvements devront être régulièrement rythmés.

Cette gymnastique, faite matin et soir pendant dix minutes, sera complétée par des exercices de respiration régulière. Le malade cherchera dans ces exercices à rendre l'inspiration très profonde et l'expiration aussi complète qu'il lui sera possible.

La gymnastique respiratoire ainsi méthodiquement pratiquée peut donner des résultats chez des emphysémateux au début, chez des emphysémateux dont la cage thoracique est susceptible de mobilisation, chez des malades dont l'amplitude des mouvements respiratoires est d'au moins 4 centimètres.

Rossbach a imaginé une sorte de chaise permettant de réaliser une gymnastique respiratoire automatique (fig. 14 à 17).

Le dossier très élevé porte par derrière deux supports horizontaux, dans lesquels tournent deux rouleaux en bois.

A chaque rouleau est fixé un levier coudé, que le malade, assis sur la chaise, peut mouvoir en avant et en arrière.

Sur les rouleaux sont attachées des courroies passant à travers le dossier de la chaise et venant se raccrocher en avant sur la poitrine du malade. Par des mouvements méthodiques d'adduction et d'abduction, le malade réalise une compression graduée sur les parois thoraciques, une sorte de massage renforçant l'action des muscles expirateurs.

Indications chirurgicales. — Pour les emphysémateux, dont le thorax en forme de tonneau ne subit qu'un retrait insignifiant dans l'expiration forcée, une méthode de traitement toute nouvelle nous semble devoir être conseillée. Nous voulons parler de *l'opération de Freund.*

Freund avait depuis longtemps constaté que, dans l'emphysème pulmonaire, il existait des altérations des cartilages costaux. Ces cartilages se calcifiaient, perdaient leur élasticité ; cette rigidité des cartilages contribue pour beaucoup à l'immobilité du thorax de l'emphysémateux.

Freund eut donc l'idée de réséquer les cartilages ossifiés pour rendre la mobilité aux côtes. Les résultats, peu nombreux encore,

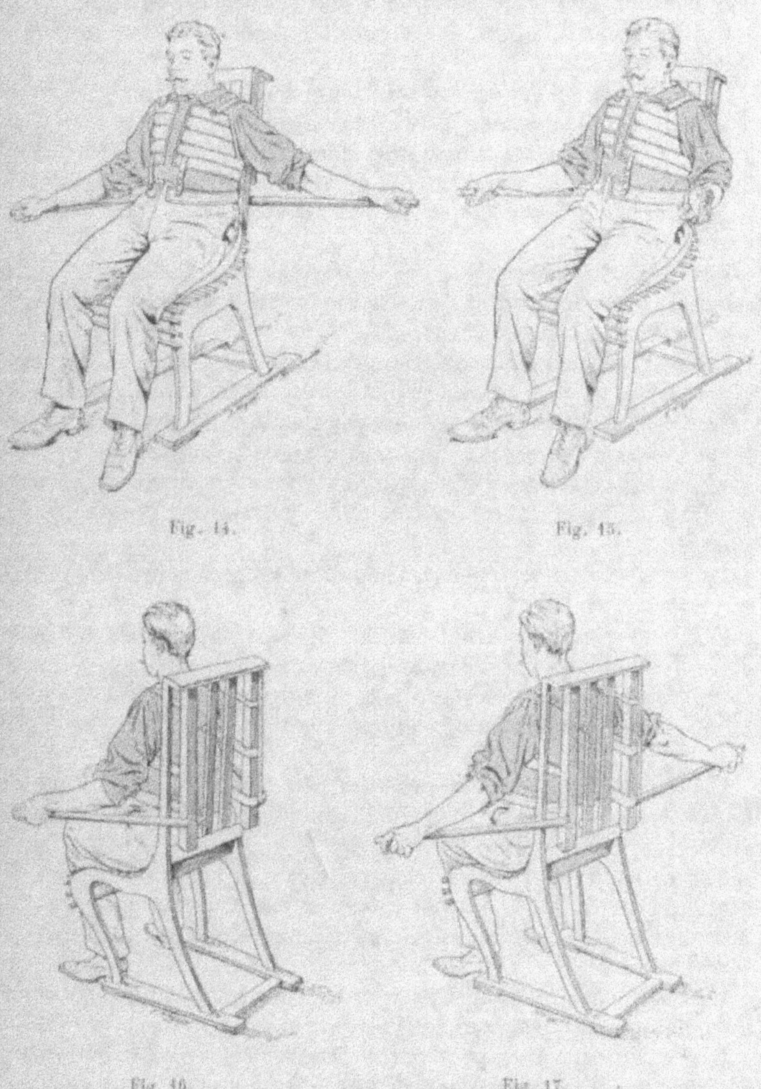

Fig. 14.   Fig. 15.

Fig. 16.   Fig. 17.

Fig. 14 à 17. — Chaise de Rossbach pour gymnastique respiratoire automatique.

sont satisfaisants, et il semble que les prévisions de cet auteur se
confirment.

L'opération de Freund consiste dans la résection sous-périchondrale de 2 centimètres de cartilage : on a soin d'éviter la plèvre.

On résèque, s'il le faut, deux, trois ou quatre cartilages costaux à droite et à gauche.

Les résultats de l'opération sont immédiats. La dyspnée est supprimée, même la dyspnée d'effort. La capacité respiratoire augmente de 500 et même de 800 centimètres cubes. La différence du périmètre thoracique dans les mouvements de la respiration s'accroît de 2 ou 3 centimètres. Les côtes et le thorax recouvrent leur mobilité normale.

Les résultats éloignés n'ont pas encore pu être bien appréciés, la première opération datant de 1906. Tout permet de croire cependant que les résultats se maintiennent.

Ceux-ci sont dus à l'amplitude qu'ont acquis les mouvements respiratoires de la cage thoracique. Assurément, la lésion pulmonaire persiste, le poumon garde son défaut d'élasticité, la gêne de sa circulation ; mais les muscles thoraciques chargés de l'expiration ne sont plus entravés dans leur effort par la rigidité du thorax et peuvent suppléer à l'insuffisance de l'élasticité pulmonaire pour vider les alvéoles.

La ventilation se fait mieux, l'hématose est plus complète, la dyspnée disparaît.

Ces bons résultats seront obtenus si l'on réserve cette méthode de traitement aux cas d'emphysème pur où la déformation thoracique en tonneau est très accentuée, où les côtes sont presque immobiles, où la radiographie montre la calcification des cartilages costaux.

Cette méthode thérapeutique aura peu d'action sur les troubles circulatoires, qui, nous le verrons, compliquent souvent l'emphysème.

Elle ne supprime pas en effet la gêne dans la petite circulation. Il sera donc inutile de la pratiquer dans les cas d'emphysème compliqués de troubles circulatoires accentués, d'asystolie par dilatation du ventricule droit.

Hofbauer n'accepte pas la théorie de Freund sur la pathogénie de l'emphysème et rejette son intervention chirurgicale.

Il préfère une thérapeutique « physiologique ». La respiration dépend plus des mouvements du diaphragme que de l'état des cartilages costaux.

Hofbauer recommande, en conséquence, des *mouvements respiratoires passifs* par pression abdominale. Il a fait construire, à cet effet, un appareil spécial (*expirateur d'Hofbauer*).

Plus tard, on ordonnera une gymnastique respiratoire *active*, mettant en jeu les muscles abdominaux de l'expiration,

II. — Traitement prophylactique de l'emphysème pulmonaire.

L'emphysème du poumon n'est pas habituellement une affection primitive de cet organe; il est le plus souvent secondaire à une autre lésion des voies respiratoires. Quand il semble primitif, il n'est que l'expression pulmonaire d'un trouble de la santé générale.

L'emphysème pulmonaire est donc associé soit à une autre lésion du poumon, soit à une maladie de la nutrition. Il faudra connaître et traiter ces affections, causes de l'emphysème, pour entraver son développement.

L'affection pulmonaire qui s'accompagne d'emphysème peut être aiguë, à évolution très rapide, et guérir; dans ce cas, l'emphysème évoluera aussi très rapidement et guérira, car les altérations du parenchyme du poumon n'ont été que peu profondes. Il n'y a eu que simple dilatation des vésicules sans perforation des cloisons interacineuses, sans graves lésions des fibres élastiques et du tissu conjonctif de ces cloisons. La *restitutio ad integrum* a été possible. C'est ce que l'on constate dans l'emphysème aigu de l'enfant, à la suite du croup, des laryngites intenses primitives, sténosantes, des corps étrangers du larynx et des bronches, de la coqueluche, de la bronchopneumonie. Si nous atténuons la dyspnée de ces malades, nous empêcherons le développement de cet emphysème aigu. Les lésions ne prendront pas d'inquiétantes proportions, ne risqueront pas de devenir chroniques, si nous calmons les quintes de la coqueluche, si nous raccourcissons l'évolution de la bronchopneumonie, si nous rétablissons la perméabilité des voies respiratoires.

Les maladies au cours desquelles survient l'emphysème pulmonaire sont généralement chroniques.

Chez l'enfant, la bronchite chronique, l'adénopathie trachéobronchique, l'asthme sont les causes habituelles de l'emphysème pulmonaire.

Chez l'adulte, ce sont encore les sujets atteints de bronchite chronique, de bronchites aiguës à répétition, de fréquentes crises d'asthme, qui deviendront emphysémateux; mais ce sont surtout les tuberculeux qui fourniront le plus fort contingent à l'emphysème. L'obésité précoce, l'artériosclérose sont enfin des maladies générales susceptibles d'entraîner des lésions emphysémateuses dans le poumon.

Un traitement méthodique de ces diverses affections, causes de l'emphysème, pourra entraver son développement. Mais très souvent l'emphysème fera son apparition d'une manière précoce ; ses propres signes passeront vite au premier plan ; ils éclipseront dans le tableau clinique les signes de l'affection primitive. Aussi, en face d'un emphysémateux, enfant ou adulte, faudra-t-il se demander quelle est l'affection qui se dissimule derrière ce masque.

Il sera nécessaire de dépister la cause de l'emphysème, et c'est contre elle que sera surtout dirigé le traitement chez chacun de ces types de malades.

1° **Dans l'enfance**. — La bronchite chronique, entrecoupée souvent de poussées de bronchite aiguë, et l'adénopathie trachéobronchique sont, avons-nous dit plus haut, des causes fréquentes d'emphysème. La bronchite chronique et l'adénopathie s'associent habituellement. Le plus souvent elles sont de même origine, de *nature tuberculeuse*.

Nous avons donc, en somme, affaire à un enfant scrofulo-tuberculeux qui se présente sous les apparences d'un emphysémateux.

Avant tout, nous lui prescrirons le repos, la vie au grand air, l'alimentation que l'on ordonne habituellement aux tuberculeux. Cette alimentation sera donc riche sans être trop copieuse, ce qui entraînerait des troubles digestifs avec anorexie consécutive. Elle sera variée ; mais toutefois on fera une large part dans les menus à la pulpe de viande crue et aux aliments gras (beurres, huiles). L'enfant cessera tout travail régulier et passera l'année entière dans un climat marin. L'hiver, on donnera la préférence à Arcachon (forêt de pins, température égale). L'été, l'enfant séjournera dans une station maritime de la Manche ou de l'Océan. Il y prendra des bains de mer chauds à 38°. On décongestionne ainsi la muqueuse bronchique et les ganglions péribronchiques (J. Renaut).

Parmi les médicaments que nous ordonnerons aux jeunes bronchitiques ganglionnaires, nous préférerons l'huile de foie de morue. Ce médicament ne sera pris qu'en hiver et s'il ne provoque pas d'anorexie ou de troubles digestifs. Pour le remplacer pendant l'été, nous conseillons l'emploi de l'iode associé aux arséniates.

<pre>
      Iode métalloïdique..................... 10 centigrammes.
      Iodure de potassium...................   2 grammes.
      Arséniate de soude....................   1 centigramme.
      Sirop d'écorces d'oranges amères.)
      Sirop de punch....................... { àà 100 grammes.
</pre>

M. S. A. — Une cuillerée à soupe dans une infusion de feuilles de noyer chaque matin.

A cette préparation, l'on peut substituer le sirop iodotannique auquel on ajoute de la liqueur de Fowler :

> Sirop iodotannique...................... 100 grammes.
> Liqueur de Fowler...................... L gouttes.

M. S. A. — Une cuillerée à café chaque matin.

On peut aussi prescrire le sirop d'iodure de fer du *Codex*. J. Renaut conseille de faire alterner l'iodure de fer et l'iodure de strontium. Il donne pendant les quinze premiers jours du mois une cuillerée à soupe de sirop d'iodure de fer chaque matin, et, pendant les quinze derniers jours, il prescrit la potion suivante à la même dose, mais le soir en se couchant :

> Sirop d'écorces d'oranges.............. } ää 100 grammes.
> Sirop de punch........................ }
> Teinture d'oranges douces.............. XX gouttes.
> Iodure de strontium .... 10 grammes.

M. S. A. — Une cuillerée à soupe dans une infusion de feuilles de noyer.

L'emphysème pulmonaire de l'enfant peut être dû à des crises d'asthme.

Cet asthme relève quelquefois d'une lésion de la muqueuse rhino-pharyngée. Un examen éclairera le diagnostic, et le traitement approprié de la lésion nasale supprimera les crises d'asthme, cause de l'emphysème. Mais, la plupart du temps, il s'agit d'asthme vrai.

Il faut alors se rappeler que l'asthme est soit une manifestation de la diathèse arthritique, soit l'indice d'une *tuberculose pulmonaire larvée*. Sans exposer ici le traitement complet de l'asthme infantile, nous rappellerons que les sujets qui en sont atteints se trouvent bien de la médication iodo-iodurée ou de la médication arsenicale. Cette dernière surtout a donné d'excellents résultats depuis des temps reculés (Dioscoride).

On l'appliquera soit en prescrivant l'acide arsénieux (un granule de Dioscoride de 1 milligramme par jour), la liqueur de Fowler (V à VI gouttes par jour), l'arséniate de soude en solution aqueuse à la dose de 1 milligramme par jour, soit en ordonnant l'arsenic sous la forme d'un sel organique : cacodylate de soude ou arrhénal. Nous donnerons la préférence à ce dernier, à cause de son innocuité pour les voies digestives et de sa grande activité. 1 centigramme par jour suffit pour un enfant de dix ans.

> Arrhénal............................... 5 centigrammes.
> Eau distillée bouillie.................. 5 cent. cubes.

F. S. A. Solution. — X gouttes au commencement des deux principaux repas dans un peu de lait. A prendre pendant six jours consécutifs ; suspendre la médication les six jours suivants.

L'été, on conseillera une saison à La Bourboule (850 mètres) et surtout au Mont-Dore (1 050 mètres).

La Bourboule s'adresse particulièrement à l'asthme infantile par adénopathie trachéobronchique.

Le Mont-Dore convient aux enfants asthmatiques et emphysémateux, atteints d'une rhino-pharyngite chronique ou d'une bronchite tuberculeuse discrète. Plusieurs facteurs dans le traitement du Mont-Dore associent leurs effets pour améliorer l'état général du sujet et ses fonctions respiratoires. L'eau arsenicale prise en boisson à la dose d'un à quatre verres par jour modifie heureusement la nutrition; l'altitude est un stimulant de l'hématopoïèse; la pratique des inhalations et la cure de terrain sur des pentes douces, d'accès facile et boisées, augmentent la capacité respiratoire.

2° **Chez l'adulte**. — L'emphysème relève de causes assez variées; la prophylaxie en sera différente suivant les cas.

Dans un grand nombre de cas, il s'agit de sujets ayant présenté des crises d'asthme répétées, des bronchites fréquentes. Chez l'asthmatique, le bronchitique, il faudra donc songer au développement possible de l'emphysème consécutif et l'entraver. Les prescriptions hygiéniques ont ici une assez grosse importance.

Il faut en effet empêcher l'apparition trop fréquente de rhinopharyngites aiguës, de trachéobronchites aiguës. Pour cela, il conviendra de conseiller à ces prédisposés d'habiter l'hiver des climats tempérés, de séjourner dans les stations de la Riviera. Ils devront éviter de sortir lors de grandes variations de température. Chez eux, chaque accident aigu de l'appareil respiratoire méritera des soins attentifs.

On s'efforcera de diminuer la fréquence des crises d'asthme par les médications appropriées à chaque cas. Le catarrhe chronique des bronches sera traité par l'emploi des sédatifs de la toux, des balsamiques, des décongestifs pulmonaires, des sulfureux. Chacune de ces médications a ses indications particulières, suivant l'état du catarrhe pulmonaire. Nous ne voulons pas y insister ici. Il nous suffit de dire que traiter l'asthme et la bronchite concomitante, c'est empêcher le développement de l'emphysème.

L'emphysème pulmonaire de l'adulte *cache souvent une tuberculose des sommets*, comme nous l'avons démontré, et constitue une *réaction de défense*.

L'histoire du malade est, à quelques variantes près, la suivante : enfant, l'emphysémateux a présenté des crises d'asthme, un foyer de bronchite suspecte ou de l'adénopathie trachéobronchique; l'emphysème a succédé à la guérison apparente de ces affections, que nous savons maintenant de nature tuberculeuse.

Cet emphysème peut aussi s'être développé plus tard à la suite d'une tuberculose des sommets, qui semble s'être guérie après un traitement approprié. L'emphysème a été, je le répète, une *réaction de défense* contre la tuberculose. L'apparition de l'emphysème pulmonaire a donc marqué un arrêt dans l'évolution de la tuberculose. C'est une réaction heureuse que nous ne devons pas entraver.

Pour le traitement de ces sortes d'emphysémateux, nous devons seulement nous rappeler que leur tuberculose peut se réveiller. Entre quarante et soixante ans, ces grands emphysémateux tuberculeux pourront présenter de la congestion de leurs sommets, ou des hémoptysies, des crises de pseudo-asthme ; leurs foyers bacillaires rentrent en activité ; ces malades pourront mourir par suite des progrès de leur tuberculose, tardivement, il est vrai.

Nous leur conseillerons une hygiène sévère, qui aura pour but de leur éviter des inflammations aiguës de la muqueuse de l'appareil respiratoire : ils devront en hiver vivre dans un climat tempéré.

La moindre bronchite sera suivie avec soin ; les bacilles seront recherchés dans l'expectoration ; la plus légère hémoptysie, le plus petit indice de réveil des lésions pulmonaires anciennes imposera la nécessité de la cure de repos et de la diététique mise en œuvre chez tout tuberculeux. La médication arsenicale aura de bons effets chez ces emphysémateux. Elle ne peut que retarder le réveil de leurs foyers de tuberculose, qu'améliorer leur état général et diminuer les troubles dus à leur emphysème.

Nous appliquerons cette médication comme nous l'avons appliquée chez l'enfant. Parmi les arsenicaux, nous donnerons la préférence à l'arséniate de soude et à l'arrhénal. L'emphysémateux doit être surveillé avec soin, tant pour lui-même que pour les autres. L'emphysémateux cachant une tuberculose sournoise peut devenir un grand danger pour son entourage.

L'emphysème coïncide souvent avec l'artériosclérose. Ces deux états pathologiques coexistent sans que, jusqu'à ce jour, on ait bien élucidé leurs rapports. Toujours est-il que le traitement de l'artériosclérose profite à la lésion pulmonaire.

Chez ces emphysémateux, nous conseillons donc l'emploi de l'iodure de potassium ou de sodium à la dose de 50 centigrammes par jour :

> Iodure de potassium........................ 2gr,50
> Eau distillée.............................. 50 grammes.

F. S. A. Solution.

Une cuillerée à café dans un peu de bière ou de lait au commencement de chacun des deux principaux repas. Faire ce traitement pendant vingt jours par mois, tous les mois.

Si ces emphysémateux ont une tension artérielle trop élevée (22 au sphygmomanomètre Potain par exemple), nous leur prescrirons une solution de trinitrine au centième, à prendre pendant huit jours consécutifs chaque mois, à la dose de IV à VIII gouttes par jour.

Le *régime lacto-végétarien* conviendra à ces malades, qui devront habiter l'hiver un climat tempéré, porter des vêtements chauds, éviter tout surmenage physique.

L'iodure à trop hautes doses, ou trop longtemps continué, peut donner une poussée à la tuberculose.

Nous devons enfin signaler avec Renaut un type assez particulier de malades qui deviennent emphysémateux. Ce sont des sujets qui font de l'*obésité* d'une manière précoce; leurs viscères et surtout leur myocarde se surchargent de graisse.

Vers l'âge de quarante à quarante-cinq ans, ils deviennent progressivement ou tout à coup emphysémateux sans raison apparente. La nutrition s'est ralentie dans tous les tissus dont les éléments sont affaiblis et refoulés par des vésicules graisseuses. Dans le poumon, la charpente conjonctive des alvéoles « perd son ressort en vertu d'une régression du mouvement moléculaire d'entretien poursuivie dans le parenchyme pulmonaire, de même qu'elle se produit partout ailleurs ». Les fibres élastiques du poumon s'altèrent, l'endothélium dégénère et les cloisons alvéolaires s'effondrent.

Traiter ces obèses sédentaires et gros mangeurs, activer leur nutrition sera, chez eux, éviter le développement de l'emphysème.

Nous n'exposerons pas ici en détail le régime que doivent suivre ces obèses; nous rappellerons seulement qu'il faudra leur supprimer leur vie sédentaire, leur faire diminuer leur ration alimentaire, stimuler leur nutrition par une série de pratiques hygiéniques telles que : massages, frictions au gant de crin, exercices physiques méthodiques.

Enfin et surtout nous conseillons le Mont-Dore comme station thermale.

Les trois modes d'emploi de l'eau du Mont-Dore sont les cures :

1° De boisson ;

2° De bains minéraux (demi-bains hyperthermaux, pédiluves, manuluves);

3° D'inhalations.

Suivant l'opinion du Pr Landouzy, la cure de boisson du Mont-Dore est de très grande importance. « Par la boisson seule, nombre de malades ont obtenu de sensibles amendements. »

Ce sont surtout les *asthmatiques* qui en retirent le meilleur bénéfice grâce à l'association de la médication hydrominérale et de l'altitude.

Le Mont-Dore convient aussi bien aux jeunes enfants qu'aux adultes et même aux gens âgés, pourvu que le système vasculaire ne soit pas trop altéré.

Les *contre-indications*, en dehors de l'*artériosclérose*, se résument dans les *affections hépatiques* ou *rénales*.

Les effets des eaux du Mont-Dore, hyperthermales, bicarbonatées mixtes, arsenicales, siliceuses, ferrugineuses et gazeuses, sont sédatifs, décongestifs et reconstituants (Landouzy).

Les baigneurs profitent, en outre, d'une véritable cure d'altitude, puisque la station se trouve à une hauteur de 1050 mètres environ (1).

III. — Traitement des complications de l'emphysème pulmonaire.

L'emphysème pulmonaire n'évolue pas chez un sujet sans entraîner certaines complications. Les unes peuvent être évitées facilement; les autres méritent plus d'attention de la part du malade et du médecin.

Complications bronchiques. — Les complications que le malade doit et peut éviter sont les infections secondaires du poumon, bronchites aiguës, bronchites capillaires, bronchopneumonies. L'emphysémateux habitera un climat tempéré, évitera de sortir par les températures variables, portera des vêtements chauds. Toute rhinite ou laryngite sera méticuleusement soignée.

Les complications bronchiques et pulmonaires de l'emphysème sont souvent d'une haute gravité, d'un pronostic sombre. Le danger de la bronchite capillaire et de la bronchopneumonie de l'emphysémateux est l'asthénie cardiaque.

Dès le début de la maladie, sans même qu'il y ait d'indication urgente, il faudra soutenir le cœur. La méthode de choix sera l'injection sous-cutanée de sulfate de spartéine et de strychnine :

> Sulfate de spartéine...................... 5 centigrammes.
> Sulfate de strychnine..................... 1 milligramme.
> Eau distillée stérilisée.................... 1 cent. cube.

Pour une ampoule : n° 10.
En injecter une ou deux par jour.

(1) Voy. Landouzy, A. Gautier, Mouret, de Launay, Heitz, Lamarque, Lalesque, P. Cassot, Crénothérapie, in Bibl. de thérapeutique de Gilbert et Carnot.

Pour cette bronchite, bronchite capillaire ou bronchopneumonie, nous pensons qu'il importe de favoriser l'expectoration et de fluidifier les sécrétions.

On utilisera, par exemple, la potion suivante, conseillée par A. Robin :

> Oxyde blanc d'antimoine........................   1 gramme.
> Sirop d'ipéca................................   20 grammes.
> Alcoolature de racines d'ar-nil,...........   XX gouttes.
> Sirop diacode,..............................   20 grammes.
> Teinture de noix vomique...................   X gouttes.
> Eau de laurier-cerise.......................   5 grammes.
> Eau de tilleul.............................. 120   —

Avant que les bronchioles ne soient atteintes, on pourra donner *à l'enfant* un vomitif composé de poudre et de sirop d'ipéca.

Chez l'adulte, on prescrira :

> Poudre d'ipéca.............................   1gr,50
> Tartre stibié..............................   5 centigrammes.

En trois doses à dix minutes d'intervalle.

Chez le vieillard, on s'abstiendra de donner du tartre stibié.

A part ces indications particulières, la bronchite, la bronchite capillaire et la bronchopneumonie de l'emphysémateux ne comportent pas de médications différentes de celles employées quand ces maladies existent dans un poumon sain.

Quand ces complications guérissent, elles laissent le malade avec un poumon plus lésé et un cœur affaibli. Les bronchites aiguës laissent du catarrhe pulmonaire ; la bronchopneumonie peut passer à la chronicité et entraîner de la sclérose broncho-pulmonaire.

La bronchite chronique s'associera tôt ou tard, d'une manière presque constante, à l'emphysème. Il faut la traiter, car elle augmente les troubles, la dyspnée dont se plaint l'emphysémateux ; elle contribue à entraver la circulation pulmonaire et fatigue le cœur.

Pour traiter cette bronchite chronique, nous nous adresserons à la méthode employée habituellement pour cette affection. Du fait qu'elle est liée à l'emphysème, la bronchite chronique ne comporte pas d'indications thérapeutiques spéciales. Nous provoquerons l'hypersécrétion et la régénération de l'épithélium glandulaire à l'aide d'infusion de jaborandi (3 grammes par jour) (Albert Robin).

Nous modifierons ensuite l'épithélium bronchique avec des balsamiques. La terpine sera ordonnée à la dose de 50 centigrammes par jour en deux fois, au milieu des repas. On parviendra ainsi à assécher les bronches.

A l'aide de l'ergotine, nous compléterons ce traitement : sous l'action de ce médicament, les muscles de Reissessen retrouvent leur tonicité, empêchant ainsi la dilatation des bronches et fermant les canaux excréteurs des glandes bronchiques.

Nous ferons alterner ces médications : jaborandi, balsamiques, ergotine, pendant plusieurs semaines. Ce traitement devra être longtemps poursuivi pour obtenir une amélioration manifeste.

Cette bronchite chronique, ce catarrhe persistant peuvent épuiser les malades ; nous leur recommandons alors de prendre trois fois par jour avant les repas un des granules suivants :

> Arséniate de soude...................)
> Arséniate de fer.................... } ãã 1 milligramme.
> Arséniate de strychnine.............)
> Conserve de roses................... Q. S.

Nous le compléterons l'été par une cure thermale sulfureuse, comme Saint-Honoré, Cauterets, Eaux-Bonnes.

Nous n'enverrons à ces stations que les malades bronchitiques dont le myocarde est sain ; les hautes altitudes comme celles de Cauterets sont non seulement dangereuses pour des sujets atteints d'asthénie cardiaque, mais aussi pour les asthmatiques.

Complications nutritives. — L'emphysème pulmonaire, en entravant les échanges respiratoires, modifie la nutrition de l'organisme. Si l'emphysémateux n'est pas au début un obèse, il le deviendra ; s'il est de souche arthritique, les manifestations de sa diathèse seront renforcées : il faut prévenir ces troubles de la santé générale ; c'est par une bonne hygiène que nous atteindrons ce but. Chez l'emphysémateux prédisposé à l'obésité ou arthritique, il faut diminuer la ration alimentaire, surtout en ce qui concerne les viandes et les graisses, conseiller un exercice physique modéré et méthodique. Ce malade pratiquera deux fois par jour, matin et soir, une friction généralisée au gant de crin. Il n'est pas rare de constater chez ces malades une évacuation irrégulière et retardée de l'intestin. Les purgatifs drastiques seront prohibés ; ils congestionnent la muqueuse et prédisposent aux poussées hémorroïdaires, fréquentes déjà chez l'emphysémateux. Les purgatifs salins seront indiqués.

Complications dans la circulation pulmonaire. — L'emphysème pulmonaire comporte une lésion des capillaires de la petite circulation ; leur lumière est rétrécie ; le cours du sang y est gêné. Cet obstacle à la circulation pulmonaire retentit tôt ou tard sur le cœur droit.

Tout d'abord, il y a hypertension dans l'artère pulmonaire, trouble qui se traduit par le retentissement clangoreux du bruit diastolique gauche. Puis le cœur droit tendra à se dilater. Cette dilatation sera accélérée dans son apparition si à l'emphysème se sont jointes la bronchite chronique, l'obésité avec la surcharge graisseuse des viscères et du myocarde.

Même avant que surviennent des signes d'asystolie, avant que les viscères (foie, reins, intestins) se congestionnent, nous devrons conseiller l'usage de toniques du cœur. Le strophantus à la dose de 1 milligramme par jour, le sulfate de spartéine à la dose quotidienne de 10 centigrammes seront tout d'abord prescrits. Le malade prendra l'un ou l'autre de ces médicaments pendant dix jours par mois. A cette même époque de gêne circulatoire, avant toute asystolie, les malades tireront un grand bénéfice d'une cure à Royat. Cette station est indiquée à cause de ses bains carbo-gazeux. Ces bains sont fortement vaso-dilatateurs, périphériques et toni-cardiaques; ils luttent efficacement par dérivation contre l'hypertension dans l'artère pulmonaire; le retentissement clangoreux du bruit diastolique gauche disparaît souvent avant la fin de la cure de Royat. Enfin les inhalations de ses eaux ne peuvent avoir qu'une heureuse influence sur la bronchite de l'emphysème.

La faible altitude de cette station (450 mètres) ne la contre-indique pas chez les malades dont le myocarde est déjà sujet à caution.

Asystolie. — Quand approchera l'*échéance de l'asystolie* chez l'emphysémateux, nous aurons recours à la digitaline; nous la donnerons pour prévenir la défaillance du myocarde d'une façon systématique une fois par mois, pendant trois jours, à la dose progressivement décroissante de XX gouttes, XV gouttes et X gouttes de solution alcoolique de digitaline au millième. Nous réussirons ainsi quelquefois à reculer l'asystolie; mais il faut savoir que, dès que ce syndrome est apparu chez le malade emphysémateux, le médecin est rapidement réduit à l'impuissance.

L'emphysémateux, qui est entré dans la maladie par la tuberculose pulmonaire ou l'asthme, meurt comme un cardiaque.

CHAPITRE VIII

TRAITEMENT DE L'ASTHME

Traitement de l'asthme chez l'adulte.
Traitement de l'asthme chez le vieillard.
Traitement de l'asthme chez l'enfant.

En présence d'une crise de dyspnée à caractère spasmodique, il importe de faire sur-le-champ un diagnostic. Il faut savoir distinguer les crises d'asthme vrai, essentiel, des autres dyspnées spasmodiques, des asthmes symptomatiques, de ce que l'on est convenu d'appeler les pseudo-asthmes. La thérapeutique à mettre en œuvre diffère en effet soit qu'il s'agisse de faire avorter la crise de dyspnée, soit que l'on cherche à empêcher le retour de crises analogues.

Les *pseudo-asthmes* sont sous la dépendance soit d'une méiopragie viscérale (rénale ou cardiaque) vasculaire (aortique, coronaire), soit d'une lésion ganglionnaire. L'*urémie*, l'*anévrysme de l'aorte* sont des causes d'erreur, provoquent des crises de dyspnée souvent confondues avec les crises d'asthme.

Le médecin pourra toujours traiter la lésion causale, atténuer les effets de l'insuffisance viscérale. Il lui sera ainsi très souvent possible de faire disparaître la crise de dyspnée, d'empêcher son retour. Nous verrons, par contre, que nous sommes bien moins armés contre l'asthme essentiel. L'arsenal thérapeutique de cette affection paraît cependant très riche : mais la multiplicité des médicaments employés contre l'asthme est la preuve de leur fréquente inefficacité.

Un *adulte* est pris brusquement en pleine santé, ordinairement au milieu de la nuit, d'une gêne respiratoire qui rapidement s'accroît. Elle s'accompagne d'anxiété précordiale. Le malade bientôt étouffe, il a soif d'air, il court à la fenêtre qu'il ouvre. Il s'assied ; s'arc-boutant sur les bras de son fauteuil, il met en jeu tous ses muscles respiratoires. La fraîcheur de la nuit le calme à peine, la dyspnée s'accroît sans cesse ; sur sa face cyanosée perle une sueur abondante. De ses narines dégoutte du mucus. Le médecin arrive à cette période de la crise ; il percute ; il ausculte : la sonorité thoracique est normale, plutôt exagérée. A l'auscultation, il ne perçoit que des sibilances disséminées dans tout le poumon ; il cherche en vain un foyer de râles crépitants ou de râles muqueux à bulles fines. Une seule chose le frappe : l'expiration est considérablement prolongée, poussée et sifflante. Il suffit d'ailleurs de regarder le malade respirer : son inspiration est brève, facile ; son expiration est active, longue, pénible.

Cependant le malade est pris de petites quintes d'une toux tout d'abord sèche, puis plus grasse.

Enfin il expectore du mucus et une spume abondante. Dans le mucus nagent de petits globules visqueux, les crachats perlés de Laennec. C'est la fin de la crise ; elle a duré quelques heures et elle ne laisse qu'un souvenir angoissant, la crainte d'une nouvelle crise. Avec cette symptomatologie, on pourra toujours faire un diagnostic précis, reconnaître un accès d'asthme vrai.

Cependant n'oublions pas que le tableau de la crise s'éloigne souvent de l'esquisse que nous venons d'en tracer. Elle peut se prolonger, pendant deux ou trois jours, entrecoupée seulement de courtes accalmies. Suivant l'expression de Brissaud, il s'agit d'un *véritable état de mal*. A l'accès d'asthme peuvent s'ajouter des phénomènes convulsifs comme un ictus laryngé, des convulsions épileptiformes.

Par contre, il est fréquent d'assister à une *crise avortée*. L'accès se réduit à une dyspnée passagère, survenue à l'improviste, disparue brusquement. Il peut encore se borner à un *coryza aigu*, subit, accompagné d'éternuements répétés. Au lieu de porter sur la muqueuse bronchique, le catarrhe peut se cantonner à la muqueuse pituitaire et constituer presque tout l'accès d'asthme. La dyspnée est alors insignifiante.

A mesure que les crises se répètent, elles perdent une partie des caractères spasmodiques si nets qu'elles ont pu présenter à l'origine ; si bien que, chez le *vieillard*, le diagnostic d'accès d'asthme devient très délicat.

En effet l'emphysème envahit peu à peu le poumon de l'asthmatique, le catarrhe broncho-pulmonaire s'accentue, devient chronique, le cœur droit même peut se dilater. La dyspnée est devenue permanente : l'accès d'asthme ne se trahit guère que par une exacerbation passagère de ce symptôme.

Dans l'*enfance*, surtout dans la première enfance, le premier accès d'asthme est généralement méconnu. Le médecin assiste à une crise de dyspnée effrayante chez un jeune sujet qui, depuis quelques jours, présentait un léger coryza, un peu de trachéobronchite. L'idée d'une bronchite capillaire, d'une congestion broncho-pulmonaire aiguë le hante. Mais l'examen du poumon ne lui révèle que l'existence d'une très légère bronchite et ne peut déceler la présence d'un foyer de splénisation.

La fièvre est nulle ou peu élevée (38°). Il écarte alors ces diagnostics et songe parfois à la possibilité d'un accès d'asthme. Le type de la dyspnée à prédominance expiratoire lui fera éloigner l'idée d'une sténose laryngée; mais une dyspnée analogue à celle de l'asthme vrai peut être due à une adénopathie trachéobronchique. L'hypertrophie du thymus chez le nourrisson peut donner lieu à un syndrome semblable à celui de l'asthme. Ce sont là des diagnostics très délicats.

L'accès d'asthme chez l'enfant dure vingt-quatre ou quarante-huit heures. Le retour à la santé est moins rapide que chez l'adulte; un certain catarrhe bronchique persiste pendant plusieurs jours.

Les phénomènes inflammatoires ont d'ailleurs été plus marqués que chez l'adulte pendant toute la durée de l'accès.

Cette étude clinique nous a montré que l'asthme essentiel peut offrir des différences dans sa symptomatologie, suivant l'âge du sujet atteint.

Le médecin devra, pour formuler le traitement, tenir compte de ces modalités cliniques. La thérapeutique de l'accès d'asthme variera donc avec l'âge du sujet.

L'accès enrayé, il faut en empêcher le retour. L'étude de l'étiologie des crises d'asthme est à ce point de vue fertile en renseignements.

L'accès d'asthme survient habituellement à la suite d'une cause occasionnelle insignifiante et souvent bizarre.

Certains sujets ont leur crise à propos d'une variation brusque de la température, de la pression barométrique, de l'état hygrométrique de l'air; certaines poussières, certaines odeurs, certains parfums déterminent rapidement un accès d'asthme. Ces causes sont toujours identiques chez le même sujet. Une lésion de la muqueuse nasale, un coryza, une légère laryngo-trachéite peuvent, en particulier chez l'enfant, provoquer la crise asthmatique. Certains accès semblent avoir coïncidé avec des poussées inflammatoires au cours d'une ovaro-salpingite, d'une métrite, d'une cystite. On a enfin parlé d'asthme d'origine dyspeptique, vermineuse, chez les enfants.

Les accès d'asthme ne surviennent pas indifféremment chez n'importe quel sujet. C'est une notion bien établie que l'asthmatique est un *neuro-arthritique*. Il est fils de goutteux, de lithiasique, de migraineux, de diabétique, d'eczémateux, s'il ne l'est pas lui-même. Souvent les accès d'asthme disparaissent et sont remplacés par une autre manifestation de cette diathèse. Traiter la diathèse sera donc le meilleur moyen d'empêcher la répétition des crises asthmatiques.

Un côté intéressant de l'étiologie de l'asthme au point de vue thérapeutique est celui qui concerne les rapports de cette affection avec la *tuberculose pulmonaire.*

Notre maître Gueneau de Mussy, et plus récemment Landouzy, ont affirmé l'existence de relations entre l'asthme et la tuberculose des sommets. De nombreux faits sont venus appuyer cette idée. Souvent l'accès d'asthme est l'annonce du début d'une tuberculose pulmonaire chez un sujet neuro-arthritique. Il ne faudra pas l'oublier quand on instituera le traitement.

Souvent l'accès d'asthme « ou de détresse de l'organisme » est suivi d'une *réaction de défense,* que nous avons étudiée dans plusieurs mémoires et qui peut aboutir à un emphysème pulmonaire généralisé, fréquemment efficace pour enrayer la tuberculose ou en ralentir la marche.

Malheureusement certaines granulies prennent, dans le début, le masque asthmatique.

I. — Traitement de l'asthme chez l'adulte.

1° *Pendant l'accès.* — Chez l'adulte, l'accès d'asthme revêt presque toujours avec intensité son caractère de dyspnée spasmodique. Aussi est-il d'usage d'employer d'emblée, au début d'un accès du type classique, un médicament antispasmodique usuel ou certains anesthésiques.

Parmi ces divers agents thérapeutiques à mettre en œuvre, nous citerons l'opium, l'antipyrine, la belladone, le *Datura stramonium,* certaines euphorbiacées, la lobélie enflée, la jusquiame, le québracho, la pyridine, le chloroforme, l'iodure d'éthyle et l'éther.

Ces médicaments sont utilisés sous divers modes : injections sous-cutanées, inhalations, fumigations, potions.

En arrivant auprès de l'asthmatique, on le trouve hors du lit. On recommande alors de l'asseoir commodément, d'aérer la chambre, quelle que soit la saison ; mais il faut avoir soin de faire couvrir les épaules et les jambes pour éviter à ce malade en transpiration tout refroidissement.

D'emblée certains médecins pratiquent une injection de morphine. C'est en effet l'agent thérapeutique le plus puissant contre la crise d'asthme. Une injection sous-cutanée de chlorhydrate de morphine fait toujours avorter la crise. L'addition d'atropine, alcaloïde de la belladone, complète l'effet de l'opium ;

      Chlorhydrate de morphine.............   10 centigrammes.
      Sulfate neutre d'atropine..............   1 centigramme.
      Eau distillée de laurier-cerise........   10 grammes.
F. S. A. — 1 centimètre cube en injection sous-cutanée.

Nous sommes d'avis de réserver la morphine pour les cas de *crises particulièrement violentes*, pour les véritables *états de mal asthmatique*. Si nous songeons, en effet, à la possibilité des retours fréquents de la crise d'asthme, à l'état névropathique du malade, nous craindrons à juste titre d'en faire un morphinomane.

Aussi nous conseillons d'user d'abord d'autres moyens pour faire cesser la crise de dyspnée. Sans être aussi bons que la morphine, ils comptent à leur actif un certain nombre de succès.

Nous donnons au malade deux cachets d'antipyrine de 1 gramme chacun, à une demi-heure d'intervalle.

Si, au bout d'une demi-heure, nous n'avons pas obtenu de résultats, il nous reste à choisir parmi la liste des préparations suivantes :

1°   Teinture d'opium.............................   1 gramme.
      Ether sulfurique ....   4 grammes.
L gouttes toutes les demi-heures jusqu'à effet.

2°   Teinture de belladone.............. \
      Teinture de racines d'aconit........ } ãã 50 centigrammes.
      Extrait fluide de *Grindelia robusta*. /

À donner par VI gouttes dans une infusion de tilleul, au plus cinq fois en vingt-quatre heures. Les trois premières prises à vingt minutes d'intervalle.

3°   Extrait de datura..................   6 centigrammes.
      Sirop de codéine...................   30 grammes.
      Eau de laurier-cerise..............   40   —
      Eau de tilleul.....................   60   —
À prendre en vingt-quatre heures.
Une cuillerée à soupe toutes les trois heures. On pourra, pendant l'accès, rapprocher les prises toutes les heures ou toutes les heures et demie.

4°   Extrait aqueux de jusquiame........   2 centigrammes.
      Extrait aqueux de belladone........   1 centigramme.
Pour une pilule : n° 10.
En prendre trois, une toutes les demi-heures, pendant l'accès. Les autres seront espacées sur le reste des vingt-quatre heures. L'administration de la belladone doit être surveillée de près par le médecin.

5°   Teinture de québracho..................   3 grammes.
      Sirop thébaïque,.......................   20   —
      Eau de laurier-cerise..................   5   —
      Eau distillée..........................   120   —
Trois cuillerées à soupe à dix minutes d'intervalle au début de l'accès. Le reste de la potion sera donné par cuillerées à soupe, une toutes les trois heures.

Le principe actif du québracho, l'aspidospermine, peut être employé en injection sous-cutanée en solution dans l'eau :

6°   Chlorhydrate d'aspidospermine............   4 centigrammes.
      Eau distillée.................................   4 cent. cube.

Pour une ampoule.

7°   Teinture d'*Euphorbia pilulifera*.............   1 gramme.
8°   Teinture d'*Euphorbia peplus*................   1   —

Ces deux teintures seront prescrites à la dose de X gouttes, de quart d'heure en quart d'heure, dans un peu d'eau, jusqu'à XXX gouttes.

Le malade prendra donc une de ces préparations. Il sera bon d'y adjoindre l'action de fumigations ou d'inhalations.

La *pyridine*, qui est un produit de la distillation du goudron de houille, a la propriété de diminuer l'oppression de l'asthmatique, d'augmenter son expectoration, de provoquer un certain degré de somnolence. On en fera évaporer 5 grammes dans une soucoupe dans la chambre du malade, pendant une demi-heure. 5 grammes est la dose qui convient pour une pièce de 75 mètres cubes d'air.

L'iodure d'éthyle possède aussi des effets sédatifs sur la dyspnée de l'asthmatique ; on prescrira une ampoule contenant X à XL gouttes.

On cassera cette ampoule dans un morceau d'ouate, et l'on fera inhaler les vapeurs au malade.

Les vapeurs d'ammoniaque ont été aussi employées contre l'accès d'asthme.

Mettre une cuillerée à soupe d'ammoniaque dans un bol d'eau chaude et faire aspirer au malade ces vapeurs pendant un quart d'heure. Il faut, pendant l'aspiration, faire boucher les narines avec de la ouate et bander les yeux.

Les inhalations d'oxygène possèdent également une réelle efficacité pour calmer la dyspnée.

Il nous reste à parler des diverses fumigations conseillées au cours de l'accès d'asthme. Nous nous contenterons de rappeler les principales :

Les *cigarettes de belladone* contiennent 1 gramme de poudre de feuilles de belladone par cigarette. En fumer une ou deux cigarettes pendant l'accès.

Les *cigarettes antispasmodiques de Trousseau* sont faites de feuilles sèches de stramoine mouillées avec une solution d'extrait aqueux d'opium à 8 p. 100 et desséchées : 1 gramme de feuilles par cigarette.

Les *cigarettes de stramoine du Codex* ne sont pas imprégnées d'extrait d'opium. Elles contiennent aussi 1 gramme de feuilles par cigarette.

Les *cigarettes antiasthmatiques d'Espic* se formulent ainsi :

Feuilles de belladone............... 30 centigrammes.
    —   de jusquiame.............. ⎫
    —   de *Datura stramonium*... ⎬ ãã 15   —
    —   de phellandrie..............   5   —

Faire macérer ces feuilles dans de l'eau de laurier-cerise, sécher, hacher et mélanger avec :

Extrait gommeux d'opium............ 13 milligrammes.

Entourer ensuite d'un papier lavé préalablement dans la macération et sécher. Une ou deux cigarettes pendant l'accès.

Citons enfin une autre formule de *cigarettes antiasthmatiques* :

Extrait de stramoine................. 20 centigrammes.
Iodure de potassium............... ⎫
Nitrate de potasse.................. ⎬ ãã 5   —
Tabac........................ Q. S. pour une cigarette.

Une ou deux cigarettes pendant l'accès.

Ces diverses préparations seront fumées soit dans une pipe, soit sous forme de cigarette. Le malade aura soin d'aspirer la fumée.

Il peut arriver que le malade ne sache pas fumer ou ne veuille pas fumer ; on se contentera alors de faire brûler ces mélanges de feuilles dans une soucoupe près de lui.

Ces feuilles de solanées peuvent être remplacées, surtout dans le cas où le malade ne fume pas, par du papier nitré ou du papier arsenical.

Une feuille de papier arsenical est imbibée de 5 centigrammes d'arsénite de potasse. Il faut n'aspirer que quelques bouffées de la fumée de ce papier, une ou deux fois pendant l'accès.

Quelques malades se trouvent bien de la *faradisation*, qui permet chez eux de couper l'accès d'asthme (Schaffer). Cet auteur, reconnaissant à l'excitation nerveuse des voies respiratoires supérieures (nez, gorge, larynx, cordes vocales) le principal rôle dans la production de l'accès, place les deux électrodes en arrière de l'angle de la mâchoire, ou un peu au-dessous, ou dans la partie supérieure du corps thyroïde, et fait passer de forts courants faradiques pendant quinze à trente minutes. Souvent l'accès cède instantanément.

D'autres auteurs donnent également une place importante, parmi les causes de l'accès d'asthme, à une excitation du *rhino-pharynx*. Ils conseillent d'agir dès le début de l'accès sur la muqueuse nasale. Ce traitement peut en effet enrayer la crise de dyspnée, et on doit l'employer si l'étiologie de l'accès est nettement rhino-pharyngée.

Il consiste soit en badigeonnages, soit en insufflations de substances anesthésiques :

1º Badigeonnage de la muqueuse rhino-pharyngée avec une solution de cocaïne à 1 p. 50 ;

2º L'addition d'adrénaline complète les effets de la cocaïne et donne de bons résultats :

<pre>
Eau distillée stérilisée..................... 10 grammes.
Cocaïne....................................   5 centigrammes.
Adrénaline à 1 p. 1 000.................... VI gouttes.
</pre>

3º Badigeonnage avec un mélange de nitrite de cocaïne et de nitrite d'atropine, employé en Amérique sous la forme d'un remède secret et dont voici la formule due à Einhorn :

<pre>
Nitrite de cocaïne........................ 1ᵍʳ,028
   —   d'atropine....................... 0ᵍʳ,581
Glycérine................................. 32ᵍʳ,16
Eau...................................... 66ᵍʳ,23
</pre>

4º Pulvérisation dans les voies respiratoires de la solution suivante :

<pre>
Nitrite de soude.......................... 50 centigrammes.
Glycérine.................................   2 grammes.
Eau distillée............................. 15   —
</pre>

Pulvérisation durant trois à quatre minutes.

5º Insufflation de la poudre suivante recommandée par Huchard contre l'asthme des foins :

<pre>
Sulfate de quinine........................ 3 grammes.
Benjoin pulvérisé......................... 6   —
</pre>

2º *Entre les accès.* — L'accès d'asthme une fois passé, le devoir du médecin est de s'efforcer d'en empêcher le retour, ou tout au moins d'espacer les crises.

Pour atteindre ce but avec sûreté, il est nécessaire de bien connaître les causes de l'accès.

Nous avons vu que la crise survient habituellement à l'occasion d'une cause insignifiante et souvent bizarre. Cette cause est d'ailleurs toujours la même pour un sujet donné. Le malade pourra en certains cas les éviter. Il empêchera souvent le retour de sa crise. Ainsi, quand il s'agit d'asthme des foins, dont l'accès ne survient que si le sujet va à la campagne à l'époque de la floraison des graminées. On pourra de même éviter certaines poussières, certaines odeurs qui provoquent l'accès d'asthme.

Mais, en de nombreuses circonstances, il est impossible à l'asthmatique de se mettre à l'abri des causes occasionnelles de sa crise. A celui-là nous conseillerons l'emploi à titre prophylactique des médicaments dont il use dans ses accès : préparations de solanées vireuses, sous forme de cigarettes, de fumigations par exemple.

Si la thérapeutique préventive de l'accès d'asthme était réduite à ces seuls procédés, elle compterait bien peu de succès.

Aussi a-t-on cherché à modifier le terrain sur lequel survient l'asthme. Cette thérapeutique étiologique est souvent efficace.

L'asthme, nous l'avons déjà vu, peut dépendre d'une *lésion du rhino-pharynx*.

L'ablation d'une queue de cornet, d'un polype, d'une crête de la cloison, bref un traitement rhinologique bien approprié, empêche le retour des accès.

L'asthme peut être une manifestation larvée du *paludisme*. La quinine a autant d'action sur cette forme de l'infection paludéenne que sur une autre.

Des affections *utéro-ovariennes*, des troubles *dyspeptiques* gastro-intestinaux ont provoqué des crises de dyspnée spasmodique. Si, dans certains cas, il est avéré que les troubles digestifs ou les lésions génitales sont la cause des accès d'asthme, il sera logique de les traiter ou de les supprimer pour entraver le retour des crises de dyspnée.

Le *saturnisme* peut se traduire, dès le début de l'intoxication chronique, par des accès d'asthme. Il faudra prescrire au malade des mesures d'hygiène très sévères pour empêcher les progrès de l'intoxication, et, s'il est nécessaire, le faire changer de profession. La médication iodique aura une réelle efficacité. L'iode sera administré soit sous la forme de liqueur iodo-iodurée, soit sous celle d'une solution d'iodure de potassium ou de sodium, soit enfin sous celle du sirop ou de pilules de protoiodure de fer. La médication ferrugineuse contribuerait, selon certains auteurs, à favoriser l'élimination du plomb.

L'asthme n'est la plupart du temps qu'une des manifestations de la *diathèse neuro-arthritique*. Elle peut en être l'unique, elle peut aussi coexister ou alterner avec les autres manifestations de l'arthritisme : la migraine, les troubles nerveux, la goutte, la gravelle, le diabète, l'eczéma, etc.

Le traitement consistera essentiellement en une hygiène sévère, une pratique régulière de l'hydrothérapie, l'application de la médication iodée, iodo-bromurée, arsenicale.

Depuis Germain Sée, l'iodure de potassium est d'un usage courant pour le traitement de l'asthme. Il est employé à des doses qui varient de 0gr,50 à 1 gramme par jour. On l'associe à divers eupnéiques, à des expectorants.

Nous donnons ici une série de formules classiques :

    1°   Iodure de potassium............................. 20 grammes.
         Sirop diacode 200   —
         Sirop d'écorces d'oranges amères 200   —
En prendre trois cuillerées à soupe par jour au moment des repas pendant vingt jours par mois (G. Sée).

    2°   Décoction de polygala.......................... 100 grammes.
         Teinture de lobélie............................ }
              —   d'opium camphré...................... } ãã 25   —
         Iodure de potassium............................   8   —
Deux cuillerées à soupe par jour au moment des deux principaux repas. Vingt jours par mois (élixir de Green).

    3°   Décoction de polygala (2 gr. pour 125 gr.
              d'eau réduite à 60 grammes)............... 60 grammes.
         Iodure de potassium........................... 15   —
         Sirop d'opium................................. 120   —
         Eau-de-vie.................................... 60   —
         Teinture de cochenille (pour colorer)......... Q. S.
Deux cuillerées à soupe par jour. Une à chacun des deux principaux repas (Aubrée).

    4°   Iodure de potassium........................... 15 centigrammes.
         Térébenthine de Bordeaux......................   5   —
         Opium brut en poudre..........................   1 centigramme.
         Baume de tolu................................. Q. S.
Pour une pilule : n° 30. — Une à trois par jour (Barié).

    5°   Iodure de potassium........................... }
         Teinture de lobélie........................... } ãã 10 grammes.
              —   de polygala........................ }
         Extrait d'opium............................... 10 centigrammes.
         Eau distillée................................. 300 grammes.
Une cuillerée à soupe matin et soir.

Nous conseillerons aussi d'administrer simultanément une solution d'iodure et une pilule de térébenthine et de datura :

         Iodure de potassium........................... 10 grammes.
         Eau distillée................................. 300   —
Une cuillerée à soupe au début des deux principaux repas.

Le soir avant le coucher prendre les pilules suivantes :

         Extrait alcoolique de *Datura stramo-
           nium*....................................... 1 centigramme.
         Térébenthine de Bordeaux...................... 5 centigrammes.
Pour une pilule : n° 20.
Faire ce traitement pendant vingt jours par mois.

La médication arsenicale devra alterner avec la médication iodurée. Nous la prescrirons dans l'intervalle de deux traitements iodurés, pendant dix jours par mois. Nous emploierons l'une des préparations suivantes : liqueur de Fowler, liqueur de Pearson, liqueur de Boudin, granules de Dioscoride, à doses progressivement croissantes, puis décroissantes.

L'hydrothérapie sera un adjuvant nécessaire de ce traitement médicamenteux. Le demi-bain à 30-34°, les douches écossaises, les douches à 20-24°, les affusions générales à 20-24° sont les procédés les plus efficaces. Ils doivent être d'un usage quotidien et être suivis d'un exercice respiratoire, d'une durée de cinq à dix minutes. Pendant cet exercice respiratoire, il sera quelquefois utile de pratiquer la compression thoracique au moment de l'expiration. Nous devons ajouter qu'en ce qui concerne l'hydrothérapie le médecin devra savoir approprier le traitement à chaque cas particulier, y apporter les modifications nécessaires pour qu'il soit bien supporté. Les effets de telle ou telle application de l'hydrothérapie seront très différents suivant les malades : l'eau froide incommode certains asthmatiques ; un bain chaud peut chez d'autres provoquer un accès.

Enfin l'arthritique devra suivre un régime alimentaire assez sévère. Il faut exclure de sa table le vin pur, l'alcool, le café, le thé, les charcuteries, les pâtés, le gibier, les aliments épicés, le poisson conservé, les coquilles de mer et les crustacés, l'oseille, les épinards, les tomates, les haricots verts (G. Leven).

La boisson aux repas sera une eau alcaline (Pougues Saint-Léger, Alet).

Si cet arthritique est hyperacide, il est bon de lui faire prendre chaque matin, pendant les quinze premiers jours du mois, un verre d'eau de Vichy (Célestins) ; pendant les quinze derniers jours, un verre d'eau d'Évian, de Vittel ou de Contrexéville.

Si le malade a soif dans la journée, il prendra des infusions diurétiques (chiendent, *uva ursi*, stigmates de maïs, queues de cerises).

S'il est hypoacide, il faut prescrire au début de chaque repas le jus d'un ou de deux citrons ou une cuillerée à café de la solution d'acide phosphorique (Joulie), diluée dans un verre à Bordeaux de liquide :

    Acide phosphorique officinal.................. 68 grammes.
    Eau bouillie................ Q. S. pour faire 1 litre.

Enfin nous conseillons au malade une cure annuelle à Évian, Vittel, Royat, Plombières ou Vichy. Les indications spéciales de chacune de ces cures varient avec l'état des fonctions des autres organes des malades.

L'asthmatique arthritique peut être un goutteux, soit qu'il ait eu des attaques de goutte franche, soit qu'il n'ait présenté que de la goutte larvée. Il peut enfin souffrir de coliques néphrétiques.

A ce sujet, nous prescrirons encore de l'iodure de potassium suivant une des formules que nous avons déjà énoncées.

Mais l'iodure n'alternera pas avec l'arsenic. La médication arsenicale sera remplacée par le colchique ou une préparation lithinée comme le carbonate de lithine.

Le *régime alimentaire* sera analogue à celui que suit l'arthritique non goutteux. Au repas, la boisson sera une eau alcaline. Le matin, quinze jours par mois, on prescrira un verre d'eau d'Évian, de Vittel ou de Contrexéville.

L'asthme de l'arthritique peut alterner ou coexister avec des poussées d'eczéma. Chez ce malade, la médication arsenicale est particulièrement indiquée. Nous conseillerons de la suivre pendant quinze jours tous les mois. Cette période devra être coupée en deux par une suspension de huit jours. Le régime alimentaire sera analogue à celui que nous avons déjà prescrit pour l'arthritique, goutteux ou non. La cure hydrominérale sera seule différente. La Bourboule est la station qui convient le mieux à ces malades.

L'asthmatique est quelquefois un arthritique nerveux, migraineux, neurasthénique. Les préparations iodurées lui conviennent, mais il est bon d'y ajouter du bromure. Il faut toutefois n'en pas trop user. Il est préférable de les remplacer de temps en temps par de la valériane ou du valérianate. L'hydrothérapie peut apporter à ces malades une amélioration considérable.

En étudiant l'étiologie de l'asthme, nous avons rappelé que, pour certains auteurs, cette névrose de l'appareil respiratoire est quelquefois la manifestation bruyante d'une tuberculose pulmonaire discrète. Il s'agit probablement, dans ces cas, de sujets arthritiques chez lesquels débute la bacillose. En formulant une prescription à ces malades, nous nous souviendrons avant tout que ce sont des tuberculeux. L'iodure de potassium peut leur être nuisible ; la médication arsenicale au contraire leur sera très salutaire. Leur régime alimentaire sera riche et varié ; on en exclura toutefois les mets qui ne conviennent pas aux arthritiques. Le repos, la cure d'air dans des climats tempérés, où les brusques variations barométriques sont rares, où la température est assez égale, sont particulièrement indiqués. Les stations du littoral méditerranéen sont toutes désignées comme lieu de séjour hivernal. L'été, la cure hydrominérale du Mont-Dore ou de La Bourboule peut améliorer le malade.

3° *Traitement des complications de l'asthme*. — Traité avec soin, l'asthmatique verra ses accès diminuer d'intensité, s'espacer et disparaître ; le poumon ne gardera aucune trace des troubles antérieurs. Mais il n'en est pas toujours ainsi : les crises de dyspnée peuvent se répéter ; et, si elles sont moins spasmodiques, elles présentent un autre inconvénient : elles laissent après elles une longue phase de catarrhe chronique. Cet asthmatique atteint de bronchite devient rapidement emphysémateux. L'emphysème et la bronchite vont entraver la circulation pulmonaire, surcharger le cœur droit, provoquer une asystolie d'origine pulmonaire. Les crises d'asthme disparaîtront, le catarrhe bronchique et la dyspnée deviendront permanents. Nous n'aurons plus à traiter un asthmatique, mais il s'agira seulement d'atténuer les effets de la bronchite chronique, de l'emphysème et de la dilatation du cœur droit. Nous avons, dans les chapitres spécialement consacrés à ces affections, donné les règles de leur thérapeutique.

II. — Traitement de l'asthme chez le vieillard.

1° *Pendant l'accès*. — Chez le vieillard, la crise d'asthme a perdu beaucoup de ses caractères spasmodiques. La violence des accès a diminué, mais le poumon est le siège d'un catarrhe chronique et à la bronchite se joint de l'emphysème. La crise d'asthme ne se traduit plus que par une légère exacerbation de la dyspnée permanente dont se plaint le sujet, et surtout par une recrudescence du catarrhe bronchique.

Pendant l'accès d'asthme, il ne faudra pas trop demander aux diverses préparations antispasmodiques ; il sera préférable de chercher à atténuer le catarrhe, de provoquer l'expectoration, de vider et d'assécher les bronches.

On utilisera néanmoins comme antispasmodiques les inhalations de pyridine, d'iodure d'éthyle, les fumigations (cigarettes de belladone, de datura, etc.) ; mais on cherchera surtout à faciliter l'expectoration et à vider l'arbre bronchique. Le meilleur moyen est d'ordonner l'ipéca à dose vomitive ; on peut ainsi enrayer l'accès d'asthme :

> Poudre d'ipéca.......................... 1 gramme.
> Sirop d'ipéca............................ 30 grammes.
>
> Par cuillerées à café de cinq minutes en cinq minutes, jusqu'à vomissement.

Si la dyspnée persiste après les vomissements et si l'expectoration est pénible, nous essaierons de rendre plus fluides les sécrétions bronchiques.

Nous emploierons pour cela les antimoniaux comme le kermès minéral et l'oxyde blanc d'antimoine, le polygala sénéga, la lobélie enflée, l'iodure de potassium, l'hysope :

1°   Teinture de lobélie enflée.................... 1gr,50
     Décocté de polygala à 4 p. 100............ 150 grammes.
     Iodure de potassium...................... 2   —

A prendre dans les vingt-quatre heures par cuillerées à soupe.

2°   Kermès minéral.................... 20 à 30 centigrammes.
     Julep gommeux.................... 120 grammes.

Une cuillerée à dessert toutes les heures.

L'oxyde blanc d'antimoine, moins actif, se prescrit à la dose de 3 à 4 grammes par jour en un julep gommeux.

2° *Entre les* accès. — Entre les accès, le traitement de l'asthme chez le vieillard aura pour but de lutter contre la diathèse arthritique, la bronchite chronique et l'emphysème qui l'accompagnent.

L'iodure de potassium et l'arsenic sont donc chez le vieillard les médicaments les plus utiles. Leur usage, en effet, remplit presque toutes les indications (arthritisme et emphysème).

Nous les emploierons comme chez l'adulte ; nous utiliserons les mêmes formules ; nous ferons alterner ces deux médications de la même manière.

A ces médicaments nous adjoindrons l'usage des balsamiques ou des sulfureux pour lutter contre la bronchite chronique.

Le *régime alimentaire* sera identique à celui prescrit chez l'adulte.

L'emphysème et la bronchite chronique peuvent entraîner plus ou moins tardivement une dilatation du cœur droit. L'asystolie menace. Il faut alors recourir à la digitale. Nous conseillons de la donner d'une façon systématique tous les mois, tous les quinze jours s'il est nécessaire, deux ou trois jours chaque fois :

     Extrait alcoolique de digitale.......... 3 centigrammes.
     Extrait alcoolique de gentiane......... 10   —

Pour une pilule ; n° 6.

Deux par jour pendant trois jours. A prendre à chacun des deux principaux repas.

III — Traitement de l'asthme chez l'enfant.

1° *Pendant l'accès.* — *Chez l'enfant*, le traitement de l'accès d'asthme doit s'inspirer de cette particularité que la crise de dyspnée est précédée habituellement d'une phase de catarrhe trachéo-bronchique aigu.

Un vomitif pourra vider et décongestionner les bronches, enrayer ainsi l'accès.

Comme vomitif, on emploiera la poudre d'ipéca, à la dose de 10 centigrammes par année d'âge, en suspension dans 30 grammes de sirop d'ipéca ; à donner par cuillerées à café de cinq en cinq minutes ; faire suivre chaque cuillerée de sirop d'un peu d'eau tiède additionnée d'eau de fleurs d'oranger. Très souvent cette médication coupe net la crise de dyspnée.

Si elle continue, nous aurons recours à l'antipyrine, administrée en potion (10 centigrammes par année d'âge, à donner en deux doses au début de l'accès).

Nous pourrons aussi employer la solanée vireuse la mieux supportée par l'enfant, la belladone :

```
Teinture de belladone.................   II à X gouttes.
   —      de lobélie enflée.............   II à X    —
Sirop de fleurs d'oranger................      20 grammes.
Eau de tilleul...........................     150    —
```

Par cuillerées à café tous les quarts d'heure pendant l'accès. La potion pour un enfant de moins de quinze mois ne devra contenir qu'une demi-goutte à II gouttes de teinture de belladone. On donnera ensuite II gouttes par année d'âge.

Nous pourrons associer ces teintures de belladone et de lobélie enflée à l'éther :

```
Liqueur d'Hoffmann...................       1 gramme.
Teinture de belladone................   1/2 à X gouttes.
   —      de lobélie enflée...........   II à X    —
Sirop de fleurs d'oranger.............      20 grammes.
Eau de tilleul........................     150    —
```

Par cuillerées à café tous les quarts d'heure pendant l'accès.

Si l'accès est très tenace, — et nous savons que chez l'enfant il n'est pas rare de le voir durer vingt-quatre heures, — nous pourrons recourir à des inhalations de chloroforme ou d'éther. Quelques gouttes de ces liquides sur une compresse placée sous les narines de l'enfant peuvent entraîner une sédation remarquable de la dyspnée. Une inhalation d'oxygène peut procurer aussi un notable soulagement. Enfin nous ne devons pas non plus négliger les fumigations déjà employées chez l'adulte (fumigations de datura, de papier nitré, que l'on fera brûler à quelque distance du petit malade). Nous pourrons aussi utiliser la pyridine, dont on laissera évaporer 2 grammes dans la chambre pendant une demi-heure ou dont on fera respirer III ou IV gouttes sur un mouchoir. Nous conseillons également de saturer l'atmosphère de la pièce de vapeur d'eau chargée d'eucalyptus.

L'accès une fois terminé, l'enfant présente encore quelques phénomènes morbides, en particulier une bronchite aiguë.

Il convient alors d'appliquer un traitement qui aura pour but de décongestionner les bronches. Le bain chaud à 38° répété trois fois par jour pendant vingt minutes est d'un excellent effet. Nous y associerons des applications de ventouses sèches, de cataplasmes sinapisés.

Nous prescrirons des vaso-constricteurs qui lèveront les œdèmes de la muqueuse des voies respiratoires : l'ergotine et l'ipéca :

Ergotine Bonjean.....................	10	centigr. par année d'âge.
Poudre d'ipéca.....................	5	—
Sirop de café.....................	40	grammes.
Eau distillée.....................	30	—

A donner en vingt-quatre heures. Une cuillerée à café toutes les heures.

2° *Entre les accès*. — L'asthme de l'enfant reconnaît des causes diverses. Il relève soit d'une *lésion rhino-pharyngée*, soit de la *malaria*; il peut être la manifestation bruyante d'une *tuberculose pulmonaire larvée*. Mais, la plupart du temps, il n'est que l'expression de la diathèse *arthritique*.

A la crise d'asthme qui dépend d'un polype, d'une rhinite hypertrophique, d'une déviation de la cloison, nous opposerons le traitement approprié : la cautérisation ou l'ablation de ces lésions nasales.

L'asthme paludéen cédera à l'administration de la quinine.

La voie hypodermique est préférable dans le cas où les accidents revêtent une certaine acuité. Si une action thérapeutique rapide ne s'impose pas, nous emploierons la voie rectale. Il faut éviter de donner la quinine aux enfants par la bouche, quand le traitement doit être de longue durée.

Pour la voie hypodermique, nous conseillons l'usage du *formiate basique de quinine*. La dose à employer est de 5 centigrammes par année d'âge.

En suppositoire, les doses de quinine pourront être d'un quart plus élevées.

Le jeune asthmatique est, en règle générale, issu d'une souche arthritique, et il présentera plus tard des manifestations de la diathèse. Il conviendra donc dès le bas âge de modifier sa nutrition, de combattre cette diathèse.

Nous emploierons des moyens analogues à ceux utilisés chez l'adulte.

Deux médicaments sont d'un usage classique : l'iodure de potassium et l'arsenic.

L'iodure de potassium sera donné en solution aqueuse édulcorée à la dose quotidienne de 0gr,05 par année d'âge dans la première enfance. Dans la seconde enfance, la quantité prescrite variera de 0gr,10 à 0gr,25 par jour.

La médication iodurée sera appliquée vingt jours par mois. On la suspendra ensuite pendant dix jours, et on recommencera la cure.

Au bout de quatre ou cinq mois de ce traitement, nous conseillons d'ordonner la médication arsenicale au lieu et place de l'iodure ; nous ne la prescrivons que si l'enfant a plus de deux ans.

Nous accordons la préférence à l'arséniate de soude ou à l'arrhénal. Marfan donne l'arséniate de soude en solution aqueuse aux doses suivantes : 0mgr,33 à 0mgr,50 de deux à trois ans ; 0mgr,50 à 1 milligramme de trois à cinq ans ; 1 milligramme à 1mgr,50 de cinq à dix ans.

L'arrhénal peut être prescrit en solution aqueuse à la dose de 3 milligrammes de deux à trois ans, 5 milligrammes de trois à cinq ans, 5 à 10 milligrammes de cinq à dix ans.

La médication arsenicale comporte des séries alternatives de cinq jours de traitement et de cinq jours de repos.

Dans la seconde enfance, le régime alimentaire sera surveillé : pour le diriger, nous nous inspirerons des mêmes règles que chez l'adulte.

Les mêmes aliments seront proscrits : mets épicés, charcuterie, pâtés, poissons conservés, crustacés, coquilles de mer, oseille, tomates, épinards, vin pur, café, thé.

L'*hydrothérapie* présente les mêmes indications que chez l'adulte.

Nous commencerons chez l'enfant par la pratique de la douche écossaise, puis nous refroidirons peu à peu le jet d'eau chaude de la première partie de la douche pour ne plus donner qu'une douche entièrement froide.

L'hydrothérapie n'intervient pas chez l'enfant seulement par son action sédative modificatrice de la nutrition, mais elle contribue de plus à aguerrir l'enfant contre le froid. L'enfant devient moins sujet aux rhumes ; or nous devons nous rappeler que la crise d'asthme chez lui éclate presque toujours à l'occasion d'un coryza, d'une rhino-laryngite.

Dans la seconde enfance, nous pourrons compter sur l'efficacité de certaines cures thermales ou du séjour dans une station climatérique. *La Bourboule* et surtout *Le Mont-Dore* sont les cures les plus indiquées ; l'enfant en retire toujours un grand bénéfice.

Sa vie devra être des plus régulières ; les fatigues, les émotions violentes, les écarts de régime seront évités avec soin par tous les asthmatiques.

Ce jeune arthritique asthmatique est quelquefois porteur de lésions tuberculeuses très discrètes. En ce cas, le traitement différera un peu. L'iodure ne sera pas employé, mais nous insisterons sur la médication arsenicale. La nécessité d'une cure annuelle au Mont-Dore s'imposera.

L'hydrothérapie n'est pas contre-indiquée, mais la douche écossaise en reste ici la meilleure forme. Pour éviter toute bronchite ou tout coryza à l'enfant, il conviendra de le conduire dans un *climat doux, méditerranéen.*

TRAITEMENT DE L'ŒDÈME AIGU DU POUMON

Saignée.
Injections d'huile camphrée.
Traitement des œdèmes compliqués.

Nous nous occuperons uniquement, dans ce chapitre, de l'œdème aigu du poumon, caractérisé anatomiquement par un flux albumineux extrêmement abondant au niveau des alvéoles, avec desquamation des cellules endothéliales (fig. 18) et, cliniquement, par un tableau symptomatique bien connu :

Début brusque, absence de fièvre, toux quinteuse saccadée et oppression qui provoque une asphyxie imminente et donne l'impression d'une mort prochaine.

En même temps se produit une expectoration abondante, mousseuse, rosée, dont la quantité peut atteindre en quelques heures, et même en moins de temps, jusqu'à 1 ou 2 litres.

L'auscultation révèle une pluie de râles fins sous-crépitants.

Le pouls, d'abord hypertendu, devient faible et rapide. Les battements du cœur persistent pendant quelque temps ; puis la période asystolique termine en quelques minutes ou quelques heures cet accident toujours redoutable.

Dans la forme broncho-plégique, le malade peut mourir rapidement d'une obstruction bronchique, sans expectoration.

Cette complication se produit ordinairement dans le cours des aortites chroniques ou des néphrites scléreuses. On l'a signalée dans la thoracentèse, certaines intoxications, certaines affections pleuro-pulmonaires. Chémery (1) cite des cas observés dans la rougeole, la scarlatine, la fièvre typhoïde, le rhumatisme et la grippe compliquée de néphrite.

Nous écarterons volontairement de cette étude les congestions pulmonaires à début plus ou moins rapide, qui ne reconnaissent pas les mêmes causes et qui n'appellent pas le même traitement.

(1) Chémery, Thèse de Paris, 1903.

Le traitement classique de l'œdème aigu du poumon consiste dans une saignée copieuse de 300 à 500 grammes. Tous les auteurs sont d'accord sur cette indication.

La difficulté ne consiste donc que dans le diagnostic de l'œdème aigu. Il ne faut pas oublier que les malades sont souvent très pâles, qu'ils peuvent ne pas cracher (*forme bronchoplégique*).

De plus, le pouls, hypertendu d'abord, ne tarde pas à devenir très faible. De telle sorte qu'on peut penser à une crise aigue d'asys-

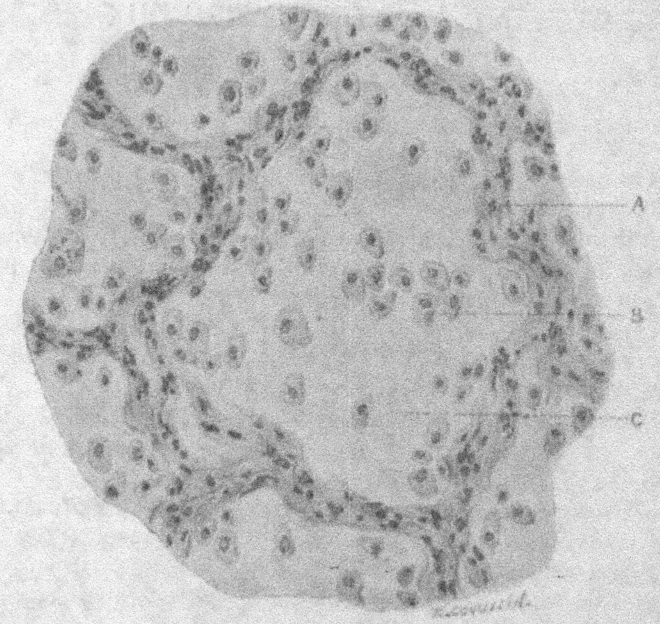

Fig. 18. — Œdème pulmonaire.
A, paroi alvéolaire ; B, cellules endothéliales desquamées ; C, sérosité épanchée dans les alvéoles (Achard et Loeper).

tolie et que la pâleur du malade peut faire hésiter à faire une saignée. Il ne faut pas avoir peur, car c'est dans la décision prompte que réside le salut du malade.

Si le sang vient trop lentement, il faut choisir une autre veine, sur l'autre bras ou sur le pied.

Souvent il se produit un changement à vue ; la dyspnée diminue en même temps que l'expectoration ; le calme revient et l'orage passe.

Pendant que le sang coule, il est bon de couvrir le thorax et même l'abdomen et les membres de ventouses sèches. Au besoin, on peut en scarifier quelques-unes.

Cette médication est plus empirique que théorique. On peut pourtant expliquer son action : elle agirait en soulageant le cœur et en l'aidant à supporter l'énorme hypertension pulmonaire qui accompagne ou provoque l'œdème aigu. Dans le même ordre d'idées, on peut pratiquer des injections d'huile camphrée au dixième ou de sulfate de strychnine.

L'atropine, employée en Allemagne après les expériences de Grossmann, n'a pas donné les résultats qu'on en espérait trop théoriquement.

Dans les accès atténués qui précèdent parfois le grand drame, les saignées locales suffiront. On appliquera sur les reins, la région précordiale ou hépatique, quelques sangsues ou une douzaine de ventouses scarifiées.

Lorsque le danger sera conjuré, on assurera le bon fonctionnement du cœur, en pratiquant des injections sous-cutanées d'huile camphrée stérilisée au dixième.

Dans notre *Thérapeutique médicale d'urgence*, nous recommandions, de préférence à la digitale, les formules suivantes :

> Sulfate neutre de strychnine......... 1 centigramme.
> Sulfate de spartéine................. 30 centigrammes.
> Eau stérilisée....................... 10   —

Une à trois seringues de Pravaz en injections sous-cutanées par jour.

> Sulfate neutre de strychnine......... 5 milligrammes.
>   — de spartéine.................... 45 centigrammes.
> Liqueur d'Hoffmann................... 4 grammes.
> Sirop de punch....................... 40   —
> Eau distillée............ Q. S. pour 150 cent. cubes.

Quatre cuillerées à soupe par jour.

Lorsque l'œdème se produit au cours d'un rhumatisme articulaire, on peut essayer de ramener les fluxions disparues sur les articulations.

Nous avons observé un cas d'œdème pulmonaire avec congestion, ayant déterminé des menaces d'asphyxie imminente où cette méthode de dérivation donna des résultats inespérés. Il suffit d'envelopper quelques grandes articulations de cataplasmes sinapisés, ou de les frictionner énergiquement à l'essence de térébenthine.

Si l'œdème pulmonaire survient au cours du paludisme, sous forme d'œdème pernicieux, à type quotidien ou à type tierce, on emploiera la quinine d'emblée, par la voie sous-cutanée, en injectant le contenu d'une ou plusieurs ampoules de formiate de quinine, indolore.

Aux scléreux qui ont eu de l'œdème pulmonaire, il ne faut pas se hâter de prescrire l'iodure, qui pourrait ramener de nouveaux accès.

CHAPITRE X

TRAITEMENT DES ABCÈS DU POUMON

Indications chirurgicales.
Injections d'argent colloïdal, de sérum artificiel, de stimulants diffusibles.
Désinfection du poumon.

Les abcès du poumon reconnaissent des causes très diverses. Les uns sont des abcès métapneumoniques, dus au seul pneumonocoque ; les autres relèvent d'associations microbiennes diverses et succèdent à un infarctus pulmonaire, à un corps étranger des voies respiratoires, à une infection de voisinage (abcès du foie, abcès sous-phrénique), à une pyohémie ou une infection généralisée (fièvre puerpérale, typhus, fièvre typhoïde).

Ces suppurations pulmonaires, quelle que soit leur origine, exigent une thérapeutique active. En effet, abandonnées à elles-mêmes, elles ne tarissent pas, elles s'accompagnent de fièvre hectique et entraînent une cachexie qui finit par tuer le malade.

Notons cependant que l'abcès métapneumonique à pneumocoques peut comporter un meilleur pronostic. Il peut évoluer vers la guérison spontanée après la vomique. Mais, si nous nous souvenons que cet abcès unimicrobien peut s'infecter secondairement, nous devons craindre une évolution analogue à celle des autres variétés d'abcès. Nous lui appliquerons le même traitement.

Le traitement qui convient à l'abcès du poumon, celui qui a rallié tous les suffrages, est le traitement chirurgical : l'incision et le drainage du foyer de suppuration.

Mais l'intervention chirurgicale, qui est assurément la méthode de choix, n'est pas applicable dans tous les cas : elle a ses indications précises. Elle doit être en outre secondée par un traitement médical qui est quelquefois l'unique ressource du praticien.

Pour être tentée avec succès, l'intervention chirurgicale doit ne s'attaquer qu'à un foyer unique et assez limité de suppuration. Une suppuration très étendue et diffuse, des abcès multiples et disséminés dans le parenchyme, sont de mauvaises conditions pour l'intervention.

Le siège de la collection devra être délimité avec précision : l'auscultation, la percussion, la radioscopie le permettront.

La gravité de l'état général peut-elle être une contre-indication de l'intervention ? Nous ne le pensons pas. A moins qu'elle ne soit telle que tout shock opératoire ne soit dangereux, que le pouls défaille et que le myocarde fléchisse, il y aura intérêt à ne pas attendre longtemps pour tarir le foyer de suppuration et d'infection.

« Chaque fois, disait le Pʳ Terrier, que vous aurez pu faire le diagnostic d'un abcès, je ne vous conseille ni d'attendre qu'il s'ouvre dans une bronche, ni de tarder, comme le veulent Spillmann et Haushalter, jusqu'à ce que disparaisse l'hépatisation, qui tout d'abord enveloppe l'abcès; ni encore de vous contenter de simples ponctions... Je vous conseille, au contraire, d'intervenir de suite et largement, sans attendre que le tissu sclérosé se soit formé autour de l'abcès et que les bronches voisines se soient dilatées. Ce que je dis là s'applique aussi bien à un abcès survenu au cours d'un état général qu'à un abcès consécutif à une cause toute locale. »

Le traitement consistera en une résection costale, une ouverture de la collection après protection de la cavité pleurale, et en un large drainage.

Le principal danger de l'intervention est la production d'un pneumothorax opératoire ; l'hémorragie est peu à craindre. Il n'y aura pas de pneumothorax chirurgical si des adhérences inflammatoires ont accolé les deux feuillets pleuraux, ont cloisonné la cavité pleurale, au cours de la formation de l'abcès. Aussi sera-t-il bon de noter les frottements pleuraux et leur siège pendant l'évolution de la suppuration pulmonaire.

Nous ajouterons que la chirurgie moderne possède des techniques opératoires empêchant la production du pneumothorax en l'absence d'adhérences.

Les suites de la pneumotomie sont simples. On laissera le pus s'évacuer par le drain. Et l'on s'abstiendra de laver la cavité de l'abcès. La suppuration tarira, et la plaie pulmonaire se cicatrisera. Cependant la persistance d'une fistule s'observe assez souvent. Cette complication n'entrave en rien le parfait rétablissement du malade, ni le relèvement de l'état général. Si, après plusieurs mois de légère suppuration, la fistule persiste, on obtiendra facilement sa cicatrisation par l'excision de ses parois et un nouveau drainage de son trajet.

Le traitement chirurgical doit avoir pour adjuvant un traitement médical.

Tout d'abord il sera souvent utile de relever l'état général du malade pour lui permettre de supporter la pneumotomie.

L'état infectieux est, chez quelques-uns de ces malades, assez grave pour inspirer de vives inquiétudes. Nous prescrirons alors une thérapeutique d'un usage courant dans les septicémies :

Injections sous-cutanées ou intraveineuses d'argent colloïdal électrique à la dose de 0^{gr},05 à 0^{gr},10 par jour, pendant trois ou quatre jours de suite ;

Injections de sérum artificiel, en quantité variable suivant l'âge, et que l'on pourra répéter chaque jour ;

Injections de stimulants diffusibles comme le sulfate de strychnine, à la dose de 0^{mm},5 à 3 milligrammes par jour pour un adulte, ou comme l'huile camphrée au dixième. Chez l'adulte, nous injecterons une ou deux seringues de Pravaz de cette solution par jour.

Chez l'enfant, nous injecterons une ou deux seringues d'une huile camphrée dont la teneur en camphre variera suivant l'âge. Chez le nourrisson, nous ne dépasserons pas la dose de 0^{gr},01 de camphre. Jusqu'à trois ans, nous nous contenterons de 0^{gr},05. A cinq ans, nous pourrons prescrire 0^{gr},10 ; à dix ans, 0^{gr},15.

Si le pouls défaille et si le myocarde fléchit, nous aurons recours à la caféine, que nous pourrons incorporer au sérum artificiel.

Enfin nous alimenterons le malade avec des liquides ou des semi-liquides d'une réelle valeur nutritive : lait, jaunes d'œufs, crèmes.

Ainsi soutenu, l'état général du malade sera tel que la pneumotomie aura des chances de succès.

L'opération faite, nous continuerons le traitement médical.

Nous aiderons à la désinfection du poumon en prescrivant au malade l'usage des balsamiques ou de médicaments antiseptiques s'éliminant par les voies respiratoires ; nous citerons le benzoate de soude, la terpine, l'essence de térébenthine, l'eucalyptol, le menthol, le myrtol, l'hyposulfite de soude, le monosulfure de sodium, la créosote et le gaïacol.

Divers de ces médicaments peuvent être pris en inhalations. Un bon procédé consiste à faire évaporer dans un demi-litre d'eau bouillante une cuillerée à café de ce mélange :

Teinture d'eucalyptus	150	grammes.
— de benjoin	50	—
Menthol	3	—
Thymol	3	—
Goudron de hêtre	100	—

Le malade fera trois inhalations quotidiennes de ces vapeurs.

La révulsion peut aider à la guérison et hâter la fermeture de la fistule ; nous appliquerons au niveau du foyer de suppuration pulmonaire des pointes de feu, de la teinture d'iode, du gaïacol.

Enfin nous devrons soutenir l'état général de ce sujet, qui risque d'être porteur d'un trajet fistuleux pendant plusieurs mois. Nous lui prescrirons l'usage de la médication arsenicale, du cacodylate de soude par série de dix injections avec des périodes de repos de trois semaines. La dose quotidienne injectée sera de 0gr,05.

L'arrhénal peut remplacer le cacodylate de soude et sera pris aux mêmes doses pendant le même temps et peut être prescrit par la voie gastrique.

Chez l'enfant, les doses de cacodylate et d'arrhénal seront réduites au taux de 1 à 3 milligrammes chez le nourrisson, de 3 à 5 milligrammes de trois à cinq ans, de 5 à 10 milligrammes de cinq à sept ans.

Une alimentation riche est indiquée ; nous recommanderons l'usage de la viande crue et du jus de viande.

CHAPITRE XI

TRAITEMENT DES KYSTES HYDATIQUES DU POUMON

Radioscopie et radiographie.
Traitement du kyste non infecté.
Traitement du kyste infecté.

Le kyste hydatique du poumon, rare en France, est beaucoup plus fréquemment observé dans les pays chauds, l'Australie et l'Algérie en particulier. Le grand nombre de chiens vivant en liberté dans ces pays est la cause de la diffusion de la maladie ; pour la même raison, l'Islande jouit du même triste privilège.

Les médecins anglais et les médecins militaires français ont, pour une grande part, contribué à établir les règles sur lesquelles peuvent être basé le diagnostic et le traitement de l'affection qui nous occupe. Étant donné le peu de cas de kystes hydatiques observés en France, les erreurs de diagnostic sont extrêmement fréquentes et facilement explicables.

Nous croyons nécessaire, avant d'exposer le traitement de la maladie, de montrer brièvement comment se produisent les erreurs de diagnostic les plus habituelles ; elles varient suivant la prédominance de tel ou tel symptôme, ou, ce qui revient à peu près au même, suivant l'époque de l'évolution du kyste ou l'état de son développement.

Après une période de latence plus ou moins longue, pendant laquelle le kyste hydatique très petit ne constitue en quelque sorte qu'un corps étranger du poumon toléré sans aucune réaction, le kyste se révèle par des hémoptysies très variables en quantité, par des douleurs vagues ou à caractère névralgique, ne s'accompagnant d'aucun signe stéthoscopique. A cette première période de l'évolution du kyste appartiennent les formes dites hémoptoïques. A ce moment, le kyste est, *de façon à peu près constante, pris pour un début de tuberculose pulmonaire.*

Une seconde période, — que l'on pourrait appeler période d'état, — est marquée par les troubles fonctionnels, variables en intensité (point de côté, gêne respiratoire), et par des signes physiques fort analogues à ceux fournis par un épanchement pleural. Cette « forme pleurétique » fait souvent *porter le diagnostic erroné de pleurésie*. La ponction exploratrice ou évacuatrice révèle la nature de l'affection en cause. Nous verrons, à l'occasion du traitement, que cette ponction, dans le cas de kyste, est loin d'être à recommander. Les malades suspects de kyste hydatique devront, toutes les fois que cela sera possible, être soumis à l'examen radioscopique.

Le kyste n'arrive pas fatalement à la troisième phase de son évolution, pouvant, et ce sont les cas heureux, s'arrêter à la première période, ou à la seconde. Mais, abandonné à lui-même, il y a de grandes chances pour qu'il évacue son contenu par l'intermédiaire d'une bronche, sous forme de vomique ; dès ce moment, la cavité est ouverte à toutes les infections secondaires et constitue bientôt ce qu'on a appelé la *caverne hydatique* ; l'infection du kyste peut également se produire avant son évacuation spontanée ; elle peut se faire par voie interne (par infection de voisinage, périkystite), ou résulter d'une intervention (ponction exploratrice ou évacuatrice). On a dès lors les symptômes d'un *abcès du poumon*, qui pourra, lui aussi, être évacué sous forme de vomique et donner lieu à une *caverne hydatique*. A cette dernière période correspondent *les formes suppurées ou gangreneuses* de quelques auteurs. Le diagnostic, facile si l'on a assisté à la vomique, dans laquelle on reconnaîtra les éléments caractéristiques du kyste hydatique, sera plus délicat si l'on est en présence d'un kyste infecté et non ouvert (aisément confondu avec un *abcès du poumon*) ou déjà évacué (diagnostic des *cavernes* en général).

Radioscopie. — Radiographie. — Les difficultés du diagnostic et l'importance que présente un diagnostic précoce pour l'heureuse issue du traitement imposent, de façon absolue, l'examen radioscopique dans tous les cas où une hémoptysie ne semblera pas être en rapport évident avec une évolution tuberculeuse, et aussi toutes les fois qu'un épanchement pleural se présentera avec les caractères précisés par Gérard et Remlinger (1), c'est-à-dire avec une *limitation* très nette de la zone de matité et de silence respiratoire.

L'examen radioscopique doit, autant que possible, précéder l'épreuve radiographique : il montrera en effet, grâce à la possibilité de placer le malade dans diverses attitudes, grâce aussi à l'incidence variable que l'on peut donner aux rayons, quelle est la position de choix à donner au malade pour obtenir l'épreuve radiographique la plus démonstrative.

(1) Gérard et Remlinger, Sur le diagnostic des kystes hydatiques du poumon (*Bull. méd.*, 1897).

« Toutes les lésions qui substituent à l'air des vésicules une substance de densité analogue à celle de l'eau se traduisent sur l'écran par une opacité anormale (1). » Dans le cas spécial de kyste hydatique, la forme et la limitation de cette opacité sont tout à fait caractéristiques : l'image du kyste, projetée sur l'écran, donne un contour arrondi, comme *tracé au compas*, et, de plus, ce contour constitue une ligne de démarcation extrêmement nette entre la zone opaque et la zone de transparence normale du tissu pulmonaire sain. Voici d'ailleurs comment Béclère (2) décrit l'examen radioscopique d'un malade, qui, contrairement aux règles habituelles, fut placé derrière l'écran fluorescent dès son arrivée dans le service, sans interrogatoire et sans exploration préalable. Cette vivante description nous dispensera de toute autre explication relative à l'examen radioscopique :

« Il apparaît sur l'écran une image du thorax qui, à un premier et trop rapide coup d'œil, pourrait faire penser à un abondant épanchement de la plèvre gauche. La clarté du champ pulmonaire gauche est, en effet, remplacée de haut en bas à partir du sommet par une opacité anormale d'une teinte uniforme et très sombre, tandis que, sur la clarté normale du champ pulmonaire droit, se détache une notable portion de l'ombre cardiaque, débordant dans une grande étendue le bord droit de l'ombre médiane. Mais ce qui distingue cette image de l'image caractéristique des grands épanchements liquides de la plèvre, c'est que l'opacité anormale du champ pulmonaire gauche ne s'étend pas, de haut en bas, jusqu'à l'ombre diaphragmatique. Elle est très distinctement séparée de cette dernière par une bande claire transversale, haute de deux travers de doigt environ, et surtout elle est *très nettement limitée par un contour arrondi*, à convexité inférieure, *aussi régulier et aussi précis que s'il avait été tracé au compas*. Le contour arrondi, à convexité inférieure de l'opacité anormale, se rapproche, sans l'atteindre, du contour arrondi, à convexité supérieure, de l'ombre diaphragmatique et en demeure séparé par l'étroite bande de clarté normale qui correspond à la base du poumon gauche. Un tel aspect de l'image radioscopique est *vraiment pathognomonique*, et je porte, sans hésiter, le diagnostic de kyste hydatique du poumon. »

« En effet, une opacité anormale à contours aussi nets et comme tracés au compas ne s'observe jamais dans les lésions pulmonaires proprement dites et n'appartient qu'aux productions nouvelles qui se

(1) Béclère, *Les rayons de Röntgen et le diagnostic des maladies internes* (*Actualités médicales*).

(2) *Soc. méd. des hôp.*, 23 juin 1904.

développent en refoulant devant elles le parenchyme du poumon. »

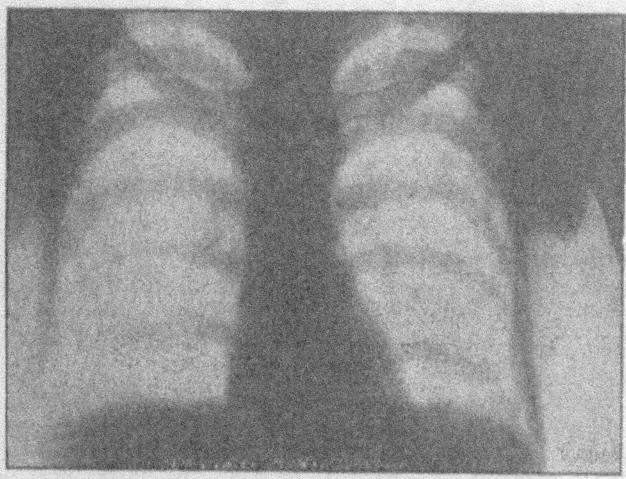

Fig. 19. — Thorax normal vu de face, d'après une radiographie de M. Radiguet (Béclère).

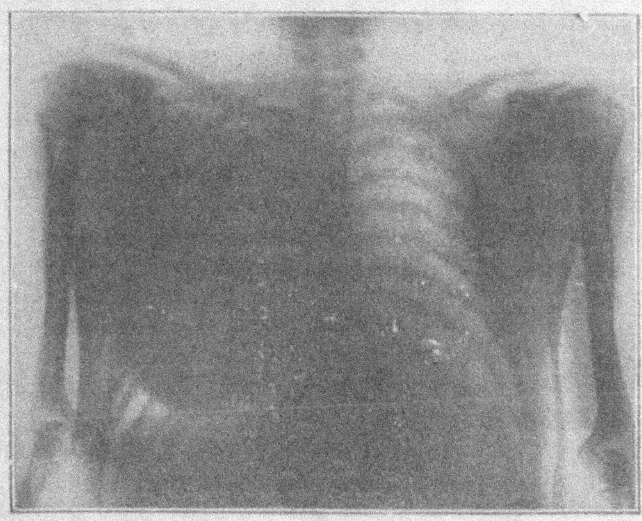

Fig. 20. — Kyste hydatique du poumon gauche (Béclère).

Parmi ces « productions nouvelles », il n'y a guère que l'anévrysme aortique qui donne une image à contours aussi franchement limités : mais il n'est pas difficile de voir ses connexions avec le gros tronc artériel, ni de surprendre sur l'écran les battements rythmés et l'expansion de la tumeur. Les néoplasmes donnent une opacité moins franche et à contours moins nets. Nous ne parlons pas, à dessein, des autres signes, locaux ou généraux, de ces deux affections : si l'image radiographique prêtait à confusion, ils suffiraient presque toujours à trancher le diagnostic.

La tuberculose ou la pleurésie, qui sont, nous l'avons vu, la cause des erreurs les plus habituelles, se révèlent par des images très différentes : et c'est là le grand intérêt clinique que présente l'examen radiographique, capable, dans bien des cas, d'éclairer un diagnostic hésitant et de faire entreprendre un traitement efficace.

Récemment, à la suite des recherches de Laubry, Parvu et Weinberg, on a employé avec succès pour le diagnostic des kystes hydatiques, la méthode biologique, dite de déviation du complément. Nous conseillons d'y avoir recours concurremment à la radioscopie.

Traitement. — La nécessité de traiter le kyste hydatique du poumon s'impose dès le diagnostic posé. Les cas où l'affection a été abandonnée à elle-même donnent 60 p. 100 de mortalité (statistique de Davaine) et même 73 p. 100 (statistique de Hearn). Nous verrons que les résultats thérapeutiques, loin d'être toujours satisfaisants, sont cependant beaucoup plus favorables.

Nous ne ferons que signaler certains procédés dès longtemps abandonnés, à cause de leur insuffisance ou des risques trop considérables qu'ils font courir au malade : telles sont les médications par l'iodure de potassium, l'essence de térébenthine, le mercure, etc., dont l'action sur les hydatides n'a jamais été démontrée avec évidence ; telles sont aussi les ponctions pratiquées avec les trocarts de gros calibre et l'introduction dans la cavité du kyste d'une sonde à demeure, suivant la technique suivie par Verneuil et par Terrillon.

Traitement du kyste non infecté (1). — Deux grandes méthodes sont en présence pour le traitement des kystes hydatiques non infectés : l'une médicale, l'autre chirurgicale. Et si des discussions toutes récentes n'ont pas suffi à mettre tous les médecins d'accord, nous pouvons cependant dire dès maintenant que la méthode chirurgicale paraît réunir le plus grand nombre de suffrages et mériter le plus de confiance.

Méthode médicale. — Elle consiste essentiellement à pratiquer la ponction de la poche dans laquelle on injecte un liquide antisep-

---

(1) Nous ne parlerons pas, dans ce chapitre, du kyste non infecté ouvert spontanément dans les bronches ; dès l'instant où le kyste est en communication avec les bronches, il ne peut plus être considéré comme aseptique.

tique capable d'arrêter la prolifération des vésicules, voire même d'amener la régression du kyste. Nous ne signalerons que pour mémoire la méthode évacuatrice simple, qui n'arrête que momentanément la progression du kyste et oblige à des ponctions répétées dont chacune renouvelle les dangers inhérents à cette opération.

Nous indiquerons d'abord la technique de la ponction évacuatrice et de l'injection des liquides antiseptiques ; puis nous montrerons les avantages et les dangers de cette méthode.

Ce sont les principes de l' « aspiration », tels que les a édictés le Dr Dieulafoy, qui servent de règle dans cette opération ; on choisit une aiguille assez fine (n° 2 de l'aspirateur Dieulafoy), qui est stérilisée par l'ébullition et le flambage ; la région opératoire est très soigneusement aseptisée par savonnage prolongé, lavage à l'éther, à l'alcool et au sublimé ; l'opérateur prendra pour lui-même d'égales précautions.

L'aiguille est enfoncée au point de la tumeur que la percussion et la radioscopie ont montré être le plus voisin de la paroi. L'aspiration doit être réglée de telle façon que l'écoulement du liquide soit aussi lent que possible. Dieulafoy recommande de vider le kyste à fond, les accidents post-opératoires étant plus fréquents après les évacuations minimes ou seulement partielles.

Une fois l'écoulement du liquide terminé, on injecte dans la cavité kystique le parasiticide choisi : le plus couramment employé est le sublimé, sous forme de liqueur de van Swieten ; Debove recommande de ne pas dépasser la quantité de 100 grammes, que l'on évacue après environ dix minutes de séjour dans la poche ; on pratique ensuite deux lavages à l'eau stérilisée et salée, par injections et aspirations successives. Après quoi l'aiguille est retirée, et la petite cicatrice masquée par un pansement occlusif.

Plusieurs auteurs ont signalé le danger qu'il y a à traiter les kystes hydatiques par les injections de sublimé : Merklen a vu une malade atteinte de stomatite et d'entérite mercurielles à la suite de l'injection d'une faible dose de liqueur de van Swieten, qui n'avait d'ailleurs pas empêché la suppuration du kyste. Pour obvier à ce danger, on a eu recours à des substances moins toxiques. Le sulfate de cuivre à 5 p. 100 (Debove), l'eau naphtolée sursaturée (Chauffard, Merklen) ont été employés avec succès. Achard a utilisé, avec avantage, l'extrait de fougère mâle dissous dans l'huile ; le malade ainsi traité portait deux poches différentes, qui diminuèrent vite de volume après ponction suivie de l'injection parasiticide ; le malade, revu trois mois après, paraissait complètement guéri.

Malgré la recommandation de Dieulafoy de vider complètement le kyste, plusieurs auteurs préfèrent s'en tenir à l'évacuation de quelques grammes de liquide dans le but d'éviter les accidents graves qu'ils attribuent à la décompression brusque du poumon (Galliard) (1). Ce dernier auteur utilise, comme liquide antiseptique, le sublimé à 1 p. 1000. Cette pratique lui a donné un beau résultat chez un malade présenté en 1906 à la Société médicale des hôpitaux ; des radiographies successives ont démontré la disparition progressive et finalement totale de la zone obscure due à la présence du kyste.

Malgré son innocuité apparente et malgré les cas heureux publiés en assez grand nombre, cette méthode est loin d'être sans dangers : la simple ponction exploratrice fait d'ailleurs courir au malade les mêmes risques; leur simple exposé suffira à faire comprendre pourquoi nous avons condamné ce procédé de diagnostic, pourtant si simple, mais que la radioscopie doit aujourd'hui toujours remplacer.

Les dangers de la ponction sont immédiats et éloignés.

Les exemples de mort subite ou rapide ne sont pas rares; voici des exemples : une ponction exploratrice est pratiquée pour confirmer un diagnostic de kyste hydatique du poumon droit ; la seringue se remplit en effet facilement de liquide clair caractéristique. Deux heures après, le malade meurt, avec des phénomènes d'asphyxie n'ayant duré que quelques instants ; à l'autopsie, on trouve les grosses bronches communiquant avec le kyste et inondées par le liquide (2). D'autres fois, le malade meurt en quelques minutes, par suffocation, après un accès de toux violente, sans qu'on trouve trace d'effraction du kyste (3).

Les accidents éloignés, pour être moins impressionnants, n'en sont pas moins graves : après la ponction, même capillaire, le kyste hydatique s'infecte avec une incroyable facilité. Pour que cette infection se produise, point n'est besoin d'un apport de germes microbiens par l'aiguille : les plus grandes précautions d'asepsie n'en mettent pas à l'abri. Chauffard et Widal (4) ont montré que la « suppuration ne peut envahir la poche kystique que si les parois de celle-ci ont été au préalable fissurées ou altérées » ; quand les kystes s'infectent en dehors de toute intervention, ils invoquent l'action d'une « périkystite suppurative ». Mais, après la ponction, et grâce au travail inflammatoire local qui en résulte, l'infection se fait très facilement : « Il n'y a pas de germes microbiens dans une poche

(1) Galliard, Soc. méd. des hôp. de Paris, 30 juin 1905.
(2) H. Mackenzie, Sem. méd., 1892.
(3) Observations de Schede et de Schildis, citées par Rozel, Thèse de Paris, 1905.
(4) Chauffard et Widal, Soc. méd. des hôp., 1891.

kystique intacte. » On conçoit l'intérêt primordial qu'il y a à respecter l'intégrité de cette poche.

Le double danger auquel expose la ponction, accidents asphyxiques ou infection secondaire, a permis à la méthode chirurgicale de faire de nombreux adeptes.

Méthode chirurgicale. — Nous devons dire tout d'abord que l'intervention qui a pour but l'extirpation totale d'un kyste hydatique du poumon est une intervention très sérieuse, sinon très grave; elle est en tout cas hors de proportion avec les troubles peu importants provoqués par un kyste non infecté; et il faut savoir quel est le pronostic de l'affection abandonnée à elle-même pour se résoudre à faire courir les risques d'une grande opération à un malade qui a conservé toutes les apparences de la santé et qui, en somme, ne se sent pas gravement atteint.

Il n'y a pas d'autres indications opératoires, pour les partisans de l'intervention chirurgicale, que le diagnostic lui-même : tout kyste doit être opéré, dès l'instant où sa présence est reconnue; ils fournissent, à l'appui de leur affirmation, des statistiques évidemment encourageantes; Pasquier (1), qui a relevé de très nombreux cas, donne le chiffre de 85 p. 100 de guérisons. Nous sommes loin des 60 et des 73 p. 100 de mortalité que Davaine et Hearn attribuent aux cas abandonnés à eux-mêmes.

La statistique des pneumotomies de Davies Thomas (d'Australie) donne pour 32 opérés 27 guérisons; Lopez (de Lisbonne), sur 36 cas, 31 guérisons. Dans le relevé de Barié de 1885 à 1895, sur 11 pneumotomies, 9 guérisons.

Nous n'avons pas à entrer ici dans le détail de la technique opératoire, que nous allons seulement exposer dans son ensemble.

Le premier point important consistera à établir aussi exactement que possible la topographie du kyste au milieu du parenchyme pulmonaire. Pour les kystes très volumineux, la percussion montrera bien l'endroit où la tumeur vient affleurer la paroi. Pour ceux qui, plus petits, sont pour ainsi dire enfouis au milieu du poumon, on aura recours aux procédés de localisation usités par les radiographes au moyen d'appareils spéciaux, entre autres celui de Contremoulins.

La technique opératoire varie quelque peu suivant les chirurgiens (2). Dans ses grandes lignes, elle est la suivante :

Taille d'un large lambeau cutané et résection de plusieurs côtes, sur une étendue en rapport avec celle du kyste.

(1) Pasquier, Thèse de Paris, 1899.
(2) La Société de chirurgie, en décembre 1903 et janvier 1904, a longuement discuté sur le choix de divers procédés opératoires, que nous n'avons pas à étudier ici.

Mise à nu de la plèvre pariétale, à travers laquelle on peut apercevoir le kyste, si son siège est superficiel. La plèvre pariétale est incisée lentement, avec précaution ; l'entrée de l'air dans la cavité pleurale est ralentie par filtration à travers plusieurs épaisseurs de gaze stérilisée. La formation de ce pneumothorax artificiel (suivant la méthode de Delagenière) (1) constitue un des temps délicats de l'opération, au cours duquel on peut assister à des troubles impressionnants de la circulation et de la respiration ; les accidents graves seront évités si l'on a soin de laisser le pneumothorax s'installer très progressivement.

Incision du poumon jusqu'à la paroi kystique ; rapprochement et, dans certains cas, suture de toute la zone périkystique au pourtour de la brèche pleuro-pulmonaire.

Évacuation du contenu du kyste et ablation dans sa totalité de la membrane germinale ; cette excision doit être absolument complète pour éviter toute chance de récidive.

Marsupialisation de la poche, ou au contraire rapprochement de ses parois par suture : le volume et la situation du kyste dictent, sur ce point particulier, la conduite à tenir.

Aspiration, à l'aide de l'appareil de Potain, de l'air contenu dans la cavité pleurale.

Le danger de cette intervention est surtout dans la formation du pneumothorax artificiel ; pour éviter la pénétration de l'air entre les deux feuillets pleuraux, normalement accolés l'un à l'autre, il existe deux procédés, reposant sur une donnée physiologique très simple, mais dont l'application demande des appareils assez compliqués et coûteux. Dans le premier cas, on fait respirer au malade de l'air dont la pression a été augmentée de 10 millimètres de mercure (méthode de Brauer et Petersen). L'autre méthode consiste à faire respirer au malade l'air atmosphérique à pression normale, tandis que le chirurgien séjourne dans une atmosphère à tension abaissée de 10 millimètres. La « chambre pneumatique » de Sauerbruch (2) réalise ces conditions ; la figure du malade reste en rapport avec l'air extérieur, tandis que son corps est placé, avec le chirurgien et son aide, dans une sorte de caisse pneumatique à « hypopression ». La pression intrapulmonaire étant plus élevée que celle de l'air qui pourrait pénétrer dans la cavité pleurale, le poumon n'a aucune tendance à se rétracter, et les deux feuillets pleuraux restent accolés.

Nous avons un peu insisté sur ce qui se rattache au « pneumo-

<hr>

(1) Delagenière, Du pneumothorax chirurgical (*Congrès français de chir.*, 1901).
(2) Sauerbruch, *Congrès de Berlin*, 1904 (Une chambre pneumatique existe à l'hôpital Beaujon).

thorax », car c'est à sa formation que sont dus les risques opératoires immédiats. Les suites de la pneumotomie sont le plus souvent assez simples. La formation de fistules n'est pas très rare, mais leur gravité est minime.

Pour conclure, nous répéterons que l'extirpation totale du kyste hydatique du poumon constitue une opération très sérieuse, mais que cette grande intervention est aujourd'hui la pratique la plus recommandable, car c'est elle qui donne aux malades le plus de chances de guérison pour une affection aussi grave en réalité qu'elle est bénigne en apparence.

Vautrin (de Nancy) a publié récemment un cas de kyste hydatique du poumon ne s'accompagnant pas d'adhérences pleurales. Il réséqua les sixième, septième et huitième côtes, ouvrit la plèvre pariétale, en ayant soin de *laisser le pneumothorax se constituer lentement*, grâce à une ouverture minime, de façon que l'air ne pénétrât que progressivement dans la cavité pleurale. Après avoir reconnu le siége de la lésion, il fixa le poumon à la plèvre pariétale par une série de points de suture. Après incision de la paroi, la membrane hydatique fut enlevée par fragments, et la cavité fut drainée. La guérison fut obtenue en cinq semaines.

Traitement du kyste infecté. — Le kyste infecté peut être intact ou ouvert dans les bronches.

S'il est *intact*, la méthode de choix est la pneumotomie ; le traitement est en somme celui d'un abcès du poumon.

Si le kyste s'est *ouvert* spontanément dans les bronches, tout dépend de l'état général du malade. Il y aura tout intérêt à le débarrasser de la paroi suppurante de son kyste, s'il peut supporter l'intervention ; sinon, on aura d'abord recours aux moyens médicaux, en vue d'améliorer son état général (arsenic, suralimentation, collargol, etc.), et en vue de modifier l'état local du poumon : les inhalations balsamiques et celles d'éther peuvent être très utiles ; l'administration de l'hyposulfite de soude est également recommandable ; c'est en somme le traitement des bronchites putrides ou de la gangrène pulmonaire qui est à appliquer dans ces cas, jusqu'au jour où l'intervention paraît possible. Nous devons cependant dire que, dans quelques cas, les kystes spontanément ouverts et secondairement infectés ont évolué vers la guérison sans autre traitement que le traitement médical (1).

(1) CHAUSSIER, *Progrès méd.*, 1891.

CHAPITRE XII

TRAITEMENT DE L'ACTINOMYCOSE PULMONAIRE

Prophylaxie.
Traitement médical.
Indications chirurgicales.

Le pronostic, toujours très grave, de la localisation pulmonaire de l'actinomycose n'est, en général, guère amélioré par le traitement ; l'époque tardive où le diagnostic est posé est souvent la cause de ces échecs thérapeutiques ; et il est permis de croire que, le jour où l'on fera la recherche systématique des *grains jaunes de l'Actinomyces* dans les crachats de tous les malades suspects, le traitement pourra être plus efficace, intervenant avant la période de généralisation ou des complications de la maladie.

Prophylaxie. — Dans l'état actuel des choses, la PROPHYLAXIE doit jouer un grand rôle pour la préservation de la maladie.

Les mesures préventives essentielles consisteront à isoler les animaux malades, à ne pas livrer à la consommation les viandes contaminées, bien qu'une cuisson légère (45°) suffise à détruire les spores, et surtout à répandre la notion du danger de l'inoculation directe par les végétaux ; les brins de paille utilisés comme cure-dents, les épis et les graines mâchonnées par les promeneurs, les piqûres aux épines des haies sont autant de causes possibles de contamination. Les ouvriers occupés à manier ou à battre les fourrages ou les céréales courent les mêmes risques en respirant les poussières chargées de spores, d'où la recommandation de ne pratiquer ces opérations que dans les endroits très aérés, et la nécessité de se couvrir la figure d'une sorte de masque en mousseline à mailles fines ; inutile d'ajouter que ce sont là des précautions qui ne seront que bien rarement prises dans la pratique.

Traitement médical. — Le TRAITEMENT MÉDICAL, sur lequel on avait fondé beaucoup d'espoir, n'a encore donné que des résultats peu encourageants. L'injection d'extrait glycériné des cultures de l'*Oospora* n'a donné aucun résultat appréciable.

L'*iodure de potassium* a joué, pendant un certain temps, de la réputation de remède spécifique de l'actinomycose. Un certain nombre de statistiques apportèrent des résultats merveilleux liés à l'emploi de ce médicament; mais bientôt on dut admettre que, si l'iodure améliorait certains cas, il restait inefficace contre les cas à lésions étendues; il reste toutefois « indiqué dans les cas récents, limités en profondeur, et à la phase congestive du début (1) ».

Il doit être administré à doses élevées (2, 4 ou 6 grammes par jour), l'amélioration se faisant souvent attendre jusqu'au moment où apparaissent les phénomènes d'iodisme. Son action peut être aidée par l'application superficielle de teinture d'iode, par l'injection dans les fistules ou dans le foyer de la solution iodo-iodurée.

Cette médication, assez souvent suivie de succès (Nocard, Netter, etc.), dans les localisations superficielles, donne des résultats beaucoup plus incertains dans l'actinomycose viscérale.

Indications chirurgicales. — Aussi l'INTERVENTION CHIRURGICALE a-t-elle été tentée dans l'actinomycose pulmonaire.

Malheureusement, le diagnostic n'est porté, dans la plupart des cas, que beaucoup trop tard. Le foyer est trop étendu, et la pullulation des parasites dans le médiastin, le diaphragme, le tissu sous-pleural, multiplie les chances de récidive. En tout cas, l'intervention doit être très large, favorisée le plus souvent par les adhérences pleurales qui évitent tout danger de pneumothorax. Le lobe malade doit être largement réséqué et profondément cautérisé.

L'administration de l'iodure et les soins donnés à l'état général du malade permettent parfois une survie de plusieurs années : la guérison définitive, à l'abri de toute récidive, n'a été que bien rarement obtenue (2).

(1) Poncet et Bérard, Traité de l'actinomycose humaine, Paris, 1898.
(2) Naussac, Thèse de Lyon, 1896. — Poncet et Bérard, Traité de l'actinomycose, 1898.

CHAPITRE XIII

TRAITEMENT DES PNEUMOKONIOSES

Prophylaxie.
Traitement : 1° *Traitement du début* (Gymnastique respiratoire, médicaments expectorants et antiseptiques, traitement de l'état général) ; 2° traitement de la période scléreuse.

On réunit sous le nom de *pneumokonioses* (πνεύμων, poumon ; κόνις, poussière) les altérations du poumon résultant de l'absorption de corps étrangers extrêmement fins (poussières), dont les molécules pénètrent le parenchyme, en écartant les divers éléments anatomiques qui le constituent.

Quelle que soit l'origine de ces poussières, l'affection qu'elles déterminent n'a pas d'autre traitement que l'institution de mesures préventives, dont le but sera d'empêcher l'absorption des particules poussiéreuses.

Les discussions récentes sur l'origine de la plus fréquente des pneumokonioses, l'anthracose, ne modifient en rien la prophylaxie de ces affections ; il paraît résulter des expériences de Calmette, de Vansteenberghe et de Grizez (1), que l'injection répétée de particules minérales extrêmement fines peut aboutir à l'envahissement du tissu pulmonaire par ces poussières, par l'intermédiaire des vaisseaux lymphatiques ; Herman et Belminger ont réfuté, par d'autres expériences, la possibilité de ce mode d'invasion. Il n'en reste pas moins acquis que les hygiénistes doivent s'efforcer de mettre les ouvriers à l'abri de l'air chargé de poussières.

Les poussières d'origine animale, végétale ou minérale, peuvent être également dangereuses ; nous n'indiquerons que les plus fréquemment en cause : poussières de laine, de soie, de poils, de plumes, etc. ; poussières de charbon (*anthracosis*), de tabac (*tabacosis*), de coton (*byssinosis*), de chanvre, de farine, de bois, etc., poussières

(1) VANSTEENBERGHE et GRIZEZ, De l'origine intestinale de l'anthracose pulmonaire (*Ann. de l'Inst. Pasteur*, déc. 1905). — CALMETTE, VANSTEENBERGHE et GRIZEZ, *Acad. des sciences*, 26 nov. 1906.

de fer (*siderosis*), de silice (*chalicosis*), de verre, d'argile, etc. ; de nacre, dont nous avons observé un certain nombre de cas, l'un d'eux de gangrène pulmonaire, qui a d'ailleurs guéri.

Prophylaxie. — Les *mesures préventives* destinées à protéger les ouvriers contre ces poussières sont multiples : leur nombre est peut-être en raison de leur peu d'efficacité et de leur difficulté d'application. Proust, Courtois-Suffit et Lévy-Sirugue (1) ont donné une description complète des mesures prophylactiques à employer contre les maladies professionnelles ; nous ne pourrons en donner ici qu'un aperçu.

La meilleure condition est de mettre l'ouvrier complètement à l'abri du dégagement des poussières, quand le travail peut s'effectuer mécaniquement dans des cages vitrées ou dans des caisses munies de regards en verre.

La protection peut encore être obtenue par le port de masques ou de respirateurs ; on a eu recours à des garnitures de gaze, de toile métallique, d'éponges humectées d'eau ; l'inconvénient de tous ces dispositifs, même les plus ingénieux, est la gêne qui résulte de leur emploi, auquel les ouvriers ne se résignent que difficilement.

L'arrosage des planchers, le balayage à la sciure de bois humide, la saturation de l'air par l'humidité, le dégagement des vapeurs empêchent dans une large mesure le mouvement des poussières.

La ventilation est souvent utilisée : on s'efforce de limiter le champ d'expansion des poussières en adaptant, au point même où elles se produisent des enveloppes collectrices dont le fond communique avec les conduits de refoulement ou d'aspiration. Les poussières ainsi aspirées ne doivent pas être rejetées à l'extérieur ; elles sont arrêtées dans des chambres spéciales, où elles s'accumulent ; leur précipitation est obtenue par la perte de la vitesse du courant d'air qui les entraîne, ou encore par interposition d'une chute d'eau sous forme de pluie, ou par dégagement de jets de vapeur.

Dans les grands centres industriels, pour éviter la surcharge de l'air par les particules entraînées par les fumées, on ordonne l'emploi de *fumicores* ; aucun de ces appareils n'a encore donné des résultats tout à fait satisfaisants.

L'évolution des pneumokonioses peut, pendant un long temps, n'être marquée par aucun trouble appréciable. Le début des accidents consiste habituellement en une dyspnée, parfois assez intense, pour obliger les ouvriers à renoncer à leur travail. Cette dyspnée

(1) A. PROUST, Traité d'hygiène (hygiène professionnelle et industrielle). — COURTOIS-SUFFIT et LÉVY-SIRUGUE, *Hygiène industrielle*, fasc. VII du Traité d'hygiène de BROUARDEL, CHANTEMESSE, MOSNY.

Thérapeutique respiratoire.   10

résulte de l'emphysème et des lésions de sclérose imputables à l'irritation locale. A un degré plus avancé peuvent se produire les petites cavernes (*phtisie charbonneuse*), dues à l'étouffement des vaisseaux par le tissu de sclérose et aux infections banales surajoutées.

En présence de ces accidents, il faut tout d'abord faire abandonner au malade son travail habituel; puis on doit instituer la thérapeutique spéciale que comporte son état : administration de l'iodure, en particulier de l'iodure de caféine si l'emphysème tend à fatiguer le cœur droit; suralimentation, arsenicaux si l'état général paraît compromis; enfin la prescription des balsamiques, en injections ou en inhalations, sera utile dès qu'apparaîtront les signes de « phtisie charbonneuse ».

Nous savons, à l'heure actuelle, que, dans les pneumokonioses, les corps étrangers, les molécules de poussière qui pénètrent le parenchyme pulmonaire ne sont pas l'unique cause de la maladie. Leur pénétration n'est que le traumatisme qui ouvre la porte aux infections microbiennes banales qui seront les véritables causes de la pneumokoniose. Les pneumokonioses, quelle que soit leur nature, qu'il s'agisse d'anthracose, de sidérose ou de chalicose, ont une évolution clinique et anatomique à peu près analogue.

Cette évolution très longue passe par trois phases. A chacune de ces phases, la conduite à tenir sera différente.

Traitement du début. — Au début, l'affection rappelle assez bien la bacillose pulmonaire à la première période. Le son de percussion est généralement un peu diminué. Le murmure vésiculaire est affaibli; l'inspiration peut être rude. Quelques râles de bronchite ou même des craquements se surajoutent à ces signes physiques.

Cette symptomatologie serait très discrète si au moindre effort le malade ne se plaignait d'une dyspnée vive avec légère cyanose, et d'une rapide sensation de fatigue. Enfin l'état général du malade s'altère déjà. Il s'amaigrit. A ce stade, la lésion consisterait en un emphysème assez marqué, en une inflammation de la paroi lobulaire et de l'épithélium alvéolaire. Ces lésions s'accompagnent de congestions faciles et entravent l'hématose. Ainsi s'explique très bien le symptôme dont se plaint le malade, la dyspnée.

A cette période, le malade peut guérir. Il faut pour cela lui faire abandonner complètement sa profession.

Nous devons ensuite l'aider à guérir les lésions déjà constituées, mais non irrémédiables. Notre conduite à tenir sera la même que celle que nous adoptons en face de ces exsudats de pneumonie franche qui ne se résorbent pas et tendent à passer à la chronicité.

Tout d'abord, nous devons essayer de rendre au poumon sa perméabilité. Dans ce but, la *gymnastique respiratoire* nous rendra de réels services. Elle assouplira le parenchyme pulmonaire, elle activera la petite circulation. Elle aura pour résultat palpable de diminuer la dyspnée et la cyanose qui l'accompagne.

Nous pourrons lutter contre l'inflammation chronique du parenchyme du poumon par l'emploi de médicaments qui s'éliminent par la surface des voies respiratoires, facilitent l'expectoration et ont un pouvoir antiseptique.

Nous éviterons les substances pouvant congestionner le poumon comme les sulfureux. Nous utiliserons l'essence de térébenthine, à faibles doses, la terpine, le terpinol, l'eucalyptol. Ces médicaments seront prescrits par la voie buccale pendant longtemps sans inconvénients.

Ils pourront être remplacés de temps à autre par des expectorants du groupe des antimoniaux : le kermès minéral ou l'oxyde blanc d'antimoine à petites doses et d'une manière intermittente.

L'auscultation de ces malades décèle de fréquentes congestions. Il est nécessaire de les éviter. Dans ce but, nous suivrons les conseils que Ducastel a donnés dans les scléroses pulmonaires au début : nous prescrirons au malade de l'ipéca (50 centigrammes de poudre dans 50 grammes de sirop d'ipéca, à prendre en trois fois à dix minutes d'intervalle). Le tartre stibié peut trouver là aussi quelque indication : la dose utilisée sera de 10 centigrammes. La révulsion thoracique, à l'aide de ventouses sèches, de pointes de feu, de cataplasmes sinapisés, sera d'une véritable utilité pour lutter contre ces poussées congestives.

L'état général du malade, nous l'avons dit, s'altère dès cette première phase de la pneumokoniose. Nous conseillerons l'emploi de l'arsenic, de préférence sous la forme d'arséniate de soude (liqueur de Pearson), de cacodylates (en injections sous-cutanées) ou d'arrhénal (en ingestion).

Si une cure hydrominérale est possible, c'est celle du Mont-Dore, qui présente le plus d'indications par suite de la nature arsenicale des eaux et des pratiques de la cure.

Traitement de la période scléreuse. — La pneumokoniose arrivée à la deuxième phase se présente sous l'aspect clinique ou anatomique d'une sclérose pulmonaire étendue.

Il s'agit d'une sclérose lobulaire disséminée et bien constituée. Il ne faut plus compter sur l'efficacité du traitement. On est réduit à une thérapeutique toute de symptômes.

Les signes d'auscultation et de percussion thoracique sont ceux de la sclérose pulmonaire avec bronchite.

La dyspnée dont s'est plaint le malade dès le début de l'affection est devenue permanente. Elle s'accompagne d'une légère cyanose; le malade expectore abondamment; son crachat est purulent, hémorragique et riche en poussières.

Nous appliquerons le même traitement que lors de la première période de la pneumokoniose, mais sans espoir d'améliorer l'état du sujet.

Enfin le poumon s'ulcérera et le malade cachectique aura toutes les apparences d'un tuberculeux cavitaire; il en aura l'amaigrissement, l'anorexie, la toux, les vomissements, l'expectoration, les hémoptysies, l'oppression, la fièvre, les sueurs nocturnes et la diarrhée. Nous emploierons donc ici tous les procédés thérapeutiques, dont l'unique but est d'atténuer les souffrances du tuberculeux cavitaire.

Il arrive parfois que le malade présente des troubles d'une tout autre nature. Avant d'ulcérer son poumon, il fatigue son cœur. La sclérose pulmonaire a entravé la petite circulation et a par suite provoqué la dilatation du cœur droit; le malade devient un asystolique, et sa cyanose, sa dyspnée s'améliorent tout au moins d'une façon passagère par la digitale. Nous en conseillerons même l'emploi d'une manière périodique. Chaque mois tout d'abord, tous les quinze jours s'il le faut ensuite, nous prescrirons une macération de poudre de feuilles de digitale, à la dose de 20 à 30 centigrammes par jour pendant trois jours.

Ce traitement, qui a pour but de soutenir le myocarde, n'aura aucun effet sur la marche de la sclérose et n'empêchera pas, si le malade survit, le poumon de s'ulcérer.

CHAPITRE XIV

TRAITEMENT DE LA SYPHILIS DU POUMON

Formes cliniques : Période secondaire. — Forme tertiaire trachéobron-
  chique. — Forme tertiaire pulmonaire. — Hérédo-syphilis.
Traitement de la période secondaire.
Traitement de la période tertiaire : Bronchopneumonie scléro-gommeuse.
  — Caverne syphilitique. — Pleurésie.
Traitement de l'hérédo-syphilis pulmonaire.
Traitement de l'association de la syphilis et de la tuberculose.

Les pneumopathies syphilitiques peuvent apparaître à différentes
périodes de l'infection.

Formes cliniques. — Elles se présentent sous des aspects
cliniques très variables suivant qu'elles surviennent à la période
secondaire, à la période tertiaire ou chez des hérédo-syphilitiques.

Période secondaire. — A la période secondaire, en dehors de la
laryngite et de la trachéo-bronchite, il peut survenir de l'inflammation des moyennes et des petites bronches. Cette bronchite spécifique
est une maladie aiguë, fébrile, avec altération brusque de l'état
général ; on la rapporte à une véritable éruption étendue à tous les
revêtements épithéliaux (1).

Forme tertiaire trachéobronchique. — La période tertiaire
donne lieu à des accidents plus insidieux et plus graves. Il s'agit
généralement soit d'une lésion trachéobronchique, soit d'une bronchopneumonie scléro-gommeuse.

La lésion trachéobronchique siège dans la région sous-cricoïdienne
ou au niveau de l'éperon trachéal. Elle se traduit par des signes de
sténose (cornage et accès de suffocation) et par une expectoration
muco-purulente ou sanguinolente. Cette syphilose non traitée peut
laisser après elle un rétrécissement cicatriciel de la trachée ou des
bronches ; elle peut encore entraîner une perforation de ces conduits et leur ouverture dans un gros vaisseau du médiastin ou dans
l'œsophage. Enfin il n'est pas rare de voir survenir de la gangrène
pulmonaire, de l'œdème du poumon, une bronchopneumonie

(1) Sergent, Syphilis et tuberculose, Paris, 1907.

secondaire au cours de la syphilis tertiaire trachéobronchique.

Forme tertiaire pulmonaire. — La lésion du tertiarisme dans le parenchyme pulmonaire n'est autre qu'une bronchopneumonie où les néoformations gommeuses et scléreuses s'associent ; la prédominance des premières donne lieu à la forme gommeuse évoluant vers le ramollissement, la fonte caséeuse et l'excavation ; le malade présente alors les signes physiques d'une tuberculose cavitaire ; dans l'autre cas, il s'agit de la forme scléreuse réalisant le type clinique *de la sclérose pleuro-broncho-pulmonaire avec dilatation bronchique*. Comme dans les scléroses non syphilitiques, le danger est la dilatation du cœur droit, l'asystolie. Ces lésions pulmonaires peuvent être pendant longtemps compatibles avec un assez bon état général. Mais, par contre, elles peuvent se compliquer d'infection secondaire. La dilatation bronchique, la caverne gommeuse s'infectent, sont le siège d'une suppuration abondante. La fièvre hectique s'installe ; le malade ressemble en tous points à un phtisique cavitaire. Cette infection secondaire peut être due au sphacèle des extrémités bronchiques ou de la paroi d'une caverne gommeuse. Ce sphacèle pulmonaire comporte l'évolution clinique habituelle de toute gangrène de l'appareil respiratoire.

La syphilis pulmonaire, dans quelques cas, évolue avec une très grande rapidité. C'est la *phtisie galopante syphilitique*. Le malade semble atteint d'une bronchopneumonie aiguë ou d'une pneumonie caséeuse. Le parenchyme pulmonaire se creuse de cavernules ; en deux semaines, l'état général s'altère rapidement. En moins d'un mois, le sujet a réalisé le tableau complet du phtisique. A la période tertiaire, la syphilis peut encore déterminer l'éclosion d'une pleurésie avec *épanchement pleural séreux ou hémorragique*. Cet épanchement abondant se reproduit facilement après la thoracentèse.

Hérédo-syphilis. — Les *hérédo-syphilitiques* peuvent être atteints dans le premier âge de trachéobronchite et de bronchopneumonie. Ces affections semblent banales au point de vue clinique ; elles sont cependant l'expression de lésions spécifiques scléreuses et surtout gommeuses. Les gommes subissent la fonte complète, et l'enfant devient un cavitaire. On croit à une tuberculose pulmonaire, exceptionnelle cependant chez le nourrisson. Le processus de sclérose peut aussi laisser une séquelle : la dilatation bronchique. Enfin la dilatation bronchique congénitale ne serait, pour certains auteurs, qu'une forme de l'hérédo-syphilis pulmonaire.

Ce tableau rapide des manifestations cliniques de la syphilis pulmonaire nous montre que les pneumopathies syphilitiques non traitées laissent des lésions profondes et graves dans l'appareil respiratoire. Il importe donc d'instituer le traitement mercuriel d'une manière précoce.

Nous avons vu que le diagnostic de la nature syphilitique de ces manifestations pulmonaires est souvent difficile ; ces lésions sont en effet presque toujours considérées comme de nature tuberculeuse.

Nous devons donc nous entourer de tous les renseignements utiles que peuvent nous fournir la clinique et le laboratoire pour poser rapidement un diagnostic. Nous ne négligerons pas non plus l'épreuve de la thérapeutique. Barthélemy, en 1905, soutenait, après Potain, « qu'il ne faut pas redouter le mercure chez les tuberculeux qui deviennent syphilitiques, ni chez les syphilitiques qui deviennent tuberculeux ». Cette affirmation était utile à rappeler à cause de la crainte longtemps suscitée par l'usage du mercure dans les cas de syphilis compliquée de tuberculose, ou de tuberculose avec syphilis surajoutée.

Traitement de la période secondaire. — Le traitement qui convient aux manifestations secondaires de la syphilis sur l'appareil respiratoire, à la trachéobronchite et à la bronchite, est le traitement mercuriel.

L'introduction du mercure par la voie sous-cutanée est assurément la méthode la plus recommandable ; mais si, pour diverses raisons, nous ne pouvons l'employer chez un sujet, nous pourrons la remplacer par la méthode des frictions ou par la méthode gastro-intestinale. La nécessité d'une action très énergique ne s'impose pas en effet.

Nous prescrirons donc au malade l'une des préparations suivantes :

1° La liqueur de van Swieten, à la dose de trois à six cuillerées à café par jour : une cuillerée toutes les deux ou quatre heures ;

2° Une solution aqueuse de lactate de mercure à 1 p. 1000, à la même dose ;

3° Une solution aqueuse de biiodure d'hydrargyre à 1 p. 3000, à la même dose ;

4° Un suppositoire contenant 3 grammes d'onguent mercuriel ainsi formulé :

Onguent mercuriel	3 grammes.
Axonge benzoïnée	1 gramme.
Cire blanche	50 centigrammes.
Beurre de cacao	4 grammes.

La médication par la voie gastro-intestinale se fera par périodes de vingt jours, avec intervalles de repos de huit jours.

Au lieu de ces préparations introduites par le tube digestif, nous pourrons conseiller, si le sujet a des diarrhées faciles, de la dyspepsie gastro-intestinale, l'usage des frictions à l'onguent napolitain ; une cartouche de 4 grammes par jour. Prescrire des séries de huit frictions séparées par huit jours de repos.

Enfin la méthode des injections sous-cutanées est celle que nous devons préférer, parce qu'elle est très efficace, très sûre et inoffensive pour les organes de la digestion.

Nous prescrirons dans ces manifestations secondaires de la syphilis pulmonaire des sels solubles comme le biiodure ou le benzoate de mercure :

Benzoate de mercure	30	centigrammes.
Chlorure de sodium	10	—
Chlorhydrate de cocaïne	15	—
Eau distillée	40	grammes.

1 centimètre cube par jour (Broeq).

Biiodure d'hydrargyre	10	centigrammes.
Iodure de sodium	Q. S.	pour dissoudre.
Chlorhydrate de morphine	2	centigrammes.
Eau distillée	40	grammes.

2 centimètres cubes par jour.

La cocaïne et la morphine ont été ajoutées à ces solutions de sels mercuriaux dans le but de rendre ces injections indolores.

Nous ferons des séries de dix jours de traitement, séparées par des intervalles de quinze jours de repos.

Ces diverses médications mercurielles seront poursuivies jusqu'à cessation des accidents. Doivent-elles être les seuls moyens thérapeutiques à employer contre la trachéobronchite et la bronchite syphilitique secondaire? Nous considérons qu'il est inutile de prescrire d'autres médicaments comme des balsamiques ou des expectorants. L'iodure de potassium pourrait être nuisible. Il est en effet susceptible de déterminer des poussées congestives qui seraient d'un fâcheux effet.

Traitement de la période tertiaire. — En ce qui concerne les manifestations pulmonaires du tertiarisme, nous devons nous montrer beaucoup plus sévères que nous ne l'avons été lors de la période secondaire. La pneumopathie tertiaire réclame une médication énergique.

Il faut ici laisser de côté la voie gastro-intestinale et s'adresser soit à la méthode des injections, soit à celle des frictions.

Nous choisirons l'agent thérapeutique le plus puissant : le calomel.

Nous en ferons une injection hebdomadaire pendant six semaines. Chaque injection contiendra 10 centigrammes de calomel. Toutefois, pour tâter la susceptibilité du malade, les trois premières n'en

contiendront que 3, 5 et 7 centigrammes. Nous utilisons la formule
suivante (formule Jaboin) :

    Chlorure mercureux précipité par......   5 grammes.
    Graisse de laine stérilisée..............   15   —
    Gaïacol...............................   3   —
    Huile de vaseline camphrée à 1 p. 10
        stérilisée.................... Q. S. pour 100 cent. cubes.

Chaque centimètre cube contient 5 centigrammes de chlorure mercureux
précipité.

Si le calomel n'est pas supporté par le sujet, comme il arrive chez
des brightiques, des alcooliques, des diabétiques, nous conseillons
d'avoir recours à la méthode des frictions mercurielles.

Ce sont là les deux modes de traitement les plus énergiques qu'il
faut mettre en pratique au début de la syphilose tertiaire du poumon. Elles auront un effet curateur certain.

Tout autre traitement adjuvant est et sera inutile si le mercure
est administré dès la première phase de la lésion syphilitique tertiaire. L'iodure de potassium même n'est nullement indiqué.

Mais, si le diagnostic est porté tardivement, la trachéobronchite
gommeuse, la bronchopneumonie scléro-gommeuse non traitées
évolueront et donneront lieu à des complications auxquelles il
faudra parer.

Au traitement mercuriel intensif s'ajoutera une thérapeutique des
accidents. La trachéobronchite peut entraîner, en effet, des accès
dangereux de suffocation.

Trachéotomie. — Si la lésion est sous-cricoïdienne, une trachéotomie s'impose et sauve la vie du malade. Si la lésion est à
l'éperon, il reste la ressource de l'incision de la bride obturatrice
à l'aide de la bronchoscopie.

La gomme trachéobronchique peut s'ulcérer sans obstruer au
préalable la lumière du conduit respiratoire. Elle entraîne alors une
expectoration muco-purulente ou muco-sanguinolente, qu'il est de
notre devoir d'atténuer. En ce cas, au traitement mercuriel, nous
ajouterons l'usage des balsamiques.

Enfin toute thérapeutique est impuissante si le processus gommeux ulcère à la fois la trachée et un vaisseau comme l'aorte.

Bronchopneumonie scléro-gommeuse. — *Elle peut subir
deux évolutions :* ou bien la fonte des gommes provoque la *formation
de cavernes* en plein parenchyme pulmonaire ; ou bien le processus de
sclérose l'emportant, il s'établit une *sclérose broncho-pulmonaire avec
dilatation bronchique.*

Devons-nous, quand les lésions sont aussi avancées, recourir au traitement mercuriel. A cette phase tardive de la syphilose pulmonaire, nous ne pouvons compter sur le mercure pour combler les cavernes, ou faire régresser le tissu de sclérose.

Néanmoins nous prescrirons le mercure, mais dans le seul but de retarder l'apparition de la cachexie syphilitique tertiaire et de prévenir d'autres manifestations chez ce syphilitique sévèrement atteint. Nous donnerons le mercure sous forme d'injections sous-cutanées de sels solubles, ou sous forme de frictions, ou bien enfin par la voie gastro-intestinale.

L'iodure doit-il être adjoint au mercure ? Dans ces formes pulmonaires de la syphilis, il faut éviter les congestions dans la petite circulation : celles-ci sont surtout nuisibles dans les cas de sclérose du poumon. Nous ne prescrirons donc l'iodure qu'après avoir tâté la susceptibilité du sujet, et nous conseillons de ne l'employer qu'à petites doses : 50 centigrammes d'iodure de potassium par jour, quinze jours par mois.

Il sera quelquefois utile de recommander la médication arsenicale dans les syphilis tertiaires graves. En ces derniers temps, on a préconisé un dérivé de l'arsenic : l'atoxyl. Il semble que ce médicament n'a pas donné tout ce qu'il promettait. Nous nous en tenons encore, pour notre pratique, aux injections de cacodylate de soude ou d'arrhénal.

Caverne syphilitique. — Qu'elle soit due à la fonte d'une gomme ou à une dilatation bronchique, la caverne est exposée à devenir le siège d'un processus de suppuration secondaire. Cette suppuration pourra entraîner une cachexie analogue à celle du cavitaire tuberculeux.

Il faudra donc éviter ces infections secondaires dans le poumon syphilitique creusé de cavernes ou infiltré de sclérose.

Nous conseillerons dans ce but l'usage de substances antiseptiques s'éliminant par l'épithélium des voies respiratoires : eucalyptol, menthol, myrtol, créosote et gaïacol, essence de térébenthine.

La révulsion thoracique à l'aide de pointes de feu et de ventouses sèches offrira les mêmes avantages que chez le tuberculeux cavitaire.

Un processus de sphacèle peut envahir les parois de la caverne gommeuse ou bronchique. Nous tiendrons alors la même conduite que s'il s'agissait de gangrène du poumon.

Enfin la forme scléreuse de la syphilis pulmonaire entraîne, à longue échéance il est vrai, de la dilatation du cœur droit comme toute sclérose pulmonaire.

Nous retarderons l'apparition de cette phase cardiaque en prescrivant au malade une infusion ou une macération de 0gr,20 de feuilles de digitale tous les mois, pendant trois jours, suivant notre méthode.

Dans notre rapide esquisse clinique, nous avons parlé d'une forme de **phtisie galopante syphilitique**. Il est naturel que, dans ces cas, le traitement convenable ne sera autre que le traitement mercuriel intensif par les injections de calomel.

Pleurésie. — La pleurésie purulente syphilitique réclamera une thérapeutique active : des injections de sels solubles ou des frictions. Il est inutile de ponctionner cet épanchement, qui se reproduit avec facilité, à moins que sa quantité soit un danger pour la vie du malade. En ce cas, il faut se contenter d'évacuations partielles.

Traitement de l'hérédo-syphilis pulmonaire. — *Chez l'enfant hérédo-syphilitique*, la syphilis pulmonaire réclame une thérapeutique active. A vrai dire, on fait rarement le diagnostic de syphilis pulmonaire chez le nourrisson, ou on le fait trop tard.

En tout cas, aussitôt le diagnostic posé, nous prescrirons le mercure à haute dose.

Nous donnons la préférence à la méthode des frictions chez l'enfant.

Nous faisons une friction quotidienne d'une durée de cinq minutes vingt jours par mois. Après un repos de dix jours, nous recommençons une nouvelle série, et ainsi de suite jusqu'à disparition des accidents.

Il faut avoir soin de ne faire de friction sur une même surface cutanée que tous les huit ou dix jours, pour éviter toute irritation de la peau. La dose quotidienne d'onguent mercuriel à employer est de 0^{gr},50 pour le nouveau-né, 1 gramme pour l'enfant d'un an, 2 grammes pour l'enfant de deux ans et au-dessus.

Par la voie gastrique, nous prescrirons soit le calomel, soit la liqueur de van Swieten, soit une solution de lactate de mercure au millième.

Le calomel est donné trois fois par jour pendant quinze ou vingt jours consécutifs. Après une suspension de dix jours, la médication est reprise. La dose varie avec l'âge. Elle est de 5 milligrammes par jour en trois fois chez le nouveau-né, 7 milligrammes chez le nourrisson de trois mois, de 1 centigramme à un an, de 2 centigrammes à deux ans jusqu'à sept ans.

La liqueur de van Swieten et la solution à 1 p. 1000 de lactate de mercure se prescrivent de la manière suivante :

Chez les enfants, 1 centimètre cube par année d'âge.

La médication est suivie pendant vingt jours et suspendue ensuite pendant dix jours ; on la reprendra si les accidents n'ont pas disparu. Des troubles digestifs, des vomissements et de la diarrhée imposent l'interruption du traitement.

Traitement de l'association de la syphilis et de la tuberculose. — A côté du traitement des pneumopathies syphilitiques proprement dites, nous devons indiquer quelle est la thérapeutique à instituer dans les cas fréquents où la tuberculose vient compliquer la syphilis et aussi dans le cas où un tuberculeux devient syphilitique. Sans envisager tous les termes du problème, si bien étudié par Sergent, nous devons au moins résumer ses conclusions pratiques.

Le syphilitique devenu tuberculeux voit « sa tuberculose se développer à la faveur d'un terrain préparé », la tendance de la syphilis à former du tissu scléreux prédisposera la lésion bacillaire à se localiser.

Dans ces cas, Potain a montré l'influence favorable du traitement spécifique : « Si on ne peut espérer faire disparaître la tuberculose, le seul fait de modifier le terrain pourra peut-être nous permettre d'immobiliser, parfois même de faire rétrocéder la lésion tuberculeuse. Il m'a été donné, pour ma part, d'observer une amélioration semblable chez un certain nombre de malades. »

Lorsque la syphilis survient chez un tuberculeux, les conditions sont bien différentes. « La pire association morbide que je connaisse est l'union d'une tuberculose pulmonaire avec une syphilis commençante » (Landouzy).

Cependant, dans les tuberculoses peu avancées ou d'allure peu sévère, la syphilisation intercurrente peut survenir sans trop aggraver l'état local et général ; elle peut dans la suite « favoriser le processus de sclérose et de cicatrisation fibro-calcaire des lésions tuberculeuses. Dès lors la tuberculose, qui pourtant avait précédé la syphilisation, est améliorable par le traitement mercuriel, qui modifie avantageusement le terrain sur lequel elle s'est acclimatée par la suite ».

Quoi qu'il en soit, l'association de la tuberculose et de la syphilis réclame la médication mercurielle ; mais, si la syphilis n'est pas sévère, le traitement n'a nullement besoin d'être intensif.

Au mercure nous n'associerons pas l'iodure de potassium, qui peut être nuisible pour la tuberculose et qui peut provoquer de la congestion des sommets.

Comme adjuvant au traitement mercuriel, nous donnons la préférence à l'arsenic, en particulier au *cacodylate de soude* ou au méthyl-arsinate de soude (*arrhénal*). Arsenic et mercure peuvent être très heureusement associés sous la forme de cacodylate d'hydrargyre, que nous emploierons à la dose quotidienne de 1 ou 2 centigrammes en injections sous-cutanées. Cette médication arsenicale et mercurielle se prescrira par séries de douze injections avec des repos d'égale durée.

CHAPITRE XV

TRAITEMENT DU CANCER DU POUMON

Traitement palliatif.
Évacuation de l'épanchement pleural.

Le traitement ne peut être que palliatif ; il sera dirigé contre tel ou tel symptôme prédominant. Les douleurs, qui revêtent le plus souvent le type névralgique seront atténuées par la révulsion sous toutes ses formes ; on ne craindra pas de recourir aux narcotiques, ni même à la morphine, qui est, comme on l'a dit, un aliment pour les cancéreux. La toux, souvent coqueluchoïde par irritation des pneumogastriques, sera calmée par les préparations belladonées. Aux hémoptysies on opposera le chlorure de calcium et l'ergotine.

La dyspnée est souvent augmentée par l'existence d'un épanchement pleural (cancer pleuro-pulmonaire). L'évacuation du liquide n'apporte pas toujours au malade le soulagement qu'on en pourrait attendre ; de plus, l'épanchement se reproduit avec une grande rapidité ; et, comme il est, de façon à peu près constante, de nature hémorragique, on peut craindre de soustraire au malade une quantité appréciable de sang, ce qui serait une nouvelle cause de débilitation (Moutard-Martin). Dieulafoy conseille de ne pratiquer que des évacuations partielles, qui peuvent apporter au malade un soulagement appréciable, tout en évitant les inconvénients que nous venons de signaler. Pour remplacer le liquide évacué et entraver la reproduction de l'épanchement hémorragique, il serait bon d'injecter dans la cavité pleurale une certaine quantité d'azote.

Le *sarcome* du poumon n'a pas d'autre traitement que cette thérapeutique toute palliative.

Dans le cas d'épanchement pleural, les indications de la thoracentèse ont toujours été très discutées. Nous conseillons de s'en tenir à de petites évacuations de 200 ou 300 grammes, quelle que soit l'intensité de la dyspnée.

Ces ponctions devront être éloignées le plus possible.

Nous justifions cette conduite à l'aide d'arguments soutenus déjà par beaucoup de cliniciens.

Tout d'abord, l'épanchement pleural du cancer pleuro-pulmonaire n'est pas la seule cause de la dyspnée. De plus, cet épanchement est hémorragique, huit fois sur dix, et le sang y entre généralement dans une assez forte proportion. Enfin ce liquide, après la ponction, se reproduit très rapidement, en vingt-quatre heures.

Il s'ensuit que des thoracentèses fréquentes, des ponctions importantes joueraient le rôle de véritables saignées, affaiblissant le malade pour ne lui donner que quelques heures de soulagement.

CHAPITRE XVI

TRAITEMENT DE LA PNEUMONIE

Anciennes méthodes thérapeutiques : Saignée, émétique, vésicatoire.
Méthodes classiques défensives. — Traitement préventif.
Traitement symptomatique : Inhalations d'oxygène. — Enveloppements
  froids. — Bains froids. — Digitale. — Quinine.
Traitement symptomatique des formes de la pneumonie : Forme normale.
  — Formes anomales (pneumonie des enfants, pneumonie des vieillards
  et des artérioscléreux, pneumonie des femmes enceintes, pneumonie
  des cardiaques et des gibbeux, pneumonie des alcooliques, pneumonie
  associée à d'autres infections, pneumonie des diabétiques et des brightiques,
  pneumonie des cachectiques et des inanitiés, pneumonie infectante).
Médications offensives : Antiseptiques.
Sérothérapie : Sérothérapie non spécifique. — Sérothérapie pneumococcique.
Ferments métalliques.

La pneumonie est une des maladies infectieuses dont l'étude bactériologique a été le plus complètement faite, et déjà, depuis vingt-cinq ans, nous connaissons son agent pathogène, le pneumocoque de Talamon-Fraenkel. Cependant la médecine n'a pas encore su, comme pour la diphtérie, lui opposer un traitement vraiment spécifique. Les médecins modernes se refusent à accepter, comme leurs devanciers, l'aphorisme d'Hildebrand, suivant lequel : *frigus pneumoniæ unica causa est* ; mais ils ne savent guère mieux qu'eux arrêter l'évolution de la maladie.

L'expérience de nos prédécesseurs nous a d'ailleurs appris que, quel que soit le traitement qu'on lui oppose, la pneumonie a une marche cyclique, à peu près invariable, et qu'elle tend à évoluer vers la guérison, à condition que le malade ne présente pas de tares organiques, à condition aussi qu'une médication intempestive ne vienne pas mettre les viscères en amoindrissement fonctionnel. Le médecin doit donc, par une thérapeutique opportuniste, se borner à aider le malade dans sa lutte contre le pneumocoque, et son rôle, pour être moins hardi que ne le concevaient les auteurs, au commencement du siècle dernier, n'en présente que plus d'efficacité. De plus, l'étude biologique de l'infection pneumococcique a permis d'instituer un traitement préventif, une prophylaxie de la pneumonie.

Enfin des méthodes modernes, encore à l'étude, telles que la sérothérapie ou l'emploi des ferments permettent d'espérer que, dans un avenir prochain, on pourra, tout en traitant le *pneumonique*, opposer à la *pneumonie* une thérapeutique offensive et juguler dans son origine, sinon prévenir, l'infection pneumococcique.

I. — Anciennes méthodes thérapeutiques.

Les procédés thérapeutiques que l'on a opposés à la pneumonie sont très nombreux, et nous ne les exposerons pas ici en détail. Un grand nombre d'entre eux ont été abandonnés à juste titre ; d'autres méritent d'être conservés, non plus comme médications *systématiques*, mais seulement quand ils répondent à des indications *symptomatiques*.

Pour Grisolle, pour Bouillaud, pour Laennec, toute pneumonie imposait comme thérapeutique : la saignée, l'émétique et le vésicatoire.

Saignée. — La *saignée* considérable (2 à 3 kilogrammes de sang), telle que la pratiquaient Broussais et Bouillaud, n'a plus actuellement de partisans ; la saignée modérée *systématique* a été également abandonnée avec raison, mais l'abus qu'on en a fait autrefois ne doit pas faire oublier qu'elle peut rendre des services inappréciables dans les cas de dyspnée intense, de dilatation du cœur droit avec cyanose, de stase veineuse encéphalique avec somnolence ou état demi-comateux.

« Si la dyspnée persiste, surtout si le pneumonique n'est point débile et que se marquent chez lui des signes d'engouement cardio-pulmonaire ; si le pouls est plein, la face vultueuse, les veines du cou distendues, une saignée de la veine est indiquée » (Landouzy). Une saignée modérée, pratiquée dans ces conditions, détermine un soulagement immédiat, en facilitant le travail du cœur par la diminution de la masse sanguine et en débarrassant l'organisme d'une grande quantité de substances toxiques. La respiration devient plus ample et moins rapide ; la tension artérielle se relève ; les manifestations cardiaques s'améliorent ; la diurèse augmente, les troubles nerveux s'amendent.

Émétique. — L'emploi systématique de l'*émétique* a été longtemps regardé comme faisant nécessairement partie de la thérapeutique de la pneumonie. Rasori considérait le tartre stibié comme un agent efficace pour lutter contre le « stimulus » pneumonique, aussi devait-on, suivant lui, pousser le malade jusqu'aux dernières limites de sa tolérance, en lui administrant jusqu'à 8 et 12 grammes du médicament. De nombreux accidents, tels que la prostration nerveuse, l'adynamie, le collapsus cardiaque, firent abandonner ces doses élevées, mais Laennec, Grisolle, Trousseau conservèrent le médicament aux doses encore dangereuses de 0gr,30 à 0gr,50 par jour. On a abaissé progressivement la dose d'émétique à 10 ou 15 centigrammes, et même actuellement tous les médecins regardent comme très problématiques les avantages qu'on reconnaissait autrefois au tartre stibié : anesthésie des extrémités du pneumogastrique, absorption interstitielle, décongestion du poumon et résolution de l'hépatisation.

Ces propriétés, si elles existent, ne compensent pas les accidents que les médicaments déterminent, tels que les ulcérations de la muqueuse digestive, les évacuations profuses, l'anéantissement des forces, la production du collapsus cardiaque et de la syncope. La médication par le tartre stibié doit donc être rayée du traitement de la pneumonie.

Vésicatoire. — Le *vésicatoire*, malgré les nombreuses attaques dont il a été l'objet, est encore employé par quelques médecins dans la pneumonie (Albert Robin). Bien qu'on n'applique plus d'emplâtres cantharidiens « ayant au moins 20 centimètres carrés », comme le voulait Grisolle, pour qui ce minimum de dimension était une condition *sine quâ non* de leur efficacité, certains auteurs pensent qu'un vésicatoire appliqué au début de la maladie peut faire disparaître le point de côté et diminuer la congestion du poumon; utilisé à la fin de la pneumonie, il pourrait faciliter la résolution. Mais il n'a jamais été publié d'observation probante de ces faits, alors que trop nombreux ont été les cas où le vésicatoire a déterminé non seulement des accidents cutanés, mais surtout des accidents urinaires tels que cystalgie, cystite, albuminurie considérable ou même anurie. Je maintiens, dans certaines congestions pulmonaires à résolution lente, l'emploi de petits vésicatoires successifs.

Comme il est possible de trouver parmi les autres révulsifs (sinapismes, enveloppements humides, ventouses sèches ou scarifiées, pointes de feu, etc.) des agents au moins aussi efficaces et beaucoup moins nocifs que le vésicatoire cantharidien, celui-ci ne nous paraît pas plus que le tartre stibié devoir être conservé dans le traitement de la pneumonie aiguë.

A côté de cette médication, qui, pendant de longues années, fut considérée comme le seul traitement possible de la pneumonie, toute une série de médicaments ont été tour à tour préconisés et abandonnés.

Le kermès et l'oxyde blanc d'antimoine, recommandés à fortes doses par Trousseau comme succédanés de l'émétique, sont encore employés par quelques médecins à la dose de 0gr,10 à 0gr,20 pour faciliter l'expectoration au moment de la période de résolution. Mais l'action déprimante des sels d'antimoine sur le cœur nous semble devoir les faire écarter systématiquement, principalement à une phase de la maladie où souvent le myocarde est fatigué et a surtout besoin de toniques.

Pour les mêmes raisons, nous considérons comme dangereux des médicaments comme la pilocarpine ou le *veratrum viride*, dont les propriétés analgésiques ne valent pas celles de la morphine. L'ergot de seigle a été employé en Amérique (Wells), associé à la teinture de gelsemium.

L'iodure de potassium, qui a été employé comme résolutif, les sels de mercure et surtout le calomel, qui ont été employés comme antiseptiques (Zakharine, Smakovsky), n'ont en réalité aucune action sur la maladie.

La faillite habituelle de ces différentes médications et leur action nocive, qui ne pouvait échapper à de bons observateurs, ont suggéré une méthode thérapeutique négative, l'*expectation systématique*, avec abstention radicale de tout traitement. Cette méthode, adoptée par Louis Biett, Magendie en France, Skoda et Dietl à Vienne, a permis de se rendre compte de la tendance naturelle de la pneumonie à la guérison et a été par là une réaction salutaire. Mais, érigée en système, elle est devenue, elle aussi, inacceptable, car elle ne tient pas compte des différentes complications qui peuvent surgir au cours de la maladie; elle ignore les tares organiques possibles et expose le malade aux coups du pneumocoque sans lui porter une assistance judicieuse.

II. — Méthodes classiques défensives. Traitement préventif. Traitement symptomatique.

Traitement préventif. — Si nous ne savons pas encore arrêter la pneumonie dans son évolution, nous pouvons au moins très souvent empêcher sa production par une prophylaxie bien comprise. Nous savons que les crachats du pneumonique renferment le pneumocoque et que ce microbe peut conserver longtemps sa virulence dans les crachats desséchés.

Ceux-ci peuvent devenir une cause d'infection pour les individus sains. Il faut donc recevoir ces crachats dans des crachoirs contenant une solution antiseptique et exiger la désinfection des objets ayant touché le pneumonique, ainsi que la propreté la plus rigoureuse pour le malade et les personnes qui le soignent. De plus la constatation du pneumocoque dans la cavité buccale des sujets sains (Netter, Bezançon et Griffon), qui explique la possibilité d'auto-infection, impose à tout le monde, surtout en périodes d'épidémies ou de surmenage, la nécessité de gargarismes antiseptiques.

Traitement symptomatique. — La thérapeutique de la pneumonie doit savoir respecter les réactions défensives de l'organisme, mais elle doit les soutenir et les exalter lorsqu'elles faiblissent ; elle doit rendre supportables pour le malade les symptômes douloureux ou pénibles ; elle doit surtout assurer le bon fonctionnement des organes, s'opposer à leurs défaillances et corriger les résultats de ces dernières si elles se produisent. Chez l'adulte, les principaux symptômes de la pneumonie étant le point de côté, la dyspnée, l'hyperthermie, la toux, l'exaltation ou la dépression nerveuse, les troubles circulatoires, l'oligurie, c'est sur ces différentes manifestations morbides que le médecin dirigera son attention.

Ventouses. — Le *point de côté* est combattu d'une façon très efficace par l'application de six ou huit ventouses scarifiées au niveau de la région douloureuse. Chez les sujets nerveux, il est quelquefois indispensable d'avoir recours à une injection sous-cutanée de 0gr,5 ou de 1 centigramme de morphine. On peut se servir du mélange suivant en badigeonnages :

Acide phénique neigeux............... $\Big\}$ ää 2gr,50
Menthol ....
Gaïacol .... 40 grammes.
Alcool 50   —

Contre la dyspnée, on prescrit utilement les ventouses sèches, les inhalations d'oxygène, l'enveloppement du thorax. Comme nous l'avons dit précédemment, lorsque la dyspnée est très intense et que le malade est un individu robuste, on peut lui procurer un soulagement immédiat par une saignée de 150 à 700 grammes.

Inhalations d'oxygène. — Les *inhalations d'oxygène* soulagent très souvent la dyspnée, par la stimulation qu'elles donnent à l'activité respiratoire et secondairement au fonctionnement du cœur. On les a associées avec succès aux injections sous-cutanées de strychnine (Lauder-Brunton). Dans le même esprit, on a conseillé l'*aération permanente*, en mettant le malade à l'air libre sous une véranda (Rennie) (1).

Cette méthode ne nous paraît pas pouvoir être généralisée à tous les climats et à toutes les saisons, et son emploi peut se heurter à certaines difficultés d'application pratique ; mais son principe nous semble excellent et très recommandable.

Enveloppements froids du thorax. — Les *enveloppements froids du thorax* sont, à notre avis, un des moyens de révulsion les

____
(1) G.-E. Rennie, *Brit. med. Journ.*, 31 août 1907.

plus actifs que nous ayons à notre disposition. Ils ne sont d'ailleurs qu'une des nombreuses applications de l'hydrothérapie que de tout temps on a recommandée dans le traitement des maladies aiguës et relèvent de la méthode du drap mouillé vulgarisée par Priessnitz, paysan de Silésie, en 1838. Le thorax est entouré d'une compresse ou d'une serviette imbibée fraîche (25 à 28°), fortement exprimée et recouverte d'une lame de coton ou de taffetas gommé. L'enveloppement est laissé en place pendant deux ou trois heures et est remplacé sans interruption par un enveloppement analogue. Son application n'est en aucune façon désagréable au malade, et le plus souvent elle lui procure très rapidement une sensation de bien-être. La respiration devient plus calme, plus ample, plus profonde, et fréquemment, après l'application, le malade s'endort.

Un de nos élèves, le Dr Carnus (1), dont nous avons inspiré la thèse inaugurale, a bien montré que ce traitement donne des résultats excellents dans la pneumonie et qu'il *n'est contre-indiqué ni par l'âge avancé du malade, ni par une cardiopathie, ni par l'albuminurie*; seul le collapsus algide ne permet pas de recourir à cette méthode.

Certains auteurs (Rendu, Siredey) préfèrent aux enveloppements froids thoraciques l'enveloppement total dans un drap mouillé ; mais celui-ci ne peut être appliqué que pendant peu de temps (une heure environ) à cause de la réaction plus vive qu'il détermine, et il ne peut être répété que deux ou trois fois dans la journée. Nous pensons donc que, dans les formes ordinaires, la compresse thoracique permanente est plus indiquée, l'enveloppement dans le drap mouillé devant être réservé aux pneumoniques à forme ataxique et dont le système nerveux a besoin d'être sidéré.

Quoi qu'il en soit, cette révulsion hydrothérapique agit nettement sur la dyspnée, diminue ou fait disparaître le point de côté et facilite l'expectoration ; elle est diurétique ; elle a une action à la fois tonique et calmante sur le système nerveux et sédative sur l'inflammation du poumon. L'action de l'hydrothérapie suivant la méthode de Priessnitz ne se fait donc pas sentir seulement sur la dyspnée, mais se montre efficace contre la plupart des manifestations morbides de la pneumonie.

Parmi celles-ci, l'*hyperthermie* est très favorablement influencée par le traitement hydrothérapique.

La fièvre, dans la pneumonie, quoique ordinairement élevée, ne mérite d'ailleurs pas qu'on dirige contre elle un traitement très actif,

(1) Carnus, Du traitement des affections aiguës des poumons par les enveloppements humides et permanents du thorax, Thèse de Paris, 1869.

car elle n'est que passagère, et il suffit de la modérer afin qu'elle n'incommode pas le malade.

Bains froids. — On a essayé de lutter contre elle par la réfrigération systématique à l'aide de *bains froids* suivant la méthode employée avec succès par Brand dans la fièvre typhoïde (Vogel, Liebermeister, Jurgensen, Lebert, etc.); mais, comme cette méthode ne paraît pas avoir d'action sur le processus pneumonique lui-même et que les enveloppements froids ont une action aussi efficace sur la fièvre et les autres manifestations morbides, nous donnons la préférence à ces derniers, en réservant les bains froids pour les formes ataxiques, où le calme du système nerveux ne peut être obtenu que par une médication intensive.

D'autres médications ont été proposées pour lutter contre l'hyperthermie. On applique quelquefois sur la région précordiale une *vessie de glace*, dont l'action hypothermisante a été rappelée récemment par Leduc et qui a de plus une action toni-cardiaque incontestable.

Digitale. — La *digitale*, qui a la propriété d'abaisser la température et de ralentir le pouls (Wunderlich, Traube), a été préconisée dans la pneumonie par Hirtz (de Strasbourg). Cet auteur ordonnait 1 gramme à 1^{gr},50 de poudre de feuilles de digitale en infusion, à prendre en deux ou trois fois, plusieurs jours de suite; plus tard, il ne préconisa plus que les doses modérées de 0^{gr},25 à 0^{gr},30. Il notait rapidement l'élévation de la pression vasculaire, le ralentissement du pouls, la diminution de la dyspnée, l'amélioration de l'état général et l'abaissement de la température (Observations du Dr Coblentz).

A Bucarest, Petrescu a employé la digitale aux doses considérables de 6, 8 et même 12 grammes de feuilles en infusion par jour. Cet auteur n'aurait jamais observé d'intoxication et aurait constaté une chute rapide de la température avec amélioration de tous les symptômes. Mais les doses employées par Petrescu ont effrayé tous les médecins, dont les plus hardis n'ont guère dépassé les doses indiquées par Hirtz (de Strasbourg).

Quoi qu'il en soit, d'après Barth, Landouzy, Gingeot et Deguy, la digitale, administrée à dose assez forte (1 milligramme de digitaline cristallisée par jour), a sur la pneumonie des effets excellents : elle met le malade en état de mieux-être; le délire cesse, la diurèse s'établit, l'albuminurie diminue, la température s'abaisse, alors que la tension artérielle se relève. Pour nous, nous avons montré dans nos leçons à l'hôpital Laennec qu'il est préférable d'employer la digitale à doses moyennes, associée aux enveloppements humides du thorax, et nous pensons que, comme ceux-ci, elle aide le pneumonique à lutter contre l'infection.

Sulfate de quinine. — D'autres médicaments ont été conseillés pour combattre l'hyperthermie : on peut ordonner utilement le *sulfate de quinine*, qui, à la dose de 1 gramme par jour en deux fois, modère la température et a de plus des propriétés toniques ; mais nous n'oserions pas conseiller les doses énormes de 3 à 6 grammes employées par Cohen (de Philadelphie). Les autres médicaments antipyrétiques tels que l'antipyrine, l'antifébrine, la kaïrine, l'aspirine, le pyramidon, etc., sont beaucoup moins indiqués, car ils ont une action d'arrêt sur le rein et une action déprimante sur la circulation.

Pour diminuer la *toux* lorsqu'elle est gênante, il n'y a pas de médicament qui soit spécialement indiqué pendant la pneumonie, et on a recours aux calmants opiacés habituels : sirop de codéine, sirop thébaïque, etc.

Doit-on agir sur l'*expectoration* ? Nous avons déjà dit, quand nous avons parlé des sels d'antimoine, que le plus souvent le pneumonique expectore peu et qu'ordinairement il n'y a pas de raison de le faire expectorer. Cependant on prescrit encore quelquefois dans ce but l'oxyde blanc d'antimoine à la dose de 0gr,50 dans une potion pour les vingt-quatre heures. Nous donnons plus volontiers le benzoate de soude, la terpine à petites doses et même, quand la pneumonie coïncide avec des sécrétions bronchiques exagérées, l'ipéca à dose vomitive. Ce qui facilite le mieux l'expectoration, ce sont encore les moyens physiques tels que les enveloppements froids et l'aération.

Les phénomènes d'*excitation nerveuse*, lorsqu'ils ne sont pas exagérés, sont plutôt d'un heureux présage et ne nécessitent pas une médication spéciale. Quand ils dépassent une certaine mesure, on peut les combattre avec efficacité par les bains tièdes ou froids, l'application d'une vessie de glace sur la tête, les lotions vinaigrées tièdes ou fraîches. On est quelquefois obligé de calmer le malade par des hypnotiques tels que le chloral, le sulfonal, le trional, etc.

Les *phénomènes de dépression nerveuse* doivent davantage attirer l'attention. On peut les combattre et même les prévenir par l'administration d'*alcool*. On ne le prescrit plus aujourd'hui aux doses élevées de 200 à 600 grammes que conseillait Todd ; mais on l'ordonne sous forme de rhum à la dose quotidienne de 60 grammes (potion dite de Todd) à 100 grammes. On prescrit aussi les *sels d'ammoniaque*, surtout l'*acétate d'ammoniaque*, qui est stimulant et diaphorétique et qu'on emploie à la dose de 4 à 10 grammes par jour. Certains auteurs, surtout à l'étranger (Patton), lui préfèrent le chlorhydrate ou le carbonate d'ammoniaque.

Très souvent on associe l'acétate d'ammoniaque à l'*extrait mou de quinquina*, celui-ci étant également un tonique du système nerveux. On peut d'ailleurs remplacer le quinquina par le sulfate de quinine, dont nous avons précédemment rappelé les propriétés toniques.

Ordinairement, en même temps que le système nerveux donne des signes d'adynamie, le *cœur* présente des symptômes de défaillance. Nous avons vu l'utilité de la digitale pour prévenir l'affaiblissement cardiaque ou pour corriger celui-ci. Pour relever l'énergie cardiaque, on emploie également la caféine, qui a une action plus immédiate et qui détermine plus rapidement la diurèse. On peut l'administrer en potion ou mieux en injections sous-cutanées de 0^{gr},25 pour 1 centimètre cube, répétées deux ou trois fois dans les vingt-quatre heures. Cependant la caféine a l'inconvénient d'être douloureuse en injections et de provoquer une excitation cérébrale qui peut aller jusqu'au délire; aussi lui préférons-nous la *strychnine*, associée ou non à la *spartéine*.

Nous prescrirons fréquemment aux pneumoniques une, deux ou même trois injections de 1 centimètre cube de mélange :

Sulfate de strychnine.....................   1 centigramme.
  —   de spartéine..................... 40 centigrammes.
Eau distillée.....................   10 grammes.

Nous ordonnons aussi très volontiers contre l'adynamie les injections d'*huile camphrée* au dixième, à la dose d'une à cinq ou dix injections de 1 centimètre cube dans les vingt-quatre heures. L'*éther*, qui, comme le camphre et l'ammoniaque, est un stimulant diffusible énergique, mais qui n'a qu'une action passagère, doit être réservé, comme la caféine, aux cas d'affaissement marqué du cœur avec tendance au collapsus. Enfin, quand se produit la tendance à l'adynamie, on doit employer les injections sous-cutanées ou même intraveineuses (Bollinger) de *sérum artificiel*.

III. — Traitement symptomatique des formes de la pneumonie.

Forme normale. — Nous pouvons résumer les données précédentes sous la forme d'un traitement *schématique* valable pour une pneumonie banale, mais qui doit être modifié suivant les cas.

Il faut tenir le malade au lit, dans une chambre dont la température sera maintenue aux environs de 18° et aérée fréquemment ou même en permanence si la température extérieure le permet.

Les *deux premiers jours*, le malade est tourmenté surtout par le point de côté. On prescrira, suivant l'intensité de la douleur, soit un cataplasme sinapisé, soit des ventouses sèches, soit quelques ventouses scarifiées *loco dolenti*, soit surtout des enveloppements humides ou une injection sous-cutanée de 1 centigramme de chlorhydrate de morphine.

Dès le début, la langue est saburrale, les urines sont rares et chargées. On peut prescrire le calomel à la dose purgative de 60 centigrammes pris en une fois ou en trois fois à trois heures d'intervalle. On ordonne des diurétiques : tisanes de chiendent ou de queues de cerises, additionnées de 2 grammes d'acétate de potasse ; lactose, teinture de scille.

Le *troisième* et le *quatrième jour* les phénomènes dominants sont la dyspnée, l'agitation qui coïncide avec l'hyperthermie. La toux est pénible, l'expectoration est rare et présente sa viscosité et sa teinte rouillée caractéristique. Les signes physiques, matité, souffle tubaire, etc., atteignent une grande intensité. On prescrit la continuation des enveloppements humides du thorax, entre lesquels on peut intercaler une application de ventouses. On continue les tisanes diurétiques ; on insiste pour que le malade absorbe une grande quantité de boissons à la température de la chambre, grogs, lait, café, limonade vineuse ; on ordonne un ou deux lavages quotidiens de l'intestin. On peut prescrire une potion ayant pour but de calmer la toux, de faciliter l'expectoration et de tonifier le cœur :

Benzoate de soude................................	1gr,50
Teinture de digitale............................	XV gouttes.
Sirop de codéine................................	20 grammes.
Eau de laurier-cerise...........................	10 —
Infusion de polygala............................	90 —

On peut en outre donner matin et soir un cachet de 0gr,30 de sulfate de quinine.

Le *cinquième* et le *sixième jour*, tous les symptômes de la maladie sont à leur apogée. On continue la médication précédente et, si l'agitation est trop marquée, on peut avoir recours au drap mouillé ou aux bains tièdes (28°).

Quand la défervescence s'est produite, le malade est ordinairement dans un état de fatigue et de dépression assez prononcé. On prescrit alors une potion tonique à prendre par cuillerées d'heure en heure :

Acétate d'ammoniaque.............................	4 grammes.
Teinture de cannelle............................	5 —
Extrait mou de quinquina........................	3 —
Eau-de-vie vieille..............................	40 —
Eau distillée de mélisse........................	80 —
Sirop d'écorces d'oranges amères................	20 —

Très rapidement, l'alimentation, qui, pendant la maladie, n'était composée que de boissons, lait, café, grogs, bouillon ou *beef tea*, devient substantielle et reconstituante. En outre de fréquents lavages de bouche et des gargarismes avec une solution antiseptique (eau thymolée, eau additionnée d'eau oxygénée, etc.) seront faits aussi bien pendant la maladie que pendant la convalescence, pour tâcher d'atténuer autant que possible la virulence des pneumocoques et les empêcher de devenir des agents de réinfection de l'organisme.

Formes anomales. — 1° *Pneumonie des enfants*. — Ce que nous avons dit de la tendance spontanée de la pneumonie à la guérison en l'absence de tares organiques indique que, chez l'enfant dont les organes sont sains, il n'y a pas d'indications pour une thérapeutique active.

Si nous n'avons guère trouvé de contre-indication au traitement de la pneumonie chez l'adulte par les *compresses humides thoraciques*, celles-ci sont encore plus indiquées chez l'enfant, qui y réagit merveilleusement. On peut leur adjoindre les bains chauds sinapisés donnés deux ou trois fois par jour et qui sont, chez les enfants, un excellent révulsif. Quand la pneumonie prend une allure cérébrale avec manifestations délirantes, convulsives ou méningitiques, c'est encore à l'hydrothérapie qu'il faut avoir recours : bains chauds donnés toutes les trois heures, deux ou trois d'entre eux étant sinapisés, et application dans l'intervalle de compresses humides autour du thorax. Certains auteurs ont conseillé les bains froids dans ces formes ; mais, à notre avis, on obtient des résultats au moins aussi bons avec les bains chauds (Renault), qui ont de plus l'avantage d'être moins désagréables pour le malade. Quand il existe de la dépression, on la combat avec la plus grande efficacité par les injections sous-cutanées de petites doses (100 à 200 grammes, suivant l'âge) de sérum artificiel légèrement additionné de caféine. On peut, en outre, prescrire de l'alcool (5 à 6 grammes par année d'âge) ou le café et l'acétate d'ammoniaque :

Infusion de café......................................	80 grammes,
Sirop d'éther...	20 —
Cognac..	20 —
Acétate d'ammoniaque.................................	1 gramme.

(Marfan.)

Enfin, à côté de ces toniques, c'est l'hydrothérapie et, comme nous le verrons plus loin, les *ferments métalliques* qui seront les moyens les plus actifs pour lutter contre les localisations extrapulmonaires du pneumocoque, localisations qui assombrissent le pronostic de la pneumonie de l'enfant.

2° *Pneumonie des vieillards et des artérioscléreux.* — Certains vieillards réagissent à la pneumonie comme des adultes et peuvent être traités comme ceux-ci, avec le bénéfice de l'hydrothérapie (drap mouillé, Siredey, Villepellet ; enveloppements humides du thorax, Le Gendre, E. Hirtz, Carnus). Cependant, chez les vieillards (soit vieillards prématurés, soit vieillards véritables), il faut craindre l'adynamie et la défaillance du cœur. Pour éviter ou combattre ces accidents, il est utile d'administrer l'alcool à la dose quotidienne de 60 à 100 grammes par prises d'une dizaine de grammes dans des grogs ou dans une potion. On peut y ajouter l'acétate d'ammoniaque à la dose de 4 à 10 grammes et l'extrait mou de quinquina à la dose de 3 ou 4 grammes. Les injections d'huile camphrée au dixième seront faites sans tarder et pourront être répétées, suivant les cas, trois et quatre fois dans les vingt-quatre heures. La caféine peut être donnée en potion à la dose de $0^{gr},25$ à $0^{gr},50$ quand le cœur paraît faiblir.

À ce moment aussi, on peut avoir recours aux injections de strychnine et de spartéine, en réservant les injections de caféine et d'éther pour les cas où l'on redoute le collapsus cardiaque et où il faut obtenir un résultat immédiat.

Plus encore que chez l'adulte, s'il est possible, il faut surveiller chez le vieillard les fonctions d'excrétion, en donnant des lavages d'intestin et en stimulant la diurèse par l'administration de boissons abondantes et parfois même par l'administration de médicaments tels que la lactose, la scille ou la théobromine.

3° *Pneumonie des femmes enceintes.* — Chez la femme enceinte, le médecin doit porter son attention sur le fonctionnement du cœur et des émonctoires et se rappeler que la pneumonie peut déterminer l'avortement ou l'accouchement prématuré. Il n'y a aucun obstacle au traitement par les enveloppements humides du thorax ; on soutiendra l'état général par des stimulants tels que l'alcool, l'acétate d'ammoniaque, l'huile camphrée. On luttera contre la tendance à l'asphyxie par une saignée locale à l'aide de ventouses scarifiées ou mieux encore par une saignée générale. On s'abstiendra de médicaments tels que la digitale ou la quinine, et surtout l'ergot. La provocation de l'accouchement ne peut guère être envisagée que *in extremis* et pour conserver le fœtus, si la grossesse est très avancée.

4° *Pneumonie des cardiaques ou des gibbeux.* — Chez les malades atteints de *cardiopathie*, la pneumonie détermine fréquemment des phénomènes asystoliques, par la gêne que la localisation pulmonaire de la pneumococcie apporte à la petite circulation. Il faut donc d'emblée s'efforcer d'éviter la stase veineuse et l'asphyxie mécanique. Pour cela on administre au malade, dès le début, un purgatif drastique (scammonée et calomel, 0gr,60 de chaque dans un cachet) ; on applique sur le thorax des ventouses sèches répétées une ou deux fois par jour. S'il y a la moindre tendance à la congestion, on applique au niveau du bloc pneumonique huit ou dix ventouses scarifiées, ou on pratique une saignée par laquelle on prélève, suivant la résistance de l'individu, de 100 grammes à 300 grammes de sang. On administre la *digitale* soit sous forme de 0gr,25 à 0gr,50 de poudre de feuilles en infusion, soit sous forme de digitaline à la dose de 1 milligramme. S'il existe dès le début des phénomènes asystoliques, on fera des injections de strychnine et de spartéine, d'huile camphrée et de caféine ; on prescrira des inhalations d'oxygène ; enfin on stimulera l'organisme par une potion alcoolisée et renfermant de l'acétate d'ammoniaque.

Les *gibbeux* ont, par leur déformation thoracique, une gêne dans le fonctionnement de la circulation pulmonaire, d'où il résulte une tendance à la dilatation des cavités droites du cœur et finalement à l'insuffisance cardiaque. Il faudra donc prêter au fonctionnement du cœur la même attention que chez les cardiopathes et s'aider des mêmes moyens pour tonifier le muscle cardiaque.

Chez les *obèses*, il existe en général une diminution de la résistance aux infections et une faiblesse du cœur due à la surcharge graisseuse de l'organe. On doit leur administrer des stimulants généraux (alcool, sels d'ammoniaque) et des médicaments toni-cardiaques (strychnine, spartéine, caféine).

5° *Pneumonie des alcooliques*. — La pneumonie chez les alcooliques, souvent pneumonie du sommet, est caractérisée par des phénomènes d'hyperthermie et d'excitation nerveuse qui peuvent aller jusqu'à l'ataxo-adynamie et au *delirium tremens*. En outre, les lésions pulmonaires revêtent très rapidement une grande intensité et souvent évoluent vers l'hépatisation grise.

Lorsqu'un pneumonique présente des antécédents alcooliques, on doit le soumettre d'une façon précoce à un régime alcoolisé et lui prescrire la médication de Todd avec 150 à 200 grammes de rhum étendu d'eau sucrée et pris par cuillerées d'heure en heure. Le délire alcoolique sera combattu à l'aide de l'opium, sous forme d'extrait thébaïque (0gr,15 à 0gr,20 dans une potion), ou de morphine (0gr,02 à 0gr,04 en injections par jour), ou de laudanum de Sydenham (L à LX gouttes dans le rhum ou dans un demi-litre de vin à prendre en vingt-quatre heures).

De plus, on soutiendra le système nerveux et le cœur, qui souvent est adultéré, à l'aide de l'huile camphrée et surtout, à mon avis, de la strychnine et de la spartéine. On peut également donner la digitale aux doses habituelles (0gr,25 de poudre de feuilles en infusion) ou à dose forte (0gr,65) sans atteindre cependant les doses élevées (10 grammes de teinture) employées par les Américains dans le *delirium tremens*.

Chez ces malades aussi, il faut surveiller avec la plus grande attention la diurèse; la médication toni-cardiaque répond déjà en partie à cette indication; on doit la compléter en faisant ingérer au malade une notable quantité de boissons fraîches (lait, limonade bouillon, etc.) et même en lui pratiquant des injections sous-cutanées de sérum artificiel. Enfin, dans certaines formes ataxo-adynamiques, il peut être indiqué de faire le traitement hydrothérapique soit par le drap mouillé, soit par les bains tièdes avec affusions froides sur la tête, soit même par les bains froids.

6° *Pneumonie associée à d'autres infections.* — Dans la pneumonie associée au *paludisme*, on doit ordonner le sulfate de quinine à hautes doses (1 à 2 grammes par jour), qui, associé au traitement symptomatique, retrouve dans les formes aiguës la même efficacité que dans toutes les formes du paludisme. On peut être obligé de l'employer en injections sous-cutanées quand les phénomènes morbides revêtent une certaine intensité, et c'est le formiate basique qui convient quand les lésions ont tendance à évoluer vers la sclérose (forme chronique de De Brun). La pneumonie associée au catarrhe bronchique à caractère épidémique, que l'on désigne sous le nom de *grippe*, est encore justiciable du sulfate de quinine. On doit y ajouter les stimulants généraux (alcool, sels d'ammoniaque, etc.) pour empêcher ou limiter la dépression nerveuse.

Quand la pneumonie prend une allure infectante avec tendance aux localisations viscérales multiples, il faut instituer le traitement systématique par des bains froids.

La pneumonie au début de la *fièvre typhoïde* (*pneumotyphus*) n'apporte aucune contre-indication au traitement habituel de cette dernière. On instituera la méthode de Brand, en appliquant dans l'intervalle des bains des compresses thoraciques; on pourra y associer des ventouses sèches et scarifiées; on administrera des médicaments toniques. Au cours de la fièvre typhoïde, la pneumonie ne comporte comme indication particulière que l'attention à donner au cœur et l'administration de toni-cardiaques tels que l'huile camphrée, la caféine, la spartéine et la strychnine.

Dans certains cas, la pneumonie s'associe à des phénomènes

d'embarras gastrique, avec langue saburrale, haleine fétide, nausées et même vomissements, répondant au syndrome que l'on décrit sous le nom de *pneumonie bilieuse*. Il faut alors agir sur le tube digestif par un purgatif salin ou même par un vomitif tel que l'ipéca, si le sujet n'est pas trop déprimé, et par des lavages intestinaux.

7° **Pneumonie des diabétiques et des brightiques**. — Si certains *diabétiques* à glycosurie légère peuvent supporter facilement une pneumonie, celle-ci tend, chez les grands diabétiques, à évoluer vers l'hépatisation grise et à s'accompagner de phénomènes adynamiques. Le malade est sous le coup de l'intoxication acétonémique, et souvent celle-ci entraîne la mort dans le coma dès le quatrième ou cinquième jour de la maladie. Une saignée modérée, des injections sous-cutanées de sérum artificiel, des injections intraveineuses de sérum additionné de bicarbonate de soude, les inhalations d'oxygène, l'emploi des stimulants constituent le traitement logique, mais le plus souvent inefficace, de la pneumonie des diabétiques.

Chez les *brightiques*, la pneumonie est aussi grave que chez les diabétiques intoxiqués. Le traitement comportera les mêmes indications de désintoxication de l'organisme, mais ne sera pas d'une efficacité plus grande, car on peut dire que la pneumonie qui se développe chez un brightique est pour lui un arrêt de mort.

8° **Pneumonie des cachectiques et des inanitiés**. — Ici encore la pneumonie revêt très rapidement une forme adynamique, et ses lésions ont tendance à évoluer vers la suppuration. Le traitement sera surtout stimulant, et les injections répétées de sérum caféiné peuvent rendre de grands services dans ces formes.

Cependant, alors que le malade est apyrétique, on peut voir les signes physiques persister ; la résorption ne se fait pas, et le malade succombe à sa cachexie parfois au bout de plusieurs semaines.

Notons que, dans ces formes traînantes de la pneumonie, on applique encore quelquefois un vésicatoire ; on a aussi conseillé récemment les injections de thiosinamine (Osti, Marchial, Fabre, Kressinger). La pneumonie est une manière de mourir pour les *cancéreux* cachectiques. Le traitement, dans ce cas, aura surtout pour but d'empêcher le malade de souffrir, sans que le médecin puisse espérer modifier le pronostic que comporte la complication pneumonique.

9° **Pneumonie infectante**. — Souvent, au cours des épidémies, chez les individus surmenés ou débilités, la pneumonie prend d'emblée une allure maligne ou typhoïde. Parfois le pneumocoque ne produit pas seulement des déterminations pulmonaires, mais tend à provoquer des lésions dans la plupart des viscères. Il faut alors traiter le malade comme un typhique ou un septicémique par la méthode de Brand, en même temps qu'on s'efforcera d'assurer la diurèse et la désintoxication de l'organisme. Dans ces formes de pneumococcie généralisée, on pourrait avoir recours aux abcès de fixation proposés par Fochier et obtenus en injectant sous la peau d'un ou de plusieurs membres 1 centimètre cube d'essence de térébenthine.

Mais c'est dans ces formes surtout qu'il a paru humiliant aux médecins de ne pouvoir combattre directement l'infection pneumococcique, et ce sont ces cas où l'organisme ne peut soutenir à lui seul la lutte contre le pneumocoque qui légitiment tous les essais de thérapeutique offensive et spécifique qui ont été faits depuis déjà de longues années.

IV. — Médications offensives.

Emploi des antiseptiques. — Il a paru logique à certains auteurs de traiter l'infection pulmonaire par des antiseptiques locaux. C'est ainsi que Lépine a pratiqué des injections intraparenchymateuses de quelques centimètres cubes d'une solution aqueuse de sublimé à 1 p. 40000. Cet auteur aurait constaté, à la suite du traitement, une défervescence précoce, un amendement de l'état général et une évolution rapide. Cependant les avantages obtenus par cette méthode ne lui ont pas rallié beaucoup de partisans.

On a essayé de faire de l'antisepsie pulmonaire à l'aide des médicaments qui s'éliminent par l'appareil respiratoire. C'est dans ce but que le *carbonate de créosote* a été employé par Cassoute et Tournier, par Schoull et Remlinger, par Marini (d'Aix). Ces auteurs auraient obtenu avec ce médicament une amélioration des phénomènes subjectifs et une modification de la courbe thermique. Schoull et Remlinger recommandent de préférence les lavements créosotés. La créosote agirait non seulement sur l'infection pulmonaire, mais aussi sur l'infection générale ; elle aurait en outre une action antithermique.

C'est d'après le même principe que l'on a employé le gaïacol en frictions (W.-G. Cain), le sulfure de carbone (L. Mansciangioli), l'essence de térébenthine (W. Thomas de Rhyl) en ingestion, et les inhalations de vapeurs antiseptiques (essence de térébenthine, eucalyptol, thymol, menthol, etc.).

V. — Sérothérapie.

Sérothérapie non spécifique. — Talamon a eu l'idée d'essayer dans la pneumonie les effets du sérum antidiphtérique (1) : sur 25 pneumoniques, traités du deuxième au cinquième jour, il ne s'est produit qu'un seul décès, celui d'une vieille femme de soixante-douze ans. Sur 25 patients traités après le sixième jour, Talamon a relevé 6 décès. Pour lui, c'est la marche de la température qui doit servir de guide pour l'administration du sérum : « Chaque injection est suivie le lendemain matin d'un abaissement thermique. Si la température continue à décroître le soir, une nouvelle injection est inutile ; si elle remonte dans la soirée, il faut injecter de nouveau 20 centimètres cubes. »

Les injections de sérum antidiphtérique et de sérum normal de cheval ont été reprises par Albert Robin (2), qui s'est également servi de lactosérum (R. Blondel) et de réductases extraites de la levure (la levure de bière avait déjà été employée autrefois en injections dans le traitement de la pneumonie). Sur 15 cas, il y eut 13 guérisons et 2 morts, et les effets produits sur les réactions urinaires et sur la température furent calqués sur ceux des ferments métalliques.

Sérothérapie pneumococcique. — Pasteur avait déjà remarqué que les animaux qui survivaient aux inoculations du microbe à auréole (pneumocoque) se montraient réfractaires à une nouvelle inoculation. A. Fraenkel et Netter virent de même l'immunité acquise contre le pneumocoque par une première infection pneumococcique. Ces constatations suggérèrent à quelques auteurs l'idée de rechercher un sérum préventif et même curatif contre la pneumonie (Foa, Carbone et Scabia, Emmerich et Fowitzky, les Klemperer, Mosny, Issaeff). On a pu immuniser les animaux contre le pneumocoque, soit par des injections de cultures virulentes à doses croissantes (Fraenkel) ou à virulence progressive (Foa, Bordoni Uffreduzzi), soit par des injections de vieilles cultures (Biondi), soit par l'inoculation d'humeurs ou d'organes d'individus ou d'animaux infectés (Netter, Klemperer). On a inoculé encore des microbes chauffés (Klemperer), des humeurs ou des organes pneumococciques chauffés ou desséchés (Netter, Klemperer, Issaeff), des extraits glycérinés de cultures (Klemperer, Foa et Scabia), le précipité alcoolique de cultures filtrées (Klemperer), les extraits glycérinés

---

(1) Talamon, Traitement de la pneumonie par le sérum antidiphtérique (*Soc. méd. des Hôp.*, 22 fév. 1901).

(2) Alb. Robin, Sur les ferments métalliques, leur action sur le métabolisme, leurs effets dans la pneumonie (*Bull. Acad. méd.*, 6 déc. 1904, p. 513 à 519).

d'humeurs ou d'organes infectés (Vassale et Montano, etc.). A côté de cette immunité active, on peut obtenir une immunité passive à l'aide du sérum des animaux hypervaccinés par des inoculations progressivement virulentes (Emmerich et Fowitzky, Artharow, Mennes, Pane, Römer, Neufeld). Non seulement ce sérum a des propriétés préventives, mais injecté au lapin vingt-quatre heures après une inoculation pneumococcique, il pourrait le guérir (Klemperer). L'emploi du sérum antipneumococcique chez l'homme s'est longtemps heurté à un certain nombre de difficultés ; tout d'abord le sérum ne semble avoir un pouvoir curateur que dans les premières heures de la maladie ; or, en clinique le plus souvent, le médecin n'est consulté que d'une façon relativement tardive. D'autre part, les gros animaux qui seuls pourraient fournir du sérum en quantités suffisantes pour l'utiliser dans la pratique sont réfractaires à l'infection pneumococcique. Cependant la sérothérapie a été essayée chez l'homme. Klemperer, Foa et Scabia, Bozzolo, Audéoud ont injecté à des pneumoniques du sérum de lapins fortement immunisés ; mais leurs expériences n'ont pas été absolument démonstratives. Lichtheimer s'est même servi du sérum d'un pneumonique convalescent.

Dans trois cas, ces injections de sérum humain furent suivies dans la même journée de la chute de la température et de sueurs profuses. Enfin, dans ces dernières années, la question de la sérothérapie semble avoir fait d'importants progrès entre les mains de Römer.

Le sérum antipneumococcique de Römer préparé par Merk est un sérum polyvalent bactéricide, qui aurait une action efficace chez l'homme contre la pneumonie (Römer, Passler, Knauth, Lindenstein, Winkelmann, Sternberg). On en fait des injections intramusculaires de 10 centimètres cubes au début, puis de 20 et de 30 centimètres cubes ; on n'a pas noté d'accidents sériques. Tauber (1) a rapporté des cas remarquables de pneumonie double avec état général grave, guérissant avec apparition de phénomènes critiques, de dix à quinze heures après l'injection. Crux (2) a même fait, avec des résultats très bons et très rapides, des injections intrapulmonaires au niveau du foyer pneumonique de 2 à 5 centimètres cubes de sérum de Römer. Nous avons essayé les injections de sérum de Römer chez trois pneumoniques, sans résultat appréciable (3).

(1) Tauber, Pneumonie traitée par le sérum (*Wien. klin. Wochenschr.*, 1908, n° 14).
(2) Crux, Douze cas d'affection aiguë du poumon chez l'enfant, traités par le sérum antipneumococcique (*Deutsche med. Wochenschr.*, 1908, n° 16).
(3) Hirtz, *Soc. thér.*, 1907.

VI. — Ferments métalliques.

Une nouvelle méthode s'est fait jour également dans ces dernières années, c'est la thérapeutique des maladies infectieuses par les ferments métalliques. Elle a été appliquée au traitement de la pneumonie par différents auteurs, et les résultats qu'elle a fournis sont des plus encourageants.

Netter a le premier publié en France d'excellents résultats obtenus dans la pneumonie à l'aide de l'argent colloïdal ou collargol, administré en injections intraveineuses de 2 à 5 centimètres cubes d'une solution à 1 ou 2 p. 100. De nombreux auteurs (Cohen, Moutard-Martin et Thaon, Thiroloix, Capitan, etc.) ont apporté des faits confirmatifs des résultats obtenus par Netter.

Albert Robin et G. Bardet ont préconisé, dans la pneumonie, les injections sous-cutanées de métaux colloïdaux préparés électriquement (argent, or, platine, manganèse, palladium, etc.), et ont obtenu également avec ces métaux colloïdaux des résultats très favorables, la nature du métal paraissant indifférente. Ces ferments, dont l'action empêchante sur le pneumocoque a été démontrée expérimentalement par Chirié et Monier-Vinard, s'emploient en injections hypodermiques profondes à la dose de 10 centimètres cubes, ou en injections intraveineuses de 5 centimètres cubes dans les cas très graves; elles doivent être répétées tous les deux jours environ. D'après Albert Robin, ces ferments agiraient dans le même sens que l'effort curateur de la nature, en augmentant le coefficient d'utilisation azotée, en diminuant la consommation de l'oxygène et en accroissant les actes d'hydratation oxydo-réductrice.

Dans une communication faite à la Société de thérapeutique, nous avons démontré, par cinq observations, que l'argent colloïdal avait une action évidente sur le pneumocoque, comme Chirié et Monier-Vinard l'ont démontré chez le rat blanc et la souris. Dans un cas de pneumonie double qui avait provoqué une ascension thermométrique de 41°,2, nous avons obtenu une défervescence de 2° après la première injection, une défervescence complète après la seconde.

Les ferments métalliques n'auraient pas d'action sur la lésion pneumonique, mais ils stimulent l'organisme et le rendent plus apte à se défendre.

De ces métaux-ferments qui n'agissent pas comme antiseptiques, mais seulement par leurs propriétés catalytiques, on peut rapprocher un sel, le *chlorure de calcium*, dont Netter (1) a récemment fait con-

---

(1) Netter, Le chlorure de calcium dans la pneumonie (*Soc. de biol.*, 20 avril 1907).

naître l'utilité au cours des pneumonies. Ce médicament avait déjà été recommandé dans cette maladie par Crombie, Lauder-Brunton, James Barr, Stephens. Netter, se basant sur une expérience de deux ans, en a montré l'action favorable chez les pneumoniques présentant de l'affaiblissement du cœur ou dans la pneumonie compliquée de néphrite. D'après Netter, le chlorure de calcium agirait par son antagonisme avec le sodium, lequel est en état de rétention chez les pneumoniques, rétention chlorurée qui se traduit par la diminution de l'élimination urinaire. Il aurait, en somme, une action favorable sur l'œdème pulmonaire provoqué par l'inflammation pneumococcique et dû à la rétention des chlorures. L'emploi du chlorure de calcium serait donc utile au cours d'une pneumonie franche banale, mais trouverait surtout ses indications dans les défaillances cardiaques (Douglas, Cree), le délire et l'extension des lésions pulmonaires dans les pneumonies graves (Moncany).

Toutes ces médications modernes (sérothérapie, ferments métalliques, chlorure de calcium) sont encore à l'étude ; mais les résultats très intéressants publiés par les auteurs qui les ont employées permettent d'espérer que, dans un avenir prochain, le médecin pourra, sans négliger la médication symptomatique, lutter contre la pneumonie par une thérapeutique offensive et même spécifique.

CHAPITRE XVII

TRAITEMENT DES CONGESTIONS PULMONAIRES

Traitement général : Type grippal.
Indications particulières suivant les âges : Congestions actives de l'adulte.
— Congestions de l'enfant. — Congestions du vieillard.
Congestions secondaires. — Formes cliniques spéciales.
Congestions pulmonaires passives.

La thérapeutique, de même que la clinique, différencie les congestions pulmonaires en actives et passives.

Les congestions pulmonaires aiguës, actives, s'observent à tout âge. Elles sont *primitives* et constituent une série de modalités cliniques qu'on a divisées à l'excès :

1° La *congestion suraiguë*, coup de sang pulmonaire ;

2° La *congestion pulmonaire aiguë*, type de Woillez, évoluant rapidement en huit ou neuf jours ; parfois même, surtout chez l'enfant, la température tombe brusquement les troisième, quatrième ou cinquième jours ;

3° La *fluxion de poitrine* de Dieulafoy, de l'École de Montpellier, prenant tous les plans de la poitrine, s'accompagnant de *pleurodynie* et durant entre cinq et sept jours ;

4° La *congestion pleuro-pulmonaire* de Potain, où tantôt l'élément pulmonaire, tantôt l'élément pleural prédomine, et qui peut durer plusieurs semaines ;

5° La *spléno-pneumonie* de Grancher, rare, difficile, sinon impossible à différencier d'avec la pleurésie, à évolution lente, aboutissant le plus souvent à la bacillose, d'après toutes mes observations personnelles ;

6° La *congestion paroxystique* de Weil, pouvant se reproduire tous les mois ;

7° La *congestion aiguë sans expectoration*, décrite par Rénon ;

8° La *congestion aiguë avec bronchorrhée purulente* abondante d'emblée, constituée par des cultures pures de pneumocoques, forme qu'on pourrait confondre avec une phtisie galopante (1) (Hirtz) ;

9° La *congestion primitive traînante* et prolongée, durant de sept

---

(1) Nous avons décrit cette congestion dans le *Bulletin médical*, 1899, n° 72.

semaines à quatre mois, avec fièvre et amaigrissement, donnant l'impression de la tuberculose (Rénon).

La congestion broncho-plégique de Huchard est une des formes de l'œdème aigu du poumon.

Les *congestions actives secondaires* sont consécutives ou contemporaines d'un certain nombre d'affections infectieuses aiguës, ou de maladies chroniques.

Les *maladies aiguës* sont la grippe, la rougeole, la coqueluche, la fièvre typhoïde, le typhus, le rhumatisme, les septicémies puerpérales.

La congestion pulmonaire aiguë secondaire se greffe fréquemment *sur des maladies chroniques*, comme le paludisme, le rhumatisme chronique, la goutte.

Les nerfs vaso-moteurs pulmonaires sont sans cesse troublés par les excitations qui viennent des organes centraux ou périphériques, *par voie réflexe*. C'est ainsi que s'expliquent les *congestions aiguës secondaires* aux *affections abdominales*, *péritonéales*, aux étranglements internes ou herniaires, aux maladies *utéro-ovariennes*, à la grossesse, à la ménopause, aux *brûlures*, aux commotions, aux *lésions des centres nerveux*.

Chaque variété de congestion pulmonaire ne comporte pas un traitement spécial.

Les moyens d'action ne diffèrent guère pour chacune d'elles. Aussi étudierons-nous successivement le traitement général de la maladie en nous inspirant d'un type assez fréquent : le *type grippal*.

Nous traiterons des indications particulières à l'*adulte*, à l'*enfant* et au *vieillard*, en insistant ensuite sur la thérapeutique des *formes secondaires* et de certaines *variétés cliniques*.

Dans les formes congestives intenses où l'hématose est compromise, où la stase veineuse produit la cyanose, l'indication formelle, c'est la déplétion sanguine, soit par les *ventouses scarifiées* appliquées largement plusieurs jours de suite, soit mieux encore par la *saignée*. Dans ces dyspnées cyaniques, qui sont l'expression de la dilatation du cœur droit, une saignée de 200 à 300 grammes fera merveille.

On la fera suivre, lorsque le malade est très déprimé, d'une injection sous-cutanée d'huile camphrée stérilisée au dixième, répétée jusqu'à cinq ou six fois dans les vingt-quatre heures.

La digitaline en solution au millième sera administrée le lendemain à la dose de XXX gouttes, une seule fois.

I. — Traitement général.

Type grippal. — Détermination infectieuse par excellence, la congestion pulmonaire évolue au milieu d'un cortège symptomatique composé d'éléments multiples. Les uns sont constants : asthénie, fièvre, troubles de l'élimination urinaire. Les autres sont variables et tiennent une place moins importante dans la hiérarchie morbide : céphalée, insomnie, phénomènes nerveux, état saburral, troubles cardio-vasculaires. Aux premiers est liée une thérapeutique déterminée; à chacun des symptômes associés s'applique une intervention particulière.

a. Parmi les moyens propres à lutter contre l'état général, le plus simple est l'administration de la quinine. La quinine est à la fois tonique et antipyrétique. Tonique, elle représente une arme facile contre l'asthénie. Antipyrétique, elle donne des résultats moins constants et moins durables : l'hypothermie n'est que transitoire, et le thermomètre montre qu'après deux ou trois heures la fièvre recommence à s'élever.

Doit-on prescrire la quinine isolément? En principe, oui; les formules les plus simples sont souvent les plus heureuses. A la dose de 0gr,30 à 0gr,50, l'adulte prendra sous forme de cachets le sulfate, le chlorhydrate, le bromhydrate de quinine.

Souvent cependant on associe ces sels à l'antipyrine. Est-ce là une pratique heureuse? Si le rôle antithermique de la quinine se trouve ainsi renforcé, son pouvoir régénérateur est quelque peu diminué. L'antipyrine est en effet déprimante, et, fait plus grave encore, elle entrave l'excrétion urinaire. Aussi vaut-il mieux en principe s'abstenir d'antipyrine.

L'usage simultané de la quinine avec la phénacétine, l'exalgine, le pyramidon semble par contre légitime dans les cas de céphalalgies ou de névralgies thoraciques intenses.

On prescrira par exemple :

```
Chlorhydrate de quinine.................    50 centigrammes.
Exalgine..............................      20      —
Caféine...............................      10      —
```
Pour un cachet à prendre le soir.

Le malade, d'autre part, doit boire largement. Le choix des boissons ne manque pas : le lait à la dose moyenne de 2 litres par jour, pur, bouilli ou coupé suivant le goût du patient et la façon dont il est supporté; l'eau bouillie, sucrée ou non; les eaux d'Alet, de Vals, d'Évian; les tisanes et en particulier les tisanes diurétiques de chiendent et de queues de cerise. Un ou deux grogs aident en outre à prévenir ou à combattre l'asthénie. Tous ces liquides agissent par leur masse; administrés par doses fractionnées, faibles et souvent réitérées, pour éviter la distension stomacale, ils apportent un important appoint à l'élimination des toxines. On a encore la ressource de faire prendre, dans 1 litre de lait, 30 à 50 grammes de lactose par jour.

Lorsque ces pratiques ne suffisent pas à amener une décharge urinaire, on ne devra pas hésiter à user de théobromine ou de ses dérivés ; leur action directe sur le filtre rénal conduit à des succès lors même qu'avaient échoué les autres méthodes.

En face d'une situation quelque peu sérieuse, on s'adressera sans perdre de temps à l'*hydrothérapie*. Les affusions tièdes, suivies de frictions sèches ou aromatisées au gant de crin, calment souvent la fièvre, activent les échanges nutritifs et aident à la sécrétion urinaire. L'amélioration paraît-elle insuffisante, on use d'enveloppements avec le drap mouillé, que le malade, recouvert d'une couverture de laine, conserve un quart d'heure ou vingt minutes en moyenne. Les phénomènes généraux peuvent enfin exiger des bains chauds, administrés suivant la technique habituelle, la température ne devant pas être baissée au-dessous de 35°.

b. Les symptômes moins constants des congestions pulmonaires sont assez prédominants chez certains sujets pour attirer l'attention du médecin. C'est ainsi que la *céphalalgie*, parfois si pénible, demande l'association aux sels de quinine de certains analgésiques, indiqués plus haut (phénacétine, exalgine, pyramidon, etc.).

L'*insomnie*, conséquence de la céphalée, cède en même temps que cette dernière. Liée à l'imprégnation de l'écorce (agitation, cauchemars, etc.), elle relève d'une thérapeutique par les antinervins. Les hypnotiques, chloral, sulfonal, véronal, bromural, sont d'un grand secours ; mais le chloral est contre-indiqué en cas d'affaiblissement cardio-vasculaire.

Les *phénomènes nerveux* sont également influencés par les médicaments ci-dessus, qui ont d'un autre côté l'avantage de n'exercer qu'un rôle bien peu déprimant, à condition que les principaux viscères ne soient pas déjà lésés au préalable. L'hydrothérapie et la balnéation calment à merveille l'excitation nerveuse sous toutes ses formes.

Lorsque l'*état saburral* et les *troubles digestifs* n'offrent rien de particulier, le régime diététique commun à toutes les pyrexies suffit : lait, boissons abondantes, etc. S'ils s'exagèrent, on débarrasse le tube gastro-intestinal par des laxatifs, des purgatifs doux faciles à absorber et ne provoquant pas de coliques (huile de ricin, purgatifs salins, cascara sagrada, rhubarbe à petites doses, etc.). Les vomitifs dépriment trop l'organisme et excitent de trop douloureuses contractions stomacales pour être recommandables.

Les *troubles cardio-vasculaires* offrent un intérêt de premier ordre, par suite des modifications qu'ils apportent au pronostic. Le myocarde vient-il à fléchir, qu'on se garde de temporiser; le collapsus cardiaque, la syncope sont toujours à redouter. L'immobilisation la plus rigoureuse s'impose, de même que le silence le plus absolu. Une vessie de glace sur la région précordiale, un peu d'alcool, rendent souvent service. Les bains seront naturellement suspendus.

Les toni-cardiaques doivent être utilisés avec discernement. L'association de sulfate de strychnine au sulfate neutre de spartéine, ce dernier pittoresquement appelé par Laborde le « métronome du cœur », offre de réels avantages.

        Sulfate de spartéine...................   50 centigrammes.
          —   de strychnine...................   1 centigramme.
        Eau distillée et stérilisée...   Q. S. pour 10 cent. cubes.

Pratiquer une à trois injections hypodermiques de 1 centimètre cube dans les vingt-quatre heures.

La digitale est ordonnée sous forme de potions. Voici deux formules couramment employées :

    N° 1. Teinture de digitale...................   XXX gouttes.
        Sirop d'écorces d'oranges amères....   60 grammes.
        Eau distillée...........   Q. S. pour 150 cent. cubes.

    N° 2. Teinture de digitale...................   XXX gouttes.
        Eau de laurier-cerise...................   15 grammes.
        Sirop de codéine...................   30   —
        Julep gommeux...........   Q. S. pour 150 cent. cubes.

À prendre par cuillerée à soupe toutes les deux heures.

Les *infusions* et *macérations* classiques trouvent aussi leurs indications.

La caféine sera reléguée au second plan ; des doses fort minimes déterminent en effet souvent une vive excitation cérébrale. Il vaut mieux lui substituer l'huile camphrée au dixième, soit pure, soit associée à l'éther.

        Huile camphrée au dixième...................   20 grammes.
        Éther sulfurique...................   2   —

Trois à quatre injections sous-cutanées de 1 centimètre cube dans les vingt-quatre heures.

Le sérum artificiel à 7 p. 1000 enfin relève maintes fois l'appareil cardio-vasculaire défaillant. On en injecte 250 ou 500 centimètres cubes par jour, à moins que des complications rénales n'en interdisent l'usage.

La congestion rhumatismale s'associe parfois à un certain degré d'œdème aigu pulmonaire, et il n'est pas toujours facile de faire la part des deux manifestations. Le traitement est sensiblement le même. La congestion pulmonaire aiguë rhumatismale, parfois double et menaçante par la dyspnée intense et l'asphyxie imminente, comporte des indications particulières.

Lorsque l'interrogatoire du malade ou de l'entourage nous aura révélé la diathèse rhumatismale, l'existence de poussées articulaires anciennes ou récentes, il n'y a pas de temps à perdre, il faut recourir à la méthode dérivative. On appellera la fluxion sur les articulations et on appliquera autour des jointures des membres inférieurs et supérieurs des enveloppements tièdes sinapisés, suivant le conseil de Trousseau.

Nous avons réussi ainsi plusieurs fois à guérir rapidement des congestions pulmonaires qui mettaient la vie du malade en danger. Lorsque les fluxions articulaires se sont produites, on peut donner en vingt-quatre heures 4 grammes et même 6 grammes de salicylate de soude.

c. Indépendamment des symptômes généraux, le médecin doit s'occuper de l'état local. Des soins minutieux s'imposent pour parer à l'afflux sanguin, à la toux, à la dyspnée, au point de côté, à l'hémoptysie.

Lutter contre l'élément congestif, c'est attaquer le mal dans sa source, c'est en diminuer l'acuité, c'est atténuer la virulence d'un foyer dangereux par son retentissement sur tout l'organisme. La thérapeutique révulsive seule est ici capable de rendre de réels services. De date ancienne, consacrée par le temps, elle a pu, grâce à son efficacité, résister à toutes les critiques.

Il existe dans la pratique de la révulsion une sorte de graduation indispensable à connaître. La rubéfaction (teinture d'iode), la sinapisation, les ventouses sèches, les ventouses scarifiées en indiquent les différents termes. Le thérapeute saura choisir selon les circonstances, en réservant la scarification aux poussées fluxionnaires très violentes.

Le vésicatoire a passé du succès le plus éclatant au dédain le plus absolu. Il y a eu exagération de part et d'autre, et l'ostracisme dont on l'accable est certainement excessif. On ne peut pas, a-t-on dit, en réitérer l'emploi à volonté ; le reproche tombe quelque peu si l'on ne se sert que de vésicatoires de petites dimensions. Rien de plus aisé, en outre, que de s'assurer de l'intégrité du rein, de scruter le passé urinaire du malade. On évitera souvent les accidents vésicaux en prenant soin de n'user que de vésicatoires camphrés. Rappelons enfin que Carrieu et Lagriffoul ont prouvé que le vésicatoire est un agent actif de leucocytose; sans doute est-ce là le secret de son action.

En résumé, la ligne de conduite la plus logique est la suivante : iode, cataplasmes sinapisés, sinapismes, ventouses sèches dans les cas simples ; ventouses scarifiées dans les fluxions congestives excessives, appliquées largement et souvent renouvelées.

Les symptômes locaux nécessitent de leur côté des indications spéciales. Le *point de côté* est en général calmé par les diverses espèces de révulsion. La souffrance est-elle trop vive, on a à sa disposition tous les analgésiques, sirop de codéine, associé à l'antipyrine, ou même, s'il le faut, injections sous-cutanées de morphine.

Contre la *dyspnée*, le mieux est de recourir à l'application d'un très grand nombre de ventouses sèches, à des cataplasmes ou à des enveloppements sinapisés maintes fois renouvelés. Les inhalations d'oxygène, le sirop d'éther, des doses fractionnées de morphine ou d'héroïne sont parfois indispensables.

Les *hémoptysies* de la congestion pulmonaire sont rarement abondantes; elles représentent même un dérivatif salutaire. La médication hémostatique ne trouve son application que dans des faits assez limités.

La *toux* doit être combattue lorsqu'elle est tenace, fatigante et douloureuse ; c'est elle souvent qui réveille et entretient les points de côté. Ce serait une faute que de ne pas l'arrêter par tous les moyens possibles. Les opiacés, l'aconit, la belladone interviennent heureusement comme antispasmodiques ; le benzoate de soude, l'oxyde blanc d'antimoine, la terpine, les balsamiques, comme modificateurs des sécrétions : l'acétate d'ammoniaque, excitant diffusible et diaphorétique, est doublement efficace. Le praticien a donc à sa disposition plusieurs moyens d'atténuer l'excitabilité nerveuse et les sécrétions morbides, facteurs principaux de réflexe tussipare. Les formules peuvent être variées à l'infini; il suffira de faire preuve d'un éclectisme intelligent. Voici quelques exemples :

    N° 1. Alcoolature de racines d'aconit........ XXV gouttes.
          Sirop d'opium.............................. 80 grammes.
          Sirop de tolu.............................. 40   —
          Eau distillée de tilleul........ Q. S. pour 150 cent. cubes.

Trois à quatre cuillerées dans les vingt-quatre heures dans une tasse de tisane de camomille chaude.

N° 2. Teinture de belladone...................   XXX gouttes.
     Sirop codéine...........................)
     Sirop de térébenthine................... (à 60 grammes.
     Eau de laurier-cerise...................   15   —
     Eau distillée...........................   Q. S. pour 150 cent. cubes.

N° 3. Acétate d'ammoniaque..................   8 grammes.
     Benzoate de soude......................   6   —
     Sirop d'écorces d'oranges amères.......   80   —
     Eau distillée..........................   Q. S. pour 120 cent. cubes.

N° 4. Terpine...............................)
     Benzoate de soude...................... (ãā 50 centigrammes.
Pour un cachet : n° 10. — Un cachet matin et soir.

N° 5. Poudre de Dower......................   25 centigrammes.
Pour un cachet : n° 10. — Un cachet avant les repas de midi et du soir.

Il est préférable, autant que possible, de grouper en une seule formule tous les médicaments nécessaires, de manière à ne pas obliger le patient à l'absorption de drogues trop souvent réitérée. C'est une tâche d'autant plus aisée que plusieurs d'entre eux, on le voit, répondent à des indications différentes.

II. — Indications particulières suivant les âges.

Congestions actives de l'adulte. — Elles sont justiciables du traitement dont nous venons d'esquisser les principaux traits.

Dans les formes légères : révulsion par des ventouses sèches, des cataplasmes sinapisés, quinine, acétate d'ammoniaque, benzoate de soude ; faire copieusement boire le malade. Dans les formes hyperthermiques : hydrothérapie par lotions tièdes, drap mouillé ou balnéation. Dans les formes étendues : compresses chauffantes qui réalisent une intervention continue et modifient heureusement l'état local.

Congestions de l'enfant. — Elles doivent être bien connues par le praticien qui a fréquemment l'occasion de les traiter.

La balnéation chaude constitue le traitement de choix à cet âge. L'enfant supporte en effet les bains avec la plus extrême facilité. La technique en est aisée chez lui et ne se heurte pas aux petites difficultés qu'elle entraîne plus tard. D'autre part, il vaut mieux ne pas trop médicamenter les enfants, et la révulsion ne comporte pas les mêmes variétés que chez l'homme. N'est-il d'ailleurs pas d'observation courante que la fièvre, de quelque cause qu'elle relève, lorsqu'elle survient dans les premières années de la vie, cède facilement aux bains chauds, qui représentent dès lors la thérapeutique la plus appropriée.

L'hyperthermie, l'excitation cérébrale intense que déterminent les congestions pulmonaires infantiles ne demandent même aucun autre traitement ; les réactions nerveuses, les convulsions, les phénomènes méningés sont avant tout justiciables de la balnéation.

On fait prendre aux enfants trois ou quatre bains chauds dans les vingt-quatre heures, à la température de 35-38°, d'une durée de dix minutes chacun, suivis de vigoureuses frictions sur tout le corps. Il est incontestable que la lésion est le plus souvent enrayée ; il faut d'ailleurs savoir que les réactions générales sont d'ordinaire plus graves que ne le comporte l'état local.

Tout au plus y a-t-il lieu d'ajouter à la balnéation des suppositoires de quinine, des cataplasmes sinapisés, des potions à base d'acétate d'ammoniaque ou de benzoate de soude. Les opiacés doivent être systématiquement écartés, à cause de l'extrême sensibilité des enfants à leur égard.

La balnéation donne de si heureux résultats qu'on est presque autorisé à la recommander dans tous les cas de congestions pulmonaires infantiles. Une seule exception peut être faite en faveur des formes bénignes, où la température ne dépasse pas 38°,5 ; mais encore, pour éviter une aggravation d'un état jusque-là bénin, conseillons-nous des lotions tièdes ou le drap mouillé.

Certains enfants ont au contraire des formes graves, des lésions étendues, une hyperthermie accentuée, avec accès de cyanose. Cette cyanose comporte toujours un pronostic réservé. Aussi doit-on intervenir avec énergie : bains fréquents, deux fois par jour sinapisés, potions stimulantes à l'alcool et à l'acétate d'ammoniaque, à la spartéine, injection d'huile camphrée. Heubner a proposé en pareilles circonstances une sinapisation locale intensive : on saupoudre de farine de moutarde de la toile à cataplasme, on en entoure la poitrine, on la laisse en permanence en la renouvelant toutes les trois ou quatre heures. C'est là une méthode héroïque que l'on ne saurait négliger.

Congestions du vieillard. — Elles ont pour caractéristique leur retentissement fréquent, sinon constant, sur le cœur : l'asthénie, l'hypertension artérielle vont de pair avec une fièvre peu marquée et un minimum de réactions générales.

L'hydrothérapie est dangereuse dans ces conditions. L'effort du médecin doit porter sur le myocarde et s'efforcer de remonter l'organisme. Les injections de strychnine, de spartéine, la digitale, l'alcool, l'huile camphrée, tous les toni-cardiaques seront mis à contribution. On y ajoutera la révulsion locale ordinaire.

La congestion pulmonaire du vieillard se complique beaucoup

plus souvent d'albuminurie que celle de l'adulte. Les diurétiques, les émissions sanguines au niveau de la région lombaire, aideront alors à l'élimination des toxines et à la désobstruction des glomérules et des tubes contournés.

Lorsque le vieillard guérit, la congestion ne se résout pas toujours complètement. Les râles sous-crépitants persistants seront traités par de la révulsion réitérée, par des pointes de feu, par un peu de gymnastique respiratoire.

III. — Congestions secondaires. — Formes cliniques spéciales.

Congestions pulmonaires consécutives à la rougeole, à la coqueluche, à la grippe, etc. — Elles sont le plus souvent sérieuses. Il y a lieu par suite de redoubler de précautions pour lutter à la fois contre la maladie première et contre la congestion, qui évolue sur un terrain déjà débilité. Les compresses chauffantes doivent être employées dès le début; elles enrayent le processus ou l'atténuent. Si les choses ne semblent pas s'arranger, la balnéation doit être essayée sans trop grande perte de temps. Une surveillance minutieuse du pouls s'impose; on le soutiendra par les moyens classiques.

L'hypostase pulmonaire se montre souvent chez les sujets condamnés au repos au lit prolongé (fractures de cuisse, etc.). Le rôle du médecin consiste ici plutôt à prévenir qu'à guérir. Le mieux est de modifier de temps à autre la position du malade, de l'asseoir, de lui soulever le dos à l'aide d'oreillers, de le placer tantôt d'un côté, tantôt de l'autre.

Congestions pleuro-pulmonaires. — L'association de liquide pleural à la congestion doit-elle modifier la conduite du thérapeute? L'épanchement n'atteint pas d'ordinaire de fortes proportions; il disparaît avec la congestion pulmonaire et cède au même traitement. L'évacuation du liquide ne s'impose que dans des faits assez rares.

Congestions prolongées. — La révulsion plusieurs fois renouvelée, les vésicatoires, la gymnastique respiratoire, le séjour à la campagne ou dans certaines stations d'altitude (Mont-Dore) ont raison des lésions congestives pulmonaires traînantes. Une grande prudence est toujours de règle chez le vieillard, si sujet aux congestions prolongées; les vésicatoires en particulier sont à redouter à cause de l'intégrité assez rare du rein à cette époque de la vie.

IV. — Congestions pulmonaires passives.

Les congestions pulmonaires passives dépendent d'ordinaire d'un degré plus ou moins marqué d'insuffisance du myocarde. Elles représentent un des facteurs du syndrome asystolie, et leur traitement se confond en réalité avec celui de l'asystolie.

Il existe des asystolies à forme respiratoire ; la stase pulmonaire y constitue le signe émergent. Lorsque le poumon offre des lésions d'asystolie très marquées, la thérapeutique, tout en visant l'asystolie, doit envisager avec prédilection l'état de l'organe. De larges saignées locales de dix à quinze ventouses scarifiées font une déplétion dont le malade retire grand bénéfice. En cas de cyanose, favorisée par l'encombrement des bronches, une saignée générale de 400 à 500 grammes lève le « barrage périphérique » et aide à l'efficacité du traitement classique de l'asystolie. Les symptômes banaux (toux, points de côté, etc.) seront traités par les procédés courants.

TRAITEMENT DES MALADIES DES PLÈVRES

PAR

le Dr RIST,   et   le Dr S. RIBADEAU-DUMAS,
Médecin des hôpitaux de Paris.   Chef du Laboratoire de l'hôpital Trousseau.

CHAPITRE PREMIER

PLEURÉSIES SÈCHES

Traitement général.
Traitement local.

La plèvre est très souvent intéressée au cours de la plupart des affections du parenchyme pulmonaire. Elle peut l'être aussi lorsque les parois thoraciques sont primitivement le siège d'une lésion, comme dans les ostéites costales ou le cancer du sein. Enfin des maladies à localisation abdominale supérieure provoquent parfois une réaction pleurale de voisinage : il en est ainsi dans les abcès et les kystes hydatiques du foie et de la rate, dans les diverses spléno-mégalies, et en particulier dans celle qui est due à la leucémie myéloïde. Mais il arrive, dans un grand nombre de cas, que cette participation de la séreuse ne se manifeste par aucun signe cliniquement appréciable, même à un examen approfondi ; il s'agit le plus communément d'une atteinte légère que l'autopsie seule peut révéler.

D'autres fois, l'oreille perçoit aisément des frottements symptomatiques d'une pleurésie fibrineuse sèche, sans que le malade éprouve, du fait de son existence, nulle douleur ou nulle gêne spéciale. Cette complication banale ne réclame alors aucune intervention thérapeutique particulière.

Il n'en est pas de même lorsque la pleurésie sèche provoque des phénomènes douloureux. Le *point de côté* est l'expression la plus commune de la pleurésie, qui accompagne si volontiers la pneumonie, la congestion pulmonaire, les infarctus pulmonaires, la gangrène, les kystes hydatiques ou les abcès du poumon. Il existe aussi chez les tuberculeux ; mais, chez eux, les douleurs pleurales sont souvent étendues à plusieurs espaces intercostaux, parfois même à toute une moitié du thorax. La pleuralgie peut être légère et supportable, réveillée seulement par les accès de toux ou les inspirations profondes. Mais, pour peu qu'elle soit accentuée, elle oblige le malade à immobiliser son thorax et à ne respirer que très superficiellement; elle l'engage à éviter de tousser et d'expectorer; elle gêne par conséquent l'évacuation des sécrétions pulmonaires et bronchiques et ajoute son influence aux autres causes productrices de dyspnée et d'insuffisante hématose. Enfin elle peut être à ce point violente qu'elle prive le malade de tout sommeil. Elle doit donc être combattue dans la mesure du possible.

A côté de ces pleurésies sèches secondaires, de beaucoup les plus fréquentes, il importe de faire une place à la pleurésie sèche primitive, qui peut être, au même titre que la pleurésie séro-fibrineuse, une manifestation initiale de la tuberculose pulmonaire et qui possède alors une certaine individualité clinique. Elle débute assez brusquement par des frissons, de la fièvre, du malaise général ; ses symptômes fonctionnels sont le point de côté, la dyspnée et une toux sèche souvent très caractéristique ; ses signes physiques sont les frottements pleuraux. Dans bon nombre de cas, cette pleurésie sèche n'est que le premier stade d'une pleurésie séro-fibrineuse, dont l'épanchement se constitue au bout de peu de jours. Mais il arrive aussi que cette éventualité ne se produise pas et que l'affection guérisse en une semaine ou deux. Ou bien encore elle récidive à plus ou moins courts intervalles, pour évoluer vers la pleurésie chronique avec symphyse partielle ou complète.

I. — Traitement général.

On voit, d'après ce qui précède, que la pleurésie sèche est justiciable à la fois d'une thérapeutique générale s'adressant à la maladie causale et d'un traitement local, symptomatique, se proposant de combattre les troubles fonctionnels, la douleur et la dyspnée. Lorsque la plèvre est intéressée accessoirement au cours d'une maladie du poumon, de la paroi thoracique ou des organes abdominaux voisins, c'est le traitement rationnel de cette affection déterminante que l'on aura en vue, et nous n'avons pas à nous en occuper ici. Mais la pleurésie sèche primitive, constituant ou paraissant constituer à elle seule toute la maladie, mérite quelques considérations :

Le malade sera maintenu au lit, et on lui recommandera le repos le plus absolu, en insistant particulièrement sur le repos vocal. Si la fièvre est élevée, si les symptômes généraux sont accusés, ce qui est d'ailleurs assez rare, on se trouvera bien de l'emploi des enveloppements mouillés du thorax, associé ou non à celui des bains chauds à 38 ou 39°. Les antithermiques médicamenteux ne sont guère à conseiller ; en tout cas, il faudrait donner la préférence à ceux qui, comme l'antipyrine ou la phénacétine, ont en même temps une action analgésiante.

L'état saburral, qui accompagne volontiers la pleurésie sèche, est justiciable d'un purgatif léger tel que l'huile de ricin ou le calomel à la dose de 0^{gr},15 à 0^{gr},20.

Le séjour au lit doit durer tant que la fièvre ne sera pas définitivement tombée, tant que le nombre des respirations par minute ne sera pas redevenu normal. La douleur pleurétique peut — on doit en prévenir le malade — survivre longtemps à la cessation des phénomènes généraux, mais elle s'atténue notablement d'ordinaire.

Il importe essentiellement de se souvenir que ces pleurésies sèches primitives sont, dans la très grande majorité des cas, fonction de tuberculose pulmonaire au début. C'est donc après la terminaison de cette phase aiguë initiale que commence le véritable traitement.

Les malades, guéris en apparence seulement, doivent donc bénéficier dès ce moment de la thérapeutique convenant à la tuberculose pulmonaire à sa phase de germination, au même titre que ceux dont l'infection s'est manifestée tout d'abord par une pleurésie séro-fibrineuse.

II. — Traitement local.

On parvient souvent à diminuer notablement la douleur pleurale par les révulsifs locaux appliqués sur la région où le point de côté se fait particulièrement sentir : compresses très chaudes, protégées par un taffetas chiffon et fréquemment renouvelées, cataplasmes sinapisés, sinapismes. Le plus efficace parmi ces moyens est peut-être l'application de trois ou quatre ventouses scarifiées : on obtient ainsi un soulagement parfois très rapide. Les badigeonnages à la teinture d'iode constituent un révulsif plus anodin, mais qui a l'avantage de pouvoir être maintes fois renouvelé. Le vésicatoire doit être absolument proscrit ; il n'a aucun avantage sur les procédés que nous venons d'énumérer, et il a des inconvénients que nous résumerons ici une fois pour toutes : il est toxique, en particulier pour les enfants chez qui la néphrite cantharidienne était loin d'être rare à l'époque où le vésicatoire était d'un usage courant ; il est sale ; il gêne considérablement, et pour longtemps, l'exploration de la région malade et empêche, par conséquent, de surveiller comme il convient l'évolution de la maladie.

Si l'intensité des phénomènes douloureux oblige à recourir à une médication interne, on s'adressera le plus volontiers à une préparation calmante telle que la poudre de Dower (de 0^{gr},25 à 0^{gr},50 dans les vingt-quatre heures) ou la belladone (pilules d'extrait à la dose de 0^{gr},02 à 0^{gr},05 par jour). La morphine en injections hypodermiques nous paraît devoir être réservée aux cas très sérieux. Enfin, s'il y a de l'insomnie, on pourra tenter de la combattre par le sulfonal ou le véronal ; deux à trois doses de 0^{gr},30, à une demi-heure d'intervalle, dans une infusion chaude.

CHAPITRE II

TRAITEMENT DES PLEURÉSIES SÉRO-FIBRINEUSES

Pleurésie séro-fibrineuse primitive tuberculeuse : Traitement général ; traitement de la douleur et des symptômes fonctionnels ; traitement de l'épanchement.
Épanchements pleuraux récidivants : Méthode des injections sous-cutanées de liquide pleurétique ; méthode des injections pleurales de gaz stérilisé.

On peut faire, à propos des pleurésies avec épanchement, des remarques analogues à celles que nous avons résumées au chapitre précédent. La plupart des affections pulmonaires, pariétales ou abdominales, qui peuvent s'accompagner de pleurite sèche sont également susceptibles — et pour les mêmes raisons — de déterminer dans la plèvre un épanchement plus ou moins abondant de liquide séro-fibrineux. D'autre part, à côté de ces réactions pour ainsi dire purement locales, il en est d'autres où l'épanchement est une manifestation d'une infection ou d'une intoxication générale ; il est classique de citer comme exemples de cette variété les pleurésies séro-fibrineuses de la polyarthrite rhumatismale et celles du mal de Bright ; mais les premières ne s'observent plus guère depuis que le traitement salicylé du rhumatisme articulaire aigu s'est généralisé, et les deuxièmes sont, lorsqu'on en vient au fait et au prendre, si rares, que nous sommes arrivés, pour notre part, à douter de leur existence.

En réalité, dans l'immense majorité des cas, la pleurésie séro-fibrineuse est une manifestation de tuberculose pulmonaire ; tantôt elle survient au cours d'une tuberculose déjà soupçonnée ou confirmée ; tantôt — et c'est le cas le plus fréquent — elle marque le début symptomatique d'une infection par le bacille de Koch. C'est le type de la pleurésie séro-fibrineuse primitive, celui qui, de toutes les modalités d'épanchement pleural, a l'individualité clinique la mieux caractérisée. Il comporte des indications thérapeutiques très précises, que nous allons étudier en détail ; nous consacrerons ensuite quelques pages au traitement des pleurésies secondaires pour autant qu'il ne se confond pas avec celui des affections primitives qui les déterminent.

TRAITEMENT DE LA PLEURÉSIE SÉRO-FIBRINEUSE PRIMITIVE TUBERCULEUSE.

Il n'existe point, à l'heure actuelle, de traitement spécifique de la pleurésie séro-fibrineuse. Souvent la maladie offre une tendance naturelle à la guérison spontanée; encore doit-on s'efforcer, par un ensemble de précautions judicieuses, de ne pas entraver cette évolution favorable, mais au contraire d'aller au-devant d'elle dans la mesure du possible. D'autres fois, l'épanchement, malgré le traitement général le plus judicieux et le mieux surveillé, persiste sans se résorber, ou augmente sans cesse de manière à compromettre gravement les fonctions respiratoires ou à faire redouter l'imminence d'accidents cardiaques. Il faut alors intervenir localement et supprimer tout ou partie du liquide pathologique.

I. — Traitement général.

Toute pleurésie séro-fibrineuse doit avant tout être maintenue au lit. Cette mesure, que l'on est parfois obligé d'imposer avec autorité à des malades à qui l'apparente conservation de leurs forces, l'absence de phénomènes douloureux intenses font illusion sur leur état, a souvent à elle seule une heureuse influence sur les symptômes fonctionnels. Elle diminue la dyspnée et la toux, atténue le point de côté, fait baisser notablement la température. Mais, dans la majorité des cas, les malades se mettent spontanément au lit, par nécessité. Il y a lieu de leur en faciliter le séjour par des soins intelligents de gardes-malades. Ils sont en effet obligés souvent de conserver presque exclusivement le décubitus latéral sur le côté malade, pour réserver au côté sain le maximum d'incursion respiratoire : c'est une raison de plus pour rendre le lit commode en le refaisant fréquemment. Il est utile aussi de maintenir le thorax élevé le plus possible, en veillant à ce que la tête soit bien appuyée : c'est le moyen de favoriser l'expansion des bases thoraciques et de diminuer le travail du cœur droit. On évitera au malade tout mouvement brusque. On veillera à la bonne aération de la chambre, dont, si la température le permet, les fenêtres resteront ouvertes plusieurs heures par jour.

La fièvre est rarement très élevée au cours de la pleurésie. Il est le plus souvent inutile de la combattre. Parmi les antithermiques les plus communément employés, il en est, comme la quinine, dont l'efficacité est presque nulle et dont l'action consiste surtout à provoquer des troubles gastriques ou des bourdonnements d'oreilles désagréables. Les plus actifs, le pyramidon, par exemple, n'abaissent la température qu'au prix de transpirations abondantes et fort pénibles. On calmera beaucoup plus opportunément l'agitation et le malaise dus à la fièvre par l'application d'enveloppements mouillés du thorax.

L'alimentation doit être suffisante pour maintenir les forces du malade, composée de telle sorte qu'elle soit de digestion et d'absorption faciles. C'est une pratique beaucoup trop répandue que de soumettre les sujets atteints d'une affection thoracique fébrile à un régime lacté presque absolu; le lait est presque toujours mal supporté par eux; ils s'en lassent vite et finissent par se nourrir fort mal. Il est infiniment préférable de le donner sous forme de kéfir ou de yoghourt, ce qui met beaucoup plus sûrement à l'abri de troubles intestinaux. Mais les potages, les bouillies, les pâtes, les crèmes, les légumes verts frais, les compotes de fruits doivent faire partie intégrante du régime des pleurétiques. On aura soin de leur faire rincer la bouche après chaque prise d'aliments, de préférence avec une eau alcaline telle que l'eau de Vichy.

Enfin il est fort important d'assurer chaque jour l'évacuation intestinale; c'est là une règle générale pour tout malade; mais elle tire une indication plus particulière ici du fait que la constipation et le ballonnement abdominal qui l'accompagne augmentent la sensation de gêne respiratoire et d'oppression qui est due à la présence de l'épanchement et que les efforts exagérés de défécation portent au plus haut point. On tiendra donc compte de cette nécessité dans le choix des aliments prescrits. Autant que possible, on aura recours aux suppositoires et aux lavements plutôt qu'aux purgatifs. Mais il ne sera pas inutile de donner à quelques jours d'intervalle des doses légères de magnésie, de calomel ou d'huile de ricin.

II. — Traitement de la douleur et des symptômes fonctionnels.

Dans la pleurésie, le point de côté n'a de violence en général qu'au début de l'affection; le plus souvent, au fur et à mesure que l'épanchement augmente, les phénomènes douloureux s'atténuent ou disparaissent. Les applications locales, compresses chaudes, sinapismes, teinture d'iode, ont à ce point de vue une influence calmante, mais qui ne suffit pas toujours. Il faut se garder de l'emploi d'agents trop actifs qui irritent la peau ou l'excorient; le vésicatoire, bien entendu, doit être proscrit. La méthode de Perrin, qui consiste à immobiliser d'une façon relative l'hémithorax atteint par des bandes de diachylon, a le grand inconvénient d'être sale. Les badigeonnages au collodion n'ont qu'une efficacité très précaire. Le repos, décubitus commode dans un lit confortable, l'abstention de tout mouvement inutile, tels sont, en somme, les moyens les plus pratiques de combattre la douleur dans les cas ordinaires.

La tâche est plus difficile lorsqu'il y a de la toux. Celle-ci n'est pas un symptôme indispensable de la pleurésie séro-fibrineuse. Elle peut manquer complètement, ou être rare et peu douloureuse. Mais il arrive aussi — et très souvent — qu'elle soit extrêmement pénible, survenant sans cause ou à l'occasion du moindre mouvement, du plus petit effort, et se prolongeant en quintes fatigantes, qui aggravent la dyspnée, réveillent et exaspèrent la douleur, rendent le sommeil impossible. Il est alors urgent d'intervenir par l'usage de médicaments actifs. La belladone (poudre de feuilles, jusqu'à 0gr,20 en pilules ou en cachets ; extrait alcoolique de racines, jusqu'à 0gr,05 en pilules ou en potion) peut rendre en pareille matière de grands services. Mais, le plus souvent, on sera amené à prescrire des préparations opiacées, dont les plus commodes sont l'extrait thébaïque (de 0gr,01 à 0gr,05 en pilules) ou la poudre de Dower. Au besoin, on n'hésitera pas à faire une injection de morphine, en observant toutes les précautions nécessaires. Ces médications s'adressent à la dyspnée en même temps qu'à la toux et à la douleur.

III. — Traitement de l'épanchement.

De tout temps on s'est efforcé de faciliter ou de provoquer la résorption de l'épanchement par des méthodes très diverses. La révulsion externe, à laquelle on attachait jadis une grande importance, est tout à fait inutile. L'emploi des diurétiques ou des diaphorétiques s'est montré tout aussi inefficace ; beaucoup de médecins prescrivent encore la digitale, la caféine ou la théobromine par tradition ; nous n'avons jamais, pour notre part, trouvé à cette médication aucun avantage dans le traitement de la pleurésie séro-fibrineuse. Le salicylate de soude a aujourd'hui encore la réputation d'agir d'une manière favorable sur les épanchements séro-fibrineux et d'en activer la résorption ; on le prescrit généralement à la dose de 1 à 3 grammes par jour. Après l'avoir employé systématiquement pendant plusieurs années, nous en sommes arrivés à l'opinion qu'émettait déjà O. Fraentzel, en 1877, à savoir que ce médicament n'empêche pas l'exsudat d'augmenter et que, dans les cas favorables, son effet est nuisible, parce qu'il provoque des troubles digestifs.

Évacuation mécanique de l'épanchement. — En réalité, l'intervention thérapeutique la plus efficace et la plus importante, le traitement par excellence de la pleurésie séro-fibrineuse, c'est l'évacuation mécanique du liquide épanché. Il va sans dire qu'elle ne saurait exercer sur les lésions tuberculeuses, dont l'exsudat n'est qu'une manifestation secondaire et contingente, une action curatrice spécifique. On est même fondé à penser que la présence du liquide, par l'immobilisation et le repos fonctionnel qu'elle impose au poumon sous-jacent, est un facteur important de guérison, dont il importe de tenir compte. Mais il n'en est pas moins vrai qu'un épanchement dont le volume dépasse certaines limites crée un danger parfois très pressant, qu'il importe d'écarter à tout prix : non seulement, en effet, la suppression d'un poumon tout entier pour l'hématose augmente de façon considérable le travail du cœur droit, mais encore le liquide agit directement sur le cœur qu'il déplace et comprime, ainsi que sur les gros vaisseaux de la base. La mort subite par syncope cardiaque n'était point rare autrefois au cours de la pleurésie, et on l'observe aujourd'hui encore dans certains cas, lorsque la ponction a été différée. La thrombose du cœur droit ou de l'artère pulmonaire, la thrombose des veines pulmonaires ou du cœur gauche et l'embolie cérébrale qui peut en être la conséquence sont d'autres modalités de mort subite ou rapide qui ont été signalées. D'autre part, la longue persistance d'un épanchement qui n'offre aucune tendance à la résorption spontanée empêche d'une façon définitive le poumon rétracté de reprendre sa situation normale et ses fonctions, rend permanent le déplacement du cœur et crée des déformations thoraciques irrémédiables.

L'évacuation, dans le plus grand nombre des cas, suffit à conjurer toutes ces éventualités périlleuses ou fâcheuses. Et la question de son opportunité, du moment où il conviendra de la faire, de la quantité de liquide qu'il conviendra de soustraire, prime toutes les autres pour le médecin en présence d'un cas donné.

Cette intervention, déjà pratiquée aux temps hippocratiques, remise en honneur sous l'impulsion de Trousseau, rendue commode et efficace par l'invention que fit Bowditch (de Boston) en 1851 de la ponction aspiratrice au moyen d'un trocart fin, a une histoire fort intéressante, mais il n'y a pas ici lieu de la conter. L'expérience accumulée au cours des cinquante dernières années a fait s'évanouir la plupart des dangers imaginaires que redoutaient les adversaires ou les partisans timides de la ponction ; l'asepsie chirurgicale, définitivement entrée dans nos mœurs, met sûrement à l'abri des dangers beaucoup plus réels qui inquiétaient nos prédécesseurs. La ponction est devenue une petite opération parfaitement simple, dont la technique est fort bien réglée. Avant de la décrire, nous en exposerons brièvement les indications.

Indications de la ponction. — Toute pleurésie séro-fibrineuse tuberculeuse n'est pas justiciable de la ponction évacuatrice. C'est là une vérité banale. Dans un assez grand nombre de cas, le médecin se trouve en présence d'un épanchement peu abondant, qui ne détermine aucun symptôme fonctionnel alarmant ou pénible, et dont il constate, à partir du moment où le diagnostic a été fait, la résorption progressive et régulière. Il est tout à fait inutile d'y toucher, et l'on se bornera à faire une *ponction exploratrice*, seule méthode qui permette d'affirmer absolument l'existence d'un exsudat liquide. Nous considérons pour notre part cette manœuvre diagnostique comme indispensable dans tous les cas. Tous les signes cliniques peuvent rester en défaut en pareille matière, en particulier lorsqu'il s'agit de petits épanchements. On ne possède la certitude que si l'on a vu le liquide dans sa seringue. Il est important, d'autre part, d'avoir les renseignements que peuvent donner l'aspect macroscopique de l'exsudat et son étude cytologique et bactériologique. Il est arrivé à tout clinicien expérimenté d'avoir, grâce à la ponction exploratrice, des surprises susceptibles de modifier le diagnostic, le pronostic et le traitement : on n'obtient pas de liquide alors qu'on s'attendait à en trouver ; le liquide retiré est hémorragique, ou purulent, ou fétide ; le microscope y décèle une polynucléose caractéristique au lieu des lymphocytes qu'on prévoyait ; les bacilles de Koch s'y montrent extrêmement nombreux, au lieu d'être absents ou très rares, comme dans la majorité des cas, etc.

S'il est inutile d'évacuer les épanchements en voie de résorption, il n'est pas toujours nécessaire d'évacuer ceux qui sont en période d'augment au moment où le médecin les observe. Ceci est vrai surtout lorsque le malade se trouve au début de son affection et que l'accroissement de l'exsudat se fait lentement. Il est sage alors d'attendre quelques jours, tout en surveillant de très près la situation, en mesurant avec précision l'élévation du niveau du liquide et l'étendue des déplacements d'organes.

Au contraire, il faut ponctionner sans hésiter les pleurésies qui augmentent rapidement, quel que soit l'état général, quels que soient les symptômes fonctionnels : le cœur, qui peut avec assez de facilité s'adapter à un changement de situation produit avec lenteur, supporte beaucoup plus mal la compression et les déplacements rapides, et le danger de mort subite par syncope cardiaque doit primer ici toute autre considération.

Les pleurésies, même petites, dont le volume reste stationnaire, et qui, même en l'absence de symptômes fonctionnels ou de troubles de l'état général, ne se résorbent pas, sont, elles aussi, après une expectation raisonnablement prolongée, justifiables de l'évacuation. Il en va de même, cela va sans dire, des épanchements anciens, demeurés latents, et que certains malades supportent sans aucune altération apparente de la santé. Plus le liquide a séjourné long-temps dans la plèvre, plus les probabilités d'une sclérose pleuro-pulmonaire ultérieure et des troubles fonctionnels qui en dérivent sont grandes.

Telles sont les indications tirées de l'évolution générale de l'épan-chement liquide. Il en est d'autres encore, et qui ne sont pas moins importantes :

Tout exsudat volumineux, dépassant 1 litre, refoulant le cœur, abaissant le foie, s'il siège à droite, rendant mat l'espace semi-lunaire de Traubes, s'il siège à gauche, doit être évacué sans retard. L'ab-sence de dyspnée, de toux, de phénomènes cardiaques n'est pas une contre-indication en pareil cas. Les malades qui semblent s'accom-moder le mieux de leur épanchement n'en sont pas moins exposés à la mort subite à l'occasion d'un mouvement intempestif ou sans cause provocatrice apparente. Pour rare que soit cette alternative, elle suffit amplement à imposer la ponction évacuatrice, intervention insignifiante dont le seul inconvénient est de causer quelque appré-hension au malade ou à son entourage, ce que le médecin ne peut se permettre de mettre en balance avec le danger grave qui résulte de la présence du liquide.

Enfin la gêne fonctionnelle causée par un épanchement pleural, même de médiocre volume, est une indication formelle, urgente à la ponction. La dyspnée, la cyanose du visage, l'affaiblissement cardiaque dont témoignent la petitesse du pouls, la tachycardie, l'arythmie, les tendances syncopales, — ces divers signes, isolés ou réunis, commandent d'intervenir sans tarder. Il n'y a pas à se préoccuper à l'avance de la nécessité où l'on pourra se trouver ultérieurement de répéter la ponction; la question n'est pas de savoir si, au moment où l'on retire le liquide, la maladie en est arrivée à un stade où l'exsudation séro-fibrineuse cessera de se reproduire. Il y a un danger qu'il faut conjurer immédiatement par le seul procédé dont on puisse espérer le succès.

En résumé, il faut évacuer les épanchements pleuraux lorsqu'ils augmentent rapidement, lorsqu'ils existent depuis longtemps sans tendre à se résorber d'eux-mêmes, lorsqu'ils sont volumineux et déplacent les organes voisins, lorsqu'ils sont une cause de gêne cir-culatoire ou respiratoire. En se tenant à ces règles, sur lesquelles tous les cliniciens aujourd'hui sont d'accord, on ne courra aucun risque. Nous avons regretté parfois d'avoir différé la ponction ; nous n'avons jamais eu à regretter d'avoir ponctionné de bonne heure.

Manuel opératoire de la thoracentèse. — Il serait superflu et fastidieux de décrire et de comparer entre eux les divers appareils qui ont été imaginés pour pratiquer la ponction évacuatrice des épanchements pleuraux. Les plus simples utilisent le principe du siphon ; l'aiguille creuse ou le trocart destiné à pénétrer dans la cavité pleurale est en communication avec un tube de caoutchouc préalablement rempli d'eau bouillie, et dont l'extrémité inférieure libre est suspendue au-dessus d'un récipient (siphon de Duguet, tube pleural de Bergé). L'instrumentation en est très portative et peut être facilement improvisée en cas d'urgence. Beaucoup de médecins s'en contentent dans la pratique usuelle. Mais le procédé de l'aspiration a de si grands avantages et répond si bien à toutes les indications qu'il n'y a pas, nous semble-t-il, de raisons suffisantes pour l'abandonner en faveur du siphon. L'appareil aspirateur le plus simple, le plus commode et le plus répandu est celui de Potain. Il se compose d'un trocart en communication avec un flacon dans lequel on peut, au moyen d'une pompe aspirante, établir une pression négative que l'opérateur règle à son gré. Le maniement en est parfaitement aisé et se comprend à première vue.

Pour pratiquer la ponction, on peut *faire asseoir le malade, mais il est préférable de le faire coucher sur le côté sain, en soulevant le tronc au moyen de plusieurs oreillers, de manière à n'exiger de lui aucun effort musculaire.* Après avoir bien déterminé par la percussion les limites de l'épanchement, on choisira dans la région mate un point situé sur la ligne axillaire postérieure, dans le sixième ou le septième espace intercostal.

La peau sera soigneusement nettoyée et désinfectée, mais de telle sorte qu'il ne reste pas de substance antiseptique à son contact, ce qui pourrait gêner au cas où l'examen bactériologique de l'exsudat serait nécessaire. On observera donc les temps suivants :

1° Savonnage à la brosse ;

2° Enlèvement du savon au moyen d'une compresse stérile ;

3° Friction avec un tampon imbibé d'éther ;

4° Friction avec un tampon imbibé d'alcool ;

5° Friction avec un tampon imbibé d'une solution de sublimé ou d'oxycyanure de mercure à 1 p. 1000 ;

6° Friction à l'alcool, pour enlever l'antiseptique ;

7° Friction à l'éther.

La désinfection faite par ce procédé est très rapide et très sûre. Pendant qu'on la pratique, on aura soin de faire au malade une injection hypodermique d'un quart ou d'un demi-centigramme de morphine, en vue de prévenir les accès de toux qui peuvent survenir au cours de l'évacuation.

On s'assurera toujours, par une ponction exploratrice faite au moyen d'une seringue stérile à aiguille fine, de l'existence du liquide au point choisi. L'échantillon retiré sera aussitôt recueilli dans un tube à centrifuger stérile contenant 1 centimètre cube environ d'eau physiologique citratée à 5 p. 100. Le liquide est ainsi rendu incoagulable et peut servir à des recherches cytologiques et bactériologiques.

Le trocart choisi pour la ponction proprement dite doit être de petit calibre (1 demi-millimètre à 2 millimètres). Il aura été stérilisé à l'autoclave, ou par l'ébullition pendant quinze minutes. On doit proscrire absolument le flambage à l'alcool, qui ne donne qu'une asepsie illusoire. Les mains de l'opérateur seront soigneusement, c'est-à-dire chirurgicalement, nettoyées ou revêtues de gants de caoutchouc stérilisés. Le trocart sera ajusté au tube de caoutchouc qui le fait communiquer avec le flacon, où l'on aura abaissé la pression par quelques coups de pompe.

Bien que la douleur provoquée par la ponction soit fort peu de chose, il est recommandable, surtout chez les sujets pusillanimes, d'anesthésier la peau au point choisi par un jet de chlorure d'éthyle. On engagera le malade à respirer largement, et, profitant d'une inspiration profonde, on enfoncera délibérément, d'un seul coup, le trocart dans l'espace intercostal, normalement à la surface cutanée, et en rasant le bord supérieur de la côte inférieure, afin d'éviter la blessure des vaisseaux intercostaux.

Une fois la résistance de la peau vaincue, on a très nettement l'impression d'avoir pénétré dans une cavité; si l'épaisseur de la lame liquide est peu considérable, il arrive que l'on sente l'extrémité du trocart buter contre quelque chose de solide, qui est le poumon.

On ouvre alors le robinet qui fait communiquer le trocart avec le récipient, et l'écoulement de la sérosité se produit aussitôt. Il est facile de le régler, au moyen de la pompe, de telle sorte qu'il se fasse lentement et sans à-coups, en comptant environ cinq minutes pour l'évacuation d'un demi-litre. Aller plus vite serait s'exposer aux accidents de la décompression brusque du poumon.

On doit recommander au malade le *silence* pendant l'opération. Si un accès de toux se produit, on interrompra l'évacuation, en fermant le robinet. Si l'accès se prolonge, on mettra fin à la ponction. La toux indique généralement que l'épanchement a été évacué dans sa presque totalité. La quantité de liquide à enlever varie nécessairement suivant les cas. Il ne faut pas attendre l'accès de toux pour interrompre l'opération. On admet en effet que le liquide ne doit pas être épuisé dans sa totalité ; lorsque sa quantité a été estimée à 1 500 ou à 2 000 grammes, il suffit de retirer environ 1 000 ou 1 200 grammes, quitte à recommencer la ponction, le lendemain, si les indications de la thoracentèse persistent.

L'opération achevée, on ferme le robinet d'aspiration et on retire brusquement le trocart, après avoir fixé soigneusement par les doigts écartés les lèvres de la petite plaie. On appliquera sur l'orifice une compresse stérile, puis une feuille d'ouate, qui fera le tour du thorax, et le pansement ainsi fait sera maintenu soit par des tours de bandes, soit par un bandage de corps ; le malade sera étendu dans son lit et demeurera immobile le reste de la journée. On n'a pas à craindre, comme dans la paracentèse abdominale, le suintement persistant du liquide à travers la plaie, car, après l'évacuation du liquide, le thorax, reprenant son ampliation normale, le parallélisme de la paroi et des téguments se détruit facilement, et l'orifice, de dimensions d'ailleurs restreintes, s'obstrue aisément.

Difficultés de la thoracentèse. — Lorsqu'on a enfoncé l'aiguille ou le trocart dans la cavité pleurale, une éventualité d'ailleurs assez rare peut se produire : le liquide ne s'écoule pas. La ponction reste blanche pour plusieurs raisons : *l'orifice du trocart peut être bouchée par une fausse membrane*. Dans ce cas, on dégagera l'orifice à l'aide du mandrin. *Les instruments sont parfois en mauvais état* : il ne faut pas négliger, avant l'opération, de contrôler les qualités d'aspiration de l'appareil en s'assurant du même coup que le vide est bien fait et que les conduits sont parfaitement perméables. D'autres fois, bien qu'on ait certainement pénétré dans la cavité pleurale, le liquide ne s'écoule que goutte à goutte : *on a affaire à une pleurésie arcolaire*. Il faut alors, soit avec l'aiguille même, soit à l'aide du mandrin, chercher à détruire ces cloisons fibrineuses, et l'écoulement devient plus facile. Trousseau insiste encore sur ce fait que, *bien que la canule soit au milieu du liquide épanché, celui-ci ne coule pas*. Le malade ne respire qu'avec le poumon sain, et le poumon altéré ne contient pas d'air, qui seul, par la pression qu'il exerce de haut en bas sur le liquide, favorise son écoulement. Cet écoulement n'aura donc lieu que si on recommande au patient de faire de grandes inspirations ou même des efforts, « de pousser comme pour aller à la garde-robe » ; les efforts de toux sont suivis des mêmes effets. Avec les appareils dont on se sert actuellement, cette difficulté ne se présente guère ; mais *il existe des épanchements pleuraux qu'il est impos-*

sible d'évacuer. Chez un malade qui présente tous les signes physiques d'un grand épanchement, la ponction ne ramène rien que quelques gouttes, quelques centimètres cubes de liquide citrin, sans plus. Ce fait répond au cas où le poumon rétracté est dans l'impossibilité de se dilater, de telle sorte que la cavité pleurale se trouve dans les mêmes conditions qu'une bouteille remplie d'eau, hermétiquement bouchée et qu'on ne peut arriver à vider, à condition que l'air n'y rentre pas (Dufour). Il est alors inutile et même dangereux de s'obstiner à continuer la ponction, car, si celle-ci est poursuivie malgré la toux commençante et la gêne ressentie par le malade, il se produit un vide que rien ne vient remplir, et qui provoque, du côté du parenchyme pulmonaire, un œdème se traduisant par l'expectoration albumineuse. Quelles que soient les explications fournies à propos du phénomène observé par Dufour, celui-ci existe et se présente dans les vieux épanchements ayant déterminé la rétraction du poumon et l'immobilisation des parois. De son côté, Mosny a observé l'impossibilité d'évacuer un épanchement tuberculeux post-traumatique mais il a tourné la difficulté en pratiquant l'aspiration avec deux aiguilles simultanément introduites dans la plèvre, l'une dans le septième espace intercostal et l'autre dans le huitième, l'une ou l'autre d'entre elles permettant à l'air extérieur de remplacer le liquide évacué. Cette expérience suppose encore une rigidité pulmonaire spéciale, que Mosny attribue, dans le fait qu'il a étudié, à l'existence simultanée d'une spléno-pneumonie. Celle-ci disparue, l'évacuation a lieu sans aucune difficulté.

En présence d'une telle éventualité, si la thoracentèse s'impose, on pourra tenter la manœuvre de Mosny. Mais il faut bien se rappeler que ces observations sont absolument exceptionnelles et, avant de conclure à un fait de cet ordre, il faudra s'assurer qu'il n'y a aucun doute sur l'existence d'un grand épanchement, que la cavité pleurale n'est pas cloisonnée par de multiples adhérences et que le liquide qu'elle contient n'est ni trop épais ni trop visqueux pour passer à travers le calibre du trocart.

Notons enfin que la ponction peut avoir été mal faite, le trocart étant resté fiché dans la paroi quelquefois très épaissie, ou au contraire ayant pénétré presque dans le parenchyme pulmonaire. Dans ce dernier cas, la ponction ramène quelques gouttes de sang rutilant.

Accidents de la thoracentèse. — L'aspiration pratiquée dans les conditions que nous avons indiquées ne s'accompagne jamais d'accidents. C'est donc une opération sans danger et qui est nécessaire lorsque l'épanchement par sa quantité impose une gêne mécanique au libre jeu des poumons. Certains accidents s'observent cependant au cours de la thoracentèse. Les uns sont dus à ce que l'aspiration n'a pas été pratiquée suivant les règles les autres ne lui sont pas imputables.

Au cours ou à la fin de l'opération, le malade peut être pris par une toux sèche, quinteuse, répétée, avec gêne respiratoire et sensation de constriction thoracique ; puis apparaît l'expectoration albumineuse sous la forme d'un crachotement spumeux saumoné, ou d'un liquide gommeux sanguinolent extrêmement abondant. Le malade arrive à éliminer ainsi quelques grammes, ou 1 litre ou 2 de liquide. Suivant l'intensité du phénomène, la durée de l'expectoration varie : elle se réduit à une heure ou deux, ou bien continue un jour entier. Il en existe des cas mortels. Mais, déjà rare autrefois, cette complication l'est encore plus maintenant que la technique de la thoracentèse est bien connue. Beaucoup des malades en cause ont des pleurésies compliquées de lésions cardiaques ou rénales.

En tout cas, on doit, dès l'apparition de l'accident, faire immédiatement une piqûre de morphine.

La mort subite survient, dans quelques cas, par thrombose cardiaque, par embolie pulmonaire ou par syncope, soit pendant l'opération, soit immédiatement à sa suite, soit plusieurs heures, un jour ou deux après l'intervention.

Plus rarement, et même exceptionnellement, on constate l'hémorragie pleurale sans qu'une artère intercostale ait été touchée, l'hémoptysie, le pneumothorax.

Autrefois on observait fréquemment la transformation purulente de l'épanchement. Pareil accident ne peut ni ne doit plus se présenter actuellement : toutefois, certains liquides plus ou moins colorés par le sang ou histologiquement hémorragiques (Dieulafoy) sont voués à la purulence, non pas du fait de l'aspiration, mais bien en raison de la nature de l'inflammation en cause.

TRAITEMENT DES ÉPANCHEMENTS PLEURAUX RÉCIDIVANTS.

Certains épanchements se reproduisent après la thoracentèse avec une facilité décevante ; les ponctions répétées n'arrivent pas à tarir ces pleurésies à répétition. En quelques jours, le liquide remonte au niveau primitif, et il en sera de même des semaines et des mois, malgré toutes les thoracentèses auxquelles on aura été contraint par le volume du liquide sans cesse renaissant. Dans ce cas, l'intervention reste donc infructueuse ; elle paraît même dangereuse. On a signalé des cas où, à la suite de la ponction, sont apparus des symptômes graves de tuberculose pulmonaire et parfois même de tuberculose granulique généralisée. Et cependant il est constant que certaines pleurésies tuberculeuses ont largement bénéficié dans leur évolution d'une thoracentèse faite à propos. Les pleurésies qui récidivent se produisent donc au milieu de circonstances spéciales ; on a admis que le procesus se faisait ici par poussées inflammatoires successives, comme le fait souvent l'infection tuberculeuse et que, dans ce cas, les ponctions qui n'agissent que mécaniquement donnent un véritable coup de fouet aux lésions bacillaires, qu'elles irritent en mobilisant et en déplissant le poumon. D'autre part, on peut admettre qu'une lame de liquide séparant les deux feuillets pleuraux empêche l'inoculation large de la séreuse par frottement et que l'atélectasie du poumon en rapport avec le liquide maintient l'organe dans des conditions protectrices vis-à-vis de l'infection tuberculeuse. Il y a plus, on pense aujourd'hui que l'exsudat pleural possède des propriétés immunisantes spéciales.

I. — Méthode des injections sous-cutanées de liquide pleurétique.

Certains auteurs ont voulu instituer une thérapeutique pathogénique qui permît à la fois la résorption de l'épanchement et la guérison de la pleurésie. Se basant sur ce fait que la plupart des pleurésies séro-fibrineuses sont tuberculeuses et que le liquide pleural a des propriétés bactéricides certaines, ils ont traité les malades en leur injectant une petite quantité de la sérosité soustraite à la collection pleurale.

Les indications de la méthode sont simples : elles visent les pleurésies dont le liquide tarde à se résorber. D'après Gilbert (de Genève), Scarpa, Breton, les injections sous-cutanées de liquide pleurétique, à la dose de 1 à 2 centimètres cubes, provoquent en deux ou trois jours la disparition de l'épanchement. Ces recherches si pleines de promesses ont été reprises par Mongour et Gentès.

Voici la technique préconisée par ces deux auteurs : toutes les précautions antiseptiques de rigueur étant prises, on ponctionne la plèvre à l'aide d'une seringue de Roux au niveau de la partie la plus déclive de la collection pleurale, le malade étant assis ; séance tenante, on injecte dans le tissu cellulaire de la cuisse ou de l'abdomen une certaine quantité de sérosité pleurale (5 à 10 centimètres cubes), beaucoup plus par conséquent que n'employait Gilbert.

D'après la statistique de Mongour et Gentès, les injections pleurétiques ont échoué dans 80 p. 100 des observations et n'ont pas supprimé la nécessité des ponctions évacuatrices répétées chez un grand nombre de malades ; par contre, elles ont réussi dans les pleurésies qui ne paraissent pas pouvoir être rattachées à une tuberculose pulmonaire ou pleurale. Un résultat aussi inattendu, disent les auteurs, diminue singulièrement la valeur des observations favorables à la méthode, et on est en droit de se demander si, dans les pleurésies qui ont bénéficié de cette thérapeutique, l'intervention ne s'est pas produite au moment favorable, l'épanchement étant naturellement arrivé à la phase de résolution, alors que la cause provocatrice cessait d'exister. La proportion des succès obtenus ne dépasse donc pas la limite d'heureuses coïncidences. Deux faits ont cependant frappé Mongour et Gentes : d'une part, la disparition presque soudaine chez la plupart des malades après l'injection, du point de côté et de la dyspnée, et d'autre part, l'innocuité absolue des injections de liquide pleurétique qui n'ont pas été suivies de la plus légère réaction locale, bien que l'exsudat ait contenu des bacilles virulents dont la présence était prouvée par une inoculation positive au cobaye. L'hyperthermie, même passagère, a constitué une rareté.

Personnellement, nous avons observé des pleurétiques traités par cette méthode ; nous avons bien constaté qu'elle était complètement inoffensive, mais nous n'avons pas été témoins de guérisons vraiment probantes.

Il ne semble pas non plus que ces injections modifient favorablement l'état général ; toutefois, le nombre des observations jusqu'ici publiées n'est pas encore assez considérable pour porter un jugement définitif sur la méthode. Elle semble amener une amélioration nette des signes fonctionnels. Netter n'hésite pas à conseiller cette pratique dans les épanchements rebelles.

Il résulte du travail de Mongour et Gentes que, dans bien des circonstances, le traitement échoue et que le praticien qui l'a vainement employé se trouve encore en face d'un épanchement menaçant. Il sait cependant que son intervention peut être dangereuse en amenant l'éclosion d'une granulie, ou inutile parce que le processus inflammatoire n'est pas épuisé ou bien parce que, dans les pleurésies anciennes, le poumon est rétracté et ne saurait venir combler le vide pleural. Le moyen de parer à cette situation serait évidemment d'épuiser le contenu de la plèvre, tout en comblant le vide que fera la ponction dans la cavité séreuse. Dans ce but on a proposé d'injecter, au fur et à mesure de l'écoulement du liquide pleural, un autre liquide inoffensif, du sérum artificiel par exemple. Par ce procédé, on supprime la gêne respiratoire et la douleur, mais, ainsi que le remarque Rouet, la méthode a le défaut de conserver un liquide qui n'est pas sans inconvénients et qu'une plèvre trop altérée a peu de tendance à résorber. Il fallait trouver un autre moyen qui, tout en étant inoffensif, conservât la pression intrapleurale et permît l'évacuation du liquide. Ce moyen est l'injection intra-pleurale de gaz stérilisés.

II. — Méthode des injections pleurales de gaz stérilisé.

Cette méthode a été employée en 1888 par Potain dans le traitement des épanchements liquides consécutifs au pneumothorax; Vaquez a proposé de l'appliquer au traitement des pleurésies récidivantes et, depuis, d'autres recherches ont paru, montrant l'efficacité réelle de cette méthode, qui mérite par conséquent d'entrer actuellement dans la pratique.

Elle supprime les inconvénients de la thoracentèse en conservant les avantages de la présence d'un épanchement, tout en laissant le poumon dans une inactivité et un repos relatifs, qui favorisent la guérison de ses lésions propres. Cette méthode, à première vue, peut paraître surprenante. Peut-on parler de pneumothorax providentiel, comme on a parlé d'un épanchement séro-fibrineux providentiel? En lui-même, le pneumothorax n'est pas considéré comme dangereux par Potain, pour qui la présence de l'air dans les plèvres modifie souvent l'état du poumon phtisique dans un sens favorable. Par contre, il est regardé par d'autres auteurs comme un accident toujours redoutable. Le pneumothorax constitue en effet un accident grave lorsqu'il s'accompagne de l'issue dans la séreuse d'un liquide septique, ou bien lorsqu'il supprime brusquement une grande partie du champ d'hématose déjà rétréci par la progression des lésions tuberculeuses. Mais pareilles éventualités ne sont pas à redouter si l'air injecté dans la plèvre est stérile, et si, comme cela se produit en cas d'épanchements répétés, cette injection se fait chez un malade dont le poumon anciennement affaissé est déjà largement suppléé par le poumon resté intact. La plupart de ces pleurésies sont tuberculeuses, mais ce sont des manifestations du début d'une tuberculose qu'une aspiration simple peut aggraver, qu'une aspiration suivie ou accompagnée d'une injection de gaz peut guérir.

Indications. — Elles sont donc très nettes et très précises; les injections gazeuses ont été employées, comme nous le verrons plus loin, dans le traitement d'autres épanchements pleuraux. Mais c'est principalement dans les cas d'épanchements récidivants qu'elles ont leur plein effet.

Elles sont applicables à n'importe quelle pleurésie séreuse récidivante de nature tuberculeuse, Achard et Lambrior ont même préconisé leur emploi dans les pleurésies séro-fibrineuses aiguës dès la première ponction. La température fébrile n'en est pas une contre-indication ; elle aurait même tendance à s'abaisser après l'opération. Le séjour à l'hôpital des malades ainsi traités serait infiniment abrégé, le soulagement immédiat plus marqué. Mais, ainsi que le remarquent Vaquez, Netter, ces pleurésies sont avant tout justiciables de la simple ponction qui suffit souvent à les guérir, sans plus.

Les injections de gaz sont cependant indiquées dans les épanchements très abondants et se vidant mal. Enfin on sera en droit d'y recourir dans les pleurésies compliquant une tuberculose pulmonaire. On évite ainsi les inconvénients de la thoracentèse sur lesquels nous avons déjà suffisamment insisté.

La grossesse n'est pas une contre-indication du traitement. Dans un cas, celui-ci fut appliqué par Lambrior avec de bons résultats. Toutefois l'auteur avait pris le soin d'injecter une quantité d'air inférieure à la quantité du liquide retiré.

Par contre, dans les pleurésies cloisonnées, ou dans les pleurésies anciennes à fausses membranes épaisses, qui maintiennent en contact les deux feuillets de la séreuse et brident le poumon, la méthode est inefficace. En pareil cas, un accident possible est la production d'un emphysème sous-cutané, accident grave qui constitue une véritable complication d'un état déjà antérieurement compromis (Lambrior).

Manuel opératoire. — Le manuel opératoire des injections de gaz intrapleurales n'est qu'un complément peu compliqué de la thoracentèse.

Vaquez a fait construire par Galante un appareil des plus simples. Il se compose d'un tube en Y sur lequel se branchent trois tubes de caoutchouc. La branche impaire est reliée à l'aiguille ou au trocart qui sert à la ponction. Les deux autres bras de l'Y donnent insertion l'un au tube qui est mis en communication avec l'appareil d'aspiration, l'autre au tube qui va s'ouvrir à l'air libre ou communique avec le réservoir du gaz que l'on désire injecter. Il porte sur son trajet une ampoule de verre bourrée de ouate stérilisée qui sert à la filtration de l'air. Chacun de ces deux tubes de caoutchouc est muni d'une pince à pression qui en permet aisément la libre canalisation ou la fermeture. La ponction est entreprise avec les mêmes précautions que dans la simple thoracentèse. Lambrior conseille d'enfoncer le trocart sur le prolongement de l'angle inférieur de l'omoplate dans le neuvième espace intercostal ; l'instrument pénètre ainsi dans le cul-de-sac pleural postérieur ; on a la possibilité de

vider à fond la cavité pleurale et d'y introduire un grand volume
d'air stérilisé. On enfonce l'aiguille pendant une inspiration profonde du malade, jusqu'à ce que celle-ci ait pénétré dans la plèvre,
avec les mêmes précautions que dans la simple thoracentèse. Le
tube à injection de gaz est maintenu fermé ; l'autre, ouvert, permet
l'aspiration du liquide épanché. Si l'on veut injecter de l'air, la
manœuvre est inverse et le premier tube ouvert. Au préalable,
on a adapté sur lui la pompe à double effet de l'appareil Potain.
Lentement on aspire de l'air dans le corps de pompe, et, plus lentement encore, on le refoule dans la cavité pleurale. Ces manœuvres doivent être prudentes, car l'injection trop violemment
faite d'un gaz à température inférieure à celle de la plèvre peut provoquer des sensations désagréables ou même des syncopes. Si l'on
n'a pas sous la main le tube de Vaquez, il suffira, comme le fait
Achard, d'interrompre l'aspiration, d'intercaler sur le tube évacua-
teur un petit tube de verre rempli d'ouate et de pousser l'air à
l'aide de la pompe foulante. Plus simplement encore, cet auteur
insuffle l'air sans filtration, à travers la bouteille qui a servi à faire
le vide, en modifiant simplement le fonctionnement de la pompe ;
dans ce cas, l'air se débarrasserait, en traversant le tube et le flacon
des germes qu'il peut contenir. Dufour et Foix, Lambrior font deux
ponctions : l'une destinée à l'évacuation, l'autre à l'injection qui se
fera à l'aide d'une aiguille fine, d'un tube avec son appareil de filtration et d'une poire en caoutchouc. Dufour a encore simplifié
cette technique ; il garnit d'ouate stérilisée l'orifice de l'ajutage de
Potain, réservé à l'aiguille pleine, qui reste ouvert. A chaque mouvement inspiratoire, l'air pénètre dans la plèvre.

Quel gaz doit-on employer ? — A coup sûr un gaz qui soit
stérile et dépourvu de toute propriété irritante. L'oxygène a été proposé : il se résorbe trop vite. On a préconisé l'azote, qui ne présente
pas cet inconvénient. Il est plus simple d'utiliser l'air ambiant,
qui, dans la cavité pleurale, modifie sa constitution : l'oxygène diminue graduellement pour être peu à peu remplacé au moins en partie
par l'acide carbonique ; puis le mélange se simplifie, l'azote persiste
plus ou moins longtemps.

Quelle quantité de gaz faut-il injecter ? — Cette quantité
est en rapport avec le volume du liquide retiré. Mais il faut se rappeler qu'entre l'air ambiant et le milieu pleural existe une différence
de température assez considérable. Pratiquement, on peut admettre
que l'air se dilate dans ces conditions du dixième de son volume et
que, pour injecter un volume de gaz égal à celui du liquide retiré,
il faut en injecter un dixième en moins, en volume (Rouet). Pour

l'azote, le calcul restera le même. La mesure du gaz injecté sera facile à apprécier, si l'on se rappelle que la pompe de l'appareil Potain contient environ 30 centimètres cubes. La perte du gaz est approximativement évaluée au dixième : si l'on veut injecter 300 centimètres cubes, il faudra donc donner onze coups de piston. On comprendra sans peine que, dans le procédé de Dufour, ce calcul est impossible. Vaquez et Achard introduisent 1 volume de gaz pour 2 volumes de liquide retiré, Lambrior 1 volume égal ou même supérieur.

Quand doit-on pratiquer l'injection de gaz? — Ainsi que l'indique Rouet, cela dépend des circonstances : un épanchement peu considérable, évacué facilement sans gêne et sans douleur, peut être vidé avant l'injection. Mais, dans les cas anciens, il n'en est plus de même : la ponction est pénible au malade ; la toux apparaît. Il faut alors cesser momentanément l'aspiration et faire l'injection gazeuse. Par la méthode d'évacuation et d'injection successives, on arrive à débarrasser complétement la plèvre du liquide qu'elle contenait. On peut d'ailleurs voir si la canule est encore plongée dans le liquide ; en effet, au cours de l'injection, l'oreille perçoit très nettement le bruit des bulles de gaz qui viennent éclater à sa surface.

A la fin de l'opération, lorsque l'épanchement pleural est tari, Lambrior injecte encore 300 centimètres cubes d'air stérilisé, afin que la quantité du gaz dépasse celle du liquide contenu dans la cavité pleurale.

Actuellement, *tous les auteurs sont d'accord pour faire l'évacuation et l'insufflation en plusieurs temps* (Netter).

La méthode ainsi appliquée est des plus simple et parfaitement inoffensive : *au cours de l'opération, il n'est pas signalé d'accident* par les auteurs qui l'ont employée depuis la communication de Vaquez. Les faits observés par Desplats, par Lamandé, qui ont vu, à la suite de l'irruption de l'air dans les plèvres, se produire des convulsions épileptiformes, résultaient d'une pression exagérée du gaz dans la cavité pleurale. Pour éviter ces accidents, il suffit d'agir lentement et d'utiliser un gaz dont la température ne soit pas trop basse.

Au contraire, *les avantages de cette pratique* sont nombreux et signalés par tous les observateurs. L'évacuation même du liquide se fait beaucoup mieux, et elle est merveilleusement supportée. Point de gêne thoracique, de douleurs angoissantes, ni d'accès de toux : si ces phénomènes apparaissent au cours de la ponction, l'injection de gaz les supprime immédiatement, et on arrive à extraire tout le liquide en une fois.

L'état local est favorablement influencé ; le pneumothorax artificiel ainsi créé n'est jamais suivi de complications. Le gaz se résorbe de lui-même au bout d'un temps variable, dont la durée dépend surtout de l'état antérieur des plèvres ; il peut mettre trois mois et même davantage à disparaître, quelquefois on ne le retrouve plus après dix jours. Mais il est évident que la résorption rapide, effectuée en quelques jours, n'est pas à désirer. Aussi, si elle est trop prompte, on sera obligé de recourir à un gaz moins absorbable, l'azote par exemple. La présence du gaz ne s'oppose pas à l'ampliation progressive du poumon ; elle contrarie par conséquent les déformations thoraciques si fréquemment observées à la suite d'une pleurésie de quelque durée. De plus, elle fait obstacle à la reproduction du liquide, et cela généralement d'une façon définitive. Sur 10 malades de Vaquez, 2 seulement durent être ponctionnés une deuxième fois, l'un après quatre mois, l'autre après un mois ; sur 8 malades de Lambrior, un seul subit une nouvelle ponction.

L'état général s'améliore après l'opération ; la température baisse, et le malade se sent parfois si dispos qu'il demande sa liberté au bout de quelques jours. Exceptionnellement, on observe une réaction fébrile avec frisson et angoisse, mais ces phénomènes ne durent pas et ont disparu le lendemain même de l'intervention.

Enfin, chez le plus grand nombre des malades, *on a pu parler de guérison*. Les malades revus deux ans et plus après l'injection gazeuse, étaient en parfait état.

Ces résultats vont à l'encontre des considérations théoriques qui ont guidé les auteurs dans la pratique des injections sous-cutanées du liquide pleural retiré au malade lui-même. Nous avons déjà exprimé notre opinion sur ce procédé. En présence des observations maintenant assez nombreuses d'injections intrapleurales de gaz aseptique, on est en droit de penser que *celles-ci constituent le traitement de choix des pleurésies récidivantes, d'une pleurésie aiguë avec tuberculose du poumon, d'une pleurésie très abondante ou d'une pleurésie se vidant mal.*

Cette méthode est appelée à un grand avenir et mérite pleinement d'être appliquée. Mais il est bien entendu que, si elle constitue un mode de traitement local extrêmement profitable, elle devra être complétée par un traitement général qui s'impose d'ailleurs dans toute pleurésie.

CHAPITRE III

TRAITEMENT DES PLEURÉSIES PURULENTES

Pleurésies purulentes aiguës.
Pleurésies purulentes chroniques.
Épanchements hémorragiques.
Épanchements chyliformes.
Hydrothorax.
Pleurésie partielle.
Indications thérapeutiques tirées de la nature des pleurésies.
Traitement général des pleurésies.

Actuellement le traitement des pleurésies purulentes se réduit à une formule simple : *dès que la ponction exploratrice a ramené du pus, la thoracotomie s'impose.*

Bien entendu, il n'est pas question ici de ces minces lames de liquide louche qui représentent la réaction des plèvres au contact d'un foyer de pneumonie ou de bronchopneumonie superficielles. Un tel épanchement, négligeable en pratique, se résout de lui-même : sinon, il mérite d'être surveillé et, s'il s'accroît et devient menaçant, il rentre alors dans la règle commune.

On a longtemps discuté les indications de la thoracentèse et de la pleurotomie dans les pleurésies purulentes. Même à l'heure actuelle, certains auteurs n'admettent pas comme règle absolue l'intervention chirurgicale. Étudiant à ce point de vue les pleurésies purulentes aiguës et chroniques, nous allons voir si la ponction simple ne suffit pas, dans bon nombre de cas, à amener la guérison de la pleurésie, ou si elle ne peut rendre des services de quelque valeur.

PLEURÉSIES PURULENTES AIGUËS.

La thoracentèse est indiquée ou admissible dans les deux cas suivants :

1° Lorsqu'on se trouve en présence d'un épanchement purulent considérable, menaçant par son volume la vie même du malade, ainsi qu'en témoignent les signes physiques et la gêne fonctionnelle, et si, d'autre part, on n'a pas sous la main l'outillage nécessaire à la pleurotomie, il faut pratiquer d'urgence la thoracentèse : celle-ci s'impose alors pour prévenir une mort imminente, mais ne sera qu'une intervention d'attente précédant de peu l'action chirurgicale.

2° L'examen bactériologique a montré l'intervention d'un germe spécial, peu virulent. Dans l'intérêt du malade, peut-on lui éviter une opération sanglante ?

Si le *streptocoque* est en cause, on devra conseiller sans hésitation la thoracotomie aussi précoce que possible. Les pleurésies purulentes à streptocoques ont un pronostic particulièrement grave. Aussi a-t-on proposé, après la pleurotomie, l'usage de lavages antiseptiques ou simplement de lavages à l'eau bouillie. Cette pratique n'est pas indispensable. L'emploi du sérum antistreptoccique ne représente aucun avantage et, à l'heure actuelle, doit être rejeté. Plus important sera le traitement de l'état général : les toniques, les injections salines, les injections de collargol seront ici de précieux adjuvants.

Les pleurésies à staphylocoques, à colibacilles, à bacilles de Pfeiffer, à pneumobacilles, sont également justiciables de la pleurotomie. Au cours de la *fièvre typhoïde,* il n'est pas exceptionnel de voir se produire une pleurésie purulente : notons tout d'abord que les bains, si précieux dans la thérapeutique de la dothiénentérie, n'ont pas la moindre influence sur leur production et, bien plus, qu'ils doivent être continués sans hésitation. Mais, la pleurésie une fois établie, quelle conduite doit-on tenir? Il est recommandé de ne pas se hâter ; cette détermination éberthienne a une évolution spéciale : c'est en effet lorsque l'infection cesse d'être générale et que l'organisme du typhique est en voie de vaccination que l'épanchement apparaît. Aussi celui-ci n'a-t-il pas une marche envahissante : si les signes physiques s'accentuent, on devra recourir à la thoracentèse : si cette intervention ne suffit pas, si le liquide se reproduit, la pleurotomie est indiquée. Pour prendre cette détermination, il ne faudra pas trop attendre, car la sclérose pulmonaire ou l'aggravation de l'état général pourront survenir. Si les interventions chirurgicales ne sont pas sans risques chez les typhiques en période d'état, on est en droit de penser que la lésion pleurale entretient la fièvre et que la pleurotomie s'impose.

Les pleurésies aiguës à *germes associés* devront être également opérées le plus tôt possible.

Lorsque les *anaérobies* sont en cause (Rendu et Rist), on suivra la même conduite. Les *épanchements à liquide puant* consécutifs à une gangrène pulmonaire, ou à une détermination putride quelconque, seront *immédiatement pleurotomisés.* Dans ces cas, la thoracentèse n'a que des inconvénients : à la ponction simple, nous avons vu succéder un phlegmon gazeux de la paroi, rapidement mortel. La plaie opératoire sera largement drainée, et les drains resteront long-temps en place : après guérison de la pleurésie et cicatrisation de la plaie, on a vu en effet le processus gangreneux reprendre son cours, la lésion pulmonaire n'étant pas guérie. Les lavages sont utiles : lavages à l'eau oxygénée, au chlorure de zinc (2 à 5 p. 100), au permanganate de potasse à 1 p. 4000. Actuellement on restreint le nombre des lavages, qui ne seront faits qu'une fois par jour.

Reste la *pleurésie purulente à pneumocoques*. Elle peut guérir spontanément, par résorption, par vomique ou par ouverture natu-relle. Mais la résorption est exceptionnelle, la vomique tardive donne des résultats aléatoires ; l'ouverture spontanée tardive également est ordinairement d'issue fâcheuse. L'intervention s'impose, et cette intervention est le plus habituellement couronnée de succès (A. Netter). On a proposé la thoracentèse, la thoracotomie, le siphon. Celui-ci, imaginé par Potain en 1869, permettait l'évacuation com-plète du pus et empêchait l'introduction de l'air dans les plèvres. La méthode du siphon, appelée à tort en Allemagne *méthode de Bülau*, est actuellement abandonnée.

Doit-on faire une thoracentèse ou une pleurotomie ? Il n'est pas douteux que bon nombre de pleurésies purulentes à pneumocoques ont guéri par la seule ponction. C'est une intervention bénigne, n'exposant à aucune complication et dispensant de l'emploi du chlo-roforme. Le liquide est évacué sans qu'il y ait pénétration d'air dans les plèvres. Il y a donc aspiration du poumon, ce qui facilite son expansion ultérieure. De plus, une intervention précoce offre peut-être des inconvénients : au début de la pleurésie purulente à pneu-mocoques, l'épanchement est cloisonné, l'exsudat est plus solide que liquide ; on est exposé à faire fausse route, et on a plus de peine à placer les drains (Netter). A cette pratique on a objecté que la tho-racentèse est une opération insuffisante et qu'elle ne saurait arri-ver à débarrasser le malade des fausses membranes épaisses qui encombrent la cavité pleurale. La ponction simple laisse dans la séreuse les éléments mêmes du mal, et, en se bornant à cette pra-tique, on laisse perdre un temps précieux ; on peut faire la ponction, mais à condition de la considérer comme un moyen destiné à parer à des accidents imminents.

Voyons d'ailleurs ce que donne en pratique la ponction simple. Celle-ci, bien entendu, devra être faite aux points indiqués par les signes physiques, avec un trocart large, en raison de la viscosité du liquide. Comme dans la thoracentèse, elle sera faite lentement afin d'éviter l'œdème pulmonaire possible. Quelquefois, au cours même de la ponction, ou dans les vingt-quatre heures suivantes, le malade est pris de vomique en dehors de toute blessure du poumon par l'instrument, et l'épanchement peut se transformer en pyopneumothorax.

La ponction n'évacue jamais complètement le liquide pleurétique. Aussi Netter conseille-t-il d'imprimer au trocart divers mouvements afin de rompre les fausses membranes et de donner issue aux collections cloisonnées. Du fait de ces manœuvres, il arrive que le liquide teinté par le sang prenne une teinte chocolat.

Une seule ponction, écrit Netter, qui a surtout observé des enfants, peut amener la guérison ; mais, ajoute-t-il, le fait habituel est de voir se reproduire le liquide. En pareil cas, si la production est lente, si le liquide met six, sept jours et davantage à regagner le niveau primitif, il faut encore ponctionner ; toutefois on ne doit pas persévérer dans une pareille pratique, si passée cette seconde thoracentèse nous voyons l'épanchement se reproduire. Lorsque le liquide se reproduit dès le lendemain de la première ponction, la thoracentèse n'est pas suffisante, l'opération de l'empyème s'impose. En résumé, voici la règle de conduite adoptée par Netter, qui a étudié avec soin la question ; dans la pleurésie à pneumocoques des enfants, *il sera bon de commencer par la ponction. Il faudra toujours se tenir prêt à l'éventualité de l'empyème et faire l'incision sans retard quand la ponction sera reconnue insuffisante et inefficace.*

En agissant ainsi, cet auteur a obtenu d'excellents résultats. Les malades ont été guéris après un laps de temps sensiblement analogue à celui qu'avait demandé la thoracotomie d'emblée.

Voyons maintenant ce que donne celle-ci ?

Dans les cas d'empyème à pneumocoques, la pleurotomie est une opération généralement couronnée de succès ; c'est, disent Debove et Courtois-Suffit, *le triomphe de l'opération de l'empyème antiseptique.* Nous avouons personnellement lui donner la préférence, parce qu'elle met à l'abri de toute surprise et que l'acte opératoire d'emblée empêche toute hésitation en face d'une complication qu'il résout aisément.

Toutefois, devant l'opinion d'un médecin aussi expérimenté que Netter, nous pensons, l'agent pathogène du pus étant reconnu, que l'on peut être autorisé à pratiquer la thoracentèse, sous la condition expresse de suivre les règles établies par cet auteur.

L'opération décidée, elle devra être faite suivant les méthodes exposées par Tuffier et Martin. On peut se contenter d'une incision simple, mais on donnera la préférence à l'*incision avec résection costale*, dont la supériorité a été démontrée par de nombreuses statistiques. Celle-ci s'impose chez l'enfant dont les espaces intercostaux très étroits ne permettent que bien difficilement l'introduction de drains ayant la grosseur convenable. Même conduite sera tenue pour les enfants âgés de moins de deux ans. On a insisté sur la fréquence des terminaisons fatales chez les sujets de cet âge ; on remarquera que la gravité du pronostic tient bien plus aux dangers que font courir les pleurésies purulentes aux nourrissons qu'à l'opération elle-même. Les lavages seront proscrits.

A la suite de l'intervention chirurgicale, la guérison est la règle, non pas qu'on ne puisse observer des terminaisons mortelles ; mais celles-ci sont en rapport avec quelque manifestation de la pneumo-coccémie, telle que la péritonite ou la péricardite purulentes. Dans les cas favorables qui constituent la majorité des faits, le poumon reprend toute sa puissance fonctionnelle, même si la maladie a été de longue durée.

PLEURÉSIES PURULENTES CHRONIQUES.

Les pleurésies purulentes chroniques ne retirent pas de l'intervention chirurgicale les bienfaits dont bénéficient les pleurésies aiguës. Le poumon réduit à un moignon scléreux se rétracte et n'est plus capable d'expansion, la paroi se déforme ; la coque pleurale, par son épaisseur, s'oppose, elle aussi, à une restauration convenable de la fonction pulmonaire. Aussi les meilleurs procédés de chirurgie plastique restent-ils inefficaces et les statistiques opératoires sont-elles désastreuses. Dans ces cas, l'*intervention se réduit à des ponctions simples longuement espacées*.

La pleurésie purulente tuberculeuse ne se prête pas à une thérapeutique active.

Sa marche est lente ; l'épanchement qu'elle provoque, évoluant sans fracas, sans toux ni phénomènes généraux marqués, devient extrêmement abondant. Le poumon et la paroi sont rigides. Sur les plèvres sont semés des tubercules qui assurent la prolongation indéfinie de la suppuration pleurale. De plus, le poumon est atteint, compromettant ainsi gravement l'état général ; enfin la pleurésie purulente tuberculeuse expose particulièrement les malades à la dégénérescence amyloïde.

Chez les tuberculeux, il y a lieu de faire la distinction entre les épanchements qui sont dus au bacille de Koch et ceux que détermine quelque infection secondaire. Ceux-ci sont dus aux *germes pyogènes communs* ou aux microbes de la putréfaction. Les empyèmes provoqués par ces agents ont parfois une marche aiguë. Ils sont justiciables de la pleurotomie, qui malheureusement, faite en mauvaise condition, n'est que rarement suivie de guérison. Cet insuccès s'explique par la concomitance de la tuberculose pulmonaire, qui s'aggrave et prend une marche rapide quand surviennent ces complications.

L'*infection mixte*, due à la fois au bacille de Koch et aux pyogènes ordinaires, donne une pleurésie à allures chroniques. Un pus épais, verdâtre ou blanchâtre, dans lequel l'analyse bactériologique aura décelé la présence du pneumocoque, du staphylocoque ou du streptocoque, ne doit pas faire éliminer l'hypothèse du bacille de Koch, que révèleront l'examen direct ou l'inoculation au cobaye. Ces faits doivent être bien connus, car ils sont loin d'être rares : on est amené à intervenir pour ces cas où, alors que le microorganisme vulgaire peut être rapidement mis en évidence, il faudra attendre trois semaines au plus tôt avant de démontrer par l'inoculation l'intervention du bacille de Koch. Certains auteurs distinguent nettement les pleurésies purulentes essentiellement tuberculeuses des pleurésies purulentes chez les tuberculeux et, se basant sur cette distinction, conseillent la thoracotomie dans ces dernières. Malheureusement les résultats opératoires sont détestables ; on voit persister indéfiniment des fistules, se produire des caries costales ; parfois même la terminaison fatale survient, montrant l'inutilité de l'intervention directe. D'ailleurs ces épanchements affectent une marche subaiguë ou chronique, et ce n'est parfois qu'au prix de grands délabrements qu'on arrive à combler le vide pleural : encore reste-t-il à craindre la longue persistance d'une fistule.

Il est des épanchements où *seuls sont présents les bacilles de Koch*. Le pus est généralement séreux. Le plus souvent le bacille n'est pas décelable (trois fois sur quatre). On connaît cette opinion de Fraenkel qui admettait comme critérium de la nature tuberculeuse d'un épanchement, sa stérilité apparente, l'absence de toute forme microbienne. On devra donc s'en tenir généralement aux résultats tardifs de l'inoculation. Chez l'enfant, le diagnostic des pleurésies purulentes tuberculeuses est des plus délicat (Netter). C'est qu'en effet, chez lui, la pleurésie pneumococcique ou même streptococcique peut affecter une allure lente, chronique, qui induit facilement en erreur. Il faut donc agir avec la plus grande circonspection, car, comme nous allons le voir, il n'est pas indifférent de pratiquer la thoracotomie dans la pleurésie purulente tuberculeuse.

On conçoit facilement, en effet, qu'une plaie de la plèvre tuberculeuse, dont l'altération est par définition chronique, soit une source d'infection, les épanchements tuberculeux deviennent putrides avec une extrême facilité : bien souvent l'opération ne fait que compliquer un état déjà grave par lui-même. La pleurotomie peut hâter la fin, sinon elle ne donne qu'une brève survie et expose à des fistules intarissables. L'opération est rarement simple et nécessite des restaurations thoraciques importantes, qui, on le comprend, seront péniblement supportées par le malade. Toutes ces raisons expliquent pourquoi, généralement, on conseille l'abstention chirurgicale devant un épanchement de nature tuberculeuse.

Que doit-on donc faire en pareil cas? — La plupart des auteurs conseillent à juste titre la *thoracentèse*. Il faut évacuer un liquide qui devient par trop abondant. Ici encore l'aspiration sera faite avec une extrême prudence : autrement, on sera exposé à voir se produire de l'œdème pulmonaire, ou une brusque perforation du poumon dont la possibilité s'explique aisément. C'est encore pour cette raison qu'il sera dangereux d'évacuer tout le liquide. D'autre part, la thoracentèse ne sera faite qu'à des intervalles suffisamment espacés.

On a conseillé d'agir directement sur les plèvres suppurantes par *l'injection intrapleurale de liquides modificateurs* des collections tuberculeuses, comme si on était en présence d'un abcès froid. Dans ce but, on a fait suivre le thoracentèse d'injection de sublimé, de naphtol camphré, de liqueurs iodo-iodurées. *Il est inutile d'insister sur une méthode qui n'a aucun succès à son actif.* L'assimilation de la pleurésie purulente tuberculeuse à l'abcès froid n'est pas pratiquement exacte, car celle-ci échappe au curettage et au grattage directs tels qu'on peut le faire sur un abcès froid superficiel (Debove et Courtois-Suffit).

Mais on peut, comme pour les pleurésies sereuses récidivantes, injecter après ponction de l'air stérilisé. Jusqu'à présent, cette méthode a été très peu appliquée au traitement des pleurésies purulentes tuberculeuses. Elle a donné d'excellents résultats entre les mains de Küss, qui, en 1907, a rapporté un cas guéri par ce moyen et de Wenckebach, qui tout récemment l'a employée chez trois sujets. Après plusieurs ponctions faites sans succès, cet auteur a fait suivre la thoracentèse d'injections d'air stérilisé. Dans deux cas, la suppuration a été entièrement tarie ; le poumon reprit son contact avec la paroi thoracique, et la pleurésie guérit après six et seize ponctions suivies chacune d'une injection d'air. La troisième observation fut moins démonstrative : après chaque intervention et malgré l'emploi de l'acide carbonique, la cavité restait béante, le poumon perdu dans une coque fibreuse, rétracté au hile ainsi que le montrait nettement l'écran fluorescent. Le malade fut donc mis entre les mains du chirurgien, qui fit plusieurs résections costales. Une fistule persista indéfiniment.

On ne peut en effet espérer toujours une terminaison favorable. Il faut, pour que l'opération réussisse, que le poumon ait au moins un point d'appui sur la cage thoracique et qu'il n'en soit pas très éloigné. Chez les malades, le sommet du poumon est généralement adhérent, mais il peut n'en être pas ainsi lorsque le poumon est réduit à un moignon accolé au hile. Dans ce cas, il ne pourra reprendre son expansion primitive.

Cette réserve faite, la méthode des injections d'air stérilisé donne l'avantage de pouvoir évacuer entièrement l'épanchement, de permettre au poumon de reprendre ses rapports primitifs avec la cage thoracique, d'améliorer la déformation thoracique et dans de larges proportions l'état général. Le liquide devient de moins en moins épais et finalement séro-fibrineux, la fièvre tombe, l'appétit renaît, tandis que les déformations digitales disparaissent ; la crainte de la dégénérescence amyloïde est toute problématique. Enfin le malade peut se remettre au travail. Küss, dans son cas, a non seulement obtenu la guérison de la pleurésie, mais encore l'arrêt de la tuberculose pulmonaire. Si l'on n'obtient pas de succès, si la cavité pleurale reste béante, on pourra tenter un traitement palliatif, ponctions, et ensuite insufflations d'air, aussi longtemps qu'il sera nécessaire.

La technique opératoire est la même que celle que nous avons décrite en parlant des pleurésies séreuses récidivantes. Le nombre des injections est naturellement des plus variable. Küss n'en fit qu'une ; dans d'autres cas, il sera utile de les multiplier. Sa méthode, qui n'a donné que des échecs pour les pleurésies purulentes aiguës, paraît au contraire devoir être conseillée dans les pleurésies purulentes chroniques.

En résumé, devant un épanchement purulent de nature tuberculeuse, nous conseillons l'emploi des injections de gaz stérilisé après ponction exploratrice, et cela dans le plus grand nombre de cas possibles.

L'empyème de nécessité, les fistules pleuro-cutanées demandent l'intervention chirurgicale, l'incision urgente. L'empyème pulsatile ne présente pas d'indications très spéciales.

ÉPANCHEMENTS HÉMORRAGIQUES.

Lorsque l'épanchement pleural est hémorragique, il expose aux mêmes dangers qu'un épanchement séro-fibrineux ; aussi, si son abondance est telle qu'on constate des signes de compression, la thoracentèse s'impose encore. Mais il faudra être prudent, ne pas se presser de la pratiquer. En effet, mis à part les épanchements traumatiques, ou encore les collections sanguines qui font irruption dans la cavité séreuse à la suite de la rupture d'un anévrysme, on

sait que la présence du sang dans les plèvres est due à la rupture
des vaisseaux à parois embryonnaires, très fragiles, qui cheminent à
travers les fausses membranes et au voisinage des néo-formations
inflammatoires. De tels épanchements ont une tendance à se reproduire sur-le-champ, de sorte que les ponctions dont la répétition
deviendrait ainsi nécessaire auraient l'effet de véritables saignées.
On a pu les observer au cours des fièvres éruptives graves, ou des
maladies infectieuses hémorragiques où la ponction n'est pas indiquée, ou encore au cours du mal de Bright, de certaines hépatites ;
même dans ces cas, la tuberculose est presque toujours en cause, et
l'évacuation du liquide paraît alors inutile ou même dangereuse.
Sauf indications urgentes, l'expectative est des plus recommandable.
Il en sera de même pour les épanchements sanglants, symptomatiques
d'une apoplexie pulmonaire.

L'une des causes fréquentes de la pleurésie hémorragique est le
cancer pleuro-pulmonaire. Quelquefois, dans cette dernière affection,
les signes physiques plaident en faveur d'un grand épanchement, et
cependant la ponction ne ramène rien ou à peine quelques gouttes
de sang. Mais, à côté de cette forme pseudo-pleurétique, il y a des
cas où la tumeur est masquée par la présence dans les plèvres d'une
collection liquide abondante. Celle-ci a pu être séreuse, puis hémorragique, ou inversement. On la ponctionne dans bien des cas, parce
qu'elle est souvent très abondante et que la dyspnée éprouvée par
le malade est des plus vive. Mais ces épanchements ont des caractères importants : lorsqu'ils sont sanglants, ils sont généralement
incoagulables ; le sang est altéré, en voie d'hémolyse. Cliniquement,
le liquide tend à se reproduire avec une facilité extrême, et son évacuation n'est pas suivie d'un soulagement bien marqué du malade.
L'intensité des signes fonctionnels oblige d'ailleurs trop souvent
d'avoir recours à la morphine.

Vaquez, Achard ont conseillé, ici encore, l'emploi des injections
d'air stérilisé. L'insufflation retarde ou empêche la reproduction
du liquide et est, par conséquent, un excellent palliatif dans le traitement du cancer pleuro-pulmonaire. J. Barr conseille d'injecter
simultanément quelques gouttes d'une solution d'adrénaline. Cette
pratique ne paraît pas indispensable.

ÉPANCHEMENTS CHYLIFORMES.

Ceux-ci comprennent les épanchements chyleux vrais, qui sont
absolument exceptionnels, et les épanchements chyliformes. Ils ont
une grande tendance à se reproduire. Eux aussi peuvent être justiciables de la thoracentèse et des injections d'air stérilisé (Vaquez).

HYDROTHORAX.

L'hydrothorax est consécutif à un obstacle au cours de la circulation dans le domaine de la veine cave supérieure ou à des dyscrasies, mal de Bright, maladies cachectisantes. Il s'agit d'une congestion ou d'un œdème passifs du poumon sur lesquels on agira par le traitement pathogénique. Mais l'inflammation peut n'être pas étrangère à la production de ces épanchements séreux. Dans tous les cas, il peut arriver que l'on soit obligé de pratiquer l'évacuation d'un liquide par trop abondant. Achard, Lambrior ont usé avec avantage des injections d'air stérilisé dans le traitement des hydrothorax rebelles.

PLEURÉSIES PARTIELLES.

L'épanchement, au lieu d'occuper la grande cavité pleurale, peut se cantonner dans l'un des segments ou des culs-de-sac pleuraux. Il échappe en grande partie aux moyens d'investigation courante et détermine des accidents de compression auxquels il est cependant urgent de remédier.

On connaît le tableau très spécial de la *pleurésie diaphragmatique*. Au début celle-ci se manifeste par une névralgie phrénique très douloureuse, une anxiété spéciale, puis par une dyspnée qui va rapidement en s'accroissant avec les progrès de l'épanchement. Il sera donc nécessaire de faire une injection de morphine et de poser des ventouses scarifiées le long des insertions diaphragmatiques. Celles-ci seront encore utiles pour lutter contre la forte congestion pulmonaire qui accompagne la détermination pleurale et contribue pour beaucoup au tableau clinique. Si la ponction est nécessaire, celle-ci sera faite assez bas. On prendra garde de blesser le diaphragme, de piquer le foie. Actuellement, avec la radioscopie, il est facile d'avoir un guide permettant une ponction facile. Si le pus est décelé, l'opération de l'empyème devra être pratiquée.

La *localisation médiastine* de la pleurésie est surtout reconnue par la production brusque d'une vomique. Le plus souvent, cette pleurésie est purulente. Après un stade pendant lequel apparaissent des signes de compression des organes du médiastin, brusquement le malade expectore une quantité de pus plus ou moins considérable. Cette vomique est suivie de guérison ; toutefois il arrive fréquemment que le foyer pleural s'infecte secondairement de germes anaérobies et que cette complication amène la mort. Il faut donc intervenir ; si les signes physiques paraissent insuffisants pour éclairer le diagnostic, il sera fait une ponction pendant l'examen radioscopique et, dans le cas où la seringue ramènera du pus, l'opération sera décidée.

La même conduite s'impose en cas de *pleurésie interlobaire*. Beaucoup d'auteurs se contentent de ponctionner le foyer purulent : la plupart de ces pleurésies sont à pneumocoques et prêtent aux mêmes discussions que la pleurésie purulente due aux mêmes agents. Nous renvoyons donc le lecteur aux lignes que nous avons consacrées à ce sujet, mais nous pensons que ces pleurésies doivent être traitées chirurgicalement, qu'elles se comportent comme des abcès du poumon et qu'elles doivent être traitées comme telles.

Que doit-on faire en cas de pleurésie cloisonnée ? — Il semble que les ponctions, par leur répétition, augmentent encore le cloisonnement, et que leur inefficacité soit chaque jour plus évidente. Le Dr Jaccoud a conclu contre la thoracentèse, et on imite généralement cette réserve. S'il y a du pus, l'intervention chirurgicale sera indiquée.

INDICATIONS THÉRAPEUTIQUES TIRÉES
DE LA NATURE DES PLEURÉSIES.

La pleurésie dite *a frigore* rentre dans tout ce qui a été dit pour la pleurésie tuberculeuse.

Chez les cardiaques, les brightiques, il faut distinguer avec soin l'hydrothorax de la pleurésie vraie, qui souvent est de nature tuberculeuse ou symptomatique d'un infarctus. Il ne faut pas se hâter de ponctionner un hydrothorax : le traitement de cette complication dépend du traitement général ; mais souvent, par son volume, il augmente une dyspnée déjà marquée : il peut donc être utile de faire une thoracentèse, que l'on fera ici avec une lenteur toute particulier. Cet épanchement séreux est bien distinct du liquide séro-fibrineux dont les examens de laboratoire montrent habituellement la nature tuberculeuse. Ces pleurésies sont justiciables du traitement commun : il sera même utile de faire la ponction d'une façon précoce, pour diminuer la dyspnée.

La *syphilis amène parfois* l'apparition d'une pleurésie uni ou bilatérale, qui, à la période secondaire, disparaît facilement dès que le traitement spécifique est institué. A la période tertiaire, il peut se produire de grands épanchements, souvent hémorragiques ; la thoracentèse est encore ici indiquée ; mais il faut savoir que, en raison de la bronchopneumonie spécifique concomitante, la ponction n'est suivie que d'une diminution faible ou nulle des symptômes fonctionnels.

Il en est de même pour les pleurésies qui accompagnent le *cancer pleuro-pulmonaire*. On voudra bien se reporter sur ce point à ce que nous avons écrit à propos des pleurésies hémorragiques.

Dans les maladies aiguës, la détermination pleurale n'est pas rare. Elle est souvent symptomatique d'un foyer pulmonaire sous-jacent et guérit généralement d'elle-même ; le rhumatisme donne lieu à des signes d'épanchement considérable ; mais, celui-ci disparaissant aussi vite qu'il est venu, il est donc inutile de tenter une intervention par trop hâtive.

Les affections des organes abdominaux, du foie par exemple, s'accompagnent souvent de pleurésies sèches ou avec épanchement. Celui-ci peut nécessiter la thoracentèse. Sinon la révulsion sera indiquée.

TRAITEMENT GÉNÉRAL DES PLEURÉSIES

Lorsque spontanément, ou sous l'influence de la ponction, un épanchement séro-fibrineux aura disparu, que l'apyrexie sera complète, le malade pourra être considéré comme guéri.

Néanmoins deux indications thérapeutiques devront être prises en considération : il faudra rétablir dans son intégrité la fonction du poumon atteint ou comprimé et lutter contre les déformations thoraciques ; il faudra de plus se rappeler que le malade est le plus généralement un tuberculeux et qu'il doit être soigné comme tel.

La pleurésie est suivie d'une convalescence parfois très longue ; on mettra en pratique les règles de la diététique et de l'hygiène du tuberculeux, et le sujet, fréquemment revu, sera placé sous une surveillance soigneuse, de manière à ce qu'une lésion pulmonaire ne passe pas inaperçue.

L'inflammation étant éteinte, il sera bon d'avoir recours à la physiothérapie, dans le but de rétablir la perméabilité des alvéoles pulmonaires et de redresser le squelette. Durant la période aiguë, nous avons insisté longuement sur le fait que le poumon doit être laissé soigneusement au repos ; c'est pour éviter une généralisation de l'infection bacillaire, des troubles circulatoires, que l'on a édicté le précepte de faire lentement l'aspiration ; c'est pour la même raison que, dans le cas d'épanchement énorme, certains auteurs ont proposé la méthode des injections d'air stérilisé. Aussi n'ordonnera-t-on pas aux malades des exercices respiratoires inopportuns. Mais la période dangereuse passée, il n'est pas mauvais de recommander au malade de faire, les bras écartés, les mains à plat sur la partie inférieure de la cage thoracique, quelques respirations profondes, destinées à permettre au poumon de reprendre sa souplesse et à réveiller l'énergie des muscles respiratoires.

En cas de scoliose ou de déformation excessive, une kinésithérapie plus active sera conseillée. C'est surtout dans les pleurésies purulentes ayant nécessité de grands délabrements thoraciques qu'il faudra chercher à lutter contre les déformations.

Enfin nous rappelons que les empyèmes tuberculeux nécessitent également des soins importants : certains malades sont des phtisiques et doivent être traités comme tels. D'autres ont une lésion pour ainsi dire locale, et on sera alors autorisé à considérer ces pleurésies comme de véritables abcès froids.

CHAPITRE IV

TRAITEMENT DU PNEUMOTHORAX

Pneumothorax par fermentation gazeuse.
Pneumothorax par effraction.
Hydropneumothorax. — Pyopneumothorax. — Pneumothorax.

Il est impossible de donner une formule de traitement unique applicable à tous les cas de pneumothorax. En fait, ceux-ci sont essentiellement dissemblables. Mais tout d'abord l'étude étiologique des faits nous indique une division des plus utile à la pratique. A côté du pneumothorax par effraction, consécutif à une perforation de la plèvre pariétale ou viscérale, il y a le pneumothorax spontané, sans effraction, par fermentation gazeuse.

I. — Pneumothorax par fermentation gazeuse.

C'est le pneumothorax essentiel, idiopathique de Laennec, dû, écrivait Itard, à la décomposition en fluide aériforme du pus stagnant dans les plèvres. Les recherches de Netter, Widal et Nobécourt surtout de Rendu et Rist, ont bien fait connaître cette variété de pneumothorax, qui accompagne certaines pleurésies purulentes à anaérobies, pleurésies putrides de certains auteurs, qui peuvent exister sans gangrène pulmonaire. Les indications thérapeutiques sont des plus simples ; on voudra bien se reporter sur ce point à ce que nous avons déjà écrit à propos des pleurésies à épanchement putride et puant. La pleurotomie s'impose immédiate et urgente.

II. — Pneumothorax par effraction.

Celui-ci est presque toujours tuberculeux et procède généralement de la fonte d'un tubercule dont l'ulcération établit une communication entre les bronches et la cavité pleurale. C'est surtout celui-ci que nous avons en vue, car, à lui seul, il peut donner naissance à toutes les éventualités devant lesquelles le médecin peut se trouver.

Mais, tout d'abord, il faut bien savoir qu'il n'existe pas de « pneumothorax providentiel ». L'irruption d'air dans les plèvres ne saurait jamais être considérée comme un phénomène favorable. Elle supprime le jeu d'un poumon, rétrécit d'autant le champ d'hématose déjà restreint par des lésions parenchymateuses plus ou moins étendues. Woillez, Béhr, Hérard, Potain ont admis que, dans bon nombre de cas, l'épanchement a enrayé la marche de la tuberculose. Forlanini a publié l'observation d'un malade atteint de lésions avancées du poumon d'un seul côté et qui guérit à la suite de l'injection d'azote. Mais ce sont là des circonstances exceptionnelles : l'histoire des tuberculeux atteints de pneumothorax montre au contraire que c'est une complication généralement grave, exposant le malade à des accidents pénibles.

Le pneumothorax des tuberculeux se présente sous différentes formes : il est pur ou s'accompagne d'une collection liquide.

Pneumothorax pur. — Le pneumothorax pur a souvent un début brusque, solennel, caractérisé par l'apparition d'une douleur déchirante et d'une dyspnée violente. Dans ce cas, on doit faire immédiatement une injection de morphine (1 centigramme chez l'adulte), qui diminue largement et presque sur-le-champ les sensations pénibles éprouvées par le malade.

Quelquefois, l'asphyxie est menaçante. La dyspnée progressive, la cyanose, l'accélération et la faiblesse du pouls, le collapsus cardiaque nécessitent l'usage de la caféine, de l'huile camphrée, de l'éther, les inhalations d'oxygène. Il sera bon également de donner au malade des boissons réconfortantes, ou même alcooliques (grogs, champagne).

Lorsque la gêne respiratoire est progressive, que le poumon du côté opposé, très altéré, ne suffit pas à assurer la fonction respiratoire, qu'en un mot on se trouve en présence du *pneumothorax suffocant*, il faut faire la thoracentèse. La ponction et l'injection de morphine sont les deux remèdes d'urgence qui doivent être employés dans les cas urgents.

Différents procédés ont été mis en œuvre. L'aspiration doit être rejetée. Dans le pneumothorax à soupape, elle ne peut qu'abaisser momentanément la pression intrapleurale ; mais, comme la communication pleuro-pulmonaire reste ouverte, toujours elle sera insuffisante. On ne doit chercher qu'à vaincre la surpression de l'air dans les plèvres, et ce but est atteint tout simplement par la ponction capillaire. L'aiguille restera en place jusqu'à disparition des accidents menaçants, ou bien la ponction sera renouvelée autant de fois qu'il est nécessaire. D'ailleurs, on peut laisser l'aiguille à demeure jusqu'à

disparition de la dyspnée. Elle a été ainsi abandonnée plusieurs
jours. Dans ce cas, il sera bon de l'envelopper d'ouate stérilisée et de
la fixer par un pansement bien fait.

Il est un *accident possible* dont il faut être averti et qu'explique
bien la théorie du pneumothorax à soupape, c'est l'emphysème sous-
cutané. Cet accident s'est surtout produit après l'emploi du trocart.
Immédiatement après l'extraction de l'instrument, on constate une
crépitation fine autour de la piqûre. Puis l'accident se généralise.
L'emphysème s'étend, gagne les épaules, le cou, le dos, et, devant la
gravité du phénomène, on est obligé de placer une canule à demeure
ou de pratiquer la pleurotomie. Dans les cas favorables, l'emphysème
reste localisé sur une surface plus ou moins étendue du tronc.

On se met d'ailleurs facilement à l'abri de cette complication
en se servant de l'appareil très simple imaginé par Béclère, qui a
en plus l'énorme avantage de renseigner d'une façon précise sur
l'état de la tension intrapleurale. Nous n'hésitons pas à le recommander à l'exclusion de tout autre appareil, car il est facile à imaginer. Il se compose d'une aiguille à injection hypodermique reliée
par un tube en caoutchouc de 1 m,50 de long à un tuyau de verre de
15 centimètres de long et de 8 à 10 millimètres de diamètre au moins.
Ce tube plonge dans un récipient rempli d'eau, qui sera de préférence
une éprouvette à pied. La ponction sera faite avec les précautions
de propreté habituelle. Il sera bon de placer une pince sur le tuyau
de caoutchouc, afin de pouvoir observer plus nettement, en levant
l'obstacle au moment même où l'aiguille est en place, ce qui va se
passer dans le manomètre improvisé.

Ce procédé a le même effet que la ponction thérapeutique, puisqu'il laissera l'air en excès s'échapper par les tubes de verre et de
caoutchouc. Mais il pourra être employé dans tous les cas de pneumothorax, car il permettra de juger de l'état de la pression intrapleurale et, suivant que cette pression moyenne sera négative, nulle
ou positive, de diagnostiquer un pneumothorax fermé, ouvert ou à
soupape, que la fistule à soupape soit encore perméable ou récemment oblitérée.

Dans le cas de surpression, les gaz s'échappent de la cavité pleurale et viennent sourdre à la surface de l'eau sous forme d'une série
de bulles plus ou moins serrées. Lorsque la pression est égale à la
pression atmosphérique, l'eau de l'éprouvette et celle du tube de
verre qui y plonge sont au même niveau, à condition que le malade
suspende sa respiration. Sinon le niveau d'eau influencé par les
mouvements respiratoires monte dans le tube de verre au moment
de l'inspiration et descend pendant l'expiration, traduisant ainsi les

oscillations de la pression intrapleurale. Béclère a de plus montré que ce n'était pas dans l'inspiration, comme le voulait Weill, que se produit la surcharge gazeuse, mais bien dans les expirations et surtout les efforts de toux.

Ainsi se trouvent justifié dans le pneumothorax à soupape l'usage de la morphine et de la thoracentèse.

Lorsque le malade survit aux accidents initiaux, la pression peut se modifier. Les constatations manométriques cessent d'être les mêmes en cas de pneumothorax ouvert ou fermé.

Dans le pneumothorax ouvert, la pression pleurale étant égale à la pression atmosphérique, le niveau d'eau dans le tube et l'éprouvette reste à une même hauteur, mais présente toutefois des oscillations respiratoires. La toux provoque bien l'échappement de quelques bulles gazeuses, mais rapidement l'eau reprend son niveau primitif, puisque la pression intrapleurale égale presque immédiatemen t la pression atmosphérique, en raison des communications pleuro-bronchiques.

Enfin, par suite de la résorption gazeuse, la pression du pneumothorax fermé, d'abord nulle, devient négative. La toux chasse l'air, qui n'est pas reformé, accentuant ainsi la baisse de pression.

Telles sont les indications précieuses fournies par l'appareil de Béclère. Les recherches de Bard tendent à modifier l'interprétation des faits. D'après cet auteur, il n'est pas douteux que, dans le pneumothorax, on ne puisse constater une surpression. Celle-ci a été au début attribuée à l'existence d'une soupape ; mais on constata bientôt qu'il n'existe généralement pas de soupape véritable : par le fait de la structure anatomique du poumon, les plaies de son parenchyme ne sont perméables que dans le sens trachéo-pleural. Des lésions graves de l'organe, ou des obstacles absolus à la rétraction des tissus, tels qu'on les rencontre dans les pneumothorax partiels, peuvent seuls permettre le passage des gaz ou des liquides dans le sens pleuro-trachéal. Dans les conditions habituelles, lorsque la fistule n'est pas oblitérée et que le pneumothorax est généralisé, la pression intrapleurale est positive, à un degré toujours à peu près constant, présentant des oscillations respiratoires autour d'une moyenne de 6 à 8 centimètres. Cette surpression n'est pas due à la pénétration de l'air pendant l'inspiration, ni non plus au cours des accès de toux. L'appareil de Béclère étant en place, on observe bien, pendant la toux, l'issue de bulles d'air ; mais, après la toux, l'abaissement de pression ne dure qu'un instant et, sous l'influence des respirations ultérieures normales et tranquilles, la pression ne tarde pas à regagner son niveau initial. Si on a pris soin de fermer le tube de caoutchouc au moment même où le malade tousse et si l'obstacle est levé après la toux, on ne voit pas de modification de la pression. En réalité, la surpression résulte de la tendance spontanée à l'équilibre des gaz intrabronchiques et intrapleuraux, la tension gazeuse intrabronchique étant supérieure à la tension gazeuse intrapleurale. Le prétendu pneumothorax à soupape est la forme normale du pneumothorax généralisé ouvert à l'intérieur. Le degré de la pression est déterminé par l'élasticité des poumons. En se combinant à l'action des parois, celle-ci crée une pression négative quand le poumon est intact, et dans le pneumothorax avec plaie pulmonaire une pression positive par le fait de sa transmission directe par la fistule, soigneusement enregistrée par la tension pleurale. De telles considérations renversent complètement les termes du problème anatomique des pneumothorax à soupape ; la surpression aux deux temps de la respiration indique le pneumothorax généralisé avec fistule permanente ; la pression négative répond au pneumothorax généralisé quand il n'existe pas de fistule ou quand celle-ci s'est oblitérée depuis plus ou moins longtemps. Enfin, lorsqu'elle est négative à l'inspiration et positive à l'expiration, il s'agit de pneumothorax partiels avec fistule ouverte. La pression positive aux deux temps, que l'on constate dans le pneumothorax généralisé ouvert, n'est qu'un phénomène d'adaptation et de compensation pathologique en rapport avec la persistance de la fistule, servant à l'oblitérer et qui doit être respectée. Elle n'est donc pas la cause essentielle des formes suffocantes. On arrive même à cette conclusion que la canule à demeure, permettant le passage dans la plèvre de l'air et des liquides passant par la fistule, et susceptible, par conséquent, d'occasionner l'infection de la séreuse, ne doit pas être employée ; on peut même penser que la mécanique respiratoire trouve plus de calme quand la plaie pulmonaire est en quelque sorte calfatée par la surpression pleurale. La lenteur avec laquelle la surpression compensatrice s'établit dans la plèvre est peut-être la raison de la suffocation violente du début : il semblerait alors légitime de traiter le pneumothorax suffocant par l'insufflation d'air.

Comme on le voit, le travail de Bard mène à une conclusion tout opposée à celle qui dérive des recherches antérieures. Toutefois, on n'en connaît pas encore les applications pratiques. On doit donc s'en tenir jusqu'à présent à la thérapeutique classique du pneumothorax à soupape, bien que, il faut le reconnaître, celle-ci soit rarement suivie de succès.

Lorsque le pneumothorax est toléré, que l'orifice de communication tend à s'oblitérer, que la cavité est fermée, ou lorsque, d'une façon générale, le pneumothorax reste pur, il est inutile ou dangereux de vouloir tenter une intervention quelconque ; l'air se résorbe spontanément. Mais généralement, au bout d'un certain temps, de quelques jours par exemple, on constate la présence d'un épanchement liquide qui est venu se surajouter à l'épanchement gazeux. Dans ce cas, une ponction exploratrice permettra de reconnaître immédiatement si la plèvre contient du pus ou de la sérosité.

III. — Hydropneumothorax.

La présence d'un liquide séreux dans la plèvre ne doit pas mener à une ponction hâtive, car dans ces cas la thoracentèse peut favoriser l'ouverture d'une fistule en voie d'oblitération et mobiliser trop tôt un poumon très altéré. L'hydropneumothorax a une tendance spontanée à se transformer en hydrothorax. Certains auteurs, considérant comme nuisible la présence de liquide dans les plèvres, proposent la ponction. Ils attendent habituellement que la fistule soit oblitérée. Mais il n'est guère de signes qui permettent d'affirmer cette cicatrisation. Toutefois l'écran fluorescent permettra de se rendre compte de l'évolution de l'hydropneumothorax, des progrès de l'épanchement liquide et de la disparition plus ou moins rapide de la collection gazeuse (Béclère). Par les rayons X, on jugera de la nécessité de la ponction. Celle-ci ne sera faite que si elle est indispensable. Bien entendu les plus grandes précautions seront prises ; l'épanchement ne sera évacué que lentement et qu'en partie. Devra-t-on faire une injection d'air stérilisé ? C'est précisément pour les cas de ce genre qu'en 1888 Potain proposait l'insufflation pleurale ; les avantages qu'il y voyait sont ceux que nous avons énumérés à propos des pleurésies récidivantes.

IV. — Pyopneumothorax.

Le pyopneumothorax pose la question de la pleurotomie. Les discussions auxquelles ce mode d'intervention peut donner lieu sont les mêmes que celles antérieurement développées par nous à propos des pleurésies purulentes chroniques. Comme pour celles-ci, la thoracotomie donne des résultats déplorables. Elle ne peut être indiquée que si l'état général est relativement bon et si le poumon du côté opposé est à peu près intact, ce qui est bien difficile à apprécier. Il faudrait, dit Merklen, pour pratiquer l'empyème, être sûr que le poumon du côté opposé au pneumothorax n'ait rien. Quant à l'âge du pyopneumothorax, son ancienneté ne paraît pas une mauvaise condition pour opérer, au contraire, car elle prouve que le poumon est en bon état. En tout cas, la thoracotomie, si elle est supportée par le malade, en fait un véritable invalide. Certains auteurs ne craignent pas les fistules intarissables consécutives qui permettent l'écoulement du liquide. Toutefois nous pensons qu'un pyopneumothorax ancien, non fétide, chez un individu qui a les poumons très malades, ne doit pas être opéré. L'intervention sera réservée aux cas où l'épanchement devient putride, s'il y a vomique, si le poumon est sain. En règle générale, mieux vaut s'abstenir ou, en cas d'oblitération de la fistule, recourir aux ponctions et aux injections d'air stérilisé.

V. — Pneumothorax non tuberculeux.

Les espèces étiologiques de pneumothorax sont extrêmement nombreuses. Il est nécessaire, autant que possible, d'en déterminer la cause, car de cette notion ressortissent des indications thérapeutiques utiles.

Le pneumothorax des sujets jeunes et en bonne santé guérit rapidement sans complication. « J'ai fixé vingt-huit jours comme délai habituel de guérison du pneumothorax des conscrits » (Galliard). Mais ce délai peut être raccourci. Certains tuberculeux, les grands emphysémateux peuvent également guérir rapidement : mais le pneumothorax des grands emphysémateux est généralement grave et affecte la forme suffocante ; la thoracentèse devra être faite en cas d'urgence.

Dans les autres cas, lorsqu'il y a infection pleurale, la thoracotomie doit être discutée.

La présence d'un pus fétide impose l'intervention immédiate. Comme cause de la suppuration, il peut y avoir la gangrène pulmonaire ; celle-ci nécessite l'incision large et les lavages.

Si le pus n'a pas mauvaise odeur, et qu'il s'agisse d'un processus aigu, non tuberculeux, l'intervention devra encore être faite. Bon nombre d'auteurs ont employé, dans de telles circonstances, des ponctions et injections antiseptiques, permanganate de potasse, sublimé, solution phéniquée.

Mais cette méthode nécessite une surveillance attentive, et nous pensons que mieux vaut recourir de suite à la pleurotomie.

Enfin on a décrit une infection modérée de la plèvre aboutissant à la production d'un épanchement séreux. Cette « pneumo-pleurite aiguë » succède souvent aux traumatismes. L'exsudat, parfois précédé d'une phase clinique de pleurésie sèche, apparaît au bout de trois ou quatre jours, quelquefois plus tôt, quelquefois très tard. Cet hydropneumothorax est le plus souvent spontanément curable, la temporisation s'impose. Certains de ces épanchements se rencontrent chez les tuberculeux. Ils évoluent avec de la fièvre et se résorbent d'eux-mêmes en quelques semaines. Dans quelques cas, on a traité avec succès ces inflammations pleurales par des injections de liquide antiseptique. Toutefois il sera préférable de surveiller les épanchements de cette nature à l'aide de la radioscopie et des ponctions exploratrices et de n'intervenir qu'à bon escient.

VI. — Pneumothorax partiel.

Le traitement du pneumothorax partiel ne présente pas d'indication particulière. Lorsqu'il s'agit d'un pyopneumothorax enkysté, d'une pleurésie purulente interlobaire par exemple, on agira comme pour un abcès du poumon. Dans les autres cas, la plus grande prudence est de mise, et on n'aura généralement pas à intervenir.

CHAPITRE V

TUMEURS DE LA PLÈVRE ET DU MÉDIASTIN

Tumeurs de la plèvre.
Tumeurs du médiastin.

TUMEURS DE LA PLÈVRE.

Le cancer de la plèvre, généralement secondaire, est quelquefois primitif. Dans les deux cas, les ressources thérapeutiques sont assez bornées. On sera appelé à faire la thoracentèse ; les tumeurs malignes pleurales débutent souvent comme une pleurésie simple séro-fibrineuse avec épanchement très abondant. L'examen du dépôt d'un tel liquide montre que celui-ci contient des éléments néoplasiques. D'ailleurs l'épanchement se reproduit incessamment, obligeant à de nombreuses ponctions, qui d'ailleurs restent trop souvent inefficaces, soulageant à peine le malade. Il peut devenir hémorragique ; nous avons déjà parlé de cette éventualité. On devra être ménager des ponctions ; elles peuvent provoquer l'apparition d'un hématome ou permettre des greffes de la tumeur le long du trajet de l'aiguille (Unverricht, Schlesinger). Surtout palliatif, le traitement se borne à empêcher les progrès de l'asphyxie par la révulsion, les inhalations d'oxygène, les piqûres de morphine.

Mais il faut savoir qu'il existe des tumeurs bénignes de la plèvre. Dans ce cas, les signes physiques indiquent un grand épanchement, et cependant la ponction ne ramène rien ou peu de chose. Le diagnostic fait, l'intervention s'impose. Elle pourra être tentée dans tous les cas où une tumeur quelconque de la plèvre sera bien limitée et exactement localisée.

Enfin les inflammations chroniques, syphilis, tuberculose, sont susceptibles de faire apparaître des productions végétantes qui simulent une tumeur et sont, pour la syphilis tout au moins, justiciables d'un traitement approprié.

TUMEURS DU MÉDIASTIN

Un organe quelconque du médiastin, en s'hypertrophiant, crée des symptômes de compression ou des irritations de voisinage qui ne diffèrent pas dans leur aspect clinique, quelle que soit la cause de cette hypertrophie.

Sous le nom de tumeurs du médiastin, on a confondu les lésions les plus disparates.

Parmi elles, certains auteurs décrivent l'anévrysme de l'aorte, dont la sémiologie est cependant assez nette pour permettre de reconnaître cette affection. Les adénopathies inflammatoires ont également, de par les circonstances étiologiques au milieu desquelles on les voit apparaître, leur évolution et leur ensemble clinique, une figure généralement suffisamment tranchée. De même le cancer de l'œsophage, de la trachée. Les tumeurs primitives des ganglions, les tumeurs congénitales, celles du thymus méritent plus particulièrement d'être décrites sous le titre de tumeurs du médiastin.

Mais on comprend facilement que, si l'on doit appliquer à toute maladie un traitement qui soit plus particulièrement en rapport avec sa nature, la conduite à tenir devant les accidents de compression médiastinale sera toujours la même, qu'il s'agisse d'une adénopathie inflammatoire ou d'un lympho-sarcome. En d'autres termes, en suivant pas à pas la clinique, on devra, dans le cas présent, établir le traitement symptomatique, applicable à tous les faits, et le traitement spécial, visant la cause déterminante de la compression.

Traitement symptomatique. — Il est bien évident que, pour diminuer les efforts amenant une exagération de la dyspnée, du travail cardiaque, de la cyanose, le repos sera immédiatement prescrit.

La dyspnée est continue ou paroxystique. Dans le premier cas, les ressources thérapeutiques sont limitées : il faudrait faire disparaître la cause même de la compression. Si l'on se trouve en présence d'accès graves de suffocation, l'indication n'est pas toujours la même : ceux-ci peuvent être dus en effet à un spasme de la glotte ; la *trachéotomie* sera alors pratiquée dès que l'on se sera bien assuré, par l'examen laryngoscopique, qu'une compression large de la trachée n'est pas en cause. Sinon on fera respirer de l'oxygène et l'on cherchera à diminuer autant que possible l'action nerveuse. Chez l'enfant, des bains tièdes, légèrement sinapisés, rendent de grands services.

Ce sera contre l'irritation des nerfs qu'il faudra agir s'il y a de la toux coqueluchoïde ou de la dysphagie. Localement la fluxion nerveuse peut être combattue par des applications sinapisantes, révulsives ou des pointes de feu. Sur le spasme lui-même on agira par les opiacés et les antispasmodiques, aconit, belladone, jusquiame, etc. ; le bromure rend des services chez les enfants. Mais le plus souvent on devra avoir recours à de fortes doses d'alcaloïdes ou même aux injections de morphine et d'héroïne, que rendront indispensables la répétition des crises et la fatigue du sujet.

Les troubles cardiaques, l'accélération et la faiblesse du pouls nécessiteront des toniques du cœur : spartéine, huile camphrée, digitale. La syncope n'est pas rare à une période avancée. Son traitement ne présente rien de spécial : étendre le sujet sur un plan bien horizontal, faire la respiration artificielle, poser des sinapismes, pratiquer une injection d'éther.

Les nombreuses complications auxquelles les lésions des organes du médiastin donnent lieu, tuberculose et gangrène pulmonaire, pleurésies, hémorragies, seront traitées par les moyens habituels.

Très généralement, en cas de tumeur maligne, on assiste à l'aggravation lente et progressive d'un état sur lequel la thérapeutique n'a aucune action. On sera réduit à entretenir autant que possible l'état général du sujet et, dans ce but, on combinera les piqûres de soude et les divers toniques avec les injections de morphine.

Traitement de la cause. — Lorsqu'une compression médiastine aura été reconnue, il faudra, le plus exactement possible, rechercher avec soin la cause pathogène. Dans ce but, on ne devra rien négliger : rayons X, examen du sang, tuberculin-réaction et ses différents modes, réaction de Wassermann. Une compression grave de la veine cave supérieure a pu être due à l'existence d'une médiastinite syphilitique guérie par le traitement. Les adénopathies tuberculeuses simulent très bien la tumeur du médiastin, et cependant le traitement général a parfois une action des plus favorable. Contre les tumeurs proprement dites, l'intervention chirurgicale peut être mise en avant : une tumeur bénigne et, d'une façon générale, une tumeur bien limitée ressortissent à la chirurgie.

Quelques auteurs ont tiré profit, dans le traitement du lymphadénome, de la médication arsenicale à doses progressivement croissantes, longuement continuée. On a même préconisé l'injection interstitielle de liqueur de Fowler. Malheureusement, contre le lymphadénome ou le lympho-sarcome du médiastin, les traitements médicaux et chirurgicaux échouent le plus souvent. Dans ces derniers temps, la radiothérapie a donné parfois de surprenants résultats non seulement dans les tumeurs lymphatiques, mais encore dans les adénopathies cancéreuses secondaires, en en déterminant la régression et une amélioration sensible des signes de compression. Elle constitue à coup sûr le traitement de choix, dans toutes les tumeurs médiastinales malignes inaccessibles à l'intervention chirurgicale. Il arrive qu'elle fasse disparaître pendant un temps prolongé les symptômes fonctionnels dus à ces néoplasmes, tout en améliorant considérablement l'état général

TRAITEMENT CHIRURGICAL DES MALADIES RESPIRATOIRES

PAR

le Dr TUFFIER,   et   **le Dr MARTIN,**
Professeur agrégé à la Faculté   Professeur agrégé à la Faculté
de médecine de Paris,   de médecine de Toulouse.
Chirurgien de l'hôpital Beaujon.

CHAPITRE PREMIER

VOIES AÉRIENNES SUPÉRIEURES

Trachéotomie. — Tubage. — Suture des plaies de la trachée.

La trachéotomie et le tubage sont, parmi les opérations pratiquées à ce niveau, celles dont les indications se présentent le plus fréquemment. C'est par leur étude que nous commencerons. Nous étudierons ensuite la conduite à tenir en face d'une plaie de la trachée.

TRACHÉOTOMIE.

La trachéotomie, c'est l'ouverture de la trachée ; elle est généralement suivie de l'introduction dans le conduit aérifère d'une canule destinée à permettre la respiration.

A quel niveau doit-on ouvrir la trachée ? — Regardez la figure 21. On peut diviser la trachée en : 1° une *portion sus-thyroïdienne*, qui n'est en rapport avec aucun vaisseau important ; 2° une *portion thyroïdienne*, en rapport avec l'isthme du corps thyroïde, dont les dimensions varient d'un sujet à l'autre, mais qui est peu vascularisée sur la ligne médiane et ne saigne pas abondamment lorsqu'on l'incise à cet endroit ; 3° une *portion sous-thyroïdienne*, au-devant de laquelle existent de nombreuses veines, volumineuses et congestionnées, au cours de la plupart des affections qui nécessitent la trachéotomie ; en bas, derrière le sternum, le débordant parfois, il y a le gros tronc veineux brachio-céphalique.

Notez, de plus, que la trachée, superficielle à la partie supérieure, devient de plus en plus profonde à mesure qu'elle descend.

Il est facile de conclure de ce qui précède que l'ouverture de la trachée sera d'autant plus difficile et mouvementée qu'on la fera plus rapprochée du sternum.

Indications. — *L'asphyxie par obstruction laryngée ou trachéale, qui se manifeste cliniquement par du tirage, telle est la principale indication de la trachéotomie.*

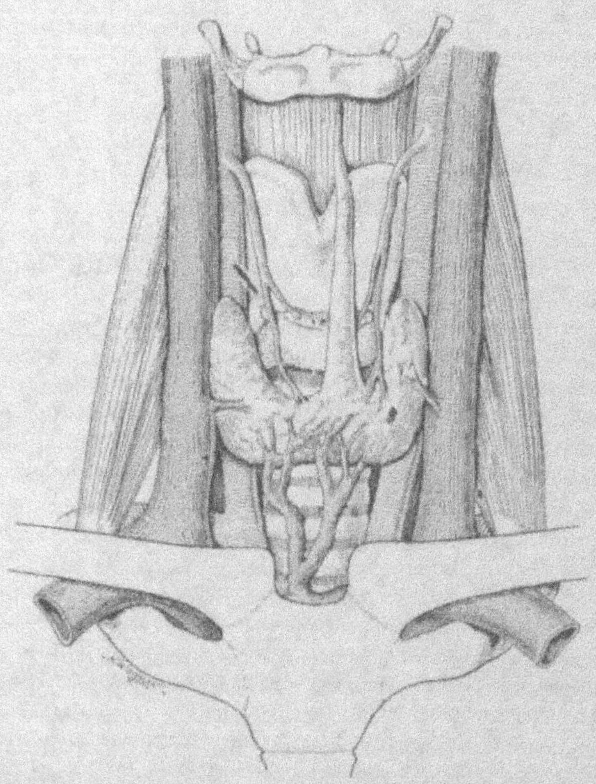

Fig. 21. — Rapports de la face antérieure de la portion sus-sternale de la trachée.

L'asphyxie peut être la conséquence d'*affections aiguës* : brûlures, œdème de la glotte, fractures du larynx, diphtérie...., ou d'*affections chroniques* : tuberculose, rétrécissement fibreux, goitre, cancer; dans ces derniers cas, on peut pratiquer la trachéotomie *préventivement* avant l'apparition du symptôme tirage.

Dans les cas de *corps étrangers des voies aériennes*, on peut être appelé à pratiquer la trachéotomie, soit pour parer à l'asphyxie menaçante, soit pour permettre l'extraction ou l'expulsion du corps étranger.

Enfin la trachéotomie peut être pratiquée comme *premier temps d'une opération sur le larynx* (laryngotomie, laryngectomie) ou *sur la bouche* (amputation de la langue).

En somme, on peut être appelé à pratiquer :

1° **Une trachéotomie d'extrême urgence** chez des malades qui asphyxient ;

2° **Une trachéotomie dans des conditions qui permettent de choisir l'heure de l'opération** et de l'exécuter d'une façon tout à fait méthodique.

Il importe de remarquer que l'ouverture de la trachée doit évidemment être faite au-dessous du siège de l'obstruction du conduit aérien : on pourra, par exemple, faire une trachéotomie haute ou basse dans un cas d'obstruction laryngée ; mais il faudra faire une trachéotomie basse dans un cas de goitre asphyxique.

Procédés. Choix du procédé. — Les procédés diffèrent :

A. *Suivant le siège de l'ouverture trachéale :*

a. **Trachéotomie intercrico-thyroïdienne.** — Elle nécessite un espace intercrico-thyroïdien assez large pour permettre le passage de la canule ;

b. **Crico-trachéotomie.** — La section porte sur le cartilage cricoïde et le premier anneau de la trachée ; l'ossification du cricoïde peut rendre l'incision difficile ;

c. **Trachéotomie supérieure.** — L'incision porte sur les trois premiers anneaux de la trachée et nécessite presque toujours l'incision de l'isthme thyroïdien ;

d. **Trachéotomie inférieure.** — On doit, à cause de ses difficultés, la réserver aux seuls cas d'obstruction basse.

B. *Suivant la façon dont on exécute l'opération :*

a. **Méthode en un temps de Saint-Germain.** — On incise en un seul temps les téguments et la trachée ; c'est une dangereuse acrobatie qui expose à de graves accidents : blessure des paquets vasculo-nerveux, perforation de la paroi postérieure de la trachée et de l'œsophage, au prix d'une illusoire rapidité.

b. **Méthode lente de Trousseau.** — On incise d'abord la peau ; puis on fait soigneusement l'hémostase avant d'inciser la trachée. En réalité, les vaisseaux cessent le plus souvent de saigner, même dans la trachéotomie inférieure, lorsque la canule est en place, et leur ligature constitue une inutile perte de temps.

c. **Trachéotomie rapide en deux temps.** — C'est le procédé le plus employé et le plus recommandable ; c'est celui que nous allons décrire.

Instrumentation. — Il faut savoir pratiquer la trachéotomie avec des instruments de fortune (1) ; mais, lorsqu'il est possible de choisir les instruments, il est bon d'avoir : un bistouri pointu, un bistouri boutonné, une pince à disséquer, quelques pinces à forci-pressure, un dilatateur spécial, des canules à trachéotomie de dimensions différentes, suivant l'âge de l'opéré ; le seul modèle à recommander est la *canule de Krishaber*, dont le bec facilite beaucoup l'introduction dans la trachée ; pour la trachéotomie dans le cas de

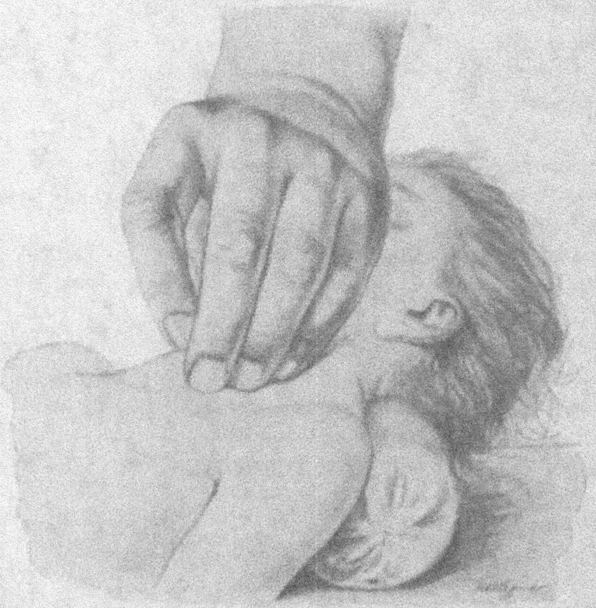

Fig. 22. — Trachéotomie : l'index gauche, ayant exploré la région et senti le cricoïde, se pose sur cet os et ne doit plus bouger ; le pouce et le médius immobilisent le larynx.

goitre, il faut des canules longues ; la *canule de Poncet* est le modèle le plus récent.

Opération. — *Position de l'opéré*. — Il faut placer le cou dans la ligne médiane et bien à découvert en mettant un coussin sous les épaules.

Anesthésie. — Elle est inutile dans les cas d'urgence, car la sensibilité est alors très émoussée. Dans les autres cas, l'anesthésie

(1) Exemple classique de Trousseau, qui, dans un cas, se servit d'un canif et d'une lame de plomb dont il fit une canule.

permet de faire l'opération dans des conditions meilleures. Il importe, quel que soit l'anesthésique employé, de ne pas endormir complètement l'opéré, afin de pouvoir, dès l'ouverture de la trachée, le faire asseoir et lui commander d'exécuter les mouvements expi-

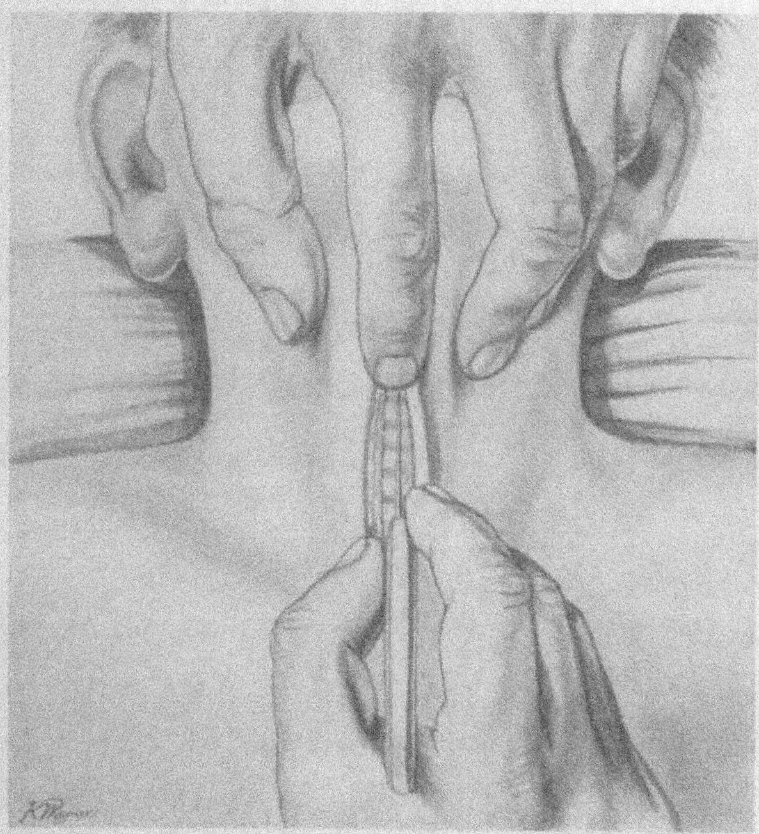

Fig. 25. — Trachéotomie ; Incision de la trachée.

ratoires pour désobstruer les bronches. L'anesthésie locale est, d'ailleurs, en général, suffisante chez les adultes.

Antisepsie. — Elle doit être aussi parfaite que le permettent les circonstances dans lesquelles on opère. Grâce au badigeonnage à la teinture d'iode, il est possible de faire partout une excellente antisepsie extemporanée.

Explorer la région. — Déterminer la ligne médiane dont il

Thérapeutique respiratoire. 16

ne faudra pas s'écarter au cours de l'opération, rechercher la fourchette sternale, le cartilage thyroïde, le cricoïde... L'index gauche de
l'opérateur se pose sur cet os et ne doit plus en bouger ; le pouce
et le médius immobilisent le larynx (fig. 22).

Incision cutanée. — Elle doit être exactement médiane, de

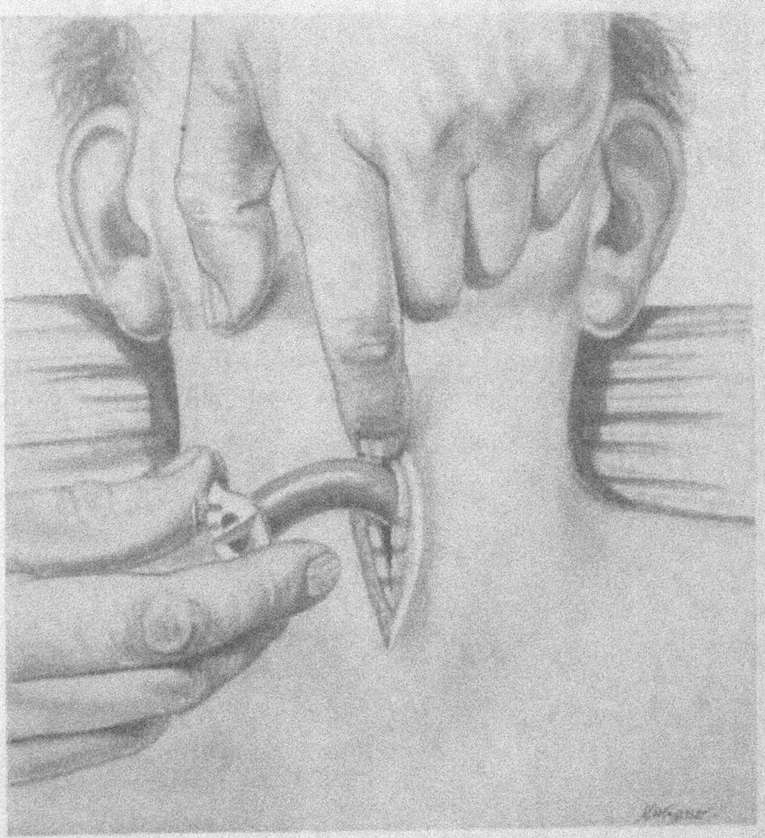

Fig. 24. — Trachéotomie : introduction de la canule.

2cm,5 à 3 centimètres de longueur : une longueur plus considérable
donne plus de jour, mais a l'inconvénient de nécessiter une suture
et de faciliter l'infection ultérieure de la plaie opératoire. Repas-
ser le bistouri ou la sonde cannelée dans l'incision, jusqu'à ce
qu'on aperçoive les anneaux de la trachée. A ce moment, l'index
appuie directement sur le cricoïde (fig. 23).

Incision de la trachée. — Ponction avec la pointe du bistouri et incision rapide dans toute la longueur de l'incision cutanée. Un sifflement caractéristique et l'apparition entre les lèvres de la plaie de mucosités sanguinolentes indiquent qu'on a bien pénétré dans la trachée.

Introduction de la canule (fig. 24). — La canule est guidée par l'index gauche de l'opérateur, qui, du cricoïde, a glissé sur l'incision trachéale. La pince dilatatrice sert lorsque l'introduction de la canule présente quelques difficultés ou lorsqu'il est nécessaire de donner de l'air au trachéotomisé (1), sans perdre les quelques secondes nécessaires à l'introduction de la canule. Fixer la canule en attachant derrière le cou les cordons que l'on a préalablement pris soin de passer dans les œillères destinées à cet effet.

A ce moment, on fait asseoir le malade et on lui commande de tousser afin de chasser les mucosités et le sang qui peuvent encombrer les bronches et la canule.

On remplace alors la canule-mandrin par la canule interne, que l'on fixe au moyen du petit verrou que porte le pavillon de la canule externe ; l'opération est terminée.

Difficultés de l'opération. — Elles résultent surtout de dispositions anatomiques. Chez les enfants tout petits, la trachée, de faibles dimensions et fuyant sous le doigt, est difficile à repérer d'abord et à trouver ensuite dans un tissu graisseux très épais ; chez certains adultes, l'épaisseur du cou et la dilatation des vaisseaux rendent aussi cette recherche très pénible.

L'ossification des anneaux de la trachée peut rendre plus difficile leur incision ; il est bon à cet effet d'ajouter à l'arsenal pour la trachéotomie une paire de ciseaux droits forts qui permettront de vaincre cette difficulté.

La *déviation de la trachée*, qui peut être le fait d'une tumeur, d'un abcès, d'une adénite, d'un goître, exige une plus grande attention de la part du chirurgien.

Complications. — L'*hémorragie* est en général peu abondante et cède le plus souvent dès que la canule est mise en place ; elle exige cependant parfois la ligature de quelques vaisseaux. Dans quelques cas, elle cède seulement si l'on remplace la canule par une canule plus grosse. Parfois il se produit de l'*emphysème*, qui ne présente d'ailleurs aucune gravité ; une canule mieux ajustée empêche sa reproduction. *La plaie peut s'infecter*, d'où lymphangite, abcès. Une

____

(1) Le bistouri boutonné sert à agrandir l'ouverture de la trachée si elle est insuffisante pour permettre l'introduction de la canule.

canule dont l'extrémité appuie trop sur la trachée peut y produire des ulcérations. Les complications les plus graves sont les *complications broncho-pulmonaires*, qui ne sont pas très rares. Elles ont été, dans quelques cas, la conséquence de la chute dans la trachée d'une canule mal ajustée. Ce sont les complications pulmonaires qui causent l'énorme mortalité des trachéotomies pratiquées tardivement chez les malades atteints de cancer laryngé.

Soins post-opératoires. — Ils ont pour but d'éviter ces complications. Pour empêcher l'arrivée dans les bronches de l'air froid, cause des phlegmasies bronchiques, on tiendra l'opérée dans une salle chauffée à température constante, et on mettra devant l'orifice de la canule une compresse qui est constamment réchauffée par l'air expiré. Des pansements aseptiques ou antiseptiques éviteront l'infection locale.

Enfin il importe, après l'opération, de surveiller le fonctionnement de la canule et de la désobstruer lorsque c'est nécessaire. La manœuvre est simple : il suffit d'enlever la canule interne, qui sera replacée après avoir été nettoyée.

Enlèvement de la canule. — Lorsque l'indication de la trachéotomie a disparu, il ne faut pas enlever brusquement la canule, on s'exposerait à provoquer des troubles dyspnéiques; il importe de réhabituer progressivement le malade à respirer avec son larynx.

La fistule laryngée se ferme spontanément avec une extrême rapidité et ne laisse qu'une cicatrice insignifiante.

TUBAGE.

Introduire dans un larynx, au niveau duquel un obstacle quelconque gêne la respiration, un tube rigide destiné à fournir un passage suffisant à l'air respiré, telle est l'opération du tubage.

Instrumentation. — 1° Un ouvre-bouche;

2° Tubes spéciaux : aux tubes longs d'O'Dwyer on préfère généralement les canules courtes de Sevestre en maillechort doré ou les canules de Marfan en ébonite, plus faciles à supporter pour le patient et plus commodes à extraire. A l'intérieur du tube, il y a un mandrin, destiné à empêcher son obstruction pendant les manœuvres d'introduction; la canule est surmontée d'une tête aplatie et mousse, qui s'appliquera sur les cordes vocales supérieures; un trou percé sur les bords permet le passage d'un fil de sûreté. Il est nécessaire d'avoir des tubes de dimensions différentes suivant l'âge du sujet. Une *règle graduée* spéciale permet le choix du tube.

3° Un introducteur;

4° Un extracteur : cet instrument, d'un maniement difficile, n'est guère employé à l'heure actuelle ; on préfère extraire le tube par la manœuvre digitale, plus bas décrite.

Opération. — *Position du sujet*. — Un seul aide peut parfaitement maintenir le sujet, en se conformant aux indications suivantes.

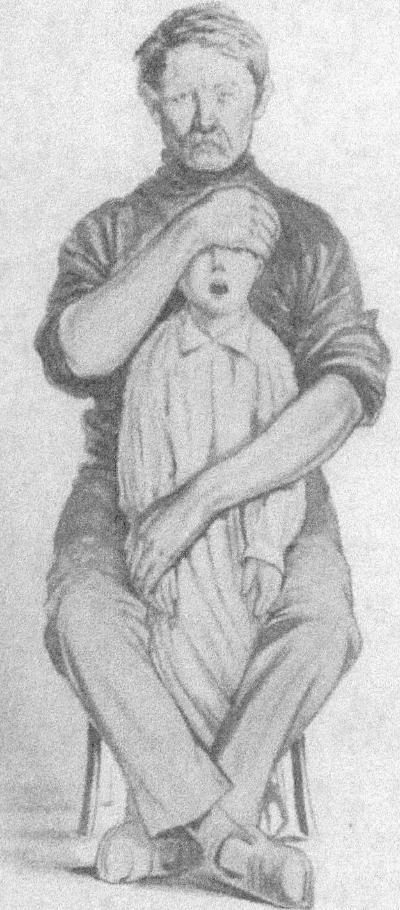

Fig. 25. — Manière de tenir un enfant pour pratiquer le tubage.

Il faut envelopper les enfants dans un drap ; leur immobilisation est ainsi plus facile. L'aide est assis ; ses jambes croisées (fig. 25) immobilisent les membres inférieurs du sujet. Le membre supérieur gauche de l'aide placé sur la région épigastrique du sujet et sa main gauche saisissant l'avant-bras droit du patient maintiennent le tronc et les membres supérieurs. L'avant-bras et la main droite de l'aide fixent solidement la tête du sujet en position convenable, regardant en avant et un peu en haut.

Choix du tube. — Le choix d'un tube se fait au moyen de la

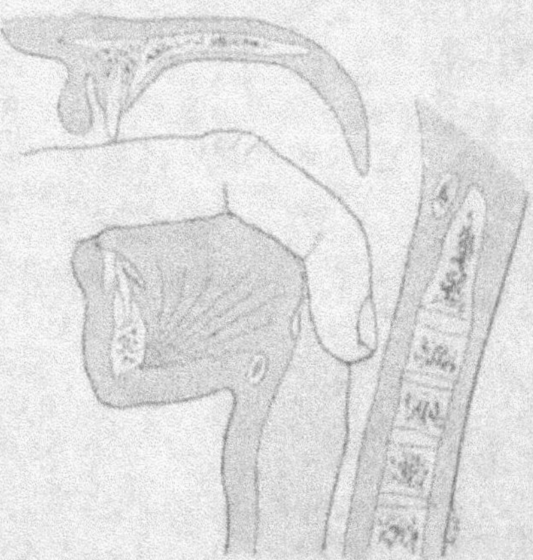

Fig. 26. — Repérage de l'épiglotte.

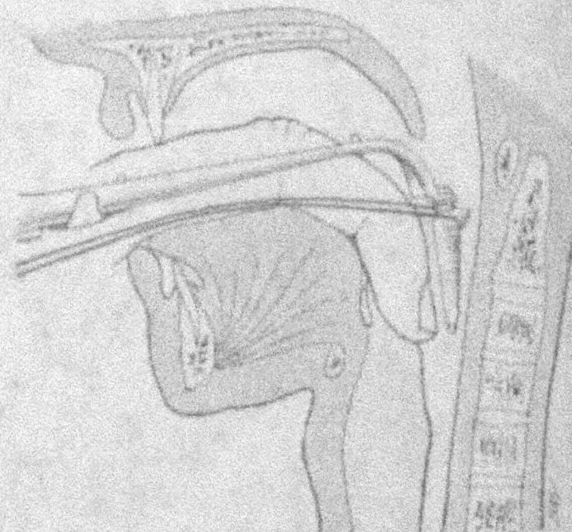

Fig. 27. — Glissement de l'introducteur sur l'index.

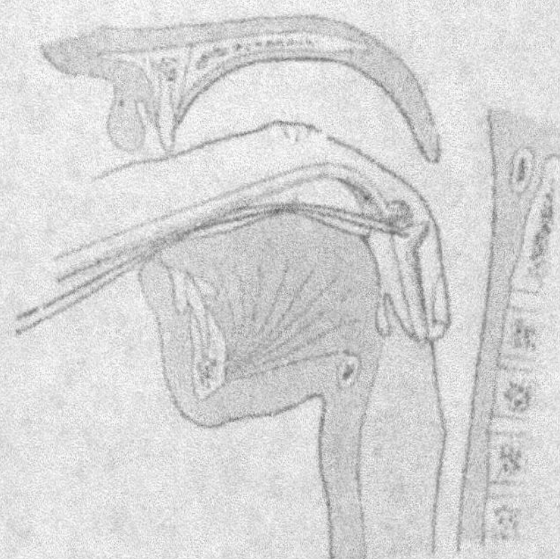

Fig. 28. — Repérage du larynx.

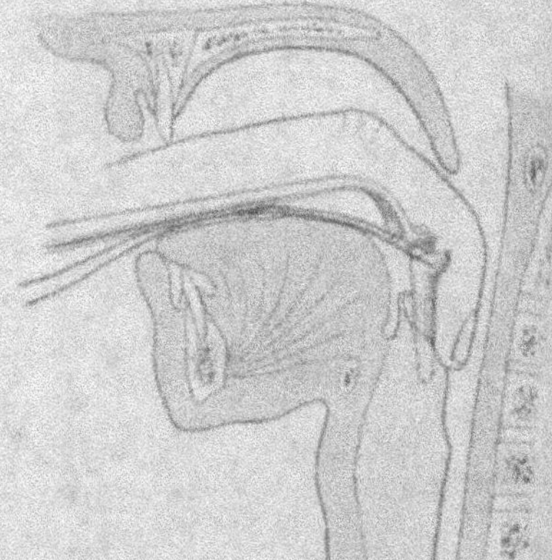

Fig. 29. — Glissement sur le larynx.

Fig. 26 à 29. — Introduction du tube monté sur l'introducteur.

règle graduée; le tube muni d'un fil de sûreté est fixé sur l'introducteur et placé à portée de l'opérateur.

Mise en place de l'ouvre-bouche. — Il est mis en place et maintenu par un second aide, si c'est nécessaire.

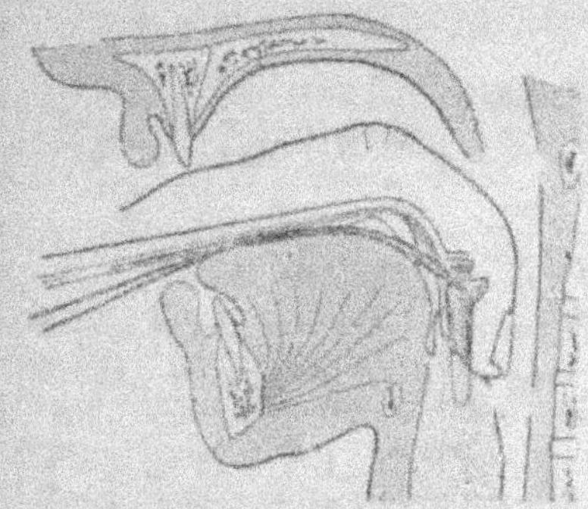

Fig. 30. — Pression sur le levier de l'introducteur.

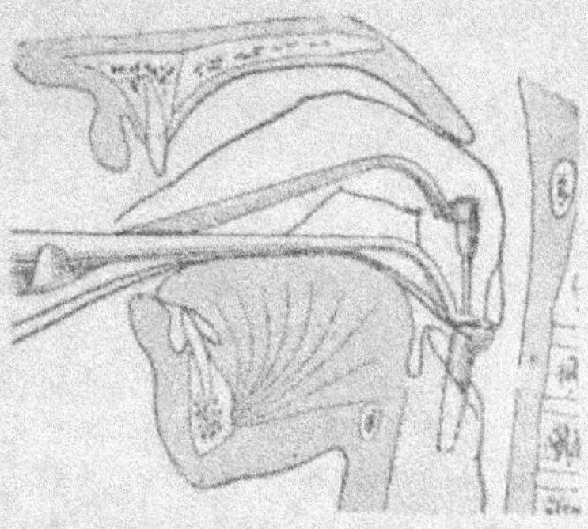

Fig. 31. — Retrait de l'introducteur.

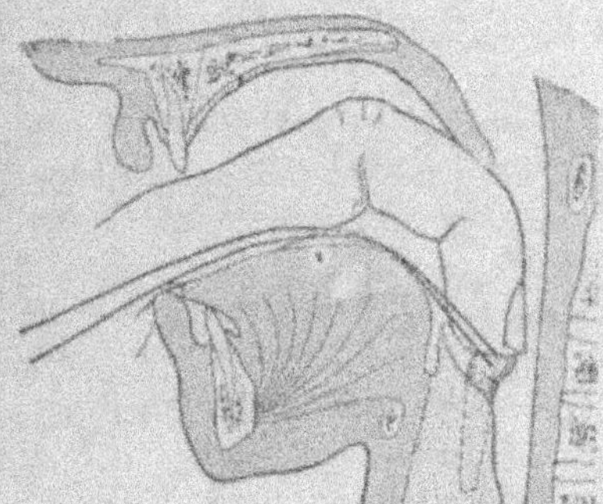

Fig. 32. — Enfoncement de la canule par l'index.

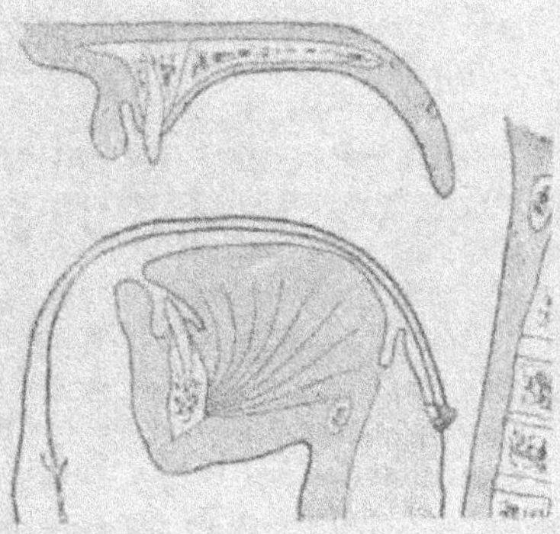

Fig. 33. — Abandon de la canule par l'index.

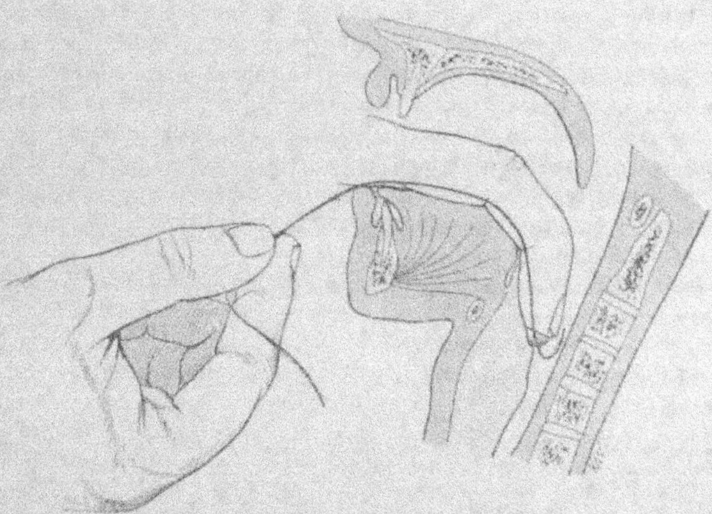

Fig. 34. — Retrait du fil de sûreté.

Fig. 30 à 34. — Introduction du tube monté sur l'introducteur.

L'index gauche de l'opérateur introduit dans le pharynx reconnaît : l'épiglotte, les cartilages aryténoïdes, l'orifice du larynx. — C'est ce doigt seul qui dirigera l'opération, c'est dire l'importance de ce temps.

Introduction du tube monté sur l'introducteur (fig. 26 à 34). — L'extrémité du tube, d'abord portée au fond du pharynx, est guidée par le doigt indicateur de l'opérateur jusqu'à l'orifice laryngé, dans lequel elle pénètre doucement. A ce moment, une quinte de toux et le bruit métallique que produit l'air en passant par la canule indiquent que le tube est en bonne place. En pressant sur le levier de l'introducteur, celui-ci lâche la canule que l'index de l'opérateur enfonce dans le larynx (1), tandis que l'introducteur et le mandrin sont retirés. Le fil de sûreté est ensuite enlevé, l'opération est terminée.

Difficultés de l'opération. — L'ouverture du larynx n'est pas toujours facile à trouver, surtout pour un doigt inexpérimenté, et ce temps de l'opération nécessite, pour être exécuté correctement, une éducation spéciale préliminaire du médecin.

Dans les cas de *spasmes laryngés intenses*, le doigt ne sent pas d'orifice glottique ou ne sent qu'un orifice insuffisant pour permettre l'introduction de la canule : il faut alors obturer complètement le larynx avec l'index ; au bout de quelques instants, l'enfant fait une large inspiration et ouvre la glotte ; l'opérateur en profite pour vite introduire le tube.

Fausses routes. — L'extrémité de la canule mal dirigée peut pénétrer dans l'œsophage ; il faut la retirer en agissant à la fois sur l'introducteur et sur le fil de sûreté. La canule peut s'engager dans un ventricule de Morgagni et même faire des perforations dans les tissus mous, lorsqu'elle est maniée par une main brutale ; on ne s'en aperçoit parfois que lorsque l'introducteur est retiré, à la persistance du tirage, à ce que le pavillon du tube n'est pas exactement médian ; il faut tout de suite retirer le tube à l'aide du fil de sûreté et recommencer l'opération.

Pour introduire plus facilement le tube dans ces cas-là, il est bon de tirer sur la langue ; cette manœuvre efface l'épiglotte et rapproche le larynx de l'arcade dentaire.

Soins post-opératoires. — La présence de la canule, qui empêche tous les mouvements de l'épiglotte, gêne la déglutition et expose le malade à des crises de suffocation ; pour les éviter, il faut le nourrir avec des substances solides ou tout au plus demi-

---

(1) Cette manœuvre nécessite parfois une certaine force.

liquides, et si, après quelque temps de ce régime, il a soif et demande à boire, on lui donnera des lavements rafraîchissants » (Lubet-Barbon).

Il faut surtout surveiller attentivement les opérés, car il peut se produire quelques *accidents*, ce sont : *l'obstruction du tube*, qui peut nécessiter son extraction immédiate ; le *rejet spontané du tube* (1), qui est projeté hors de la bouche ou dégluti.

A noter les *ulcérations tardives du larynx* causées par la pression du tube ; elles peuvent ultérieurement déterminer des rétrécissements laryngés nécessitant le traitement spécial de cette affection.

Extraction du tube. — On emploie le procédé de l'expression digitale, préconisé par Marfan. « L'enfant est couché à plat ventre sur la table, son cou et sa tête en dépassant le bord et portant à vide. Un aide le maintient dans cette position. L'opérateur soutient la tête de la main gauche appliquée sur le front ; sa main droite embrasse le cou, le pouce étant sur la nuque, l'index sur la partie sus-sternale de la trachée, les trois doigts recourbés dans la paume. C'est la pulpe de l'index de la main droite qui va procéder à l'extraction du tube.

Dans un premier temps, la main gauche élève la tête de l'enfant, très peu s'il s'agit d'un tube court, un peu plus pour un tube moyen ou long. La pulpe de l'index appuie doucement sur la face inférieure de la trachée, en allant du sternum vers le larynx, et s'arrête immédiatement au-dessous de l'extrémité inférieure du tube. Dans un second temps, l'opérateur abaisse légèrement la tête du patient, en même temps que son index droit appuie un peu fortement sur la trachée, en se dirigeant vers le larynx, de manière à faire une légère expression. Le tube chemine vers la gorge, bascule sous l'influence de la pesanteur et pénètre dans la bouche, d'où il tombe au dehors (2). »

Indications du tubage. — Théoriquement, le tubage reconnaît pour indication, comme la trachéotomie, les asphyxies par obstruction laryngée. En pratique, les obstructions chroniques n'en sont pas justiciables à cause de l'impossibilité de laisser trop longtemps à demeure un tube aussi gênant pour la déglutition et aussi difficile à nettoyer. Les obstructions aiguës et surtout le croup constituent sa principale indication. Ses principaux avantages sont de n'être pas une opération sanglante et de ne pas exposer, comme la trachéotomie, aux infections bronchopulmonaires. Il paraît surtout indiqué

(1) Cet accident serait moins fréquent en se servant, comme le voudraient Variot et Bayeux, de tubes plus gros, qui sont mieux maintenus par la pression de l'anneau du cricoïde.

(2) MARFAN, Nouveau procédé de détubage par expression digitale (*Revue des mal. de l'enfance*, mai 1907). C'est un perfectionnement du procédé de Bayeux.

pour les tout jeunes enfants, chez lesquels la trachéotomie est d'une gravité considérable.

Les services que rend à l'heure actuelle le tubage dans les hôpitaux d'enfants, où il est d'un usage courant, fait désirer qu'il soit plus répandu dans la pratique. Il n'est encore malheureusement à la portée que de quelques praticiens pour les raisons suivantes :

1° C'est, au total, sinon une opération difficile, au moins une opération délicate, dont il faut bien connaître la technique et qu'il est bon d'avoir plusieurs fois pratiquée sur le cadavre avant de la tenter sur le vivant ;

2° La présence de la canule dans le larynx nécessite une constante surveillance pratiquée par le médecin traitant ou un aide très expérimenté ;

3° Enfin cette opération nécessite une instrumentation spéciale assez coûteuse.

Ce même tube, muni d'une enveloppe de baudruche gonflable, a été appliqué par Tuffier pour les opérations sur la bouche, et pour l'insufflation pulmonaire destinée à éviter le pneumothorax dans les opérations sur le poumon.

SUTURE DES PLAIES DE LA TRACHÉE.

La plupart des plaies de la trachée sont justiciables de la suture. Sa nécessité n'est discutable que pour les plaies petites, nettes, peu septiques, ne demandant qu'à guérir spontanément sous l'influence du repos ; cependant, même dans ce cas-là, il est plus chirurgical de suivre la conduite recommandée par Mesnard (1), qui consiste à débrider d'abord la plaie cutanée pour la mieux nettoyer et à pratiquer ensuite la suture de la trachée. C'est le meilleur moyen pour obtenir une cicatrisation régulière et pour éviter les complications septiques.

Après une plaie de la trachée, la toux ou l'asphyxie provoquées par l'écoulement de sang dans le conduit aérien peuvent créer une *indication d'urgence à la trachéotomie*. En règle générale, ces symptômes disparaissent spontanément, et il est préférable de ne pas faire la trachéotomie.

Technique opératoire. — *Il faut se garder de pratiquer une suture uniquement cutanée*, car elle favorise l'infiltration dans le tissu cellulaire du cou de mucosités septiques qui pourraient causer de très graves phlegmons.

La technique opératoire diffère un peu dans les cas de plaies incomplètes, dans lesquelles la trachée n'est pas entièrement sec-

(1) Mesnard, Thèse de Paris, 1901-1902.

tionnée, ou de plaies complètes dans lesquelles les deux bouts de la trachée entièrement sectionnée sont plus ou moins écartés.

1° *Sections incomplètes*. — Après nettoyage de la plaie et régularisation de ses bords, si c'est nécessaire, on fait :

A. **La suture de la trachée**. — On se sert d'une aiguille courbe assez fine et, comme fil, de catgut n° 0. Faut-il faire des points séparés ou un surjet? Cela dépend des préférences du chirurgien ; les points séparés semblent cependant préférables, parce qu'ils permettent de faire un meilleur affrontement ; l'important est de les faire assez rapprochés pour qu'il n'y ait pas de béances des lèvres de la section trachéale. Les points peuvent sans danger perforer la

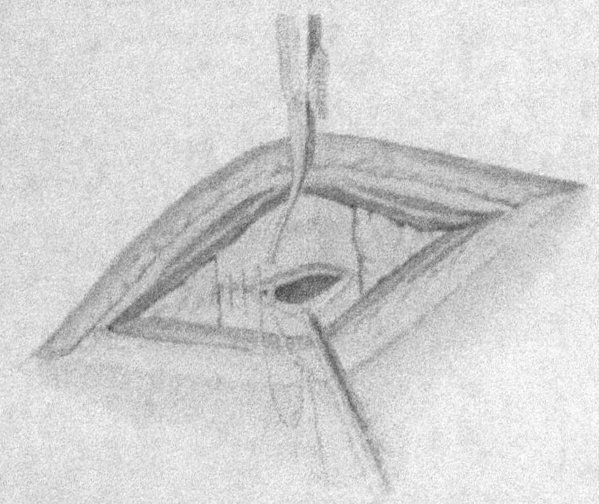

Fig. 33. — Suture d'une plaie de la trachée.

muqueuse trachéale si on emploie du catgut ; il faut éviter de faire des points perforants si l'on se sert de soie, car les anses non résorbables tombant ultérieurement dans les voies respiratoires pourraient provoquer des accidents asphyxiques.

B. **La suture des plans superficiels**. — On la fait en établissant un drainage qui sera enlevé après quarante-huit heures.

2° *Sections complètes*. — L'opération est plus difficile. Il faut d'abord affronter les deux bouts de la trachée ; le bout supérieur est facile à trouver, tandis que le bout inférieur, rétracté dans le thorax, est parfois difficile à saisir. Au besoin, pour le découvrir, incisez les téguments sur la ligne médiane. Le segment inférieur, saisi avec deux pinces, au moyen de deux anses de fils, est amené au contact du segment supérieur et lui est fixé par deux points latéraux. On fait alors une suture circonférencielle à points séparés ou un surjet, comme précédemment, en commençant par la face postérieure, que l'on atteint facilement, à condition de faire exécuter à la trachée un mouvement de rotation en dehors.

La peau est suturée et le drainage est établi comme dans le cas précédent.

Difficultés de l'opération. — L'ossification de la trachée rend parfois difficile le passage de l'aiguille à suture; il existe en général assez de tissu cartilagineux pour permettre de faire la suture. Dans quelques cas, l'**extrême friabilité de la trachée** oblige à charger sur l'aiguille une quantité plus grande de tissus. L'asphyxie qui se produit parfois au moment où la suture est terminée rend l'opération dramatique. Elle cède spontanément, en général; dans le cas contraire, il faudrait pratiquer la *trachéotomie, de préférence au-dessus de la suture trachéale*, et faire la respiration artificielle.

Complications. — C'est l'infection qui est la complication principale de cette opération. On sait la gravité des infiltrations septiques dans les espaces celluleux du cou : phlegmons du cou, œdème de la glotte.

La toilette antiseptique de la plaie, le drainage des plans superficiels permettent d'éviter ces complications.

CHAPITRE II

BRONCHES

On n'est guère appelé à intervenir sur les bronches que pour extraire des corps étrangers. Leur fréquence est telle que le praticien ne peut ignorer ce qu'il doit faire en pareil cas et aussi ce qu'il est permis de tenter dans un milieu favorable avec une instrumentation spéciale : bronchoscopie, bronchotomie.

Nous rattacherons à ce chapitre l'étude du traitement de l'*embolie pulmonaire* par le procédé de Trendelenburg.

CORPS ÉTRANGERS DE LA TRACHÉE ET DES BRONCHES.

Dans quelques cas, une quinte de toux ou des manœuvres de succussion ont permis le rejet de corps étrangers des voies aériennes sous-glottiques. On peut, dans certains cas, en suspendant le malade la tête en bas, même sous l'anesthésie générale et en ébranlant le thorax, faire expulser le corps du délit.

Mais en général, lorsque le corps étranger est projeté contre la glotte, il détermine, en provoquant du spasme, des crises d'asphyxie ; aussi doit-on éviter toute manœuvre tendant à le faire remonter et asseoir le malade afin qu'il s'habitue à respirer.

Il est donc prudent de considérer un corps étranger sous-glottique comme ne pouvant être extrait que chirurgicalement.

À l'heure actuelle, le procédé de choix est incontestablement la *trachéobronchoscopie de Killian*, vulgarisée en France par Guisez. C'est malheureusement une opération nécessitant un outillage coûteux et une habitude de son emploi. D'ailleurs il y a parfois urgence à opérer, le malade asphyxiant, et les procédés de chirurgie générale conservent leur utilité et leurs indications.

Procédés de chirurgie générale permettant l'extraction des corps étrangers de la trachée et des bronches.

Trachéotomie. — C'est d'abord à la *trachéotomie* qu'il faut avoir recours (bien entendu, elle s'impose si *le malade asphyxie*) ; elle permet souvent de saisir et d'extraire le corps étranger au moyen d'une pince longue et à faible développement et en tenant compte de son siège habituel, à droite sur la deuxième ramification de la bronche. Après l'incision de la trachée, il ne faut pas placer de canule, qui bien évidemment gênerait les manœuvres d'extraction ; on doit seulement saisir et écarter les lèvres de la plaie. Il arrive parfois

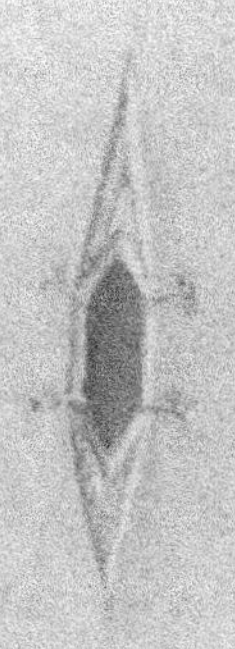

Fig. 36. — Suture de la trachée à la peau pour permettre l'issue spontanée des corps étrangers (Lejars).

que l'on peut, à ce moment, voir et extraire tout de suite le corps étranger ; d'autres fois on le découvre après avoir provoqué quelques quintes de toux en titillant la muqueuse bronchique, ou après avoir fait des mouvements de succussion. Si l'on ne peut découvrir ainsi le corps étranger, on peut laisser la trachée ouverte en suturant ses lèvres à la peau suivant la technique préconisée par Lejars (fig. 36) ; ou bien on place une canule qui sera enlevée ultérieurement pour recommencer les manœuvres d'extraction. Après l'extraction du corps étranger, surtout lorsqu'elle a été pénible, les auteurs recommandent de ne pas suturer tout de suite la trachée par crainte d'accidents septiques.

Bronchotomie transmédiastinale. — Lorsque la trachéotomie n'a pas permis d'atteindre le corps étranger, il reste au chirurgien une ultime ressource : la *bronchotomie transmédiastinale*. Avant
de pratiquer cette opération, il est bon de s'entourer de tous les

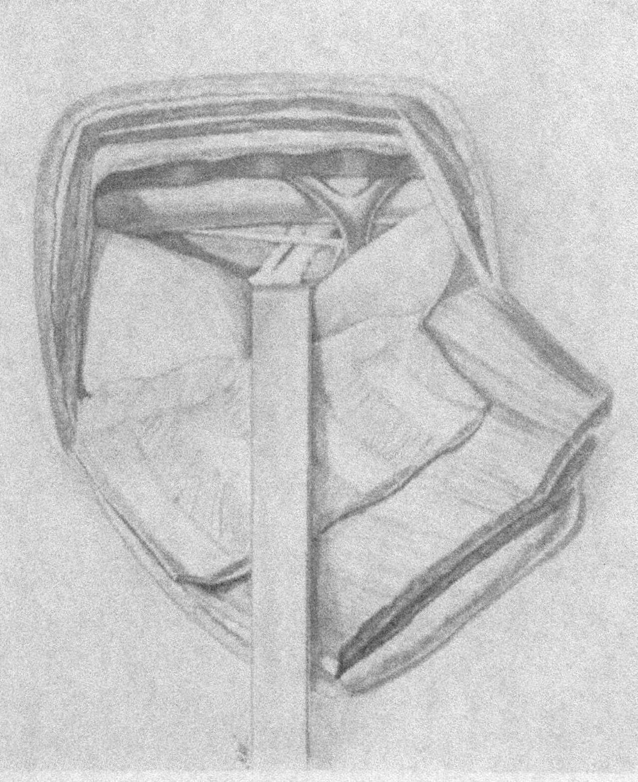

Fig. 57. — Rapports de la bronche droite (Schwartz). Un écarteur incline le poumon ; on
voit dans la plaie : l'œsophage verticalement descendant, l'azygos formant sa crosse, le
pneumogastrique se dirigeant vers l'œsophage, enfin la bronche droite qui est incisée
dans le segment situé au-dessous de la crosse veineuse.

renseignements qui permettent de localiser le corps étranger dans
l'arbre bronchique. Il faut en particulier faire l'examen radiologique,
s'il s'agit d'un corps métallique, ou soigneusement ausculter les
poumons : l'obscurité respiratoire d'un côté, des bruits anormaux,
bruit de drapeau, râles, etc., permettront le plus souvent de préciser
le côté de l'arbre respiratoire dans lequel se trouve le corps étranger.

La bronchotomie a été bien étudiée par Schwartz (1), qui en a réglé la technique. Il a démontré qu'il était possible d'atteindre les grosses bronches à travers le médiastin postérieur sans trop de difficultés, sur le cadavre. Les quatre ou cinq opérations pratiquées avant la

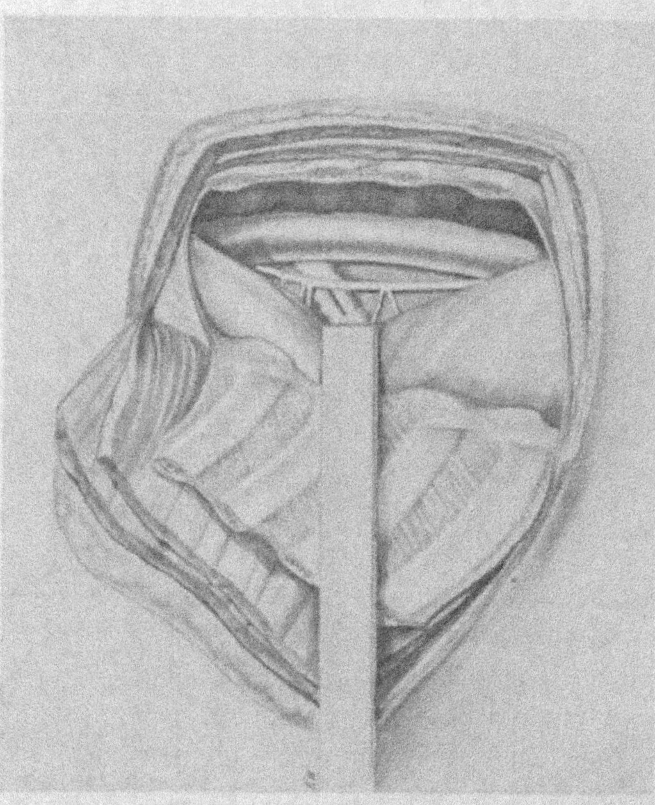

Fig. 38. — Rapports de la bronche gauche (Schwartz) : la valve écarte le poumon. A la partie interne de la plaie, cheminent l'aorte thoracique et le pneumogastrique gauche, tous deux croisant la bronche gauche. Une boutonnière est faite à cette dernière, en dehors de l'aorte.

thèse de Schwartz n'ont donné que de fort mauvais résultats tant au point de vue de la recherche du corps étranger qu'à celui de la gravité de l'acte opératoire. Schiassi (2) l'a récemment exécutée avec succès sur un enfant de sept ans.

(1) Thèse de Paris, 1902-1903.
(2) Schiassi, *Société médico-chirurgicale de Bologne*, 23 janvier 1903.

Voici sommairement indiquée la technique de cette opération que les progrès constants de la trachéobronchoscopie tendront sans doute de plus en plus à faire oublier.

1° **Taille d'un volet thoracique** intéressant les cinquième, sixième, septième et huitième côtes depuis l'apophyse transverse jusqu'au bord interne de l'omoplate ;

2° **Décollement de la plèvre** pariétale et médiastine, puis refoulement du poumon en dehors ;

3° Le poumon écarté, on va à la **recherche de la bronche** ; la manœuvre est un peu différente à droite et à gauche.

a. RECHERCHE DE LA BRONCHE DROITE. — « Dès qu'on a dépassé le flanc des vertèbres, on voit, traversant verticalement le champ opératoire pour, en haut, plonger dans le médiastin antérieur, la grosse veine azygos. On continuera le décollement pleural, mais en le limitant maintenant à la concavité de la crosse veineuse... Bientôt on aperçoit l'œsophage, conduit musculaire, fibrillaire, blanc rosé, appliqué contre la colonne vertébrale ; et en dehors de lui, le nerf pneumogastrique droit... Maintenant écarté, avec une bonne valve, le poumon, le doigt explorateur sentira dans le fond de la plaie, exactement dans la concavité de la crosse de l'azygos, le bord postérieur dur et saillant des anneaux cartilagineux des bronches. Aucun organe ne sépare la bronche du bistouri, et on peut inciser sans danger la partie membraneuse du conduit respiratoire. »

b. RECHERCHE DE LA BRONCHE GAUCHE. — « Lorsque, détachant la plèvre pariétale, on arrive sur le flanc des vertèbres, on voit l'aorte thoracique énorme, appliquée sur le flanc des vertèbres et plongeant à la partie supérieure de la région dans le médiastin antérieur. On continue le décollement, sans s'occuper du vaisseau, mais en le limitant à la concavité de sa crosse, avec une hauteur d'environ 5 centimètres. Bientôt apparaît un cordon nerveux, le pneumogastrique gauche. Arrêtant là le décollement de la plèvre, réclinant en dehors avec une bonne valve le poumon, on explore avec l'index le fond de la plaie, et l'on sent, comme du côté opposé, le rebord postérieur et saillant des cartilages bronchiques. Là encore la face postérieure, membraneuse, de la bronche est parfaitement libre, et on peut sans danger y pratiquer une boutonnière » (Schwartz).

TRAITEMENT CHIRURGICAL DE L'EMBOLIE PULMONAIRE.

Inciser l'artère pulmonaire pour chercher et extraire l'embolus, telle est l'audacieuse intervention que Trendelenburg (1) a conçue et réglée. Il l'a fait sortir de l'utopie en la pratiquant deux fois sur des veaux : dans une première opération, il a enlevé un caillot long de 15 centimètres et large de 4 centimètre. Sur un second animal, il a extrait de la branche gauche de l'artère pulmonaire un morceau de tissu pulmonaire qu'il avait préalablement lancé dans le torrent circulatoire par la jugulaire. Ces deux animaux ont d'ailleurs guéri rapidement.

Cette intervention a été jusqu'à ce jour pratiquée quatre fois sur l'homme. Sievers (2) a obtenu une survie de quinze heures. Trendelenburg a pratiqué deux fois cette opération ; la mort de la première malade (3) a suivi presque immédiatement l'opération ; le second malade (4) a vécu jusqu'au lendemain matin ; enfin Krugel (5), assistant de Riedel, a sauvé d'une mort qui paraissait certaine une malade apportée mourante sur la table d'opération ; mais nous ignorons ce qu'est devenue cette opérée.

Il serait certainement encore prématuré de formuler un jugement sur la valeur de cette opération ; nous ne pouvons qu'enregistrer les résultats obtenus et constater les espérances qu'ils font naître. Il faut cependant noter que, en dehors des cas d'embolies post-opératoires, cette opération pourra présenter des difficultés extrêmes et un pronostic souvent défavorable du fait des lésions artérielles communes chez les sujets chez lesquels surviennent des embolies. Remarquons aussi que cette opération ne saurait s'adresser qu'aux cas dans lesquels le caillot siège dans le tronc de l'artère pulmonaire ou dans la première branche de bifurcation ; or ces cas sont-ils assez fréquents pour justifier cette opération, étant donné qu'en l'état actuel de la science le *diagnostic* ne saurait présenter à cet égard aucune certitude ? L'avenir seul peut répondre à cette question ; cependant les interventions faites jusqu'à ce jour ont toutes confirmé le bien-fondé de leurs indications.

(1) Trendelenburg, Operation bei Embolie der Lungenarterie (*Berl. klin. Woch.*, 1908). — Zur Operation der Embolie der Lungenarterie (*Cent. f. Chir.*, 1908). — Ueber die Operative Behandlung der Embolie der Lungenarterie (*Verhandl. d. deutsche Gesells. f. Chir.*, 1908).

(2) Sievers, *Deut. Zeit. f. Chir.*, 1908, p. 282.

(3) Trendelenburg, *Arch. f. klin. Chir.*, 1902, p. 686.

(4) Trendelenburg, *Deut. med. Wochenschr.*, 1908.

(5) Riedel, à la fin d'une séance du dernier Congrès de chirurgie allemand (1908), a annoncé qu'il apprenait par une dépêche que son assistant venait de pratiquer avec succès cette opération.

Voici les grandes lignes de l'opération de Trendelenburg.

1° **Incision en T**. — La branche verticale suit le bord gauche du sternum de la première à la troisième côte, et la branche horizontale part du deuxième cartilage costal. Après la dissection de ces deux lambeaux triangulaires, on résèque le deuxième cartilage costal et le troisième si c'est nécessaire. En écartant alors les lèvres de la plaie, on a un accès suffisant sur la profondeur.

2° **Écartement de la plèvre**. — On écarte la plèvre et on arrive sur le péricarde, qui est saisi entre deux pinces, en évitant le nerf phrénique, et ouvert verticalement sur la moitié de sa hauteur. On reconnaît l'artère pulmonaire accolée à l'aorte ascendante, et on la charge sur une sonde spéciale recourbée et pourvue d'un gros bouton mousse à son extrémité. Pour introduire cette sonde, on contourne le bord droit de l'artère, sa face postérieure, et on fait sortir le bouton de la sonde entre l'aorte et l'artère pulmonaire ; on passe à l'aide de cette sonde un tube en caoutchouc qui permet d'attirer l'artère. On dénude l'artère pulmonaire sur sa face antérieure, en divisant le feuillet péricardique viscéral et en enlevant le tissu graisseux sous-séreux.

L'hémostase au cours de l'opération est obtenue en attirant l'artère en avant, au moyen du *tube*, et en la comprimant avec le doigt.

3° **Incision de l'artère au bistouri**. — Elle se fait dans le sens de sa direction ; recherche et extraction du caillot avec le doigt ou des pinces. La circulation étant interrompue pendant ce temps opératoire, il importe, bien entendu, d'aller très vite.

4° **Suture artérielle**. — Pour permettre la circulation pendant ce temps, on a recours à un artifice : on place latéralement à l'artère, sur les deux lèvres de la plaie, une pince qui rapproche ces bords et fait l'hémostase, tout en permettant de suturer les bords de la plaie artérielle qui dépassent les mords de la pince de 1 millimètre environ (suture à la Carrel).

La suture artérielle finie, la pince hémostatique est enlevée ; quelques points sur le péricarde et la plaie thoracique terminent l'opération.

CHAPITRE III

TRAITEMENT CHIRURGICAL DES PLEURÉSIES

Pleurésies purulentes aiguës : Pleurotomie.
Pleurésies purulentes partielles.
Pleurésies purulentes fistulisées : Opération d'Estlander, opération de Quénu,
opérations de Boiffin, Jaboulay, Delagenière. Opération de Max Scheder.
Décortication de Delorme. Mobilisation pulmonaire.

TRAITEMENT CHIRURGICAL DES PLEURÉSIES
PURULENTES AIGUËS.

Indications. — Il faut considérer la pleurésie purulente aiguë comme un abcès chaud intrapleural dont l'ouverture large immédiate s'impose ; cette intervention porte le nom de *pleurotomie*. La gravité de la pleurésie purulente qui, livrée à elle-même, se termine le plus souvent par la mort ou par la formation de fistules intarissables, tandis que la guérison est obtenue dans la très grande majorité des cas où la pleurotomie a été faite de bonne heure (1), justifie cette règle de conduite. Quelques faits incontestables de guérison spontanée, ou après simple ponction, de pleurésies pneumococciques semblent mettre ce principe en défaut.

Il faut faire la pleurotomie, même si l'*état général très mauvais* fait craindre une issue fatale à brève échéance ; quelques succès obtenus dans des conditions désespérées justifient cette conduite. La *nature tuberculeuse d'une pleurésie* est, pour quelques auteurs, Dieulafoy en particulier, une contre-indication à la pleurotomie. « Le malade, dit-il, doit être traité médicalement ; on se contentera d'enlever par ponctions aspiratrices le trop-plein de la plèvre quand on le jugera nécessaire. » Bien que les résultats de la pleurotomie soient en réalité déplorables lorsqu'elle s'adresse à des épanchements tuberculeux, de nombreux chirurgiens n'acceptent pas cette contre-indication et considèrent qu'il est logique d'évacuer complètement un abcès froid intrapleural et de chercher à modifier ses parois par

(1) Voy. les statistiques de Peyrot, Thèse de Paris, 1876, et de Carras, *Arch. gén. de méd.*, 1897 et 1898.

l'action de divers médicaments, comme on le fait pour les abcès froids d'autres régions. Cette contre-indication est d'ailleurs rarement à discuter en pratique, car il est le plus souvent difficile d'affirmer la nature tuberculeuse d'un épanchement pleural.

De telle sorte que cette formule générale reste vraie : *Le traitement de la pleurésie purulente aiguë, c'est la pleurotomie, après ponction dans les cas de pleurésie à pneumocoques.*

Pleurotomie.

Siège de la pleurotomie. — Il n'est pas absolument nécessaire de pratiquer la pleurotomie au point déclive ; les mouvements qu'exécute l'opéré dans son lit suffisent à assurer l'évacuation du contenu pleural après l'opération. D'autre part, une incision faite trop bas exposerait l'opérateur à blesser le diaphragme. *Nous pratiquons la pleurotomie dans le septième ou le huitième espace intercostal à droite, dans le huitième ou le neuvième à gauche, immédiatement en arrière de la ligne axillaire moyenne* (qui est la verticale abaissée du sommet de l'aisselle) ; cette règle n'a rien d'absolu, et le seul principe essentiel à observer est de *pratiquer l'incision sur une zone mate le plus bas possible et en arrière, en un point où la ponction exploratrice a montré la présence de pus.*

Instrumentation. — Un bistouri, des ciseaux, une pince à disséquer, quelques pinces hémostatiques sont les seuls instruments nécessaires pour faire une pleurotomie. Lorsqu'on veut pratiquer une résection costale (Voy. plus bas), il faut en outre avoir une rugine droite, une rugine courbe, une cisaille droite ou mieux un costotome.

Anesthésie. — L'anesthésie locale à la cocaïne, à la stovaïne ou suivant la méthode de Schleich nous suffit dans la plupart des cas, même si l'on veut pratiquer une résection costale. Si l'on emploie l'anesthésie générale, il est prudent, comme d'ailleurs pour toutes les opérations sur la plèvre ou le poumon, de ne pas arriver jusqu'au sommeil profond, afin de pouvoir plus facilement lutter contre les accidents asphyxiques qui peuvent se produire au cours de l'intervention.

Antisepsie. — Une rigoureuse antisepsie du champ opératoire est nécessaire afin d'éviter toute infection secondaire du foyer purulent. Le double badigeonnage iodé suffit.

Position de l'opéré. — L'opéré est couché sur le côté sain, la partie supérieure du tronc et la tête reposant sur des coussins (fig. 40).

Opération. — 1° *Incision des téguments*. — Ce temps diffère suivant que l'on veut ouvrir dans un espace intercostal, ou réséquer une côte ; cette seconde méthode a pour but de permettre un plus large accès dans la cavité purulente et surtout d'assurer une plus large et plus persistante voie de drainage.

A. Pleurotomie sans résection costale. — Il faut se rappeler que les vaisseaux et les nerfs intercostaux sont situés dans la gouttière qui longe le bord inférieur des côtes et que, par conséquent, l'incision dans la partie supérieure de l'espace intercostal expose à leur blessure, tandis qu'elle est sans danger dans sa partie inférieure (fig. 39) ; *il faut inciser dans l'espace intercostal choisi, en suivant le bord supérieur de la côte* (fig. 39, A). Donc, déterminer l'espace intercostal dans lequel on veut pratiquer la pleurotomie, chercher le bord supérieur de la côte qui le limite en bas, repérer ce bord avec l'index droit et de ce point faire partir une incision de 8 à 9 centimètres de long qui suit le rebord costal. On peut inciser d'un seul coup jusqu'à la plèvre, et même l'ouvrir ; il est plus prudent d'inciser plan par plan la peau, les muscles en rasant la côte et enfin la plèvre (il faut bien savoir que la plèvre infiltrée est souvent très épaisse). Pour inciser la plèvre, ponctionner d'abord avec la pointe du bistouri, puis agrandir l'incision avec le tranchant de l'instrument ou bien avec les ciseaux guidés par l'index introduit dans la cavité pleurale.

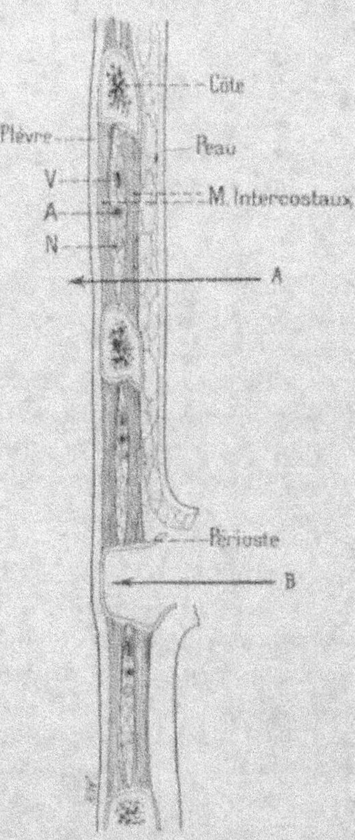

Fig. 39. — Coupe des espaces intercostaux.

En A, siège de la pleurotomie sans résection costale ; en B, pleurotomie avec résection costale.

B. Pleurotomie avec résection costale. — Sur la côte à réséquer, nous faisons une incision de 8 à 9 centimètres de long arrivant d'emblée jusqu'à l'os ; en repassant la pointe dans la plaie, on achève d'inciser le périoste sur toute la longueur de l'incision cutanée. S'armant alors de la rugine droite, l'opérateur dépérioste la côte en haut, en bas puis sur sa face profonde au moyen de la

rugine courbe. Les vaisseaux sont repoussés avec le périoste et, sauf
maladresse, ils ne risquent pas d'être blessés (fig. 41). Résection de 5 à

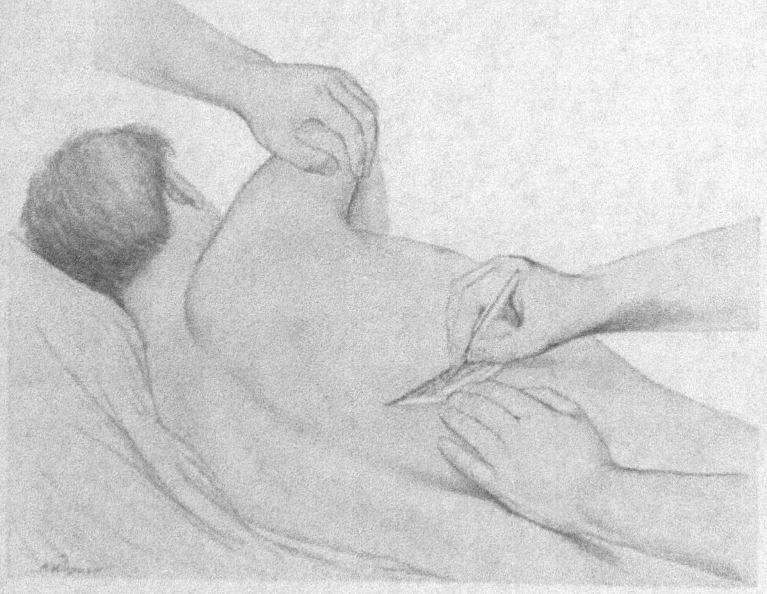

Fig. 40. — Pleurotomie : incision des téguments.

6 centimètres de la côte dépériostée : la branche mousse du costotome

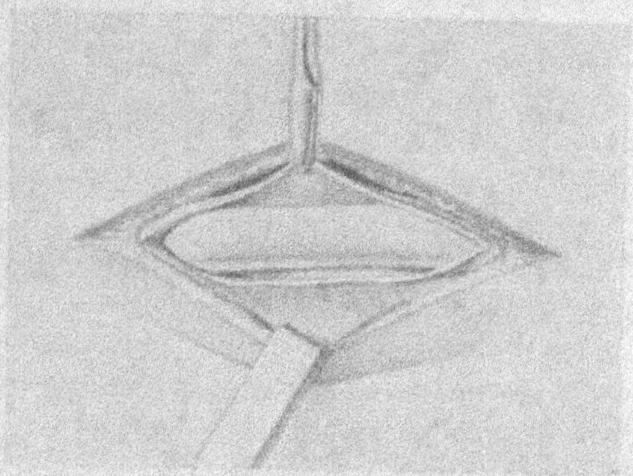

Fig. 41. — Pleurotomie : la côte à réséquer est dépériostée.

est passée sous la côte, qui est incisée à un angle de la plaie d'abord puis à l'autre, en faisant glisser sous l'os la branche mousse de l'instrument (fig. 42). On peut aussi, après avoir sectionné en un point la côte à réséquer, saisir avec le davier de Farabeuf le morceau d'os à enlever et faciliter la résection, en le portant en haut. On peut encore sectionner la côte en son milieu et saisir au davier successivement

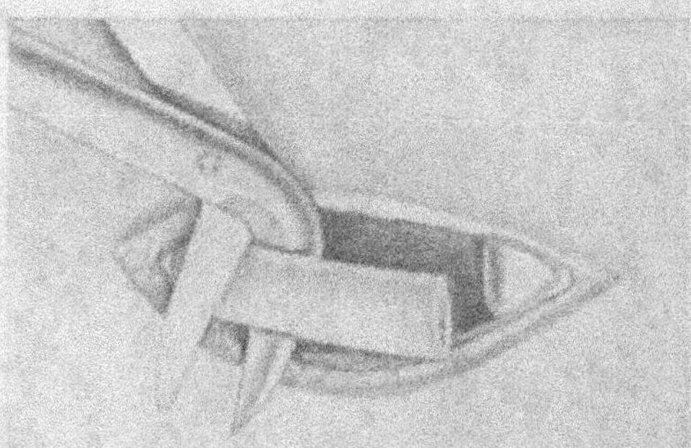

Fig. 42. — Pleurotomie : résection costale.

chacun des fragments, qui sera ainsi facilement réséqué. Après avoir réséqué la côte, on incise en un seul temps le périoste interne et la plèvre, le « lit de la côte ».

2° *Évacuation du contenu pleural.* — Dès que la plèvre est

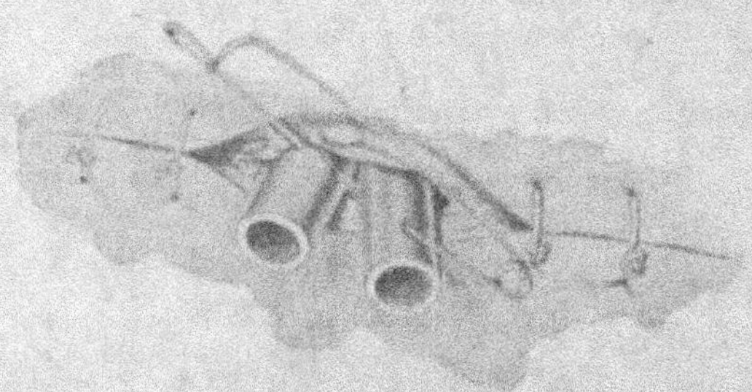

Fig. 43. — Pleurotomie : drainage.

ponctionnée, le pus est projeté à l'extérieur. On peut, si l'écoulement est trop rapide, le modérer en mettant une compresse sur l'ouverture pleurale. Nous achevons de vider la plèvre en faisant asseoir l'opéré ou même en le retournant sur le côté malade, en le vidant comme un tonneau.

Nous proscrivons les **lavages** ; on leur reproche avec raison de provoquer des syncopes, de faciliter l'infection secondaire, s'ils ne ont pas faits avec une rigoureuse asepsie. Ces dangers ne sont compensés par aucun avantage, l'emploi des lavages ne paraissant nullement hâter la guérison.

Drainage. — Il faut réaliser un très large drainage, c'est le temps capital de l'opération. On emploie à cet effet deux drains rigides en caoutchouc, accolés en canon de fusil (fig. 43), que l'on introduit par l'ouverture de pleurotomie, en les faisant plonger dans le cul-de-sac costo-diaphragmatique.

Pansement. — Chiffonner de la gaze aseptique en grande quantité autour des drains et sur la plaie; mettre par-dessus une couche abondante d'ouate hydrophile aseptique et maintenir le pansement par un bandage de corps serré, fixé en haut par des bretelles.

Soins consécutifs. — Il ne faut pas craindre de recommander à l'opéré de se coucher sur le côté malade et de changer souvent de position, afin de faciliter l'écoulement du contenu pleural. Le pansement sera changé toutes les fois que les sécrétions pleurales l'auront traversé, c'est-à-dire souvent au début, deux fois par jour quelquefois, moins souvent à mesure que l'écoulement diminue.

On ne fera pas de lavages de la cavité pleurale au cours des pansements; on se contentera de nettoyer les alentours de la plaie et de refaire un pansement analogue au premier. Les drains seront peu à peu diminués de longueur, à mesure que l'écoulement sera moindre, et enlevés quand l'écoulement sera tari.

La température baisse généralement après la pleurotomie; si, au contraire, la fièvre persiste ou apparaît après l'opération, il faut en chercher la cause : c'est soit un mauvais drainage, soit l'existence de poches cloisonnées non ouvertes au cours de la première intervention, parfois un abcès pulmonaire non ouvert ou communiquant avec la cavité pleurale par un pertuis insuffisant. L'examen de la cavité pleurale par l'ouverture de pleurotomie, au moyen d'une sonde ou de l'index soigneusement aseptisé, la percussion et l'auscultation, enfin la radiographie permettront de préciser la cause de la persistance de la fièvre. Dans les cas de putridité, nous avons, avec le plus grand succès, fait passer chaque jour des courants d'oxygène pur dans la cavité. Enfin, si l'épanchement se vide mal, l'aspiration par une large ventouse rend service et mobilise le poumon.

Pleurésies purulentes partielles.

Les pleurésies localisées (1) nécessitent quelques modifications à la technique générale de la pleurotomie.

(1) Voy. VANVERTS et DASCORNE. Des pleurisies purulentes enkystées (*Arch. prov. de chir.*, 1904).

Les pleurésies costales s'ouvrent comme les pleurésies de la grande cavité ; le pus est facilement trouvé si l'on n'incise, comme nous l'avons recommandé, qu'après avoir pratiqué une ponction exploratrice : il faut seulement se rappeler que ces pleurésies sont fréquemment cloisonnées et rechercher sur les limites de la poche s'il n'existe pas une autre collection ne communiquant pas avec la première.

Les pleurésies interlobaires sont de véritables abcès du poumon que l'on doit ouvrir comme ces derniers (Voy. plus loin, *Abcès du poumon*), en pratiquant une pneumotomie. Le décollement de la scissure interlobaire, pour arriver jusqu'à la collection, est une manœuvre toute théorique et inutile.

Les pleurésies sus-diaphragmatiques sont le plus souvent très difficiles à diagnostiquer et surtout à différencier des abcès sous-phréniques. Cette différenciation est cependant très importante, car il est indiqué d'ouvrir ceux-ci par le ventre et celles-là par la plèvre. La ponction permettra de faire le diagnostic, et l'aiguille laissée en place permettra d'arriver sur la collection pleurale. Après avoir réséqué la huitième ou la neuvième côte, si la plèvre est libre, on décollera de proche en proche jusqu'à la cavité purulente, en protégeant la grande cavité pleurale par des compresses ; si, au contraire, les plèvres sont très adhérentes, on incisera jusqu'au pus, ou on effondrera les tissus avec le doigt.

Pleurésies purulentes fistulisées.

Deux processus interviennent dans la guérison spontanée des pleurésies purulentes : d'une part, l'accolement progressif et de proche en proche des feuillets pleuraux qui rapproche le poumon de la paroi ; d'autre part, l'affaissement des arcs costaux et la formation d'une scoliose vertébrale qui rapprochent la paroi du poumon ; la paroi et le poumon vont l'une vers l'autre, et, lorsqu'ils se sont rencontrés, la cavité purulente est comblée, la pleurésie guérie.

Deux éléments interviennent dans la persistance des écoulements pleuraux, dans la formation des fistules pleurales : l'affaissement insuffisant de la paroi thoracique, l'inextensibilité du poumon engainé par des fausses membranes épaisses et scléreuses. La thérapeutique chirurgicale des pleurésies purulentes fistulisées se propose de remédier à l'insuffisance de ces deux processus, *et les nombreuses opérations proposées s'adressent au thorax, à la coque pulmonaire ou aux deux à la fois.*

Nous allons d'abord décrire aussi brièvement que possible ces diverses opérations ; nous tâcherons ensuite de préciser les avantages et les indications de chacune, afin de déterminer la conduite à tenir en présence d'un cas particulier.

1° *Opérations s'adressant à la paroi thoracique : thoracoplasties.* — *a.* Les unes s'adressent seulement au squelette costal et demandent à des résections osseuses diversement combinées et plus ou moins étendues l'affaissement de la paroi thoracique : opérations d'Estlander, de Quénu, etc. ;

b. Les autres essayent d'obtenir un affaissement de la paroi beaucoup plus considérable en réséquant les os, les muscles et la plèvre pariétale épaisse et sclérosée : opération de Max Schede.

A. Opération d'Estlander (1). — Rendre souple la paroi externe rigide de la poche purulente, en réséquant à ce niveau tous les arcs costaux, et lui permettre ainsi d'aller vers le poumon, tel est le principe de cette opération.

La technique suivie par Estlander est très simple (fig. 44). Une incision dans un espace intercostal et parallèle à la direction des côtes permet d'aborder la côte au-dessus et la côte au-dessous. Celles-ci sont dépériostées à la rugine et réséquées, ainsi que nous l'avons décrit à propos de la pleurotomie ; d'autres incisions parallèles à la première, situées dans les espaces intercostaux sus ou sous-jacents, permettent d'aborder chacun deux côtes nouvelles et d'en réséquer autant qu'il paraît nécessaire (2). La suture de ces

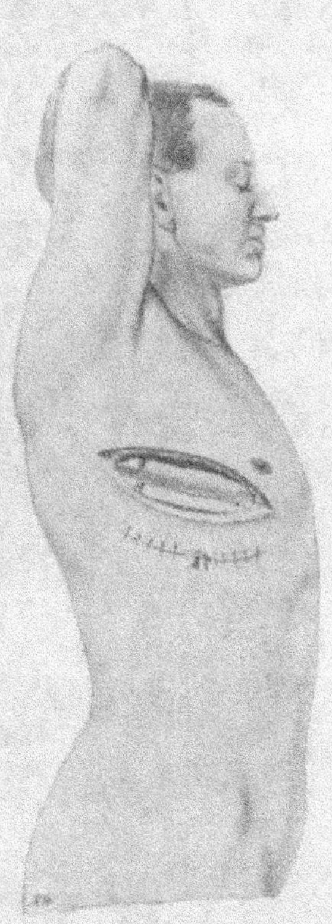

Fig. 44. — Opération d'Estlander : en bas, la résection est faite, la paroi suturée ; au-dessus, une incision permet d'aborder deux côtes qui vont être réséquées.

(1) ESTLANDER, Résection des côtes dans l'empyème chronique (*Revue de méd. et de chir.*, 1879).

On désigne dans les classiques cette opération sous le triple nom de Gayet-Letiévant-Estlander. En réalité, les deux auteurs lyonnais Letiévant (*Soc. de chir.*, 1875, p. 405) et Gayet (in Thèse de CARRARON, Montpellier, 1875), n'ont fait que mettre en lumière le rôle de l'affaissement de la paroi dans la guérison des pleurésies et prévoir le traitement par les résections costales. C'est à Estlander que revient tout le mérite d'avoir établi la technique opératoire et d'avoir pratiqué systématiquement les premières interventions.

(2) L'exploration de la cavité pleurale avec une sonde d'homme permettait à Estlander de juger des dimensions de la poche et des arcs costaux à réséquer.

incisions cutanées, le drainage de la poche au point déclive terminent
l'opération. *Le pansement est très important* ; il faut établir un pansement compressif qui déprime la paroi, la porte au contact du
poumon et permette ainsi l'accolement des plèvres, c'est-à-dire la
guérison de la fistule pleurale.

MODIFICATIONS DE L'OPÉRATION TYPE D'ESTLANDER. — Au lieu des
incisions multiples d'Estlander, on a taillé des *lambeaux cutanés de
formes variées* T, I, L, U, C, etc. On a conseillé *d'enlever le périoste*
des côtes réséquées, afin d'empêcher la trop rapide production

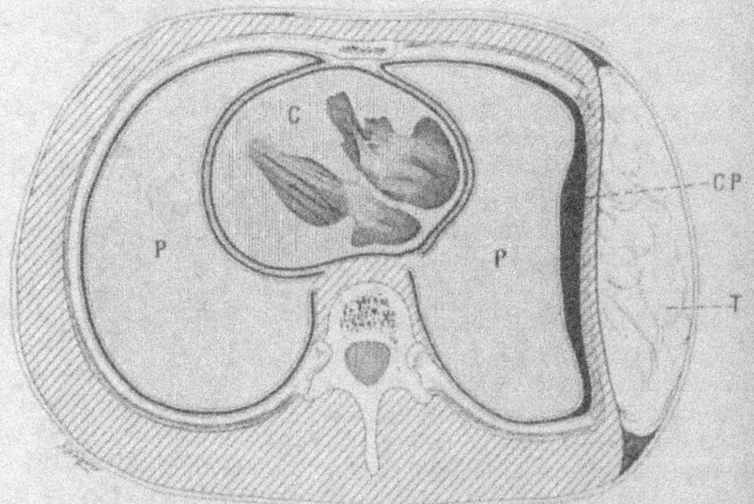

Fig. 45. — Opération d'Estlander : coupe du thorax montrant l'affaissement de la paroi
thoracique par le pansement (P) et la diminution de la cavité pleurale (CP).

périostique du tissu osseux qui gêne la rétraction pariétale. Terrier
conseillait d'enlever, dans le même but, le périoste externe de la
côte, mais de conserver le périoste interne en rapport avec la plèvre,
de crainte de blesser cette dernière.

*Le caractère commun essentiel de ces opérations est de réséquer le
squelette costal sur toute l'étendue de la paroi externe de la poche
purulente.* Elles nécessitent par conséquent, dans les cas de poches
étendues, des délabrements considérables.

B. **Opération de Quénu** (1). — Cette opération a pour but de

(1) VERNEUIL, Sur une note du Dr Quénu intitulée : Nouveau procédé de thoracoplastie
(*Bull. de l'Acad. de méd.*, 1892). — CAPRON, Thèse de Paris, 1892. — GESTAL, Thèse de
Paris, 1892.

porter vers le poumon la paroi costale non désossée, mais mobilisée
par de doubles sections costales faites aux limites de la poche
purulente.

Deux incisions verticales et parallèles permettent d'aborder les
côtes au point où l'on veut interrompre leur continuité. Il est facile
alors soit de les sectionner simplement à la cisaille, comme le fit Quénu
dans ses premières opérations, soit de les réséquer sur une longueur
de 2 ou 3 centimètres, afin de permettre un affaissement plus considérable de la paroi mobilisée.

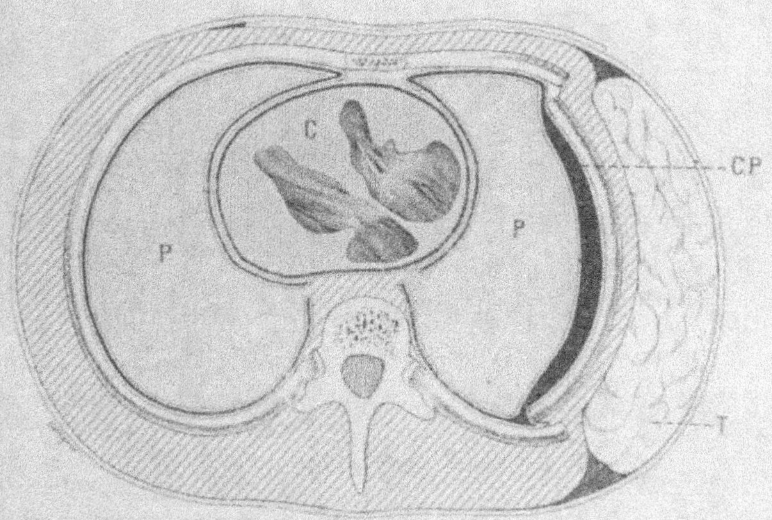

Fig. 46. — Opération de Quénu ; Coupe du thorax montrant l'affaissement du volet
costal mobilisé et la diminution de volume de la cavité pleurale.

Cette opération comporte un autre temps, qui est l'exploration
de la cavité suppurante, le curettage et la cautérisation de ses
parois. On ouvre un jour suffisant pour ces manœuvres en pratiquant une incision horizontale dans un espace intercostal, de préférence celui où siège la fistule, et en réséquant la côte située au-
dessus et celle située au-dessous.

La suture des incisions cutanées, le drainage de la cavité purulente,
l'affaissement de la paroi par un pansement compressif terminent
cette opération ; il semble qu'elle doit donner un résultat analogue à celui de l'opération d'Estlander, en ne demandant qu'une
intervention beaucoup plus économique et, partant, moins grave.

C. Opérations de Boiffin, Jaboulay, Delagenière. — Ce ne sont en somme que des modifications des précédentes.

Boiffin (1) pratique des résections costales au niveau de l'angle costo-vertébral, où siègent à son avis les diverticules de la poche les plus rebelles, et suture au fil d'argent les surfaces des sections costales, afin d'obtenir un affaissement permanent et définitif.

Jaboulay (2), sous le nom de *désternalisation costale*, résèque les cartilages costaux pour mobiliser la paroi thoracique ; il poursuit sur la paroi antérieure du thorax le même but que Boiffin sur la paroi postérieure.

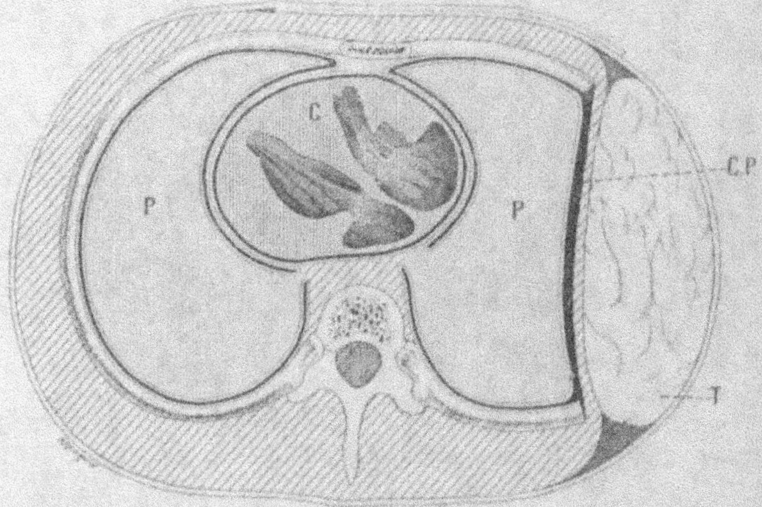

Fig. 47. — Opération de Max Schede (coupe du thorax. Les côtes, les muscles, la plèvre ont été réséqués ; il reste seulement la peau, que le pansement applique contre le poumon.

Delagenière (3) fait en somme un Estlander limité à la partie inférieure du thorax, au niveau du sinus costo-diaphragmatique, afin de supprimer cet espace déclive où s'accumule le pus, ce qui prolonge indéfiniment la suppuration.

D. Opération de Max Schede. — La plèvre pariétale, souvent très épaissie, sclérosée, parfois même calcifiée (4), constitue, après les diverses résections costales pratiquées suivant les procédés précé-

(1) Le Gornec, Thèse de Paris, 1899.
(2) Jaboulay, *Province méd.*, 1893.
(3) Delagenière, *Arch. prov. de chir.*, 1894.
(4) Terrier et Jaboulay, De la calcification pleurale (*Rev. de chir.*, 1907).

dents, un obstacle considérable à l'affaissement de la paroi thoracique. Bœkel a pratiqué, après les résections costales, l'incision cruciale de la plèvre épaissie, dont il refoulait ensuite les lambeaux vers la profondeur, facilitant ainsi leur accolement au poumon. Max Schede (1), pour supprimer tout obstacle à l'affaissement de la paroi costale, résèque les côtes, les muscles intercostaux et la plèvre pariétale. Il laisse seulement un lambeau cutané flottant qui vient, sans aucune difficulté, s'accoler à la plèvre viscérale. On réalise évidemment ainsi une mobilisation parfaite, mais au prix de délabrements énormes.

2° *Procédés s'adressant au poumon.* — A. **Décortication de Delorme** (2). — Cette opération a pour but de libérer le poumon de la carapace d'adhérences qui empêche son extension. Une heureuse disposition anatomique paraît la faciliter : c'est la disposition des couches des néo-membranes en strates parallèles à la surface pulmonaire. Cette disposition permet de trouver un plan de clivage.

L'opération comporte d'abord la *taille d'un large volet thoracique* définitif ou temporaire, qui permet d'aborder le poumon, ensuite la *décortication*. Pour pratiquer cette dernière, il faut inciser légèrement au bistouri la membrane enveloppante, puis, la dilacérant avec la sonde cannelée au niveau de l'incision, on arrive jusqu'à la surface bleuâtre du poumon, et l'on cherche un plan de clivage, dans lequel on introduit la main pour faire la décortication. Dans les cas favorables, le poumon fait hernie à travers cette ouverture de la coque, se distend et remplit brusquement la cage thoracique ; on est parfois même obligé, afin de pouvoir achever les manœuvres de décortication, de modérer la distension pulmonaire en maintenant le poumon avec des compresses. Dans quelques cas, l'incision donne une dilatation suffisante du poumon, sans qu'il soit nécessaire de décortiquer ; aussi la *simple incision de la coque pulmonaire* a-t-elle été érigée en méthode par Roux, Jaboulay, Jordan.

Il est malheureusement des cas défavorables dans lesquels le poumon ne se distend pas, parce qu'il est lui-même envahi par la sclérose (pneumonie pleurogène de Brouardel) ; il en est d'autres dans lesquels le plan de clivage est extrêmement difficile ou même impossible à trouver. Pour juger la valeur de l'opération de Delorme, il importe de connaître la fréquence de ces cas. Violet (3), dans son intéressante étude, donne les chiffres suivants :

(1) KEEN, Extensive thoracoplasty by Schede's Method (*Ann. of Surg.*, 1895).
(2) DELORME, *Congrès de chirurgie*, Paris, 1896.
(3) Voy. VIOLET, Thèse de Lyon, 1904, n° 9.

Sur 76 cas, le décollement a été :

    Possible.. 41 fois.
    Très difficile.. 6 —
    Impossible... 24 —

Relativement à la sclérose pulmonaire pleurogène, il donne les chiffres suivants :

Sur 52 cas où la décortication a été possible, 47 fois le poumon a repris sa réexpansion :

    Immédiatement... 10 fois.
    Tardivement... 37 —

par conséquent l'opération a été inutile dans 5 cas seulement.

Ces chiffres montrent donc la légitimité de l'intervention.

B. **Mobilisation pulmonaire** (1). — Cette opération s'adresse aux cas dans lesquels la décortication est impossible. Elle consiste simplement à décoller les plèvres aux limites de la cavité purulente, aussi loin qu'il est possible. Cette intervention suffit, ainsi que l'a démontré Souligoux, pour permettre au poumon de se porter au-devant de la paroi thoracique. Tuffier a montré quel puissant auxiliaire était la mobilisation pulmonaire par aspiration au moyen d'une ventouse appliquée sur la plaie thoracique quotidiennement.

Indications de ces différents procédés opératoires. — Tuffier a fait remarquer, tout d'abord, que la forme, le volume de la poche suppurante et la constitution de ses parois, très différents suivant les cas, doivent comporter des indications différentes ; il serait puéril de vouloir appliquer à tous les cas le même procédé. Nous avons déjà indiqué que les opérations négligeant le rôle de la plèvre pariétale sont insuffisantes lorsque celle-ci, par sa rigidité, rend inefficaces les résections osseuses. On conçoit également que les opérations portant seulement sur la paroi thoracique seront insuffisantes si, malgré leur étendue, elles ne peuvent amener la paroi jusqu'au poumon, trop rétracté contre la colonne vertébrale. Il faut *supprimer l'obstacle* bien cherché et bien trouvé, et, pour ce faire, Tuffier a montré quel parti on pouvait tirer de l'endoscopie électrique pleuro-pulmonaire.

La *forme* et le *volume de la cavité suppurante* présentent une grande importance. Il y a des *cavités aplaties* en surface, larges, mais peu profondes, qui sont facilement comblées par de simples résections costales, à condition que la plèvre pariétale ne présente pas une trop grande résistance. Il y a, au contraire, des *cavités profondes,*

---

(1) *In* Azzar, Thèse de Paris, 1903, n° 912, et *Soc. de chir.*, 1903 (Rapport de Faure).

que seule une opération de Max Schede peut combler. Dans d'autres cas, *la cavité comprend à proprement parler tout l'hémithorax* ; le poumon n'est qu'un tout petit moignon fixé contre la colonne vertébrale ; pour porter vers lui la paroi thoracique, il faudrait réséquer en entier le squelette de l'hémithorax ; c'est à ces cas que conviennent les opérations s'adressant au poumon (Delorme, Souligoux).

Il ne faut d'ailleurs pas perdre de vue que les trop larges résections pariétales ne peuvent donner la guérison qu'au prix de la suppression fonctionnelle du poumon, tandis qu'on est en droit d'espérer que cet organe dilaté après une opération de Delorme reprendra sa fonction, de telle sorte qu'il paraît logique de chercher à agir sur la carapace pulmonaire toutes les fois qu'il serait nécessaire de pratiquer de très larges résections costales pour amener la paroi au contact du poumon.

En somme, on peut établir que :

1° *Les opérations portant sur le seul squelette costal conviennent aux cavités peu profondes et ne doivent jamais être trop étendues ;*

2° *Les opérations du type Schede s'adressent aux cas dans lesquels la plèvre pariétale est très épaisse ou la cavité profonde ;*

3° *Les opérations s'adressant au poumon sont indiquées pour combler les cavités vastes et profondes. Et, en résumé, il faut chercher l'obstacle à la coalescence des parois pleurales et le supprimer.*

Résultats opératoires. — Il faut maintenant indiquer quelle est la gravité de chacune de ces opérations et quels sont les résultats thérapeutiques qu'on en peut attendre.

En étudiant les diverses statistiques publiées, on est tout d'abord amené à conclure que cette chirurgie est très meurtrière et que, dans des cas trop nombreux, les résultats en sont vraiment décourageants.

Voici quelques chiffres calculés d'après les thèses d'Auzat et de Violet :

	Mortalité p. 100.	Guérison p. 100.	Cas nécessitant une nouvelle opération p. 100.
Opération d'Estlander...	18	50	32
— de Quenu......	16	50	34
			(Cas non suivis.)
— de Schede (1).	28	50	22
— Delorme......	15	48	37

(1) LENORMANT, Précis de pathologie chirurgicale, 1909. Lenormant donne pour cette opération une mortalité de 18 à 20 p. 100 ; la raison en est qu'il a compris dans sa statistique tous les cas de Vossewinkel, soit 120 dont la plupart sont des Estlander. Max Schede a publié deux statistiques avec une mortalité de 27 et de 30 p. 100.

Ces opérations sont donc, en somme, aussi graves que les plus graves interventions abdominales. Cette gravité tient évidemment à deux causes : le mauvais état général des opérés, épuisés par une longue suppuration, et la septicité du champ opératoire dans lequel on manœuvre.

Au prix de cette gravité, on n'obtient pas des résultats thérapeutiques parfaits, puisque les fistules persistent dans un nombre de cas considérables, malgré des interventions très larges, de telle sorte que *l'on a été amené à adopter le principe des interventions peu étendues et successives*, qui font courir moins de dangers aux malades et conduisent plus sûrement à la guérison que les larges, mais meurtrières opérations types que nous avons décrites (1).

Conduite à tenir en présence d'un cas de pleurésie purulente fistulisée. — En pratique, la première question qui se pose est celle-ci : à quel moment peut-on considérer qu'une pleurésie purulente chirurgicalement drainée n'est plus susceptible de guérir spontanément, c'est-à-dire à quel moment est-on autorisé à recourir aux procédés sanglants de thoracoplastie? Tous les chirurgiens sont d'accord sur un point : *il ne faut pas trop se presser d'intervenir*. On doit d'abord s'assurer que la cavité suppurante est convenablement drainée et, au besoin, établir une contre-ouverture, qui peut suffire à amener la guérison. On a quelquefois observé la guérison spontanée, alors qu'on ne l'espérait plus du tout, après avoir fait lever le malade. Ces faits justifient la temporisation.

Mais, ce premier point établi, l'accord des chirurgiens cesse d'être complet lorsqu'il s'agit de préciser le moment de l'intervention, de telle sorte qu'il nous paraît difficile d'établir ici une règle fixe. La raison de la diversité des opinions à ce sujet est que l'on doit tenir compte, dans chaque cas, d'éléments particuliers à chaque malade et dont l'importance est diversement appréciée par chaque chirurgien : l'état général, l'état local, la nature et la virulence de la suppuration sont en effet les éléments d'appréciation contingente d'après lesquels il est possible de juger la chronicité définitive de la fistule et de décider une intervention.

Quoi qu'il en soit, il paraît avantageux de retarder autant que possible l'opération, tout en remontant l'état général du malade; on gagne à cette conduite d'opérer dans un milieu où la virulence microbienne a été très atténuée par le temps, d'opérer en quelque sorte « à froid ».

Le choix du procédé opératoire dépend, avons-nous dit, de la

(1) Voy. discussions à la Société de chirurgie, 1893, p. 751 (Talbot).

constitution et de la forme de la cavité suppurante. Comment les apprécier en clinique? L'exploration à la sonde molle ou au Béniqué donne des renseignements utiles sur la forme de la poche et la constitution de ses parois ; une injection poussée doucement par la fistule et dont le liquide est recueilli ensuite renseigne sur sa contenance ; mais nous avons à notre disposition des méthodes infiniment plus précieuses : ce sont l'endoscopie pleuro-pulmonaire de Tuffier et la *radiologie*. Il est facile de savoir la forme de la cavité, en l'observant tout simplement sous le radioscope, ou bien en y injectant un liquide qui tient en suspension un corps opaque aux rayons X, un lait de bismuth par exemple.

En outre la radioscopie renseigne sur l'état du poumon (Violet). A la période où la fistule s'établit et où l'on discute l'opportunité de l'intervention, la mobilité de l'ombre pulmonaire sous l'influence des mouvements respiratoires, constatée sur l'écran, indique la possibilité de la guérison spontanée. Plus tard, au moment de l'intervention sanglante, la clarté de l'aire pulmonaire indique l'intégrité du parenchyme, tandis que son opacité indique le développement d'une pneumonie pleurogène qui rend très aléatoire le résultat d'une décortication.

Ainsi donc, tous ces renseignements sont précieux et permettent d'établir un plan opératoire ; il faut cependant savoir que leur précision n'est pas toujours suffisante, et il est sage de commencer toute intervention pour pleurésie purulente chronique par l'incision large de la cavité pleurale et son exploration. Les constatations faites au cours de cet examen pourront seules permettre au chirurgien de décider s'il est suffisant de pratiquer de simples résections costales, ou bien si, au contraire, la résection de la plèvre ou la décortication pulmonaire sont nécessaires.

Que doit-on faire en présence d'une suppuration tuberculeuse ? Les indications ne changent pas, et l'on doit se comporter de la façon que nous venons d'indiquer ; mais il faut bien savoir que le pronostic est, dans ces cas-là, *extrêmement aggravé* : dans la très grande majorité des cas, ces pleurétiques sont seulement améliorés et meurent avec leur fistule ; cependant quelques opérés guérissent exceptionnellement au grand étonnement de leur chirurgien.

Nous résumons ainsi la conduite opératoire à tenir dans les fistules pleurales : *Proportionner en profondeur l'opération aux lésions, mais ne pas chercher à combler en une seule fois les vastes cavités au prix d'une opération très grave et non toujours efficace. En procédant par étapes successives, les dangers courus par le malade sont bien moindres et les résultats éloignés meilleurs.*

CHAPITRE IV

TRAITEMENT CHIRURGICAL DES MALADIES PULMONAIRES

Généralités : Pneumotomie. Pneumectomie.
Traitement chirurgical des maladies du poumon : kystes hydatiques,
  foyers septiques du poumon,
Traitement chirurgical des bronchiectasies.
Traitement des tumeurs de la plèvre et du poumon.
Traitement chirurgical de la tuberculose pulmonaire.
Blessures du poumon.
Traitement de l'emphysème pulmonaire.

La chirurgie pulmonaire se résume en deux opérations : 1° l'incision du parenchyme pulmonaire, la *pneumotomie*, qui permet d'aborder un foyer intrapulmonaire et de le traiter ; 2° la *pneumectomie*, ou résection du parenchyme pulmonaire, qui permet d'enlever les tissus pathologiquement modifiés.

Nous étudierons d'abord la technique de ces opérations sans entrer dans des détails que ne comporte pas la nature de cet ouvrage, nous étudierons ensuite leurs indications et leurs résultats dans chaque affection, dans l'ordre suivant :

1° Les affections justiciables de la pneumotomie : kystes hydatiques, foyers septiques, bronchiectasies.

Nous laisserons de côté l'étude de la tuberculose pulmonaire traitée ailleurs dans cet ouvrage (1);

2° Les affections que l'on peut traiter par la pneumectomie : tumeurs de la plèvre et du poumon, tuberculose;

3° Nous consacrerons un paragraphe à l'étude de la conduite à tenir dans les traumatismes du poumon;

4° Un dernier paragraphe sera consacré à une question d'actualité : le traitement chirurgical de l'emphysème pulmonaire.

I. — GÉNÉRALITÉS.

I. — Pneumotomie.

Toute intervention sur le poumon comprend trois temps bien distincts : la traversée du thorax, celle de la plèvre, l'incision du poumon. Nous les décrirons successivement.

(1) Voir plus loin l'article Koss, Traitement de la tuberculose pulmonaire.

Si l'on emploie l'*anesthésie générale*, il est bon, comme nous l'avons déjà dit, de ne pas endormir complètement le malade. On peut avoir recours à l'*anesthésie locale* chez des malades cachectiques. La méthode de Schleich est même employée systématiquement chez tous nos opérés.

La *position de l'opéré* est très variable suivant le siège de l'intervention ; lorsqu'on intervient pour une caverne ouverte dans les bronches, il est bon de tenir compte de la situation dans laquelle se place le malade pour vider sa caverne, si l'on veut éviter des accidents toujours redoutables d'obstruction bronchique. C'est un point capital que nous avons eu plusieurs fois l'occasion de constater.

1° **Traversée du thorax. Thoracotomie ou mieux thoracectomie**. — Le siège des lésions commande évidemment le siège de l'incision. Rappelons que la *percussion* et l'*auscultation* donnent des renseignements souvent erronés ; il faut les rectifier en se rappelant que « l'on vise trop bas », pour les lésions situées en *dessous du hile pulmonaire* ; si l'on tient compte de cette remarque, ces moyens d'exploration donnent une précision suffisante pour permettre l'intervention chirurgicale, d'autant que l'heure est passée des incisions étroites et timides, et que, de l'avis unanime, il faut tailler de larges volets thoraciques. D'ailleurs la *radiologie*, grâce aux progrès de sa technique, constitue un mode d'exploration intrathoracique extrêmement précieux : grâce à la radioscopie (infiniment plus utile en l'espèce que la radiographie, car, en faisant varier l'incidence du faisceau de rayons X, il est possible de fouiller en quelque sorte tout le thorax), nous pouvons connaître exactement le siège des lésions qui commandent l'opération. Aussi, *à l'heure actuelle, il est de règle de faire passer devant l'écran radioscopique tout sujet sur lequel on va pratiquer une intervention pulmonaire.*

La *simple incision d'un espace intercostal* donne un champ tout à fait insuffisant ; il faut absolument la rejeter pour s'ouvrir à travers le thorax un large accès sur le poumon. Il ne faut pas craindre, en pratiquant le volet, de faire de larges résections costales ; nous savons en effet l'heureuse influence qu'elles exercent sur les suites opératoires parce qu'elles facilitent la rétraction de la paroi thoracique et abrègent ainsi singulièrement le temps nécessaire à la guérison. *Donc large volet thoracique, largement désossé, tel doit être le volet de thoracectomie* ; peu importe d'ailleurs sa forme ; on peut employer un procédé classique ou s'en tenir à l'incision courbe, dont la convexité inférieure déborde le point déclive du foyer à opérer et dont les extrémités peuvent être plus ou moins recourbées, suivant les besoins ultérieurs ; elle suffit à tous les cas.

Procédés de thoracectomie. — On peut faire des résections costales temporaires ou définitives, d'où deux classes d'opérations : *thoracectomies temporaires et thoracectomies définitives*. Nous avons indiqué la raison pour laquelle les secondes sont préférables (affaissement de la paroi, favorable à la guérison définitive).

A. ***Thoracectomie temporaire.*** — 1° Incision cutanée en ⌐, en ⌐,

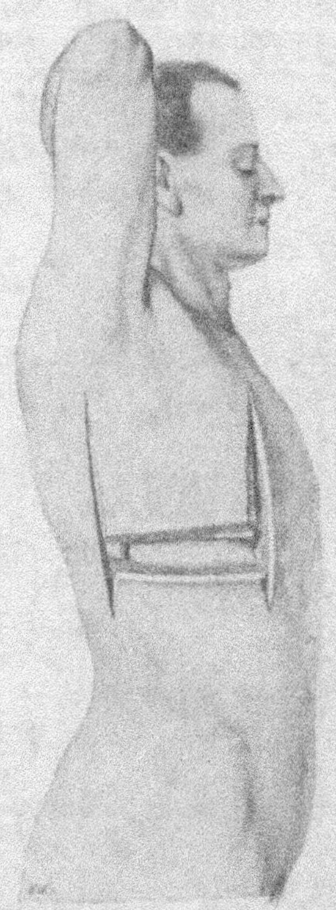

Fig. 48. — Thoracectomie : incision
d'un lambeau en H.

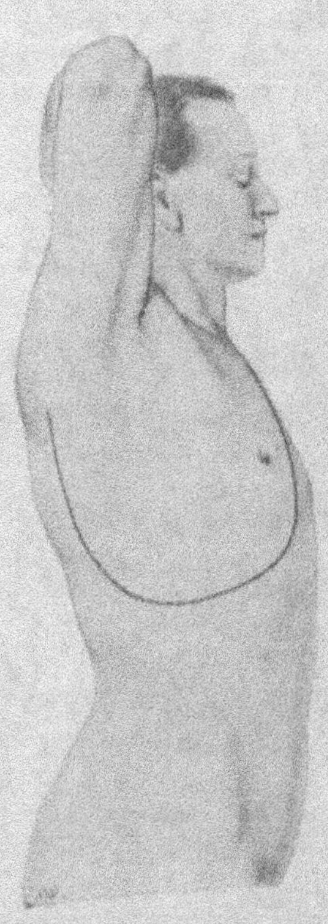

Fig. 49. — Thoracectomie : taille
d'un grand lambeau courbe.

en H, suivant que l'on veut tailler un volet horizontal ou un volet vertical. L'incision est d'emblée menée jusqu'à l'os, puis le lambeau musculo-cutané disséqué en suivant le plan costal (fig. 48 et 49).

2° Taille du lambeau musculo-osseux. — Les côtes sont dépériostées aux deux extrémités de leur portion dénudée, puis sectionnées au costotome. Il ne reste plus qu'à libérer trois côtés du lambeau, en sectionnant ses attaches musculaires et en liant à mesure les vaisseaux intercostaux coupés ; le côté non libéré sert de charnière et les vaisseaux qui pénètrent à ce niveau assurent la nutrition ultérieure du lambeau. Récliner le lambeau en décollant le feuillet pariétal de la plèvre est alors très facile (fig. 50).

Après la pneumotomie, on rabattra le volet musculo-cutané et on

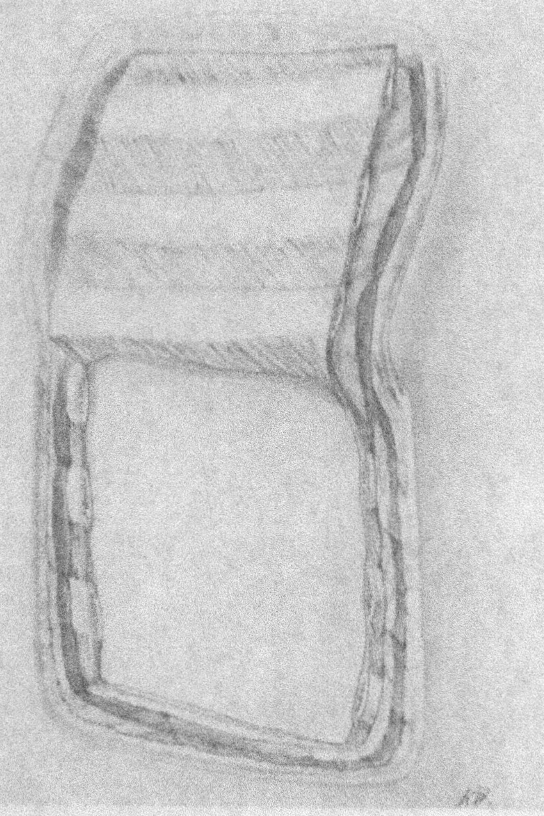

Fig. 50. — Thoracectomie temporaire (lambeau vertical) : dissection du lambeau cutané et section des côtes.

le maintiendra, si c'est nécessaire, par quelques points de sutures périostiques ou osseuses.

Procédé de Delorme. — Il consiste à tailler un volet cutanéo-musculo-osseux (fig. 52).

On fait une incision en ⏝, allant d'abord jusqu'au plan osseux ; puis, dans l'incision cutanée, on incise profondément muscles et côtes jusqu'à la plèvre pariétale. Il s'agit alors de faire basculer le volet ainsi taillé ; on y arrive en fracturant les côtes au niveau du pédicule ; pour éviter que les fragments osseux blessent la plèvre, on introduit une compresse entre la paroi et le feuillet pleural à l'endroit où on veut fracturer le squelette.

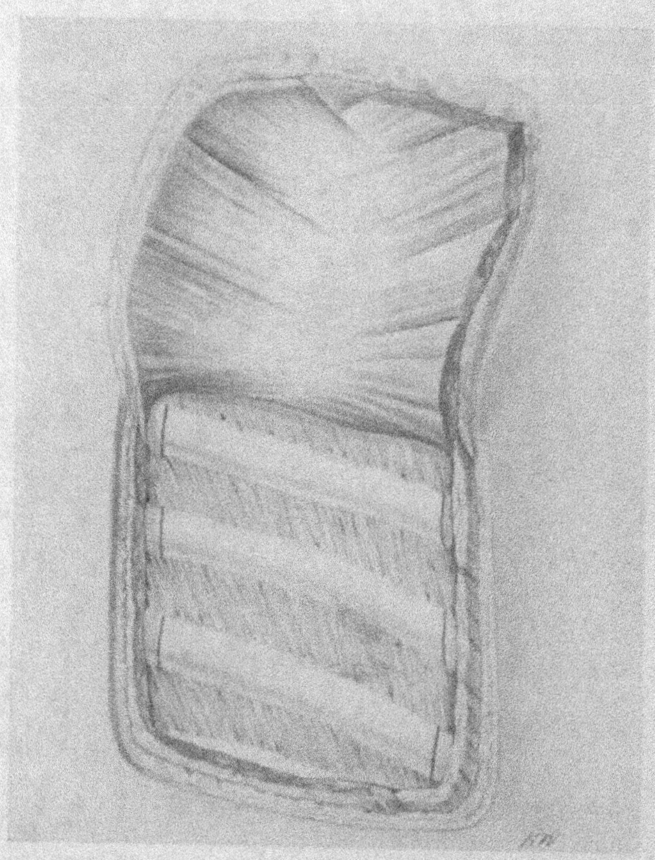

Fig. 54. — Thoracotomie temporaire (lambeau vertical) : mobilisation du lambeau musculo-osseux.

Pour faciliter la bascule du lambeau, il est d'usage de sectionner au costotome la côte supérieure et la côte inférieure, qu'il est possible d'atteindre aux extrémités de l'incision cutanée.

B. *Thoracectomie définitive*. — 1° INCISION CUTANÉE. — On peut la faire de formes très variées : +, L, T, U, ⊏, l'agrandissant au besoin au cours de l'opération. Comme précédemment, l'incision est

menée jusqu'à l'os, puis le lambeau musculo-cutané disséqué en
rasant le squelette.

2° RÉSECTIONS COSTALES. — Elles se font suivant la technique indiquée à propos de la pleurotomie.

On a alors sous les yeux un plan musculo-périostique ; il ne reste
qu'à l'inciser pour arriver sur le poumon (fig. 53).

2° **Traversée de la plèvre**. — Ce temps opératoire est dominé

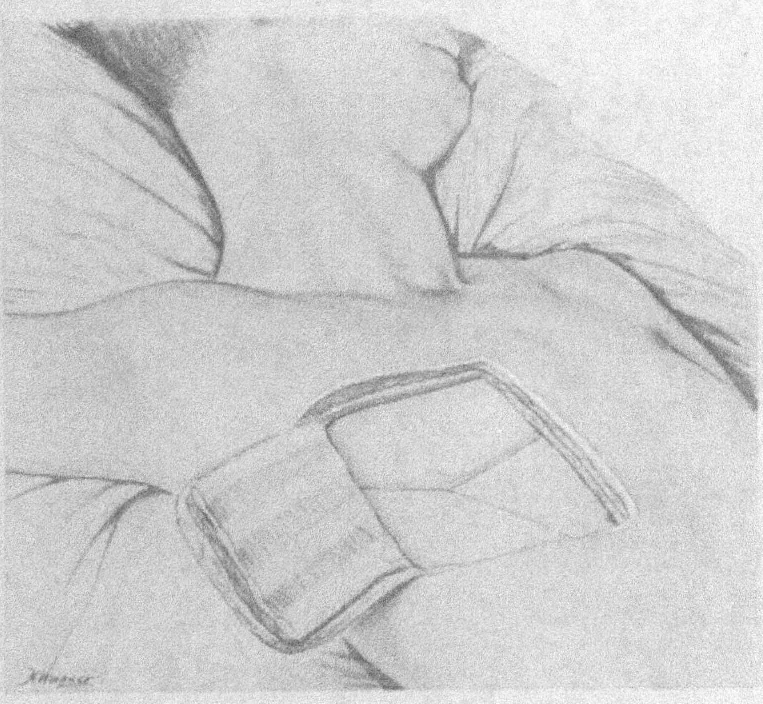

Fig. 52. — Thoracotomie temporaire : lambeau horizontal de Delorme.

par *le danger du pneumothorax*. Ou bien la cavité pleurale est le siège
d'adhérences qui rendent impossible l'introduction de l'air dans la
plèvre, et alors ce deuxième temps opératoire n'existe pour ainsi dire
pas ; il se confond avec le premier ou le troisième, et les plèvres
sont incisées presque sans qu'on s'en aperçoive ; ou bien, dès l'incision de la plèvre pariétale, l'air entre en sifflant dans la cavité pleurale, le poumon fuit et se rétracte, le pneumothorax s'est produit :
total s'il n'y a aucune adhérence des feuillets pleuraux, partiel dans
le cas contraire.

Quelle est la gravité du pneumothorax ? — Nulle, répondent Mac Ewen (1), puis Delagenière (2), qui érige en méthode opératoire la production du pneumothorax chirurgical, à condition toutefois que l'on modère l'entrée de l'air dans la plèvre, en obturant l'orifice d'entrée avec une compresse, s'il vient à se produire des troubles dyspnéiques ; à condition aussi que l'on aspire à la fin de l'opération l'air contenu dans la plèvre soit avec l'appareil de Potain, soit en remplissant la plèvre de liquide, puis en la vidant par siphonnage (Witzel).

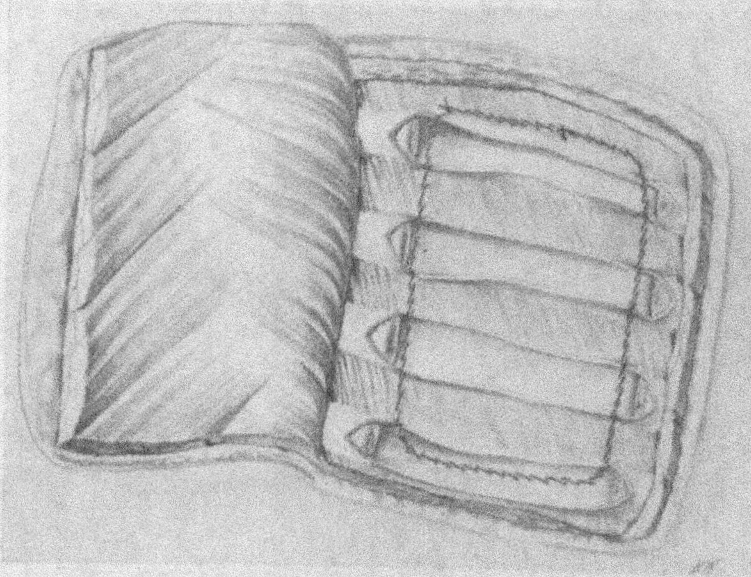

Fig. 53. — Thoracectomie définitive : les côtes sont réséquées dans toute l'aire du lambeau.

Nous estimons au contraire que la production d'un pneumothorax est toujours un accident grave, non seulement parce qu'il peut provoquer des troubles dyspnéiques forçant à interrompre l'opération, mais parce que le poumon, après le pneumothorax, se rétractant sur son hile, emporte avec lui la lésion loin de notre champ opératoire et surtout parce qu'il expose à des complications infectieuses, parce que les produits septiques apportés de l'extérieur par l'air ou venant du poumon après l'ouverture d'une collection purulente se répandent et colonisent très facilement dans

(1) Mac Ewen, *Revue de chir.*, 1897, p. 83.
(2) Delagenière, Du pneumothorax chirurgical (*Arch. prov. de chir.*, 1901).

la cavité pleurale largement ouverte. Nous pensons donc qu'il est préférable d'éviter le pneumothorax.

Moyens permettant d'éviter le pneumothorax. — Il est possible d'obtenir ce résultat :

a. En cherchant des adhérences ;

b. En provoquant des adhérences, s'il n'en existe pas déjà ;

c. En faisant usage des appareils dits appareils physiologiques du type des appareils de Sauerbruck ou de Bauer.

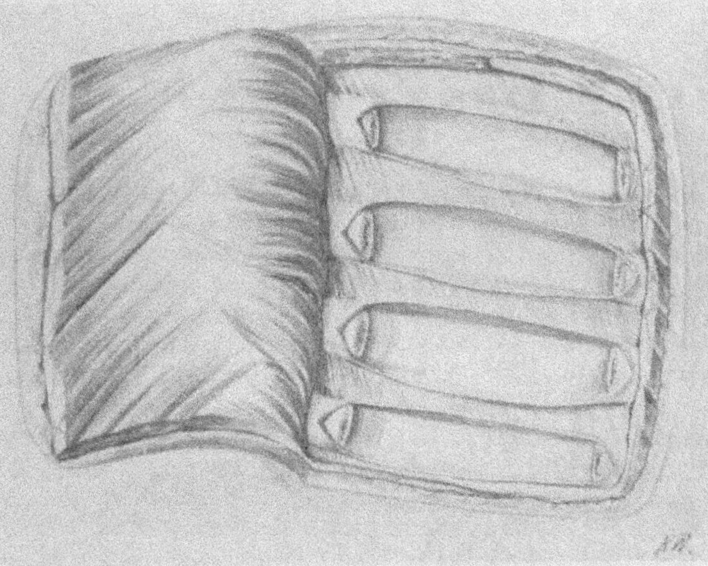

Fig. 54. — Pneumotomie ; suture des plèvres destinée à empêcher la production d'un pneumothorax.

a. Recherche des adhérences. — Inciser le feuillet pariétal (l'index dans la cavité pleurale explore) puis refermer cette première incision pour reporter le champ opératoire là où il a rencontré une adhérence ou une induration est un pis aller ; il vaut mieux faire la manœuvre du **décollement pleuro-pariétal** (1), qui consiste à décoller avec la main le feuillet pleuro-pariétal et à rechercher à sa surface une induration, une irrégularité qui trahisse le siège de la lésion pulmonaire et la présence d'adhérences.

b. Moyens pour provoquer les adhérences. — Il est un procédé

(1) Tuffier, *Gaz. des hôp.*, 1892 ; *Soc. de chir.*, 1895.

lent qui consiste à arrêter l'opération et à ne la reprendre qu'après avoir provoqué des adhérences par des applications répétées de chlorure de zinc (Quincke) ou par un tamponnement antiseptique (Krause). Il est plus simple de suturer les feuillets pleuraux en collerette par une suture à arrière-points (Roux) (fig. 35), circonscrivant la

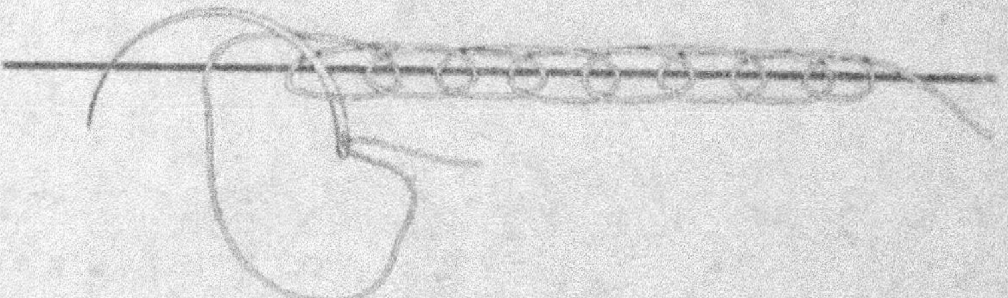

Fig. 35. — Suture à arrière-points.

future incision. Il n'est pas besoin alors d'interrompre l'opération; on la continue tout de suite. Mais ces sutures sont parfois difficiles, parce que le fil coupe les tissus infiltrés, l'air pénètre dans la plèvre en sifflant et, malgré les précautions que prend l'opérateur, le pneumothorax se produit. Il est fort important de savoir que, comme nous l'avons proposé en 1897, le cas échéant, il n'y a qu'à plonger délibérément la main dans la cavité thoracique, à saisir le poumon avec une pince tire-balle, *à l'amener et à le fixer* dans la plaie pariétale, pour voir disparaître les accidents asphyxiques qui se produisent. On peut profiter de l'accident pour explorer d'un tour de main la surface pulmonaire, chercher à sentir une induration et choisir de préférence comme point de fixation à la paroi thoracique la région correspondant à un foyer morbide.

c. APPAREILS DITS PHYSIOLOGIQUES (1). — Le pneumothorax se produit parce que, au moment de l'entrée de l'air dans la cavité pleurale, l'élasticité pulmonaire cesse d'être contre-balancée par le vide pleural et que le poumon se rétracte. On conçoit qu'il soit possible d'empêcher la rétraction pulmonaire en établissant entre l'air intra et l'air péripulmonaire une différence de pression égale précisément à la force que représente l'élasticité du parenchyme pulmonaire. Tuffier a calculé qu'elle était égale à la pression représentée par une colonne d'eau de 10 centimètres et a démontré qu'on peut soumettre l'arbre bronchique à cette pression sans entraver les échanges respiratoires et sans faire subir aucune modification dangereuse à la cir-

(1) Voy. Tuffier, L'ouverture de la plèvre sans pneumothorax (*Presse méd.*, 1909). — Mayer, Les conditions nouvelles de la chirurgie intrathoracique (*Journ. de chir.* 1908).

culation générale. Tel est le principe qui permet de réaliser l'ouverture de la plèvre sans pneumothorax. On peut en obtenir la réalisation pratique de deux manières :

1° En augmentant la pression intrapulmonaire (Tuffier et Hallion, appareil de Brauer) ;

2° En diminuant la pression péripulmonaire (appareil de Sauerbruch).

Nous ne nous attarderons pas à décrire ces appareils. Ils réalisent évidemment le moyen le plus parfait pour éviter le pneumothorax ; ils sont malheureusement volumineux, d'une installation difficile, très coûteux, et les grandes cliniques seules peuvent en posséder ; aussi les moyens d'éviter les adhérences indiqués plus haut trouvent toujours leur application non seulement en chirurgie d'urgence, mais encore dans la pratique habituelle, malgré les perfectionnements des appareils physiologiques.

3° **Incision du parenchyme pulmonaire**. — On peut employer le bistouri ou le thermocautère, ce dernier n'a guère d'avantages. Les dangers d'hémorragie par l'incision au bistouri ne nous ont jamais paru importants, et l'écoulement sanguin a toujours cédé à l'action de la compression. Pour éviter l'hémorragie, on peut encore effondrer le tissu pulmonaire avec une sonde cannelée et arriver ainsi jusqu'au foyer morbide.

II. — Pneumectomie.

Les premiers temps de l'intervention sont les mêmes que dans l'opération précédente.

La possibilité de la résection pulmonaire a été expérimentalement démontrée par Gluck, Schmidt, Tuffier, Friedrich (1). Elle a été faite par Tuffier sur l'homme dans quelques rares cas de tuberculose au début, de hernie pulmonaire, de traumatisme. La technique généralement employée consiste à circonscrire avec des pinces la partie à enlever et à passer au-dessous une ligature en chaîne au catgut. Quelques auteurs ont laissé la pince à demeure. La difficulté de l'opération réside dans la friabilité et le peu de résistance du tissu pulmonaire. *Il importe de réaliser une fermeture de la plaie pulmonaire parfaite, unissante, hémostatique et imperméable à l'air afin d'éviter l'hémo ou le pneumothorax d'origine interne.*

(1) Friedrich, *Congrès allemand de chirurgie*, 1908. Il présenta des animaux ayant survécu plusieurs années à l'ablation complète d'un poumon.

II. — TRAITEMENT CHIRURGICAL DES MALADIES DU POUMON.

I. — Traitement des kystes hydatiques du poumon.

50 à 60 p. 100 des malades atteints de kystes hydatiques du poumon et non traités sont voués à la mort, d'après les statistiques de Davaine, Thomas David, Hearn (1). Cette affection est donc extrêmement grave; mais ce sombre pronostic est fort heureusement considérablement amélioré, nous le verrons tout à l'heure, par le traitement chirurgical.

En 1903, à la Société médicale des hôpitaux (2), au cours d'une discussion sur le traitement des kystes hydatiques du poumon, Moutard-Martin posait en principe qu'il fallait opérer largement et rapidement les kystes suppurés, tandis que, dans les cas de kystes non suppurés, « il n'y a aucune urgence, et vous pouvez évacuer par ponctions le liquide du kyste ». De nombreux médecins partagent encore à l'heure actuelle cet avis. Nous ne saurions trop nous élever contre cette manière de voir : nous considérons, au contraire, que *le seul traitement des kystes hydatiques du poumon est leur extirpation par pneumotomie, qu'ils soient suppurés ou non.*

La ponction est une intervention dangereuse et la pratiquer de propos délibéré, systématiquement, dans le cabinet de consultations, comme le faisait Dougan-Bird, est s'exposer aux plus graves mécomptes. A la vérité, on a exagéré les dangers de la ponction; si on étudie de près les statistiques de Pasquier (3), on ne tarde pas à s'apercevoir que la mortalité de 63,88 p. 100 établie par lui est manifestement excessive; mais on ne saurait méconnaître que la ponction expose à la *mort subite* par inondation bronchique consécutive à la rupture du kyste, dont l'anatomie pathologique explique parfaitement la fréquence, à des *complications graves, qui sont la congestion et l'œdème du poumon, la suppuration du kyste, la pleurésie purulente,* etc.; de telle sorte que, au lieu de présenter la ponction comme une intervention facile et bénigne, il importe de mettre le praticien en garde contre ses dangers.

La ponction est une intervention inefficace. En effet, sauf dans les cas d'hydatides mortes, on ne saurait prétendre guérir l'affection par la seule évacuation du liquide kystique, la première condition de la guérison étant l'extirpation ou l'expulsion totale de la mem-

(1) Hearn, Thèse de Paris, 1875.
(2) *Soc. méd. des hôp.*, 1903, p. 917.
(3) Pasquier, Thèse de Paris, 1859.

brane germinative vivante. Il existe cependant, objectera-t-on, des faits indéniables de guérison de kystes hydatiques du poumon par la simple ponction : dans ces cas, la ponction n'agit qu'en amenant la rupture du kyste et son évacuation ultérieure par vomiques ; c'est d'ailleurs là le mécanisme de la guérison spontanée ; or, si la vomique spontanée amène incontestablement aussi la guérison dans quelques cas, on ne saurait disconvenir qu'elle est, dans la majorité des cas, une évolution très fâcheuse, car la suppuration interminable et la mort par cachexie en sont trop souvent les conséquences.

La *ponction suivie d'injection parasiticide*, quoique plus logique, n'est pas recommandable, car, au danger d'irruption dans les bronches du liquide kystique s'ajoute celui de l'irruption du liquide toxique injecté. Quant à ses résultats définitifs, il n'existe pas dans la science un nombre suffisant de cas dans lesquels elle a été pratiquée pour qu'il soit possible de la juger en dernier ressort.

Pneumotomie. — Guérir radicalement l'affection en extirpant complètement la membrane kystique, tel est le but que poursuit le chirurgien en faisant la pneumotomie.

La *traversée de la paroi thoracique* et de la plèvre n'offre aucune particularité. Lorsqu'il s'agit d'un kyste suppuré, il existe en général des adhérences, tandis qu'elles font le plus souvent défaut dans les kystes non suppurés.

Avant d'inciser le poumon, il faut soigneusement en explorer la consistance ; on pourra souvent ainsi reconnaître la présence du kyste. Si cet examen est négatif, il faut pratiquer des ponctions, et, une fois le kyste trouvé, laisser l'aiguille en place pour guider le chirurgien à travers le parenchyme pulmonaire. Quelques chirurgiens font alors une injection parasiticide dans le kyste (Gosset, Walther), afin d'éviter les greffes des vésicules hydatiques, l'échinococcose secondaire (Devé). Cette pratique ne nous paraît pas sans danger à cause de l'irruption possible du liquide parasiticide dans les bronches ; d'autre part, en prenant le soin de fixer le poumon à la plaie pariétale et de garantir le champ opératoire avec des compresses, le danger des greffes opératoires n'est pas bien considérable, l'étude des observations le prouve.

L'extirpation du kyste est en général facile ; qu'il s'agisse de kyste non suppuré ou suppuré, ouvert ou fermé, la membrane hydatique se laisse facilement séparer de l'adventice ; puis avec la main ou des tampons montés il est facile de nettoyer la cavité.

Il est très dangereux de pratiquer des *lavages* de la poche kystique (cas malheureux de Berger) ; l'ouverture très fréquente des bronches dans la cavité justifie cette proscription.

Le kyste enlevé, il faut de toute nécessité *drainer la poche* et attendre la guérison par seconde intention, s'il s'agit d'un kyste suppuré; mais, s'il s'agit de kyste aseptique, on est autorisé, comme l'ont tenté quelques chirurgiens, à capitonner la poche ou à l'abandonner sans suture et à rechercher la guérison *per primam*. Mais cette conduite n'a pas été toujours couronnée de succès, soit à cause de l'infection de la poche par les produits septiques contenus dans les bronches communiquant avec elle, soit à cause de l'épaisseur de la membrane périkystique, qui empêchait la rétraction de la poche.

Résultats opératoires de la pneumotomie. Mortalité. — Pasquier donne 108 cas avec 16 morts. Nous avons réuni 35 cas avec 2 morts.

La mortalité paraît donc au premier abord très considérable; mais, en y regardant de plus près, on est amené à des conclusions plus optimistes. D'abord les progrès de la technique paraissent avoir nettement diminué la mortalité (2 morts pour 35 cas). Ensuite on remarque, dans les observations de Pasquier, quantité de cas dans lesquels on a opéré beaucoup trop tard des malades en très mauvais état général. En toute justice, on ne peut laisser à l'opération toute la responsabilité de ces décès, et le chiffre de 17 p. 100 auquel arrive Pasquier paraît de ce fait manifestement excessif. Il est une autre remarque fort importante : sur 24 cas de pneumotomie pour kystes non suppurés et non rompus, il n'y a pas un seul décès; ce fait ne signifie-t-il pas clairement que la bénignité du traitement réside dans sa précocité? Or, à l'heure actuelle, la radioscopie permet un diagnostic précoce, et il paraît certain que les statistiques iront en s'améliorant.

Complications post-opératoires. — Ce sont : la bronchopneumonie, la pleurésie, des hémoptysies ou des hémorragies secondaires par la plaie. Dans quelques cas, on a observé de l'urticaire.

Une fistule bronchique persiste très souvent; il est d'ailleurs possible de la combler par une facile autoplastie; mais ces fistules gênent en général si peu les malades qu'ils refusent toute intervention.

Résultats définitifs. — La récidive est très rarement observée et, par conséquent, la guérison paraît le plus souvent définitive. Il est vrai que nombre de cas n'ont pas été suivis assez longtemps pour qu'il soit possible d'affirmer la guérison.

En somme, nous avons vu qu'un kyste hydatique du poumon non traité chirurgicalement est une affection d'une extrême gravité, que la pneumotomie donne des guérisons radicales et que cette opération est d'autant moins grave qu'elle est plus précoce. *Il nous faut donc conclure que tout kyste hydatique diagnostiqué et présentant un certain volume (1) doit être enlevé chirurgicalement.*

II. — Traitement de foyers septiques du poumon ; abcès et gangrène.

La possibilité de la guérison spontanée des foyers septiques du poumon, qu'il s'agisse d'abcès ou de gangrène, est un fait proclamé par les études les plus récentes [Société de chirurgie de Paris (2), Körte (3)]. La rupture de la collection dans les bronches et son évacuation par vomiques successives, tel en est le mécanisme.

Or le traitement chirurgical des foyers septiques, leur ouverture par pneumotomie n'ont d'autres prétentions que de substituer au drainage naturel, lorsqu'il est insuffisant, un drainage opératoire, assez large pour que la guérison soit assurée.

Nous pensons donc dès le début que la première indication de la pneumotomie réside dans l'insuffisance du drainage naturel, et nous rejetons l'indication classique, autrefois formulée par Tuffier, qui considérait comme impérieuse la nécessité d'ouvrir un foyer septique pulmonaire dès qu'il était diagnostiqué. Notre manière de voir se justifie par ce fait que la pneumotomie pour foyers septiques est, nous le verrons tout à l'heure, d'une extrême gravité, comporte une mortalité considérable et que l'expectation est plus avantageuse pour le malade.

Mais à quel moment dira-t-on que le drainage naturel est insuffisant et la guérison spontanée impossible ? — Il n'y a pas de signes précis qui permettent de l'affirmer ; c'est dans l'aggravation de l'état général, la persistance de la fièvre, que le chirurgien recherchera les éléments de la solution de ce problème ; c'est lorsqu'il aura l'impression que l'organisme faiblissant est incapable de supporter plus longtemps la lutte que le chirurgien décidera l'intervention.

On remarquera, en passant, qu'une collection septique consécutive à la *suppuration d'un kyste hydatique* commande au contraire l'intervention immédiate, car la guérison radicale est, comme nous

(1) Cette restriction s'impose : il est bien évident que la recherche d'un kyste hydatique trop petit présenterait d'extrêmes difficultés ; il paraît d'ailleurs probable que la guérison de ces petits kystes est spontanément possible par la mort du parasite, de telle sorte que nous interviendrons seulement si l'intervention paraît devoir être efficace. Le cas ne s'est pas encore présenté en pratique, à notre connaissance, d'une intervention faite d'après les seules indications radiographiques. Mais il est rendu vraisemblable à l'avenir par les progrès de la radiologie.

(2) *Soc. de chir.*, 1903, p. 529.

(3) Körte, *Arch. f. klin. Chir.*, Bd. LXXXV, 1908.

l'avons vu, assurée seulement par l'extirpation de la membrane kystique.

Il faut d'autres conditions que l'insuffisance du drainage bronchique pour justifier la recherche opératoire d'un foyer septique du poumon : il faut que les signes physiques (auscultation, percussion), la radiologie permettent de *localiser le foyer infectieux* et d'en prévoir *l'opérabilité*. La *multiplicité des foyers*, lorsqu'ils siègent sur le même poumon, ne constitue pas une contre-indication formelle ; mais des foyers multiples bilatéraux commandent l'abstension opératoire ; cette dernière éventualité est heureusement la plus rare. Quelques auteurs ajoutent à ces conditions que le foyer doit être localisé dans un *point abordable* ; mais la technique actuelle de la pneumotomie nous permet d'aborder des collections très profondément situées, et cette restriction nous paraît inutile.

En somme, insuffisance du drainage naturel bronchique d'un foyer septique localisé par les signes physiques, telle est l'indication de la pneumotomie.

Pneumotomie pour foyers septiques. — Nous ne revenons pas sur les avantages d'un large volet thoracique définitif, nous les avons suffisamment indiqués plus haut. Mais on ne saurait trop avoir présente à l'esprit cette notion, que, lorsqu'il s'agit de foyers septiques du poumon, les seules résections costales ont sur l'évolution de la maladie une influence des plus heureuse ; elles paraissent même, dans quelques cas, suffire pour assurer la guérison (1).

L'existence d'adhérences solides est très fréquente et rend très facile la traversée pleurale. Dans des cas assez nombreux, le foyer purulent s'est ouvert dans la cavité pleurale, et il faut d'abord évacuer une pleurésie purulente avant de trouver le foyer primitif. Nous avons déjà parlé de ces faits à propos de la pleurotomie. Ce sont le plus souvent des formes superficielles et bénignes d'abcès ou de gangrène pulmonaire, que le drainage pleural suffit à guérir.

L'exploration digitale du poumon et la ponction permettent de découvrir, dans la plupart des cas, le foyer septique et dirigent la traversée du poumon. Dans quelques cas cependant, malgré des ponctions multiples, malgré de profondes incisions, on ne peut arriver à découvrir le foyer. Cependant alors l'opération exploratrice n'a pas été inutile, car souvent le foyer purulent s'est ouvert spontanément dans la plaie au bout d'un temps variable.

(1) Voy. à ce sujet, Discussion à la Société de chirurgie, 5 juillet et 19 novembre 1905.

Le foyer découvert, il importe de l'explorer soigneusement afin d'en drainer le plus parfaitement possible tous les diverticules : les lavages de la poche doivent être proscrits, car ils présentent les mêmes dangers qu'au cours de l'opération des kystes hydatiques.

Résultats opératoires. — La mortalité dans les statistiques qui comprennent à la fois les cas de gangrène et d'abcès est de 28 à 30 p. 100 (statistique des cas que nous avons réunis) (1).

C'est donc une forte proportion de morts post-opératoires, plus considérable, dans les cas de gangrène, on en conçoit facilement la raison, et d'ailleurs les chiffres le démontrent, mais ne tombant jamais au-dessous de 15 à 20 p. 100 dans les abcès typiques.

Quels sont les résultats définitifs ? — Il est très difficile de les préciser par des chiffres, car un trop grand nombre d'observations sont muettes sur ce point; mais, s'il paraît certain que la guérison définitive est souvent obtenue, il est trop certain aussi que très souvent on observe des récidives nécessitant de multiples interventions. Mais un fait certain, c'est que l'intervention précoce et l'absence d'induration de la poche sont les premiers facteurs de la guérison.

III. — Traitement chirurgical des bronchiectasies.

Le traitement chirurgical des bronchiectasies consiste à ouvrir par une pneumotomie et à drainer les foyers de dilatation bronchique.

L'indication de cette opération, de ce drainage chirurgical, est ici, comme pour les foyers septiques, l'insuffisance du drainage naturel par les bronches, qui se manifeste par l'excessive fétidité de l'expectoration, gênante parfois à tel point que les malades sont obligés de s'isoler et de cesser toutes relations avec leurs semblables, l'affaiblissement de l'état général, la fièvre continue. Souvent, d'ailleurs, ces symptômes coïncident avec la formation dans une bronchiectasie d'un foyer purulent ou gangreneux, et ces cas rentrent en somme dans la catégorie des foyers septiques.

L'anatomie pathologique des bronchiectasies nous apprend que les lésions sont souvent localisées à un lobe pulmonaire, ce qui en justifie le traitement chirurgical. Signalons en passant la tentative de

(1) En acceptant la division classique en abcès et gangrène, on voit que les cas de gangrène comportent une mortalité de 40 p. 100 environ et ceux d'abcès une mortalité de 20 p. 100. Dans l'état actuel de la science, il est difficile de conserver cette division : la gangrène n'est en somme que la forme grave d'une infection dont l'abcès est une forme plus bénigne. Si, aux deux extrêmes de la série, la différenciation est facile, il est des formes de passage très difficiles à classer, de telle sorte que les mêmes faits figurent souvent dans des statistiques différentes sous une rubrique différente. C'est la raison pour laquelle il nous a paru préférable de réunir les abcès et les gangrènes du poumon sous le nom de foyers septiques.

Heidenhain (1), qui, pour obtenir une guérison radicale, a réséqué tout le lobe pulmonaire malade. Cette large *pneumectomie* n'a pas été couronnée de succès : l'opéré est mort au bout de quatre semaines. Biondi (2) avait fait une opération analogue suivie de mort rapide. L'exemple de ces auteurs n'a d'ailleurs pas été suivi par d'autres chirurgiens.

Lorsque le chirurgien se trouve en présence des indications précédentes de la pneumotomie, sa décision opératoire est trop souvent retardée par l'incertitude du diagnostic de localisation des bronchiectasies. Fréquemment, en effet, une sclérose abondante fausse les signes fournis par la *percussion* et l'*auscultation* et rend leur interprétation difficile ; l'*examen radiologique* donne pour la même raison des résultats incertains, et les *ponctions*, à cause de la multiplicité des foyers, donnent des résultats très insuffisants.

La plus grande difficulté du traitement chirurgical consiste dans la multiplicité des foyers, dont on ne peut avoir la prétention de drainer que les principaux. L'expérience nous apprend heureusement qu'il suffit souvent de drainer un foyer, et non toujours le principal, pour obtenir une amélioration démontrant qu'on a réalisé un drainage suffisant. Mais il n'en est pas toujours ainsi, et parfois, malgré des interventions successives, on n'a pas empêché l'évolution fatale de la maladie.

Les *résultats* des pneumotomies pour bronchiectasie sont décourageants. La *mortalité* est énorme : 20 morts sur 64 cas que nous avons réunis, soit une mortalité de 34 p. 100.

Il faut cependant noter que le pronostic est en raison inverse de la multiplicité des foyers et que les bronchiectasies sacciformes sont beaucoup plus favorables à l'opération, comportent une mortalité beaucoup moins considérable que les dilatations ampullaires avec cavités multiples.

Les *résultats immédiats* sont, dans la plupart des cas, la diminution de l'expectoration, la disparition de la fièvre et le relèvement de l'état général. Il est très remarquable que cette amélioration va souvent jusqu'à paraître une guérison complète tant que persiste le drainage de la cavité, mais que les symptômes d'aggravation reparaissent dès que l'on tente l'oblitération de la fistule bronchique. Dans quelques cas, il est vrai, il semble bien que l'on a obtenu une guérison persistant après la cicatrisation de la plaie opératoire ; mais quelques-uns de ces faits sont sujets à caution, les malades n'ayant pas été suivis assez longtemps pour que la guérison puisse être affirmée.

(1) Heidenhain, *Congrès allemand de chirurgie*, 1901, vol. XXX, p. 636.
(2) Biondi, *Clinica chirurgica*, Milano, t. III, 1895, p. 445.

Donc, opération très grave, donnant le plus souvent des résultats définitifs incomplets, tel est le bilan de la pneumotomie dans les bronchiectasies.

On a cherché à effacer les bronchiectasies au lieu de les ouvrir, soit en pratiquant des *thoracoplasties extrapleurales* (Quincke, Tuffier), soit en créant un *pneumothorax artificiel* (1) (Brauer). Ces interventions ont donné des résultats encourageants, et il semble bien que la thérapeutique des dilatations bronchiques doive actuellement être dirigée dans cette voie (2).

III. — TRAITEMENT DES TUMEURS DE LA PLÈVRE ET DU POUMON.

Les chirurgiens se sont quelquefois attaqués à des *tumeurs secondaires de la plèvre et du poumon*, propagations d'une tumeur du sein ou des parois thoraciques, ou bien récidives de ces tumeurs. Les résultats ont été, dans quelques cas, encourageants et ont montré que les dangers de la résection du parenchyme pulmonaire, nécessitée par ces interventions, sont largement compensés par la survie donnée aux opérés. La survie habituelle est de un à deux ans, et Krönlein, par des interventions successives, a obtenu une survie de sept ans.

Ricard (3) et Garré (4) ont publié récemment deux observations d'extirpation de gros sarcomes primitifs de la plèvre. Ricard trouva un néoplasme pédiculé dont l'ablation fut facile ; mais la malade succomba au bout de six à sept jours. Garré, malgré de grandes difficultés opératoires, dues à l'adhérence de la tumeur au diaphragme, put terminer l'opération ; mais nous ne savons pas ce qu'est devenu son opéré. Il existe aussi quelques observations d'extirpations incomplètes de tumeurs de la plèvre propagées aux parois thoraciques (5) ; mais ces quelques cas sont fort peu encourageants. Ces opérations s'adressent toutes en somme à des tumeurs dont l'évolution est trop avancée, et on ne saurait espérer de bons résultats de ces interventions tardives.

Les *néoplasmes primitifs du poumon*, comme ceux de la plèvre, ne sont pas reconnus assez tôt pour être attaqués chirurgicalement

(1) Voy. plus loin l'article : Kuss, Traitement de la tuberculose pulmonaire.

(2) Tuffier a également obtenu de bons résultats de ces interventions, dans des cas de foyers septiques. Il a dernièrement réalisé l'affaissement pleural par la greffe sous-pleurale d'un lipome (*Soc. de chir.*, 1910).

(3) Ricard, *Soc. de chir.*, 1905.

(4) Garré, *Congrès allemand de chirurgie*, 1909.

(5) Trousse et Maurin, Sarcome pleural propagé aux parois thoraciques (*Arch. gén. de chir.*, 1909).

avec avantage. La radiologie permet, il est vrai, un diagnostic plus précis, mais il est nécessaire que l'interprétation de l'ombre soit corroborée par des signes cliniques ou par l'examen histologique d'un morceau de la tumeur prélevé au moyen d'une ponction exploratrice (1), car, ainsi que l'a montré récemment Béclère (2), l'ombre donnée par une tumeur intrathoracique n'a rien d'absolument caractéristique.

Nous ne connaissons pas d'intervention pour néoplasme primitif du poumon (3), mais il est permis d'espérer que, grâce aux moyens de diagnostic dont nous venons de parler, il sera possible de les diagnostiquer à temps et de les opérer avec avantage.

IV. — TRAITEMENT CHIRURGICAL DE LA TUBERCULOSE PULMONAIRE.

Il y a trois procédés pour lutter chirurgicalement contre la tuberculose pulmonaire :

1° La pneumectomie ;
2° La pneumotomie ;
3° L'affaissement pulmonaire ou collapsthérapie.

I. — Pneumectomie.

L'extirpation du tissu pulmonaire envahi par la tuberculose n'est utile qu'au moment où le processus tuberculeux est localisé et où l'on peut prétendre faire une intervention radicale.

Il existe seulement quatre observations de pneumectomies pratiquées dans ces conditions : la malade de Tuffier (4) était guérie six ans après l'intervention ; celle de Lowson guérit de l'opération, mais n'a pas été suivie ; celle de Doyen était en bon état deux ans après l'opération ; celle de Stretton (5) vivait en bonne santé six ans après sa pneumectomie.

Ces résultats sont encourageants. De plus, nous pouvons, à l'heure actuelle, établir un diagnostic de tuberculose au début très précis, grâce à la radiologie, et il semble que, la principale indication opératoire ainsi posée plus facilement, le chirurgien devrait être plus porté à pratiquer cette intervention. Il n'en est rien pour cette simple raison que la pneumectomie est en somme une intervention

(1) Terras et Mauss, La ponction exploratrice des tumeurs solides (Presse méd., 1907).
(2) Béclère, Société de radiologie, 5 mars 1909.
(3) Heidenhain, en pratiquant une pneumectomie pour ectasie bronchique, a enlevé un noyau de carcinome (Congrès allemand de chirurgie, 1901, vol. XXX, p. 638).
(4) Voy. Terrier, Rapport au Congrès de Moscou, 1897.
(5) Stretton, Lancet, 1906, vol. II, p. 161.

grave et qu'elle s'adresse à des cas dont la guérison par le traitement médical est possible.

II. — Pneumotomie.

Ses résultats sont désastreux ; 20 morts plus ou moins rapides sur 46 observations que nous avons réunies. La plupart des cas opératoirement guéris n'ont pas été suivis assez longtemps pour qu'on puisse affirmer la guérison ou même simplement une amélioration suffisante pour légitimer la pneumotomie.

Cette opération tend à devenir une intervention de fortune dans les cas relativement assez fréquents dans lesquels le chirurgien ouvre un abcès froid de la paroi thoracique consécutif à l'ouverture d'une caverne pulmonaire et communiquant avec elle ; il se trouve ainsi amené sur le foyer tuberculeux ; le curettage léger, la cautérisation des parois fongueuses et le drainage de la cavité s'imposent alors ; ils ont donné d'ailleurs des résultats heureux dans quelques cas.

III. — Collapsthérapie.

Le traitement chirurgical de la tuberculose pulmonaire se borne en France aux opérations précédentes, et l'opinion de la majorité des chirurgiens leur est à l'heure actuelle défavorable. A l'étranger, surtout en Allemagne, on fait aujourd'hui grand bruit autour des *méthodes d'affaissement et de compression pulmonaire, de collapsthérapie,* que l'on peut réaliser soit en produisant un pneumothorax artificiel par les méthodes de Forlanini (1) ou de Brauer, soit en faisant des résections costales. Tuffier arrive au même résultat par un pneumo-thorax extrapleural.

Dans un des chapitres suivants, Kuss a développé les considérations cliniques, les résultats expérimentaux et cliniques qui justifient l'emploi du pneumothorax artificiel dans la tuberculose ; nous n'y reviendrons pas ici, mais il nous faut dire quelques mots des *thoracoplasties.*

Les premiers opérateurs se sont bornés à faire des désossements de la paroi costale en rapport avec les dimensions de la caverne à combler (de Cérenville, Bier, Spengler) (2) ; puis on a été amené à faire de très larges résections costales, de façon à obtenir un affaissement aussi complet qu'avec le pneumothorax, et définitif. Friedrich (3) a pratiqué huit fois un large désossement de l'hémithorax depuis la deuxième jusqu'à la dixième côte et des angles vertébraux jusqu'aux cartilages costaux.

(1) La méthode de Forlanini est exposée en détails plus loin dans l'article du Dr Kuss.
(2) Voy. Turban, Rapport au *Congrès de Moscou,* 1896.
(3) Friedrich, *Archiv f. klin. Chir.,* 1902, et *Congrès de Cologne,* 1909.

Nous n'insisterons pas sur la technique opératoire. L'opération de Friedrich comporte un très large lambeau permettant d'aborder les côtes qui sont réséquées par le procédé ordinaire (Voy. *Pleurotomie*).

Nous avons trouvé, dans la littérature, 31 observations de thoracoplastie. La première impression *que l'on a en lisant la relation de ces faits* est l'excessive gravité de ces interventions : *13 morts à brève échéance, soit 40 p. 100* ; cependant ce chiffre de mortalité est très augmenté par 5 cas de mort de Spengler, dans lesquels il s'agissait de tuberculoses très avancées avec empyème, c'est-à-dire de cas très défavorables. *La large thoracoplastie de Friedrich a causé 3 morts sur 8 opérations* ; il fallait s'y attendre.

Quels sont les résultats heureux obtenus au prix de cette mortalité énorme ? Il y a *un seul cas de guérison persistant au bout de sept ans, c'est un cas de Spengler* ; dans les autres, il est question d'améliorations d'une durée plus ou moins longue, après laquelle la maladie a repris son évolution progressive ; d'autres cas ont été suivis trop peu de temps encore pour qu'ils aient quelque valeur pour permettre de juger la méthode. *Nous sommes donc obligés de conclure que les dangers considérables auxquels expose la thoracoplastie pour tuberculose ne sont pas compensés d'une façon évidente par les bénéfices obtenus.* L'avenir dira s'il y a lieu de modifier ce jugement, qui ne saurait avoir la prétention d'être définitif.

IV. — Chondrotomie (Méthode de Freund).

Les sommets pulmonaires ne servent à la respiration que dans les inspirations profondes, et, depuis longtemps, on considère le ralentissement de la vie organique à ce niveau comme la cause du développement fréquent de la tuberculose sur cette partie de l'organe.

Pour ventiler les sommets pulmonaires insuffisamment aérés, Freund a proposé de sectionner le premier cartilage costal, uni ou bilatéralement. Cette méthode poursuit donc tout à fait le but inverse de celui de la collapsthérapie (1).

Les quelques cas publiés récemment par Kausch, Seidel (2) semblent favorables à l'emploi de cette méthode. Mais ils sont en trop petit nombre pour permettre de l'apprécier. D'après ces auteurs, avant de pratiquer cette intervention, il faudrait se rendre compte, par l'examen clinique et la radiographie, que la première côte, plus

---

(1) Voy. Lenormant, L'opération de Freund (*Journ. de chir.*, sept. 1908).
(2) Hans Spitzy, *Münch. med. Wochenschr.*, 1908, n° 23. — *Congrès allemand de chirurgie*, sept. 1908.

courte que de coutume, ou l'ossification de son cartilage gênent l'expansion du sommet pulmonaire.

V. — TRAITEMENT DES BLESSURES DU POUMON.

La conduite à tenir dans les blessures du poumon a, durant ces dernières années, beaucoup préoccupé les chirurgiens. Le praticien qui lirait superficiellement les comptes rendus des multiples séances des sociétés savantes (1) dans lesquelles cette question a été agitée en pourrait concevoir de grandes hésitations à se tracer une ligne de conduite. Au fond, les opinions des chirurgiens sont moins diverses qu'elles ne le paraissent au premier abord, et il est possible de dégager des notions qui, admises par la majorité, permettent au médecin de poser les indications en présence de cas particuliers.

La clinique nous enseigne que *nombreuses sont les blessures du poumon évoluant favorablement sous la seule influence d'un traitement médical*. L'anatomie et la physiologie pathologiques de ces lésions nous en expliquent les raisons ; nous les rappelons brièvement : une blessure du poumon ouvre des vaisseaux sanguins et des conduits aérifères (bronches ou alvéoles), d'où formation d'un hémopneumothorax. Le pneumothorax est, comme on l'a dit, vraiment providentiel, car la rétraction du parenchyme pulmonaire qui en résulte diminue le calibre des vaisseaux ouverts et, lorsque ceux-ci ne sont pas trop considérables, réalise l'hémostase. De plus nous savons que l'air contenu dans les alvéoles et les petites ramifications bronchiques n'est pas septique ; de telle sorte que l'air et le sang épanché dans la cavité pleurale sont souvent facilement résorbés.

Cependant les jours du blessé peuvent être mis en danger immédiatement par l'abondance de l'hémorragie, si un vaisseau trop volumineux ou une artère pariétale (laquelle ne subit pas l'action de l'affaissement du poumon) sont sectionnés, par l'asphyxie que détermine la compression exercée sur le poumon blessé et aussi sur le poumon sain, car le médiastin n'est pas une cloison rigide, par le sang épanché dans la plèvre en quantité trop considérable, ou l'air s'accumulant sous pression dans cette séreuse. Enfin, les jours suivants, l'hémorragie secondaire ou l'infection peuvent causer la mort du blessé.

Or les statistiques démontrent que ces dangers sont considérables

(1) Voy. *Société de chirurgie*, 1878 : la question fut posée par Marc Sée. — *Congrès de chirurgie*, 1895, où Michaux rapporta le premier cas de guérison après intervention chirurgicale. — *Société de chirurgie*, 1907 et 1909 ; rapport du Delorme et discussions qui l'ont suivi.

et que les blessures du poumon comportent une forte mortalité. Garré (1) a réuni :

> 100 cas de blessures par instrument tranchant
> avec une mortalité de.................................. 38 p. 100
> 535 cas de blessures par armes à feu avec une
> mortalité de...................................... 39 —
> 37 cas de contusions avec 23 morts, soit ..... 64 —

Stoukkey (2) a réuni :

> 25 cas de plaies par instruments tranchants
> avec 16 guérisons et 9 morts, soit.......... 36 p. 100.

Il paraît donc légitime de chercher l'amélioration de ce pronostic très grave dans une intervention directe, qui consiste à s'ouvrir une large voie à travers la paroi thoracique et à traiter les lésions du poumon par les procédés habituels d'hémostase et de drainage. Malheureusement cette opération est d'une gravité considérable.

> Sur 70 observations (3) que nous avons réunies,
> 26 opérés sont morts, soit une léthalité de... 37 p. 100

La gravité de cette opération vient de ce qu'il faut faire une large résection costale, chercher souvent en vain la source de l'hémorragie, la tamponner tant bien que mal, sur des sujets déjà très affaiblis et qui sont dans de très mauvaises conditions pour supporter le choc opératoire. De plus les dangers d'infection pleurale sont considérables ; il ne suffit pas d'avoir les mains propres pour l'éviter ; l'air brassé dans la séreuse par les mouvements thoraciques et pulmonaires augmente beaucoup les chances d'infection.

La question qui se pose en pratique est de savoir dans quels cas la gravité de la blessure est assez considérable pour justifier une aussi grave intervention.

Or, il faut bien l'avouer, il est souvent fort difficile de répondre à cette question. Des blessures paraissant très graves, accompagnées des symptômes les plus alarmants, ont souvent une évolution heureuse, de telle sorte qu'on doit considérer comme très relative la valeur des signes qui servent à établir le pronostic des traumatismes du poumon. Conséquemment il est fort difficile d'établir les cas relevant, de par leur gravité, de l'intervention chirurgicale.

(1) GARRÉ, *XXXVe Congrès allemand de chirurgie*, 1905.
(2) STOUKKEY, article analysé par GUISÉ (*Journ. de chir.*, 1908) et cité par SOULIGOUX (*Soc. de chir.*, 27 janv. 1909).
(3) Nous avons compris dans cette statistique les cas réunis par TENNAX DE MARES (*Thèse de Paris*, 1907), soit 43 cas, avec une mortalité de 33 p. 100.

Il ne faut pas perdre de vue que, tout de suite après le traumatisme, il se produit très souvent des symptômes alarmants qui ne sont pas en rapport avec la gravité des lésions et ne tardent pas à s'amender. D'autre part, des lésions paraissant évoluer d'abord de façon favorable peuvent subitement s'aggraver et mettre le malade en danger de mort. Il importe donc de ne point se décider trop hâtivement à l'intervention chirurgicale, mais *on doit surtout exercer une surveillance très étroite du blessé*. L'abondance de l'hémorragie, la gravité de l'état général, etc., permettent bien de juger la gravité des cas, mais *c'est surtout l'aggravation rapide des symptômes qui sera l'élément important de la décision opératoire*. Il est bien certain qu'en agissant de la sorte on intervient trop souvent sur des blessés en trop mauvais état pour supporter l'intervention, et que les statistiques en sont aggravées ; mais on n'expose pas aux risques d'une opération au total très grave des blessés qui guériraient spontanément.

Nous arrivons donc à préconiser dans cette chirurgie d'urgence de la séreuse pleurale des règles tout à fait opposées à celles admises pour tous les traumatismes de la séreuse péritonéale. Autant il est de notion commune que l'on doit pratiquer la laparotomie dans toutes les plaies pénétrantes de l'abdomen, autant il convient d'être réservé pour les plaies thoraciques.

Comme le dit si bien P. Riche (1) : « Il ne faut pas comparer ces deux ordres de lésions. La plupart des viscères abdominaux ont un contenu d'une septicité non douteuse ; s'ils sont intéressés, c'est la péritonite à peu près fatale. Un vaisseau, même peu important, peut, dans la cavité péritonéale, déterminer une hémorragie dont la tendance à s'arrêter est à peu près nulle ; enfin et surtout la laparotomie exploratrice est une opération dont le pronostic ne présente aucune gravité. Au niveau du thorax, c'est exactement le contraire ; la septicité du viscère est problématique, la tendance à l'hémostase spontanée est démontrée, et la thoracotomie n'est pas une opération indifférente. »

En somme, *les plaies très graves du poumon sont seules justiciables de l'intervention chirurgicale ; c'est la conclusion qu'admettent presque tous les chirurgiens à l'heure actuelle.*

Nous allons essayer de préciser la façon dont le médecin doit se comporter en présence des cas les plus habituels.

1° *Conduite à tenir tout de suite après l'accident.* — L'expérience nous enseigne que les transports sont très préjudiciables aux blessés thoraciques. Il importe d'abord de les remuer et de les secouer le

(1) P. Riche, Plaies de poitrine et thoracotomie (*Presse méd.*, 1909, p. 401).

moins possible. Quels que soient les symptômes présentés, on se contentera de traiter le shock par les moyens habituels : sérum, caféine, strychnine, etc., de désinfecter les alentours de la plaie et la plaie elle-même, puis d'en pratiquer l'occlusion, soit au moyen de quelques points de suture, soit avec des lamelles de gaze collodionnée. Seule une hémorragie interne abondante provenant de la blessure de vaisseaux superficiels nécessite l'hémostase directe immédiate.

2° **Conduite à tenir en présence d'un hémothorax**. — En présence d'un hémothorax abondant, déterminant des troubles dyspnéiques, on pourrait être tenté de pratiquer une ponction. Il ne faut pas oublier que l'abondance même de l'hémothorax diminue l'hémorragie pulmonaire et que la décompression pulmonaire, au contraire, exagère l'écoulement sanguin. La ponction n'est indiquée que tardivement, vers le quinzième jour environ (1), pour faciliter une résorption trop lente, alors que tout danger d'hémorragie par décompression a disparu. *Lorsque l'hémothorax provoque des phénomènes inquiétants de compression progressive, c'est à l'intervention chirurgicale, à l'hémostase directe des plaies pulmonaires qu'il faut avoir recours.*

Technique opératoire. — 1° TAILLE D'UN LARGE LAMBEAU THORACIQUE (Voy. *Thoracotomie*). — On taille un lambeau permettant un large accès sur le péricarde, dans les cas très fréquents où on soupçonne une blessure du cœur, et sur le poumon.

2° RECHERCHE DE LA SOURCE DE L'HÉMORRAGIE. — On vide rapidement la plèvre du sang liquide et des caillots qu'elle contient. En attirant le poumon à l'extérieur, après l'avoir saisi avec une pince, on facilite cette recherche, et souvent on améliore ainsi immédiatement les phénomènes de dyspnée et d'anxiété cardiaque.

Il ne faut pas oublier d'explorer la face postérieure du poumon pour rechercher l'orifice de sortie du projectile; trop souvent l'insuccès d'une intervention a été dû au défaut d'oblitération de cet orifice.

3° TRAITEMENT DE LA PLAIE PULMONAIRE. — Les auteurs ont procédé de différentes façons : les uns ont suturé la plaie au moyen de points séparés ou d'un surjet de soie ou de catgut placés en plein parenchyme pulmonaire; les autres ont placé un fil de ligature au-dessous de la plaie, en attirant à l'extérieur un cône de tissu pulmonaire; on a laissé des pinces à demeure; enfin, lorsque l'hémostase directe a été impossible ou que l'on n'a pas pu trouver la source de l'hémorragie, on a fait des tamponnements dont l'efficacité est certainement très douteuse, en raison des mouvements respiratoires.

(1) Ternan et Milian, De l'hémothorax (*Rev. de chir.*, 1901).

4° CONDUITE A TENIR EN PRÉSENCE D'UN PNEUMOTHORAX A PRESSION ET D'UN EMPHYSÈME GÉNÉRALISÉ. — Exceptionnels sont les cas dans lesquels le pneumothorax et l'emphysème sont menaçants. Quelques auteurs cependant (Delagenière, Souligoux, Baudet) y ont vu indication à intervenir directement pour suturer la plaie pulmonaire et aveugler la bronche ouverte dans la plèvre.

Dans les cas habituels, quelques incisions de dégagement suffiront à limiter l'emphysème ; une ponction pleurale parera aux phénomènes de compression.

5° CONDUITE A TENIR EN PRÉSENCE DE L'INFECTION PLEURALE. — C'est à la pleurotomie qu'il faut avoir recours (Voy. *Traitement de la pleurésie purulente aiguë*). Rappelons à ce propos qu'il ne faut pas prendre la fièvre de résorption sanguine, en quelque sorte normale dans l'hémothorax, pour de la fièvre due à l'infection. Des ponctions capillaires répétées permettront de se rendre compte de l'évolution de l'épanchement sanguin et de ne pratiquer la pleurotomie qu'à bon escient (1).

6° HERNIE PULMONAIRE. — Le prolapsus du poumon est un accident assez rare des blessures thoraciques. Exceptionnellement il succède à une contusion. La conduite à tenir est variable avec l'état du viscère hernié. S'agit-il de tissu pulmonaire sain, récemment hernié, non septique, on peut réduire et suturer la paroi thoracique en établissant un drainage.

Si, au contraire, le poumon prolabé est noirâtre, en partie sphacélé, certainement septique, mieux vaut alors lier le pédicule bien au ras de l'espace intercostal, exciser la hernie, fermer et drainer la plaie sans réduction du pédicule.

Dans les hernies survenant par contusion du thorax, le mieux est d'attendre ; on observe souvent la guérison spontanée ; si la hernie persiste, il sera facile d'en pratiquer la cure radicale (2).

VI. — TRAITEMENT CHIRURGICAL DE L'EMPHYSÈME PULMONAIRE (3).

Pour qui connaît l'anatomie pathologique de l'emphysème pulmonaire, un traitement chirurgical curatif de cette affection paraît une utopie : l'atrophie des cloisons alvéolaires et de leur tissu élastique, qui constitue la lésion primordiale et essentielle de l'emphysème, est une lésion définitive.

(1) Voy. Tuffier et Mauss, loc. cit.
(2) Tuffier, Soc. de chir., 1899.
(3) Pour la rédaction de ce chapitre, nous avons beaucoup emprunté à l'excellent article de Lenormant, L'opération de Freund (Journ. de chir., sept. 1908).

Mais nous devons à Freund cette notion que, à côté de l'emphysème essentiel, pour lequel tout traitement chirurgical est en effet inutile, existe une variété d'emphysème symptomatique d'une lésion des cartilages costaux, sans altérations du tissu pulmonaire, qui est justiciable d'un traitement chirurgical.

Chez les malades atteints de la maladie décrite par Freund, les cartilages costaux sont augmentés dans toutes leurs dimensions, en hauteur, en largeur et en épaisseur ; ils sont de plus irrégulièrement déformés et ont perdu leur élasticité normale par suite des modifications pathologiques de leur structure qui apparaissent nettement sur une coupe, le cartilage est jaunâtre, comme dissocié, avec par place des fentes et des géodes, souvent des zones calcifiées.

Le résultat de cette modification des cartilages est l'immobilisation du thorax en position inspiratoire ; voici comment : les cartilages, en augmentant de longueur, repoussent le sternum en avant et les côtes en dehors ; celles-ci, par suite de la disposition de leur articulation vertébrale, sont en même temps portées en haut et en avant. Le thorax est ainsi dilaté dans toutes ses dimensions et de plus rigide ; les mouvements d'expiration ne sont plus possibles. Ceci est si vrai qu'il suffit, sur le cadavre, de sectionner les cartilages costaux pour permettre l'abaissement des côtes.

Voici donc comment le thorax est immobilisé en position inspiratoire. Or, et ceci est essentiel, dans ces cas, l'élasticité du parenchyme pulmonaire est parfaitement conservée ; le poumon s'affaisse à l'autopsie lorsqu'on ouvre la plèvre, tandis que les poumons des emphysémateux vrais restent dilatés et font même hernie à travers l'ouverture thoracique.

Mais le poumon, bien que sain, est obligé de suivre les mouvements de la paroi thoracique et de se dilater avec le thorax. On conçoit que, les mouvements expiratoires ne pouvant s'accomplir, la capacité fonctionnelle de cet organe, la *capacité vitale*, soit diminuée ; au début, la respiration diaphragmatique et abdominale supplée dans une mesure suffisante à la respiration thoracique, mais, par suite de la dilatation de la partie inférieure du thorax, le diaphragme se trouve étiré, sa convexité s'abaisse, l'excursion de ses mouvements devient moins considérable, et il finit même par subir une atrophie qui, disons-le en passant, compromet singulièrement les résultats opératoires lorsqu'elle est constituée.

Le jeu du poumon sain est donc empêché par la dilatation rigide de la cage thoracique ; c'est la raison de l'insuffisance fonctionnelle de cet organe, des troubles respiratoires qui caractérisent l'emphysème. Ceci étant bien posé, on conçoit aisément que, *pour supprimer les troubles emphysémateux, pour rendre au poumon sa fonction, il suffit, au moins théoriquement, de permettre l'abaissement des côtes et de rendre sa mobilité à la cage thoracique en réséquant les cartilages costaux malades. Telle est l'opération de Freund.*

Mais ce qui précède nous permet ainsi d'établir que cette opération est seulement indiquée dans les cas où l'on constate les lésions décrites par Freund. L'opération n'est rationnelle et nous ne l'avons pratiquée que (1) « devant ces volumineux thorax dilatés et rigides, en tonneau », et ne s'applique point à toutes les variétés d'emphysème, comme le voudraient certains auteurs. Il importe donc, sans faire une description clinique qui dépasserait les limites qui nous sont assignées dans cet ouvrage, de donner quelques indications sur le diagnostic de la maladie de Freund.

Ces modifications des cartilages costaux, décrites par Freund et retrouvées par lui chez un grand nombre d'emphysémateux, constituent en effet pour cet auteur une maladie spéciale, qui débute parfois chez des sujets très jeunes et serait même, dans quelques cas, héréditaire. Il faut distinguer deux types :

1° La *dilatation rigide partielle progressive*, qui débute au niveau des deuxième et troisième cartilages costaux à droite, envahit les deuxième et troisième cartilages gauches et s'étend ensuite aux cartilages inférieurs, en respectant toujours le premier cartilage;

2° La *dilatation rigide généralisée*, dans laquelle la maladie frapperait d'emblée tous les cartilages. C'est une maladie des gens âgés, tandis que la forme précédente s'observe plutôt chez les jeunes.

Pour établir le diagnostic de cette maladie, comme l'a bien décrit Freund, « on se basera sur la faible amplitude des mouvements respiratoires du thorax, sur l'élévation et l'immobilisation du manubrium, sur l'augmentation du diamètre de l'orifice supérieur, qui atteint et dépasse 14 centimètres, sur la palpation directe des cartilages costaux montrant leur épaississement et leurs irrégularités, sur la radioscopie et la radiographie, enfin sur l'examen à l'aiguille exploratrice, qui permet de reconnaître très précocement les altérations centrales du cartilage, alors que la palpation est encore négative : l'aiguille pénètre avec difficulté et ressort à frottement, donnant une sensation de résistance dure, rugueuse et non élastique comme à l'état normal » (Lenormant).

La technique opératoire de la résection chondrale est extrêmement simple : elle se fait au bistouri ou au costotome, suivant la technique habituelle des résections costales. Le point délicat est

(1) Laxas, L'opération de Freund dans l'emphysème pulmonaire (*Semaine méd.*, 1907).

d'empêcher la reproduction du cartilage, qui a été dans quelques cas la cause de la récidive; pour cela, les uns ont réséqué le péricondre postérieur; d'autres l'ont rabattu sur l'extrémité costale; d'autres enfin ont interposé des fibres musculaires empruntées au grand pectoral entre les tranches de sections cartilagineuses.

Résultats opératoires. — Aux 14 observations réunies par Lenormant, il faut ajouter celle de Gottstein (1) et les 3 nôtres. Les résultats obtenus dans tous ces cas démontrent la réalité du mécanisme que nous venons de décrire. Le fait le plus remarquable est que, tout de suite après les résections, les côtes se sont mobilisées et le thorax a repris ses mouvements respiratoires. Ceci démontre bien la réalité de l'obstacle chondral.

L'opération ne paraît pas grave; il y a eu un seul cas de mort, celui de Lambert, par œdème pulmonaire, et il est assez difficile d'établir la part de responsabilité qui revient à l'opération dans ce décès.

La conséquence de la mobilisation thoracique a été la disparition ou l'atténuation des symptômes d'emphysème, dyspnée, cyanose, etc. Ce résultat s'est maintenu dans tous les cas, sauf deux, dans lesquels le cartilage s'est reproduit et a reconstitué la rigidité thoracique. Malheureusement, les malades n'ont pas été suivis assez longtemps pour qu'on puisse juger des résultats éloignés. Il faut noter cependant que l'opéré de Passler-Seidel, suivi pendant un an, « pouvait marcher, courir, monter un escalier, et supporta une bronchite grave pendant l'hiver suivant »; cela équivaut à une guérison définitive. Nous pouvons citer un résultat semblable chez une femme, huit mois après notre opération.

En somme, l'opération de Freund ne peut pas, à l'heure actuelle, être jugée de façon définitive; mais il est incontestable qu'elle a donné des résultats très encourageants.

(1) Gottstein, *Berlin. klin. Wochenschr.*, 1905, n° 16.

TRAITEMENT
DE LA TUBERCULOSE PULMONAIRE

PAR

le Dr G. KUSS

Médecin en chef du Sanatorium d'Angicourt.

CHAPITRE PREMIER

CURABILITÉ DE LA TUBERCULOSE PULMONAIRE. FORMES CURABLES. — TRAITEMENTS EFFICACES

Nécessité de juger la curabilité de la tuberculose pulmonaire d'après la clinique.

1. *Conditions de curabilité des tuberculoses pulmonaires.*
2. *Modes de guérison au point de vue clinique ; lenteur de régression des lésions fibro-caséeuses.*
3. *Principaux types de formes curables.*
4. *Conditions générales rendant le traitement efficace.* — Révélation du diagnostic au malade.

« La phtisie pulmonaire est curable à toutes ses périodes, » a dit Jaccoud, et Grancher enseignait que « la tuberculose est la plus curable des maladies chroniques ». Ces aphorismes n'ont peut-être pas toute la précision désirable ; leur exactitude aussi n'est que relative, mais la part de vérité qu'ils contiennent est telle qu'on peut les invoquer à juste titre pour traduire le fait, actuellement incontesté, de la *curabilité de la tuberculose pulmonaire.*

Reste à savoir dans quelles conditions et avec quelle fréquence cette curabilité se manifeste ; les médecins sont portés trop souvent vers deux sortes d'exagérations : les uns, croyant à la curabilité facile de la tuberculose pulmonaire, espèrent la guérison de lésions bacillaires dont tout fait supposer qu'elles sont irrémédiables ; les autres déclarent qu'une guérison incomplète s'obtient à grand peine chez une petite minorité de malades très légèrement touchés, à condition que des années soient consacrées exclusivement au traitement !

Il est donc indispensable, avant de passer en revue les moyens d'action de la phtisiothérapie, que nous cherchions à donner une idée d'ensemble des conditions générales de curabilité de la tuberculose pulmonaire, en nous bornant d'ailleurs à envisager la question au point de vue pratique.

Pour bien connaître cette curabilité, convient-il de s'adresser, comme on le fait d'habitude, à l'*anatomie pathologique*, qui révèle si souvent des lésions tuberculeuses guéries? Nous ne le pensons pas; l'extrême fréquence, aux autopsies, de cicatrices tuberculeuses prouve surtout qu'un grand nombre d'infections bacillaires n'évoluent pas chez l'homme, qu'il s'agisse de bacilles atténués ou affaiblis ou trop peu nombreux, ou bien de sujets spontanément immunisés. Généralement ces formes torpides, de faible étendue, n'ont pas été des tuberculoses pulmonaires au sens clinique du mot, bien qu'elles aient pu donner momentanément des signes de suspicion (anomalies respiratoires, réactions positives à la tuberculine, hémoptysies...). Leur guérison spontanée ne démontre point que les tuberculoses cliniques, à symptomatologie bruyante, soient fréquemment curables. Cette notion ne résulte pas davantage de la découverte, sur le cadavre, de tuberculoses enkystées latentes du poumon, puisqu'on ignore si ces lésions endormies n'auraient pas été ultérieurement le point de départ de redoutables poussées tuberculeuses.

Laissons donc de côté ces arguments médiocres : si la tuberculose pulmonaire est curable, c'est surtout la *clinique* qui doit en fournir la preuve : c'est elle qui peut nous dire à quelles phases du processus morbide, et dans quelle mesure les tuberculoses évolutives du poumon sont susceptibles de rétrocéder : il suffit pour cela d'observations méticuleuses, sincères, prolongées, assez précises pour permettre des classifications rationnelles, assez nombreuses pour autoriser des conclusions générales.

En fait, les cliniciens ont rassemblé, sur la curabilité de la tuberculose pulmonaire, des notions qui fournissent, au milieu des difficultés du problème, de précieux points de repère.

La première notion. — notion prépondérante qui domine toute la phtisiothérapie, — c'est l'*importance d'un traitement rigoureux dès le début de la tuberculose*. Si banal, si indiscutable que soit ce principe, il demande à être développé, car la tuberculose « au début » est moins facile à définir qu'on ne pourrait le croire; maintes fois, ce terme est appliqué à des processus bacillaires auxquels il ne convient nullement. — D'autre part, la tuberculose pulmonaire n'est pas seulement curable à son extrême début; elle peut, dans bien des cas, être soignée efficacement à une phase relativement tardive de son évolution, en pleine période d'état. Aussi indiquerons-nous d'abord les conditions générales qui régissent, au regard de la clinique, la curabilité de la tuberculose pulmonaire, réservant pour un chapitre spécial la question de la tuberculose au début et du traitement précoce.

I. — Conditions de curabilité des tuberculoses pulmonaires.

On assiste parfois à la guérison de malades atteints de tuberculoses pulmonaires si graves qu'elles paraissaient compromettre l'existence à bref délai : il n'est guère de phtisiologue qui n'ait le souvenir de cas semblables.

Ce sont des exceptions ; elles concernent surtout (mais non exclusivement) les formes à évolution subaiguë ou même aiguë, dont les allures sont si trompeuses et ne sauraient entrer en ligne de compte pour la pratique courante ; on admet avec raison que les périodes avancées de la phtisie ne sont plus accessibles aux efforts du thérapeute ; mais un certain nombre de tuberculeux incurables sont doués d'une extraordinaire résistance et supportent sans trop de gêne d'énormes lésions ; on ne peut songer à les guérir, au moins arrive-t-on à leur procurer des trêves plus ou moins durables qui permettent aux uns de vivre d'une vie semi-active, aux autres de se maintenir en marge de l'existence. *Beaucoup de phtisiques peuvent être maintenus longtemps en état relativement satisfaisant sans devenir des tuberculeux curables.* Pour qu'on soit en droit d'espérer, chez un sujet qui s'alimente bien et qui est soigné convenablement, la guérison de lésions tuberculeuses du poumon, le malade doit réunir un *ensemble de conditions favorables* dont les plus importantes sont tirées de la *tendance évolutive*, de l'*étendue lésionnale* et de l'*âge des lésions*.

A. Tendance évolutive. — Il ne faudrait pas croire que toutes les tuberculoses pulmonaires correctement soignées dès le début puissent être conduites vers la guérison ; dans bien des cas, le début apparent se fait de telle sorte que l'espoir d'arrêter la maladie devient très précaire ; ou bien l'évolution se montre si défavorable que les moyens thérapeutiques actuellement connus demeurent à peu près impuissants : *les succès dont les médecins s'enorgueillissent* (non sans raison d'ailleurs) *s'obtiennent chez les tuberculeux dont l'organisme possède spontanément une force réactionnelle suffisante, chez ceux dont les actes défensifs naturels sont vraiment efficaces.* Dans bien des cas, les signes fournis par l'examen clinique renseignent d'une manière assez exacte sur la tendance évolutive de la tuberculose : on peut savoir s'il s'agit d'une forme progressive amenant d'incessantes réactions thermiques ou d'une forme torpide presque constamment apyrétique; d'une tuberculose caséeuse à fonte rapide, d'une tuberculose fibro-caséeuse banale, d'une tuberculose à tendances sclérosantes ou d'une forme fibreuse; si la lésion se limite d'emblée ou manifeste des tendances extensives; si elle évolue comme une maladie générale ou se comporte à la manière d'une simple maladie locale facilement tolérée par l'organisme; si elle s'accompagne ou non de phénomènes d'intoxication, qui dépriment le système nerveux, agitent le pouls, déglobulisent le sang, font baisser la tension artérielle, cachectisent le malade, etc.

La tendance évolutive, ainsi définie, est la résultante d'un grand nombre d'actions complexes, l'aboutissant de tout un ensemble de conditions diverses, héréditaires et acquises, où interviennent à la fois la constitution et le tempérament du sujet, les effets lointains des maladies ancestrales et des maladies antérieures, les qualités propres du terrain, l'intensité des réactions de défense générales ou locales, et aussi la virulence et la modalité de l'infection bacillaire actuelle. Ces influences multiples, le clinicien ne peut ni les analyser ni les mesurer; il se borne à constater leur effet global. Or les caractères évolutifs, observés dans une période de calme lésional, ont une importance d'autant plus grande qu'ils renseignent non pas seulement sur la marche actuelle de la maladie et sur la puissance défensive du sujet au moment considéré, mais encore sur la *qualité*, pour ainsi dire, de la tuberculose, maladie protéiforme entre toutes; *l'histoire du passé morbide, l'étude des traces indélébiles d'anciennes poussées, la constatation de la tendance évolutive actuelle sont les premiers éléments qui permettent d'établir le pronostic.* Il est certain que tous les sujets ne sont pas égaux devant le bacille; il est probable que toutes les races bacillaires responsables des tuberculoses humaines n'ont pas la même virulence et la même toxicité; en tout cas, pour un tuberculeux donné, comme l'a très bien montré Bard, l'évolution lésionnale conserve pendant un temps prolongé, voire même pendant tout le cours de la maladie, des caractères particuliers assez stables et assez fixes; « chaque tuberculeux réalise en quelque sorte une forme morbide qui lui est propre » (Bard). Nous souscrivons entièrement à cette formule, qu'on doit opposer, de par la clinique et de par l'anatomie pathologique, à l'opinion de ceux qui subordonnent trop étroitement le pronostic de la tuberculose à la *quantité* des tubercules; mais il va sans dire qu'on ne saurait contester l'importance de l'appréciation quantitative des lésions tuberculeuses.

B. **Étendue lésionale**. — *L'étendue lésionale est en effet un élé-*

ment essentiel du pronostic à condition que l'on s'attache à déterminer à la fois l'étendue, la confluence et la densité des lésions : cette notion est tellement certaine qu'elle s'est imposée aux anciens cliniciens comme aux modernes, et que, actuellement, l'étendue lésionale est devenue, pour la classification des tuberculeux, un critérium indispensable.

Mais il ne peut être question de *mesurer* l'étendue réelle des lésions ; on doit se contenter d'une *évaluation* approximative de l'étendue apparente de la tuberculose ; parmi les systèmes qui permettent de classer ces évaluations d'une manière commode, un des plus employés est celui de Turban (1), qui divise la tuberculose pulmonaire en trois stades d'après la gravité et l'étendue lésionales.

Il ne faut pas demander à cette division plus qu'elle ne peut donner : en faire la pierre angulaire d'une statistique, l'élément unique d'une classification de malades, c'est se condamner à grouper ensemble des tuberculoses tout à fait dissemblables ; ainsi une tuberculose fibro-caséeuse ouverte au stade I en pleine évolution sera classée à côté d'une lésion abortive d'un sommet ou de formes purement fibreuses, — ou bien encore, une tuberculose fibro-caséeuse, au stade III, mais curable, sans fièvre, sans tachycardie, à évolution favorable, sans phénomènes d'intoxication, sera mise au même rang que les formes avancées invétérées, progressives, incurables de la maladie. La division de Turban est donc absolument insuffisante pour le groupement rationnel des malades ; par contre, elle rend de grands services dans la classification des formes fibro-caséeuses banales apyrétiques de la tuberculose pulmonaire, et, d'une manière générale, elle nous paraît très recommandable pour évaluer l'étendue lésionale.

La connaissance de l'étendue lésionale doit être le but, laborieusement poursuivi, de tout examen clinique bien fait : elle fournit au phtisiothérapeute des renseignements de premier ordre, d'ailleurs indispensables. — Il n'est pas admissible que, pour juger la curabilité d'un tuberculeux, on se contente, comme on le fait si souvent, de la notation du degré d'évolution des tubercules et de l'appréciation banale et imprécise de l'état général ; le *degré de la tuberculose*, c'est-à-dire le stade plus ou moins avancé de l'évolution anatomique des lésions,

(1) DIVISION DE TURBAN POUR L'ÉVALUATION DE L'ÉTENDUE LÉSIONALE :

Stade I. — Lésions légères atteignant au plus en étendue le volume d'un lobe.

Stade II. — Lésions légères plus étendues que celles du stade I, mais ne dépassant pas le volume de deux lobes ou lésions graves intéressant au maximum le volume d'un lobe.

Stade III. — Toute lésion plus étendue que dans le stade II.

Dans l'appréciation de l'étendue des lésions, le volume d'un lobe est toujours synonyme du volume de deux demi-lobes, de trois tiers de lobe, etc., et représente le volume du lobe supérieur droit.

ne commande le pronostic que d'une manière indirecte et lointaine ; quant à l'*état général*, il est lié en grande partie au mode d'existence du malade, et non uniquement à la gravité réelle de la tuberculose ; on rencontre souvent (en particulier dans les sanatoriums) des sujets dont la santé paraît florissante et qui dissimulent, derrière cet aspect trompeur, de grosses lésions irrémédiables et progressives : inversement, il est fort rare qu'un traitement rationnel échoue quand un mauvais état général n'est associé qu'à de faibles lésions tuberculeuses : l'opinion inverse, très répandue, est due surtout à des erreurs d'observation, à des examens cliniques insuffisants, à des auscultations superficielles et incomplètes et aussi, il convient de le dire, aux difficultés parfois insurmontables de l'exploration thoracique qui font croire à des lésions moins importantes qu'elles ne le sont en réalité : souvent des lésions profondément situées sont mal interprétées, des zones d'induration mal jugées : elles peuvent être plus redoutables, par la masse de matière caséeuse qu'elles renferment, qu'une caverne gargouillante. En présence d'une déchéance marquée, contrastant avec le peu d'étendue apparente de la tuberculose, plutôt que d'accepter l'hypothèse facile d'un mauvais terrain ou d'une prédisposition spéciale, il faut penser d'abord soit à des lésions caséeuses profondes ignorées, soit à des lésions jeunes en voie de prolifération active, soit encore à des complications surajoutées. Plus on devient expérimenté dans l'examen des malades, mieux on comprend la vérité du principe formulé si nettement par Hérard, Cornil et Hanot : *la gravité de la situation est en raison directe de la profondeur et de l'étendue des lésions pulmonaires* (toutes choses égales d'ailleurs).

C. **Age des lésions**. — L'âge des lésions pulmonaires est un troisième élément important du pronostic, car l'ancienneté des tubercules rend, pour une même étendue lésionale, le traitement beaucoup plus long et bien moins efficace. Lorsqu'on trouve, par exemple, dans un poumon, une infiltration discrète en voie de ramollissement, le pronostic est tout différent, suivant que cette lésion forme le reliquat d'une poussée récente ou qu'il s'agisse, au contraire, de tubercules existant déjà depuis un temps prolongé ; dans le premier cas, un traitement convenable pourra être suivi de la disparition relativement rapide des signes morbides ; dans le second cas, on n'obtiendra le plus souvent que l'immobilisation et l'enkystement des lésions ; la régression, si elle se produit, sera d'une lenteur désespérante.

En d'autres termes, *pour des signes d'auscultation identiques, la guérison se fait d'autant mieux que les tubercules sont plus récents.*

Il est clair que la gravité d'une tuberculose n'est pas définie complètement par l'étendue lésionale, la tendance évolutive et l'âge des lésions ; dans chaque cas particulier, le pronostic dépend aussi de conditions individuelles qui tiennent les unes au malade, les autres aux lésions elles-mêmes ou aux complications surajoutées, d'autres enfin au milieu ambiant, au mode d'existence et au traitement suivi.

Nous n'avons pas à étudier ici, ni même à énumérer ces conditions multiples : il en est deux, cependant, que nous ne pouvons passer sous silence, car leurs rapports avec la curabilité de la tuberculose sont fréquemment envisagés d'une manière inexacte : l'une concerne la « période », « le degré » de la tuberculose, l'autre la classe sociale du malade.

Degré de la tuberculose. — Tous les médecins admettent aujourd'hui que le diagnostic de la tuberculose est possible, souvent même facile à la période dite de germination, c'est-à-dire avant que l'expectoration ne renferme de bacilles, avant que les poumons ne présentent à l'auscultation des râles, des craquements ou du souffle. Si l'on voulait attendre, pour instituer un traitement, l'apparition de ces signes, qui peuvent être tardifs, on perdrait un temps précieux, on commettrait une faute lourde : ces notions sont en dehors de toute discussion, et ce n'est pas un des moindres titres de gloire de Grancher de les avoir, par ses efforts persévérants, démontrées et rendues classiques.

Toutefois, il convient de ne rien exagérer ; le désir, très légitime, très rationnel de soigner la tuberculose à son extrême début a conduit certains médecins à propager cette idée, que la maladie parvenue à la première période de Laennec ou *a fortiori* à la seconde période, serait une affection rebelle à la thérapeutique ; on n'arriverait pratiquement à de bons résultats qu'à la condition de dépister la tuberculose à une phase où les signes physiques se bornent à des phénomènes stéthoscopiques d'interprétation délicate : c'est ainsi qu'on a entrepris, notamment dans certains sanatoriums populaires allemands, ce que Weicker appelle, d'une façon expressive, « la chasse au tuberculeux débutant », et hospitalisé de simples tuberculifères qui n'en avaient nul besoin ; c'est ainsi encore qu'on a affirmé, dans un Rapport officiel récent, que « la maladie ne peut guérir qu'à la période de prétuberculose, quand les méthodes d'exploration qui se flattent d'apporter la certitude sont muettes » !

Ces conceptions théoriques ne résistent pas à l'examen des faits ; elles ont été déduites abusivement de cette notion classique que la tuberculose pulmonaire passe successivement par les périodes de germination, d'induration, de ramollissement, de caverne, et qu'à chacune de ces périodes le pronostic augmente en gravité d'une manière progressive. Cela est vrai en principe. *Mais il ne faut pas confondre deux choses absolument différentes, l'évolution des lésions et l'évolution de la maladie.* Ce qui constitue à vrai dire le substratum anatomique des formes graves de tuberculose contre lesquelles nous sommes désarmés, ce n'est pas l'état plus ou moins avancé de la zone de tuberculisation, c'est l'accumulation de matière caséeuse virulente en ce point et l'envahissement lésional rapide qui rayonne tout autour, ou qui se dissémine au loin. Inversement il importe peu pour le malade qu'une lésion soit à une « période » avancée, même à la période cavernulaire, si cette lésion est discrète, torpide, limitée à une faible étendue du poumon et si le sujet est résistant. D'autre part, on doit se souvenir que, chez les malades qui se défendent bien contre le bacille, c'est-à-dire chez les tuberculeux curables, le début clinique est précédé d'une longue phase latente pendant laquelle les tubercules initiaux ont eu largement le temps de se développer ; aussi, au moment où les tout premiers symptômes apparaissent, les lésions ont fréquemment dépassé de beaucoup le stade anatomique de début ; il n'y a pas lieu de s'en étonner ; ne savons-nous pas avec quelle rapidité un tubercule peut se former, se caséifier, se ramollir ? Il arrive assez souvent que l'*évolution clinique* commence seulement à se dessiner, sans signes défavorables, à une période où l'*évolution lésionale* a déjà donné naissance à de petites zones de tuberculose ouverte. Les craquements, les râles, les bacilles dans les crachats sont, dans bien des cas, quoi qu'on en ait dit, *des signes évolutifs précoces*, existant chez des malades qui présentent de grandes garanties de guérison, et cela non seulement dans les formes anormales de tuberculose, telles que la bronchite bacillaire, mais aussi dans les formes banales habituelles de la maladie.

Ces signes doivent être recherchés de parti pris, avec persévérance et avec méthode, chez toute personne soupçonnée de bacillose ; quand on explore systématiquement les sommets pulmonaires au-dessus de la clavicule, on y trouve souvent des signes nets de ramollissement tuberculeux, alors que les régions sous-claviculaires n'offrent que des respirations anormales de signification douteuse ; il n'est pas rare non plus de découvrir quelques bacilles dans l'expectoration presque muqueuse, paraissant insignifiante, de malades qui, d'après l'auscultation, semblent avoir uniquement de la sclérose pulmonaire.

La *distinction entre les tuberculoses ouvertes et les tuberculoses fermées*, si importante soit-elle, ne peut donc pas être considérée comme fondamentale pour le pronostic ; comme nous venons de le voir, la présence de bacilles dans les crachats n'indique pas toujours une tuberculose avancée; quant aux dangers créés par la communication d'un foyer pulmonaire avec les bronches, ils ne sont pas aussi considérables qu'on l'a prétendu ; l'ouverture à la peau d'un abcès ossifluent aggrave l'état du malade par suite d'infections secondaires inévitables; mais l'ouverture de tubercules dans une bronche n'a pas nécessairement les mêmes conséquences fâcheuses : les voies aériennes profondes se trouvent efficacement protégées contre les germes atmosphériques ; il faut tout un ensemble de conditions défavorables pour qu'une infection secondaire atteigne des petits foyers tuberculeux qui se déversent dans une bronchiole.

Enfin la clinique nous apprend que les tuberculeux à lésions ouvertes ne contaminent pas très souvent leur larynx, leurs amygdales, leurs ganglions cervicaux, leur intestin, et aucun argument valable ne justifie l'hypothèse de Calmette, d'après laquelle les poussées tuberculeuses des phtisiques seraient dues habituellement à des bacilles déglutis, réinfectant l'organisme par la voie intestinale.

En réalité, bien des tuberculoses pulmonaires ouvertes à lésions récentes guérissent plus vite et plus facilement que certaines infiltrations compactes fermées : il suffit d'ailleurs de l'élimination de petits foyers caséeux pour donner momentanément, chez des sujets très faiblement touchés, des crachats qui fourmillent de bacilles. La présence des bacilles dans les crachats ne devient un signe de gravité que par son rapprochement avec les autres symptômes, ou bien par l'abondance et la ténacité d'une expectoration bacillifère persistante; celle-ci témoigne alors de l'existence de grosses lésions caséeuses en pleine activité suppurative, ce qui est d'un mauvais pronostic; par contre, l'absence habituelle de bacilles dans les crachats, chez des malades porteurs de lésions fibro-caséeuses ramollies, est un indice favorable : elle ne signifie pas que ces lésions soient réellement fermées, mais elle montre que les parties nécrosées, en voie d'élimination, sont très pauvres en bacilles.

Classe sociale du malade. — Bien des personnes pensent que la tuberculose pulmonaire est, jusqu'à un certain point, curable chez les malades aisés, mais qu'il n'y a rien à faire quand il s'agit d'un tuberculeux pauvre. Comment admettre, dit-on, qu'un tuberculeux, qu'on a lentement et difficilement arraché à la mort dans un sanatorium populaire, puisse éviter les rechutes lorsqu'il revient dans un logement insalubre, lorsqu'il reprend un travail épuisant dans un atelier malsain ! Comment admettre que le médecin des pauvres obtienne des succès thérapeutiques durables chez des malheureux qui se débattent journellement contre la misère s'ils ne travaillent pas, contre des causes incessantes d'évolution tuberculeuse s'ils travaillent, sans même parler de l'alcoolisme, auquel bien peu de prolétaires échappent ?

Nous ferons observer qu'il y a beaucoup d'ouvriers ou d'employés pauvres dont les conditions d'existence ne sont pas pires que celles de sujets d'une classe sociale plus élevée, astreints eux aussi à la nécessité inéluctable d'un labeur quotidien. Personne d'ailleurs ne conteste les difficultés toutes spéciales du traitement des tuberculeux pauvres : si grandes soient-elles, elles ne sont pas insurmontables ; encore faut-il entreprendre la lutte dans des conditions où la partie ne soit pas perdue d'avance. Il est clair que les formes avancées ou progressives de la tuberculose, d'un pronostic déjà si désolant chez les malades aisés, échappent à toute action utile dans la classe pauvre ; même observation pour les tuberculoses étendues, qui transforment le sujet en un infirme d'une excessive fragilité ; mais, à côté de ces tuberculoses irrémédiables (seules connues de beaucoup de personnes, d'où leur opinion pessimiste), il y a de nombreuses formes de tuberculose avérée, avec bacilles dans les crachats, qui sont prêtes à rétrocéder, si l'on veut bien s'occuper d'elles à temps et qui fournissent, même dans le peuple, de bons résultats *durables* : chez les tuberculeux *à lésions ouvertes* soignées au sanatorium populaire du Grand-Duché de Bade, on a constaté que, cinq ans après la cure, l'aptitude au travail était conservée dans 75 p. 100 des cas au stade I, dans 60 p. 100 des cas au stade II, dans 32 p. 100 des cas au stade III. Nous-même, au sanatorium d'Angicourt, réservé aux indigents de Paris, nous avons pu nous convaincre, qu'en exerçant lors des admissions, une sélection rationnelle et en soignant les malades pendant un temps suffisant, on obtient dans la *majorité des cas* des résultats *éloignés* très satisfaisants, alors même que la nature des lésions ne permet pas de conduire le malade jusqu'à la « guérison apparente ». Il est donc absolument inexact de proclamer l'incurabilité de la tuberculose pulmonaire dans la classe ouvrière ; il faut laisser cette opinion stérilisante et fausse aux médecins qui ne commencent guère à soupçonner l'existence d'une tuberculose qu'au moment où la maladie a déjà produit des lésions considérables. On a le droit d'affirmer que le nombre des tuberculeux pauvres auxquels on est vraiment utile augmenterait dans une notable proportion, si ces malades, intéressants entre tous, trouvaient autour d'eux moins de scepticisme, moins d'ignorance, une foi plus agissante, une organisation plus méthodique.

Après avoir ainsi passé en revue les conditions cliniques dont dépend essentiellement la curabilité des tuberculoses pulmonaires, nous devrions indiquer schématiquement les principaux types de tuberculoses pratiquement curables : mais *une question préalable* se pose : quelle est la portée et la signification du mot « guérison » dans le cas de tuberculoses pulmonaires?

II. — Modes de guérison des tuberculoses pulmonaires au point de vue clinique.

La guérison complète d'une maladie microbienne, c'est la *restitutio ad integrum*, avec disparition des lésions et suppression de tout foyer d'infection. Il est évident que le terme « guérison » employé dans ce sens n'est presque jamais applicable à la tuberculose pulmonaire; le bacille de Koch conserve, à l'intérieur du corps, inclus dans les tubercules, sa virulence et sa nocivité pendant un temps prolongé : on a pu retrouver des bacilles *virulents* dans des lésions complètement calcifiées : beaucoup d'évolutions tuberculeuses ne reconnaissent pas d'autre origine qu'une auto-infection par de vieux foyers caséeux ou caséo-crétacés, endormis et latents depuis des années, et qu'on pouvait croire guéris. Donc, quelles que soient les apparences cliniques, on ne saurait *affirmer* la guérison d'une tuberculose, au *sens absolu du mot*.

Mais, *en pratique*, la question change d'aspect, et il est parfaitement légitime de parler de guérisons de tuberculose, à condition : 1° de s'en tenir à la définition donnée par Littré : « La guérison est le recouvrement de la santé » ; 2° d'employer des expressions dont la signification conventionnelle, fixée d'une manière précise, réponde à des états pulmonaires dûment caractérisés; cliniquement, les aboutissants favorables des évolutions tuberculeuses qu'on a pu enrayer véritablement doivent être classés sous les rubriques suivantes : guérison apparente, guérison réelle, guérison relative, améliorations considérables paraissant solides.

Guérison apparente. — Cette expression, bien définie par Dettweiler, a été discréditée par l'habitude fâcheuse de certains médecins qui qualifient « guérison apparente » les améliorations banales obtenues si facilement chez les phtisiques. C'est un procédé commode pour enregistrer des guérisons, mais c'est un procédé inacceptable.

Il n'y a guérison apparente que dans le cas où *l'état général, l'examen du poumon, le fonctionnement du cœur et des poumons conduisent à l'impression que le tuberculeux est guéri* (Dettweiler). C'est dire, en particulier, que le malade n'a pas de bacilles dans les crachats, que sa température est stable après les marches, que son pouls est calme, qu'à plusieurs auscultations successives et espacées on ne trouve ni râles pulmonaires, ni craquements après la toux, les seuls signes qui persistent étant des signes de sclérose. Ces caractères d'auscultation acquièrent une très grande valeur lorsqu'on a pu assister à la disparition effective et graduelle des craquements : ils ont moins de signification en présence de lésions n'ayant pas encore donné de râles, et dont, par suite, la nature exacte est moins bien connue. En tout cas, il faut s'assurer que les régions qui paraissent sclérosées ne renferment pas de processus en voie de semi-activité, ne dissimulent pas d'infiltration caséeuse de quelque importance : la question ne peut pas être tranchée par le seul examen thoracique à l'aide de la percussion, de l'auscultation et de la radiologie : il faut, en outre, soumettre le convalescent à des épreuves capables de mettre en lumière les tares morbides cachées et chercher à provoquer des *réactions révélatrices* générales ou locales : la tuberculine peut, à ce point de vue, rendre de grands services ; mais, avant tout, on étudiera attentivement les effets produits par un entraînement graduel.

Guérison réelle. — Pour l'appréciation d'une guérison réelle, l'*épreuve du temps* est nécessaire ; lorsqu'une « guérison apparente » persiste *intégralement* pendant un minimum de deux ans, malgré la cessation de la cure de repos, malgré la reprise du travail, le malade est vraisemblablement tiré d'affaire d'une manière définitive, sous réserve qu'aucune cause profonde de déchéance ne vienne remuer et réveiller les vieilles lésions cicatrisées. La probabilité de guérison réelle devient presque une certitude, si la guérison apparente se maintient rigoureusement pendant cinq ou six ans. Une reprise du processus morbide après une aussi longue période ne serait plus, à vrai dire, une rechute, mais équivaudrait à l'éclosion d'une maladie nouvelle.

Les « *guérisons apparentes* », *correctement appréciées à la fin d'une cure par un médecin compétent, deviennent, dans la majorité des cas, des guérisons réelles, si les conditions d'existence ne sont pas défavorables.* La démonstration de ce fait important a été donnée par Dettweiler (1) ; parmi les tuberculeux de Falkenstein, atteints pour la plupart de tuberculoses ouvertes, qui paraissaient guéris à leur sortie du sanatorium, 98 ont été retrouvés trois à neuf ans plus tard : 72 d'entre eux étaient restés absolument guéris. Des observations semblables ont été faites depuis par beaucoup de phtisiologues.

(1) Dettweiler, *Bericht über zwei und sechzig völlig geheilte Fälle von Lungenschwindsucht*, 1886.

Guérison relative. — Il n'y a qu'une minorité des sujets atteints de tuberculoses banales qui puissent prétendre à la guérison apparente ; un grand nombre de formes fibro-caséeuses, si favorable que soit leur évolution, n'arrivent ni à une régression complète, ni à une transformation scléreuse totale ; mais les progrès de la cicatrisation peuvent être tels que la santé se rétablit parfaitement et que les signes d'auscultation deviennent très minimes. C'est alors la « guérison relative », caractérisée, disait Dettweiler, « par la persistance de quelques craquements à peine perceptibles, de râles isolés dans les parties qui ont été malades, par une petite expectoration purulente, par un certain doute sur le maintien des bons effets obtenus » ; il faut ajouter à ces signes l'absence de bacilles dans l'expectoration, la stabilité thermique et circulatoire.

Amélioration considérable paraissant solide. — Dans beaucoup de cas enfin, l'amélioration du malade est très marquée ; l'évolution morbide et l'état lésional sont modifiés profondément ; le résultat peut être enregistré en toute sincérité comme un succès réel du traitement, et cependant l'auscultation révèle encore des signes lésionaux passablement étendus, des râles et des craquements en assez grand nombre ; souvent même les bacilles n'ont pas disparu des crachats. Il ne peut être question de prononcer ici le mot de guérison, qui contrasterait par trop avec l'étendue des zones encore tuberculisées : ce sont « des améliorations considérables paraissant solides et durables » ; trois conditions les définissent :

1° *Disparition des phénomènes évolutifs* (absence de tout incident récent, de tout symptôme pouvant faire croire à une progression, même partielle, des lésions) ;

2° *État symptomatique excellent avec résistance marquée du malade* (bon état général, stabilité de la température et du pouls, résistance aux fatigues modérées, retour de l'aptitude au travail) ;

3° *Signes nets de régression lésionale accentuée* (diminution permanente des signes stéthoscopiques dans une grande partie des foyers tuberculeux, coexistant avec la persistance de zones étendues d'infiltration fibro-caséeuse, ouverte ou non. Si les crachats demeurent bacillifères, au moins leur abondance et leur teneur en bacilles ont-elles fortement diminué).

Lorsque ces conditions se trouvent réalisées, on peut admettre que la maladie est vraiment enrayée et que l'amélioration persistera et s'accentuera encore après la fin du traitement, si le sujet n'est pas astreint à un travail au-dessus de ses forces ; chez nos anciens malades d'Angicourt ayant obtenu au Sanatorium une « amélioration considérable paraissant solide », nous avons vu fréquemment la reprise du

travail s'accompagner d'une augmentation des forces, de la disparition de l'essoufflement et de la continuation très lente et graduelle
des phénomènes anatomiques de régression.

On ne confondra pas ces cas avec ceux dans lesquels il s'agit simplement d'une *amélioration considérable de durée aléatoire* ;
ici encore l'amélioration notable de l'état général et des symptômes
montre que l'évolution tuberculeuse a *été* modifiée d'une manière
très favorable ; mais les signes stéthoscopiques sont *peu transformés*,
ou bien la *fragilité* du malade ne permet guère de croire qu'il soit
capable de reprendre sans danger ses occupations ; ou bien enfin
l'amélioration est de *date trop récente* pour qu'elle puisse être considérée comme définitivement acquise ; vraisemblablement de tels
sujets ne resteront en bon état que s'ils continuent à se soigner attentivement ; ce sont des malades en bonne voie de progrès ; ce ne sont
pas encore des convalescents, et certains d'entre eux n'entreront
jamais en convalescence.

Il convient d'observer que l'évaluation du résultat immédiat d'un
traitement, pour présenter des garanties d'exactitude (au moins réla-
tive), nécessite une *étude clinique approfondie du malade* : la
recherche des signes physiques pulmonaires *ne suffit pas* : bien faite,
elle fournit, sans contredit, des renseignements de premier ordre,
mais elle laisse le médecin dans l'incertitude au sujet de questions
très importantes : *état anatomique exact* des lésions tuberculeuses en
voie de cicatrisation et des lésions latentes qui n'ont pas encore évolué
— degré *d'immunisation antituberculeuse* — degré de *résistance à la
fatigue* : ce dernier élément, indispensable à connaître, doit être
déterminé expérimentalement pour ainsi dire ; voilà pourquoi il
faut prescrire, à la fin du traitement, une cure méthodique d'entraînement bien surveillé ; de plus, il est très utile de revoir le malade
un ou deux mois après la reprise du travail ; à ce moment, on juge
son état avec une plus grande précision. L'évaluation des résultats est aussi plus facile et plus sûre lorsque le malade a été soumis
à une médication capable de provoquer des réactions inflammatoires
dans les zones tuberculisées ; nous verrons que la tuberculinothérapie est précieuse à ce point de vue ; elle fait souvent apparaître,
dans des régions pulmonaires paraissant à peu près indemnes ou
sclérosées, des signes évidents de lésions bacillaires actives, qu'on ne
soupçonnait pas et dont il faut poursuivre la cicatrisation.

D'ailleurs, quelle que soit la thérapeutique employée, on aura
toujours présente à l'esprit la *lenteur très grande de régression*

des lésions tuberculeuses, en particulier des lésions fibro-caséeuses ; cette notion permettra d'éviter bien des erreurs dans la direction d'un traitement et dans l'appréciation des résultats. Souvent un optimisme fâcheux fait croire à la « guérison » rapide de tuberculoses qui, certainement, n'ont pu subir de transformation appréciable en un si court espace de temps, et l'on est tout de suite fixé sur la compétence ou sur la bonne foi des auteurs qui prônent une médication, lorsqu'on apprend que cette médication a cicatrisé en trois ou quatre mois de larges foyers de ramollissement tuberculeux !

Sans doute, *on observe fréquemment, au début d'un traitement rationnel, des modifications rapides et même notables des signes physiques :* mais il ne faut pas se faire illusion sur la valeur de ces transformations ; elles tiennent surtout à la suppression, sous l'influence d'une bonne hygiène, d'éléments morbides associés aux lésions tuberculeuses fondamentales, telles que réactions inflammatoires des bronches, congestions pérituberculeuses, engouement des territoires tuberculisés, exsudats broncho-alvéolaires : en un mois de cure rigoureuse, ces éléments surajoutés peuvent se modifier à tel point que le schéma d'auscultation diffère notablement du schéma initial ; cela s'observe surtout chez les malades qui sont au décours d'une poussée aiguë ou subaiguë et chez ceux qui ont été aggravés, avant le traitement, par une série de fautes d'hygiène : la lésion tuberculeuse proprement dite *se nettoie* pour ainsi dire des processus catarrhaux, congestifs, œdémateux qui la compliquaient et qui masquaient son véritable aspect. Ce premier résultat une fois acquis, les lésions qui persistent sont en général d'une grande fixité, et ce n'est qu'au bout de plusieurs mois et même d'années que l'on constate à l'auscultation des signes notables de régression. Avant de porter un pronostic, il est donc indiqué de *soumettre le malade à une observation préliminaire de quatre ou cinq semaines,* la première impression étant souvent trompeuse, soit dans le sens défavorable, soit dans le sens favorable ; le premier mois de cure permet de mieux juger l'évolution morbide, de mieux comprendre les signes stéthoscopiques, de mieux apprécier la gravité des lésions tuberculeuses constituées : à la fin de cette période d'observation, on évalue avec plus d'exactitude l'étendue lésionale et les forces défensives du malade ; on établit plus facilement le pronostic. *Les tuberculeux pour lesquels ce pronostic d'attente est nettement favorable obtiennent, dans la majorité des cas, par un traitement bien dirigé, un bénéfice réel (prolongé ou définitif).*

S'il est nécessaire, au début d'une cure, de ne pas s'en laisser imposer par certaines améliorations lésionales aisément obtenues, inversement, aux périodes ultérieures du traitement, il faut *éviter de con-*

clure à un état stationnaire *des lésions, si les signes physiques demeurent stationnaires* : les tubercules peuvent subir des transformations profondes, qui ne se révèlent pas à l'auscultation : souvent le schéma d'examen thoracique reste à peu près invariable, tandis que l'imprégnation toxinique disparaît, que la suppuration bacillaire se tarit, que les tubercules s'enkystent et s'entourent d'une barrière scléreuse de plus en plus solide, que la résistance antibacillaire du malade augmente de plus en plus ; ces phénomènes ont pour effet de changer une tuberculose pulmonaire progressive redoutable en une *maladie locale* torpide, bien enrayée dans son évolution et que le sujet supporte aisément : *le tuberculeux, sans être guéri, a cessé d'être un malade, il est devenu un infirme du poumon* ; cette infirmité pulmonaire, dans bien des cas, est à peine gênante, malgré l'existence de lésions étendues, devenues chroniques, silencieuses et presque inoffensives.

En d'autres termes, la « guérison apparente » et la guérison réelle, espoirs lointains du malade et du médecin, sont fréquemment inaccessibles ; s'il y a beaucoup de tuberculeux curables, bon nombre d'entre eux doivent se contenter d'une *guérison partielle*, compatible avec une existence active.

III. — Caractéres cliniques des formes curables.

Les *garanties les plus grandes de curabilité* des tuberculoses pulmonaires sont liées d'une manière générale aux conditions suivantes (que la tuberculose soit ouverte ou fermée) :

1° Étendue lésionale ne dépassant pas le stade I de la division de Turban ;

2° Début clinique relativement récent, ne remontant pas au delà de quelques mois ;

3° Tendance évolutive favorable, c'est-à-dire que ces tuberculoses, en dehors des poussées intercurrentes, sont apyrétiques, faiblement intoxicantes et ne progressent plus quand elles sont soustraites aux causes extrinsèques d'aggravation.

Les tuberculoses plus étendues ou plus anciennes rétrocèdent bien plus difficilement ; les tuberculoses à tendance évolutive défavorable ne sont influencées que dans une faible mesure par les moyens thérapeutiques dont nous disposons.

On peut serrer le problème de plus près et indiquer, d'une manière schématique, les *formes curables* de tuberculose pulmonaire ; il est clair que ces indications générales seront facilement en défaut dans un cas particulier, le pronostic se trouvant sous la dépendance d'éléments individuels, dont l'influence ne peut pas être appréciée exactement ; de plus, il est impossible d'adapter les cadres rigides

d'une classification à l'infinie variété des tuberculoses pulmonaires.
Ces difficultés n'en laissent pas moins subsister l'utilité certaine
des notions schématiques qui servent de fils conducteurs au milieu
des incertitudes de la pratique courante.

Mais il faut mettre, en dehors de la question, les tuberculoses pulmonaires *en évolution aiguë ou subaiguë*; pendant les périodes de
pleine activité du processus bacillaire, le pronostic reste en suspens,
jusqu'au moment où la fièvre tombe, où la poussée s'éteint, où les
nouvelles lésions deviennent à peu près fixes. Certaines poussées, qui
commencent sournoisement, avec des allures bénignes, emportent
le malade dans une éclosion soudaine de bacillose aiguë; inversement
on voit des tuberculeux triompher de lésions en activité d'un pronostic très inquiétant, de bronchopneumonies bacillaires d'une extrême
gravité apparente, de complications fébriles d'une très longue
durée. Au cours d'une évolution aiguë, les éléments essentiels sur
lesquels on peut étayer le pronostic nous font défaut le plus souvent.

Il n'en est plus de même dans les *tuberculoses chroniques apyrétiques*, à évolution lentement progressive ou momentanément
arrêtée; pour ces tuberculoses, on possède les éléments d'un pronostic rationnel, lorsqu'on connaît à la fois : la gravité apparente
des lésions, révélée par un examen approfondi du thorax, l'état
symptomatique détaillé du malade et l'histoire complète du passé
morbide; ces *trois sortes* de renseignements, complétés par la connaissance précise de l'évolution actuelle, permettent d'avoir une
idée approximative de l'état du malade et de rattacher plus ou moins
étroitement le cas individuel qu'on observe à une forme schématique
exactement définie.

Les groupes suivants, dont la notion nous rend d'incontestables
services dans le maniement des malades d'Angicourt, représentent
assez bien les types cliniques les plus habituels de tuberculose pulmonaire curable:

I. *Formes de début*. — Elles sont caractérisées : 1° par l'apparition *récente* d'incidents évolutifs, de symptômes fonctionnels ou
de signes d'auscultation qui décèlent un processus bacillaire du
poumon *en pleine activité*; 2° par la *faible étendue* des lésions pulmonaires déjà constituées. Comme nous le verrons au chapitre suivant,
ces formes dites « de début » représentent rarement le début vrai de
la maladie. Quoi qu'il en soit, c'est parmi elles qu'on trouve les
lésions tuberculeuses les plus facilement influençables par une médication appropriée.

II. *Tuberculoses peu étendues, à tendance scléreuse prédominante, à évolution discontinue*. — Ce sont des tuberculoses

bénignes *à trêves prolongées*, se manifestant cliniquement par des *épisodes* aigus ou subaigus, tels que pleurésie, hémoptysie, congestion pulmonaire, bronchite bacillaire, granulie partielle, bronchopneumonie, phénomènes d'intoxication avec déchéance, etc. ; ces épisodes ne prennent pas d'ordinaire une allure menaçante et, dans leur intervalle, la santé est satisfaisante, ou bien il persiste un état de fragilité plus ou moins grande, dû à des lésions latentes *sans signes évolutifs.*

La plupart de ces formes sont habituellement diagnostiquées « tuberculose au début » et les signes physiques qui les accompagnent considérés comme des signes de « germination », alors qu'il s'agit de *lésions surtout scléreuses, plus ou moins anciennes, silencieuses et torpides*, sur lesquelles l'attention est attirée par une évolution tuberculeuse actuelle ou imminente. Cette confusion a entraîné souvent une interprétation inexacte de la plupart des respirations anomales ; elle a fait croire aussi à la curabilité facile de la tuberculose pulmonaire : or les succès thérapeutiques rapides qu'on obtient dans ces formes semi-bénignes ne se retrouvent nullement dans les tuberculoses pulmonaires banales, même soignées au début.

Ces tuberculoses légères, à tendances sclérosantes manifestes, guérissent parfois spontanément ; mais il ne faut pas y compter : lorsque leurs épisodes évolutifs sont mal soignés, la situation du sujet s'aggrave le plus souvent à brève échéance, ou bien l'avenir devient menaçant ; lorsque, au contraire, on assure au malade, au moment d'une poussée intercurrente, un traitement rationnel, *on le conduit presque à coup sûr jusqu'à la guérison apparente ou jusqu'à la guérison relative, et le bon résultat obtenu se maintient ultérieurement dans la grande majorité des cas.* La gravité de ces tuberculoses est due principalement au manque de soins. Elles rétrocèdent, si l'on veut bien faire le nécessaire, au moment voulu.

III. *Tuberculoses torpides au stade I ou au stade II de la division de Turban, caractérisées par la résistance du sujet et par le peu de retentissement sur l'état général.* — Ces formes, à très lente extension, créent un état *permanent* de maladie ou tout au moins d'infériorité physique, avec signes persistants de tuberculose pulmonaire et, très souvent, bacilles dans les crachats (formes fibreuses progressives ne diminuant pas notablement le champ de l'hématose, formes fibro-caséeuses très sclérosantes aux stades I ou II, formes scléro-bronchitiques, etc.). Il y a un contraste remarquable entre l'intensité des signes d'auscultation et la bénignité relative de l'évolution qui, pendant de longues années, entrave dans une assez faible mesure l'activité du sujet. C'est dans ces cas que la tuberculose peut être vraiment considérée comme une *maladie locale* dont le porteur, avec certaines précautions, s'accommode fort bien. De temps en temps, ces formes donnent lieu à des poussées bacillaires plus ou moins graves, qu'il est essentiel de soigner énergiquement pour éviter l'envahissement du reste du poumon : même dans les périodes non évolutives, ces tuberculoses torpides doivent être surveillées attentivement ; abandonnées à elles-mêmes, elles finissent presque toujours par s'aggraver irrémédiablement en dépit de la résistance du sujet ; bien soignées, elles s'immobilisent, puis lentement rétrocèdent, au moins partiellement.

IV. *Tuberculoses fibro-caséeuses banales en évolution, ouvertes ou fermées, au stade I de la division de Turban, sans complications, sans fièvre, suppurant peu.* — Ces formes sont plus graves que les précédentes ; malgré leur faible étendue lésionale, elles exposent les malades à des accidents multiples, à des poussées tuberculeuses redoutables, lorsqu'on ne leur impose pas, dès la période initiale, un traitement minutieusement réglé : par contre, *il est rare que des soins méthodiques, rigoureux ne donnent pas un bon résultat durable* ; le sort du malade dépend donc en grande partie de la ligne de conduite suivie lors des premières manifestations évolutives.

Chez ces tuberculeux, la « guérison apparente » se produit très lentement : après un an de traitement, elle n'est réalisée que dans une minorité des cas ; mais la plupart des malades ont obtenu, à ce moment, une « guérison relative » ou une « amélioration considérable probablement durable ».

Quelquefois une cure de trois à quatre mois suffit déjà pour amener une régression lésionale accentuée et pour donner l'apparence d'une guérison ; si alors on interrompt le traitement, si l'on atténue la rigueur des prescriptions nécessaires, on court le risque de perdre rapidement tout le bénéfice acquis : il est toujours indiqué, dans ces formes, de soigner les malades *rigoureusement* pendant un minimum de six mois, même dans les cas les plus favorables.

V. *Tuberculoses fibro-caséeuses banales en évolution, au stade II, sans fièvre, sans complications, sans particularités assombrissant notablement le pronostic.* — Ces tuberculoses, elles aussi, sont susceptibles d'être soignées efficacement ; mais le *traitement est plus long, plus difficile* que pour les malades analogues au stade I. Un petit nombre seulement de ces tuberculoses arrivent à la guérison apparente, et quelques-unes s'aggravent malgré les soins les plus attentifs ; les cures suivies de succès (qui exigent neuf à douze mois de traitement, ou davantage) aboutissent le plus souvent, soit à une guérison relative, soit à une amélioration considérable paraissant solide.

Quand la tuberculose envahit une étendue plus grande du poumon, c'est-à-dire quand le malade est au stade III de la division de Turban, le pronostic devient plus sombre ; toutefois, il n'est pas légitime de grouper ensemble toutes les tuberculoses au stade III, car beaucoup d'entre d'elles, loin d'être irrémédiables, peuvent encore être combattues avec succès et se rangent parmi les tuberculoses curables : elles forment le groupe suivant.

VI. *Tuberculoses fibro-caséeuses au stade III paraissant susceptibles de régression*. — Ce qui suppose : 1º *un début clinique relativement récent*, au moins en ce qui concerne les grosses lésions actuelles ; 2º dès que la poussée d'invasion est terminée et que le malade est mis en traitement, la *réunion d'un certain nombre de caractères nettement favorables* : arrêt évolutif rapide, état général et état des forces se remontant vite, apyrexie, absence de tachycardie, absence de suppuration abondante et de gêne respiratoire accentuée. Le pronostic est meilleur quand les lésions sont unilatérales.

Ces malades ne peuvent espérer un résultat satisfaisant que s'ils ont la possibilité et le courage de se soigner un temps prolongé, impossible à fixer à l'avance ; d'ailleurs, il n'y a qu'une partie d'entre eux qui réussissent à triompher de la maladie ; en thèse générale, un tiers de ces tuberculeux obtiennent en un an et demi ou deux ans une « amélioration considérable probablement durable », qui pourra se transformer ultérieurement en guérison relative : *les succès immédiats notés à la fin d'une cure ne sont pas illusoires* ; nous avons constaté que, quatre ans après la sortie du sanatorium d'Angicourt, parmi ces malades profondément améliorés, 70 p. 100 étaient restés en état satisfaisant et aptes au travail.

VII. *Tuberculoses torpides étendues déjà anciennes, au stade III, immobilisées sur un terrain très résistant*. — Signalons enfin un groupe de malades qui, à vrai dire, sont rarement « curables », mais qui se défendent avec une efficacité remarquable contre de grosses lésions. Ces tuberculoses ne déterminent, en dehors des poussées, ni déchéance, ni tachycardie, ni symptômes d'intoxication, et constituent, comme les tuberculoses du troisième groupe, une *maladie locale*, bien supportée malgré la continuation d'une vie active ou semi-active.

Ces sujets, pour lesquels la discordance est frappante entre la gravité des lésions et la conservation d'une santé presque satisfaisante, donnent souvent aux médecins un espoir de guérison, généralement injustifié : l'ancienneté et l'enkystement scléreux des tubercules ne permettent une régression notable que chez un petit nombre de ces malades ; chez les autres, le seul résultat qu'on puisse obtenir, c'est de consolider la barrière cicatricielle qui rend les tubercules presque inoffensifs, de tarir les processus suppuratifs, d'éviter ou d'éteindre les poussées nouvelles.

IV. — Traitements efficaces.

L'étude des formes curables de la tuberculose pulmonaire montre que, malgré la gravité évidente de la maladie, on peut fréquemment lutter contre elle avec succès ; *la tuberculose est en effet une affection à marche très lente, contre laquelle l'organisme humain se défend bien* (tout au moins dans les races où la tuberculose est à l'état endémique) : dans bien des cas, l'organisme triomphe spontanément ; dans d'autres cas, il résiste énergiquement malgré les conditions d'existence les plus mauvaises ; *a fortiori* doit-on obtenir de bons résultats si un traitement rationnel est institué à temps.

On ne peut se dissimuler que les succès réels de la phtisiothérapie relèvent essentiellement de la participation effective de l'organisme : quel que soit le traitement mis en œuvre, le médecin n'a guère d'action *directe* sur l'évolution morbide ; si la résistance naturelle du malade est minime, on assiste impuissant à l'envahissement lésionnal.

Mais de ce que la « nature médicatrice » constitue le facteur principal de la guérison, *on se gardera de conclure que le rôle du médecin soit effacé ou secondaire.* La nature médicatrice, abandonnée à elle-même, c'est-à-dire à la fantaisie du malade, fait de bien mauvaise besogne, et l'aggravation survient, fatale, dans nombre de cas qui auraient pu guérir. Alors même que la tuberculose tend spontanément vers la *régression lésionnale*, le médecin intervient très utilement, à la fois pour épargner au malade les conséquences désastreuses des fautes contre l'hygiène et des fautes thérapeutiques et pour le faire bénéficier des impulsions favorables imprimées à l'organisme par un traitement actif. Combien son rôle est-il plus important encore dans les multiples circonstances où la fragilité excessive du tuberculeux rend imminente une poussée bacillaire nouvelle, qui supprimera pour toujours les chances de guérison. Et n'est-il pas évident que l'avenir tout entier du malade est maintes fois subordonné à la manière dont a été soignée la première manifestation clinique annonçant l'invasion bacillaire ?

En pratique, malheureusement, cette intervention opportune et précoce est relativement rare, ou bien, lorsqu'elle se produit, elle reste le plus souvent timide, inefficace. Parmi les motifs habituels de cette faute thérapeutique, il faut relever deux causes d'ordre psychique dont les effets sont désastreux.

C'est d'abord une sentimentalité intempestive, qui, jointe à une connaissance insuffisante de l'évolution normale de la phtisie pulmonaire, empêche le médecin de parler à temps au malade avec la fermeté et l'autorité qui conviennent.

C'est ensuite l'opinion que toute tentative thérapeutique est inutile : dès lors, à quoi bon entreprendre la lutte à une époque où les malades ignorent encore leur mal et jeter l'alarme dans les familles, puisque, quoi qu'on fasse, l'échec est la règle. Cette opinion est généralement incertaine, indécise, à peine avouée ; d'autres fois, elle s'étale ouvertement sous une forme dogmatique ; mais il faut reconnaître qu'elle n'atteint son complet développement que lorsqu'il s'agit des tuberculeux pauvres : elle devient alors le *leitmotiv* de discours emphatiques, où l'incurabilité de la tuberculose sert principalement à excuser et à masquer l'ignorance de la question, le manque d'initiative, l'absence d'idées générales, les erreurs d'organisation et l'inaptitude à réaliser un plan d'ensemble.

Or, dans le traitement individuel d'un phtisique, ou dans la lutte antituberculeuse entreprise dans une collectivité, le succès ne s'obtient que si une volonté énergique et persévérante stimule les efforts et rallie les courages vacillants, pendant la durée toujours très longue de l'évolution morbide et au travers d'accidents multiples. *Pour bien soigner les tuberculeux, il est nécessaire, avant tout, que le médecin, préservé par le doute scientifique des enthousiasmes intempestifs et des crédulités fâcheuses, ait foi dans le traitement qu'il entreprend :* l'idée d'incurabilité, même inexprimée et ensevelie dans le domaine de l'inconscient, constitue pour le phtisiothérapeute une cause de faiblesse, d'hésitation et partant d'impuissance ; voilà pourquoi nous avons consacré d'assez longs développements à la définition de la curabilité de la tuberculose pulmonaire et des formes curables de la maladie.

Pour qu'un traitement devienne efficace, il ne suffit pas qu'il soit entrepris de bonne heure, par un médecin instruit et convaincu ; il faut encore qu'il soit *rigoureux, prolongé* et que le *malade sache qu'il est tuberculeux.*

Le traitement doit être rigoureux. — Les traitements antituberculeux n'exercent une action profonde sur les manifestations morbides de l'infection bacillaire que s'ils sont appliqués avec *rigueur*, avec *méthode*, avec *énergie*, avec *autorité*, et cela dès le début. Combien d'échecs thérapeutiques ne reconnaissent pas d'autre cause que l'indifférence, ou l'ignorance, ou la mollesse du malade... et du médecin. La cure diététo-hygiénique, dont souvent on parle sans bien savoir en quoi elle consiste, nécessite, pour exercer son action d'arrêt sur l'évolution tuberculeuse, une installation matérielle suffisante, sinon irréprochable, une surveillance compétente, une discipline sévère, une minutieuse attention : il faut un apprentissage spécial pour la manier ou la pratiquer correctement ; pourtant beaucoup de médecins s'imaginent qu'ils ont donné un conseil utile au malade quand ils ont recommandé à celui-ci « d'aller à la campagne, d'y prendre l'air et de s'y bien nourrir » ; cette thérapeutique par « à peu près » donne de piètres résultats. Quant aux médications qui ont fait leur preuve en phtisiothérapie, elles ont bien des chances de rester inefficaces, quand elles ne sont pas adaptées à la tolérance du malade, appliquées à une dose convenable avec toute l'énergie voulue et suivies avec une scrupuleuse obéissance. Le rôle du phtisiologue ne consiste pas seulement à formuler un traitement, à étudier ses effets, à expliquer au malade tous les détails de sa prescription, mais aussi à contrôler *avec une méfiance légitime* la manière dont cette prescription est exécutée.

Le traitement doit être prolongé très longtemps. — Ce n'est pas en quelques semaines, ou en quelques mois, qu'une thérapeutique antituberculeuse efficace épuise ses effets ; sans doute, il est souvent utile d'en varier, d'en modifier ou d'en suspendre l'application, suivant la phase évolutive, suivant les réactions présentées par le malade, mais, *sauf contre-indication, on doit persévérer dans son emploi pendant un temps prolongé*, même pendant des années.

Le malade sera donc prévenu, dès le début de sa mise en traitement, que ses lésions tuberculeuses ne peuvent être modifiées que très lentement et que, sans persévérance, il n'arrivera à aucun résultat. Aussi doit-on s'ingénier à lui rendre facilement acceptables les prescriptions essentielles, et, si l'on juge à propos de le médicamenter, choisir une forme médicamenteuse très simple, peu coûteuse et bien tolérée. Enfin on exercera sur lui une action psychique incessante, de manière à exciter son courage, à entretenir sa foi dans le traitement ; quand on n'a pas affaire à des névropathes ou à des faibles d'esprit, il est presque toujours possible à un médecin instruit, qui s'occupe attentivement de ses malades, de maintenir ceux-ci dans une atmosphère morale bienfaisante, faite de confiance, de résignation et d'espoir, tout en les faisant bénéficier *très longtemps* d'une thérapeutique uniforme et rationnelle. Quelle que soit cette thérapeutique, la continuité dans l'effort est la condition même du succès.

Nous n'ignorons pas que plusieurs auteurs sont d'un avis tout différent ; ils ont surtout en vue l'action favorable exercée sur le moral des tuberculeux par une médication nouvelle, action qui ne dure guère, et ils estiment qu'il y a grand avantage à renouveler indéfiniment cet effet psychothérapique en variant la prescription toutes les quatre ou cinq semaines. Nous ne contestons pas qu'on ne réussisse à stimuler ainsi momentanément certains malades inquiets ou neurasthéniques, mais il ne semble pas que, *chez des tuberculeux soumis à un bon traitement et ayant confiance dans leur médecin*, il soit utile de flatter leur manie médicamenteuse et d'exalter encore leur excessive crédulité; pour un bénéfice bien éphémère, *plus apparent que réel*, on les expose à tous les dangers des réclames charlatanesques, et on leur fait perdre de vue ou reléguer au second plan les principes fondamentaux de la phtisiothérapie. D'ailleurs, prescrire des médications « antituberculeuses » qui ne doivent durer que quelques semaines, c'est indiquer par cela même qu'on regarde leur action comme illusoire ou secondaire.

Quoi qu'il en soit, l'indication essentielle, c'est que le tuberculeux, même faiblement touché, *reste très longtemps en traitement sous une surveillance médicale effective*. Quand les phénomènes évolutifs sont enrayés, que les symptômes morbides ont à peu près disparu, que le malade se croit guéri, il s'en faut de beaucoup que la partie soit gagnée. Ce premier rétablissement apparent de la santé dissimule habituellement des lésions à peine transformées et une grande fragilité du malade. Plus tard, quand l'auscultation commence à devenir très favorable, le poumon, si amélioré soit-il, récèle encore des tubercules endormis, dont le réveil est imminent, lorsque la cure est écourtée. Puis, une fois que la période active et sévère du traitement est terminée, il s'agit de conserver et de consolider le bon résultat obtenu, de faire suivre au malade, pendant un temps variable suivant les cas, le mode d'existence spécial, qui est pour lui une sauvegarde, d'être à l'affût des premiers indices d'une rechute possible. C'est donc par *années* qu'il faut chiffrer le temps pendant lequel le tuberculeux doit rester en contact avec son médecin.

On doit dire au malade qu'il est tuberculeux. — Une des causes les plus importantes d'aggravation des tuberculoses commençantes, un des motifs les plus habituels du passage de la maladie de la phase curable à la phase incurable, une des causes enfin les plus actives de la dissémination de la tuberculose dans les familles, c'est l'habitude qu'ont beaucoup de médecins de cacher aux sujets en pleine évolution tuberculeuse le nom et la nature de leur maladie.

Sans doute, ce silence est commode pour le médecin : il lui épargne la nécessité de faire un diagnostic de certitude; il lui permet des hésitations prolongées, des temporisations indéfinies;

il lui épargne surtout la tâche, souvent difficile, de divulguer la vérité et le met à l'abri des sentiments de mauvaise humeur, ou même d'hostilité vis-à-vis du médecin, que la révélation de la tuberculose risque de provoquer dans certains milieux.

D'autre part, il est incontestable que des paroles malencontreuses, mal dites ou mal comprises, peuvent avoir une influence néfaste et devenir, pour le malade, une cause d'anxiété dépressive, — pour la famille, une occasion de tuberculophobie. On pourrait accumuler les faits particuliers montrant toutes les difficultés, tous les inconvénients d'une franchise maladroite, trop brutale ou prématurée.

Ces raisons expliquent et justifient l'hésitation des médecins à prononcer le mot de tuberculose, si effrayant pour beaucoup de personnes : elles permettent de comprendre et d'excuser bien des silences, pour lesquels l'avenir démontre qu'ils ont été des silences coupables. Mais la question n'est pas là : il ne s'agit pas de savoir si la révélation de la tuberculose au malade et à son entourage est difficile, délicate, pénible, mais si elle constitue ou non pour le médecin une *obligation morale* à laquelle, sauf exceptions rares, il n'a pas le droit de se soustraire. Or il n'est pas douteux que :

1° *La révélation du diagnostic exact est la seule manière d'obtenir du malade les efforts précoces, prolongés, méthodiques, indispensables à un traitement efficace.* Dans son enseignement, Grancher a développé cet argument avec une force persuasive à laquelle aucune objection n'a pu résister ; Brouardel, Daremberg n'étaient pas moins catégoriques, et actuellement il n'y a guère de phtisiologue qui soit d'un avis contraire.

2° *La révélation du diagnostic est la seule manière de rendre le tuberculeux inoffensif pour son entourage ;* cette considération est d'une telle importance qu'elle pourrait dispenser des autres : le médecin qui laisse le tuberculeux ignorant de son mal contaminer les siens commet une mauvaise action, et il est responsable des tuberculoses à échéance plus ou moins lointaine que le malade dissémine autour de lui.

Il est vrai que certains médecins nient la contagion conjugale, ou que (opinion plus étrange encore) ils considèrent le phtisique peu dangereux pour ses propres enfants ! C'est le cas de répéter, au sens littéral des mots : « Ils ont des yeux pour ne pas voir, des oreilles pour ne pas entendre. »

Bien entendu, pour annoncer à un malade qu'il est tuberculeux, on doit user de tous les ménagements, de toutes les atténuations que comportent les circonstances ; un médecin ayant l'expérience des malades, du tact et de la bonté, ne sera jamais embarrassé pour

trouver la phrase qu'il faut dire et le moment qui convient le mieux.
La notion de curabilité de la tuberculose, commentée et développée,
permet, en toute occasion, de laisser l'espoir au malade, même
quand la situation est désespérée; le mot de prétuberculose (précisément parce qu'il ne veut rien dire) est d'un emploi singulièrement
commode dans bien des cas de tuberculose fermée; enfin, par exception, chez des sujets alités en poussée aiguë, on peut se borner à
prévenir la famille : le malade, ignorant de son mal, est alors astreint,
par son entourage bien éduqué, aux précautions indispensables.

Dans cette question de la révélation ou de la non-révélation de la
tuberculose au malade, l'exemple des sanatoriums est particulièrement instructif : tous les pensionnaires de ces établissements
savent qu'ils sont tuberculeux; la tuberculose est même le sujet
principal de leurs conversations, et pourtant, bien que la plupart
des sanatoriums abritent de nombreux incurables, l'espoir, la gaîté,
l'insouciance règnent parmi leurs malades. Il n'y a qu'une faible
minorité d'entre eux qui soient inhibés par la phobie du bacille; ce
sont, en général, ceux qui n'ont presque rien.

CHAPITRE II

ÉPISODES RÉVÉLATEURS. — FORMES DE DÉBUT
TRAITEMENTS PRÉCOCES

Notions pathogéniques indispensables. — Lenteur de la germination tuberculeuse. — Fréquence des tuberculoses latentes précédant le début apparent de la tuberculose pulmonaire.

Corollaires importants au point de vue pratique. — Erreurs de pronostic et difficultés de diagnostic dues à la superposition de lésions récentes et de lésions anciennes du poumon. — Diagnostic par la tuberculine.

La plupart des symptômes qu'on attribue au terrain tuberculisable dépendent de tuberculoses latentes.

La prophylaxie de la tuberculose se confond en partie avec le traitement curatif précoce.

Le traitement précoce de la tuberculose pulmonaire est intimement lié à celui des candidats à la tuberculose, des tuberculoses ganglionnaires latentes, des épisodes révélateurs de l'infection du poumon, pour aboutir enfin au traitement des formes de début de la tuberculose banale des poumons.

Dans bien des cas, la tâche la plus ardue du phtisiothérapeute n'est pas d'instituer un traitement, mais de savoir apprécier à leur juste valeur les symptômes qui font penser au début d'une évolution bacillaire; la question du diagnostic et du traitement précoces, facile à résoudre chez beaucoup de malades, est entourée maintes fois aussi de difficultés sérieuses : c'est que la tuberculose « au début » se manifeste sous des formes variées, et souvent dans des conditions complexes, que sa pathogénie fait bien comprendre.

Le praticien n'a pas le droit de se désintéresser de cette pathogénie, car s'il ne connaît pas, dans son ensemble, la marche habituelle de l'infection bacillaire du poumon, il est exposé à des inexactitudes d'interprétation, d'où résultent de graves erreurs de diagnostic, de pronostic et de traitement. Nous sommes donc conduits logiquement à préciser quelques **notions essentielles qui dominent l'histoire clinique et la thérapeutique de la tuberculose pulmonaire.**

Rappelons d'abord *de quelle manière lente et insidieuse se fait, dans la majorité des cas, la germination tuberculeuse pulmonaire*. Pendant des mois, même pendant des années, les bacilles végètent dans les poumons et y produisent des tubercules, sans que le malade présente autre chose que des signes d'auscultation très faibles et des symptômes effacés.

Il n'est pas extrêmement rare de voir la maladie éclater brusquement sous une forme dramatique et difficilement curable, après une longue période de symptomatologie douteuse, pendant laquelle un clinicien averti n'a pu faire la preuve du travail sourd de tuberculisation qui se poursuivait dans la profondeur du poumon.

Mais cette éventualité n'est pas la règle : la plupart de ces poussées secondaires, dont le pronostic est très grave, sont attribuables à la négligence du malade et au défaut de perspicacité de son entourage ; le plus souvent, un examen attentif des poumons révèle à temps le danger et permet de poser un diagnostic ferme (et d'instituer le traitement) à la phase si favorable où la tuberculose pulmonaire n'est encore qu'une maladie locale à lésions peu étendues. Mais il faut pour cela que le praticien se débarrasse du préjugé très répandu d'après lequel on ne peut considérer comme tuberculeux un sujet ayant bonne mine et se portant bien en apparence ; il faut ne pas tomber dans l'erreur de ces nombreux médecins qui, voyant soigner *avec rigueur* dans les sanatoriums des sujets faiblement touchés, déclarent que ce sont là des succès faciles et des soins superflus ! Cette manière de voir, si préjudiciable aux malades, n'est pas autre chose qu'un reflet des idées anciennes, à l'époque où l'on considérait la tuberculose comme une maladie de déchéance, « comme le résultat et la preuve d'une diminution sérieuse, peut-être finale, de l'énergie nerveuse et vitale, comme l'évidence indubitable d'une ruine commençante de l'organisation » (H. Bennet, 1866). Ces théories ont fait leur temps : la tuberculose pulmonaire banale des adultes est d'abord, primitivement, une *maladie locale*, spontanément curable assez souvent, thérapeutiquement curable dans beaucoup de cas, et ce n'est qu'ultérieurement, à la phase évolutive et toxique, qu'elle devient une *maladie générale*.

Dire que la tuberculose banale des poumons n'arrive à la période d'état qu'après une lente germination des tubercules pulmonaires ne donne pas encore une idée suffisante de la longueur d'évolution de la maladie : s'il est vrai qu'une contagion très virulente et répétée, chez un sujet résistant mal, peut créer d'emblée des lésions *pulmonaires* progressives, *en général, les premiers signes de l'envahissement des sommets pulmonaires, si minimes soient-ils, sont eux-mêmes très postérieurs au début vrai de la maladie*. Voici d'ordinaire ce qui a lieu : *l'invasion bacillaire de l'organisme* se fait insidieusement et passe inaperçue ; elle est suivie d'une longue phase silencieuse peu caractéristique, à laquelle on donne généralement le nom de *prétuberculose*, mais à laquelle conviendrait beaucoup mieux celui de *tuberculose latente* : elle correspond en effet à l'existence de lésions ganglio-pulmonaires parfaitement constituées, souvent considérables et graves, localisées surtout dans les ganglions du médiastin ; ces lésions, lorsqu'elles restent caséeuses et virulentes, deviennent, par auto-infections successives du sujet, l'origine des *tuberculoses pleurales* ou *pulmonaires*, qui évoluent elles-mêmes d'une manière discontinue.

Les tuberculoses pulmonaires au début ne sont donc, dans bien des cas, que des complications tardives de lésions tuberculeuses latentes beaucoup plus anciennes. Cette notion si importante a été bien mise en lumière en Allemagne par Baumgarten, en France par Kelsch, par Hutinel ; nous-même avons contribué à sa démonstration en décrivant (1) les premières étapes de l'infection bacillaire chez l'enfant et les tuberculoses latentes qui précèdent et qui préparent les formes cliniques de la maladie ; ultérieurement la communication de Behring au Congrès de Cassel et les discussions soulevées par ses affirmations hypothétiques ont appelé de nouveau l'attention sur l'origine par auto-infection d'un grand nombre de tuberculoses ; cette origine est établie par un ensemble d'arguments concordants : — 1° L'anatomie pathologique décèle fréquemment, chez l'enfant, de gros foyers caséeux latents, surtout ganglionnaires et médiastinaux, capables de provoquer « par effraction » des poussées tuberculeuses plus ou moins généralisées, de produire des embolies bacillaires qui vont essaimer au loin, d'amener l'éclosion (par voie sanguine ou par voie lymphatique), de lésions tuberculeuses du poumon. Beaucoup de ces foyers sont transmis, virulents, de l'enfant à l'adolescent et de celui-ci à l'adulte. — 2° La clinique permet de retrouver, chez un grand nombre de tuberculeux adultes, la preuve d'une infection bacillaire ancienne, bien antérieure au début de l'évolution pulmonaire actuelle ; les seules investigations cliniques suffisent donc pour établir qu'une proportion considérable de malades, avant de devenir des tuberculeux au sens habituel du mot, ont été longtemps tuberculisés sans le savoir. — 3° Les autopsies d'adultes morts de tuberculose pulmonaire mettent souvent en évidence (en plus de lésions relativement récentes qui ont évolué en deux ou trois ans), de vieux foyers tuberculeux calcifiés ou caséo-crétacés ou fibro-caséeux, localisés le

(1) G. Kiss, De l'hérédité parasitaire de la tuberculose humaine, Thèse de Paris, 1892.

plus souvent dans le médiastin ou bien au niveau d'un des hiles pulmonaires. — 4° Les recherches de Baumgarten, de Lydia Rabinovitsch, de Weber, surtout celles de Lubarsch (1) ont montré que 75 p. 100 des foyers crétacés, chez l'homme, sont encore virulents, et que leur virulence n'est pas moindre nécessairement que celle des tubercules jeunes du même sujet. — 5° Chez des tuberculeux qui sont au début clinique de leur maladie, il n'est pas rare de constater, par l'examen radiologique, des ombres pulmonaires ou médiastines accentuées, qui ne peuvent être attribuées qu'à des lésions déjà anciennes, calcifiées, fibro-caséeuses ou fibreuses. Ces renseignements fournis par la radioscopie ne font d'ailleurs que confirmer ce que les autres méthodes d'étude avaient établi depuis longtemps d'une manière beaucoup plus précise.

De ces notions de pathologie générale découlent des **corollaires importants au point de vue pratique.**

A. *Pour apprécier exactement l'état d'un malade qui fait une poussée tuberculeuse, il faut rechercher systématiquement chez lui les indices ou les signes d'une tuberculisation plus ancienne.*

Généralement cette règle n'est pas appliquée, et le praticien, aveuglé par les symptômes actuels, ne fouille pas suffisamment le passé du malade. La majorité des sujets qui nous arrivent au sanatorium d'Angicourt avec un certificat de « tuberculose au début » ont des lésions qui ne cadrent pas du tout avec ce diagnostic : scléroses pulmonaires avec symptômes évolutifs douteux, reliquats d'épisodes aigus survenus au cours d'une forme torpide déjà ancienne, tuberculoses progressives en évolution depuis huit, douze, quinze mois, ou encore grosses bronchopneumonies tuberculeuses récentes, secondaires à une tuberculose restée méconnue et non soignée.

Il est facile de comprendre, que, dans ce dernier cas, le pronostic est beaucoup plus sérieux que lorsqu'il s'agit d'une première germination tuberculeuse, envahissant le poumon dans une efflorescence aiguë, plus impressionnante souvent qu'elle n'est réellement grave ; quand la tuberculose est ancienne, elle a eu le temps de sensibiliser l'organisme et d'y créer des foyers caséeux importants, réservoirs de produits toxiques et de germes virulents ; les formes aiguës mortelles de tuberculose relèvent presque toujours d'une auto-inoculation intensive due à ces gros foyers ; il est assez rare au contraire qu'une infection bacillaire récente triomphe chez l'adulte de la résistance

(1) Lubarsch, *Deut. med. Wochenschr.*, 3 nov. 1898.

de l'organisme : beaucoup de tuberculoses qui débutent avec une forte fièvre et un cortège de symptômes bruyants évoluent ultérieurement d'une manière favorable.

D'autre part, chez les malades ayant des symptômes d'activité tuberculeuse récente, il existe souvent côte à côte des phénomènes évolutifs et des signes de lésions anciennes. Ce mélange complexe doit être analysé avec attention ; on est exposé à deux sortes d'erreurs : tantôt on considère comme sclérosées des zones tuberculeuses virulentes en imminence d'évolution : on fait alors un pronostic trop optimiste et un traitement insuffisant ; tantôt on attribue à l'évolution tuberculeuse actuelle des signes physiques qui sont liés en réalité à des processus éteints, et par suite on prend une forme légère, peu redoutable, de bacillose pour une tuberculose fibro-caséeuse banale étendue, en voie de développement : la radiologie n'apporte à ce point de vue aucun secours à l'auscultation, car les lésions purement fibreuses, quand elles sont suffisamment denses, sont opaques aux rayons X comme des tubercules caséeux.

Pour la direction d'un traitement, il est très utile que ces questions de diagnostic lésional différentiel soient résolues ; lorsqu'elles ne peuvent être tranchées par le seul examen clinique et par l'étude de l'évolution morbide, il est indiqué dans bien des cas de soumettre le malade à la *tuberculinothérapie*, de manière que les réactions locales provoquées par la tuberculine révèlent, au milieu des zones suspectes, les foyers qui sont vraiment en activité ou qui sont susceptibles d'évoluer.

B. *L'existence de scléroses bacillaires anciennes du poumon complique souvent le diagnostic de la tuberculose évolutive.*

Dans ce groupe de faits, ce n'est plus seulement le pronostic qui est en cause ; on reste hésitant sur la réalité même d'un début d'évolution tuberculeuse. En effet, les signes de germination bacillaire, *quand ils ne sont pas accentués et caractéristiques*, deviennent d'une interprétation délicate dans un poumon dont la respiration vésiculaire est remplacée par des respirations anomales et par des zones d'obscurité respiratoire. Est-on en présence de scléroses diffuses indifférentes ou de tubercules jeunes en voie de développement ? Est-ce une infection bacillaire ancienne, jusqu'ici latente et ignorée du malade, qui s'éveille et qui devient grave, ou bien y a-t-il tout simplement superposition de symptômes suspects, peut-être indépendants de toute évolution tuberculeuse (amaigrissement, déchéance, bronchite, dyspepsie, instabilité thermique, anémie...) et de signes d'auscultation dus, il est vrai, à des processus bacillaires, mais à des processus bacillaires immobilisés, bénins, d'une importance clinique médiocre? Il ne faut pas commettre, avec l'auscultation, l'erreur qui a lieu si souvent avec la tuberculine et considérer comme tuberculeux de simples tuberculifères ayant des « tuberculoses abortives », des scléroses légères cicatricielles, des lésions bacillaires atténuées, éphémères dans leur évolution, mais persistantes dans leur influence sur la texture des tissus pulmonaires. Que de fois on a bouleversé toute une existence et jeté l'alarme dans une famille, alors que le sujet n'avait rien ou presque rien! Que de fois aussi on s'est endormi dans une confiance trompeuse, en négligeant de soigner une tuberculose commençante à marche progressive!

Ces difficultés de diagnostic se présentent aussi souvent chez des jeunes gens, chez des adolescents que chez des personnes âgées. Les investigations cliniques ne permettent pas toujours de les résoudre; il peut arriver que la percussion et l'auscultation donnent des signes identiques pour des lésions bacillaires très dissemblables, les unes déjà éteintes, les autres en pleine activité; ou bien, que l'examen du poumon indique surtout d'anciennes lésions pulmonaires inactives, au milieu desquelles des tubercules jeunes, poussant discrètement, restent facilement inaperçus. Néanmoins les méthodes classiques d'exploration pulmonaire conservent, pour ces formes de tuberculose qu'elles analysent incomplètement, leur importance fondamentale : alors même qu'elles ne fournissent qu'une vérité partielle, leur emploi très attentif est indispensable, car **sans elles les autres méthodes de diagnostic sont condamnées à demeurer stériles : le premier et le dernier mot appartiennent toujours au clinicien.**

Dans ces cas difficiles, le malade sera soumis pendant quelque temps à une observation médicale suivie; ce qu'il faut s'attacher à dépister, ce sont les indices mettant sur la voie de lésions caséeuses torpides ou d'une poussée tuberculeuse récente. Par la percussion, l'auscultation et la radiologie on pourra déceler, à défaut de signes évolutifs indubitables, des zones d'induration compactes, toujours suspectes et inquiétantes, car leur sclérose totale est rare; on multipliera les examens pour percevoir, à l'aide du stéthoscope, quelques petits craquements apparaissant après la toux; on auscultera attentivement les culs-de-sac pleuraux, où évoluent souvent des pleurites qui accompagnent un processus actif du sommet correspondant. La recherche réitérée des bacilles dans les crachats du matin, même insignifiants, s'impose dans tous les cas; elle est maintes fois révélatrice de lésions ouvertes qu'on ne soupçonnait pas, et quand elle échoue, l'inoculation au cobaye se montre souvent positive. L'épreuve de l'iodure, dont on doit la connaissance à Germain Sée, est utile. Une étude clinique détaillée permettra de trouver des signes d'intoxication tuberculeuse (état subfébrile, instabilité thermique, tachycardie, sueurs nocturnes, déchéance, troubles digestifs, etc.).

Enfin des renseignements précieux pourront être obtenus grâce à la **tuberculine**, employée en injections sous-cutanées ou en instillations conjonctivales. La méthode de diagnostic par injections sous-cutanées de tuberculine est assez difficile à manier, car, si l'on a recours d'emblée à des doses relativement fortes, on est exposé à des réactions générales intenses, surtout chez les malades, au début d'une évolution tuberculeuse qui sont, comme Turban et Mœller l'ont montré, tout particulièrement sensibles à la tuberculine (ces réactions brutales doivent être évitées) ; et si l'on emploie plusieurs injections successives à doses faibles progressivement croissantes suivant le procédé de Koch, on risque de provoquer par la répétition des injections, chez des sujets n'ayant pas de tuberculose évolutive, des réactions anaphylactiques fébriculaires ou fébriles; *les réactions générales*, même violentes, obtenues à la deuxième ou troisième piqûre, ne permettent en aucune façon de différencier une tuberculose en activité d'une tuberculose latente immobilisée et dépourvue de gravité ; autrement dit, dans bien des cas, la réaction générale à la tuberculine, à elle seule, ne permet pas de poser un diagnostic suffisant et ne constitue pas une indication à une cure sanatoriale ou à un traitement antituberculeux. Mais : 1° l'absence de réaction fébrile après l'injection de doses fortes chez un suspect permet d'éliminer à coup sûr le diagnostic de tuberculose ; — 2° les réactions fébriles obtenues avec une première dose faible ont au point de vue pratique une grande valeur. — D'ailleurs, quand on veut approfondir le diagnostic par les injections sous-cutanées de tuberculine, on doit rechercher, plutôt que l'élévation thermique, *la réaction locale des foyers pulmonaires ;* cette réaction, caractéristique des tuberculoses non éteintes, peut être provoquée par la méthode diagnostique de Koch, mais elle s'obtient beaucoup plus sûrement par la tuberculinothérapie, si la progression des doses n'est pas trop lente. C'est là le procédé de choix, celui qui renseigne avec le plus de précision sur l'existence, la sensibilité et l'étendue d'une tuberculose pulmonaire commençante, difficile à diagnostiquer. Il n'a qu'un inconvénient : il est lent et nécessite une étude clinique minutieuse du malade.

L'*oculo-réaction*, ou, pour parler plus exactement, la « réaction conjonctivale à la tuberculine » fournit rapidement et facilement des renseignements qui peuvent avoir leur utilité, bien qu'ils soient beaucoup moins précis et moins complets que ceux de la tuberculinothérapie; on sait que, d'après Wolff-Eisner (1), les réactions conjonctivales positives indiqueraient seulement des tuberculoses actives, « qui réclament l'attention et l'intervention du médecin » et que, inversement, le résultat négatif de l'épreuve conjonctivale signifierait, ou bien que le malade, porteur d'une tuberculose avérée, présente peu de garanties de curabilité, ou bien que le sujet n'a pas de tuberculose active. Ces affirmations sont beaucoup trop absolues; une réaction conjonctivale négative ne permet pas d'éliminer chez un suspect le diagnostic de tuberculose active; il y a des tuberculoses pulmonaires torpides, redoutables malgré leur lente évolution, qui ne donnent pas de réaction conjonctivale positive, même à dose forte; inversement nous avons observé des oculo-réactions positives (à dose forte) chez des sujets n'ayant aucun phénomène, aucun symptôme (actuel ou ultérieur) de tuberculose active. Ces réserves étant faites, nous pensons néanmoins que la réaction conjonctivale facilite certains diagnostics difficiles; au sanatorium d'Angicourt, nous avons recours systématiquement à elle dans tous les cas douteux, et nous avons pu nous convaincre que le résultat positif de la réaction (à dose faible) est un argument important en faveur de l'existence d'un foyer actif de tuberculose; d'ailleurs il ne semble pas que cette méthode soit dangereuse si elle est appliquée prudemment, avec une bonne technique et en tenant compte de toutes les contre-indications.

Nous utilisons pour produire la réaction conjonctivale chez l'adulte une solution à 0,25 ou à 0,40 p. 100 (préparée le jour même) de tuberculine solide purifiée, de l'Institut Pasteur de Paris, dont une goutte est instillée dans l'œil droit; si la réaction est négative, nous instillons dans l'œil gauche une goutte d'une solution à 0,50 ou à 1 p. 100. Nous avons soin de nous servir toujours de la *même provision* de tuberculine sèche, dont l'activité nous est bien connue et demeure invariable, et de tâter au préalable la sensibilité du malade à la tuberculine par une intradermo-réaction faite avec $\frac{1}{10\,000}$ de milligramme de tuberculine précipitée.

C. *La plupart des symptômes que beaucoup d'auteurs attribuent au « terrain tuberculisable » dépendent de lésions tuberculeuses latentes, surtout ganglionnaires.*

Citons en particulier :
1° *L'anémie dite « prétuberculeuse ».*
2° *Les états subfébriles ou fébriculaires tenaces,* qui sont parfois l'unique

(1) Wolff-Eisner, *Frühdiagnose und Tuberkulose-Immunität,* 2e éd., 1909.

symptôme d'une tuberculose latente, et cela, pendant un laps de temps si
prolongé que des cliniciens mal informés ont pu croire, dans ces cas, à
une « diathèse consomptive » préparant les voies à l'infection bacillaire.

3° *Les phénomènes de déchéance organique, de nutrition défectueuse,*
survenus sans cause apparente et qui souvent précèdent de plusieurs
années le début clinique de la tuberculisation pulmonaire.

4° *Les malformations thoraciques, la débilité générale, les troubles
dystrophiques, les arrêts de développement* si fréquemment observés chez
les enfants et les adolescents qui ont été exposés à une contagion bacillaire familiale ; d'où résulte pour ces sujets un habitus extérieur spécial,
caractéristique, dit-on à tort, d'une « prédisposition à la tuberculose ».

5° *L'état de langueur des fonctions digestives, la susceptibilité extrême
des voies respiratoires,* qui peuvent tenir à une influence héréditaire,
tuberculeuse ou non, mais qui peuvent aussi être dues à une tuberculose
médiastine insoupçonnée.

En présence de ces symptômes, il convient de ne pas s'illusionner
sur leur signification ; généralement l'organisme est bacillisé, la
graine déjà a germé, des lésions virulentes existent, l'avenir du
sujet dépend de la manière dont se fera la cicatrisation de ces
lésions. D'où la conclusion suivante :

D. *La prophylaxie de la tuberculose se confond en partie avec
le traitement curatif des états morbides qui traduisent les
premières étapes lésionales de l'infection bacillaire.*

Cette notion, si elle était à la fois bien comprise et bien mise en
pratique, fournirait aux médecins des indications thérapeutiques
fécondes. Le *médecin de famille* obtiendrait des succès plus nombreux
s'il poursuivait résolument la cicatrisation complète de lésions
tuberculeuses constituées au lieu d'ignorer ces lésions et de rechercher d'une manière banale la modification d'un état mystérieux de
« prédisposition à la tuberculose ».

Le *médecin des pauvres* serait moins désarmé, moins impuissant, s'il
savait dépister et soigner les formes latentes curables de tuberculose dont généralement il ne s'occupe guère.

Aussi importe-t-il que le praticien ne subisse pas la tyrannie de
certaines formules classiques, léguées par la tradition et dont il
faut savoir interpréter le sens ; on répète volontiers avec les anciens
auteurs que la tuberculose est une **maladie de misère** ; même
quelques médecins modernes, prenant à leur compte les erreurs du
passé, considèrent la tuberculose « comme une maladie qui nettoie le
genre humain en faisant disparaître les scories qui l'encombrent » !
Or il n'est pas inutile d'observer que cette formule banale « la tuberculose, maladie de misère » mène à une conception étiologique
tout à fait insuffisante et en partie inexacte ; personne ne conteste
que la misère (misère sociale ou misère physiologique) ne favorise

à un haut degré l'éclosion et le développement des tuberculoses, mais on ne doit pas oublier : 1° que les causes banales de déchéance n'engendrent pas la phtisie si le terrain n'est pas *largement* ensemencé ; 2° que la misère, souvent, est phtisiogène en exagérant dans une notable proportion le danger de *contagion bacillaire* dans un logis surpeuplé où séjourne un tuberculeux non éduqué ; 3° qu'il n'y a *aucun parallélisme nécessaire* entre la vigueur d'un individu et sa résistance à la tuberculose ; 4° qu'une invasion bacillaire très virulente, exogène ou endogène, tuberculise facilement des sujets en bonne santé. Les bovidés qui se contaminent fatalement dans une *étable infectée* n'ont pas été débilités au préalable, et, en clinique humaine, on voit souvent la tuberculose éclater ou évoluer d'une manière défavorable sans qu'on puisse incriminer ni la misère ni aucune autre cause de déchéance ; inversement, bien des sujets malingres et chétifs, atteints de tuberculose pulmonaire, se défendent avec une remarquable efficacité.

Si l'on veut faire de la prophylaxie antituberculeuse utile (individuelle ou sociale), on doit, avant toutes choses, *lutter énergiquement contre les causes de contagion bacillaire intensive*, c'est-à-dire contre la contagion familiale, d'autant plus redoutable qu'elle s'attaque à des sujets plus jeunes — et *soigner aussi rigoureusement que possible les premières localisations tuberculeuses* (foyers latents, poussées initiales), origines des tuberculoses futures.

Traitements précoces.

Le traitement précoce de la tuberculose pulmonaire est lié intimement au traitement précoce de l'infection bacillaire de l'organisme, et par conséquent au traitement des *candidats à la tuberculose*, au traitement des *tuberculoses ganglionnaires latentes* et des *épisodes révélateurs* pour aboutir enfin au traitement des *formes de début* de la tuberculose banale des poumons. On ne peut diriger rationnellement le traitement des tuberculeux sans avoir une idée nette de ces divers états morbides.

1° **Candidats à la tuberculose.** — Cette expression s'applique à des sujets pour *lesquels* des arguments positifs et *individuels*, tirés de l'état symptomatique ou des antécédents, *font redouter l'éclosion d'une tuberculose* dont les signes manquent encore.

Dans le groupe des candidats à la tuberculose, nous trouvons des petits êtres congénitalement chétifs ou dystrophiques, des sujets débiles se développant mal surtout au point de vue thoracique, des enfants lymphatiques à santé chancelante avec gonflements ganglionnaires suspects, des individus chroniquement anémiés, des convalescents qui traînaillent, des malades en déchéance progressive inexpliquée, des jeunes gens sujets depuis l'enfance à d'incessantes bronchites....., enfin des sujets ayant été placés pendant un temps prolongé dans des conditions étiologiques qui donnent une quasi-certitude de contamination bacillaire.

Parmi ces types dissemblables de « candidats à la tuberculose », les uns sont déjà bacillisés ou même tuberculisés sans qu'on puisse en faire la preuve ; d'autres portent simplement les stigmates d'une influence dystrophiante qui s'est exercée *in utero* ou dans le jeune âge, ou possèdent un système lymphatique qui se défend mal contre les infections ; d'autres encore semblent prédisposés par leur mauvais état général ou par leur mauvais tempérament à toutes sortes de maladies et en particulier à la tuberculose si répandue autour de nous. Il s'agit donc d'un groupe nosologique peu homogène, mal déterminé scientifiquement ; mais il faut bien avouer que, dans la pratique médicale, la rigueur scientifique est maintes fois impossible à atteindre, surtout en matière de sémiotique tuberculeuse ; l'évolution clinique de la tuberculose est souvent précédée d'une longue période où la symptomatologie est trop incertaine pour qu'un diagnostic ferme puisse être posé, et où cependant l'indication d'une thérapeutique appropriée est formelle : à cette période indécise convient assez bien l'expression imprécise, et qui n'affirme rien, de « candidat à la tuberculose ».

Quant aux hérédo-tuberculeux, doit-on admettre ou non chez eux, même s'ils paraissent vigoureux et bien portants, l'existence d'une prédisposition spéciale à la tuberculose ? Cette question, non résolue encore, ne saurait être discutée ici ; d'ailleurs elle ne peut se poser scientifiquement que pour les enfants de phtisiques qui ont été préservés, à coup sûr, dès leur naissance, de la contagion familiale ; cette condition est rarement réalisée ; dans la majorité des cas, les héréditaires qu'on déclare être des candidats à la tuberculose ou des « prétuberculeux » sont, en fait, des sujets contaminés de bonne heure. — Observons seulement que les tares constitutionnelles dystrophiques qui caractérisent assez souvent les héréditaires ne sont pas nécessairement l'indice d'un terrain facilement tuberculisable, que beaucoup d'enfants de phtisiques ont des formes bénignes de tuberculose, enfin qu'à l'âge adulte, l'évolution de la tuberculose n'est pas plus grave chez les héréditaires que chez les non-héréditaires.

En présence d'un candidat à la tuberculose, le problème de pratique médicale qu'il faut surtout résoudre, c'est de savoir si le sujet est simplement en imminence de tuberculisation, ou s'il est déjà porteur d'une tuberculose latente. Comme nous le verrons au chapitre XI, cette notion importe beaucoup au traitement.

2° Tuberculoses ganglionnaires latentes. — Ces tuberculoses, dont le siège le plus fréquent se trouve dans le médiastin et dans les pédicules pulmonaires, constituent le substratum anatomique de la plupart des infections bacillaires au début : de ce foyer initial vont irradier les manifestations bacillaires qui, par poussées successives alternant avec de longues périodes de repos, conduiront le sujet à la tuberculose banale des poumons. Ces premières lésions ganglio-pulmonaires ne peuvent pas être considérées comme la localisation d'une infection générale dans un *locus minoris resistantiæ* ; elles correspondent réellement à *une première étape lésionale au niveau de la porte d'entrée habituelle de la tuberculose*; cette notion dont nous avons donné (1) la démonstration anatomo-pathologique et expérimentale, confirmée par deux importants travaux d'Escherich (2) et d'Albrecht (3), est d'un grand intérêt pratique : elle impose au médecin de famille l'obligation de veiller surtout à la protection de la porte d'entrée pulmonaire ; elle indique au clinicien la nécessité de rechercher avec une minutieuse persévérance les signes d'une lésion ganglio-pulmonaire toutes les fois qu'il est en présence d'un prédisposé ou d'un suspect ; elle fait comprendre au praticien une particularité fort significative que nous avons signalée en 1898, c'est que, *aux autopsies on rencontre rarement les signes anatomiques d'une infection réitérée*, même chez des enfants qui ont vécu dans un milieu profondément contaminé, et qui sont restés très sensibles à la tuberculose ; il est vraisemblable (Escherich) que le système lymphatique pulmonaire et médiastinal, modifié par une première invasion bacillaire, devient, au bout d'un certain temps, plus réfractaire à l'infection que celui d'un sujet sain ; dès lors, les réinfections par les voies aériennes, qui sont de beaucoup les plus fréquentes, pourront sans doute augmenter la gravité des lésions déjà existantes, mais elles créeront difficilement de nouveaux centres d'infection : le petit adénopathique médiastinal a plus à redouter encore de ses propres lésions que des infections bacillaires exogènes.

S'il est vrai que la tuberculose primitive d'inhalation atteint d'une manière prépondérante les ganglions trachéobronchiques, toujours ou presque toujours *elle produit en même temps une lésion pulmonaire :*

---

(1) G. Kuss, *loc. cit.*, et Communications à la *Conférence de Vienne* (1907), à la *Société médicale des hôpitaux* (1908), au *Congrès de Washington* (1908).

(2) Th. Escherich, Die Infektionswege der Tuberkulose insbesondere im Säuglingsalter (*Wiener klin. Woch.*, 15 avril 1903, n° 15).

(3) Albrecht, *Wiener klin. Woch.*, 1903, n° 15.

cette lésion nodulaire unique, bien circonscrite en apparence, peu considérable macroscopiquement, s'accompagne assez souvent de lésions diffuses inflammatoires légères, qui, tout en restant abortives, insignifiantes, purement fibreuses, altèrent la texture du poumon. Ainsi se créent, chez des sujets en puissance de tuberculose latente, des signes d'auscultation qui n'indiquent ni une tuberculose évolutive du poumon, ni une germination bacillaire, ni même des follicules tuberculeux. Les lésions caséeuses ganglionnaires pouvant rétrocéder et guérir, *le sujet conserve alors, sans avoir jamais été un tuberculeux pulmonaire, de larges zones de respirations anomales.* Dans d'autres cas, des signes analogues, mais plus intenses et plus étendus, sont produits par des poussées éphémères et bénignes de granulie discrète, parties du foyer ganglio-pulmonaire primitif. Les traces indélébiles de ces manifestations accessoires de l'infection primaire sont maintes fois l'occasion d'erreurs de diagnostic soit chez l'enfant, soit chez l'adulte, ainsi que nous l'avons dit précédemment (p. 335).

La tuberculose ganglio-pulmonaire peut rester absolument latente, sans donner aucun symptôme d'intoxication, tout en conservant sa virulence. Dans ces cas, elle n'est diagnostiquable que par les signes de percussion et d'auscultation ou par les ombres radioscopiques, et par les modifications qu'elle produit dans la structure et dans la musculature thoraciques dans le système circulatoire médiastinal.

D'autres fois elle retentit manifestement sur la santé, soit en créant une imprégnation toxique, soit en déterminant des localisations tuberculeuses d'autres organes, notamment des ganglions cervicaux, soit en amenant des troubles congestifs dans la muqueuse des bronches et dans le poumon ou en provoquant des phénomènes de diffusion bacillaire légère en divers points du corps.

Mais, quel que soit le tableau clinique, tant qu'il n'y a pas des signes évolutifs indiquant une extension notable ou une généralisation de l'infection, le *traitement peut être entrepris avec confiance* si l'enfant n'est pas trop jeune. Tous les médecins sont d'accord pour reconnaître la curabilité chez l'enfant des formes localisées de la tuberculose primitive; le système ganglionnaire mésentérique, et surtout le système ganglionnaire trachéobronchique sont des appareils protecteurs d'une grande puissance; leurs réactions, si intenses chez l'enfant, aboutissent souvent à l'enkystement des tubercules et à l'atténuation des colonies bacillaires, plus marquée dans les ganglions que dans la plupart des autres organes.

Bien plus, on tend aujourd'hui à admettre que les formes de tuberculose ganglionnaire qui n'ont pas une marche trop envahissante exercent sur toute l'économie une *influence immunisante relative*. Les anciens auteurs disaient déjà : « La phtisie dite scrofuleuse est rare ; » ils avaient noté que, chez les scrofuleux, la phtisie évolue en silence, très lentement, sans fièvre, avec une bénignité remarquable, et ils parlaient des phtisiques « aux longs cils et aux longs espoirs » (Pidoux).

Marfan (1) a rajeuni cette notion en soutenant (à une époque où ces idées n'étaient guère en vogue) que « la guérison d'une tuberculose locale donne l'immunité pour la phtisie pulmonaire ». On a objecté avec raison qu'il n'est guère vraisemblable qu'une infection *locale*, comme la tuberculose osseuse ou ganglionnaire, réussisse à produire un fort degré d'immunisation ; pourtant divers arguments semblent indiquer qu'une tuberculose ganglionnaire bénigne augmente d'une manière sensible la résistance antibacillaire de l'organisme et l'expérience journalière démontre que parmi les enfants qui ont été victimes d'une contamination précoce, un assez grand nombre, tarés physiquement par cette cause de déchéance, luttent contre la tuberculose mieux et plus efficacement que des sujets robustes et vigoureux. Mais cette influence immunisatrice ne peut produire ses effets favorables que si l'infection primitive s'arrête dans son évolution et ne laisse pas comme reliquat de gros foyers d'auto-réinfection. Le traitement des tuberculoses latentes doit donc être entrepris avec une attention toute spéciale et poursuivi rigoureusement pendant tout le temps nécessaire. Dans l'entourage du phtisique, le médecin de famille peut exercer une action décisive en sachant dépister et en soignant avec méthode et conviction les tuberculoses gangbo-pulmonaires des enfants bacillisés.

3° **Épisodes révélateurs.** — On dit souvent que le tuberculeux ne s'inquiète pas des premiers symptômes du mal, qu'il ne vient trouver le médecin qu'à une phase où la tuberculose est si avancée qu'elle devient difficilement curable ; cette opinion est justifiée par un petit nombre d'exemples, mais il nous paraît impossible de la considérer comme l'expression habituelle de la vérité : il est assez rare, en somme, qu'on entre un peu avant dans la tuberculose pulmonaire d'une manière sourde, insidieuse ; *le plus souvent* la période où la maladie devient vraiment inquiétante a été précédée, à époques plus ou moins lointaines, par des épisodes révélateurs bruyants, qui ont nécessairement éveillé l'attention du malade et du médecin, mais auxquels ni l'un ni l'autre n'ont attaché grande importance ; en sorte que, ce qui est essentiel, c'est, à coup sûr, de faire l'éducation

(1) A. Marfan, De l'immunité conférée par la guérison d'une tuberculose locale (*Arch. gén. de méd.*, 1886, vol. CLVIII).

des malades, mais plus encore de faire l'éducation des médecins ;
trop habituellement le praticien passe sans transition d'un optimisme exagéré à un pessimisme excessif : optimisme exagéré,
lorsqu'il reste inactif au moment d'un épisode bénin révélateur, —
pessimisme excessif, lorsqu'en présence d'une lésion ouverte bien
caractérisée mais peu étendue, il croit la partie perdue d'avance
et le malade condamné.

Ces premières manifestations cliniques évolutives ne sont pas difficiles à diagnostiquer : c'est une pleurésie franche, — une pleurite
à répétitions, une petite hémoptysie, une congestion pulmonaire d'un
sommet, — une splénopneumonie, — une bronchite ou une bronchopneumonie au cours desquelles on aurait trouvé des bacilles dans
les crachats, si on avait pensé à les examiner, — une poussée fébrile
qualifiée sans raison de grippe, — une période de déchéance sans
cause connue, etc. Ces épisodes aigus ou subaigus de durée éphémère n'inquiètent pas le médecin parce que le malade se remet assez
vite et parce qu'il ne présente pas à l'auscultation de gros signes de
ramollissement tuberculeux ; aussi ne donne-t-on au convalescent
ni principes d'hygiène ni traitement ; on lui permet de reprendre ses
occupations sans précautions spéciales, et ultérieurement une poussée
nouvelle vient rendre la guérison impossible. Qu'on interroge à fond
les malades qui se débattent contre une tuberculose irrémédiable,
et on pourra reconstituer chez le plus grand nombre d'entre eux
une histoire semblable à celle que nous venons de schématiser.

*Pour soigner utilement les tuberculeux, il faut d'abord, surtout, inter-
venir d'une manière efficace au moment des épisodes d'allure bénigne mais
de signification redoutable* qui révèlent sinon le début vrai de l'évolution tuberculeuse, tout au moins l'existence dans le poumon d'un
processus bacillaire actif. Généralement, le diagnostic causal de ces
épisodes est facile.

Au décours des incidents révélateurs, *l'orientation générale du
traitement* est subordonnée à la modalité de l'infection bacillaire qui
vient de se démasquer ; plusieurs cas sont à considérer.

**Premier cas. — L'épisode révélateur occupe à lui seul la
scène morbide et se termine sans laisser de traces. —** C'est
un feu de paille qui s'allume et qui s'éteint facilement, et, quand il
a cessé de flamber, on ne trouve pas le point de départ de l'incendie :
le foyer tuberculeux qui a déterminé les phénomènes évolutifs reste
inappréciable cliniquement, le malade se remet vite : les poumons,
bien examinés, paraissent indemnes. Il peut se faire alors qu'on soit
en présence d'une bacillose atténuée qui guérira toute seule, sans
traitement ; il peut se faire aussi que des lésions tuberculeuses

graves latentes se dissimulent dans les profondeurs du thorax, ou que le poumon soit sur le point d'être envahi par des tubercules en voie de germination. Comme, d'ordinaire, on n'a pas de raisons péremptoires pour trancher entre ces diverses hypothèses, que d'autre part il serait excessif d'imposer une cure antituberculeuse sévère à de simples candidats à la tuberculose, et imprudent de compter sur le hasard d'une guérison spontanée, le rôle du médecin est nettement tracé et doit être formulé ainsi : traitement énergique de la convalescence, puis longue période d'expectation armée.

Pendant la convalescence, il ne suffit pas d'interdire tout surmenage physique ou intellectuel, d'écarter toute faute grossière d'hygiène, toute cause évidente de fatigue ou de débilitation, il faut intervenir plus activement et provoquer une action reconstituante profonde, une stimulation intense de toutes les forces réactionnelles de l'économie (1); bien entendu, cette indication ne peut être remplie par la prescription banale de vins fortifiants, de piqûres de cacodylate ou d'autres médications de ce genre totalement dépourvues d'efficacité.

Pendant la période d'expectation armée, la tâche du malade consiste à éviter, dans la mesure du possible, les influences défavorables qu'on lui a fait connaître, — la tâche du médecin, à rappeler sans cesse au malade les précautions nécessaires et à guetter l'apparition des symptômes évolutifs ou des signes de germination tuberculeuse.

Deuxième cas. — **L'épisode révélateur a laissé après lui des lésions banales ou des troubles fonctionnels,** qui mettent le sujet en état d'infériorité organique et le prédisposent à de nouvelles atteintes (symphyse pleurale, rétraction thoracique, zones d'atélectasie pulmonaire, foyers d'obscurité respiratoire suspecte, susceptibilité de la muqueuse bronchique, — état de langueur, de fatigue, d'anémie, troubles digestifs, dépression nerveuse, etc.). Ces reliquats laissés par la poussée sont l'origine de toute une série d'indications thérapeutiques nouvelles qui s'ajoutent à celles du premier cas. D'ailleurs, si le traitement ne fait pas disparaître rapidement les troubles de l'état général, si le convalescent reste atone, languissant, fragile, fatigué, subfébrile, il ne faut pas hésiter à le considérer comme un vrai tuberculeux, malgré l'absence de signes physiques de lésions pulmonaires.

Troisième cas. — **L'épisode révélateur est la manifestation symptomatique d'une tuberculose bénigne à tendance fibreuse prédominante,** hypothèse que nous avons déjà envisagée (Voy. chap. I, p. 322).

(1) Voy. chap. XI.

Quatrième cas. — **L'épisode révélateur est superposé à des lésions avérées de tuberculose pulmonaire évolutive.** — On pourrait croire que, dans ces cas, les erreurs de diagnostic sont rares, que l'incident révélateur ouvre les yeux aux moins clairvoyants. Il s'en faut de beaucoup : on rencontre fréquemment des malades qui sortent d'une pleurésie, qui ont craché du sang, qui viennent d'avoir une grosse bronchite ou une fluxion de poitrine suspectes, qui ont été soignés pour un ganglion tuberculeux..., et dont les lésions pulmonaires sont encore méconnues, bien que d'un diagnostic facile : en particulier les pleurésies dites primitives constituent beaucoup plus souvent qu'on ne le pense des manifestations secondes d'une tuberculose pulmonaire patente, mais ignorée. Ces erreurs sont dues à ce que les règles d'une exploration thoracique approfondie et complète sont insuffisamment connues de beaucoup de médecins ; or, chez tout convalescent d'un incident révélateur bénin, on doit s'astreindre à un examen méthodique, prolongé, des deux côtés du thorax, ausculter au stéthoscope et à plusieurs reprises les deux sommets pulmonaires, fouiller les poumons dans toute leur étendue, point par point, au stéthoscope et à l'oreille, envoyer les crachats au laboratoire, si insignifiante que soit l'expectoration. Ce qu'il faut rechercher, ce ne sont pas des signes légers d'interprétation délicate, des anomalies respiratoires n'ayant par elles-mêmes qu'une signification effacée, des réactions tuberculineuses générales ou conjonctivales qui, dans ces cas, n'ajoutent rien au diagnostic, mais des signes légers et nets de tuberculose pulmonaire avérée. Sans doute, ces signes n'échappent guère lorsqu'ils ont une certaine étendue, mais fréquemment ils passent inaperçus quand ils sont localisés à un petit territoire du poumon, parce que l'examen est fait trop vite ou avec une mauvaise méthode.

Il est évident que, chez les malades de ce groupe, on n'a pas à s'occuper des reliquats plus ou moins apparents de l'incident révélateur : le traitement de la tuberculose pulmonaire chronique importe seul, et ce traitement doit être entrepris sans retard.

4° **Formes de début.** — Lorsque l'invasion bacillaire du poumon se fait par une grosse poussée aiguë, granuleuse ou bronchopneumonique, on est *d'emblée* en face d'une tuberculose avancée, et le traitement, même entrepris de bonne heure, n'est plus un traitement précoce. On ne peut parler de tuberculose au début et de traitement précoce que dans le cas où le poumon présente des *lésions tuberculeuses évolutives relativement récentes, légères et très peu étendues.* Ces tuberculoses revêtent, comme on le sait, des aspects cliniques fort variés ; parfois elles évoluent sourdement, d'une manière *tout à fait insidieuse* ; l'état général demeure satisfaisant, la température reste rigoureusement normale, le sujet ne ressent aucun symptôme de la maladie, et le médecin, consulté par hasard, découvre avec stupéfaction des signes de tuberculose pulmonaire en pleine évolution ; cette absence de symptômes est rare ; beaucoup plus souvent, les symptômes, réellement existants, sont *larvés* (faisant penser à une chloro-anémie, à une dyspepsie, à une neurasthénie), ou bien ils sont *effacés* : le malade les a notés, mais il n'y attache pas d'importance et il conserve, sans s'inquiéter, une petite toux sèche, une bronchite qui traînaille, des troubles digestifs, de la fatigue, etc. Enfin, dans la majorité des cas, les symptômes deviennent suffisamment *significatifs* pour attirer l'attention, même sans parler des épisodes révélateurs et des phénomènes évolutifs fébriles qui sont fréquents ; l'anorexie, l'amaigrissement, la pâleur, les douleurs vagues du thorax, la toux, des indices de déchéance, un peu d'essoufflement, quelques sueurs nocturnes traduisent franchement l'existence d'un processus morbide que viennent encore caractériser des signes objectifs d'imprégnation toxique (instabilité de la température, du pouls et des vaso-moteurs, état subfébrile, tachycardie, etc.).

La connaissance de l'*histoire clinique* et de l'*état symptomatique* du malade est donc un élément très important du diagnostic ; les renseignements ainsi obtenus complètent toujours utilement les résultats de l'examen thoracique ; ils font mieux apprécier, sinon l'état lésional, au moins la tendance évolutive de la tuberculose. Mais ce sont les signes fournis par l'*inspection*, la *percussion* et l'*auscultation* qui sont de beaucoup les plus précieux, même quand on ne trouve que de légères modifications du son de percussion et certaines respirations anomales (obscurcissement et affaiblissement localisés du bruit respiratoire, inspiration rude, respiration puérile, expiration prolongée et rude) dont la précocité et la haute valeur diagnostique ont été si nettement indiquées par Grisolle, puis longuement étudiées par Grancher. Souvent à ces respirations anomales s'ajoutent dès le début de petits râles fugaces du sommet malade, des signes de pleurite éphémère ou de bronchite localisée, et de minimes et rares craquements. Quand la germination tuberculeuse se fait dans un poumon vierge de toute infection bacillaire, et dont la respiration est demeurée ample et moelleuse, ces signes sont faciles à percevoir, et, d'ordinaire, faciles à interpréter ; quand, au contraire, le poumon a été sclérosé antérieurement par des lésions tuberculeuses torpides, par des processus bacillaires inactifs ou par des processus inflammatoires non bacillaires, le diagnostic de la tuberculose au début devient, maintes fois, très complexe ; nous avons indiqué précédemment (1) ces difficultés de pratique, nous n'y reviendrons pas; observons seulement qu'elles existent surtout dans les formes peu toxiques, à lente évolution bien supportée, pour lesquelles on peut généralement attendre, avant de prescrire un traitement sévère, que les phénomènes évolutifs soient devenus plus apparents. Observons encore que les difficultés soulevées par l'interprétation des respirations anomales ne légitiment nullement l'opinion des auteurs d'après lesquels ces respirations, et en particulier la respiration rude (Piéry), seraient un signe de tuberculose abortive! Cette opinion est manifestement inexacte; la respiration rude accompagne très souvent l'envahissement du parenchyme pulmonaire par des tubercules jeunes : les respirations anomales ne sont pas plus un signe de tuberculose abortive qu'elles ne sont toujours un signe de germination tuberculeuse : dans bien des cas, elles ne renseignent pas sur l'activité d'une lésion pulmonaire ou sur sa transformation scléreuse plus ou moins complète : la constatation de leur existence pose un problème, qu'il faut savoir résoudre *en clinicien* par l'analyse complète des symptômes, par la recherche des phénomènes réactionnels spontanés ou provoqués par l'observation de l'évolution morbide.

Enfin l'étude du malade doit être complétée par l'*examen de l'expectoration*, d'abord parce qu'il n'y a aucun rapport constant entre les signes d'auscultation et l'abondance (et même l'existence) de l'expectoration, ensuite parce que les crachats sont parfois bacillifères d'une manière très précoce, comme nous l'avons déjà dit (p. 312) : la recherche des bacilles dans les crachats doit donc être faite systématiquement chez les malades soupçonnés de tuberculose pulmonaire : c'est, d'ailleurs, de toutes les méthodes de laboratoire appliquées à la clinique, la seule qui soit vraiment utile pour dépister les formes de début de la tuberculose pulmonaire : la radiologie, elle aussi, peut rendre des services, mais accessoirement et indirectement, car elle n'indique pas les lésions jeunes et discrètes.

En résumé, le diagnostic précoce de la tuberculose pulmonaire évolutive est généralement possible : il est même facile dans bien des cas; ce sont les méthodes cliniques qui permettent de l'établir, complétées par l'examen des crachats, et au besoin par l'emploi judicieux de la tuberculine.

Dès qu'on a reconnu une tuberculose pulmonaire au début de son évolution, on doit instituer immédiatement un traitement rigoureux.

---

(1) Voy. chap. I, p. 322, et chap. II, p. 334-337.

Il est si important à ce moment d'éviter toute fausse manœuvre, tout retard et toute erreur dans l'application des règles fondamentales de la thérapeutique antituberculeuse, toute résistance maladroite du malade ou de sa famille, que maints phtisiologues posent en principe que « le traitement de la tuberculose pulmonaire au début *doit avoir lieu* dans des établissements fermés, dans des sanatoriums ». Cette opinion, que nous discuterons ultérieurement, a tout au moins l'avantage d'exprimer énergiquement l'importance d'un traitement précoce, poursuivi sans défaillance et bien conduit.

D'ailleurs, il ne faudrait pas croire qu'il y a un traitement atténué pour la période de début, et un traitement plus sévère, plus rigoureux pour les périodes ultérieures : ce sont les mêmes moyens thérapeutiques qu'on oppose de la même manière à toutes les formes évolutives de la tuberculose pulmonaire, quel que soit le stade anatomique de la maladie ; les différences dans l'application de ces moyens thérapeutiques sont subordonnées beaucoup moins à l'état des lésions qu'à la résistance du malade, à la stabilité thermique et circulatoire, et à toutes sortes de conditions individuelles. Quand on est en face de lésions jeunes qui commencent à envahir le poumon, la rigueur du traitement s'impose d'une manière pressante. Cependant l'expérience de tous les jours est là pour montrer que, à ce moment décisif, la thérapeutique reste, dans la majorité des cas, insuffisante ou irrationnelle : le malade qui a conservé son activité habituelle et qui ne se sent pas souffrant a peine à croire qu'il soit en danger, et le médecin hésite souvent, lui aussi, à mettre en œuvre, avec toute l'énergie nécessaire, un traitement sévère : c'est la longue période des demi-mesures, des tâtonnements, des temporisations, des fautes d'hygiène ignorées du médecin ou tolérées par lui, des essais médicamenteux intempestifs, jusqu'à ce qu'une aggravation marquée vienne traduire la gravité de la situation, ou qu'une poussée aiguë, plus dramatique encore, entre en scène brutalement.

On ne saurait donc se lasser de répéter que, au début d'une tuberculose pulmonaire évolutive, l'avenir du malade dépend essentiellement :

1° De la *précocité* d'un diagnostic exact et complet, que seules les méthodes cliniques peuvent fournir ;

2° De la *rigueur* du traitement rationnel imposé dès les premières manifestations évolutives ;

3° De la *conscience et de l'intelligence* avec lesquelles le traitement est suivi ;

4° De la *persévérance* dans l'application de ce traitement.

Ces quatre conditions sont nécessaires pour que toutes les chances de guérison soient assurées au tuberculeux curable.

CHAPITRE III

MÉTHODES DE TRAITEMENT ET INDICATIONS THÉRAPEUTIQUES

Traitement diététo-hygiénique et traitements médicamenteux : utilité de
les associer ; définition du Sanatorium. — Fréquence des illusions thérapeutiques dans le traitement des tuberculeux.
Indications thérapeutiques essentielles.

De toutes les maladies, la tuberculose est celle où l'imagination
des guérisseurs s'est le plus librement donné carrière : la phtisiothérapie est encombrée d'un nombre prodigieux de médications
inutiles ou nocives, de théories hypothétiques, de méthodes vantées
aussi énergiquement par les uns qu'elles sont stigmatisées par
d'autres avec intolérance ; une longue existence ne suffirait pas pour
extraire de cette masse hétérogène toutes les parcelles de vérité
qu'elle contient. Nous devrons nous borner à exposer ici, d'après les
grands travaux qui font époque et que nous avons tous consultés à
leur source même, les idées et les méthodes thérapeutiques actuellement dominantes, celles qui émergent au milieu des incertitudes
de l'heure présente ; dans cet exposé, nous nous attacherons à garder
une indépendance absolue vis-à-vis des doctrines ou des systèmes,
quels qu'ils soient : en particulier, nous éviterons de nous laisser
entraîner dans les discussions, si passionnées naguère, entre les
défenseurs et les adversaires des sanatoriums. D'ailleurs nous ne
comprenons pas pourquoi l'on confond si souvent le traitement sanatorial avec le traitement diététo-hygiénique de la tuberculose, et
pourquoi l'on oppose l'une à l'autre la *cure de sanatorium*, avec « hygiène
excessive » et prohibition de toute drogue, et la *cure médicamenteuse*,
qui emprunte ses moyens d'action à la matière médicale. Aujour-
d'hui de même qu'autrefois, **ce qui caractérise le sanatorium**,
c'est qu'il est un *établissement fermé et spécialisé, convenablement
aménagé et convenablement situé, avec surveillance et soins médicaux
continus* ; ce sont là des avantages très particuliers dont l'importance est indéniable quant à la méthode suivant laquelle les
malades sont soignés au sanatorium, elle n'est pas immuable ; elle a

varié notablement de Brehmer à Dettweiler, elle a varié de Dettweiler aux médecins modernes : elle variera encore ; elle doit être constituée, au sanatorium comme ailleurs, par les moyens qui paraissent les plus efficaces pour favoriser la régression des tubercules.

Mais, quelles que soient les idées médicales du moment, dans le présent comme dans le passé et dans l'avenir, en cure libre comme au sanatorium, le traitement rationnel de la tuberculose pulmonaire évolutive comporte, d'abord, un **traitement hygiénique**, dont la *nécessité* est démontrée par la physiologie pathologique de la tuberculose. Sa mise en œuvre est une obligation formelle à des périodes déterminées de l'évolution bacillaire ; ses règles d'application sont bien fixées ; il faut d'ailleurs reconnaître que ce traitement, en dehors des sanatoriums, est souvent mal connu et mal appliqué et que, même dans certains sanatoriums, il n'est pas imposé aux malades avec toute la fermeté désirable.

On ne saurait contester qu'à côté du traitement hygiénique il n'y ait aussi, en phtisiothérapie, un **traitement médicamenteux**, dont les ressources et dont les effets sont encore incomplètement étudiés et très discutés. Non seulement il n'y a pas d'antagonisme entre les traitements médicamenteux et la cure sanatoriale, mais on est en droit de penser que les médications antituberculeuses utiles, efficaces, agiront d'autant plus utilement, d'autant plus efficacement qu'elles seront associées à un traitement diététo-hygiénique bien dirigé et rigoureusement suivi. Aucun moyen thérapeutique n'est capable d'éliminer ou de cicatriser rapidement les tubercules ; dès lors, pour obtenir les meilleurs effets d'une médication favorable, il faut : 1º placer le tuberculeux, pendant la longue durée du traitement, à l'abri des causes multiples d'aggravation ; 2º superposer à l'influence médicamenteuse l'action primordiale des processus de défense de l'organisme. C'est à cela que répond précisément la cure diététo-hygiénique.

Il est relativement facile d'exposer les principes fondamentaux, les indications et les résultats de cette cure. Par contre, rien n'est plus complexe que de démêler la valeur réelle des traitements spéciaux qui, d'après leurs partisans, seraient aptes à modifier profondément la marche de la tuberculose ; les influences climatériques, les actions médicamenteuses, la tuberculino- et la sérothérapie ont été préconisées avec tant d'ardeur, vantées avec tant de conviction apparente, qu'à chaque nouvelle découverte il semblait vraiment qu'on fût en présence d'un traitement curateur de la tuberculose pulmonaire ; et cependant, parmi ces moyens, il en est bien peu dont l'efficacité, même relative, soit établie.

La tuberculose pulmonaire est particulièrement propice aux illusions thérapeutiques ; l'évolution spontanée de la maladie, avec ses poussées passagères, ses rémissions fréquentes, ses trêves prolongées, — l'existence de très nombreuses formes bénignes ou semi-bénignes, — la facilité avec laquelle s'amendent certains symptômes, — parfois aussi la rétrocession ou la transformation scléreuse spontanées de lésions considérables dont le pronostic semblait fatal, tout concourt pour tromper les médecins qui, en présence d'un tuberculeux, ont comme principal objectif l'application *systématique* d'un remède nouveau ; et c'est ainsi que s'expliquent, chez ceux qui ont inventé un traitement de la tuberculose, les illusions tenaces, que la clinique a pu créer de bonne foi, et qu'entretiennent encore des motifs d'ordre extra-scientifique sur lesquels il est inutile d'insister.

Aussi ne peut-on s'étonner que beaucoup de médecins éminents, après avoir assisté à la grandeur et à la décadence de nombreuses panacées antibacillaires, en soient arrivés à douter de la thérapeutique médicamenteuse de la tuberculose et proclament que le seul moyen d'être utile aux malades, c'est de favoriser et de développer en eux les réactions spontanées de défense ; cette opinion est à coup sûr plus scientifique et plus exacte que celle qui consiste à identifier le traitement de la tuberculose avec la prescription de drogues soi-disant spécifiques ou tout au moins sclérosantes.

Mais un scepticisme aussi désabusé nous paraît excessif : assez souvent, l'observation individuelle des tuberculeux permet d'*affirmer* l'utilité de certains médicaments ; sans doute, ces faits ne doivent pas être généralisés trop hâtivement : ils s'appliquent à des formes favorables de tuberculose et non à toute tuberculose prise au hasard. Au moins démontrent-ils qu'il ne faut pas repousser de parti pris les ressources de la thérapeutique : dans bien des cas, le médecin ne remplit qu'une partie de sa tâche lorsqu'il se borne à assurer l'application des règles de l'hygiène antituberculeuse ; dans bien des cas, l'emploi rationnel et prudent d'un traitement médicamenteux permet de conduire le malade vers la guérison d'*une manière plus rapide, plus sûre et plus complète.*

Étant donné qu'on ne possède encore aucun produit curateur capable d'empêcher la prolifération du bacille dans l'organisme et d'immuniser contre les poisons bacillaires, il ne saurait être question de décrire un traitement schématique de la tuberculose pulmonaire, d'autant plus qu'un même moyen thérapeutique donne souvent, chez des tuberculeux qui paraissent très semblables, des résultats fort différents. Le traitement doit être *individualisé*, aucune formule, si élastique qu'on la suppose, ne pouvant s'adapter au polymorphisme de la maladie et à la variabilité des réactions défensives.

D'autre part, on est bien forcé d'imposer aux tuberculeux des règles *générales* de traitement, d'employer chez eux, de propos délibéré, certaines méthodes thérapeutiques, dont l'indication est fournie bien moins par les circonstances individuelles que par la simple constatation d'un foyer bacillaire actif : les lois biologiques n'admettent pas plus d'exceptions que les lois physiques ; les exceptions apparentes résultent de la complexité des cas particuliers et de l'insuffisance de nos moyens d'investigation.

Aussi faut-il se garder de deux travers, aussi fâcheux l'un que l'autre : — l'application inflexible de procédés de cure systématiques — la prétention de trouver pour chaque malade un traitement spécial, cette individualisation à outrance n'étant qu'une forme d'anarchie thérapeutique et d'impuissance. Dans le traitement des tuberculeux, on devra être guidé (mais non aveuglé) par les idées directrices en lesquelles se résument les essais thérapeutiques antérieurs, tout en sachant que ces idées se modifient et se perfectionnent au fur et à mesure que l'étude scientifique des procédés de cure se complète.

Avant d'analyser ces idées directrices, avant de décrire les méthodes générales de traitement des tuberculeux, énumérons les indications thérapeutiques essentielles.

1° Placer le malade dans les conditions favorables à la reconstitution d'un bon état général. — Le tuberculeux émacié, affaibli par l'évolution tuberculeuse, ne peut lutter efficacement contre la maladie que s'il compense les pertes qu'il a subies, s'il recouvre les forces disparues. Le simple raisonnement permettait de prévoir que, dans une infection à très longue chronicité comme la tuberculose, le maintien d'un bon état général serait un élément essentiel de succès, et l'observation clinique a démontré en effet que, dans la marche vers la guérison, le tuberculeux doit franchir une *première étape* dans laquelle on voit le poids du corps remonter au-dessus du niveau habituel, la mine redevenir bonne, les signes de déchéance disparaître progressivement. Ce premier résultat ne permet de rien préjuger quant au succès final, car la régression des tubercules est subordonnée à bien d'autres conditions encore ; mais c'est à partir du moment où l'état général est devenu satisfaisant qu'on observe, dans les formes curables, une transformation profonde des lésions bacillaires.

Pour stimuler l'activité vitale des tuberculeux, pour obtenir la disparition de la déchéance physique ou de la dépression nerveuse, on ne peut fonder aucun espoir légitime sur les médications dites reconstituantes, sur les excitants du système nerveux ou de la nutrition : le seul tonique efficace, c'est le repos ; le seul reconstituant nécessaire, c'est l'alimentation substantielle ; le seul excitant indispensable, c'est l'action stimulante de l'air pur et des radiations solaires : la *triade classique*, cure de repos, cure d'alimentation, cure d'air, si souvent invoquée, si souvent incomprise, est donc à la base d'un traitement rationnel : elle augmente dans une notable proportion la résistance du malade vis-à-vis de l'infection bacillaire et, quelle que soit la forme morbide, elle place l'organisme dans les meilleures conditions pour lutter par ses propres moyens contre la tuberculose.

Maintes fois cela suffit pour assurer le succès d'une cure, notamment dans les tuberculoses qui ont une tendance évolutive favorable, qui ne sont pas trop avancées, trop étendues ou trop anciennes.

Mais souvent l'organisme, par ses propres ressources, n'arrive qu'à un résultat incomplet, partiel, transitoire : pour agir efficacement, il faudrait pouvoir remplir l'indication suivante :

2° **Exalter artificiellement les processus de défense antibacillaire.** — Ce résultat ne peut être atteint actuellement que d'une manière très imparfaite. Sans doute les *médications antituberculeuses* (tanin, créosote et ses dérivés, hétol, sérums antituberculeux, tuberculines, émulsions bacillaires) ont dans bien des cas une réelle efficacité ; mais il serait dangereux de s'imaginer qu'elles confèrent à l'organisme la faculté de cicatriser, de scléroser les tubercules quand l'organisme ne la possède pas spontanément : il semble bien qu'elles ne font qu'amplifier dans une certaine mesure les effets que produisaient sans elles les activités cellulaires, les réactions humorales : elles facilitent assez souvent la guérison, mais elles n'en changent pas le mécanisme, et il faut toujours mettre en balance l'aide incomplète qu'elles apportent aux malades et les inconvénients ou les dangers qu'elles présentent : d'ailleurs leur emploi est fréquemment contre-indiqué.

Divers auteurs ont cherché à orienter la phtisiothérapie dans un autre sens et ont pensé pouvoir déduire une thérapeutique rationnelle de l'étude de la *nutrition* des tuberculeux : il est, en effet, logique de supposer que le développement de l'immunité naturelle est en rapport, jusqu'à un certain point, avec l'état chimique des humeurs et des tissus de l'organisme : c'est la rénovation de l'idée ancienne de diathèse tuberculeuse. Mais il faut bien avouer que, malgré les nombreuses et intéressantes recherches poursuivies dans cette direction, personne n'a pu démontrer jusqu'ici l'existence d'une relation entre l'aptitude à la tuberculisation et un état spécial, défini, de la nutrition : les résultats qui ont été obtenus, ou bien n'ont pas été confirmés, ou bien concernent des troubles de la nutrition occasionnés par la tuberculose ; ces résultats font mieux connaître les effets cachectisants de l'infection bacillaire, mais ils ne résolvent nullement la question du terrain tuberculisable ; les indications thérapeutiques qu'on peut en tirer passent donc au second plan.

3° **Combattre les phénomènes d'intoxication.** — Beaucoup de tuberculeux, malgré de grosses lésions, ne présentent pas de symptômes d'intoxication, et nombre de troubles morbides, rattachés sans preuves par les anciens auteurs à l'action des poisons tuberculeux solubles, relèvent en réalité de la dissémination des bacilles dans les tissus de l'organisme. Il n'en est pas moins vrai que l'homme est d'une très grande sensibilité vis-à-vis des poisons bacillaires, et que les phénomènes d'intoxication occupent une place importante dans la symptomatologie de la tuberculose pulmonaire à certaines périodes de l'évolution morbide.

Naturellement on ne possède aucun moyen capable de *neutraliser* dans l'organisme les poisons bacillaires : les sérums antituberculeux n'ont qu'une action antitoxique minime, inconstante.

Pour lutter contre une intoxication bacillaire déjà existante, on n'a donc en général d'autre ressource que de *réduire au minimum l'activité des foyers tuberculeux et la résorption des poisons bacillaires* : l'application rigoureuse de la cure de repos associée à la cure d'air donne à ce point de vue des résultats remarquables ; elle fait disparaître habituellement les symptômes d'intoxication, sauf dans les tuberculoses avancées contre lesquelles la thérapeutique est désarmée, et dans les cas où l'on est en présence d'une lésion qui inonde sans cesse l'économie de produits toxiques.

Quant à la tuberculinothérapie, lorsqu'elle est bien supportée et lorsqu'on peut atteindre des doses suffisantes, elle crée une certaine accoutumance à la tuberculine ; mais cette accoutumance est bien différente d'une véritable *toxi-immunité*.

4° **En présence de phénomènes évolutifs actuels ou récents, ou de symptômes d'activité lésionale progressive, mettre les tuberculeux à l'abri de toutes les causes capables de provoquer une réaction congestive ou inflammatoire.** — Le poumon est, de tous les organes, un de ceux qui se congestionnent le plus facilement, un de ceux où il est le plus facile de produire au niveau des lésions tuberculeuses un afflux sanguin, une accélération de la circulation lymphatique, une infiltration leucocytaire abondante ;

ces phénomènes hyperémiques, exsudatifs ou inflammatoires sont extrêmement redoutables quand ils apparaissent dans une phase où l'évolution est à peine enrayée et *a fortiori* dans une période où la maladie progresse ; alors ils occasionnent souvent une intoxication nouvelle ou une reprise d'activité de l'infection ; il faut se garder de réveiller des lésions qui s'endorment, de réchauffer des processus bacillaires qui s'éteignent, d'exposer à une stimulation trop énergique des tuberculeux éréthiques ou fragiles : leur état exige beaucoup de ménagements, et les interventions thérapeutiques, chez eux, deviennent facilement nocives : une *cure diététo-hygiénique rigoureuse et prolongée et l'abstention de toute médication offensive* sont nécessaires ; chez ces malades, on voit souvent un climat excitant allumer ou entretenir la fièvre, une médication intempestive provoquer une poussée tuberculeuse, des fatigues, moins que cela, un repos insuffisant enlever les chances de succès. C'est surtout à cette période de leur maladie que les tuberculeux sont sensibles aux influences extérieures s'exerçant sur le revêtement cutané, à l'action du travail musculaire ou de l'air vicié, aux effets d'une alimentation mal réglée, au retentissement à distance du mouvement fluxionnaire d'un autre organe (flux menstruel) ou du mauvais fonctionnement d'un viscère éloigné (troubles digestifs, par exemple). C'est surtout à cette période qu'il faut se montrer très réservé dans la prescription des médicaments. Beaucoup d'aggravations de la tuberculose sont dues à l'oubli de ce principe fondamental.

5° **Inversement, en présence de lésions bacillaires dont l'évolution progressive est enrayée, on peut avoir intérêt à provoquer un remaniement réactionnel des foyers tuberculeux.** — Le procédé de « l'inflammation substitutive » est très ancien en phtisiothérapie. Au xviii° siècle, Bordeu, en décrivant les propriétés curatives des Eaux-Bonnes, disait : « Il faut pénétrer, agacer, fondre, diviser, animer au lieu de tout adoucir : peut-être les remèdes un peu actifs sont-ils les seuls adoucissants. » Au milieu du xix° siècle, des discussions ardentes se sont élevées parmi les hydrologues à propos de l'utilité ou du danger de la « crise thermale ». « Aux Eaux-Bonnes, déclarait Pidoux, dans bien des cas, nous congestionnons pendant le traitement, puis, plus tard, la nature reposée éprouve, sous l'influence des effets secondaires de la médication, une réaction en sens inverse ; elle se décongestionne, et la tuberculisation s'immobilise : le malade acquiert une résistance inconnue de lui à toutes les causes qui irritaient ses poumons, et ces effets, on les observe chez des individus qui, pendant la cure, ont éprouvé des congestions hémoptoïques eaux-bonnaises ; *il ne faut pas toujours trop* *décongestionner les phtisiques, ce qu'il faut, c'est les congestionner de la bonne manière.* » D'ailleurs, la doctrine de Pidoux a soulevé de violentes protestations, absolument justifiées par l'exagération avec laquelle Pidoux soutenait une idée en grande partie exacte.

Plus récemment des discussions semblables se sont engagées à propos de la médication créosotée ; tandis que la plupart des médecins redoutaient les réactions inflammatoires et congestives que la créosote détermine si souvent, Gimbert et, après lui, beaucoup d'auteurs ont affirmé leur utilité. « La réaction n'est point une poussée tuberculeuse ; c'est une fluxion vitale que nous pourrions comparer à celle que fait naître un collyre antiseptique dans la conjonctivite purulente ; elle produit une élimination des portions malades et un nettoyage des surfaces infectées : non seulement les injections de créosote à haute dose provoquent l'élimination des tubercules, mais elles sont des agents sclérogènes des tissus pérituberculeux ; après des poussées successives de ramollissement, ces poussées s'éteignent, les cavernules se dessèchent et se cicatrisent » (Gimbert).

De même Germain Sée a indiqué les avantages et les dangers, dans le traitement de la tuberculose au début, des phénomènes réactionnels dus à la médication iodée, et Arthaud a montré que le tanin, si souvent employé par les anciens phtisiologues, peut activer le ramollissement des tubercules et détermine une poussée d'élimination favorable.

Enfin, quand la tuberculine fit son apparition, on observa des réactions de foyer d'une fréquence et d'une intensité inconnues jusqu'alors ; nous verrons plus loin combien les opinions ont différé et diffèrent encore au sujet de l'opportunité de ces réactions de tuberculine, qui peuvent, suivant les cas, produire des effets curatifs remarquables ou provoquer des accidents : tout le monde admet d'ailleurs que la tuberculinothérapie expose les malades à des dangers formidables quand le processus réactionnel est trop intense ou prolongé, ou quand il se produit chez des tuberculeux à la phase d'activité lésionale progressive.

Ce qui est vrai pour la tuberculine s'applique tout aussi bien aux autres médications capables de donner des réactions de foyer ; on ne saurait contester que ces médications ne puissent devenir une cause d'aggravations par les réactions qu'elles occasionnent.

Dès lors convient-il d'éviter systématiquement les réactions de foyer, comme certains auteurs voudraient l'exiger ? Faut-il, quand des réactions se produisent, supprimer la médication qui fait réagir les foyers, ou l'atténuer au point que les phénomènes réactionnels n'apparaissent plus ?

Nous croyons qu'on ne doit pas donner de réponse absolue, ni dans un sens ni dans l'autre, et que la conduite à tenir est essentiellement subordonnée à l'appréciation des circonstances individuelles.

A. Dans beaucoup de tuberculoses pulmonaires soumises à un traitement médicamenteux, on obtient une rétrocession évidente des lésions sans observer à leur niveau le moindre phénomène réactionnel cliniquement appréciable ; cela se voit surtout dans les tuberculoses jeunes, peu confluentes ; en ce cas, personne ne s'avisera de modifier le traitement, de le rendre plus offensif, de rechercher des réactions de foyer, qui, étant inutiles, ne pourraient être que dangereuses.

B. D'autre part, on s'abstiendra de provoquer un processus réactionnel quand il y a encore des symptômes d'*activité lésionale ou d'imprégnation toxique* : comme nous l'avons déjà dit, il serait dangereux de réveiller ces lésions qui s'endorment : il faut les laisser s'assoupir complètement.

C. On doit craindre aussi les poussées réactionnelles, lorsqu'on est en présence de *lésions étendues et avancées*; ces lésions donnent facilement des phénomènes réactionnels beaucoup trop intenses et d'autant plus redoutables qu'ils occupent une grande partie du poumon.

De même il faut agir avec une extrême prudence lorsque les malades présentent des signes diffus, difficiles à interpréter, faisant suspecter l'existence d'un grand nombre de tubercules disséminés : souvent de tels malades sont plus gravement atteints qu'on ne le croit au premier abord et se trouvent dans un état d'équilibre instable. Même remarque pour les vieux tuberculeux, qui s'accommodent assez bien de grosses lésions torpides auxquelles ils sont habitués depuis des années : ils ont bien plus à perdre qu'à gagner au remaniement thérapeutique de ces lésions immobilisées.

D. Au cours d'un traitement médicamenteux très prudemment conduit chez des malades ayant une *tuberculose fibro-caséeuse banale paraissant curable*, on observe souvent une effervescence réactionnelle passagère des foyers tuberculeux.

Dans ces cas, si l'état symptomatique est satisfaisant, si la température reste normale, si le sujet ne maigrit pas, *on peut continuer le traitement en laissant les petites réactions se produire comme auparavant*; mais il est évident que, en procédant ainsi, on se tient aux limites extrêmes de l'action thérapeutique permise, que, d'un instant à l'autre, ces limites peuvent être facilement dépassées et qu'une surveillance attentive est indispensable.

E. Enfin, dans certains cas, il y a indication à *rechercher systé-*

matiquement les réactions de foyer, même au prix d'une poussée inflammatoire relativement intense, qui pourra déterminer momentanément une évolution aiguë et une aggravation symptomatique. Cette indication se pose en particulier chez des sujets apyrétiques présentant une faible étendue de lésions pulmonaires mal caractérisées, dont on ignore si elles sont cicatrisées ou si elles dissimulent une tuberculose caséeuse latente, — chez des tuberculeux ayant des lésions stationnaires en grande partie sclérosées, qui paraissent protégées par une barrière fibreuse et contre lesquelles on reste désarmé, si on n'y provoque pas une poussée réactionnelle substitutive. Sans doute, en opérant ainsi, on risque parfois de donner un coup de fouet à une tuberculose endormie; mais en abandonnant à eux-mêmes ces foyers fibro-caséeux torpides, qui renferment encore beaucoup de germes virulents et de bacilles morts, on expose le malade : 1° aux dangers très sérieux d'une intoxication tuberculeuse chronique capable de retentir de façons diverses sur toute l'économie; 2° à la menace incessante d'une grosse poussée bronchopneumonique. L'expérience clinique démontre que, en général, on obtient de bons résultats en cherchant à produire, avec toute la prudence voulue, le ramollissement et l'expulsion de ces masses caséeuses enkystées; on arrive ainsi à guérir des malades que la méthode diététohygiénique habituelle n'avait améliorés que d'une manière insuffisante. Comme le dit Lépine, à propos de la *médication perturbatrice*, dans bien des cas « l'abstention est blâmable, car c'est le devoir du médecin d'assumer à l'occasion une responsabilité, même lourde ».

Or, en phtisiothérapie, la « médication perturbatrice » apparaît de plus en plus comme rationnelle, nécessaire et devant donner, dans un certain nombre de cas, des résultats favorables si elle est bien maniée. Pour sauvegarder l'avenir des tuberculeux qu'on ne peut guérir complètement, on doit chercher non seulement à les débarrasser des amas de matière caséeuse qui sont pour eux une menace incessante, mais à rendre plus efficaces les processus d'immunisation antibacillaire, si insuffisants dans la plupart des tuberculoses abandonnées à elles-mêmes. C'est à cela précisément que peuvent servir les poussées réactionnelles provoquées dans les foyers tuberculeux par des méthodes thérapeutiques diverses : en plus d'une action locale sclérogène ou éliminatrice, ces poussées sont vraisemblablement capables de produire un certain degré d'immunité artificielle, grâce à la résorption (qu'il faut rendre inoffensive) de toxines bacillaires, de bacilles morts et même de bacilles vivants.

6° **Après chaque incident évolutif, si minime soit-il, im-**

poser au malade une cure rigoureuse. — Souvent, à la suite
d'une poussée évolutive survenant dans le cours d'une tuberculose chronique, l'auscultation révèle des signes nets de
tubercules nouvellement formés : dans ces cas, il est évidemment
indiqué d'en poursuivre la cicatrisation. Mais, quand l'incident évolutif a été bénin, on ne trouve pas toujours la preuve stéthoscopique
d'une aggravation lésionale, alors même que des lésions jeunes
existent réellement, cachées par des lésions plus anciennes ; d'autre
part, les incidents évolutifs, surtout quand ils se répètent, sont la
démonstration d'un amoindrissement de la résistance antituberculeuse du malade ; pour ces deux motifs, on doit, dans la convale-
lescence de ces épisodes, imposer au malade, par principe, une cure
rigoureuse dont la durée varie suivant les circonstances.

7° **Mettre les tuberculeux à l'abri des réactions inflammatoires « a frigore » et des complications catarrhales.** —
Les bronchites répétées ou tenaces, les rhumes qui s'éternisent,
les incidents *a frigore* aggravent la tuberculose, en favorisant l'extension des lésions préexistantes.

Dans la majorité des cas, pour combattre la sensibilité aux intempéries qui est le point de départ des réactions congestives ou des
complications catarrhales, la *cure d'air combinée à la cure d'endurcissement* suffit.

Chez d'autres malades, il y a en plus une indication formelle à une
cure climatérique ; dans certains cas, à une cure *hydrominérale* ou à
l'emploi des *médications anticatarrhales.*

8° **Mettre les tuberculeux à l'abri des infections surajoutées et
lutter contre ces infections.** — Bien qu'on ait singulièrement exagéré
le rôle des infections secondaires dans l'évolution de la tuberculose
pulmonaire et que la plupart des symptômes qu'on leur attribuait
autrefois relèvent du bacille de Koch, néanmoins les tuberculeux
ont beaucoup à redouter d'une infection pulmonaire ou bronchique
surajoutée.

On sait combien les infections grippales ont une influence désastreuse dans la tuberculose ; on sait aussi que bon nombre de bronchopneumonies, de suppurations chroniques et de complications congestives des tuberculeux sont dues à des infections secondaires des
voies aériennes.

Il y a donc un avantage considérable à placer les tuberculeux
dans un *milieu aseptique.* Mais les tuberculeux qui arrivent dans un
tel milieu apportent souvent avec eux des infections bronchiques,
surtout quand la tuberculose a creusé dans le poumon des cavernules ou des dilatations bronchiques : ces infections peuvent

persister un temps prolongé dans les voies aériennes profondes, soit à l'état d'activité en entretenant un processus suppuratif, soit à l'état latent. Dans ces cas, on doit chercher à obtenir la *modification des surfaces infectées*, en administrant des médicaments qui s'éliminent par les voies respiratoires, ou en faisant pénétrer des antiseptiques par injection trachéale ou par voie d'inhalation.

Pour que les indications du traitement puissent être remplies méthodiquement, il faut qu'à chacune des phases de la maladie le médecin soit bien renseigné sur les modifications évolutives et lésionales de la tuberculose.

Cela suppose pour chaque malade la formation d'un **dossier** où les faits essentiels seront enregistrés. *Trop souvent on se contente d'impressions d'ensemble conservées par la mémoire ou par une notation sommaire; c'est une mauvaise méthode;* elle expose le médecin à des erreurs fréquentes, à des auto-suggestions dont il ne peut se défendre.

On devra noter *par écrit* au début d'un traitement:

1° L'état symptomatique et les phases successives de l'évolution antérieure, indispensables à connaître, car, bien souvent, les signes physiques ne permettent de juger ni la gravité de la tuberculose, ni même la nature des lésions;

2° Les signes de percussion et d'auscultation recherchés minutieusement sur toute l'étendue de la surface pulmonaire; l'emploi constant du stéthoscope est une condition importante d'une auscultation fructueuse; sans stéthoscope, les sommets pulmonaires sont mal examinés et beaucoup de foyers tuberculeux sont explorés d'une manière insuffisante et inexacte;

3° L'aspect macroscopique de l'expectoration des vingt-quatre heures et la présence ou l'absence des bacilles dans les crachats du matin;

4° Les caractères du pouls;

5° Les allures de la courbe de température.

Les renseignements fournis par la radiologie, sans être indispensables, ont une certaine utilité; s'ajoutant aux signes d'auscultation et de percussion, ils permettent de mieux connaître l'étendue, la densité, le nombre et la forme anatomique des foyers tuberculeux.

CHAPITRE IV

TRAITEMENT DIÉTÉTO-HYGIÉNIQUE

Importance du traitement diététo-hygiénique classique, dont les indications
et les moyens d'action n'ont pas varié.
Éléments de ce traitement. — Cure d'air et cure d'endurcissement. — Cure
de repos et cure d'entraînement. — Alimentation rationnelle. — Hygiène
du milieu ambiant. — Psychothérapie.
Résultats d'ensemble de la cure diététo-hygiénique.

A en juger d'après diverses publications récentes, il semblerait
que le traitement diététo-hygiénique de la tuberculose pulmonaire
soit en voie de transformation profonde ; on ne parle plus de suralimentation, mais des « méfaits de la suralimentation », c'est l'expression à la mode ; à la cure de repos, on oppose victorieusement
la « cure de travail », on explique même par des considérations de
physiologie pathologique transcendentale sur l'auto-tuberculini-
sation les bienfaits de cette cure ; quant à la cure d'air, elle est
appliquée de telle façon dans certains établissements spécialisés
pour le traitement des tuberculeux, que, si le mot subsiste, la chose
y a disparu : d'ailleurs, la plupart des tuberculeux soignés à domicile se contentent d'un simulacre de cure d'air. Un observateur
superficiel sera donc facilement porté à penser que les phtisiologues
sont en pleine période d'anarchie thérapeutique.

En réalité, rien n'est changé ; les principes établis (1) par Bennet,

(1) J.-H. BENNET, Recherches sur le traitement de la phtisie pulmonaire, 1re *édition*, 1866 ;
3e *édition*, 1875. — MILARD PETER, Leçons de clinique médicale, t. II, 1879, Les tuberculeux et les phtisiques. — HERMANN BRÄMER, Die Therapie der chronischen Lungenschwindsucht, 1re *édition*, 1880 ; 2e *édition*, 1889. — DETTWEILER, Die Behandlung der
Lungenschwindsucht in geschlossenen Heilanstalten, 1re *édition*, 1880 ; Die Therapie der Phtisie
(*Verhandl. des VI Congresses f. Innere Medizin zu Wiesbaden*, 1887) ; Einige Bemerkungen
zur Ruhe und Luftliegekur (*Zeitschrift f. Tub.*, 1900). — GRANCHER, Maladies de l'appareil
respiratoire, 1890 ; Leçons de clinique médicale sur le traitement de la tuberculose (*Bulletin médical*, 1895, nos 52 et 95 ; 1896, nos 9, 17 et 96 ; 1897, no 10. — DAREMBERG, Du
traitement hygiénique de la tuberculose (*Bull. génér. de thérapeutique*, 30 juin 1890) ;
Les différentes formes cliniques et sociales de la tuberculose pulmonaire, Paris, 1905. —
SABOURIN, Traitement rationnel de la phtisie, 1re *édition*, 1896 ; 3e *édition*, 1905. — TURBAN,
Beiträge zur Kenntniss der Lungen-Tuberkulose, 1899. — PIDOUX, La cure pratique de la
tuberculose, Paris, 1901. — MEISSEN, NAHM, SAUGMAN, in Handbuch der Therapie der Lungenschwindsucht, de SCHRÖTTER et BLUMENFELD, 1904.

Brehmer, Peter, Dettweiler, Grancher, Daremberg, et leurs élèves, continuent à former la base du traitement dans les périodes évolutives de la tuberculose pulmonaire; on peut même dire que les perfectionnements apportés depuis une dizaine d'années au traitement diététo-hygiénique des tuberculeux n'ont qu'une importance secondaire. Sans donc nous attarder à réfuter des critiques qui émanent surtout d'auteurs incompétents, nous exposerons les notions classiques concernant la *cure d'air*, inséparable de la *cure d'endurcissement*, — la *cure de repos*, inséparable de la *cure d'entraînement*, — et la *suralimentation*, nécessaire aux tuberculeux.

I. — CURE D'AIR ET CURE D'ENDURCISSEMENT.

1. CURE D'AIR. — Définition. — *Cure d'air nocturne.* — *Cure d'air diurne ;* vie en plein air sans réglementation spéciale ; cure d'air chez les tuberculeux alités ; cure d'air ambulatoire réglementée ; cure d'air permanente sur la chaise-longue. — *Conditions favorables à une bonne cure d'air.* — *Effets thérapeutiques de la cure d'air.*
2. CURE D'ENDURCISSEMENT. — Son utilité. — *Frictions* (sèches, humides, savonneuses). — *Hydrothérapie :* règles générales d'application. — Lotions. — Affusions. — Drap mouillé. — Enveloppements humides du thorax. — Douches. — Bains. — *Bains d'air et bains de soleil.* — *Hygiène du vêtement.*

I. — Cure d'air.

L'utilité pour les tuberculeux de vivre au grand air est depuis fort longtemps un dogme de la phtisiothérapie. Guéneau de Mussy écrivait déjà en 1860 : *L'air est le premier des aliments ; il est aussi dans la phtisie le premier des médicaments*, et, vers la même époque, Jaccoud, Graves, Fonssagrives, Peter dénonçaient l'influence néfaste de l'air confiné chez les prédisposés à la tuberculose et chez les phtisiques : ils proclamaient que la lutte préventive contre la phtisie doit être basée sur la méthode de « l'endurcissement » et « d'une vie la plus extérieure possible ».

Mais c'est à H. Bennet (Menton) et à Brehmer (Görbersdorf) que l'on doit d'avoir introduit dans la pratique médicale la cure d'air comme méthode de traitement de la tuberculose pulmonaire.

La « cure d'air » consiste à FAIRE VIVRE LE MALADE EN PERMANENCE DANS UN AIR PUR CONSTAMMENT RENOUVELÉ ET AUTANT QUE POSSIBLE EN PLEIN AIR.

Il ne faut pas confondre la cure d'air avec la cure de climat : contrairement à ce qu'on pensait autrefois, les **cures climatériques** ne constituent pas un élément essentiel du traitement des tuberculeux : s'il est vrai qu'elles rendent assez souvent ce traitement plus facile, plus commode, plus agréable, voire même plus efficace; s'il est vrai qu'elles ont en phtisiothérapie des indications formelles, pour la majorité des tuberculeux curables on peut, sans grand dommage, se dispenser d'avoir recours à elles.

Au contraire, tout le monde admet que la **cure d'air** fait partie intégrante du traitement rationnel de la tuberculose pulmonaire : elle est indiquée pour tous les tuberculeux, quelle que soit la forme de la maladie, quel que soit le degré des lésions, quel que soit le stade évolutif, et elle peut se faire très utilement en toute saison, dans presque tous les climats de nos pays, sous réserve de certaines conditions locales de situation et d'installation que nous préciserons ultérieurement.

La cure d'air doit être pratiquée la nuit et le jour : la nuit, elle est mise en œuvre plus facilement ; il est rare qu'un tuberculeux ne puisse s'organiser pour bénéficier pendant son sommeil de l'influence favorable de l'air renouvelé, tandis que la cure d'air diurne est entravée souvent par les nécessités de l'existence ou par les défectuosités de l'installation matérielle.

Cure d'air nocturne. — Depuis l'époque où Peter décrivait « la chambre à coucher soigneusement close, hideusement fétide, où le phtisique mijote à l'étuvée, dans sa moiteur et dans son air vingt fois prérespiré, vingt fois souillé déjà, alors que l'air du dehors est si pur qu'on éprouve à le respirer une sensation délicieuse, » de notables progrès ont été réalisés ; les efforts des apôtres de la cure d'air, l'exemple probant des sanatoriums exposant leurs malades à l'air et au froid dans les climats les plus opposés, ont fait comprendre au public l'utilité de vivre dans un air pur ; peu à peu les praticiens sont devenus moins timides dans la prescription de l'aération en général et de l'aération nocturne en particulier ; pourtant *les anciens préjugés n'ont pas encore complètement disparu*, même dans le monde médical, même parmi les phtisiologues ; tel médecin « fait entr'ouvrir légèrement la fenêtre la nuit ; la chambre n'est pas close ; le principe est sauf » ; tel autre croit indispensable « de régler minutieusement le degré d'ouverture de la fenêtre et la disposition du paravent à placer entre elle et le lit » ; bien des médecins conseillent l'aération par des verres perforés, par des doubles vitres à ouvertures contraires, ou font tirer les rideaux par-dessus la fenêtre ouverte, tous systèmes qu'on peut qualifier, avec Sabourin, de « demi-mesures ou de quarts de mesure, à caractère enfantin et absolument insuffisants » ; assez souvent, on cherche à éviter l'arrivée trop directe de l'air froid sur le malade, et on prescrit d'ouvrir la fenêtre dans une pièce voisine, dont la porte reste ouverte ; ou bien l'on affirme qu'il est imprudent de laisser la température de la chambre tomber au-dessous de 10 à 12° ; on met en garde les malades contre les « dangers » de l'ouverture des fenêtres en hiver, on recommande de « ne pas ouvrir la fenêtre quand il pleut ou quand il a plu toute la journée », sous prétexte que « l'air humide est nuisible aux tuberculeux » ; on va même jusqu'à déclarer que « dans les milieux riches et aisés, où la propreté aseptique est en honneur, il n'est pas nécessaire que les tuberculeux ouvrent leurs fenêtres pendant la nuit : il leur suffit d'entr'ouvrir un vasistas mobile, que le malade peut ouvrir ou fermer sans quitter son lit, grâce à un système très simple de cordes ou de poulies ».

Toutes ces précautions sont exagérées : les phtisiologues qui ont une longue pratique de la cure d'air intensive, les malades qui ont passé par les sanatoriums ont peine à les comprendre. Sans doute, Daremberg a raison lorsqu'il rappelle, à propos de l'aération nocturne, qu' « aucune prescription médicale ne doit devenir un dogme infaillible ou une brutalité inflexible » ; mais il ne faut pas non plus se laisser arrêter par des craintes chimériques, par d'inutiles restrictions, sinon on va contre le principe même du traitement.

En effet, ce qu'on cherche à réaliser par la cure d'air nocturne, ce n'est pas seulement *l'arrivée aux voies respiratoires supérieures d'un air* **pur** *non vicié*, mais encore l'action sur le malade (suffisamment couvert et pouvant réagir), *d'un bain permanent d'air frais*, exerçant sur tout l'organisme son action stimulante.

Pour atteindre à ce double résultat, il faut que l'air soit largement renouvelé et, d'une façon permanente, renouvelé par l'ouverture de la fenêtre dans la chambre même du malade, sans interposition d'obstacles entre le lit et le dehors : il faut que les remous atmosphériques arrivent directement jusqu'au lit ; donc plus l'air extérieur est doux et calme, plus l'ouverture de la fenêtre doit être large.

D'ailleurs, à l'intérieur d'une chambre dont la fenêtre est ouverte, *les éléments météorologiques diffèrent notablement de ceux de l'atmosphère extérieure* ; le vent est intercepté à peu près complètement ; le rayonnement vers le ciel est considérablement atténué ; la température reste plus élevée qu'à l'extérieur et l'état hygrométrique sensiblement plus faible.

D'après H. Bennet, entre une chambre hermétiquement close et une chambre aérée par l'ouverture des fenêtres, il n'y aurait, sur le littoral méditerranéen, qu'une différence de 2 à 3°.

Nicaise [1] a noté minutieusement, à Nice, les différences entre le minimum de température de l'air extérieur pendant la nuit, et le minimum

---

[1] Nicaise, Aération permanente par la fenêtre entr'ouverte (*Bull. de thérapeutique*, 1890, p. 241).

au fond d'une chambre de 5 mètres de long, orientée vers le sud-ouest, dont les persiennes étaient fermées et la fenêtre entr'ouverte de 40 centimètres. Il a vu que, dans ces conditions, lorsque le minimum extérieur oscillait entre + 5° et — 2°, la température de la chambre ne descendait pas au-dessous de 9 à 10°. Au contraire, quand les persiennes étaient ouvertes, ainsi que les fenêtres, la chambre rayonnait vers l'extérieur et se refroidissait beaucoup. Nicaise concluait, à tort, « qu'il est très important de fermer les persiennes ».

Il convient d'observer : 1° que la mesure des températures minima ne renseigne pas exactement sur les rapports habituels entre la température extérieure et la température de la chambre ; 2° qu'on ne doit pas généraliser trop hâtivement les résultats obtenus, attendu que l'abaissement de la température dans une chambre est subordonné non seulement à l'ensemble des conditions météorologiques, mais encore à un grand nombre de circonstances locales (orientation et dimension de la chambre, protection contre le vent, disposition des bâtiments voisins, épaisseur des murs, chauffage des corridors ou des chambres voisines, etc.).

Ces réserves étant faites, nous donnerons, à titre d'indications *éventuelles*, les observations que nous avons faites à Angicourt ; nous avons relevé, à l'aide d'enregistreurs soigneusement corrigés des erreurs instrumentales, les variations de la température T, de l'état hygrométrique E et de la tension de vapeur d'eau f, d'une part sous un abri météorologique, d'autre part dans une chambre au nord et dans une chambre au sud non chauffées. La chambre au nord est profonde de 4 mètres, cube 40 mètres et se trouve entourée de chambres non chauffées. La chambre au sud est profonde de 5 mètres, cube 60 mètres et donne sur un corridor chauffé nuit et jour. Les fenêtres ont 2^m,30 de haut. Les instruments étaient placés dans chaque chambre à 3^m,50 de la fenêtre. Nous reproduisons ici quelques-unes de nos courbes (fig. 56 et 57) et nos principales constatations.

Dans une chambre non chauffée *dont la fenêtre est fermée*, T, E, f demeurent à peu près invariables pendant la nuit et ne sont influencés que dans une très faible mesure par les variations extérieures (fig. 56).

Il n'en est plus ainsi *lorsque la fenêtre est ouverte*.

1° TENSION DE VAPEUR D'EAU. — Quand la fenêtre est entr'ouverte de quelques centimètres ou bien ouverte de 25 centimètres avec persiennes closes, il persiste un écart assez sensible entre les tensions de vapeur d'eau à l'intérieur et à l'extérieur, ce qui démontre que *le renouvellement de l'air est imparfait* ; au contraire, pour une ouverture de 25 centimètres sans persiennes, ou pour une ouverture de 55 centimètres avec persiennes closes, par temps froid, *la quantité de vapeur d'eau contenue dans l'air est la même à l'intérieur et à l'extérieur de la chambre* : dans ces conditions, et *a fortiori* pour une ouverture plus grande, le renouvellement de l'air dans la chambre est tout à fait satisfaisant.

2° TEMPÉRATURE. — *Lorsque la fenêtre est simplement entr'ouverte de 2 à 3 centimètres*, l'écart entre les températures intérieure et extérieure atteint dans les grands froids 9 à 11°, même dans une chambre au nord (fig. 56). On peut donc en plein hiver, dans nos régions, se dispenser de faire du feu dans la chambre et aérer légèrement, sans risquer de voir le thermomètre s'abaisser sensiblement au-dessous de 0° ; ce sont des conditions de température que la plupart des tuberculeux supportent aisément.

Pour une ouverture de 25 centimètres, sans persiennes, par des froids de 4° à — 5°, l'écart entre la température de la chambre et la température extérieure atteint généralement 4 à 5° dans la chambre au nord, 7 à 8° dans la chambre au midi. Si en plus les persiennes sont fermées, l'écart

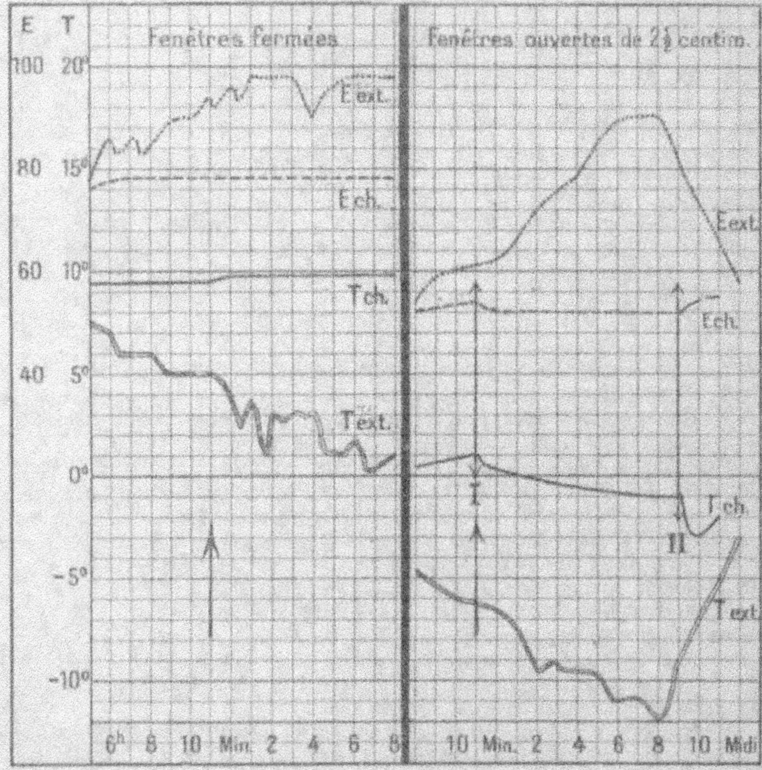

Fig. 56. — Température et humidité relative au fond d'une chambre non chauffée, exposée au nord, dont la fenêtre est fermée ou légèrement entr'ouverte (fenêtre de 2ᵐ,30 de haut).

E. ch., T. ch. = État hygrométrique et température dans la chambre à 2ᵐ,30 de la fenêtre.

E. ext., T. ext. = État hygrométrique et température à l'extérieur, sous un abri météorologique russe.

I. On entr'ouvre la fenêtre de 2 ½ centimètres.

II. On ouvre la fenêtre de 25 centimètres.

Les flèches indiquent le moment du coucher.

Quand la fenêtre est fermée, la température et l'humidité de la chambre ne sont pas influencées par les variations extérieures.

Quand on entr'ouvre légèrement la fenêtre, la température de la chambre varie dans le même sens que la température extérieure, mais avec une forte atténuation et un écart très grand, qui atteint ici 9 à 11° ; l'état hygrométrique varie peu.

augmente encore : nous avons vu, par exemple, avec un froid extérieur de — 9° à — 10°, la température au niveau du lit dans la chambre au nord se maintenir toute la nuit à — 3°,5.

Pour une ouverture de 70 centimètres, sans persiennes (qui correspond à une ouverture de 90 centimètres, si la fenêtre a 1m,80 de haut), la température de la chambre au nord suit assez exactement la température extérieure en restant à 1°,5 ou 2° au-dessus d'elle, l'écart pouvant atteindre à d'autres moments 4°. Dans la chambre au sud, l'écart est sensiblement plus considérable; il est plus grand de 2 ou 3° en moyenne.

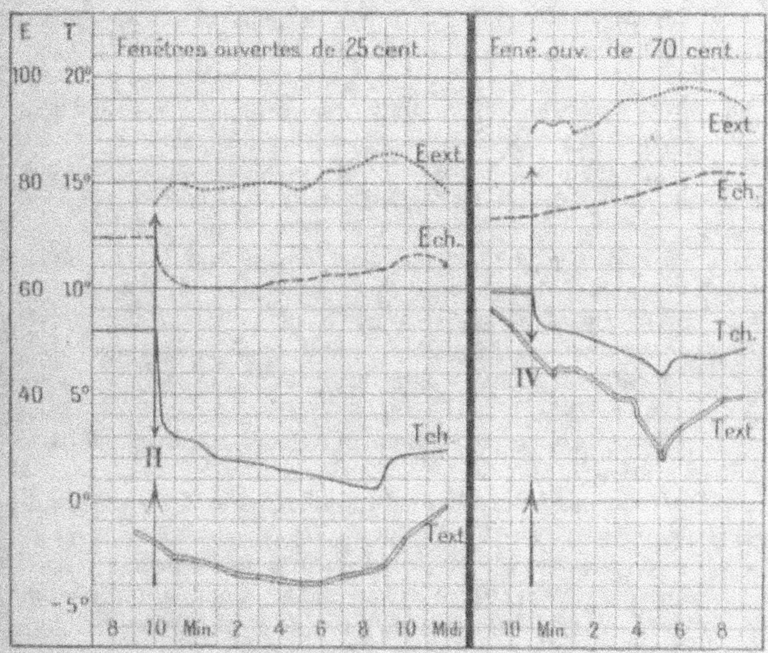

Fig. 57. — Température et humidité relative au fond d'une chambre non chauffée, exposée au nord, dont la fenêtre est ouverte plus ou moins largement.

Pour l'explication des signes, voir figure 56.

La fenêtre étant ouverte de 25 centimètres, la température de la chambre reste à 5° au-dessus de la température extérieure, qui est basse.

La fenêtre étant ouverte de 70 centimètres, l'écart entre les températures extérieure et intérieure n'est plus que de 3°.

Dans les deux cas, l'humidité relative est bien moindre à l'intérieur de la chambre qu'en plein air.

3° État hygrométrique. — Étant donné que la tension de la vapeur d'eau s'équilibre exactement à l'intérieur et à l'extérieur lorsque l'ouverture des fenêtres atteint ou dépasse 25 centimètres, il s'ensuit que, dans ces conditions, *l'état hygrométrique est notablement plus faible dans la chambre qu'à l'extérieur*; l'abaissement est d'autant plus marqué que la différence entre les températures extérieure et intérieure est plus grande. Mais, en temps de brouillard, quand la température du dehors s'élève brusquement, l'humidité relative peut monter dans la chambre jusqu'à 90, 95°.

En somme, on voit qu'on peut aérer la chambre très suffisamment sans exposer le malade aux variations extrêmes de l'atmosphère extérieure : ces constatations sont de nature à rassurer les timorés. *Pendant la plus grande partie de l'année dans nos climats (notamment dans le climat des environs de Paris), la cure d'air nocturne se fait le plus facilement du monde, pour tous les malades, par la fenêtre largement ouverte, quelque temps qu'il fasse et sans chauffage :* lorsque le vent se fait sentir dans la chambre, on diminue l'ouverture de la fenêtre : lorsqu'il y a beaucoup de brouillard ou une tempête, on ferme en plus les persiennes : mais cette fermeture doit être évitée autant que possible, car il est toujours préférable de laisser, dès l'aube, la lumière pénétrer dans la chambre. Peu importe que la température descende au-dessous de 10°. Le tuberculeux, bien couvert dans son lit, ne risque point de se refroidir ou de s'aggraver s'il respire pendant la nuit de l'air frais ou de l'air froid ; depuis Peter, tous les auteurs compétents sont d'accord sur ce point, qu'il s'agisse de malades au début de la tuberculose ou de phtisiques avancés. Quant aux paravents, ils n'ont guère d'utilité que dans les chambres trop petites, ou lorsque le lit est placé trop près de la fenêtre : au sanatorium d'Angicourt, nous avons depuis plusieurs années complètement renoncé à leur emploi pour limiter l'aération.

En hiver, tant que la température extérieure ne s'abaisse pas sensiblement au-dessous de — 5°, on peut continuer l'aération de la même manière, en réduisant au besoin l'ouverture de la fenêtre jusqu'à 25 centimètres (ouverture qui assure encore, comme nous l'avons dit, un très bon renouvellement de l'air). Sauf exceptions ou complications, les malades entraînés supportent facilement ces conditions d'aération ; ils en éprouvent même une sensation de véritable bien-être ; dans un lit chaud, l'air froid est agréable à respirer. C'est la « cure d'air intégrale rigoureuse », dont Sabourin a montré depuis longtemps, par expérience, les avantages et l'innocuité « chez les phtisiques de toutes catégories, fébriles ou non fébriles » : au sanatorium de Durtol, en Auvergne, il ne chauffe que très rarement la chambre de ses malades, et il a constaté que ceux d'entre eux qui prétendent être sensibles à la cure d'air sont en général des « pusillanimes qu'il ne faut pas écouter, et qui, quinze jours plus tard, n'oseraient plus parler de leurs craintes ». A Angicourt, nous avons adopté une pratique analogue : en hiver, la plupart des chambres ne sont jamais chauffées, sauf pendant quelques jours de froid très rigoureux ; nos malades ferment eux-mêmes leurs fenêtres au moment du lever, s'habillent rapidement dans la chambre froide et vont faire leur toilette dans des lavabos où la température est maintenue aux environs de 15°.

Par les grands froids, on se contente d'entr'ouvrir légèrement la fenêtre ou d'aérer à l'aide des vasistas, ou bien, ce qui vaut mieux, on ouvre la fenêtre assez largement, en chauffant la chambre de manière que latempérature ne s'abaisse pas au-dessous de 0°.

Il va sans dire que ces indications générales, qui conviennent à la majorité des malades, *ne sont pas absolues* et que leur application dépend des aptitudes réactionnelles du malade; un tuberculeux apyrétique, en bon état de nutrition, ne toussant pas, habitué à la cure d'air, résiste au froid, malgré d'énormes lésions, mieux que beaucoup d'individus sains non entraînés, et tire le plus grand bénéfice de cette cure d'air nocturne dans le froid. D'autres sujets, plus fragiles, se défendent mal, quelque précaution que l'on prenne; ils frissonnent dans leur lit et dorment mal; ils ne cessent d'éprouver une sensation pénible de froid intérieur; même leur température rectale est influencée et tombe de 36°,8 à 36° ou moins encore; ou bien le froid et surtout l'humidité excitent la toux, augmentent l'expectoration, provoquent des poussées de bronchite, font apparaître des douleurs rhumatoïdes chez les neuro-arthritiques, etc.; il est évidemment contre-indiqué d'imposer à ces malades une lutte inégale contre le froid : pour ne pas interrompre la cure d'air, il faut chauffer la chambre, modérément d'ailleurs, à 6, 8, 10°.

Indiquons enfin quelques **détails de technique**. La chambre du malade ne doit pas être située au rez-de-chaussée, ni à proximité de grands arbres qui entretiennent une forte humidité; il faut qu'elle soit exposée de manière à recevoir les rayons du soleil au moins pendant une partie de la période d'insolation, et qu'elle ait assez de profondeur pour mettre le lit à distance des remous aériens qui avoisinent la fenêtre; une longueur de 4 mètres est tout à fait suffisante, le lit étant placé au fond de la pièce, dans un angle, en dehors du courant d'air qui s'établit entre la fenêtre et la porte ou la cheminée.

Pour graduer l'ouverture de la fenêtre et pour immobiliser les battants, le procédé le plus pratique consiste à fixer un crochet au mur, de chaque côté de la fenêtre, et à placer horizontalement au niveau de ces crochets, le long du bord inférieur des battants, une série de pitons échelonnés à distances convenables; il est alors facile : 1° de donner à l'un des battants des positions de plus en plus obliques, l'autre battant restant fermé (dans ce cas, la pénétration de l'air se fait en travers, ce qui coupe le vent); 2° d'ouvrir largement un ou deux battants.

Le chauffage se fera de préférence par un radiateur à eau chaude ou à vapeur, sinon par un poêle de faïence chauffé au bois ; on ne doit jamais chauffer une chambre à coucher par un calorifère à air chaud, et on doit en proscrire rigoureusement les appareils à feu continu qui brûlent du charbon ou du coke et les poêles à gaz, les uns comme les autres étant de dangereux foyers d'oxyde de carbone ; les poêles à pétrole avec conduit de dégagement dans la cheminée et fort tirage sont commodes et inoffensifs, mais ils n'ont qu'une faible puissance calorifique. Une très bonne solution consiste à ne pas faire de feu dans la chambre à coucher, mais à chauffer une pièce voisine servant de cabinet de toilette et communiquant avec elle.

Pour que la cure d'air nocturne soit dépourvue de dangers, le malade doit être protégé contre les refroidissements ; il aura, suivant la saison, une à deux couvertures de laine ; de plus, en hiver, un couvre-pied d'édredon (à la fois chaud, léger, mobile et pouvant rester aseptique si on l'entoure d'une enveloppe de toile très serrée), une boule d'eau chaude, une chemise de nuit en flanelle ou en finette de coton ; enfin, par les très grands froids, si la chambre n'est pas chauffée, un maillot de laine avec manches passé par-dessus la chemise et, par exception, un bonnet de coton. Les malades prennent facilement l'habitude de ne pas se découvrir pendant la nuit et de ne pas sortir les bras hors du lit.

S'il faut défendre les malades contre le froid ; par contre, il est très important de ne pas les couvrir d'une manière excessive ; le malade doit avoir soin de ne pas enfoncer sa tête sous les couvertures, ce qui lui ferait respirer de l'air ruminé et nauséabond.

La chambre à coucher d'un malade non alité sera bien aérée toute la matinée et l'après-midi, tant qu'il y a du soleil ; en hiver, on fermera les fenêtres à la tombée de la nuit. Si le temps est humide et froid, on fera bien de chauffer la chambre légèrement jusqu'au moment où le malade vient se coucher ; de la sorte, les murs emmagasinent une certaine quantité de chaleur, qu'ils restituent pendant la nuit, et ils ne condensent pas l'humidité.

Les tuberculeux s'accoutument facilement à la cure d'air nocturne. — Au sanatorium d'Angicourt, situé dans un climat assez rude en hiver, nous sommes souvent étonné de la rapidité avec laquelle des Parisiens frileux, arrivant en mauvais état, des employés de bureau habitués depuis des années à une atmosphère confinée, s'adaptent à une cure d'air intensive ; au bout de quelques jours, même en hiver, ils supportent, comme leurs compagnons de cure déjà endurcis, que les fenêtres soient largement ouvertes dans leurs chambres non chauffées.

Y a-t-il des contre-indications à la cure d'air nocturne? — Dans une maison mal située, mal installée, la cure d'air nocturne n'est pas toujours possible, même en supposant que l'air soit suffisamment pur : le bruit extérieur est souvent un obstacle sérieux, qui oblige les malades à fermer leurs fenêtres sous peine de ne pas dormir ; l'humidité peut être telle qu'on soit forcé d'interdire l'accès de la chambre à une brume malsaine ; la mauvaise exposition de la chambre privée de soleil, mal défendue contre le froid par des murs trop minces…, ses dimensions insuffisantes créent des dangers qui n'existeraient pas dans une chambre convenablement orientée ou assez grande. Il ne s'agit pas là de contre-indications, mais simplement d'un outillage défectueux.

Quant aux contre-indications proprement dites tenant au malade, elles sont exceptionnelles : il y a dans un certain nombre de cas des *atténuations qui s'imposent*, comme nous l'avons dit plus haut, notamment chez les bronchitiques, chez les rhumatisants, chez les anémiques et les nerveux supportant mal le froid, chez les tuberculeux âgés, chez les cachectiques ; mais, quand on dispose d'une chambre convenable, à la campagne, dans une maison bien située, et d'un bon mode de chauffage, il est presque toujours possible de procurer au malade toute la nuit, sans danger, l'air pur et frais dont il a besoin, et cela quel que soit son état et quelles que soient les complications. En cas d'inflammation des voies aériennes supérieures, de bronchite, ou de grippe, nous réduisons notablement l'aération nocturne et, quand il y a lieu, nous chauffons la chambre, sans monter au-dessus de 14°. En cas de complication pulmonaire, nous ne fermons jamais les fenêtres la nuit : mais nous avons soin de chauffer modérément, pour supprimer dans la chambre le froid humide et pour empêcher que la température ne tombe la nuit au-dessous de 8 ou 10° ; enfin nous prenons les mesures nécessaires pour que le malade ne soit pas exposé à se refroidir quand on change son linge trempé de sueur, quand on le frictionne, etc.

Les *effets salutaires* de la cure d'air nocturne sont tellement évidents que les malades habitués à cette cure ne consentiraient pas volontiers à fermer leurs fenêtres la nuit. Ils savent par leur propre expérience que, dans une chambre largement aérée, le sommeil est meilleur et répare mieux les forces ; ils savent aussi que l'air confiné excite la toux, congestionne les poumons, provoque ou entretient les sueurs nocturnes, déprime le système nerveux, affaiblit l'organisme et que inversement, le renouvellement incessant de l'air autour du lit, surtout d'un air frais, supprime ces troubles, exerce sur toute l'économie une stimulation puissante, complète la cure d'endurcissement.

D'où l'indication formelle de faire bénéficier de ces avantages tous les tuberculeux qui subissent dans la journée l'influence mauvaise d'une atmosphère confinée ou d'une chaleur débilitante. Et pour les malades que l'on soumet le jour à une cure d'air systématique, ce serait un non-sens que de suspendre cette cure pendant la nuit.

Cure d'air diurne. — La mise en œuvre de la cure d'air diurne comporte deux sortes de prescriptions : les unes négatives, les autres positives.

Les *prescriptions négatives* consistent à interdire aux malades le séjour dans des atmosphères confinées, poussiéreuses ou surchauffées. Le tuberculeux, même convalescent, devra fuir les lieux de plaisir, casinos, théâtres, cafés ; les grands dîners, les réunions mondaines, les salles à manger mal ventilées ; les habitations ayant un mode de chauffage défectueux (calorifère à air chaud, appareils dégageant de l'oxyde de carbone...). Il évitera de séjourner dans des chambres trop chaudes ; s'il habite une grande ville, il s'en éloignera pendant la période des fortes chaleurs.

Les *prescriptions positives* ont pour objet la réalisation, par des procédés variés, d'une cure d'air efficace. Le procédé le plus ancien, celui qu'aujourd'hui encore on met le plus fréquemment en pratique, c'est la **vie en plein air sans réglementation spéciale**, traitement classique des prédisposés, des chétifs, des scrofuleux, des rejetons de phtisiques qui poussent mal et semblent voués à la tuberculose.

« De ces enfants, disait Peter, il faut faire de petits paysans ; il faut pour eux changer la vie urbaine par la vie agreste, la vie dans les chambres par la vie dans les champs, la privation du soleil par l'exposition au soleil, la crainte du froid par sa recherche, les bains chauds par les bains de rivière, le repos par l'activité, les exercices intellectuels par les musculaires ; ces enfants doivent courir par la campagne, grimper aux arbres, se hâler le teint et se durillonner les mains, en un mot vivre de la vie naturelle. Là est en réalité la prophylaxie. »

Depuis de longues années, cette méthode est appliquée dans divers pays aux enfants abandonnés : l'*Assistance publique* les place en pleine campagne, dans des milieux sains ; comme le voulait Peter, elle en fait de petits paysans, et l'on sait, depuis les recherches de Hutinel, que, parmi ces sujets, dont beaucoup sans nul doute ont été bacillisés avant leur abandon, la tuberculose est fort rare *pendant la période de la vie rurale* ; mais il convient d'ajouter que les résultats apparaissent moins satisfaisants aux stades ultérieurs de l'existence ; Schnitzlein, Kelsch ont montré « qu'un grand nombre d'enfants assistés paient leur tribut à la tuberculose quand l'Assistance publique les a perdus de vue, quand ils quittent la campagne pour la caserne ou l'atelier des centres populeux ».

Kelsch ajoute avec raison qu'il faut incriminer, dans ces cas, l'*auto-infection* et non l'infection exogène, et que la préservation due au milieu rural, à la vie au grand air, n'est souvent que transitoire.

De telles constatations ne peuvent surprendre : la vie au grand air, quelque salutaire que soit son influence, est un *élément* de traitement mais non une *méthode* de traitement ; l'argument topique des bovidés qui échappent à la tuberculose quand ils vivent en plein air et qui sont décimés par la maladie quand ils vivent à l'étable n'est pas décisif : car la stabulation multiplie à tel point les causes de contagion que d'incessantes contaminations deviennent inévitables, alors que la vie en plein air supprime ce danger. L'observation clinique démontre que la cicatrisation des tubercules, favorisée nettement par la vie au grand air, exige *en outre* tout un ensemble d'autres actions thérapeutiques, en particulier une existence reposante et une nourriture substantielle. Ces conditions peuvent suffire quand il y a seulement une faible étendue de lésions ganglionnaires torpides ; mais, pour les tuberculoses latentes plus sérieuses et pour la grande majorité des tuberculoses actives du poumon, un traitement *systématique* s'impose ; l'échec thérapeutique est la règle si l'on se contente de prescrire, d'une manière banale, comme on le fait si souvent, un déplacement à la campagne ou une cure climatérique ; beaucoup de nos malades arrivent au Sanatorium en pleine évolution tuberculeuse progressive, après avoir gaspillé leur temps et leurs économies pour une cure d'air à la campagne sans direction, sans méthode et, par conséquent, sans utilité : il eût été préférable pour eux de rester à Paris et d'y être bien soignés.

La vie en plein air sans réglementation spéciale doit être réservée aux cas, d'ailleurs fort nombreux, où l'on est en présence, non pas d'une tuberculose évolutive patente ou latente, ou d'une poussée qui s'éteint, mais *d'un fléchissement de la santé chez un candidat à la tuberculose ou chez un sujet porteur de lésions bacillaires inactives.*

Tout le monde connaît les beaux résultats que l'on obtient en pareil cas : chez les enfants de la classe pauvre, en les envoyant chaque année dans des colonies de vacances ou en les plaçant quelques mois dans un sanatorium maritime ; chez les enfants des riches, en les faisant vivre au grand air dans des campagnes salubres, dans des stations d'altitude et mieux encore au bord de la mer, où pendant de longues heures, à moitié nus sur la plage, ils subissent chaque jour l'action vivifiante de l'air pur, du soleil et du vent. Nul moyen n'est plus puissant pour tonifier des organismes languissants, pour ramener l'appétit, la bonne mine, la vigueur, la santé chez des convalescents débilités, chez des enfants qui s'étiolent dans le milieu urbain, chez des lymphatiques ou des scrofuleux. L'action est nette, rapide, décisive, lorsqu'il s'agit simplement de troubles fonctionnels ou de contaminations légères ; elle est insuffisante et illusoire lorsque l'état symptomatique est dû à une tuberculose pulmonaire qui germe ou qui s'étend.

Cure d'air chez les tuberculeux alités. — La cure au lit est une des médications les plus précieuses de la phtisiothérapie ; c'est aussi l'une de celles dont les indications, fréquemment méconnues, sont les plus variées. Mais, quel que soit l'incident évolutif, l'épisode surajouté ou la complication nécessitant la cure au lit, celle-ci doit toujours être associée à la cure d'air *qui atténue ou qui supprime les inconvénients et les dangers d'un séjour prolongé au lit.*

Dans le traitement des *formes fébriles* de la tuberculose, Brehmer avait déjà noté qu'on obtient les meilleurs résultats en laissant les malades au lit, tout le temps nécessaire, avec les fenêtres ouvertes ; il cite le cas d'une phtisique qui, pendant quinze mois, ne s'est presque pas levée et qui, dans ce laps de temps, est parvenue à une guérison relative avec augmentation de poids de 11 kilogrammes. — Dettweiler a insisté sur la nécessité de la cure d'air chez les tuberculeux fébriles : au lieu de leur laisser faire la cure dans la chambre, il n'hésitait pas à mettre le lit en plein air, et il a obtenu ainsi des défervescences plus rapides. Turban, un des phtisiologues les plus sévères dans la prescription du repos absolu aux tuberculeux fébriles ou subfébriles, est arrivé à la conviction que ces malades supportent bien le séjour continu au lit, même pendant plusieurs mois, si la chambre est très largement aérée. Sabourin se montre moins rigoureux au point de vue de l'immobilité au lit et laisse à la galerie de cure les malades qui n'ont de la fièvre que le soir : il pratique donc pour les fébriles la cure d'air dans toute son intensité : « La fièvre au lit dans une chambre chaude et close s'accompagne, dit-il, d'une foule de malaises qui la rendent insupportable. A la cure d'air, le malade fébrile supporte la même élévation de température presque sans s'en douter ; c'est souvent son thermomètre qui lui dit qu'il a de la fièvre, et maintes fois on voit se supprimer les symptômes accessoires de l'état fébrile, tels que la perte de l'appétit et même les vomissements graves des phtisiques. » En somme, sur ce point essentiel de pratique, il n'y a pas de voix discordante : l'état fébrile chez les tuberculeux, qu'il s'agisse ou non de fièvre bacillaire, est une indication de plus pour la cure d'air, même à la période de cachexie et d'hecticité.

Au cours des *complications pulmonaires* de la tuberculose (poussées congestives, pleurésies, bronchopneumonie tuberculeuse ou bronchopneumonie non bacillaire, pneumonie franche, hémoptysie...), la cure d'air, rigoureusement pratiquée, a également de remarquables effets : non seulement il serait absurde de condamner ces malades à respirer de l'air trop chaud ou de l'air confiné, mais l'expérience démontre qu'une aération intensive exerce, même dans ces cas, une action puissante sur l'état général et n'offre aucun danger pour l'état pulmonaire; elle tend à faire baisser la fièvre, tout au moins à la rendre moins pénible; elle stimule les fonctions digestives, elle calme la toux et la dyspnée et, somme toute, diminue très notablement la gravité de la maladie. Nous avons vu des bronchopneumoniques auxquels, en plein hiver, nous laissions les fenêtres largement ouvertes, traverser toute la période fébrile de cette redoutable complication en conservant leur appétit, en s'alimentant comme les autres malades et même en augmentant de poids; il y avait un contraste saisissant entre le bon aspect du malade et la gravité de ses lésions tuberculeuses en pleine évolution aiguë.

Pour que la cure d'air soit aussi efficace que possible chez des malades longuement alités, il importe que la *chambre* permette une aération intensive sans dangers, et pour cela qu'elle présente certaines dispositions qu'on trouvera détaillées plus loin (Voy. chap. XI : *Description d'un sanatorium*). On doit pouvoir *chauffer* modérément : le froid sec est facilement supporté par les tuberculeux fébriles : dans les belles journées d'hiver, il n'y a que des avantages à ouvrir très largement les fenêtres, en chauffant juste assez pour que la température reste à quelques degrés au-dessus de 0°. Mais le froid humide serait nocif pour ces malades fragiles : c'est alors surtout que le chauffage est nécessaire : en maintenant dans la chambre 8 à 12° fenêtres ouvertes, on réalise, même dans les périodes de froid brumeux et pénétrant, de très bonnes conditions de cure au milieu d'un air frais, renouvelé, non humide. Il faut veiller aussi à ce que le malade ne respire pas un air trop sec, qui serait très irritant pour les voies aériennes : en chauffant modérément avec un bon appareil et en ouvrant largement les fenêtres, on est à l'abri de cette condition défavorable.

Cure d'air ambulatoire réglementée. — Quand les circonstances sont propices, la cure d'air des malades apyrétiques peut se faire par des promenades réglementées, au cours desquelles ils se reposent aussi souvent qu'il le faut, à l'abri du vent, du soleil et du froid.

C'est un procédé de cure facilement applicable aux tuberculeux *dont la maladie n'évolue plus*, dont la température est stable et le cœur résistant, aux sujets atteints de formes fibreuses ou de lésions torpides. De tels malades disciplinés, intelligents, bien conseillés par leur médecin, peuvent tirer le plus grand profit d'une cure d'air ambulatoire dans une station climatérique à température clémente.

Mais il en va tout autrement *pour les formes évolutives* de la tuberculose pulmonaire, même et surtout à la phase de début. Pour ces tuberculeux, la cure ambulatoire devient facilement nocive ; l'apyrexie, le bon état apparent sont des signes trompeurs ; en réalité la température, qui paraît normale, est plus ou moins instable, le cœur s'agite facilement, la moindre fatigue retentit d'une manière fâcheuse sur toute l'économie, sur le cœur et sur le poumon ; pour pratiquer dans ces conditions la cure d'air ambulatoire, il faut d'infinies précautions, une surveillance incessante et, de plus, une installation matérielle bien adaptée aux nécessités du traitement.

L'aménagement parfait du parc de Görbersdorf (1) a permis à Brehmer de soigner par la cure d'air ambulatoire plus de 15 000 tuberculeux à tous les stades de la maladie : au prix de quelles difficultés, on peut s'en rendre compte par les lignes suivantes, où Brehmer, décrivant sa méthode, a fixé du même coup les principes directeurs de la cure d'entraînement des phtisiques :

« Il est important de fortifier le myocarde des tuberculeux : le meilleur moyen d'y parvenir, c'est l'exercice, la promenade, qui de plus préserve d'un trop fort embonpoint ; mais, en aucun cas, le cœur ne doit être fatigué par l'exercice : *toute fatigue est nocive pour le tuberculeux*, **toute fatigue du cœur** *devient pour lui un poison*. Aussi les promenades doivent-elles être disposées de telle sorte que, d'une part, elles soient adaptées aux divers états des forces et aux divers états morbides et que, d'autre part, elles permettent d'*éviter absolument toute fatigue du cœur et aussi tout effort pulmonaire* : pour atteindre le premier but, il faut que les chemins présentent des inclinaisons variées, qui ne soient *jamais* trop fortes ; pour atteindre le deuxième but, il faut que les malades aient la *possibilité de se reposer à chaque instant*, et en particulier *avant* de percevoir la moindre sensation d'effort ou de fatigue provenant du cœur ou du poumon. Il faut, tout au long des promenades, beaucoup, beaucoup de bancs où les phtisiques puissent se reposer.

L'utilisation d'une telle installation est l'affaire des malades : il faut appeler leur attention sur ce point et leur montrer qu'ils doivent *eux-mêmes* appliquer correctement les prescriptions générales du traitement, s'ils veulent que la cure soit suivie de succès.

Sans doute, les auteurs déclarent que le médecin règle et surveille le dosage de l'exercice : mais, à vrai dire, ce n'est là qu'une façon de parler, le médecin n'en fait rien, car d'abord il ne pourrait trouver chaque matin le temps nécessaire pour visiter tous ses malades avant le premier déjeuner, et, de plus, ce serait une mauvaise manière de procéder : l'état d'un homme sain et surtout l'état d'un malade se modifie sans cesse, il change d'un jour à l'autre : ce qui aujourd'hui lui est facile lui sera peut-être pénible demain. Or *l'exercice doit être approprié exactement à* **l'état actuel** *des forces et de la maladie*. Voilà le principe fondamental pour fortifier insensiblement le cœur par l'exercice sans le fatiguer et pour éviter tout effort aux poumons. Le dosage de l'exercice ne peut être fixé que par le malade lui-

<hr>

(1) Voy. chap. XI : *Description d'un sanatorium*.

même, à condition qu'il ait appris à s'observer et qu'il s'observe constamment. Je formule dès le premier jour ma prescription de la manière suivante. Le malade doit rester en plein air aussi longtemps que possible, en particulier dans le bois ou dans son voisinage, là où il se trouve le mieux. Il doit en outre prendre de l'exercice, *d'abord sur des chemins horizontaux*, en reglant lui-même cet exercice de manière à ne jamais se fatiguer et à ne jamais mettre les poumons en activité forcée; le soir, en se couchant, il ne doit pas sentir qu'il a marché. Or il n'y a qu'un procédé qui permette de prendre beaucoup d'exercice sans jamais se fatiguer, c'est de ne jamais franchir de grandes distances d'une seule traite, mais de toujours se reposer *avant* que le plus léger symptôme de fatigue apparaisse. Le malade doit faire juste l'inverse de ce que fait l'homme sain : celui-ci se repose quand il est fatigué, tandis que le tuberculeux doit se reposer sans être fatigué, et uniquement parce qu'on lui prescrit d'éviter de cette manière toute fatigue. Le malade doit aller devant lui sans avoir *aucun but* de promenade, sinon il s'expose à dépasser la mesure pour atteindre le but tout proche. Il ne doit jamais marcher rapidement, parce qu'une marche rapide essouffle en rendant les battements du cœur tumultueux et en fatiguant les poumons; loin de là, le malade doit marcher lentement, même au début de sa promenade, en tenant la bouche fermée et en inspirant tranquillement et expirant lentement par le nez.

Cette ordonnance est d'une simplicité si grande que je parviens à la faire exécuter correctement même par des malades d'une intelligence bornée. Mais, encore une fois, il faut que l'installation de l'établissement soit telle que le malade puisse se reposer *dès qu'il le désire*. S'il n'en est pas ainsi, ni la valeur du médecin, ni la volonté du malade ne pourront empêcher que le surmenage du cœur ne se produise fréquemment. »

Brehmer a montré enfin que la cure d'air ambulatoire doit se faire dans un endroit *abrité du vent*, celui-ci étant dangereux pour les phtisiques, et que les malades, surtout lorsqu'ils ont des tendances à cracher du sang, ont tout à craindre d'un *soleil trop ardent*; il a vu souvent en été une série de beaux jours ensoleillés provoquer des hémoptysies. Ces notions aujourd'hui sont classiques : la cure ambulatoire, la cure d'entraînement se font mieux dans un parc ou dans des régions boisées, ce qui assure une excellente protection contre le vent et un tamisage suffisant des rayons solaires ; il y a toujours assez d'endroits exposés au soleil pour que les malades puissent venir s'y réchauffer et s'y promener quand l'air est froid. En été, et dans les stations du Midi, l'ombrelle est de rigueur pour garantir du soleil la partie supérieure du corps.

Ces règles de cure ambulatoire doivent être connues de tous les médecins, **enseignées à tous les tuberculeux** : elles font partie intégrante du traitement diététo-hygiénique, bien que la cure d'air proprement dite ne se fasse plus guère par la méthode brehmérienne.

En effet cette méthode, considérée comme procédé de cure fondamental, offre de *graves inconvénients*. Non seulement elle rend illusoire la surveillance des malades (or ceux-ci, riches ou pauvres, ont souvent une légèreté d'esprit qui ne permet pas d'avoir confiance en eux), mais elle suppose chez les tuberculeux des facultés d'observation dont beaucoup paraissent dépourvus ; combien fréquentes sont parmi eux les illusions qui les empêchent de sentir et la fatigue évidente et la fièvre qui monte, et l'agitation du pouls ! A *fortiori*, ne sauront-ils pas dépister à temps les premiers indices d'une action nocive. Sans doute on peut rendre le malade attentif à des signes qu'il ne comprenait pas ; on peut et on doit l'éduquer pour qu'il devienne le collaborateur du médecin, et souvent on y parvient ; même alors la prudence exige qu'on limite au strict nécessaire la part d'initiative des malades, pendant la période d'activité du processus tuberculeux.

La cure d'air ambulatoire a encore d'autres défauts : elle ne réglemente pas suffisamment le repos, indispensable à beaucoup de tuberculeux ; elle est entravée par la faiblesse des malades et par le mauvais temps ; elle expose les tuberculeux à des refroidissements, elle est dangereuse pour les sujets qui transpirent au moindre effort, qui fébricitent ou qui se congestionnent facilement ; elle nécessite une installation matérielle difficilement réalisable... C'est une méthode imparfaite. Aujourd'hui il n'y a plus beaucoup de phtisiologues qui s'obstinent à nier contre l'évidence la supériorité de la *cure d'air au repos*, telle que H. Bennet et Dettweiler l'ont instituée.

Cure de plein air sur la chaise longue. — Voici tout d'abord, exposés par Dettweiler, *les faits d'observation et les arguments qui militent en faveur de ce procédé de cure.*

1. « La lumière et l'air libre en mouvement sont des excitants puissants pour les malades qui n'y sont pas encore accoutumés ; leur emploi inconsidéré produit une sorte d'ivresse, suivie de dépression nerveuse, de vertige et d'insomnie. Or le meilleur moyen d'habituer un malade à cette action, c'est de le mettre à l'air étant couché. »

2. « Grâce à cette position, on peut couvrir les malades uniformément autant qu'il est nécessaire, et leur éviter le refroidissement du dos et de la face postérieure des jambes, toujours insuffisamment protégés dans la position assise. »

3. « Des malades affaiblis peuvent ainsi rester couchés en plein air jusqu'à ce que les forces leur soient revenues, en limitant leurs mouvements au strict nécessaire ; en très peu de temps, ils sont acclimatés, ils se sentent mieux chaque jour, et, l'habitude une fois prise, ils ne veulent plus rentrer à la maison. »

4. Les malades vigoureux passent sur la chaise longue tout le temps qui n'est pas consacré à des promenades ou à de courtes périodes de repos assis. C'est là un grand avantage : les malades ne peuvent pas se promener

toute la journée, sans se fatiguer, et en général ils risquent de se refroidir en restant assis en plein air; s'ils n'avaient pas la galerie de cure avec ses chaises longues, ils seraient réduits à écourter beaucoup la cure d'air.

5. « En acclimatant les malades progressivement, on parvient à leur faire continuer la cure, quelque temps qu'il fasse (sauf quand il s'agit de phtisiques très avancés). En plein hiver, malgré la pluie, le brouillard et le vent, malgré la neige qui vient parfois recouvrir d'une couche épaisse l'extrémité de la chaise longue tournée vers l'extérieur, malgré le froid qui s'abaisse au-dessous de — 12°, bien entendu sans soleil très souvent, mes malades de Falkenstein arrivent à un « jour médical » de sept à dix, quelques-uns même de onze heures; et quand le malade quitte sa chaise longue le soir, il entre dans une chambre à coucher bien aérée, dont les fenêtres ne sont pas fermées la nuit. Un tel mode d'existence peut véritablement être désigné sous le nom de *cure d'air permanente*. »

« *Cette cure d'air n'est pas entravée par les intempéries*. Le froid n'est jamais un obstacle si les malades sont bien couverts. Le vent, s'il n'est pas intense et s'il ne souffle pas directement sur le malade, exerce une action bienfaisante en remuant l'air et en le purifiant. L'air humide, particulièrement le brouillard froid et humide, nécessite que les malades s'habillent et se couvrent en conséquence : dans ces conditions, il peut être aussi utile que toute autre atmosphère. La cure donne des résultats identiques l'hiver et l'été : en toutes saisons, il y a une proportion semblable de complications forçant les malades à garder la chambre; d'après les relevés qui ont été faits à Falkenstein en 1885, cette proportion était de 8,5 p. 100 pour les mois d'été, de 9,5 p. 100 pour les mois d'hiver; la différence est à peu près négligeable. »

« *Dans un traitement bien conduit, les intempéries n'exercent pas d'influence défavorable sur l'évolution de la phtisie*. Suivant le climat, la cure peut être plus ou moins facile, nécessiter plus ou moins d'attention et de précautions, mais les actions dites spécifiques du climat sont des facteurs de deuxième ou de troisième rang. Le tuberculeux peut partout être soigné très efficacement dans son propre pays par l'application convenable de la cure d'air sur la chaise longue. »

On se souvient *des protestations que ces affirmations de Dettweiler provoquèrent parmi les médecins des stations climatériques*. La possibilité de faire en toute saison, dans des climats quelconques, dans des climats rudes, une cure d'air efficace leur paraissait une inacceptable prétention, et ils considéraient comme une dangereuse utopie (et pis encore) l'idée de laisser les phtisiques dans une galerie de cure par les plus mauvais temps, sans s'occuper que l'air soit chaud ou glacé, humide ou sec, sans s'inquiéter ni de la pluie, ni de la neige, ni du vent. C'était le bouleversement des idées reçues, la condamnation des précautions minutieuses dont on avait l'habitude d'entourer les malades, la proclamation de la quasi-inutilité d'un bon climat! Ils ne se lassaient pas de répéter « tant vaut l'air, tant vaut la cure d'air ». Et l'air convenable pour la cure des tuberculeux, c'était, d'après eux, non pas certes le « mauvais air » des régions mal situées, mais un air tout spécial, l'air d'un climat choisi avec une scrupuleuse attention, prescrit avec art suivant les indications variées que fournissaient les particularités de la tuberculose, les tendances réactionnelles et le tempérament du malade, les éléments morbides surajoutés, etc.

En fait, ces opinions contradictoires qui se sont heurtées avec tant de fracas sont parfaitement conciliables : chacune d'elles exprime un morceau de vérité, qu'il faut dégager du fatras des théories intransigeantes et des affirmations intéressées.

D'abord il est établi que, *pour la grande majorité des tuberculeux curables, quelle que soit la forme clinique de la tuberculose, les résultats d'un traitement méthodique bien dirigé sont exactement les mêmes dans la plupart des climats non excessifs*, en plaine comme en montagne, dans les pays du Nord comme dans les stations du Midi, dans les climats quelconques comme dans les climats privilégiés. De plus, il est établi que, en général, *la cure d'air peut et doit être continuée par tous les temps*, de manière à endurcir le malade aux intempéries. Dettweiler a eu le grand mérite de montrer que cela est possible même dans des climats désagréables, même pendant la mauvaise saison, et que, si les malades sont bien couverts, la galerie de cure bien protégée, on n'a point besoin d'être craintif pour eux. Cette notion a pénétré difficilement dans les idées médicales, et, aujourd'hui encore, elle est mal comprise de bon nombre de praticiens ; par une anomalie vraiment curieuse, c'est dans les stations où la douceur du climat permettrait de faire la cure d'air avec le plus d'agrément et de profit, c'est là que trop souvent elle est mal faite, parce que les médecins sont timorés et les installations défectueuses ; les malades y font leur cure en plein air, à l'ombre d'un arbre ou d'une maison, à l'abri d'une guérite ou d'une tente, sur un hamac dans un parc ; mais, quand le soleil se couche, ils rentrent ; quand le vent s'élève, ils rentrent ; quand le temps devient mauvais, ils rentrent ; quand l'air est humide, ils rentrent et ferment leurs fenêtres ; ce n'est plus qu'une cure mitigée ; par suite, les tuberculeux, au lieu de s'aguerrir, restent indéfiniment des fragiles ; au lieu de profiter des intempéries pour s'endurcir et devenir invulnérables, ils les évitent systématiquement : ainsi ils demeurent exposés à tous les dangers des variations atmosphériques, et tôt ou tard ils en subissent, désarmés, l'influence nocive.

Mais il n'y a pas de règles sans exceptions, pour les tuberculeux surtout : *la cure d'air intégrale en toutes saisons dans nos climats n'est pas supportée, quoi qu'en ait dit Dettweiler, par tous les malades*, sans même parler des phtisiques avancés, qui ne sauraient entrer en ligne de compte pour l'application d'une méthode thérapeutique ; un

petit nombre de tuberculeux s'habituent difficilement au froid ;
d'autres sont influencés d'une manière fâcheuse par l'humidité, par
le brouillard, par le froid humide ; les périodes de mauvais temps
réveillent leur toux, augmentent leur expectoration, irritent les
surfaces suppurantes de leurs cavités pulmonaires, donnent parfois
des accès fébriles : ce sont de mauvaises conditions de traitement.
Aussi certains malades, en hiver, sont exposés à d'incessantes complications s'ils ne s'astreignent pas, pendant de longues périodes, à faire
la cure d'air dans la chambre ; d'autres fois, l'action défavorable des
intempéries est moins marquée, mais elle s'exerce par une série de
petits incidents qui rendent les progrès moins sûrs et plus lents ; ou
bien encore on constate d'une manière imprécise que la cure n'agit
pas comme à l'ordinaire, qu'elle ne produit pas la sensation habituelle
de bien-être, qu'elle déprime l'organisme au lieu de le stimuler : ce
sont des malades qui supportent mal un climat trop rude, ou
simplement des nerveux qui ne s'épanouissent pas sous un ciel trop
souvent triste. Tous ces malades s'aggravent ou restent stationnaires
dans un climat mauvais pour eux, alors qu'ils pourraient s'améliorer
ou guérir dans un climat favorable ; et combien d'indications encore
sont fournies par l'évolution fébrile, par les complications laryngées,
par l'anémie, etc ! Il est donc incontestable que *les cures climatériques demeurent en phtisiothérapie une ressource précieuse, indispensable à une minorité de tuberculeux, utile à beaucoup.*

Mais, quel que soit le climat, une cure d'air méthodique exige le
même outillage, les mêmes précautions, la même hardiesse. Par
conséquent, quel que soit le climat, la **technique de la cure de
chaise longue** est sensiblement la même.

Quand le temps est beau, l'air doux et calme, le malade résistant, la
cure peut évidemment se faire sans installation spéciale, ou avec une
installation de fortune, dans n'importe quel endroit abrité et ombragé.
Mais, quand ces conditions ne sont pas réalisées, — et cela est fréquent
quel que soit le climat, — il faut ou bien se résigner à faire la cure dans
une chambre près de la fenêtre ouverte, ce qui est un pis-aller, ou bien
avoir à sa disposition une galerie de cure ou quelque chose d'approchant.

Une bonne *galerie de cure* (1) facilite beaucoup le traitement : les malades
peuvent y rester du matin au soir en toutes saisons ; il est tout à fait
exceptionnel que la cure doive être suspendue à cause du mauvais temps ;
cela n'arrive même pas une fois par an dans nos climats. En 1907, nous
avons relevé quotidiennement l'impression physiologique ressentie par nos
malades à la galerie : la cure a été bonne 190 fois, passable 146 fois, mauvaise 29 fois ; c'est au mois d'octobre puis aux mois d'avril et mai que la
cure a été le plus souvent mauvaise, mais pas au point de forcer les
malades à en raccourcir la durée.

(1) La description des galeries de cure sera donnée au chapitre XI.

Un malade se soignant dans une maison de campagne peut facilement faire construire sur le modèle des galeries de cure un hangar approprié au traitement; en ville, on utilisera, faute de mieux, une grande chambre bien exposée ayant une porte-fenêtre aussi large que possible.

Les *chaises longues* doivent être assez confortables pour que le malade s'y trouve bien pendant les longues heures de cure, assez légères pour qu'on les déplace facilement; les chaises longues en rotin ou en jonc sont préférées d'ordinaire à celles en métal, trop lourdes.

Il est indispensable que les chaises longues présentent au niveau des genoux une courbure assurant aux jambes une position demi-fléchie et qu'elles soient recouvertes (y compris le dossier) d'un matelas de 6 à 10 centimètres d'épaisseur, en crin, ou en crin et laine, ou en crin végétal, destiné à adoucir les pressions et à protéger la face postérieure du corps contre les refroidissements.

Les chaises employées en hiver seront assez longues pour qu'on puisse y loger une boule d'eau chaude ou l'extrémité d'un sac de fourrure.

Beaucoup de chaises longues ont un dossier fixe, dont l'inclinaison par rapport à la verticale varie de 42 à 50°. Mais la cure se fait beaucoup plus agréablement et plus utilement sur des chaises à dossier mobile : le dossier devra former avec la verticale des angles de 24 à 30°, de 45°, de 55 à 60°, de 72 à 75°. La première inclinaison (fig. 58) sert pour écrire, dessiner; ce

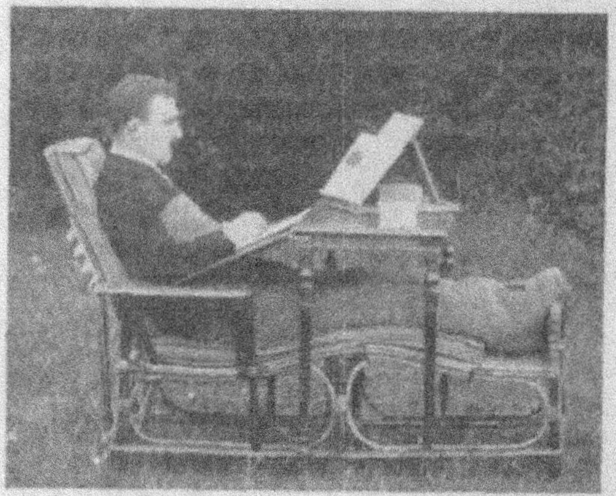

Fig. 58. — Installation pour le travail intellectuel sur la chaise longue.

n'est pas une position de vrai repos : elle ne convient pas au début du traitement, mais seulement quand les malades, devenus valides et résistants, peuvent être autorisés à travailler intellectuellement pendant une partie des heures de cure. L'inclinaison à 45° est commode pour lire : elle est aussi une position de repos; mais l'inclinaison à 60° assure un repos musculaire plus complet. Enfin l'inclinaison à 75° (fig. 59) permet au malade de s'allonger presque horizontalement de temps en temps, ce qui délasse le corps : les grandes inspirations profondes seront faites dans cette position. — Le malade doit pouvoir modifier lui-même facilement l'inclinaison du dossier sans quitter sa chaise longue.

Un coussin et un petit oreiller sont utiles; ils servent à caler les reins, à appuyer la tête.

À la galerie de cure, le tuberculeux *sera couvert suffisamment* pour éviter tout refroidissement et pour avoir, quelque temps qu'il fasse, une sensation de chaleur agréable. En hiver, dans nos régions, il faut, en plus de vêtements chauds et de chaussures appropriées, deux ou trois couvertures et, pour la partie supérieure du corps, un poncho ou une pèlerine à capuchon; des gants et une casquette ou un béret complètent l'équipement;

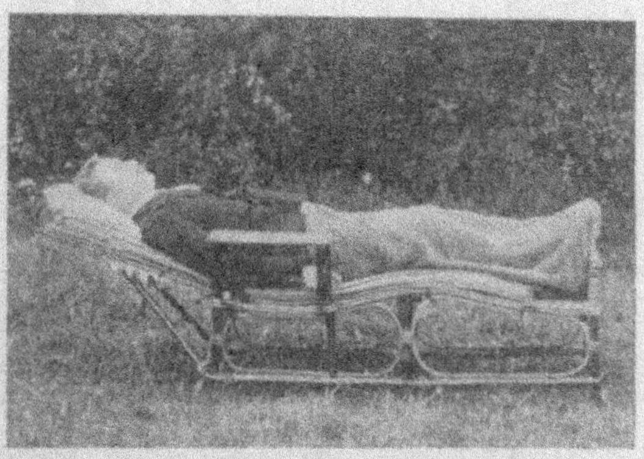

Fig. 59. — Inclinaison presque horizontale de la chaise longue, convenant en particulier pour les *grandes inspirations profondes*.

quand le froid est très vif, le malade s'enveloppe complètement dans les couvertures, soit qu'un infirmier l'aide à s'empaqueter, soit qu'il replie lui-même par-devant les couvertures préalablement étalées. Dans les pays de grands froids prolongés, le sac de fourrure remplace avantageusement les couvertures.

Dans la plupart des sanatoriums, les tuberculeux ont en hiver une boule d'eau chaude à la cure; nous en mettons à la disposition de nos malades. D'autres médecins les interdisent au nom du principe de la cure d'endurcissement.

Le malade, étendu sur la chaise longue, doit être sinon immobile, au moins tranquille; la cure d'air se confond intimement ici avec la *cure de repos*, qu'elle facilite et dont elle renforce notablement l'action salutaire. Dans beaucoup de sanatoriums, on exige, pendant la cure qui suit le principal repas, un repos absolu dans un silence complet, et on ne permet à personne d'approcher de la galerie à ce moment ou d'en troubler la tranquillité; cette période de grand calme au milieu de la journée est très utile; en été, les malades peuvent dormir pendant cette cure; en hiver, ils éviteront de sommeiller, pour ne pas se refroidir. Aux autres cures de la journée, les malades qui vont bien sont autorisés à causer, à écrire, à dessiner, à faire de menus ouvrages n'exigeant aucun effort, mais à la condition de rester complètement allongés sur la chaise longue, le dos appuyé, et non pliés en deux.

Les malades faisant la cure doivent être *à l'ombre*. Daremberg et Sabourin ont bien montré le danger qu'il y aurait à exposer des tubercuieux immobilisés à l'action directe des rayons solaires ; on risquerait de leur donner de fortes poussées de fièvre ou de les congestionner. « A la cure d'air, le malade doit voir la lumière du soleil, mais ne pas être vu par lui » (Sabourin). En hiver, dans nos régions, il n'est pas nécessaire d'appliquer cette règle d'une manière rigoureuse.

Il va sans dire qu'on prendra toutes les précautions nécessaires pour *acclimater le tuberculeux progressivement* à la cure d'air ; en hiver, les malades fragiles feront d'abord la cure au lit dans leur chambre, les fenêtres largement ouvertes ; quand ils seront habitués à ces conditions

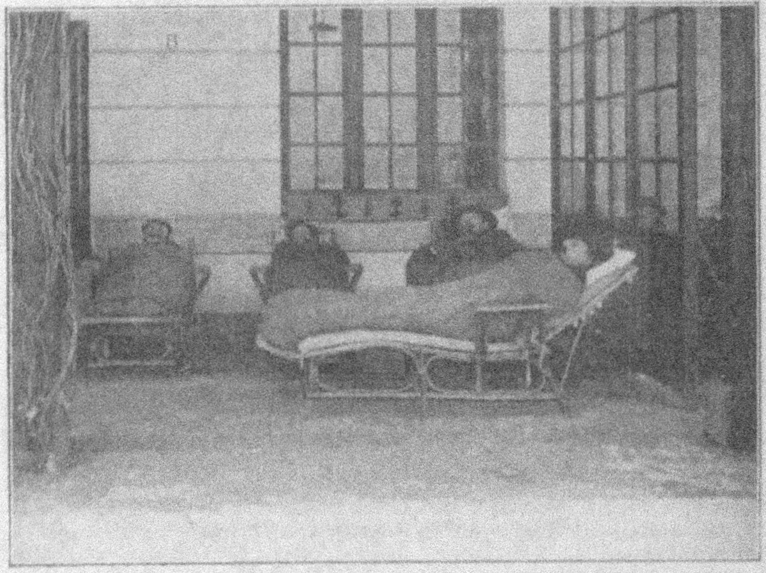

Fig. 60. — Cure d'air continuée sans interruption malgré la neige et malgré une température de — 10° (box de la galerie de cure du sanatorium d'Angicourt).

d'aération, on leur fera faire une cure de plein air de courte durée pendant les heures ensoleillées du milieu du jour et par temps calme.

Il ne faut jamais qu'un malade à la galerie frissonne et se sente gagner par le froid ; si cette éventualité se produit, il doit aller se coucher dans un lit chauffé et boire des infusions très chaudes.

Dans *l'intervalle des heures de cure et de promenade*, il est bon que les tuberculeux aient en hiver à leur disposition des chambres chauffées (modérément) et convenablement aérées, où ils puissent, sans se congestionner, séjourner agréablement, se réchauffer au besoin et sécher leurs vêtements mouillés par le brouillard. C'est à tort, croyons-nous, que certains médecins de sanatorium déclarent qu'on peut, en hiver, se dispenser de tout chauffage ; même pour des malades endurcis, cela n'est pas une bonne condition de traitement.

Conditions favorables à une bonne cure d'air. — En principe, la cure d'air peut être faite partout : comme nous l'avons vu, les intempéries ne l'entravent guère, et il n'y a aucune raison de priver de son action les malades qui se soignent en ville; même à Paris, la cure d'air peut donner des résultats satisfaisants si on la manie bien.

Toutefois on ne saurait contester, ou ignorer, que la cure d'air, pour produire tous ses effets, doit avoir lieu dans un air **pur et vivifiant**. Sans doute les tuberculeux résistants atteints de lésions immobilisées, de formes fibro-caséeuses torpides, de tuberculoses scléreuses, peuvent sans inconvénients ne pas se montrer très difficiles sur la qualité de l'air; mais il n'en est plus ainsi quand on est en présence de tuberculoses **évolutives**; et il est bien entendu que, *lorsqu'on prétend pouvoir soigner efficacement les tuberculeux dans un climat quelconque, on ne propose pas de les soigner n'importe où!* Pour un sanatorium comme pour une villa de cure, l'emplacement doit être choisi très attentivement: nous indiquerons plus loin (Voy. chap. XV) les qualités qui conviennent; d'une manière générale, il faut un *endroit bien situé et bien exposé*, **à la campagne**, *dans un air pur et de préférence dans une région boisée.*

Depuis les temps les plus reculés, — depuis Hippocrate, — les médecins ont observé les effets favorables d'un *déplacement à la campagne*, d'un *changement d'air*; dans aucune maladie peut-être ils ne sont plus nets que dans la tuberculose pulmonaire; chez beaucoup de tuberculeux qui restent pâles, déprimés, anorexiques, fatigués, subfébriles, deux ou trois semaines de repos au grand air dans une campagne salubre suffisent pour déterminer une transformation radicale. A vue d'œil, les malades se colorent et engraissent, leur appétit se réveille, la température devient normale, les forces renaissent, et ce qui montre bien l'influence toute spéciale de l'air vivifiant de la campagne, c'est que ces transformations se produisent aussi chez des sujets qui étaient placés en ville dans des conditions satisfaisantes de repos et de bonne alimentation, chez des malades qui sortent d'un sanatorium urbain ou qui, chez eux, se soignaient correctement. Dans bien des cas, au décours d'une poussée aiguë, quand une fébricule ne veut pas céder, quand la convalescence traînaille, le moyen le plus sûr de remonter l'état général et d'obtenir la résolution de lésions subaiguës inquiétantes par leur durée, c'est de transporter le malade à la campagne, et, sans autre traitement que la cure d'air au repos, de laisser agir sur lui le milieu ambiant. Les effets salutaires d'un changement d'air sont si habituels que cette « épreuve de la campagne » possède une incontestable valeur pronostique: elle contribue à faire connaître la puissance de vitalité du malade; lorsque celui-ci demeure atone, languissant, lorsque son système nerveux, ses fonctions digestives ne sont pas stimulés, il faut chercher la cause de ce manque de réaction. On la trouve souvent dans une affection chronique des voies digestives, dans un état neurasthénique ancien ou dans des signes qui montrent l'organisme profondément touché par le processus tuberculeux.

L'action tonique puissante d'un « changement d'air » est particulièrement précieuse dans le traitement des candidats à la tuberculose, des sujets menacés d'une poussée bacillaire, des tuberculeux intoxiqués ou déprimés. Dans la plupart des formes évolutives de la maladie, il y a grande utilité à poursuivre le traitement à la campagne jusqu'au moment où la marche progressive de la tuberculose est enrayée. Les formes torpides ou stationnaires, sans phénomènes d'intoxication, peuvent dans bien des cas être soignées en ville presque aussi efficacement ; mais alors il est indiqué de prescrire au malade de temps en temps une cure d'air transitoire à la campagne ou une cure climatérique.

Les tuberculeux habitant les grandes villes devront rechercher un quartier excentrique, tranquille, haut situé, bien aéré, une rue large et ensoleillée, une maison salubre à proximité de jardins, un étage élevé, un appartement ensoleillé où la cure d'air soit facile.

On a fait de nombreuses recherches pour trouver l'explication scientifique de la différence d'action entre l'air des villes et l'air des campagnes : ce problème obscur n'est pas encore résolu, mais bien des points sont élucidés.

D'abord il est évident que *l'impureté bactériologique* et *l'abondance des poussières* dans l'air des villes sont des conditions défavorables pour l'organisme, surtout dans les maladies des voies aériennes ; du haut des collines qui dominent une grande ville, on voit celle-ci plongée incessamment dans une atmosphère sale, brumeuse, enfumée, où se déversent des *émanations* de toutes sortes provenant des êtres vivants, des usines, des foyers de combustion, des matières organiques en décomposition ! Ce qui aggrave encore la pollution de l'air des villes, c'est que beaucoup d'endroits s'y trouvent *soustraits à l'action purifiante du soleil* et que le *renouvellement de l'air par le vent y est toujours insuffisant*. Enfin, en été, la masse énorme des constructions emmagasine la *chaleur*, ce qui rend les journées torrides et les nuits étouffantes.

Chimiquement, l'air des villes présente avec l'air des campagnes des différences notables, comme l'ont montré les travaux d'Armand Gautier sur les gaz combustibles de l'air et surtout les belles recherches effectuées à l'Observatoire de Montsouris par Henriet (1).

Voici les principaux faits établis par Henriet. A l'intérieur des villes, l'air renferme en permanence des impuretés provenant les unes de la *respiration humaine*, les autres de la *combustion des foyers* : la respiration fournit des substances volatiles qui agissent sur la potasse comme des corps

(1) H. Henriet. Contribution à l'étude de l'air atmosphérique. Thèse de la Faculté des sciences de Paris, 1905.

acides, mais avec une extrême lenteur ; les combustions donnent naissance à
de l'acide formique qui existe dans l'air à l'état de combinaison ammoniacale et à du formaldéhyde. Tandis que l'acide carbonique disparaît rapidement de l'air des villes et que l'oxyde de carbone, doué d'une puissance
extrême de diffusion, ne laisse aucune trace de son passage, les produits
sus-mentionnés de la respiration et des combustions séjournent dans l'air
des villes, car, étant très solubles dans l'eau, ils sont constamment ramenés
vers le sol par les condensations de vapeur d'eau qui se font dans l'atmosphère ; aussi leur proportion augmente beaucoup dès que l'état hygrométrique augmente et surtout en temps de brouillard. L'étude de ces produits,
au point de vue de leur action physiologique, est encore à faire ; d'après
Henriet, il conviendrait de leur attribuer, au moins en partie, le pouvoir
déprimant de l'air des grandes villes, et il y aurait lieu de penser que des
gaz réducteurs doués d'affinités chimiques puissantes comme le formaldéhyde et les autres gaz carbonés réducteurs qui l'accompagnent sont susceptibles, même à faible dose, d'agir défavorablement sur l'organisme. En
tout cas, ce qu'il faut retenir, c'est que *l'atmosphère des villes est toujours
caractérisée par la présence de substances réductrices en proportion relativement considérable* ; au centre de Paris, le poids de carbone réducteur
contenu dans 100 mètres cubes d'air varie de 1 à 3 grammes. L'air des
villes chargé de corps réducteurs ne contient pas d'ozone ; celui-ci ne
peut s'y trouver que transitoirement, lorsque la localité reçoit de la campagne des courants d'air ozoné ou lorsque la pluie apporte l'ozone des
hautes régions de l'atmosphère.

*Au contraire l'air des campagnes possède toujours des propriétés éner-
giquement oxydantes, dues à l'ozone, et ne renferme jamais de produits
réducteurs si l'air est pur.*

L'air des campagnes est donc nettement différencié de l'air des villes au
point de vue chimique.

Le tableau suivant résume les particularités qui rendent la cure d'air
notablement plus efficace à la campagne que dans une grande ville.

Dans les grandes villes.	*A la campagne.*
1° Fréquence des causes d'infection.	Milieu aseptique.
2° Grand nombre de bactéries ba- nales en suspension dans l'air.	Pureté de l'air.
3° Abondance des poussières atmo- sphériques.	
4° Air mal renouvelé, stagnant dans les courettes, les rues étroites, les endroits encombrés.	Air brassé incessamment par les mouvements atmosphériques qui le renouvellent et dont aucun obstacle n'entrave l'action.
5° Absence habituelle d'ozone.	Présence constante d'ozone.
6° Présence constante dans l'air de gaz réducteurs (Henriet).	Absence de ces gaz.
7° Sujet soustrait la plupart du temps non seulement aux rayons solaires, mais aussi en grande partie à l'action d'une luminosité intense.	Le sujet est sans cesse exposé à l'action bienfaisante des radiations solaires, qui de plus assainissent et stérilisent le milieu.

8° En été, chaleur déprimante.	Même en été, fraîcheur relative dans les endroits bien choisis.
9° Séjour prolongé dans des chambres où l'air est confiné.	Séjour prolongé en plein air.
10° Activité physique restreinte.	Existence plus active, jeux, promenades, occupations en plein air, d'où stimulation de toutes les fonctions de l'organisme.
11° L'influence des intempéries est réduite au minimum, ce qui rend le sujet fragile et délicat et le prive de l'excitation habituelle des agents atmosphériques.	L'habitude de sortir librement rend le sujet insensible aux variations météorologiques et le fait bénéficier des avantages de la cure d'endurcissement.
12° Occasions très nombreuses de tension cérébrale et d'excitation nerveuse.	Vie calme, reposante.

Effets thérapeutiques de la cure d'air. — *L'état psychique* est le premier influencé. Daremberg a décrit d'une manière expressive, d'après son expérience de malade, cette joie du tuberculeux qui se sent renaître.

« Je ne trouvais plus que le soleil de ma vie se couchait ; je le voyais se lever chaque matin avec bonheur et, chaque jour, luire trop peu de temps pour me permettre de jouir à loisir de l'air pur, de la vive lumière, de la mer bleue, du ciel, de la terre, de tout… ; le tuberculeux qui fait sa cure en plein air est heureux : il sent qu'il fait partie du monde, qu'il prend part à la vie. L'air, la lumière, ces grands agents de la vie terrestre, sont aussi les grands agents du bonheur des malades. Aussi je ne crains pas de dire que, si cette méthode de traitement n'avait aucun effet sur la marche de la tuberculose, je la vanterais encore, car, si nous avons soulagé le malheureux phtisique, si nous avons relevé son courage abattu, si nous avons réussi à transformer son odieuse vie de reclus en une vie supportable, si nous avons pu le voir aussi heureux que l'est un oiseau en cage rendu à son soleil et à ses arbres, nous avons cent fois mérité sa reconnaissance, et notre œuvre a été bonne » (Daremberg).

Mais la cure d'air au repos n'a pas seulement un effet moral, elle exerce une *action bienfaisante très marquée sur presque tous les symptômes de la tuberculose pulmonaire*, même dans les périodes avancées de la maladie, même chez les incurables.

Elle agit : 1° *Sur l'état général* : le malade prend bonne mine, éprouve un bien-être progressif, sent que ses forces reviennent ;

2° *Sur les fonctions digestives* : des tuberculeux qui, depuis de longues semaines, ne pouvaient plus s'alimenter, mis à la cure d'air, retrouvent l'appétit, et, tout en mangeant beaucoup, digèrent bien ;

3° *Sur le système nerveux* : le sommeil devient meilleur, l'excitabilité nerveuse se calme, les troubles vaso-moteurs s'atténuent et presque toujours les sueurs nocturnes disparaissent ;

4° *Sur l'état fébrile :* la cure d'air rend la fièvre plus supportable, diminue ses dangers et active la défervescence ;

5° *Sur les symptômes pulmonaires eux-mêmes*, par suppression des causes d'irritation des bronches et de congestion des poumons ; aussi voit-on rapidement disparaître les signes de congestion diffuse, d'engouement et d'œdème pulmonaire qui encombraient les régions tuberculisées.

Fait paradoxal, *la toux se calme* : parmi les particularités qui ont le plus étonné les malades et même les médecins, dans le fonctionnement des premiers sanatoriums, une des plus intéressantes est la rareté de la toux au milieu de ces grandes agglomérations de tuberculeux ; dans les galeries de cure, dans les salles communes des sanatoriums, la toux est l'exception ; non point, comme on l'a prétendu, par suite d'une influence disciplinaire astreignant les malades à maîtriser leur toux, mais simplement parce que, en dehors de quelques cas spéciaux, et en faisant abstraction de la toux évacuatrice du réveil, le tuberculeux n'a presque pas besoin de tousser lorsqu'il est placé dans de bonnes conditions de cure d'air.

Enfin la cure d'air *aguerrit le malade contre le froid et contre les intempéries.*

Les *tuberculeux* et aussi les *phtisiques*, habitués à une cure d'air intensive, ont une tolérance remarquable pour les intempéries : on les voit séjourner jusqu'au soir dans les galeries de cure par des froids qui feraient grelotter des sujets sains non entraînés ; la nuit, ils aèrent largement, même avec excès, et ne s'inquiètent guère des remous atmosphériques ni du vent ; ils s'habillent en hiver dans leur chambre non chauffée, sans fermer leurs fenêtres ; par tous les temps ils sortent, s'exposant aux courants d'air, subissant les intempéries, pataugeant dans la boue, recevant gaiement la pluie, respirant le brouillard, et ces actions brutales subies avec les précautions d'usage dans un milieu aseptique, dans un air pur, loin d'entraîner des conséquences fâcheuses, stimulent l'organisme et l'endurcissent progressivement ; du tuberculeux débile et délicat, aux prises avec d'incessantes complications, elles font un être vigoureux qui lutte avec succès contre le bacille.

Pour les *candidats à la tuberculose*, sujets à des bronchites répétées, c'est également par la cure d'air qu'on arrive à supprimer la sensibilité des voies aériennes aux causes de refroidissement.

Il nous reste à indiquer brièvement les *théories explicatives* des effets de la cure d'air. Nous ne nous arrêterons pas aux hypothèses fantaisistes d'après lesquelles l'aération permanente aurait pour but de procurer plus d'oxygène aux poumons ou de préserver ceux-ci des infections secondaires ! De même le temps est passé où l'on pouvait parler de l'élimination par la voie pulmonaire d'une quantité énorme de produits capables d'empoisonner l'homme qui les respire à nouveau ! Aucun expérimentateur ne croit plus au roman des poisons pulmonaires ; le pouvoir toxique de l'air expiré par les tuberculeux est nul : les physiologistes sont d'accord sur ce point, depuis les expériences de Dastre, maintes fois vérifiées.

Ce n'est pas à dire que l'air confiné ne renferme pas, en plus de l'acide carbonique qui s'y accumule, des substances nocives pour l'organisme : les fermentations buccales, les gaz intestinaux, les émanations de la sueur sont des causes incessantes de viciation de l'air, il faut s'en préserver : d'autre part, Henriet a démontré l'existence dans l'air expiré de sels à bases volatiles, qui se retrouvent dans l'atmosphère des grandes villes, et qui, tout en n'étant pas toxiques, influencent peut-être l'organisme dans un sens défavorable. D'ailleurs personne ne conteste l'utilité de faire respirer aux tuberculeux un air pur, frais et renouvelé.

Mais le renouvellement de l'air ne suffit pas, et c'est tout à fait à tort que certains médecins s'imaginent appliquer la cure d'air à leurs malades quand ils font séjourner ceux-ci dans une chambre chauffée où la pureté chimique de l'air est assurée *grosso modo* par des cheminées d'aération ou par des vasistas ouverts ! La cure d'air comporte un autre élément que l'inhalation d'air pur ; elle agit sur l'organisme par la puissante stimulation due au bain d'air et de lumière dans lequel le malade est plongé, par les réactions incessantes que provoquent le remuement de l'air, les variations de température et d'hygrométricité, l'état électrique de l'atmosphère, etc. Voilà pourquoi les effets de la cure d'air ne peuvent s'obtenir que *par un séjour prolongé en plein air.*

II. — Cure d'endurcissement.

Dans la tuberculose pulmonaire, un rôle pathogénique important appartient aux refroidissements ; les observations des anciens cliniciens ont conservé à ce point de vue leur valeur démonstrative, à peine entamée par les théories microbiennes : affections catarrhales des voies respiratoires, bronchites, réactions pleurales, poussées congestives *a frigore*, toutes ces complications banales dues aux refroidissements sont funestes pour les tuberculeux, qu'elles exposent à un réveil d'infections secondaires latentes, à une évolution nouvelle de lésions inactives, à une extension du processus bacillaire actuel.

Comment éviter ces aggravations? Le procédé le plus couramment employé consiste à préserver les malades avec un soin jaloux de l'action directe des intempéries ; on les calfeutre dans un appartement bien chauffé, dont, jour et nuit, les fenêtres sont closes; on les habitue à une température douce et clémente, aussi égale que possible; on leur recommande de se garer du froid et de l'humidité; on tolère qu'ils accumulent les précautions pour mettre leur revêtement cutané à l'abri des influences extérieures. Ce procédé est incontestablement le meilleur... pour priver les tuberculeux de leurs principaux moyens de défense contre les intempéries et pour diminuer leur résistance ; on obtient ainsi des sujets frileux, grelottant au moindre froid, anémiés par la chaleur, sensibles à toutes les variations atmosphériques, redoutant l'air vif et salubre qui fouette le sang et qui tonifie les nerfs. Ces malades luttent contre la tuberculose dans des conditions déplorables, et les refroidissements déterminent facilement chez eux des complications pulmonaires sérieuses.

C'est une tout autre méthode qui convient : le raisonnement et une expérience demi-séculaire démontrent que, dans la tuberculose pulmonaire, si graves que soient les lésions, la « cure d'endurcissement » améliore profondément des malades que « la cure d'amollissement » conduirait à leur perte. Sans doute, il faut des ménagements, du tact, de l'à-propos, une diplomatie sans cesse en éveil et un sens clinique affiné pour diriger un phtisique au milieu des écueils de la cure d'endurcissement, mais le but est lumineusement indiqué : *par un entraînement méthodique et progressif bien surveillé, rendre l'organisme de plus en plus résistant aux atteintes du froid et des autres intempéries.* Selon l'état du malade, on arrive à un résultat plus ou moins parfait ; mais on peut dire qu'en général ce résultat dépasse de beaucoup les prévisions des médecins qui, non habitués à manier la cure d'endurcissement, ignorent le remarquable pouvoir d'adaptation des tuberculeux.

Nous avons vu que la **cure d'air permanente, à elle seule**, aguerrit les malades d'une manière très efficace : elle constitue la partie essentielle de la cure d'endurcissement : mais on peut encore amplifier ses effets. Beaucoup de tuberculeux ignorent que l'état du revêtement cutané doit être, chez eux, l'objet d'une attention toute spéciale ; trop souvent leur peau, déshabituée de l'air, rarement en contact avec l'eau froide, protégée par des vêtements surabondants et des gilets de flanelle d'une propreté douteuse, souillée par la sueur et par la crasse, maculée quelquefois par des produits médicamenteux ou corrodée par des onctions intempestives, reste pâle, anémique, mal nourrie : elle perd son bon fonctionnement et sa vitalité, son régime circulatoire devient défectueux, ses aptitudes réactionnelles se déforment. Il est indispensable de donner aux tuberculeux les idées directrices qui leur permettront d'éviter de telles erreurs de traitement. Les soins de la peau, ou pour mieux dire l'hygiène de la peau, doivent tendre à une double fin :

1° *Entretenir un bon état de nutrition et de fonctionnement du revêtement cutané, tout en l'aguerrissant contre le froid et en éduquant son système vaso-moteur* ; dès lors il ne réagira plus en présence des refroidissements avec une intensité excessive par des réflexes dangereux pour les organes internes.

2° *Faire bénéficier l'économie tout entière, et plus spécialement le poumon, des excitations* qui, faisant vibrer le système nerveux de l'immense surface cutanée, retentissent sur le fonctionnement de tous les organes.

On emploiera à cet effet les frictions, les divers procédés hydrothérapiques, les bains d'air et de soleil et un habillement rationnel.

Frictions. — C'est le procédé de stimulation cutanée le plus fréquemment employé, utilisable aussi bien chez les tuberculeux avancés ou fébriles que chez les autres.

Les **frictions sèches** sont faites le matin sur le malade au lit, soit avant, soit après le premier déjeuner, et parfois répétées le soir.

D'ordinaire on frictionne le corps mis à nu avec un gant de laine ou de crin, dans le sens de la longueur des membres, d'abord sur les jambes, puis sur la poitrine et les bras, puis sur la partie postérieure du corps dans sa totalité, en ayant soin de ne découvrir que la région momentanément frictionnée.

Dettweiler employait la technique suivante chez tous les tuberculeux au commencement de la cure sanatoriale : le malade ayant retiré sa chemise, on l'enveloppait entièrement dans un grand drap de toile grossière à gros grains, et on frottait tout le corps de la tête aux pieds à travers le drap, vigoureusement, à grands traits, autant que possible jusqu'à la rougeur généralisée.

Les frictions sèches produisent une bonne *stimulation générale* suivie de bien-être ; elles décapent et désobstruent l'épiderme, améliorent et activent la circulation sanguine et lymphatique de la peau, enfin, d'après Meissen, elles représentent une sorte de *massage* superficiel qu'on peut rendre plus ou moins énergique et qui est fort utile aux tuberculeux condamnés à l'immobilisation.

Les **frictions humides** ont une action plus intense que les frictions sèches ; elles se font de la même manière que celles-ci, avec un gant ou un tampon de flanelle imbibés de liquides alcooliques ou aqueux. Pour graduer leurs effets, on emploie d'abord de l'alcool aromatisé ou de l'alcool camphré progressivement étendus d'eau, puis de l'eau additionnée

de vinaigre aromatique ou d'eau de Cologne, enfin de l'eau pure, tiède et
ensuite froide.

Les frictions savonneuses ont été préconisées par Höfler et par
Czerny comme un excellent moyen d'exciter les fonctions de la peau chez
des malades apyrétiques qui ne pourraient pas supporter les procédés
hydrothérapiques habituels.

D'après Höfler, une friction savonneuse de dix minutes provoque une
stimulation telle que la température rectale s'élève de quelques dixièmes
pendant et après la friction. Czerny indique la technique suivante : trois
fois par semaine, faire avant le coucher une friction sur tout le corps avec
du *savon de potasse*, au moyen d'un morceau de flanelle ou d'une éponge
peu imbibés d'eau ; puis le malade est enveloppé dans une couverture de
laine, et, une demi-heure après, aspergé avec un arrosoir d'eau chaude ou
lavé dans un bain chaud.

Au lieu de savon mou, on peut employer de l'*alcool savonneux* appliqué
avec une éponge ; on l'enlève au bout d'une heure.

Les *frictions savonneuses au formol*, conseillées par Dohrn, procurent
au malade une sensation agréable de rafraîchissement, suivie d'une
réaction cutanée assez intense.

A cause de l'action irritante du formol sur les voies respiratoires, on ne
fera ces frictions que dans la région dorsale ; le soir, on frictionne
tout le dos avec le savon formolé pendant une minute ; puis on
enlève le savon avec un linge imbibé d'eau tiède, et on sèche soigneusement.

Dohrn se servait d'un savon d'huile de lin ou d'huile d'olive, formolé à
5 p. 100 et de consistance liquide.

Nous employons un liniment formolé qui a la consistance et l'aspect du
baume Opodeldoch, et dont voici la formule :

Liniment formolé.

Savon animal râpé .... }	ãã 26 grammes.
Savon médicinal .... }	
Alcool à 90°	100 cent. cubes.
Eau distillée	55 —
Formol à 35 p. 100	25 —

F. S. A. au bain-marie, en évitant l'évaporation de l'alcool.

Hydrothérapie. — Les pratiques hydrothérapiques, beaucoup
plus efficaces que les frictions, constituent un élément important du
traitement rationnel de la tuberculose pulmonaire : appropriées au
milieu et au malade, elles relèvent bien plus de la compétence du
médecin habituel que de celle d'un spécialiste.

L'influence favorable exercée sur les tuberculeux par un traitement hydrothérapique était connue bien avant la période moderne ; Grisolle, entre
autres, ne « redoutait nullement chez les phtisiques l'hydrothérapie bien
dirigée, même quand il existait déjà de la toux et une expectoration plus
ou moins abondante ».

Mais l'introduction des procédés hydrothérapiques dans la pratique des phtisiologues est due principalement à Brehmer, Bennet, Fleury (1), Peter et Winternitz (2).

Brehmer attachait une grande importance aux frictions et douches chez les tuberculeux capables de fournir une bonne réaction ; il donnait des douches en pluie, verticales, froides, à forte pression. Mais Dettweiler montra que les rudes pratiques hydrothérapiques de Brehmer ne pouvaient pas être généralisées. « Parmi les tuberculeux avérés, il n'y a, dit-il, qu'un tiers qui soit apte à bénéficier des douches froides ; un autre tiers peut être soumis aux lotions, et les autres doivent se contenter de frictions sèches. »

Bennet prescrivait aux phtisiques des ablutions journalières à 18°, 22°, faites le matin en se levant devant le feu ou au soleil ; il les considérait comme un des meilleurs moyens de préserver les malades contre les rhumes d'hiver et d'entretenir le bon fonctionnement de la peau ; il combinait ces ablutions avec des frictions énergiques.

Fleury a établi que l'hydrothérapie, sous forme de douches froides habilement données, rend des services considérables à un certain nombre de tuberculeux, et Peter, dans ses cliniques, adoptant les idées de Fleury, leur donna une grande publicité. On doit à Fleury cette notion importante que l'hydrothérapie peut exercer une action puissante non seulement sur l'état général, mais sur le poumon tuberculeux lui-même.

Winternitz compléta l'étude de l'hydrothérapie chez les tuberculeux, en précisa les règles d'application et publia de nombreuses observations de tuberculeux à tous les stades de la maladie améliorés par des cures hydrothérapiques.

Actuellement les bons effets de l'hydrothérapie chez les tuberculeux ne sont plus contestés ; tout sanatorium est tenu de posséder une salle de douches bien installée, munie des appareils nécessaires, notamment d'un bon mélangeur ; en cure libre, il faut indiquer aux tuberculeux la forme d'hydrothérapie qui est à leur portée.

Quel que soit le procédé hydrothérapique utilisé, *le médecin doit en suivre très attentivement les effets et adapter étroitement sa prescription aux réactions du sujet et à l'état du poumon*. D'où la nécessité d'individualiser le traitement hydrothérapique, en tâtonnant, en étudiant le degré de tolérance du malade, en faisant toujours soi-même les premières applications. Les principes suivants ne seront jamais perdus de vue :

1° Il est essentiel que les applications d'eau froide, partielles ou totales, soient faites *sur une région chaude ou sur un malade ayant chaud* ; toutes les fois que cette condition ne sera pas remplie, on devra ou bien renoncer à cette application, ou bien provoquer un réchauffement préalable (réchauffement local par des frictions sèches, par une boule d'eau chaude ; réchauffement général par la chaleur du lit, par un exercice modéré, par une douche chaude préparatoire) ;

2° Il est nécessaire que le malade ait *rapidement une bonne réaction*, caractérisée par une sensation de bien-être, avec vaso-dilatation

---

(1) Fleury, Traité d'hydrothérapie, Paris, 1866.
(2) Winternitz, Zur Pathologie und Hydrotherapie der Lungenphthisis, Vienne, 1887.

cutanée et chaleur de la peau. Si cela ne se produit pas, surtout si le malade a de la peine à se réchauffer, *a fortiori* s'il frissonne, l'application hydrothérapique doit être tenue pour mauvaise ; des moyens complémentaires peuvent, en réchauffant le malade, favoriser la réaction (exercice musculaire, frictions, chaleur du lit, séjour dans une chambre chaude). Quand cela ne suffit pas, il faut modifier le procédé hydrothérapique et, en particulier, diminuer dans une proportion convenable la soustraction de chaleur.

3° Il est nécessaire que le système nerveux du malade supporte bien l'excitation qu'on lui impose, *sans fatigue et sans effets secondaires fâcheux*.

On emploie chez les tuberculeux les lotions, les affusions, le drap mouillé, les enveloppements humides du thorax, les douches et les bains.

Lotions. — Habituellement elles sont faites le matin de bonne heure, en sorte que le malade est encore imprégné par la chaleur du lit ; après la lotion, il se remet pendant un quart d'heure sous les couvertures et obtient ainsi une bonne réaction.

Les lotions comprennent deux opérations qui se succèdent immédiatement pour chacune des parties du corps : 1° un *lavage*, avec une serviette de grosse toile, pas trop dure, bien mouillée, mais exprimée suffisamment pour ne pas dégoutter ; on passe trois ou quatre fois rapidement sur le même endroit ; 2° un *essuyage* léger avec un linge sec.

Suivant les règles fixées par Kneipp pour les lotions, « il faut humecter *tout le corps*, le dessous des pieds inclusivement, et cela d'une manière *uniforme* ; il est essentiel que toutes les parties du corps soient mouillées de la même façon, et que la friction, inséparable de tout lavage, soit faite d'une manière très égale. »

Le malade étant dans son lit, ou sur son lit enveloppé d'un drap, on le fait asseoir sur son séant et on lotionne le dos, qu'on essuie aussitôt. Le malade se recouche et on procède de même pour la poitrine et le ventre, puis pour chacun des bras et jambes qu'on sort à tour de rôle de dessous le drap et qu'on recouvre immédiatement après. Le tout doit durer au maximum quatre minutes et provoquer une bonne réaction caractérisée par la rougeur rapide de la peau.

Les lotions se font avec de l'*eau froide* ; quand le malade est fragile, on commence le traitement par des frictions humides, puis on continue par des lotions avec de l'*eau attiédie* qu'on refroidit chaque jour un peu plus. Lorsque les lotions froides ne procurent pas une bonne réaction, on ajoute à l'eau des substances destinées à produire une stimulation cutanée : alcool camphré, eau de Cologne, vinaigre de toilette ; d'après Mœller, l'acide citrique rend les mêmes services que le vinaigre sans avoir son odeur pénétrante.

Les lotions représentent le procédé hydrothérapique le plus simple et le plus facilement supporté ; on les emploie chez beaucoup de tuberculeux même gravement atteints et fébriles, soit sous forme de lotions totales, soit sous forme de lotions partielles. Elles ont une action plus énergique et plus profonde que les frictions, puisque, indépendamment de l'excitation mécanique, elles produisent par le lavage à l'eau froide une forte excitation thermique (laquelle, dans les frictions humides, demeure insignifiante); leur influence est essentiellement tonique et stimulante, ce qui explique leurs bons effets dans les fièvres tuberculeuses de longue durée et dans la convalescence des poussées tuberculeuses. Enfin elles habituent le malade à l'action du froid.

Affusions. — Épongements. — Plus énergiques que les lotions, ces procédés ont le grand avantage de n'exiger aucune installation spéciale et de remplacer les douches quand les malades se soignent à domicile ou quand les sanatoriums ne possèdent pas de service hydrothérapique.

Nous empruntons à Sabourin sa manière de procéder : « On prépare la veille le tub et une cuvette d'eau; les malades entraînés prennent en hiver l'eau telle qu'elle est; les malades plus fragiles y ajoutent un peu d'eau chaude. Au saut du lit, le malade se place debout dans le tub, saisit de chaque main une grosse éponge ruisselante qu'il exprime rapidement sur chaque épaule, une fois plus en avant, une autre plus en arrière. L'eau de la cuvette épuisée, il sort du tub, s'enveloppe dans un peignoir-éponge à manches, sans se frictionner, s'essuie seulement avec soin les pieds avec une serviette et se recouche dans son lit encore chaud. La réaction est d'ordinaire intense et très rapide. Le tub froid, appliqué ainsi l'hiver comme l'été, est un agent remarquable d'endurcissement, utilisable chez la plupart des tuberculeux qui n'ont pas de fièvre matinale. »

Max Stern préconise chez les tuberculeux résistants la méthode suédoise, qui consiste à frotter la surface du corps avec un gant rude jusqu'à rougeur généralisée, puis à verser d'un seul coup sur la nuque un broc d'eau froide. On essuie ensuite avec une serviette de toile grossière.

Quand on est en présence d'anémiques ou de sujets qui ont toujours les pieds froids, il est parfois utile de placer le malade, pour l'affusion froide, dans un baquet ou un tub contenant de l'eau chaude.

Drap mouillé. — Voici le mode d'application décrit par Winternitz. On commence par rafraîchir la tête et la figure avec de l'eau froide, et on place sur la tête une compresse froide humide. Alors le malade sort du lit chaud et se tient debout, les bras relevés; on applique tout autour de lui le drap mouillé suivant les règles traditionnelles, en opérant très vite; puis on frictionne énergiquement et rapidement dans le sens vertical avec les deux mains appuyées à plat, en s'attachant à produire un échauffement aussi uniforme que possible : cela fait, on enlève le drap mouillé et on sèche le corps très soigneusement dans un drap sec, en faisant de nouvelles frictions. Pour activer la réaction, le malade se remet au lit, ou s'habille rapidement et fait une petite promenade en plein air.

Winternitz recommande de l'eau *très froide* à 8-14°; si l'eau est tiède, dit-il, le malade, surtout s'il est anémique et faible, frissonne bien davantage et reste parfois toute la journée sans pouvoir se réchauffer; mais, pour les sujets délicats, on devra exprimer le drap très fortement. On choisit un drap plus grossier ou plus fin, suivant qu'on veut enlever plus ou moins de chaleur, et on adapte la durée d'application (qui varie de une à cinq minutes) à l'état du malade et à l'effet produit.

Le drap mouillé est indiqué surtout chez les tuberculeux fébriles habitués déjà aux lotions froides. « Il produit fréquemment chez eux avec une incroyable rapidité une amélioration du faciès, de l'appétit et de la nutrition générale, une atténuation de la fièvre et du catarrhe, et tout au moins la diminution de l'amaigrissement. »

Il est aussi employé couramment chez les tuberculeux apyrétiques, comme procédé d'endurcissement, au même titre que les affusions, les épongements ou les douches ; il a d'ailleurs une action moins brutale ; il produit une stimulation intense du système nerveux et exerce une influence très marquée sur les vaso-moteurs de la peau.

On peut ajouter à l'eau, pour produire une réaction plus énergique, une quantité variable de sel, en commençant par une solution faible à 2 p. 100 dont on augmente peu à peu la concentration (Moeller).

Enveloppements humides du thorax. — Ils sont employés très largement chez les phtisiques dans les pays de langue allemande ; on sait d'ailleurs que les compresses échauffantes font partie en Allemagne de la thérapeutique populaire, surtout depuis l'engouement pour la cure de Priessnitz et depuis la vogue du système Kneipp ; mais c'est **Winternitz** qui a montré à quel point les maillots humides sont utiles chez les tuberculeux : « Quand je pense, dit-il, aux nombreux tuberculeux et même aux phtisiques gravement atteints qui ont obtenu, grâce à l'application de compresses humides sur leur poumon malade, des améliorations constantes et souvent un bénéfice considérable inattendu, je puis en toute conscience recommander chaleureusement, pour le salut et pour le soulagement d'innombrables tuberculeux, les enveloppements humides du thorax employés systématiquement en plus du traitement habituel. »

Bandages employés. — 1° *Croisé thoracique*. — Il recouvre toute l'étendue de la surface pulmonaire, sommets compris.

On prépare deux bandes de 3 mètres de long ; l'une est en flanelle et a 25 centimètres de largeur ; l'autre, large de 20 centimètres, est formée de six à huit épaisseurs de toile et découpée dans de vieux draps devenus très mous et très poreux : à une extrémité, terminée en pointe, on coud deux cordons pouvant faire le tour du corps.

Cette bande, préalablement roulée, est trempée dans de l'eau froide (10-15°), tordue à fond, et rapidement appliquée, bien serrée, sur le thorax, le malade étant debout le torse nu dans une pièce chauffée. La bande est placée sous l'aisselle droite, conduite en écharpe au-devant de la poitrine sur l'épaule gauche, ramenée obliquement en travers du dos sous l'aisselle droite, puis transversalement sous l'aisselle gauche, et enfin par-dessus l'épaule droite au-devant du sternum ; on termine par un circulaire autour de la poitrine et on fixe à l'aide des cordons.

On place alors la bande de flanelle par-dessus la bande mouillée, en la faisant déborder de plusieurs centimètres, de manière à couvrir complètement tous les points de la bande mouillée. La plupart des auteurs déconseillent l'interposition d'un tissu imperméable entre les deux bandes.

2° *Enveloppement circulaire du thorax*. — Il est utilisé chez les sujets alités et affaiblis, ou bien chez ceux dont on veut influencer simplement les bases pulmonaires.

3° *Enveloppement unilatéral du thorax*. — Nous employons une bande de 1ᵐ,75 préparée comme celle qui sert pour le croisé thoracique et à laquelle on fixe, vers le tiers moyen, deux bandes superposées disposées perpendiculairement à la première et longues de 0ᵐ,90. Le point de jonction de ces trois bandes est placé au-dessous de la pointe de l'omoplate du côté qu'on veut influencer. Les deux bandes verticales sont appliquées sur le sommet du poumon ; rabattues sur la poitrine en s'écartant en éventail, elles couvrent l'hémithorax antérieur ; la bande horizontale est enroulée circulairement sous l'aisselle. Par-dessus ce revêtement humide unilatéral, on applique une large bande de flanelle, couvrant les deux moitiés du thorax, comme pour le croisé thoracique.

Mode d'application. — Les enveloppements humides ne devant être appliqués que sur une région chaude, si la chaleur du lit n'a pas produit un effet suffisant, il faut *au préalable réchauffer artificiellement* la peau (frictions sèches, lotions froides avec de l'eau salée ou alcoolisée suivies de frictions jusqu'à ce que la peau devienne rouge).

Après la mise en place de l'enveloppement, si *le malade frissonne*, on mettra de chaque côté du thorax une bande d'eau chaude. On laisse l'enveloppement appliqué deux heures au moins, souvent trois à cinq heures, ou même toute la nuit.

Quand *on enlève* les bandes, on lave rapidement la peau à l'eau froide, puis on la frotte jusqu'à ce qu'elle soit bien sèche.

Contre-indications. — Les enveloppements humides sont contre-indiqués lorsqu'ils ne se réchauffent pas suffisamment, ou lorsqu'ils ne sèchent pas après une longue application. On ne doit pas les prescrire la nuit à des malades ayant des sueurs nocturnes. De même on ne peut pas les employer chez des sujets qui frissonnent facilement ou dont la peau réagit mal. En aucun cas, le malade ne doit éprouver de malaises pendant la durée de l'enveloppement.

La tendance aux hémoptysies et la tachycardie ne sont pas des contre-indications.

Utilité et indications. — L'action successive du froid de la bande mouillée et de la chaleur qui s'accumule sous l'enveloppement produit une anémie momentanée de la peau suivie de vaso-dilatation et d'hyperémie prolongée. Cette fluxion périphérique et les réflexes concomitants retentissent énergiquement sur les organes sous-jacents ; d'où amélioration de la circulation sanguine et lymphatique dans les territoires engorgés du poumon et résorption plus facile des exsudats broncho-alvéolaires. Enfin les enveloppements humides agissent favorablement sur l'état général et font faire au malade de profondes inspirations.

Ce procédé hydrothérapique a donc des indications multiples à toutes les périodes de la tuberculose pulmonaire ; il permet de calmer les points de côté, les douleurs de pleurite ; il apaise la toux irritative, facilite l'expectoration en la fluidifiant, tonifie le système nerveux et endurcit le malade contre les refroidissements. De plus il semble exercer une influence favorable sur les lésions pulmonaires et sur le catarrhe bronchique ; aussi est-il très employé au cours des épisodes aigus de la tuberculose pulmonaire ; dans un certain nombre de sanatoriums, on applique systématiquement à la plupart des tuberculeux, comme moyen antiphlogistique, résolutif et sédatif, un croisé thoracique laissé en place toute la nuit.

Douches. — On est aujourd'hui beaucoup plus réservé dans l'emploi des douches chez les tuberculeux que du temps de Brehmer ; mais il est inexact de prétendre, comme on le fait si souvent, que les douches ne conviennent qu'aux candidats à la tuberculose, aux sujets à peu près guéris et à un petit nombre de tuberculeux particulièrement résistants.

En réalité, beaucoup de malades porteurs de tuberculoses pulmonaires pas trop avancées sont justifiables des douches, à condition qu'ils soient et qu'ils restent *rigoureusement apyrétiques*, qu'ils n'aient pas d'hémoptysies, *qu'ils présentent spontanément une bonne réaction et qu'ils n'éprouvent pas d'effet secondaire fâcheux.* Quand on dispose d'une installation convenable, on peut doucher la majorité des tuberculeux qui ont franchi la période d'évolution progressive, qui ne sont pas trop anémiques ou trop nerveux et qui n'ont pas de phénomènes bronchitiques prédominants.

Les douches doivent toujours être données aux tuberculeux par le médecin lui-même; lui seul peut les appliquer à bon escient et juger leurs effets immédiats ou consécutifs, qui doivent les faire modifier, continuer ou supprimer.

Beni-Barde a montré les inconvénients de la douche en pluie verticale « souvent mal supportée par les malades impressionnables, car elle occasionne une perturbation assez forte, et elle provoque des phénomènes réactionnels apparaissant violemment dans la région supérieure du corps ».

On emploiera donc, dans le traitement de la tuberculose pulmonaire *uniquement* la **douche mobile latérale**, *en arrosoir ou en jet brisé, en évitant les fortes pressions (surtout sur la région thoracique) et en atténuant, suivant l'état du malade, l'action trop énergique du froid*. Les douches étant plus difficilement supportées quand le malade est à jeun, on les donnera soit, comme dans beaucoup de sanatoriums de l'étranger, immédiatement *après* le petit déjeuner, soit vers dix heures du matin, à la suite d'une promenade courte et rapide.

Douche écossaise préparatoire. — Chez les tuberculeux *fragiles* pour lesquels on redoute une agression brutale, chez ceux qui ont une *mauvaise réaction* après les douches froides, chez les *nerveux* qui craignent l'eau froide et qui la supportent mal, on aura recours à l'association de la douche chaude et de la douche froide, suivant la technique si bien décrite par Beni-Barde sous le nom de douche écossaise préparatoire. Dans ce procédé, « on emprunte à la douche chaude une partie de sa chaleur, qui, distribuée également sur le corps, aide l'organisme à bénéficier de la douche froide dont il a besoin ». En fait, cette douche agit remarquablement sur le système nerveux, provoque une excellente réaction et assure aux tuberculeux les avantages de la douche froide ; elle est d'ailleurs facilement acceptée, car, si on sait l'adapter à la susceptibilité individuelle, elle est agréable pour le malade. Elle sert surtout à *entraîner les malades au début d'une cure hydrothérapique*.

Voici son *schéma d'application* : on commence par des aspersions régulières très étendues à 38°, et on élève graduellement la température de l'eau par une progression bien surveillée jusqu'à 42°-46° ; cette application chaude a une durée moyenne de deux à trois minutes. Puis, brusquement, ou par variations rapides du mélangeur, on passe à une application froide de cinq à dix secondes, terminée par un jet froid sur les pieds.

Douche froide progressive. — *C'est la forme de douches qui convient le mieux dans la majorité des cas* : elle nécessite, comme la précédente, un appareil hydromélangeur très bien conditionné.

Turban, qui a fait connaître les avantages de ce système de douches chez les tuberculeux, emploie une pression de 1,5 à 2 atmosphères, une durée d'application de cinq à vingt secondes, une température s'abaissant de 25 à 12° ou, chez les sujets plus résistants, de 20 à 8°.

Nous appliquons cette douche à un grand nombre de nos malades dans les conditions suivantes : température initiale de 30-32°, descendant lentement à 22° en quinze secondes, puis s'abaissant rapidement à 18-15° ; durée de quinze à trente secondes sans compter le jet terminal sur les pieds ; nous en obtenons d'excellents effets, même dans des tuberculoses largement ouvertes et graves, mais chez des sujets résistants et relativement vigoureux. La réaction est habituellement très bonne et persiste assez longtemps.

Il va sans dire que la température, la durée, la force de percussion et le mode d'application doivent être *exactement appropriés à l'état général et à l'état local du malade.*

DOUCHE FROIDE. — Plus facile à donner mais plus dangereuse, elle ne convient qu'à des tuberculeux très résistants, faiblement touchés ou en voie de convalescence, ne toussant plus, crachant à peine, non anémiques ni trop nerveux. Pour les tuberculeux, plus encore que pour les autres malades, on aura présent à l'esprit le précepte de **Fleury** : « Une douche trop courte n'a jamais d'inconvénients, une douche trop longue est toujours dangereuse. » On commence par une durée de cinq secondes, qu'on augmente de cinq secondes au fur et à mesure que le malade s'endurcit, jusqu'à une durée totale de vingt-cinq à trente secondes au maximum. La température de l'eau peut varier entre 15 et 20°. La force de percussion doit être suffisante pour amener une réaction rapide.

Aussitôt après, friction énergique dans un drap sec et courte promenade.

Les divers procédés hydrothérapiques que nous venons de mentionner doivent trouver place dans un traitement bien conduit ; il n'y a qu'une minorité de tuberculeux, fragiles, anémiques ou à système nerveux très excitable, qui soient incapables de les supporter ; les autres en retirent un grand bénéfice, lorsqu'on sait trouver le procédé qui convient à chaque cas individuel et lorsqu'on le manie bien.

Les pratiques hydrothérapiques facilitent et complètent la *cure d'endurcissement* ; elles entretiennent la vitalité et le bon fonctionnement de la peau et disciplinent très utilement ses réflexes et ses réactions vaso-motrices ; elles améliorent l'état du *système nerveux*, dont elles calment l'hyperexcitabilité tout en le tonifiant, et par suite elles stimulent l'appétit et activent les fonctions de digestion et d'assimilation, contribuant ainsi puissamment à procurer au malade un bon état général ; elles diminuent l'agitation cardiaque et les troubles circulatoires et tonifient le système cardio-vasculaire tout entier ; enfin, par leur influence sur la circulation et sur la respiration, par leur action dérivative et révulsive, par les réflexes qu'elles provoquent, elles ont un retentissement sur les processus de défense locale au niveau des *lésions pulmonaires.*

Elles sont donc indiquées formellement, non seulement chez les sujets débiles qui paraissent voués à la phtisie, mais chez les tuberculeux avérés, qui les supportent bien et dont alors elles augmentent les chances de succès. Mais il est essentiel d'éviter les actions brutales et de tenir compte des moindres signes d'intolérance, sinon on risquerait de provoquer de graves complications.

Bains. — Les tuberculeux apyrétiques doivent prendre tous les huit ou dix jours un bain à 33-35°, de courte durée (dix minutes au maximum), dans une salle pas trop chauffée. Pour éviter une mauvaise réaction ou un refroidissement, il est utile de faire, immédiatement après, une ablution à l'eau froide ou une lotion froide suivies de friction, puis, si le malade est fragile, de le mettre au lit une heure ou deux ; de plus les tuberculeux doivent se préserver attentivement des refroidissements auxquels ils sont très sensibles après un bain : **des bains mal donnés occasionnent souvent des aggravations**. En hiver, nous faisons faire aux malades la cure de repos au lit, et non à la galerie de cure, le jour où ils ont pris un bain.

Chez les tuberculeux fébriles en pleine poussée évolutive, les bains sont dangereux : il faut les remplacer par des lotions froides ou tièdes faites au lit. Chez les tuberculeux qui ont de la fièvre de caséification ou de résorption, on peut donner de temps en temps un bain de propreté, en transportant une baignoire à côté du lit.

Mentionnons enfin l'utilité des *bains sulfureux* chez les tuberculeux qui ont laissé le *Pityriasis versicolor* envahir la surface du thorax. Les badigeonnages de teinture d'iode, d'acide chromique au huitième, vantés par les classiques, n'ont qu'une action transitoire et insuffisante ; deux ou trois bains sulfureux accompagnés de décapage de la peau au savon noir font généralement disparaître le parasite pour longtemps, ou d'une façon définitive.

Bains d'air et de soleil. — On sait que les **bains d'air** sont employés couramment à l'étranger comme méthode de traitement des anémiques, des nerveux, des dyspeptiques, des enfants chétifs, ou comme pratique usuelle d'hygiène, recommandable au même titre que les ablutions quotidiennes. Les bains d'air agissent dans le même sens que les douches et les divers procédés hydrothérapiques sur le revêtement cutané, sur l'appétit, sur le système nerveux, et ils laissent après eux, comme les douches bien données, une sensation agréable de bien-être avec chaleur périphérique ; d'autre part, ils rendent le malade très résistant vis-à-vis du froid et des intempéries.

Il était donc parfaitement logique d'appliquer ce procédé de cure aux tuberculeux capables de le supporter ; les bains d'air, introduits dans la phtisiothérapie par Liebe en 1906, ont été expérimentés par plusieurs médecins de sanatorium, notamment par G. Schrœder (1), dont nous reproduisons la technique et les principales conclusions :

TECHNIQUE. — Pour commencer, le malade est soumis à des bains d'air dans une *chambre* ; puis on l'expose à l'air libre *extérieurement* par une température de 18° à l'ombre. Les malades suffisamment endurcis peuvent continuer à prendre jusqu'en hiver des bains d'air de courte durée à l'air libre : dans les périodes les plus froides de l'année, on se contente de prescrire des bains d'air dans une chambre.

Le bain d'air à l'air libre se prend généralement entre neuf heures et dix heures du matin, dans un enclos spécial bien protégé du vent, gazonné et entouré de palissades. Les sujets se déshabillent dans les cabines du

(1) G. SCHRŒDER, Ueber die Indikationen, die Technik und den Nutzen der Luftbäder in der Phtisiothérapie (*Fortschritte der Medizin*, 1908, n° 25).

« bain d'air », revêtent un caleçon de bain et *se frictionnent* à sec tout le corps avec une serviette, pour activer la circulation de la peau ; aussitôt après, les malades sortent de leur cabine, et le bain d'air commence.

Le moniteur fait exécuter d'abord une série de *mouvements de gymnastique suédoise* et de mouvements respiratoires actifs avec inspirations nasales profondes, tous prescrits individuellement et réglés par le médecin. A ces mouvements succède une *marche* de courte durée dans l'enclos du bain d'air. Quand les malades sont vigoureux et très entraînés, on leur fait *scier du bois.*

La *durée* du bain oscille entre cinq minutes et vingt minutes au

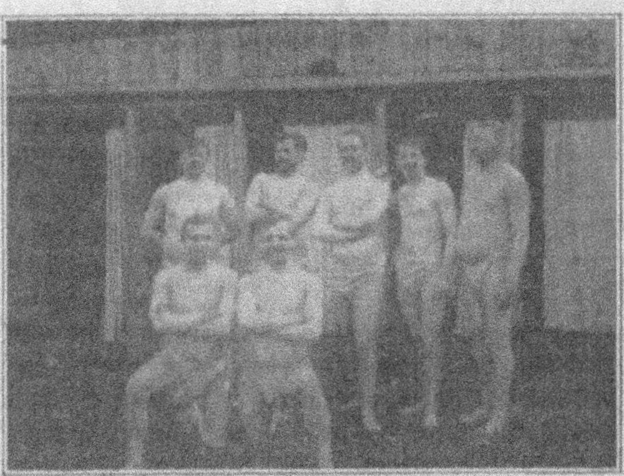

Fig. 61. — Bains d'air donnés au sanatorium de Schömberg à des sujets apyrétiques atteints de tuberculose torpide et arrivés à la fin de leur cure.

maximum ; des bains de plus longue durée sont considérés par Schroeder comme nuisibles pour des tuberculeux.

Aussitôt après le bain d'air, *nouvelle friction sèche*, rhabillement rapide, promenade d'un quart d'heure, puis chaise longue.

Les bains d'air sont donnés en présence d'un médecin ou tout au moins d'un infirmier bien stylé ; mal dirigés, ils peuvent devenir très dangereux pour les tuberculeux ; aussi doivent-ils être attentivement surveillés et dosés soigneusement suivant les particularités présentées par le malade ; en particulier, la plus grande prudence est nécessaire dans la prescription des mouvements de gymnastique respiratoire, qu'il faut interdire à un certain nombre de malades.

INDICATIONS. — *On ne peut soumettre au bain d'air que des tuberculeux minutieusement choisis, sous peine de provoquer des aggravations considérables.* — Schröder emploie les bains d'air chez des malades absolument apyrétiques et à température stable, en bon état de nutrition, sans troubles digestifs, peu anémiés, ayant un processus tuberculeux complètement arrêté dans son évolution et n'étant sujets ni aux hémoptysies, ni aux inflammations catarrhales des voies aériennes supérieures. Le bain d'air n'est prescrit qu'*à la fin d'une cure sanatoriale ayant donné de bons résultats*, pour augmenter encore la résistance du malade.

Les bains d'air ont *une action favorable sur l'état général* et sont très utiles pour *améliorer les symptômes neurasthéniques*; la méthode, bien maniée, chez des malades convenablement choisis, ne paraît pas dangereuse; Schröder n'a observé comme complication que des phénomènes de pleurite, nécessitant la suspension momentanée des bains d'air et la suppression définitive des mouvements de gymnastique respiratoire.

Les bains de soleil exercent, comme on le sait, une action remarquable dans les tuberculoses *ganglionnaires, osseuses* et *articulaires* de l'enfant, ainsi qu'il résulte des faits observés par Vidal au sanatorium de la presqu'île de Gien, par Revillet à l'hospice maritime de Cannes ; de même, Rollier obtient à Leysin de très beaux succès par l'insolation prolongée des tuberculoses externes.

Mais peut-on traiter par l'héliothérapie les *tuberculoses du poumon?* C'est une question dont l'étude est à peine ébauchée.

Malgat (de Nice) dit avoir eu chez les tuberculeux des résultats excellents en exposant le torse nu au soleil, le matin vers onze heures, pendant une vingtaine de minutes, quotidiennement si possible : dans certains cas de mauvais état général, il fait faire l'insolation de la totalité du corps. Une centaine de séances d'insolation du thorax seraient suffisantes pour influencer nettement les lésions tuberculeuses en produisant un mouvement fluxionnaire dans le poumon et même une action antiseptique directe. Malgat a pu en effet impressionner une plaque photographique par des rayons solaires au travers du corps humain.

L'insolation directe du torse nu ne présente pas les mêmes dangers que l'exposition au soleil d'un malade habillé, car, dans ce dernier cas, l'action nocive est produite par la grande quantité de chaleur que les vêtements emmagasinent ; néanmoins il semble que la « congestion solaire » des bains de soleil peut devenir assez forte pour provoquer une hémoptysie, évitable par la limitation de la durée d'insolation.

Les faits actuellement connus ne sont pas suffisamment démonstratifs pour qu'on puisse avoir une opinion sur l'utilité de cette méthode.

Hygiène du vêtement. — La cure d'endurcissement n'est pas une cure de refroidissement, pas plus que la cure d'air n'est une cure de courants d'air. On doit se garder des exagérations de certains médecins, qui, sous prétexte d'endurcir les tuberculeux, les font séjourner en hiver dans des pièces sans feu, proscrivent impitoyablement la boule d'eau chaude par les froids les plus rigoureux, n'autorisent pas le gilet de flanelle, laissent les tuberculeux se promener la chemise entr'ouverte, la poitrine nue mordue par la bise comme nous l'avons vu faire dans des sanatoriums à l'étranger.

Inversement, une atmosphère surchauffée ou des vêtements trop chauds ou trop épais rendent le malade extrêmement sensible aux influences extérieures et neutralisent les effets de la cure d'endurcissement ; beaucoup de tuberculeux se défendent contre le froid par des foulards, des cache-nez, des plastrons de laine et superposent plusieurs gilets de flanelle au-dessous de la chemise et des tricots sous leurs vêtements ; ou bien ils portent constamment nuit et jour des chemises de flanelle. Toutes ces pratiques sont mauvaises ; il faut, sans admettre d'objection de la part du malade, les faire cesser du jour au lendemain, même en hiver ; pendant la période de transition, on laissera le malade au lit une partie de la journée, fenêtres ouvertes, et on prescrira des frictions sèches, puis des frictions humides : en très peu de jours, le tuberculeux mal éduqué aura contracté des habitudes nouvelles.

Il faut que les vêtements des tuberculeux protègent ceux-ci efficacement contre les variations atmosphériques, en particulier contre le froid, et d'autre part qu'ils ne troublent pas le bon fonctionnement de la peau ; *ils devront donc être perméables à l'air et ne pas empêcher l'évaporation de la sueur.*

La plupart des phtisiologues conseillent en hiver des vêtements de dessous en laine (chaussettes de laine, caleçons de laine, gilets de flanelle à demi-manches remontant jusqu'aux clavicules même chez la femme). Le gilet de flanelle sera porté également l'été, remplacé au besoin par un gilet en coton et soie ou en tissu de lin retenté à petites mailles. Il faut recommander aux malades de changer très souvent de gilet de flanelle (au moins une fois par semaine), de surveiller son nettoyage pour qu'il ne devienne pas feutré et de ne pas porter le même gilet de flanelle la nuit et le jour : le changement de gilet de flanelle le soir et le matin sera l'occasion d'un bain d'air de courte durée dans une chambre non froide, ce bain d'air rapide, accompagné de frictions sèches constituant un très bon procédé d'endurcissement et de stimulation nerveuse.

La chemise de flanelle est à déconseiller, sauf exceptions. Les chemises de toile ou de coton sont préférables. Quand elles se montrent insuffisantes contre le froid, on ajoute un tricot de laine, qu'on met et qu'on enlève à volonté.

Le froid aux pieds, l'humidité des chaussures sont dangereux pour les tuberculeux ; en hiver, la meilleure chaussure est la galoche avec chaussons de Strasbourg montant au-dessus de la cheville et, par temps de neige, les snow-boots.

Les vêtements seront assez amples pour ne gêner aucun mouvement ; les femmes remplaceront le corset rigide par un corset abdominal souple, incapable de gêner la flexion du buste sur le bassin et les mouvements respiratoires.

Dans les promenades, la pèlerine à capuchon en drap moelleux, chaude, légère, commode, remplace avantageusement le manteau ; même en été, les tuberculeux doivent emporter dans leurs promenades un manteau léger pour se couvrir dès qu'ils s'arrêtent ; car, transpirant facilement, ils sont très exposés à se refroidir en s'asseyant en plein air après avoir marché.

II. — CURE DE REPOS ET CURE D'ENTRAINEMENT.

1. Cure de repos. — Sa nécessité, ses effets salutaires. — L'abus du repos est défavorable.

Indications cliniques de la cure de repos. — Elles sont fournies principalement : A, par les phénomènes d'intoxication ; B, par l'état général ; C, par les caractères du pouls ; D, par l'essoufflement ; E, par l'état lésionnal ; F, par les variations de la température du corps.

Notions de thermométrie clinique indispensables en phtisiothérapie. — Qualités d'un bon thermomètre. — Instructions à donner aux malades : températures rectale, buccale, urinaire. — Nécessité de prendre la température quotidiennement et plusieurs fois par jour d'après un horaire bien réglé. — Limites de la température normale au repos. — Hyperthermie due au travail musculaire. — Technique, signification et valeur des épreuves de marche. — Instabilité thermique des tuberculeux.

Réglementation du repos d'après la température du malade. — Processus fébriles aigus. — États fébriles ou fébriculaires chroniques. — Tuberculoses subfébriles. — Tuberculoses apyrétiques.

Technique de la cure de repos. — Repos moral. — Repos intellectuel. — Repos physique (cure d'immobilisation, cure au lit mitigée, cure de grand repos à la galerie de cure, cure de repos associée à la cure d'entrainement). — Repos pulmonaire (utilité de l'éducation respiratoire des tuberculeux, inutilité et dangers des manœuvres dites de gymnastique respiratoire). — Repos sexuel.

2. Cure d'entrainement. — Méthode classique. — Travail manuel. — Cure de travail systématisé.

Depuis Bennet et depuis Dettweiler, la « cure de repos » est un élément fondamental de la thérapeutique antituberculeuse ; nous n'avons garde de contester cette notion classique, dont l'importance ne saurait être assez proclamée : mais peut-être n'est-il pas inutile de faire observer que l'expression « cure de repos » est souvent mal comprise et que, pour éviter les malentendus, on ferait mieux de ne pas séparer dans les mots l'idée de « cure d'entrainement » de celle de « cure de repos ». S'il est vrai que les malades en pleine poussée évolutive doivent être soumis à une immobilisation rigoureuse et prolongée, par contre, dans le traitement de beaucoup de tuberculeux, il faut introduire une certaine quantité d'exercice, fort variable suivant les cas : cette vérité élémentaire est inscrite tout au long de l'histoire de la phtisiothérapie. Est-il besoin de rappeler que Brehmer faisait marcher les phtisiques une grande partie de la journée, dans des conditions très spéciales d'ailleurs, permettant à un malade intelligent et consciencieux d'éviter la fatigue ? Ignoret-on que Dettweiler, l'apôtre de la *Liegekur*, protestait lui-même contre l'emploi abusif de la cure d'immobilisation ? Ne sait-on pas que, dans les sanatoriums bien dirigés, il y a des chemins d'entrainement horizontaux et des chemins en pente disposés pour la cure de terrain, et que les médecins de ces sanatoriums apportent une attention particulière à la prescription d'un exercice judicieusement réglé, qui est une partie de leur thérapeutique active ?

Nous aurons donc à décrire la cure de repos proprement dite et la cure d'entraînement.

I. — Cure de repos.

L'observation clinique démontre journellement **l'impérieuse nécessité du repos dans le traitement des formes évolutives de la tuberculose pulmonaire**. Qu'il s'agisse d'un malade au début de la germination tuberculeuse ou de sujets ayant déjà de grosses lésions bacillaires, que la fièvre existe ou non, toutes les fois que dans un poumon des tubercules se développent, ou simplement menacent d'évoluer, l'insuffisance du repos devient une cause d'aggravation.

En effet, la fatigue apparaît très vite chez les tuberculeux à la période active du processus bacillaire, et elle agit sur eux d'une manière désastreuse : « Demander à un tuberculeux faible, débilité, de dépenser en exercice musculaire de la force qu'il ne possède pas est peu physiologique, cruel et irréfléchi, disait fort justement H. Bennet ; c'est une grande erreur pour les phtisiques de prendre beaucoup d'exercice : je vois tous les hivers à Menton une foule de malades qui commettent cette faute : *leur médecin leur a dit de prendre de l'exercice : leurs marches forcées les conduisent au tombeau.* »

Beaucoup de raisons nous expliquent pourquoi la fatigue est nocive dans la tuberculose pulmonaire.

Il est d'abord évident qu'on doit *éviter le gaspillage des forces défaillantes* : l'évolution de la tuberculose pulmonaire s'accompagne le plus souvent d'un état de déchéance de l'individu, qui maigrit, se consume, et dont les forces déclinent ; l'organisme est en faillite : il perd plus qu'il ne gagne ; la lutte contre la maladie sera vaine si ces dépenses exagérées ne s'arrêtent pas, si ces pertes ne sont pas compensées : les forces nouvelles, les réserves d'énergie apportées par la nourriture doivent être employées avec une stricte économie : il ne faut pas les user pour du travail inutile.

Mais le tuberculeux n'est pas seulement un faible au point de vue physique : il a aussi un *système nerveux profondément affaibli* et, comme tel, il relève de la cure de repos au même titre que les neurasthéniques (Dettweiler) ; la facilité avec laquelle il se fatigue et sue au moindre effort, l'intensité de ses réactions vaso-motrices déréglées, l'exagération de son émotivité montrent bien à quel point le repos est indiqué pour lui.

Généralement aussi, le tuberculeux est *anémié*, *dyspeptique*, et l'on sait que, dans le traitement de l'anémie, comme dans celui de la dyspepsie, les causes de fatigue doivent être soigneusement écartées.

De plus le tuberculeux présente souvent des signes *d'éréthisme cardiaque et d'affaiblissement du myocarde* ; chez ces malades, le cœur, influencé par les poisons bacillaires, forcé de lutter contre un obstacle pulmonaire inaccoutumé, doit être préservé attentivement de la fatigue, car il est sans cesse à la limite d'un surmenage très dangereux.

Il est facile de comprendre aussi que le travail musculaire, nécessitant (surtout chez les tuberculeux) de *grands mouvements respiratoires et une accélération considérable du cours du sang*, offre de graves inconvénients pour les malades dont le poumon est parsemé de lésions bacillaires en voie de développement : le tiraillement des foyers morbides, l'afflux sanguin autour des zones tuberculisées risquent de donner un coup de fouet à l'évolution lésionale.

En fait, des exercices musculaires dépassant la mesure qui convient au malade exercent souvent une influence défavorable sur les foyers pulmonaires ; *ils provoquent autour des tubercules des réactions inflammatoires ou congestives et favorisent la résorption des poisons bacillaires.* Cette influence se traduit cliniquement par quatre sortes de manifestations morbides : poussées tuberculeuses, signes d'encombrement pulmonaire, phénomènes d'intoxication, fièvre de fatigue.

I. Les **poussées tuberculeuses** occasionnées directement par la fatigue au cours d'une tuberculose *évolutive* sont parfaitement connues de tous les phtisiologues. Si banale que soit cette notion, il faut bien la mettre en vedette, puisque beaucoup de praticiens ont tendance à l'oublier.

Combien d'hémoptysies soudaines, de poussées congestives, de fièvres tuberculeuses tenaces, de bronchopneumonies bacillaires seraient évitées, si les principes de la cure de repos n'étaient pas transgressés si souvent. Comme l'a dit Sabourin (1), « les pleuro-pneumonies tuberculeuses nécrosantes se voient neuf fois sur dix chez des bacillaires qui ne se reposent pas, qui forcent pour ainsi dire leurs lésions pulmonaires ».

Bon nombre d'incurables sont devenus tels à la suite d'une grosse poussée tuberculeuse déterminée par la fatigue et qu'on aurait pu éviter.

Il faut savoir de plus qu'une fatigue physique peut devenir par elle-même (toutes les autres conditions d'existence restant semblables) la cause d'une rechute pour un tuberculeux *déjà en bonne voie de guérison*. Nous avons observé à plusieurs reprises chez des sujets vivant avec une excellente hygiène et tolérant très bien des lésions fibro-caséeuses endormies ou enkystées depuis des mois, même depuis des années, une reviviscence grave de la tuberculose se faire sous la *seule* influence de marches

____

(1) Sabourin, Les embolies bronchiques tuberculeuses, Paris, Alcan, 1903.

trop longues ou trop rapides, ou de promenades en plein vent exigeant des efforts du poumon. Ces observations cliniques avaient la netteté d'une expérience de laboratoire.

II. Très souvent les fatigues accumulées produisent au niveau des lésions pulmonaires un état congestif, œdémateux ou inflammatoire qui déforme complètement et qui complique les signes d'auscultation : c'est l'*encombrement pulmonaire* de Sabourin, bien décrit par cet auteur, mais avec un peu d'exagération et que les médecins de sanatorium ont fréquemment l'occasion de constater chez leurs entrants ; ces lésions surajoutées dues au surmenage obscurcissent de grands territoires pulmonaires, rendent les râles plus nombreux, plus gros et plus humides, augmentent la toux, l'expectoration et les phénomènes catarrhaux, amplifient les réactions pleurales. Dans ces conditions, une première auscultation ne permet pas de bien juger l'état du poumon ; il faut laisser le malade au repos et attendre pour se prononcer la disparition de ces signes, qui ne répondent pas à des lésions définitives et qui font croire souvent à une tuberculose beaucoup plus étendue et beaucoup plus grave qu'elle ne l'est réellement.

L'existence d'un tel encombrement pulmonaire expose le malade à de nouvelles poussées tuberculeuses et à des complications de toutes sortes : une cure de repos de longue durée est indispensable pour « nettoyer » le poumon.

III. L'*intoxication de fatigue* détermine fréquemment des phénomènes de déchéance et de consomption ; chez la plupart des malades ayant des lésions bacillaires en activité, un exercice modéré suffit pour introduire dans la circulation une quantité notable de produits spécifiques enlevés aux foyers tuberculeux ; des symptômes toxiques apparaissent alors, imputables beaucoup moins à la maladie elle-même qu'aux fautes thérapeutiques commises ; beaucoup de phtisiques qui se surmènent sans le savoir présentent une pâleur impressionnante, une lividité toxique, exceptionnelle (en dehors des poussées aiguës) chez les malades soumis à la cure du repos ; c'est à l'intoxication de fatigue qu'il faut rapporter, dans bien des cas, l'anorexie profonde et les troubles dyspeptiques accentués des tuberculeux, ainsi que leur état de prostration, leur nervosisme.

IV. Enfin la *fièvre de fatigue* occupe une place importante dans le tableau clinique de la tuberculose pulmonaire : éphémère ou prolongée, légère ou intense, elle doit être attentivement différenciée des fièvres tuberculeuses proprement dites, qui sont liées à l'évolution lésionale.

La fatigue physique, si facilement atteinte chez les tuberculeux, a une influence néfaste sur l'équilibre de température de ces malades : elle augmente dans une notable proportion la température des sujets subfébriles ; elle aggrave et accentue les fièvres déjà existantes, et maintes fois elle crée chez des tuberculeux apyrétiques un état fébrile très marqué, comme pourrait le faire une injection de tuberculine. Beaucoup de malades arrivent au sanatorium avec une forte fièvre uniquement due au voyage ; beaucoup de phtisiques et même de sujets au début de leur tuberculose sont fébriculaires ou fébriles pour la seule raison qu'ils se sont fatigués : la germination tuberculeuse s'accompagne bien plus souvent qu'on ne pourrait croire d'une apyrexie complète : l'opinion si répandue « qu'il n'y a pas d'évolution tuberculeuse sans réaction fébrile » est en partie erronée, mais elle devient presque exacte lorsqu'on est en présence de sujets mal soignés, qui, n'ayant pas le repos nécessaire, fébricitent et s'aggravent.

La fièvre de fatigue tombe assez vite sous l'influence de la cure de repos : il y a du reste tous les intermédiaires entre une simple fébricule éphémère provoquée par un travail musculaire de courte durée et un état fébrile durable entretenu par des fatigues réitérées ; la fièvre de surmenage, due à une série d'imprudences, exige pour sa disparition plusieurs jours de repos complet ; si elle persiste davantage, malgré l'immobilisation du malade, c'est qu'elle dissimule une poussée tuberculeuse véritable.

En résumé, la cure de repos faite avec rigueur est une médication puissante, indispensable tant que le malade présente des symptômes évolutifs, tant que l'état général demeure médiocre ou mauvais, la température instable, le cœur débile, tant que les tubercules n'ont pas autour d'eux une barrière protectrice suffisante. *Mais elle ne saurait être considérée comme une panacée applicable à toutes les périodes de la tuberculose, à toutes les formes de la maladie!* Chez bon nombre de tuberculeux, malgré la persistance de grosses lésions ouvertes, un repos prolongé n'est pas nécessaire et ne semble même pas utile ; cela est démontré surabondamment par l'exemple de sujets porteurs de tuberculoses torpides qui se soignent avec succès, tout en menant une vie active. Il faut bien reconnaître que la cure de repos, en raison de ses nombreux avantages, est *fréquemment prescrite avec excès*, surtout par certains médecins de sanatoriums, qui trouvent là un moyen commode d'uniformiser leur thérapeutique : combien leur tâche devient ainsi plus simple et plus facile! C'est le traitement idéal... pour le médecin ; ils hésitent d'autant moins à imposer à tous leurs malades une réglementation identique que beaucoup de tuberculeux se trouvent très bien en apparence d'un repos rigoureux, alors même que ce repos n'est pas formellement indiqué ; et, quand ils manquent de termes de comparaison, quand l'observation de malades soignés par d'autres méthodes n'éveille pas en eux le doute salutaire, ils piétinent indéfiniment dans l'ornière qu'ils se sont faite ; la cure de repos, ainsi prescrite, n'est plus un traitement rationnel appliqué de façons diverses aux diverses catégories de tuberculeux, elle devient une règle d'existence, une habitude de la maison, un dogme établi une fois pour toutes, et en vertu duquel on distribue automatiquement le repos à heures fixes, toujours à la même dose, sans trop savoir pourquoi.

Or il est évident que la médication par le repos, comme toute autre méthode thérapeutique, a ses indications et ses contre-indications, et que **l'exagération du repos est défavorable**. Nous disons « défavorable » plutôt que « dangereux », car on ne peut mettre en parallèle les redoutables aggravations déterminées chez les tuberculeux par le surmenage ou par la fatigue et les inconvénients, d'ailleurs réels, d'un repos excessif. Les dangers directs de la cure de

repos sont en soi médiocres, lorsque celle-ci est combinée à la cure
d'air ; mais il est absolument irrationnel de sevrer les tuberculeux,
sans indication, d'une dose modérée d'exercice corporel : celui-ci est
utile à tous les sujets normaux; il n'est pas moins utile aux tuberculeux, lorsqu'il est maintenu dans des limites que l'observation individuelle de chaque malade permet de déterminer. Une cure de repos
trop intensive agit d'une façon désavantageuse sur le *système nerveux*,
diminue l'*aptitude au travail* et la *résistance* du sujet; enfin elle prive
le malade de certaines *réactions favorables* provoquées par l'exercice
au niveau des lésions pulmonaires; les tuberculeux soignés ainsi
obtiennent, dans bien des cas, des *améliorations moins complètes et
moins solides*.

I. Action sur le système nerveux. — Nous ne ferons que signaler
l'opinion d'après laquelle le repos donnerait aux malades des habitudes de
paresse dont ils ne pourraient plus se défaire ; cela nous paraît fort
exagéré, au moins en ce qui concerne les sujets de la classe pauvre.
D'ailleurs, le meilleur moyen de préserver un tuberculeux de la paresse,
c'est d'obtenir la régression de ses foyers, fût-ce au prix d'une très longue
cure de repos.

Mais assez souvent la cure de repos engendre l'*ennui*, et celui-ci, chez
les sujets enclins à l'hypocondrie, ou chez ceux qui sont aux prises
avec des soucis d'avenir, avec des *souffrances morales*, crée facilement
un état lamentable de *neurasthénie* ; ces malades deviennent soucieux,
moroses ; ils ruminent leur inquiétude dans les longues heures d'inaction, ils pensent trop à leur tuberculose, en hyperbolisent les symptômes,
ne croient plus à la guérison ; dès ce moment, ils font une mauvaise cure
et deviennent insupportables pour eux-mêmes et pour les autres.

D'autre part l'excès du repos conduit fréquemment les malades *à se
défier de leurs forces plus qu'il ne faudrait*. Dans les sanatoriums pour
riches, il y a ainsi des tuberculeux qui s'imaginent bien à tort ne plus
pouvoir vivre autrement que dans ces conditions anormales ; le sanatorium devient pour eux une carrière! Certains névropathes doutent d'eux-
mêmes à un tel point qu'ils en arrivent à une véritable phobie de tout effort
musculaire.

Généralement ces troubles psychiques s'atténuent ou disparaissent sous
l'influence d'un exercice modéré, d'un travail manuel, d'une bonne cure
d'entraînement.

De plus, on ne saurait contester sérieusement que l'exercice corporel
n'apporte aux malades une *stimulation générale très utile* ; il améliore
l'appétit et les fonctions digestives, active les échanges intra-organiques
et la circulation du sang, contribue à relever l'état général et à maintenir
l'équilibre du système nerveux.

II. Influence sur l'aptitude au travail et sur la résistance de l'organisme. — Quand un malade reste longtemps au repos presque complet,
quittant à peine sa chaise longue, marchant très peu, le travail musculaire
s'effectue pour lui *dans des conditions de plus en plus onéreuses et de plus
en plus défavorables* : aussi doit-on éviter de faire passer brusquement un
tuberculeux de la cure de repos à la vie active : ce serait illogique et dangereux; il faut une période intermédiaire d'accoutumance progressive à la

fatigue. Ce qui est vrai pour le système musculaire en général l'est, *a fortiori*, pour le cœur débile des tuberculeux et pour leurs muscles respiratoires si fréquemment gênés dans leur fonctionnement ; à partir du moment où l'évolution bacillaire est enrayée, l'entraînement méthodique du muscle cardiaque et des muscles respiratoires devient une indication formelle du traitement.

D'autre part, chez un tuberculeux qu'on laisse au repos, il est fort difficile de juger du degré de transformation obtenu ; souvent des améliorations de l'état général ou de l'état local que l'on croyait très marquées se montrent, à l'épreuve, de qualité médiocre : nous avons souvent constaté qu'au point de vue de la direction de la cure la manière dont le malade se comporte en présence des causes de fatigue est une source d'indications précieuses, et que, pour un même état lésional apparent, un tuberculeux bien entraîné est *beaucoup plus résistant* que celui qu'on a laissé au grand repos.

La cure de repos a encore l'inconvénient de trop favoriser l'engraissement et de donner des augmentations de poids trompeuses, dont on aurait tort de s'enorgueillir : un des premiers effets de l'entraînement est de faire fondre cette graisse exubérante, de débarrasser le malade de ce poids mort qui l'alourdit, d'accroître, par contre, la densité des tissus et la force des muscles. Le malade perd une partie des kilos qu'il a gagnés, mais il devient plus actif, plus vigoureux, mieux portant.

III. Influence sur l'état lésional. — *La cure de repos atténue les phénomènes inflammatoires, calme les poussées tuberculeuses, contribue à éteindre les processus bacillaires en activité.* C'est là une notion inattaquable, classique, facilement vérifiable et constamment vérifiée, qui explique la merveilleuse efficacité de la cure de repos à la période évolutive des formes curables de tuberculose pulmonaire.

Dans beaucoup de cas, le traitement par le repos conserve son efficacité pendant une très longue période et conduit peu à peu le malade vers la guérison.

Mais, d'autres fois, il arrive un moment où la cure de repos n'a plus les mêmes effets salutaires et où *elle devient impuissante à faire régresser davantage des lésions incomplètement cicatrisées, stationnaires et torpides*; ou bien on se trouve d'emblée en présence de foyers fibro-caséeux qui sommeillent dans un coin du poumon et qui ne se transforment pas au cours d'une cure de repos de longue durée. Il semble que ces lésions soient séparées en quelque sorte de l'organisme et soustraites à l'influence des modifications humorales ou des actions leucocytaires.

Dans ce cas, il y a généralement autre chose et mieux à faire que de poursuivre indéfiniment le seul traitement diététo-hygiénique ; de telles lésions, si torpides soient-elles, n'ont pas perdu leur virulence ; la cure de repos, à vrai dire, ne supprime pas leur danger ; **elle le dissimule momentanément** et laisse le malade et le médecin s'endormir dans une confiance trompeuse jusqu'au jour où une cause intercurrente fera éclore une poussée évolutive brutale : on voit ainsi des malades présenter au sanatorium l'apparence d'une amélioration considérable, que vient démentir un réveil subit de la maladie dès le retour à l'existence habituelle. Pour obtenir un bon résultat durable, il est indispensable d'agir énergiquement et de provoquer, par une *médication* appropriée, le remaniement réactionnel de ces lésions. Mais *on peut également provoquer un remaniement lésional favorable par la seule influence d'une cure d'entraînement bien dirigée.* Ce fait qui apparaît plus évident depuis l'emploi systématique des « cures de travail » et plus facile à comprendre depuis les recherches des élèves de Wright sur l'auto-tuberculination, est connu empiriquement de la plupart des phtisiologues qui manient couramment la cure d'entraînement ; personnellement, nous avons constaté maintes fois chez les malades auxquels nous prescrivons à la fin du traitement des marches progressives, ou chez les sujets résistants auxquels nous laissons faire au sanatorium du travail manuel, ou même chez d'anciens malades ayant repris leur métier depuis un certain temps, une accentuation inattendue des signes de régression dans des tuberculoses dont les phénomènes d'auscultation auparavant ne se modifiaient plus. Il n'est pas douteux que des efforts musculaires, très bien supportés par des tuberculeux résistants, ne puissent activer dans certains cas la cicatrisation des lésions pulmonaires ; les cures d'entraînement n'agissent pas seulement en améliorant les grandes fonctions de l'organisme ; elles doivent être rangées au nombre des procédés thérapeutiques qui modifient directement les lésions tuberculeuses.

Les arguments qui précèdent font comprendre pourquoi la cure de repos doit être complétée par une cure d'entraînement bien dirigée, prescrite au moment voulu, et pourquoi c'est une thérapeutique rudimentaire que d'imposer indistinctement à tous les tuberculeux un repos rigoureux et prolongé.

Il nous faut donc examiner de plus près quelles sont les indications cliniques de la cure de repos et celles de la cure d'entraînement.

Indications cliniques de la cure de repos. — Beaucoup s'imposent d'elles-mêmes, si nettement qu'il n'est même pas utile de les énumérer, par exemple celles qui découlent de l'état de faiblesse et de déchéance, de l'émaciation, de la fréquence de la toux, de la tendance congestive, de l'existence d'une poussée tuberculeuse évidente, etc.

Mais il faut insister sur la valeur et sur la signification des indications fournies par les phénomènes d'intoxication, par l'état général, par les caractères du pouls, par l'essoufflement, par la notion d'une lésion évolutive actuelle ou récente, enfin par les variations de la température du corps.

A. *Indications fournies par les phénomènes d'intoxication*. — Quand la symptomatologie décèle, en dehors de tout état fébrile, une imprégnation de l'organisme par les poisons bacillaires, si minime soit-elle, le malade doit être condamné à *une cure de repos rigoureuse, qui est un véritable traitement spécifique de ces manifestations*, ainsi que nous l'avons déjà dit. En particulier, c'est par le repos qu'il faut soigner l'*anorexie* et les *troubles digestifs* directement déterminés par l'intoxication bacillaire : on sait avec quelle extraordinaire fréquence ces symptômes apparaissent sous l'influence d'une évolution tuberculeuse apyrétique ou subfébrile, à tel point que beaucoup de tuberculoses pulmonaires débutantes ou de poussées tuberculeuses intercurrentes sont révélées par eux d'une manière précoce ; si l'on traite ces malades comme de simples dyspeptiques, on n'obtient rien : si on leur conseille de prendre de l'exercice pour réveiller l'appétit, de marcher pour activer des digestions languissantes, on les aggrave : au contraire, la cure de repos, faite strictement dans de bonnes conditions d'aération, amène souvent la disparition de symptômes digestifs qui devenaient inquiétants, et démontre en plus qu'il s'agissait simplement de troubles d'intoxication tuberculeuse accompagnant une évolution bacillaire mal soignée. Nulle part mieux qu'au sanatorium on n'observe dans ces cas de remarquables transformations des malades, tandis qu'en ville, bien souvent, l'indication péremptoire de la cure de repos n'est pas saisie à temps ou est mise en pratique d'une façon défectueuse, au grand détriment du malade.

B. *Indications fournies par l'état général.* — Nous avons vu que la première étape du traitement consiste à rendre au malade un état général aussi florissant que possible ; se débarrasser complètement des symptômes de fatigue, regagner les kilogrammes perdus, reprendre bonne mine et bonne humeur, tout cela est en somme assez facile pour un tuberculeux qui se soigne correctement et qui n'a pas de grosses complications. Tant que ce résultat n'est pas atteint, il ne peut être question de se départir des règles d'une cure de repos stricte et rigoureuse. Le malade doit vivre pendant cette période d'une sorte de vie végétative, sur sa chaise longue ou dans son lit du matin au soir, marchant très modérément, demandant aussi peu d'efforts à son cerveau qu'à ses muscles.

C. *Indications fournies par les caractères du pouls.* — On sait que *la fatigue du cœur est une cause fréquente d'aggravation pour les tuberculeux* (ce précepte important, bien formulé par Brehmer (1), est trop souvent méconnu) ; on sait aussi qu'*il y a un rapport très étroit entre les caractères du pouls et le pronostic de la tuberculose* : l'étude du pouls est donc un complément indispensable de l'auscultation du poumon et un guide précieux pour le phtisiothérapeute ; elle contribue à faire connaître la gravité de la maladie, les ménagements dont le tuberculeux a besoin et la dose de travail musculaire qu'il est capable de supporter.

Mais *un examen isolé ne suffit pas* : les centres vaso-moteurs sont si excitables chez les tuberculeux, le myocarde intoxiqué et affaibli subit si facilement le contre-coup des influences périphériques ou émotives qu'il faut absolument procéder à des investigations multiples (2).

(1) Voy. p. 278.
(2) Chez nos malades arrivant apyrétiques au sanatorium, pendant les trois premiers jours, les caractères du pouls sont notés à neuf heures, à trois heures, à sept heures, le malade

L'*instabilité émotive* du pouls, qui manque rarement chez les tuberculeux, est plutôt une cause d'erreurs qu'une source d'indications thérapeutiques : elle peut faire considérer comme tachycardiques des tuberculeux qui le sont à peine et pour lesquels un repos rigoureux n'est pas utile.

L'*éréthisme cardiaque de cause nerveuse*, provoqué chez des neuro-arthritiques par des lésions légères et torpides, s'accompagnant de palpitations, mais non de tachycardie habituelle ni de symptômes d'intoxication, ne nécessite pas non plus un grand repos.

Au contraire l'indication d'une cure de repos sévère est formelle dans la *tachycardie*, et notamment dans la tachycardie instable, directement liée à l'imprégnation toxique et à l'existence de graves lésions tuberculeuses des poumons. Cette tachycardie, très bien étudiée par Faisans (1), « constitue la véritable caractéristique des formes éréthiques : les tuberculeux à tachycardie instable sont toujours en imminence de complications congestives (hémoptysies fréquentes, poussées congestives, explosion de granulies localisées ou de foyers bronchopneumoniques)… Le repos ne modifie pas la tachycardie dans des proportions bien considérables, mais il modifie l'instabilité du pouls, évite les paroxysmes tachycardiques, qui, à la longue, amènent la fatigue cardiaque et toutes les complications congestives ou inflammatoires des poumons… Au point de vue de l'exercice à permettre, il faut étudier l'état du pouls au repos d'abord, après l'exercice ensuite. Les tuberculeux qui ont une tachycardie modérée, non exagérée par la marche, peuvent se promener, mais ils doivent marcher lentement sur des terrains plats et couper leurs promenades par des temps de repos plus ou moins espacés. Les tuberculeux ayant une tachycardie accentuée ont tout intérêt à garder le repos, et, si cette tachycardie augmente sous l'influence des mouvements, il est absolument indispensable qu'ils ne quittent pas leur chaise longue » (Faisans).

L'existence ou l'absence d'une tachycardie ne dispense pas de mesurer, ou tout au moins d'évaluer la *tension artérielle*; car, « s'il est vrai que le plus souvent l'accélération anormale du pouls chez les tuberculeux coïncide avec une tension artérielle basse, cependant cette concordance souffre de nombreuses exceptions » (Marfan). Or on sait, depuis les recherches de Marfan, confirmées par celles de Potain et de Teissier, que l'infection tuberculeuse détermine maintes fois

étant debout après un repos relatif; puis à chaque examen réglementaire (ayant lieu tous les dix jours), les caractères du pouls observé dans ces mêmes conditions sont inscrits sur la feuille de température; enfin on note les modifications que le pouls subit sous l'influence des épreuves de montée et de marche.

(1) FAISANS, Tachycardie chez les tuberculeux (*Semaine médicale*, 13 juillet 1898, n° 39).

un abaissement de la tension artérielle; « cette hypotension, tout en n'excluant pas la possibilité d'une guérison clinique, a généralement une signification défavorable : inversement, une pression artérielle habituellement normale (ou devenant normale après avoir été faible) a une signification favorable quant au pronostic de la tuberculose pulmonaire » (Marfan). Aussi, quand le pouls est petit et mou, doit-on exiger une cure de repos rigoureuse et diriger la cure d'entraînement avec une très grande prudence; au contraire, quand le pouls est ample et bien tendu, l'entraînement peut être fait d'une manière plus précoce, plus intense et avec moins de ménagements.

D'ailleurs, *au cours d'un entraînement méthodique*, l'examen du pouls fournit des indications très utiles; les modifications du pouls pendant et après les marches dépendent beaucoup moins de l'hyperthermie due au travail musculaire que de la manière dont les efforts sont supportés par le myocarde; on peut observer, un certain temps après un exercice corporel, une température subfébrile avec un pouls revenu à la normale, ou inversement une température redevenue normale avec un pouls qui reste agité, petit, mou, malgré le repos.

Dans ce dernier cas, ce serait une grande erreur de croire, en raison de l'apyrexie complète, que l'exercice n'a pas eu d'action nocive. D'une manière générale, il faut exiger que pendant les promenades le cœur ne s'agite pas trop et que, quinze à vingt minutes après la promenade, l'influence de celle-ci sur le pouls ne soit plus guère appréciable.

D. **Indications fournies par l'essoufflement**. — *A la période évolutive* de la tuberculose pulmonaire, l'essoufflement est une sauvegarde, à condition que le malade éduqué par son médecin tienne compte des premiers indices annonçant un peu de gêne respiratoire.

A la période de cicatrisation, l'essoufflement révèle maintes fois l'atteinte irrémédiable portée à la fonction respiratoire par les progrès de la transformation scléreuse : ces tuberculeux, à moitié guéris, sont devenus des infirmes du poumon, astreints au repos sous peine de rechutes graves ou d'accidents asystoliques.

Mais il arrive souvent, au cours du traitement diététo-hygiénique, que l'essoufflement n'ait pas d'autre cause que le manque d'exercice musculaire combiné à la surcharge graisseuse; rien n'est plus habituel dans les sanatoriums que de voir des malades en évolution, soignés ainsi qu'il convient par une cure de repos rigoureuse, présenter une augmentation sensible de l'essoufflement, qui contraste avec l'amélioration des autres symptômes et de l'état lésional; cet essoufflement persiste tant qu'on ne soumet pas le malade à un entraînement méthodique. Dans ces cas, l'essoufflement, loin de commander le repos, est au contraire une indication très nette, d'abord à l'augmentation progressive des promenades dans l'intervalle des heures de cure, puis, lorsque le malade se trouve bien de ce surplus d'exercice, à la diminution des heures de chaise longue. Il est clair que cette indication ne peut être remplie qu'à partir du moment où l'ensemble des autres symptômes est devenu satisfaisant ; tant que cela n'est pas réalisé, le malade ne doit pas commencer l'entraînement et le médecin n'a pas à s'occuper de cet essoufflement purement fonctionnel, dont il triomphera facilement quand le moment sera venu.

E. *Indications fournies par l'état lésionnel.* — Ce n'est pas l'étendue, ou la confluence, ou le degré anatomique des lésions tuberculeuses qui permettent de régler la cure de repos, mais bien la *notion d'une lésion évolutive actuelle ou récente*, notion qui est donnée non seulement par les troubles fonctionnels, mais aussi (et parfois exclusivement) par l'examen thoracique et par les commémoratifs : tous les signes physiques de progression lésionnelle ou d'activité bacillaire, tous les incidents évolutifs commandent *par eux-mêmes* un repos très sévère ; dans les sanatoriums, on voit côte à côte à la galerie de cure, se soignant de la même façon, des malades peu touchés et des malades à grosses lésions, pratique rationnelle et nécessaire ; ce n'est pas toujours chez les malades au début que l'activité lésionnelle est la moindre : tel sujet qui a simplement un peu d'anémie et quelques petits craquements secs au sommet doit être immobilisé beaucoup plus rigoureusement que tel autre, porteur de grosses lésions ramollies et de cavernes suppurantes ; *une lésion tuberculeuse jeune*, si infime soit-elle, doit être soignée pendant au moins plusieurs semaines, souvent pendant plusieurs mois, par la cure de repos, même s'il n'y a plus de symptômes évidents d'activité bacillaire ; *un incident évolutif aigu*, quel qu'il soit, apyrétique ou non, doit entraîner la même prescription. Dans la pratique courante, ces deux règles de traitement sont fréquemment inobservées ; on n'impose pas aux tuberculeux en pleine germination tuberculeuse apyrétique la cure de repos complet, sous prétexte que les lésions sont légères et l'état général satisfaisant ; on ne l'impose pas davantage aux malades qui, dans une poussée éphémère, viennent de donner la preuve de l'activité bacillaire du processus tuberculeux, sous prétexte que cette poussée a été bénigne et qu'elle est complétement terminée, et, par cette faute de thérapeutique, on empêche généralement le malade de cicatriser des tubercules qui auraient pu guérir.

La cure de repos, faite avec attention et avec persévérance, met ces lésions jeunes à l'abri des causes d'évolution nouvelle, des poussées congestives si dangereuses à cette période, des actions irritatives, des phénomènes inflammatoires : elle leur assure enfin les meilleures conditions de régression.

F. *Indications fournies par le thermomètre*. — Elles ont en phtisiothérapie une importance de tout premier ordre : pour les tuberculeux, un bon thermomètre est un ami fidèle, un conseiller très sûr, qui les préserve de beaucoup de sottises ou d'aggravations, lorsqu'ils savent écouter ses avertissements. Les tuberculeux en traitement doivent mesurer quotidiennement leur température, qu'ils aient ou non de la fièvre : l'apyrexie la plus complète ne les dispense pas de cette petite corvée, car la température prise au repos permet de dépister à temps un grand nombre des complications de la tuberculose pulmonaire, et la température prise après les marches permet de mieux connaître les limites d'un exercice salutaire.

D'où l'obligation d'*enseigner* aux malades comment ils doivent mesurer leur température et de *vérifier* l'exactitude des résultats : **le médecin responsable du traitement ne peut avoir confiance qu'en lui-même pour ce contrôle indispensable** ; s'acharner à soigner une fébricule imaginaire créée par un mauvais thermomètre n'est qu'une erreur ridicule ; mais considérer comme apyrétique un malade subfébrile ou fébriculaire est une erreur grave, beaucoup moins rare qu'on ne pourrait le croire.

Le contrôle des températures doit porter sur le thermomètre et sur la manière de procéder du malade.

1° Contrôle du thermomètre. — Qualités d'un bon thermomètre. — On ne saurait trop se méfier des thermomètres habituels du commerce, instruments de pacotille dont l'industrie étrangère nous inonde, et dont beaucoup sont inexacts ou infidèles, mal calibrés, mal gradués, tenant mal le maximum et variant d'indications au bout de quelques mois. Pour qu'on puisse se fier à un thermomètre, le plus simple, c'est de se procurer chez des fabricants d'instruments de précision un thermomètre d'une bonne marque française, signé. En plus de ce thermomètre servant d'étalon, le malade pourra utiliser couramment un thermomètre de qualité inférieure, fréquemment vérifié par comparaison avec le premier.

Un bon thermomètre médical doit se mettre rapidement en équilibre de température avec le milieu ambiant, donc avoir un réservoir ovoïde ou aplati de petites dimensions, ce qui nécessite une grande finesse du tube capillaire. Il doit conserver rigoureusement le maximum dans toutes les positions, sans exiger de grands efforts pour la descente de la colonne mercurielle (le meilleur système de maximum est assuré par un index de mercure). Il doit être gravé sur tige, les thermomètres dont la graduation est inscrite sur une échelle indépendante juxtaposée étant moins exacts et beaucoup plus fragiles. Il doit avoir un zéro à peu près invariable (1) et donner

(1) Il serait désirable que tous les thermomètres médicaux de précision eussent le zéro

des indications exactes (1) à 1 dixième près entre 37 et 38°; au-dessus de 38°,5, on peut tolérer des erreurs de 2 dixièmes.

La comparaison rigoureuse de deux thermomètres à maximum n'est possible que dans une étuve à eau à température constante munie d'un agitateur, ou dans le rectum du malade, à condition de choisir un moment où la température soit absolument fixe (il faut que le malade soit au lit depuis un certain temps) ; on prendra la température rectale successivement avec l'étalon, avec le thermomètre suspect, puis de nouveau avec l'étalon pour être sûr que la température n'a pas varié dans l'intervalle.

2° Contrôle du malade. — Instructions à lui donner. — Le médecin devra s'assurer de temps en temps que la température est prise, et bien prise ; il ne craindra pas d'expliquer longuement les règles essentielles de thermométrie clinique dont la connaissance est indispensable à tous les tuberculeux. Il enseignera aux malades à prendre convenablement la température rectale, la température buccale, parfois la température urinaire, et *déconseillera la température axillaire*, infidèle et d'un emploi peu commode.

Température rectale. — Elle est la plus précise de beaucoup ; quand on a un doute sur l'existence d'une complication, c'est à la température rectale qu'on doit recourir exclusivement ; elle seule aussi permet d'étudier l'influence d'un travail musculaire sur la température centrale ; *en toutes circonstances, elle donne des renseignements plus rapides, plus exacts et plus sûrs que les autres procédés*. Même, en hiver, il est toujours facile de prendre la température rectale à la galerie de cure, sur la chaise longue, sous les couvertures ; depuis neuf ans, nous l'imposons presque sans exception à nos malades du sanatorium d'Angicourt, quatre fois par jour; cette pratique est à coup sûr bien préférable à celle des médecins qui se contentent de faire prendre la température buccale.

Pour mesurer la température rectale, on vaseline le thermomètre, on l'enfonce de 4 à 5 centimètres dans le rectum dans la direction de l'ombilic et on le laisse en place cinq minutes. Il faut veiller à ce que le réservoir dépasse en entier le sphincter et à ce que la partie terminale du rectum ne soit pas distendue par des matières. Ces deux causes d'erreurs sont faciles à éviter.

Température buccale. — On la mesure sous la langue avec un thermomètre de petites dimensions, très sensible, facile à serrer entre les dents et dont le réservoir ait au maximum 2 centimètres de long. Ce réservoir sera maintenu sous la langue pendant huit à dix minutes, les lèvres restant rigoureusement fermées et la langue immobile contractée sur le thermomètre. Il faut que la température de la bouche n'ait pas été modifiée auparavant par des liquides froids ou chauds et que le sujet possède une bonne respiration nasale.

La température buccale est d'une *très grande commodité* ; le malade peut la mesurer sans aucune gêne, debout, assis ou couché, tout en continuant à lire, à écrire, à dessiner, tout en continuant à rester en société ; il peut même, sans fausser le résultat, marcher un peu dans la chambre ; il peut aussi, au cours d'une occupation sédentaire, travailler, le thermomètre à la bouche, en lisant de temps en temps la température à l'aide d'une petite glace. Ces avantages ne sont pas à dédaigner dans une affec-

marqué sur la tige pour qu'on puisse mesurer facilement dans la glace fondante le déplacement des points fixes.

(1) On peut faire contrôler l'exactitude actuelle d'un thermomètre au *Conservatoire des arts et métiers* pour la somme de 2 fr. 10.

tion de longue durée, où la température est mesurée des centaines, des milliers de fois. Mais ils sont compensés par de *sérieux inconvénients* (sans même parler de la plus grande difficulté de trouver dans le commerce un bon thermomètre buccal et de la plus grande attention à exiger du malade).

a. La température buccale est influencée dans une certaine mesure par le *froid extérieur*, qui peut, lorsque l'air atmosphérique est au voisinage de 0°, abaisser la température buccale de plusieurs dixièmes de degré et faire croire, par exemple, à une température de 36°,8 qui serait normale, alors que, dans une chambre chaude, le thermomètre buccal aurait marqué 37°,4, c'est-à-dire une température subfébrile. Il s'en faut de beaucoup que l'action de l'air froid soit toujours aussi marquée ; nous avons souvent relevé, à la galerie de cure, par des froids de 0° à — 2°, des températures buccales satisfaisantes ; mais cela n'est pas constant, et, pour éviter des erreurs impossibles à prévoir, on doit, quand l'air est froid, et surtout quand il y a du vent froid, prendre les températures buccales non pas à la galerie de cure, mais dans une chambre modérément chauffée, où l'on se trouve déjà depuis une dizaine de minutes.

b. Au repos (la cause d'erreur précédente étant éliminée), l'écart entre les températures rectale et buccale est très variable ; chez des sujets sains, en prenant les températures dans une chambre à 12-17° avec des thermomètres irréprochables, en dehors des périodes digestives, après un repos complet d'une heure, nous avons vu l'écart varier, chez le même sujet, de 0°,0 à 0°,6 ; chez des tuberculeux, nous avons relevé, dans les mêmes conditions, des différences semblables, sans possibilité de prévoir l'écart probable, lequel dépend de plusieurs circonstances contingentes ; tout ce que l'on peut dire, c'est que, dans la même journée, pour des malades au repos à la chambre, la courbe des températures buccales est le plus souvent à peu près parallèle à la courbe des températures rectales, et que les écarts les plus fréquemment rencontrés sont de 0°,2 à 0°,4 ; mais, encore une fois, il n'y a rien de fixe.

D'après le médecin danois Saugman, qui a étudié cette question très attentivement chez beaucoup de tuberculeux, l'écart entre les deux températures dépend en partie de conditions individuelles : pour un certain nombre de malades, l'écart est habituellement très variable et, par suite, la température buccale est inutilisable ; pour d'autres malades, l'écart est presque constant, et la température buccale fournit de bons résultats lorsqu'on a soin de déterminer fréquemment le coefficient de correction personnel.

c. La température buccale renseigne d'une manière très insuffisante sur *les variations de la température centrale provoquées par le travail musculaire*, ainsi qu'on peut en juger par les exemples suivants, qui ne font que préciser un fait noté déjà par beaucoup d'observateurs.

		Température rectale.	Température buccale.
Sujet sain. Descente rapide en 75 min. (900 mètres de diff. de niveau).			
À l'arrivée		38,9	37,6
Sujet sain. Montée rapide en 75 min. (600 mètres de diff. de niveau).			
À l'arrivée		38,3	37,1
Sujet sain. 12 kilomètres à bicyclette en 15 minutes		38,5	36,6
Tuberculeux avancé subfébrile. Marche lente	À l'arrivée	38,3	37,2
de 20 minutes	Après repos de 20 min.	37,9	37,4
Tuberculeux convalescent obèse apyrétique,	À l'arrivée	39,2	38,5
5 kilomètres en 75 minutes	Après repos de 20 min.	38,9	38,6
Même sujet entraîné, 5 kilomètres en	À l'arrivée	38,6	37,6
60 minutes	Après repos de 20 min.	37,8	36,9

Pour toutes ces raisons, *il convient de mettre les médecins en garde contre l'emploi exclusif de la température buccale.* Celle-ci ne sera utilisée ni chez les malades alités (chez lesquels aucune raison valable n'en justifie l'emploi), ni à la cure d'air par temps froid, ni pour la mesure de la température centrale après un travail musculaire, ni chez les malades soupçonnés ou en cours de complication.

Ces restrictions étant faites, on peut autoriser les tuberculeux apyrétiques à remplacer *dans la journée* la température rectale par la température buccale beaucoup plus commode, sous réserve, comme le dit Saugman, d'un contrôle fréquent de l'exactitude des résultats; *matin et soir*, c'est toujours la température rectale qu'il faudra prendre.

Température urinaire. — Ce mode de détermination de la température centrale, connu depuis longtemps, mais rarement employé, a été remis en vogue récemment par Ch. Mantoux en 1904, puis par Engländer, Anastay. Tantôt on se contente d'uriner directement le long du réservoir d'un thermomètre médical suffisamment sensible, en ayant bien soin que le réservoir reste plongé le plus possible dans le jet d'urine; tantôt on urine dans un petit entonnoir de papier, percé d'un trou pour l'écoulement, et où le thermomètre baigne dans une certaine quantité d'urine sans cesse renouvelée; ce deuxième procédé, préconisé par Engländer, est plus compliqué que le premier employé par Mantoux et fournit de moins bons résultats. *La température urinaire est obtenue en quelques secondes*, ce qui est un très grand avantage.

Comme l'a montré Mantoux, dont nous avons contrôlé les résultats, la température urinaire donne généralement des chiffres un peu inférieurs à ceux de la température rectale prise simultanément ($0°,1$ à $0°,3$), et elle a l'inconvénient, ou bien d'être inutilisable s'il n'y a pas au moins 150 grammes d'urine dans la vessie, ou bien d'être en retard sur la température réelle et d'en masquer les variations rapides, si la vessie est pleine. Néanmoins ses indications sont plus précises que celles de la température buccale; chez les hommes, elle peut rendre de réels services; on peut obtenir chez des sujets au repos des courbes de température rectale et de température urinaire qui sont à peu près parallèles.

Nécessité de prendre la température plusieurs fois par jour d'après un horaire bien réglé. — La courbe des variations nycthémérales de la température ne se trouve pas au même niveau chez tous les sujets apyrétiques et n'a pas chez tous la même amplitude; des différences sensibles existent d'un individu à l'autre et quelquefois chez le même individu, dans les phases successives de l'existence. On a donc intérêt *à déterminer pour chaque tuberculeux, dans les périodes d'apyrexie complète, les limites habituelles des oscillations de température*; tel malade au repos monte rarement au-dessus de $37°,2$, tel autre atteint fréquemment $37°,6$, tout en étant apyrétique; ces particularités sont utiles à connaître pour qu'on puisse savoir, à un moment donné de l'évolution tuberculeuse, si la température du sujet est normale ou non.

D'autre part, on doit tenir compte, dans cette appréciation, de *l'amplitude des oscillations* et de la *durée* pendant laquelle la température se maintient au fastigium; il peut y avoir un état subfébrile prolongé sans que la température rectale s'élève jamais au-dessus de $37°,6$ (fig. 62 et 63).

Les tuberculeux en traitement et *a fortiori* les sujets suspects de tuberculose ne sauraient donc se contenter de prendre la température matin et soir; ils risqueraient de laisser inaperçus des états subfébriles ou des poussées fébriles éphémères. Beaucoup de phtisiologues, depuis Brehmer,

demandent que les malades mesurent leur température toutes les deux
heures de 8 heures du matin à 8 heures du soir; cette pratique, fréquemment suivie à l'étranger, nous paraît excessive, et nous y avons
renoncé, même chez les malades que nous soumettons à l'action de la
tuberculine; nous avons constaté, en effet, que, sauf exceptions tout à fait
rares (1), on obtient des résultats absolument dignes de confiance en mesu-

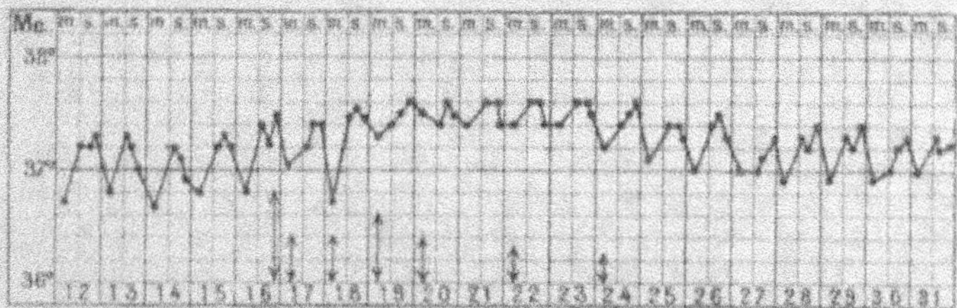

Fig. 62. — Hémoptysie subfébrile. Courbe thermique ramassée. (Temp. rect. à 8 h., 2 h.,
5 h., 8 h. 1/2). Les flèches représentent les quantités relatives du sang expectoré par
24 heures.

On voit que la température du 28 au 31, bien que paraissant normale, n'est pas revenue à
son niveau habituel; elle est encore subfébrile.

rant la température *rectale* quatre fois par jour, ou dans certaines circonstances, cinq fois, à des heures bien choisies.

Il faut que ces heures soient assez éloignées des repas pour que la température ne soit pas influencée par la digestion.

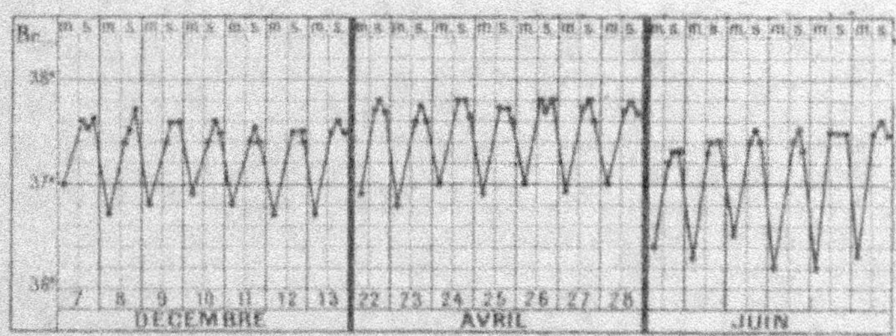

Fig. 63. — Évolution tuberculeuse subfébrile progressive et grave. Courbe thermique
à grandes oscillations.

Variations du type subfébrile aux diverses phases du processus morbide. — En juin, la température au repos ne dépassait pas 37°,5, mais la grande amplitude des oscillations et le temps
prolongé pendant lequel le thermomètre restait à 37°,4 ou 37°,5, même à 8 h. 1/2 du soir malgré
le repos complet, caractérisaient l'état subfébrile.

Il faut qu'elles concordent avec les moments où d'ordinaire la température arrive au voisinage de son maximum et de son minimum.

Il faut enfin (surtout quand on prend la température rectale) que le
malade soit resté préalablement au repos pendant un temps suffisant; nous

____

(1) Généralement alors il s'agit de fièvre à grandes oscillations, dont la symptomatologie est
suffisamment caractéristique pour éveiller l'attention sur la nécessité de mesures supplémentaires.

verrons en effet que l'exercice corporel, chez les tuberculeux, provoque facilement une hyperthermie passagère, qu'on ne doit pas confondre avec une température subfébrile.

Au sanatorium d'Angicourt, nous faisons prendre la température aux heures suivantes (les repas principaux ayant lieu à onze heures et à six heures).

1° Le matin entre 7 heures et 8 heures au lit, avant de se lever ;

2° A 2 heures (après une heure et demie de repos) ;

3° A 5 heures un quart (après une demi-heure au moins de repos) ;

4° Le soir au lit entre 8 heures et demie et 9 heures, après vingt minutes au moins de repos au lit.

Dans certains cas, les malades prennent *en plus* leur température à *10 heures du matin* après une demi-heure de repos (malades en complications ou recevant des injections de tuberculine), ou *dans la nuit* lorsqu'on a des raisons de soupçonner un accès nocturne (1) (sommeil agité, malaises, sensations de chaleur ou céphalée pendant la nuit, sueurs nocturnes ne cédant pas à la cure d'air).

3° Limites de la température normale à l'état de repos. — *Température rectale.* — D'une manière générale, le matin au lit, entre 7 heures et 8 heures, avant que le sujet ait mis les pieds à terre, la température rectale n'atteint pas 37°,0. On trouve le plus souvent 36°,6 à 36°,8, mais il n'est pas rare de noter 36°,3 à 36°,5. D'après Saugman, dont nous partageons la manière de voir, cette température du matin, variable d'un sujet à l'autre, est à peu près constante chez le même sujet.

Dans la journée, la température rectale atteint son maximum entre deux heures et six heures ; ce maximum est en général de 37°,2 à 37°,3 ou 37°,4 ; 37°,5 est un chiffre déjà un peu trop élevé chez un sujet qui mène une existence tranquille ; dans ces conditions, 37°,4 ne doit pas être dépassé habituellement. Des températures accidentelles de 37°,6 à 37°,7 ne sont pas nécessairement pathologiques ; par contre, toute température rectale de 37°,8 (prise après un repos suffisant) est anormale et doit être signalée au médecin.

Le soir, vers 9 heures, deux ou trois heures après le repas, la température est souvent redescendue déjà à 37° ou à 36°,8, mais le travail digestif peut la maintenir un peu plus élevée.

Saugman fait observer avec raison que, chez la femme bien portante, ou paraissant telle, la température rectale est moins régulière que chez l'homme ; « par exemple des troubles minimes des organes du bas-ventre, n'atteignant pas les limites d'un état pathologique, produisent très facilement une élévation thermique de quelques dixièmes, notamment en ce qui concerne la limite inférieure de la température ; souvent on voit la température rectale du matin se maintenir au voisinage de 37°,0 ; souvent, à l'approche des règles, le maximum s'élève à 37°,8 ou davantage ».

Température axillaire. — Les médecins qui utilisent ce procédé considèrent 37°,0 comme le maximum de la température axillaire normale, laquelle oscillerait le plus souvent entre 36°,0 et 36°,6.

Température buccale. — D'après les observations prolongées de Turban et de Weicker (relatées par son élève Schneider), la température buccale d'un sujet apyrétique se trouve le matin entre 36°,0 et 36°,5 et dépasse

<hr>

(1) H. Barbier, *Soc. méd. des hôp.*, 1899. H. Barbier a donné une bonne description de ces accès nocturnes « qui peuvent aller jusqu'à 39° et au-dessus, avec acmé entre 9 heures et minuit ».

rarement dans la journée 37°,0 (Schneider) ou 37°,2 (Turban). « Chez des malades très excitables, écrit Wild dans un travail inspiré par Turban, un maximum quotidien de 37°,2 à 37°,3 peut encore être considéré comme normal ; chez les malades peu excitables, le maximum ne doit pas s'élever au-dessus de 36°,8 à 37°,1. »

4° HYPERTHERMIE DUE AU TRAVAIL MUSCULAIRE. — Daremberg (1), puis Penzoldt (2), puis de nouveau Daremberg (3), ont attiré l'attention sur les élévations de la température du corps qu'une simple promenade détermine chez un certain nombre de tuberculeux : ces élévations de température disparaissent rapidement dès que les malades se reposent.

Daremberg et Penzoldt ont cru trouver dans cette *instabilité thermique après la marche* un symptôme caractéristique, permettant le diagnostic de la tuberculose à une période où les signes d'auscultation sont encore incertains. L' « épreuve de la température » conseillée par Daremberg consiste en ceci : « Faire marcher le malade tous les jours entre trois et quatre heures, prendre sa température rectale ou buccale immédiatement en rentrant, la reprendre de nouveau après une heure de repos et répéter cette expérience pendant dix jours de suite. Si, chaque jour, l'écart entre les températures de la marche et du repos atteint cinq dixièmes, le malade est tuberculeux... Non seulement cette instabilité de la température, judicieusement observée, est utilisable pour le diagnostic de la tuberculose au début, mais elle permet de savoir si les tuberculeux sont guéris et peuvent être rendus à la vie commune » (Daremberg). De son côté, Penzoldt s'exprime ainsi : « La mesure de la température après une promenade d'une heure à allure modérée est une méthode qui, employée prudemment, peut contribuer à éclairer le diagnostic dans les cas douteux : on fait prendre la température rectale avant et immédiatement après la promenade ; des élévations à 38°,0 et au delà, de même que des différences dépassant un demi-degré, chez des sujets absolument apyrétiques, sont fort suspectes. »

Ces opinions renferment une bonne part d'exagération : le phénomène observé par Daremberg et par Penzoldt n'est pas spécial aux tuberculeux et n'a, par lui-même, qu'une faible valeur diagnostique. En effet : 1° *l'instabilité de la température après la marche fait très souvent défaut chez des tuberculeux avérés*; 2° *elle existe chez beaucoup de sujets qui ne sont nullement bacillisés.* Penzoldt lui-même l'a observée chez des obèses, des anémiques, des convalescents de maladies aiguës, et Turban chez des femmes ayant de petits exsudats pelviens ou d'autres foyers inflammatoires cachés dans l'organisme ; personnellement nous l'avons rencontrée assez souvent chez des dyspeptiques non tuberculeux (indépendamment de toute indigestion), ou chez des personnes saines simplement fatiguées. En d'autres termes, dans un cas douteux, que la tempéature rectale après une promenade d'une heure s'élève ou ne s'élève pas à 38°, le diagnostic de tuberculose ne sera par ce seul fait ni confirmé ni infirmé.

(1) DAREMBERG, Traité de la phtisie pulmonaire (Collection Charcot-Debove), 1892, t. II, p. 79.

(2) PENZOLDT, Thèse de son élève HÖGENSTÄTTEN, Diss. Erlangen, 1891. — Art. Behandl. der Lungen T., in PENZOLDT et STINTZING, Handbuch der Therapie, 1897. — PENZOLDT et BRAUSER, *Münch. med. Wochenschr.*, 1899, nos 15, 16, 17.

(3) DAREMBERG et CAUGERY, Influence de la fatigue et du repos sur la température des tuberculeux (*Revue de médecine*, 1899). — DAREMBERG, Les différentes formes cliniques de la tuberculose pulmonaire, 1905.

Il n'en est pas moins vrai que les faits signalés par Daremberg offrent un grand intérêt pratique : *L'étude de la température après la marche est fort utile en phtisiothérapie*; encore faut-il interpréter correctement les résultats obtenus, ne pas leur accorder une valeur spécifique et bien connaître l'état normal, qui doit toujours servir de terme de comparaison.

C'est une notion classique que, **chez les sujets sains**, la température centrale est influencée fréquemment par le travail musculaire : on sait que, dans un muscle qui se contracte, les combustions intra-organiques augmentent beaucoup d'intensité, que la quantité d'énergie libérée ainsi n'est pas dépensée entièrement pour le travail utile, qu'une grande partie apparaît sous forme de chaleur ; lorsque le travail musculaire acquiert une certaine importance, l'organisme n'arrive pas à se débarrasser assez vite de l'excès de chaleur produite, et la température centrale augmente.

L'échauffement après la marche n'est pas le même dans toutes les parties du corps. Dans l'aisselle et surtout dans la bouche, il se trouve masqué plus ou moins complètement par le rayonnement cutané et par l'arrivée incessante du sang veineux refroidi à la périphérie. Dans le rectum, ces causes de déperdition de chaleur font défaut, mais, d'après Schrœder et Bruhl, l'élévation de température observée serait une simple *hyperthermie locale* dépourvue de toute espèce de signification générale, et *il serait inutile de lui accorder en pratique la moindre valeur*. Les résultats de l'épreuve de marche dans les diverses formes de tuberculose et chez les individus sains ne nous permettent pas d'accepter cette opinion ; si Schrœder et Bruhl ont trouvé, après des marches, les mêmes élévations de température rectale chez des sujets sains et chez des tuberculeux à température instable, c'est que, probablement, ils n'ont pas tenu compte de l'influence très marquée exercée par la vitesse de la marche sur l'élévation de la température rectale ; il est inexact de prétendre que la température rectale soit modifiée par les marches de la même manière dans l'état normal et dans les états morbides, ou, chez le même sujet, dans les périodes successives de l'évolution tuberculeuse (soit régressive, soit progressive) ; presque constamment, l'épreuve de marche fait monter la température rectale d'une manière notable au début du traitement (malgré l'apyrexie) et d'une manière infime à la fin de la cure. On sait d'ailleurs que la température rectale s'élève sensiblement chez les pigeons qu'on fait voler en portant un poids. Donc, tout en admettant que l'échauffement du rectum après la marche puisse être augmenté dans une certaine mesure par le voisinage des veines qui ramènent le sang de la fesse et du membre inférieur, cette cause d'erreur n'empêche pas que *la température rectale ne donne, à l'inverse de la température buccale et de la température axillaire, des indications d'une réelle valeur sur l'hyperthermie centrale due à la marche.*

Chez les individus sains, les marches en terrain plat font monter rapidement la température rectale de quelques dixièmes de degré ; lorsque l'allure est modérée, la température centrale n'augmente pas ultérieurement, même dans une excursion de longue durée ; au contraire, si on accélère l'allure, on peut atteindre des températures rectales de 38°, — 38°,5, — 39°. Ces élévations de température, liées directement à l'augmentation des combustions intra-organiques nécessitées par le travail musculaire, diffèrent absolument d'un état fébrile : *ce sont de simples hyperthermies fonctionnelles* ; dès que le sujet se repose, elles s'atténuent très vite, en raison de la facilité avec laquelle les actes réflexes préposés à la régulation de la température débarrassent l'organisme de l'excès de chaleur produite ; par exemple, une température rectale de 39°, provoquée par une longue course et accompagnée d'une sensation intense de chaleur périphérique, tombe en moins d'une heure à 37°,5 et, dès ce moment, la température reste normale.

Chez les tuberculeux qui présentent le signe de Daremberg, les phénomènes sont plus complexes : on peut admettre d'abord que, chez un tuberculeux affaibli, engraissé mais appauvri en muscles, déshabitué de l'exercice corporel, rouillé pour ainsi dire par un repos prolongé, le travail musculaire est plus fatigant et plus onéreux que chez un sujet sain entraîné, d'où production d'une quantité de chaleur plus considérable; mais cette condition n'intervient pas dans tous les cas et ne joue sans doute qu'un rôle secondaire; c'est principalement la régulation thermique qui est troublée chez ces malades. Quoi qu'il en soit, il est fréquent d'observer, dans la tuberculose pulmonaire, une *exagération de l'hyper-thermie fonctionnelle due à la marche*; pour un même exercice corporel, la température monte sensiblement plus haut que chez les sujets sains.

Le plus souvent, quand les tuberculeux sont vraiment apyrétiques et que la marche a été modérée, l'hyperthermie disparaît rapidement, comme chez les individus normaux (fig. 64, groupe III, *Thi.*).

Toutefois il n'est pas rare d'observer, *le soir ou le lendemain, une petite surélévation de la courbe de température au-dessus du niveau habituel.* C'est l'indice que la promenade a exercé sur le malade une action plus profonde qu'on n'aurait pu le croire d'après la simple constatation de l'hyperthermie passagère. Quand ces actions nocives se reproduisent, on arrive facilement à la fièvre de surmenage.

Dans d'autres circonstances, notamment quand une apyrexie apparente dissimule une tendance subfébrile, ou quand les foyers tuberculeux tiennent en réserve des poisons bacillaires solubles, faciles à mobiliser, ou quand la marche a été trop longue, la promenade provoque *un véritable mouvement subfébrile ou fébriculaire* (fig. 64, IV) qui persiste quelques heures, et qui influence encore la température du jour suivant. Les fébricules prenant ainsi naissance peuvent, par leur superposition, modifier profondément la courbe de température : tel sujet apyrétique au repos complet devient subfébrile dès qu'il s'agite tant soit peu : tel autre qui tire un bénéfice évident de promenades lentes et courtes présente de la fièvre et s'aggrave à la suite de marches plus longues. Il ne s'agit plus ici d'une simple hyperthermie fonctionnelle exagérée ni même d'une fébricule toxique, mais d'un réveil de l'activité bacillaire des foyers tuberculeux.

En présence d'une forte élévation de température consécutive à un travail musculaire chez un tuberculeux, on ignore généralement quel est son mécanisme pathogénique; mais cela importe peu : il serait absolument irrationnel (et contraire à la tradition) de regarder comme négligeables, même quand elles sont éphémères, des hyperthermies montant à 38°,2 à 38°,5 ou davantage; si elles ne traduisent pas nécessairement un trouble morbide directement lié à l'infection bacillaire, elles prouvent tout au moins que le malade a dépassé les limites d'un exercice salutaire.

L'épreuve de marche complète donc très utilement l'obser-vation clinique des tuberculeux : dans bien des cas, elle apporte au phtisiothérapeute des renseignements dont il aurait le plus grand tort de se priver. — Lorsqu'on est en présence d'un sujet porteur d'une sclérose pulmonaire paraissant inactive, ou d'une forme torpide de tuberculose pour laquelle on se demande si un traitement rigoureux est nécessaire, l'instabilité de la température après la marche devient un symptôme presque révélateur d'une activité latente du foyer tuberculeux, si elle est très accentuée, constante et non expliquée par d'autres phénomènes morbides tels que dyspepsie, troubles intestinaux, obésité, lésion inflammatoire banale.

Lorsqu'on reste hésitant sur les chances de guérison d'un malade ayant des lésions fibro-caséeuses étendues, la stabilité de la température après la marche est un argument important qui doit faire incliner le pronostic plutôt dans un sens favorable : non point que des tuberculeux gravement atteints ne puissent avoir la température stable, mais généralement alors l'activité lésionale est enrayée et l'intoxication tuberculeuse a disparu ; ce sont des formes torpides évoluant sur un terrain résistant.

Quand, au cours d'un traitement, le travail musculaire ne provoque plus, comme auparavant, une hyperthermie anormale, on peut inférer que le sujet est en voie d'amélioration marquée, même si les signes d'auscultation demeurent stationnaires ; en tout cas, c'est la preuve que la fatigue est beaucoup mieux supportée. *L'épreuve de marche permet donc d'apprécier avec plus d'exactitude les modifications qui se produisent dans l'état du malade.*

Enfin elle fournit des renseignements précieux *pour diriger avec méthode une cure d'entraînement ou une cure de travail* et pour fixer à un malade

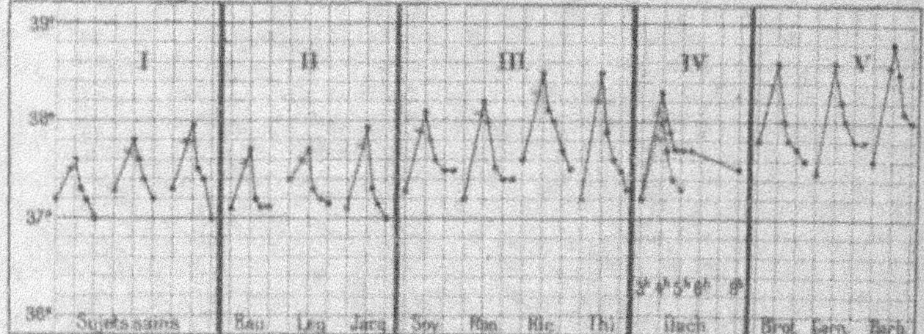

Fig. 64. — Épreuves de marche. — Températures rectales prises au départ, à l'arrivée, puis après 20, 40, 60, 90 minutes de repos. — Le double trait placé sur la ligne d'ascension de la température indique que le sujet a fait une marche en terrain plat de 4 800 mètres en 60 minutes.

I. Sujets sains.

II. Tuberculeux à température stable ayant des lésions fibro-caséeuses ouvertes très étendues.

III. Tuberculeux apyrétiques à température instable (à lésions ouvertes).

IV. Tuberculeux absolument apyrétiques supportant facilement une marche de 4 800 mètres en 60 minutes (ligne pointillée), mais présentant un *état subfébrile* à la suite d'une marche de 7 800 mètres en 90 minutes.

V. Tuberculeux subfébriles en pleine évolution ; *Brot.*, température habituelle au repos = 36°,4 à 37°,8, 3 kilomètres en 60 minutes ; *Garn.*, 37°,2 à 37°,6 au repos, 800 mètres en 9 minutes ; *Bark.*, 37° à 37°,7 au repos, 4800 mètres en 60 minutes.

la dose d'exercice corporel qu'il peut supporter sans inconvénients. Nous la faisons faire systématiquement et fréquemment à la plupart de nos malades, et nous attachons une réelle importance aux indications qu'elle nous donne. Nous exigeons aussi des malades auxquels nous accordons des sorties de promenades que la température rectale soit prise (sous contrôle) dès leur retour : quand la température à l'arrivée ne dépasse pas 38°, c'est une garantie relative qu'il n'y a pas eu de fatigue exagérée ou de marches trop rapides.

Épreuve de marche (fig. 64). — L'épreuve type, chez nos malades complètement apyrétiques, consiste en une promenade de 4 800 mètres sur un bon terrain plat, faite en soixante minutes, dans l'après-midi. Aussitôt après, repos sur une chaise dans une chambre modérément chauffée.

La température rectale est prise au départ, immédiatement à l'arrivée, puis au bout de vingt, de quarante, de soixante minutes.

Dans ces conditions, la température rectale d'un homme sain reste au-dessous de 37°,9 ou 38°,0 à l'arrivée ; au bout de vingt minutes de repos, elle

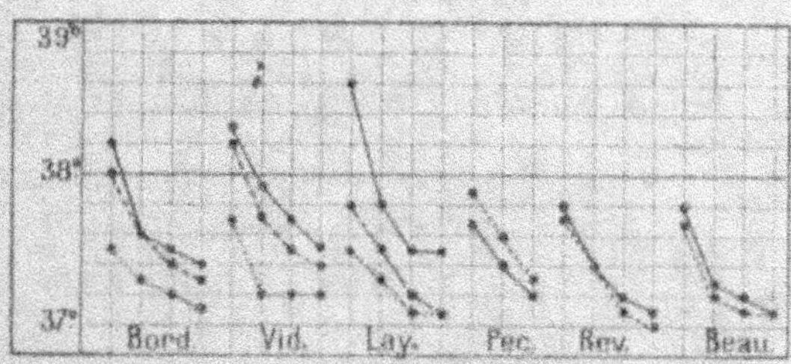

Fig. 63. — Influence de la durée et de la rapidité de la marche sur l'élévation de la température rectale.

1, ligne pleine ; 2, ligne par traits séparés ; 3, ligne ponctuée.

Bord.	1.	—	4 800 mètres en	60 minutes.		Tuberculeux à grosses lésions ouvertes, à température instable.
	2.	—	800	—	9 —	
	3.	—	800	—	18 —	
Vid.	1.	—	3 200	—	20 —	
	2.	—	1 600	—	18 —	
	3.	—	800	—	9 —	
Lay.	1.	—	4 800	—	60 —	Tuberculeux en bon état, obèse, à température instable.
	2.	—	2 400	—	27 —	
	3.	—	800	—	9 —	
Pec.	1.	—	9 600	—	105 —	Tuberculeux en guérison relative, bien entraînés, à température stable.
	3.	—	4 800	—	45 —	
Rev.	1.	—	8 000	—	80 —	
	3.	—	4 800	—	60 —	
Beau.	1.	—	11 800	—	2 h. 20 min.	
	2.	—	4 800	—	1 heure.	

ne dépasse pas 37°,6 ; au bout d'une heure, elle est retombée à la normale. Au contraire, chez les tuberculeux apyrétiques à température instable, la température rectale à l'arrivée s'élève au-dessus de 38°, souvent à 38°,3 à 38°,5 parfois à 38°,8 et, au bout de vingt minutes de repos, elle reste à 37°,8 ou au-dessus ; souvent, au bout d'une heure, elle se maintient encore au-dessus de 37°,4, tandis que d'autres fois elle est revenue à la normale.

Entre ces deux types extrêmes (température stable et température instable), on observe fréquemment des types intermédiaires (température peu stable) plus ou moins faciles à classer et à interpréter.

En dehors de l'épreuve de marche type, il y a lieu très souvent de soumettre les malades à des *épreuves plus courtes ou plus longues*, adaptées à leur état et diversement combinées selon les particularités symptomatiques.

Quand la température est vraiment stable et le tuberculeux résistant, la prolongation de la marche avec la même allure modérée ne fait pas monter le thermomètre davantage. Quand la température est instable, l'hyperthermie est augmentée, dans une certaine mesure, par la durée de la promenade ; inversement, en diminuant la durée ou la vitesse de la marche, on parvient à maintenir l'élévation de la température dans les limites normales (fig. 63).

D'une manière générale, *c'est principalement la rapidité de l'allure qui est défavorable* : en effet, chez l'homme sain, pour des raisons faciles à comprendre, l'hyperthermie fonctionnelle dépend beaucoup plus de la *vitesse* de la marche que de sa durée ; il en est de même, toutes proportions gardées, chez les malades.

La conclusion pratique à retenir est la suivante : lorsqu'on prescrit aux tuberculeux des exercices corporels, on doit régler ceux-ci d'après l'élévation thermique consécutive : *après une promenade, après une marche d'entraînement, après un travail manuel, l'élévation de la température rectale ne doit jamais dépasser les limites qu'elle atteint normalement chez l'homme sain après un exercice modéré* (fig. 64, groupes I et II ; fig. 65, *Pec., Rev.* et *Beau*).

5° INSTABILITÉ THERMIQUE INDÉPENDANTE DU TRAVAIL MUSCULAIRE. — Chez les tuberculeux, bien d'autres causes encore que l'exercice corporel mettent en évidence l'instabilité thermique, c'est-à-dire la facilité avec laquelle des excitations minimes du système nerveux produisent une élévation passagère de la température centrale.

Cette instabilité thermique est à la fois un symptôme classique de l'évolution tuberculeuse (qu'il faut mettre sur la même ligne que les sueurs nocturnes, la tachycardie émotive et les troubles vaso-moteurs) et une source d'indications thérapeutiques. Elle se manifeste avec son maximum d'intensité chez les tuberculeux fébriles : tout le monde sait que, dans ce cas, une émotion, une visite, une lecture, une digestion un peu pénible peuvent augmenter la fièvre dans une proportion notable. L'instabilité thermique existe aussi, à un degré moindre, chez bon nombre de tuberculeux apyrétiques ; à certaines périodes de l'évolution morbide, il suffit parfois de bien peu de chose pour amener un accès fébrile, et l'on voit des réactions thermiques provoquées par des causes irritatives banales, par des traumatismes insignifiants ; injections sous-cutanées de sérum artificiel (Hutinel) ou de solutions médicamenteuses quelconques, extraction dentaire, ignipuncture d'amygdales, voyage de courte durée, promenade au soleil, douche, bain chaud, intempéries atmosphériques, etc. Des affections intercurrentes légères, bénignes par elles-mêmes, agissent souvent dans le même sens, ainsi que toutes les causes de tension cérébrale ou d'énervement.

Aussi est-il très important, pour le succès de la cure, que les tuberculeux vivent dans un milieu calme, où les occasions de fatigue, d'agitation, de dépense nerveuse soient réduites au minimum et qu'ils ne s'exposent pas aux causes provocatrices de fièvre. — Parmi celles-ci [1], nous devons signaler en particulier les troubles digestifs, le travail intellectuel, les émotions psychiques.

Les *troubles digestifs* peuvent entretenir, surtout chez les tuberculeux,

[1] L'influence de la menstruation sera examinée au chapitre X.

un état subfébrile prolongé dont le diagnostic causal, nécessaire à un traitement rationnel, est parfois très difficile : on reste alors hésitant entre trois hypothèses : fébricule tuberculeuse retentissant sur les fonctions gastro-intestinales ; fébricule d'origine digestive ; instabilité thermique d'origine névropathique. Dans le premier cas, la cure de repos doit être faite très strictement ; mais, dans les deux autres cas, on a souvent intérêt à prescrire au malade une certaine dose d'exercice corporel. Nous ne pouvons insister ici sur les éléments de ce diagnostic différentiel ; faisons observer simplement que, dans les fébricules digestives, la courbe thermique est en général plus irrégulière et plus variable d'un jour à l'autre que dans les fébricules tuberculeuses soignées par la cure de repos.

D'ailleurs, même chez un tuberculeux non dyspeptique, la digestion d'un repas copieux provoque assez souvent une légère surélévation de la courbe thermique : il faut donc éviter que les températures réglementaires soient prises dans les deux heures qui suivent les grands repas ; l'oubli de cette précaution expose à diagnostiquer des états subfébriles inexistants.

Le *travail intellectuel*, qui, à l'état normal, ne modifie la température du corps que d'une manière insignifiante ou douteuse, peut au contraire amener un état subfébrile, voire même fébriculaire, chez les tuberculeux apyrétiques à température instable ; c'est pour eux une cause d'aggravation contre laquelle il convient de les mettre en garde : quand ils sont assez améliorés pour qu'on autorise le travail cérébral, ils doivent s'assurer fréquemment, au cours du travail, que la température reste normale.

Les *émotions psychiques*, les discussions, les excitations sexuelles, les fortes contrariétés ont la même action nocive que la fatigue cérébrale. Quelques auteurs admettent aussi que la crainte de la fièvre peut à elle seule être une cause d'hyperthermie. Nous croyons cette *fièvre d'auto-suggestion* beaucoup moins fréquente qu'on ne l'a dit et souvent explicable par une température mal prise ou par un mauvais thermomètre. Néanmoins il faut reconnaître que, chez certains tuberculeux très impressionnables et hypocondriaques, la mesure de la température devient par moments une véritable obsession, surtout dans la convalescence des poussées évolutives, quand le retour d'une apyrexie complète est attendue avec angoisse ; la tension nerveuse qui prend ainsi naissance est bien capable d'augmenter parfois la température de quelques dixièmes. Pour mettre fin à cette « fièvre du thermomètre » et au fâcheux état neurasthénique qui l'accompagne, on empêchera le malade de prendre lui-même sa température pendant quelque temps, et on se contentera d'un petit nombre de mesures de contrôle, faites inopinément par une tierce personne.

RÉGLEMENTATION DU REPOS D'APRÈS LA TEMPÉRATURE DU MALADE. — Tous les auteurs compétents sont d'accord sur la *nécessité du repos complet au lit* **dans les processus fébriles aigus** qui surviennent chez les tuberculeux, quelle qu'en soit la cause (fièvre de fatigue, réaction de tuberculine, poussée d'invasion ou poussée évolutive, complication fébrile, infection surajoutée).

Non seulement la cure au lit doit être *rigoureuse*, mais elle doit être *continuée jusqu'à défervescence complète*, c'est-à-dire jusqu'à ce que la température rectale soit revenue matin et soir à son niveau normal ; en effet, dans la convalescence des complications aiguës,

le malade est très fragile, très impressionnable; la moindre imprudence peut suffire à provoquer un réveil évolutif, une décharge
bacillaire, une auto-intoxication par les poisons tuberculeux.

En général, quand la poussée fébrile a été bénigne et de courte durée, et
quand le temps n'est pas défavorable, il n'y a pas d'inconvénients à ce que
le malade reprenne sa place à la galerie de cure dès qu'il est resté apyrétique pendant vingt-quatre ou quarante-huit heures.

Mais, après une poussée fébrile se prolongeant au delà de quelques jours,
il faut une période intermédiaire de tâtonnements progressifs pour passer
de la cure d'immobilisation à la cure de repos sur la chaise longue. Voici
d'ordinaire comment nous procédons :

1° Le malade se lève dans la chambre une heure ou deux par jour en deux
fois, mais prend ses repas au lit et reste couché pendant les périodes digestives;

2° Il est autorisé à se lever pour manger (mais non au réfectoire collectif)
et à circuler un peu dans la maison, sans sortir et sans monter d'escaliers,
la cure de repos étant faite au lit pendant une grande partie de la journée;

3° On essaye ensuite, sous le contrôle du thermomètre, de courtes et
lentes promenades en plein air, et les repas sont pris en commun au
réfectoire, la cure de repos continuant à être faite au lit;

4° Si l'apyrexie persiste, on remet enfin le malade à la galerie de cure,
d'abord dans la journée, puis le soir également, en lui recommandant de
marcher très peu dans l'intervalle des heures de chaise longue.

Dans les états fébriles ou fébriculaires chroniques, la pratique
des phtisiologues est assez variable, ainsi qu'il résulte de l'exposé
des opinions suivantes :

PREMIÈRE OPINION. — *La cure d'immobilisation est indiquée aussi formellement dans les fièvres tuberculeuses chroniques que dans les processus
fébriles aigus; elle doit se faire au lit : la chaise longue ne procure pas
un repos complet; en aucun cas elle ne peut se substituer au lit tant que
persiste un état fébriculaire.* Cette opinion a été développée en particulier
par Pujade et par Turban. « Quand la fièvre est installée depuis longtemps,
écrit Pujade, et quand le type intermittent est réalisé, l'immobilisation
au lit est encore plus indispensable que dans les états fébriles récents : le
succès ne peut être obtenu qu'au prix des plus cruels sacrifices ; c'est par
mois qu'il faut compter la durée de l'immobilisation, et il faut, pour l'obtenir
pendant de si longs jours, autant d'énergie au médecin qui la conseille que de
patience et d'obstination au malade qui la subit. *On ne guérit pas la fièvre en
dehors du lit…* Sans doute le lit affaiblit, mais il affaiblit moins que la fièvre
qui tue. Les malades doivent être immobilisés au lit tant que la température maxima s'élève au-dessus de 37°,5 dans l'aisselle. » — « Les tuberculeux
fébriles, dit Turban, doivent être mis au repos absolu au lit *jusqu'à défervescence complète*, et on ne peut parler de défervescence complète que si,
pendant plusieurs semaines au moins, la température buccale, prise toutes les
deux heures, ne s'élève jamais au-dessus de 37°,3. Lorsque nous soignons
des malades qui sont débarrassés d'une fièvre élevée, mais qui conservent
pendant des semaines et des mois un maximum quotidien de 37°,6 à 37°,8
(température buccale), et que finalement nous les laissons se lever parce qu'ils
ont perdu l'appétit, ou parce qu'ils sont devenus démesurément nerveux,
nous considérons généralement cette manière de faire comme une *renon-*

ciation à obtenir une défervescence complète ; il est exceptionnel que dans ces conditions les malades arrivent à l'apyrexie. »

DEUXIÈME OPINION. — *Un séjour prolongé au lit offre pour l'organisme tout entier, pour le poumon malade et pour l'état psychique, des inconvénients relativement plus considérables que les avantages qu'on peut en retirer : dans beaucoup de fièvres tuberculeuses de longue durée, le repos sur la chaise longue donne de meilleurs résultats que le repos au lit.* — Sabourin est à ce point de vue d'une tolérance extrême ; il pose en principe « qu'en fait de fièvre tuberculeuse ce n'est point le degré vespéral qui commande l'immobilité au lit, mais bien le degré de température matinale, et qu'il est parfaitement inutile de maintenir au lit un malade qui tombe le matin au-dessous de 37° (température buccale) ; quelle que soit sa température du soir, 39° par exemple, il sera beaucoup mieux sur sa chaise longue à la véranda, et sa fièvre baissera beaucoup plus vite qu'à la chambre ». A ces malades il autorise le matin une marche véritable, soutenue, de courte durée d'ailleurs. Il ajoute même que « chez les tuberculeux fébriles matin et soir, qui doivent être à peu près condamnés au repos, le médecin est moralement obligé d'accorder une courte promenade avant le déjeuner, lorsqu'ils ont le matin moins de 37° 5 ». De même, Dettweiler (1) ne pouvait se résoudre à maintenir des tuberculeux fébriles au lit pendant des mois ; dès que, dans les processus chroniques, la courbe thermique montrait, au bout de deux ou trois semaines, une certaine fixité et ne manifestait plus de tendance à s'abaisser davantage, il mettait le malade en plein air sur une chaise longue (si la fièvre n'était pas intense) ; il agissait de la même façon pour les tuberculeux à fièvre vespérale ; le malade restait à la galerie de cure pendant la période de rémission, et, peu avant l'heure où la fièvre apparaissait d'habitude, il regagnait sa chambre et son lit ; avec cette méthode, il n'est pas rare d'obtenir, disait Dettweiler, une *défervescence plus rapide* qu'avec le repos absolu.

TROISIÈME OPINION. — Bon nombre de médecins ont une opinion *intermédiaire* entre les deux précédentes. Sangman, entre autres, traite les fébriles et les fébriculaires par le repos au lit, mais il leur permet de se lever un peu, à partir du moment où le maximum quotidien s'est maintenu pendant huit jours à 37°,7 (température rectale), surtout dans les cas où la température du réveil est basse et où la température du soir redescend presque au niveau normal. D'autre part, quand une fièvre qui ne dépasse pas 38°,5 ne cède pas au repos au lit, qu'elle n'est pas liée à un processus évolutif récent, que le malade perd l'appétit et digère mal, il essaye prudemment et progressivement la cure de repos sur la chaise longue, de préférence dans une véranda contiguë à la chambre, parfois aussi à la galerie de cure commune, et, si la température n'augmente pas dans ces conditions, il laisse le malade une grande partie de la journée sur la chaise longue, en autorisant de courtes promenades à l'heure où la température est relativement basse.

Ces diverses opinions semblent, à première vue, difficilement conciliables ; mais la variété des formes de tuberculose et des réactions individuelles est si grande que l'on peut très bien tirer parti, en sa-

(1) Ses premiers essais de *Luft-Liegekur* ont été faits sur des phtisiques avancés dont le séjour prolongé à la chambre et au lit lui paraissait défavorable ; les résultats obtenus furent si satisfaisants que la méthode fut étendue aux tuberculeux apyrétiques et vigoureux.

chant les utiliser, de méthodes opposées que leurs auteurs défendent avec intransigeance.

Toutefois il ne faut pas, croyons-nous, se montrer trop éclectique; le principe de la nécessité de la cure au lit chez les tuberculeux fébriles répond à la très grande majorité des cas (abstraction faite, bien entendu, des incurables qu'il est inutile de torturer par un traitement sévère condamné tout de même à l'insuccès) : *la cure au lit associée à une cure d'air intensive* (1) *et à certaines pratiques hydrothérapiques* (2) *est généralement bien tolérée pendant un temps prolongé*; elle seule assure aux fébriles le repos complet dont ils ont besoin ; personnellement nous ne mettons presque jamais des tuberculeux fébriles ou même fébriculaires à la galerie de cure : sans doute, il nous est arrivé de voir, chez des cavitaires, la fièvre de résorption toxique résister à la cure au lit et tomber rapidement dans l'air pur et frais de la galerie de cure, mais, d'abord, cela n'est pas fréquent et s'observe surtout pendant les périodes chaudes de l'été; de plus, on n'est pas en droit d'appliquer aux malades qui luttent contre une tuberculose en voie d'extension un traitement qui peut à la rigueur convenir à des phtisiques avancés, ayant de la fièvre hectique ou de la fièvre de caséification ; nous admettons volontiers que la méthode de Dettweiler et de Sabourin présente certains avantages quand une fièvre persistante est liée à la suppuration de vieilles lésions fibro-caséeuses ramollies depuis longtemps et plus ou moins immobilisées dans leur gargouillement; mais nous la croyons **contre-indiquée** dans les formes fébriles dues à des lésions progressives dont on peut encore espérer l'arrêt évolutif : dans ces cas, quelque persistante que soit la fièvre, quelque tenace que paraisse le processus d'activité bacillaire, nous imposons à nos malades la cure au lit faite rigoureusement, et cela pendant de longs mois au besoin ; l'expérience démontre d'ailleurs qu'il ne faut pas abandonner tout espoir, même quand la fièvre, au bout de quatre, cinq, six mois, n'a pas cédé complètement; si grande que soit la gravité de ces formes, la défervescence et l'arrêt évolutif sont encore possibles quelquefois. Lorsque le maximum quotidien ne dépasse plus 38 à 38°,2 (températures rectales) et que la lésion tuberculeuse paraît stationnaire depuis quelques semaines, nous autorisons les malades à se lever pour manger et à faire un peu de cure sur une chaise longue dans leur chambre, sous réserve que le résultat immédiat ne se montre pas défavorable et à condition que la plus grande partie de la cure de repos soit faite au lit ; nous préférons

(1) Voy. p. 375 et 376-377.
(2) Voy. p. 397 et 398.

procurer à certains malades la stimulation qui leur est utile par de petites sorties quotidiennes alternant avec la cure au lit, plutôt que par des séances prolongées de chaise longue, et, pour éviter la dépression psychique, nous réunissons souvent dans une chambre commune très largement aérée deux ou trois malades semblables.

En résumé *dans les fièvres tuberculeuses liées à l'évolution de lésions jeunes*, repos absolu au lit, autant que possible jusqu'à défervescence complète ou presque complète.

Dans les fébricules en décroissance, dues à des lésions qui paraissent devenues stationnaires, cure au lit atténuée (repas pris à table, un peu de chaise longue, voire même petites promenades extrêmement prudentes ; tout le reste du temps au lit).

Dans les fièvres de résorption des cavitaires ou des tuberculeux avancés, suivant les cas, cure au lit presque absolue, ou cure au lit mitigée, ou cure de plein air sur la chaise longue.

Chez les phtisiques incurables, cure de repos limitée au strict nécessaire et d'autant moins rigoureuse qu'un bon résultat partiel est plus improbable.

Dans les tuberculoses subfébriles (1), la persistance de températures un peu trop élevées, constatée au thermomètre par des mensurations rigoureuses et fréquentes, est souvent le seul signe qui révèle l'activité du processus bacillaire ; mais ce signe est une indication formelle, pressante, à une cure de repos très attentivement surveillée.

L'indication est facile à remplir dans les états subfébriles accentués et de durée relativement courte, tandis qu'on est souvent hésitant en face de températures qui s'élèvent à peine au-dessus de la normale, ou très embarrassé dans les états subfébriles tenaces qui se prolongent pendant des mois, parfois pendant des années.

La prescription du repos aux malades subfébriles, variable suivant les cas, doit être subordonnée aux conditions suivantes.

1° A *l'intensité du processus subfébrile*. — Un état subfébrile permanent, existant matin et soir, exige une cure de repos très rigoureuse ; on se montrera moins sévère si la température est simplement un peu trop élevée dans l'après-midi, atteignant quotidiennement 37°,6 à 37°,9 ; un certain nombre de ces malades peuvent faire sans inconvénient la cure de repos sur la chaise longue ; cette éventualité devient la règle lorsque la température, normale au réveil, monte l'après-midi ou le soir à 37°,5 à 37°,6.

2° A *la forme évolutive de la tuberculose*. — La cure d'immobilisation au lit s'impose (exactement comme dans les états fébriles)

---

(1) Le maximum de la température rectale (au repos) n'atteint pas 38° dans les *états dits subfébriles*, tandis qu'il monte à 38-38°,5 *dans les états fébriculaires*.

lorsque l'auscultation ou l'étude clinique du malade révèlent des signes de pleine activité du processus bacillaire, ou quand le malade sort à peine d'une poussée évolutive. Au contraire, dans les cas où le malade ne présente pas de symptômes évolutifs apparents, c'est le repos sur la chaise longue à la galerie de cure qui convient, entrecoupé de petites promenades (à condition que le sujet, vivant de cette manière, s'améliore progressivement au point de vue local et au point de vue général, conservant seulement un léger état subfébrile vespéral qui persiste pendant des mois). Enfin on n'exigera qu'un repos relatif dans les formes torpides de tuberculose latente, donnant comme unique symptôme un état subfébrile prolongé.

3° *A l'instabilité de la température.* — Certains tuberculeux subfébriles supportent facilement la petite fatigue de la chaise longue et l'action excitante du plein air par tous les temps. D'autres, au contraire, sont très sensibles à cette action et voient leur température monter assez fortement à la galerie de cure (fig. 66) ; il faut alors, sans hésitation, remplacer les heures de chaise longue par du repos au lit ; on obtient ainsi la disparition d'états subfébriles, qui, soignés moins sévèrement, ne montraient depuis longtemps aucune tendance à s'atténuer.

Chez les tuberculeux subfébriles à température instable, le *degré d'activité physique* se règle d'après les résultats de petites épreuves de marche ; en tout état de cause, il sera minime ; promenades peu fatigantes de courte durée et, dans l'intervalle des heures de cure et de promenade, tranquillité.

Chez les tuberculeux apyrétiques, l'*instabilité thermique* fournit d'utiles indications, non pas que ces malades doivent être privés d'exercice, mais il faut régler celui-ci de telle sorte que la température au repos reste toujours normale et que les promenades, alternant avec de longues périodes de repos, ne provoquent qu'une hyperthermie transitoire et modérée.

Quand la température est *normale et stable*, il ne faudrait pas s'imaginer que l'on puisse, sans danger, laisser les tuberculeux marcher à leur gré, en leur conseillant simplement de ne pas se fatiguer ; c'est une erreur de croire que l'apyrexie absolue soit une raison suffisante pour dispenser les malades de la cure de repos ; il faut lutter contre cette erreur, propagée par des médecins « absolument persuadés que les tuberculeux rigoureusement apyrétiques guérissent plus sûrement dans la rue que dans les paniers de cure des sanatoriums » ; cette formule est mauvaise et dangereuse : elle est mauvaise, *parce qu'elle ne tient aucun compte des nombreuses indications de la cure de repos qui existent indépendamment de l'état thermique* ; elle est dangereuse, parce que souvent elle est accueillie

avec joie par des malades apyrétiques qu'on a eu beaucoup de peine
à convaincre de la nécessité de la cure de repos : il est évidemment moins agréable de rester étendu sur une chaise longue
que de se promener en liberté ; aussi les malades sont-ils enchantés
d'abandonner la cure de repos lorsqu'ils trouvent un médecin qui
affirme l'inutilité de la chaise longue sous prétexte que la courbe de
température est normale, et souvent ils payent de leur vie, ou
d'une très grave complication, ce conseil malencontreux. A
maintes reprises, nous avons vu des tuberculoses apyrétiques en
voie de régression et à pronostic favorable donner, dans ces conditions, d'irrémédiables poussées bronchopneumoniques.

Technique de la cure de repos. — La cure de repos doit

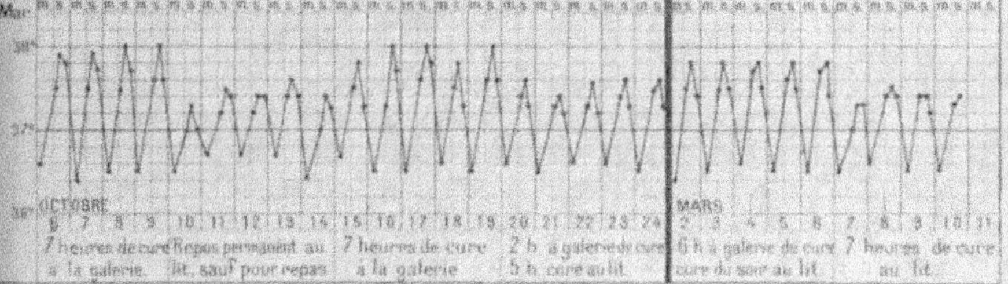

Fig. 96. — Influence de la fatigue de la chaise longue et de l'excitation due à l'air
extérieur sur la température instable d'un tuberculeux en évolution.

Quand le malade fait sa cure au lit, tout en restant levé dans l'intervalle des heures de cure
circulant un peu dans la maison et au jardin, la température est presque normale ; elle ne
s'abaisse pas davantage sous l'influence du repos permanent au lit (sauf pour les repas) ;
pour qu'elle devienne vraiment normale, il faut que le malade ne quitte pas le lit, comme le
10 octobre. — Quand la cure est faite à la galerie de cure, les autres conditions restant
semblables, la température devient subfébrile.

être faite *méthodiquement* : heures de repos bien choisies, *modus
faciendi* convenable, dosage individuel du repos et de l'exercice.

Elle doit être faite *rigoureusement* : donner de bons conseils ne
suffit pas ; il faut encore que ces conseils soient bien compris et
ponctuellement suivis, que le contrôle en soit facile, et que le
médecin trouve, dans les résultats obtenus, des indications précises
pour ses prescriptions ultérieures ; cela revient à dire qu'il faut
réglementer la cure de repos, convaincre et discipliner le malade ;
dans tous les cas, on doit lui tracer par écrit un programme minutieusement combiné.

Enfin la cure de repos doit être *faite avec continuité tout le temps
nécessaire* ; le bénéfice obtenu par quelques semaines de cure est
facilement annihilé par une sortie contre-indiquée, par une impru-

dence, par une journée de fatigue ; il ne faut donc pas se laisser impressionner par l'idée, chère aux malades et à beaucoup de médecins, que l'ennui doive à tout prix être combattu ; le tuberculeux en évolution, quelles que soient ses habitudes antérieures d'activité, quel que soit le besoin qu'il éprouve de se dépenser davantage, doit se plier à une existence nouvelle de monotonie et de repos, même s'il en résulte pour lui une certaine dépression psychique. Les phtisiologues ont d'ailleurs observé qu'on obtient de meilleurs résultats avec des malades à cerveau bien équilibré ou à intelligence paresseuse, à tempérament calme, à résignation facile, qu'avec des sujets nerveux, irritables, excités, qui souffrent de l'inaction et s'y astreignent difficilement.

La cure de repos exige la suppression de toutes les causes de fatigue ; il faut le repos moral, intellectuel, physique, pulmonaire, sexuel.

Repos moral. — Le repos moral est d'autant plus nécessaire aux tuberculeux que *d'ordinaire l'excitabilité nerveuse et psychique de ces malades est sensiblement accrue* ; nous avons déjà vu que les émotions peuvent devenir une cause d'hyperthermie ; elles ont aussi une influence très défavorable sur le fonctionnement des organes digestifs ; elles provoquent des troubles vaso-moteurs et des poussées congestives, donnent des palpitations, augmentent la tachycardie. Les tuberculeux, s'ils veulent guérir, doivent se faire une *existence calme*, monotone, sans agitation, austère, d'où les fortes distractions soient systématiquement écartées, et ils doivent vivre dans un *milieu calme*, où ils se trouvent soustraits aux causes d'excitation, et autant que possible aux secousses morales et aux soucis. Cette dernière condition de traitement est, dans bien des cas, réalisable plus facilement qu'on ne pourrait le croire, par suite du développement très marqué des sentiments égoïstes, fréquent chez les tuberculeux ; mais il est évidemment nécessaire que le malade soit enlevé à ses affaires, à ses occupations et préoccupations professionnelles ou autres, qui rendraient le traitement inefficace en entretenant une tension nerveuse extrêmement préjudiciable. Dans bien des cas aussi, le malade se soigne beaucoup mieux en étant loin de sa famille.

Repos intellectuel. — Le repos intellectuel est indispensable pendant la période d'évolution progressive : non seulement la cessation des études s'impose, mais il faut interdire aux malades tout ce qui peut occasionner une fatigue intellectuelle, modérer les lectures et même, dans certains cas, les interdire ; toutefois on n'ira pas trop loin dans cette voie, car, pour les sujets apyrétiques, la lecture, si elle n'est pas trop absorbante, est plutôt salutaire ; elle empêche le malade de ruminer son mal, de méditer des sottises et de succomber à l'ennui. Dans les sanatoriums, on cherche à mettre à la disposition des malades une bibliothèque bien fournie de livres intéressants, mais on leur conseille d'écrire le moins possible.

D'ailleurs l'indication générale que la fatigue intellectuelle est nocive doit être remplie de façons très diverses : certains malades ayant même des lésions étendues peuvent s'occuper intellectuellement plusieurs heures par jour sans inconvénients ; d'autres tuberculeux ont besoin d'un repos intellectuel presque complet ; assez souvent, en effet, la tuberculose pulmonaire détermine des troubles fonctionnels du cerveau ; les malades s'aperçoivent que leurs facultés intellectuelles déclinent, que leur mémoire s'affaiblit, qu'ils ne sont plus capables d'un effort d'attention ; le moindre travail intellectuel augmente ces troubles et détermine une fatigue considérable. Tantôt l'amélioration de l'état intellectuel se fait parallèlement à l'amélioration de l'état général et des lésions, tantôt au contraire la fatigue cérébrale persiste longtemps après que les autres symptômes d'intoxication ont définitivement disparu ; pendant toute cette période, le malade ne doit pas essayer de faire travailler son cerveau.

Repos physique. — 1° CURE D'IMMOBILISATION. — *Indications* : poussées congestives ou poussées évolutives, fièvre de fatigue, fièvres tuberculeuses aiguës même légères, fièvres tuberculeuses chroniques aussi longtemps que le malade supporte bien le séjour au lit, complications diverses...

Elle consiste en un *repos continu et rigoureux au lit, avec repos intellectuel complet et cure d'air intensive dans une chambre bien disposée.* Le malade ne se lève que pour aller à la selle à côté du lit ou pour s'étendre sur un divan ou dans un fauteuil pendant qu'on fait son lit ; il prend tous ses repas au lit et fait également sa toilette au lit.

2° CURE AU LIT MITIGÉE. — *Indications* : incidents évolutifs légers, phénomènes accentués d'intoxication ou de déchéance, convalescence des poussées évolutives, fatigue du cœur, périodes de transition dans lesquelles on cherche à obtenir l'accoutumance graduelle du malade à la cure de plein air, petites complications intercurrentes, circonstances diverses nécessitant une atténuation de la cure d'air...

Ces indications peuvent se présenter à chaque instant au cours du traitement ; il est donc essentiel que l'aménagement, l'aération et l'orientation de la chambre du malade soient tels que, été comme hiver, on n'éprouve pas d'hésitation à imposer la cure au lit au moindre symptôme suspect : il faut user de cette prescription largement et souvent, *plutôt trop que pas assez.* Par principe, nous faisons faire la cure au lit pendant quelques jours à la plupart des malades qui arrivent au sanatorium ; c'est le meilleur procédé pour neutraliser les effets des fatigues antérieures.

La cure au lit mitigée consiste à *faire alterner dans la journée le repos complet au lit avec un repos relatif dans la chambre et avec quelques allées et venues dans la maison, au même étage, puis avec de petites promenades en plein air, lentes et de courte durée, étroitement adaptées à l'état morbide.* Ainsi le malade bénéficie : 1° de l'influence très favo-

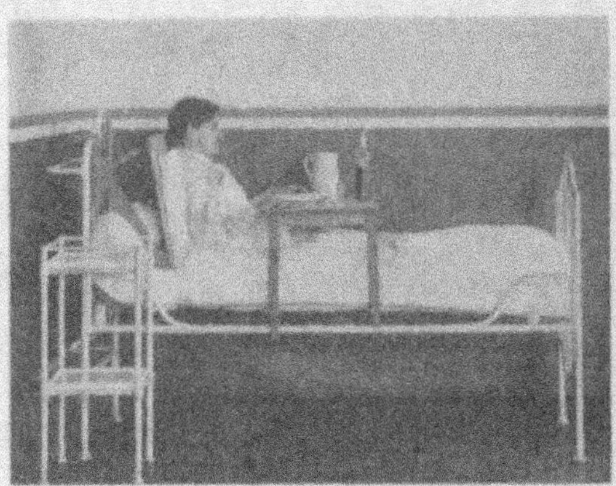

Fig. 67. — Installation pour faciliter la cure au lit. — Dossier mobile à crémaillère. — Petite table prenant appui de chaque côté sur la barre du lit ; ce dispositif très simple et très pratique, facile à réaliser avec des moyens de fortune, est préférable aux guéridons spéciaux du commerce, dont le plateau, soutenu par un pied placé sur le côté, manque de stabilité.

rable du repos complet sur l'état local ; 2° de la stimulation due à une faible dose d'exercice musculaire. Pour les tuberculeux fragiles à température un peu élevée instable, ce traitement donne en général de *meilleurs résultats* que la cure de repos sur la chaise longue. D'ailleurs rien n'est plus simple que de réglementer pour chaque malade la cure au lit d'après les particularités symptomatiques ; le plus souvent nous l'appliquons conformément au schéma n° 4 exposé en détail page 443, en *individualisant attentivement* la prescription des promenades.

3° CURE DE GRAND REPOS À LA GALERIE DE CURE. — *Indications :* tuberculoses pulmonaires complètement apyrétiques avec symptômes actuels ou récents d'évolution lésionale, d'intoxication ou de déchéance.

Dans cette période de la maladie, on doit procurer au malade tous les avantages d'une cure d'air continue, en limitant l'exercice physique au strict minimum : la cure de grand repos en plein air est alors une médication précieuse, et nous avons peine à comprendre les critiques dont elle a été, dont elle est encore l'objet ; ces critiques sont absolument injustifiées : **nulle autre méthode ne ramène les tuberculeux apyrétiques plus rapidement et plus sûrement à l'équilibre de santé et ne place les lésions bacillaires dans des conditions plus favorables à l'arrêt évolutif ; nulle autre méthode ne permet une éducation thérapeutique et une surveillance plus efficaces du malade, précisément à la période où les erreurs de traitement entraînent les conséquences les plus néfastes.**

Dettweiler a noté chez les malades faisant la cure d'air sur la chaise longue toute la journée, même chez les phtisiques avancés, une euphorie toute spéciale, une sensation de bien-être qu'il n'avait guère observée chez les tuberculeux de Görbersdorf, soignés par la méthode ambulatoire. De fait, le facies d'un tuberculeux qui se soumet consciencieusement à la cure de repos est tout différent de celui des malades qui se soignent en cure libre à leur gré, allant et venant sans précautions.

Mais, pour que la cure de repos agisse utilement, il faut : 1° qu'elle se fasse *dans de bonnes conditions d'installation matérielle* (indiquées p. 383-387) ; 2° que la réglementation du repos soit rationnelle et rigoureuse.

Quand les tuberculeux sont *en mauvais état*, très anémiques, fatigués, amaigris ou maigrissant, tachycardiques, essoufflés, ils doivent rester sur leur chaise longue à la galerie de cure presque toute la journée, en faisant seulement quelques petites promenades en terrain plat, à allure très lente, en tout une demi-heure par jour au maximum, en deux ou trois fois.

Quand l'*état général est devenu satisfaisant*, nous considérons que six heures à six heures et demie de chaise longue dans la journée médicale suffisent (1) [réparties conformément au schéma n° 3 par exemple (p. 443)] et que l'adaptation du traitement aux nombreux cas individuels doit consister surtout dans la limitation plus ou moins grande de l'exercice dans l'intervalle des heures de cure.

Mais, quelle que soit la dose d'activité physique qui est autorisée, il est important que les malades arrivent à table bien reposés et que, pendant la digestion des principaux repas, ils soient au repos ; nous

---

(1) Les médecins des sanatoriums situés dans certains climats privilégiés prescrivent le soir une heure de cure supplémentaire, de 8 h. 1/2 à 9 h. 1/2 ou de 9 à 10 heures, pour faire profiter les malades des nuits splendides de la haute montagne, de la Riviera...

Réglementation du repos et de l'exercice

	1	2	
	Tuberculeux résistants (1).		
	CONVALESCENTS ARRIVÉS À LA FIN DU TRAITEMENT.	FORMES TORPIDES NON ÉVOLUTIVES. LÉSIONS EN VOIE DE RÉGRESSION AVEC TEMPÉRATURE STABLE, BON ÉTAT GÉNÉRAL, CŒUR RÉSISTANT ET ABSENCE DE SYMPTÔMES D'INTOXICATION.	
7 h.	*Lever*	*Lever.*	
7ʰ — 7³/₄		Promenade facultative.	
7 h. ³/₄	Déjeuner	Déjeuner.	
8¹/₄ — 9³/₄	*Entraînement*	*Cure d'entraînement*	1 h. à 1 h. 1/2.
9 h. ³/₄		Douche.	
10¹/₄ — 10³/₄	*Repos sur le lit*	*Cure de repos à la galerie*	30 minutes.
11 h.	Dîner	Dîner.	
11³/₄ — 12¹/₂		Promenade ; jeux en plein air (2)	30 à 45 minutes.
12¹/₂ — 2¹/₂		*Cure* **silencieuse** *à la galerie*	2 heures.
2¹/₂ — 3 h.		Promenade	15 à 30 minutes.
3 h.	Goûter	Goûter.	
3¹/₄ — 4³/₄	*Entraînement*	*Cure d'entraînement dans le parc.*	1 h. à 1 h. 1/2
4³/₄ — 5³/₄	*Repos sur le lit.*	*Cure de repos à la galerie*	1 heure.
6 h.	Souper	Souper.	
6³/₄ — 7¹/₂		Promenade ; jeux en plein air	30 à 45 minutes.
7¹/₂ — 8¹/₄		*Cure de repos à la galerie*	45 minutes.
8¹/₄ — 9 h.	Coucher	Coucher.	
En résumé.		Cure de repos à la galerie	4 h. 1/4.
		Cure d'entraînement	2 à 3 heures.
		Promenades ; jeux en plein air	1 à 2 heures.
		Repos au lit	10 heures.

(1) Un petit nombre d'entre eux font (dans l'intervalle des heures de repos réglementaires) des travaux manuels, tels que jardinage, menuiserie, peinture.

(2) Jeu de boules, jeu de croquet, jeu de tonneau, cerf-volant, etc., en tout cas jeux calmes.

au sanatorium d'Angicourt.

| | Malades fragiles | | |
| | 3 | 4 | 5 |
	TUBERCULOSES APYRÉTIQUES AVEC SYMPTÔMES ACTUELS OU RÉCENTS D'ÉVOLUTION OU D'INTOXICATION.	ÉTATS SUBFÉBRILES, COMPLICATIONS EXIGEANT LA CURE AU LIT MITIGÉE.	POUSSÉES ÉVOLUTIVES. FIÈVRE.
7ʰ — 7 3/4	*Lever.* Petite promenade.		
7 h. 3/4	Déjeuner.............................	Déjeuner { au lit ou à la chambre.	
8 1/2 — 10 h.	*Cure de repos.....* 1 h. 1/2.	8 1/2—9h. Promenade. (1).	
10 h. 1/2	Douche............................	9 h. — 10 1/2. *Cure au lit.*	
11 h.	Dîner.............................	Dîner (2).	
11 3/4 —12 1/2	Promenade de 15 à 30 minutes.	Petite promenade (1).	Cure
12 1/2 — 2 1/2	*Cure* **silencieuse.** 2 h.	*Cure de repos au lit.*	de
2 1/2 — 3 h.	Promenade .... 10 à 20 m.		repos
3 h.	Goûter............................	Goûter.	
3 1/4 — 3 3/4	Promenade de 10 à 30 minutes.	Courte promenade (1).	complet
3 3/4 — 5 3/4	*Cure de repos.....* 2 h.	*Cure de repos au lit.*	au lit
6 h.	Souper............................	Souper (2).	
6 3/4 — 7 1/2	Promenade de 10 à 30 minutes.		sans
7 1/2 — 8 1/4	*Cure de repos....* 45 minutes.	Coucher à 8 h.	se
8 1/2 — 9 h.	Coucher...........................		lever.
En résumé..	Chaise longue.... 6 h. 1/4. Promenades ou jeux calmes en plein air { 1/2 h. à 2 h. 1/2 Repos au lit........ 10 à 11 h.	Cure au lit, 6 h. 1/2. Promenades courtes et prudentes { 0 à 1 h. Le reste de la journée, repos à la chambre ou allées et venues tranquilles.	

(1) Dans une première période, ces promenades ne sont autorisées qu'à l'intérieur du sanatorium dans les corridors spacieux, largement aérés, bien éclairés, annexés à chaque étage.

(2) Au réfectoire ou dans une petite salle à manger réservée à ces malades.

croyons d'ailleurs que, au lieu de commencer la cure de chaise longue au sortir de la salle à manger, comme on le fait dans beaucoup de sanatoriums, il est préférable de laisser les malades se promener tranquillement après les repas pendant vingt à quarante minutes.

Dans l'intervalle des heures de cure réglementaires et des promenades permises, on recommandera aux malades de séjourner aussi longtemps que possible en plein air, dans un jardin ou dans un parc quand le temps le permet, ou sinon à la galerie de cure, qui doit devenir pour eux la véritable salle de réunion, la pièce de la maison où l'on se tient habituellement : les tuberculeux arrivent ainsi à passer chaque jour huit à dix heures (et même davantage) en plein air.

4° CURE DE REPOS ASSOCIÉE A LA CURE D'ENTRAINEMENT. — *Indications :* formes torpides non évolutives de tuberculose pulmonaire, lésions stationnaires retentissant peu sur l'état général, lésions récentes en voie de régression avec température normale stable, pouls calme et stable, état général satisfaisant, absence de symptômes d'intoxication.

A cette période de la maladie, l'application exclusive de la cure de repos serait une faute thérapeutique : l'exercice physique devient encore plus nécessaire qu'à la période précédente. Les malades de cette catégorie peuvent être soignés sans trop de difficultés en cure libre ambulatoire; dans divers sanatoriums populaires, ils sont astreints à des travaux manuels.

Mais comme, même à cette période, la fatigue est mauvaise ; comme, d'autre part la cure d'air doit être poursuivie, quelque temps qu'il fasse, bien au delà des périodes consacrées aux promenades ou au travail manuel, il faut associer, dans un traitement rationnel, la cure de repos et la cure d'entrainement. Nous imposons à nos malades, dans l'intervalle des petites promenades et des marches d'entrainement, quatre heures de chaise longue (Voy. p. 442, horaire n° 2).

Notons que, pour ces malades résistants, comme pour les tuberculeux fragiles, il est fort utile d'intercaler au milieu de la journée, pendant la digestion du principal repas, une cure obligatoire de repos physique complet, de silence et de tranquillité d'esprit.

Repos pulmonaire. — 1° Dans le traitement des tuberculoses osseuses et articulaires, la première condition du succès, c'est d'immobiliser la région malade ; il n'est pas douteux que cette loi de pathologie générale ne s'applique également aux tuberculoses pulmonaires, et que la gravité de ces tuberculoses ne dépende en grande partie de l'impossibilité de mettre le poumon au repos complet ; inversement, on voit des tuberculoses pulmonaires unilatérales à évolution progressive irrémédiable s'arrêter et rétrocéder dès que, par un pneumothorax artificiel, on diminue d'abord, on supprime ensuite les mouvements respiratoires du poumon.

Toutefois l'impossibilité de maintenir au repos les régions malades d'un poumon n'est pas aussi absolue qu'on pourrait le croire *a priori* ; les zones tuberculisées se transforment souvent en blocs denses non élastiques, qui n'obéissent plus guère aux mouvements d'expansion inspiratoire ; cette protection mécanique est rendue plus efficace encore par l'atrophie des muscles thoraciques au niveau des lésions, par la formation d'adhérences pleurales qui brident énergiquement l'ampliation thoracique, par le développement de gros tractus fibreux inextensibles qui immobilisent la lésion tuberculeuse au milieu d'un organe mobile.

Il est évidemment nécessaire que le thérapeute ne vienne pas contrarier par des prescriptions maladroites ce processus naturel de défense.

2º Mais, d'autre part, les malades ne pouvant rester indéfiniment au repos avec une respiration réduite et devant nécessairement exiger de leur poumon, à l'occasion de tous les mouvements corporels, un surplus notable de ventilation pulmonaire, il est incontestable qu'*une bonne éducation respiratoire est utile aux tuberculeux.*

On sait en effet : 1º que la respiration nasale est de beaucoup préférable à la respiration buccale, surtout pour des sujets ayant une affection des voies aériennes ; 2º que, pour un même débit respiratoire, des respirations profondes apportent aux alvéoles pulmonaires plus d'oxygène et enlèvent plus de CO_2 que des respirations courtes, superficielles, précipitées ; 3º que des mouvements respiratoires bien éduqués, bien rythmés, se faisant sans efforts, sont moins offensifs pour le poumon que des mouvements brusques, désordonnés, accompagnés d'efforts inutiles et de contractions violentes. Beaucoup de tuberculeux, mal éduqués antérieurement, gênés par leurs lésions pulmonaires anciennes ou récentes, respirent mal et utilisent dans de mauvaises conditions la surface respiratoire qui leur reste ; ils ont tout avantage à *apprendre à respirer* de manière à réduire au minimum dans leurs promenades la fatigue pulmonaire, l'essoufflement et le tiraillement lésional.

3º Reste à savoir s'il convient d'appliquer en outre aux tuberculeux les *manœuvres dites de gymnastique respiratoire*, par lesquelles certains médecins ont prétendu obtenir un « développement quantitatif » de la fonction respiratoire ! Sur ce point, il ne peut y avoir d'hésitation : *tant que la tuberculose pulmonaire n'est pas en grande partie sclérosée ou solidement enkystée, ces manœuvres doivent être bannies systématiquement du traitement, comme irrationnelles, dangereuses et inutiles.*

1° *Elles sont irrationnelles.* — La soi-disant insuffisance respiratoire des tuberculeux est une hypothèse inexacte : ces malades ont, au contraire, une ventilation pulmonaire exagérée. Les zones d'obscurité respiratoire que l'on trouve à l'auscultation indiquent le plus souvent des lésions pulmonaires (anciennes ou récentes) et non pas une insuffisance fonctionnelle ; de même la diminution de l'expansion thoracique est en grande partie une conséquence des lésions pleuro-pulmonaires et de la perte d'élasticité du poumon et doit être respectée : elle est une sauvegarde pour le malade; d'ailleurs on voit fréquemment le périmètre thoracique augmenter sensiblement sous l'influence exclusive de la cure de repos, produisant une modification lésionale favorable et rendant le poumon plus élastique. Enfin l'idée qu'on améliore la nutrition et l'état général des tuberculeux en leur apportant, par la gymnastique respiratoire, une plus grande quantité d'oxygène ne peut être retenue; la quantité d'oxygène consommée est subordonnée aux besoins de l'organisme et non pas au volume d'air inspiré.

2° *Elles sont dangereuses.* — Elles produisent, en effet, une ampliation thoracique brutale avec tiraillement des régions pulmonaires malades, tandis que les grands mouvements respiratoires spontanés se font principalement aux dépens des parties saines et respectent davantage l'immobilité tutélaire des foyers tuberculeux. En fait, l'observation clinique démontre que **les manœuvres de gymnastique respiratoire exposent fréquemment les tuberculeux pulmonaires à des poussées évolutives nouvelles**. Chez des tuberculeux soignés par cette méthode par d'autres médecins que par nous, nous avons constaté des aggravations *considérables*, immédiates ou tardives, *directement attribuables à la gymnastique respiratoire* : le danger est tout aussi grand à la période de *début* de la tuberculose pulmonaire qu'aux périodes plus avancées.

3° *Elles sont inutiles.* — La plupart des améliorations étonnantes que certains partisans de la gymnastique respiratoire attribuent à cette méthode, — sans raisons valables et sans critique suffisante, — relèvent de la psychothérapie ou d'une auto-suggestion médicale. D'autre part, lorsqu'on cherche à obtenir le développement des muscles respiratoires et le retour du bon fonctionnement thoracique (par exemple, dans les rétractions du thorax consécutives à une pleurésie guérie) ou à provoquer une accélération circulatoire dans des régions pulmonaires présentant de la stase sanguine ou lymphatique, les marches en terrain incliné, faites méthodiquement en respirant profondément, donnent des résultats bien meilleurs que les manœuvres de gymnastique respiratoire ; enfin celles-ci ne sauraient remplacer, ni chez les tuberculeux, ni chez les candidats à la tuberculose, les marches d'entraînement, ou la cure de travail, qui exercent sur tout l'organisme, sur le fonctionnement cardiaque et sur le fonctionnement du poumon, une action salutaire très complexe.

Néanmoins, on peut admettre que, chez des tuberculeux résistants à lésions immobilisées, il est parfois indiqué, pour développer les muscles thoraciques atrophiés, peut-être aussi pour produire un remaniement réactionnel des foyers enkystés, d'intercaler, au cours des marches d'entraînement ou bien au cours d'autres exercices corporels, quelques mouvements très simples de gymnastique respiratoire *active*, alternant avec les efforts musculaires.

Ces principes généraux seront *mis en pratique* de la manière suivante.

A. Pendant toute la période évolutive de la maladie (et surtout à la suite des incidents évolutifs), on doit réduire au minimum les mouvements du poumon et laisser au repos les régions malades.

On y parvient par la cure de repos rigoureuse et prolongée, en recommandant au malade de marcher tout doucement. *On s'abstiendra de prescrire des respirations profondes, qui seraient plus nuisibles qu'utiles.* De plus, il faut que le malade évite les mouvements brusques, les efforts, les cris, les chants, la marche rapide, la marche contre le vent, les montées qui essoufflent, et que son attention soit attirée sur le danger des exercices violents, des chocs, des coups sur la poitrine, des mouvements forcés des bras et du tronc.

B. Quand les signes d'activité lésionale paraissent éteints ou tout au moins très atténués, l'*éducation respiratoire* du malade peut commencer. Pour lui apprendre à respirer par le nez, à faire sans efforts de longues inspirations profondes, à expirer complètement, point n'est besoin de recourir à des manœuvres de gymnastique respiratoire ; il suffit d'utiliser la *méthode classique des respirations nasales profondes*, préconisée depuis longtemps par certains phtisiologues, en particulier par Dettweiler. Ces respirations sont faites pour commencer, pendant les heures de cure, le malade étant étendu presque horizontalement *sur la chaise longue* (fig. 59), toutes les heures une série de dix à douze respirations profondes et calmes, en maintenant la bouche bien fermée) ; elles n'offrent aucun danger si elles sont exécutées *sans excès* et *sans maladresse* (beaucoup de malades ne comprenant pas tout d'abord ce qu'on leur demande font des inspirations violentes suivies de fermeture glottique, ou des expirations forcées). Ultérieurement, on prescrit les respirations profondes *pendant les marches et les montées* : « Faire tous les 200 pas six à huit respirations profondes, de telle sorte que 2 ou 3 pas correspondent à une inspiration ou à une expiration. » — « La méthode des respirations profondes doit être employée toujours avec beaucoup de modération, en tenant compte de l'état du cœur et des lésions pulmonaires, et des effets produits » (Dettweiler).

C. Enfin, à la période de régression lésionale, pendant la cure d'entraînement, la discipline respiratoire peut être rendue plus efficace encore par des *montées sur des chemins en pente, pendant lesquelles le sujet s'efforce de respirer le moins souvent possible*, en faisant de grandes inspirations profondes suivies d'expirations complètes : des convalescents qui, au début de cet exercice, respiraient 110 à 120 fois pendant une montée de cinq minutes, arrivent à faire la même montée en 30 respirations, sans essoufflement et sans fatigue du cœur.

Il va sans dire que cet entraînement intensif est réservé à des sujets allant très bien et qu'il doit être surveillé de près par le médecin : il constitue la *méthode de choix* pour la correction des déformations thoraciques dues à une symphyse pleurale ou à une cicatrice fibroïde du poumon.

Repos sexuel. — *Pendant la période évolutive* de la tuberculose, l'hygiène sexuelle se résume d'un mot : abstinence. Indirectement dangereux pour la femme tuberculeuse par la possibilité d'une grossesse qui serait un désastre, l'acte sexuel est directement dangereux pour les tuberculeux de l'un et l'autre sexe par le choc nerveux, par l'épuisement consécutif et par les poussées congestives et réactionnelles qu'il occasionne : les hémoptysies dues au coït sont la traduction la plus évidente de cette influence fâcheuse, qui peut aussi allumer la fièvre et provoquer une poussée bacillaire.

Quand l'évolution est enrayée, l'abstinence encore est préférable, ou sinon une grande modération : les malades doivent être informés des redoutables conséquences que peuvent avoir des rapports sexuels fréquents ou trop intenses et des excitations génitales physiques ou psychiques : les adolescents seront préservés autant que possible de la masturbation, les malades de tous âges mis en garde contre les dangers de lectures et de conversations érotiques.

Il est facile de comprendre que des flirts quotidiens, favorisés par la vie en commun, chez des sujets oisifs, suralimentés, condamnés au repos, ne peuvent avoir à tous points de vue que de lamentables conséquences; c'est l'inconvénient des sanatoriums mixtes mal surveillés : de là une imagination fantaisiste conclura volontiers à l'embrasement habituel des tuberculeux en général, mais plus particulièrement des pensionnaires des sanatoriums : il faut laisser aux adversaires systématiques et intéressés des sanatoriums le soin d'exploiter cet argument digne d'un romancier et, pour rester dans la vérité, noter les dangers certains du mélange des sexes dans des hôtels de cure ; ces dangers sont réduits à bien peu de chose dans un sanatorium digne de ce nom, où les malades sont soumis à une discipline ferme et où l'on prend les mesures préventives nécessaires. En réalité, de l'avis de tous les auteurs compétents, *la tuberculose ne crée pas l'excitation sexuelle* : elle peut, tout au plus chez des névropathes génitalement excités, développer la tare cérébrale préexistante. Certains malades, épuisés par des pertes séminales incessantes, sollicités à la masturbation par des rêveries érotiques, sont justifiables du bromure, de la psychothérapie, mais surtout des douches froides et de la cure de travail : ils ne forment qu'une minorité.

II. — Cure d'entrainement.

A. *Pendant la période d'activité du processus bacillaire*, *tant que le malade reste fragile*, avec un pouls hypotendu et tachycardique, une température instable, des foyers pulmonaires réagissant facilement, on ne peut autoriser que des promenades de très courte durée, à allure lente, peu nombreuses, attentivement surveillées par le malade lui-même, appropriées à l'état général et à l'état local, qui tous deux demandent beaucoup de ménagements. A cette période, le tuberculeux se défie de ses forces, qu'il sait médiocres ; il se laisse facilement convaincre de l'importance de la cure de repos et se contente volontiers de ces petites promenades, qui lui apportent une dose salutaire, mais très peu considérable, d'exercice physique.

A un stade plus avancé du traitement, correspondant à la *disparition des symptômes d'intoxication et de déchéance*, les malades, reprenant des forces et reprenant espoir, oublient souvent que les fatigues et les efforts sont dangereux pour eux ; l'intervention *répétée* du médecin est nécessaire pour les rendre prudents, et il ne faut pas craindre de les effrayer un peu pour les préserver d'un optimisme excessif dû à l'amélioration symptomatique ; les longues promenades seront sévèrement interdites pendant cette période juxta-évolutive, et les petites promenades dosées strictement selon la tolérance individuelle, selon l'état du cœur et selon la gravité lésionale (les tuberculoses en voie de germination et les grosses lésions caséeuses non enkystées sont toujours aggravées par la fatigue physique) ; on ne permettra pas au malade plus d'une heure à une heure un quart de promenade par jour, en plusieurs fois ; au cours de ces promenades, le malade se conformera aux indications générales formulées par Brehmer (Voy. p. 378-379), et il se mettra à l'abri de toute cause de refroidissement.

Plus tard, quand la cure se poursuit sans incidents évolutifs, et quand les lésions paraissent en voie de régression, avec amélioration symptomatique de plus en plus nette, il est utile dans bien des cas (mais non dans tous) d'augmenter progressivement la durée des promenades, jusqu'à une heure et demie, deux heures et deux heures et demie par jour, en prenant toutes les précautions pour ne pas amener un réveil de l'activité lésionale. Les promenades en voiture découverte permettent d'élargir le cadre des petites excursions, mais les grandes excursions, les voyages sont encore contre-indiqués.

B. Dans les cas favorables, on arrive enfin à une *période où la tuberculose, ayant cessé d'évoluer, est devenue une vraie maladie locale immobilisée ou en voie de régression* : d'ailleurs certaines formes de tuberculose sclérosante et torpide entrent presque d'emblée dans cette phase.

A ce moment, il convient de prescrire une véritable cure d'entraînement, la mise en pratique de cette cure pouvant se faire soit par la méthode classique des marches progressives, soit par le moyen de travaux manuels, soit enfin par l'application systématique de la cure de travail.

1° **Cure d'entraînement classique**. — Elle consiste à employer la marche comme moyen d'entraînement, en augmentant graduellement la durée et la longueur des promenades.

Il est évident que cette cure, s'adressant à des tuberculeux, diffère absolument de l'entraînement qu'on pourrait appliquer à des sujets sains : on doit s'astreindre à une progression très prudente, et on ne perdra jamais de vue que telle marche d'entraînement, qui serait une simple promenade pour un individu bien portant, peut devenir une marche forcée pour un convalescent de tuberculose, surtout si le myocarde est peu résistant. En particulier on devra veiller à ne produire ni essoufflement, ni fatigue du cœur, ni fébricule de fatigue, et on recommandera aux malades d'éviter les transpirations abondantes.

La cure d'entraînement doit se faire sur des chemins en pente douce et sur des promenades en terrain plat : ces deux modes d'exercice musculaire se complètent l'un l'autre.

Les *marches sur des chemins en pente* permettent d'habituer le malade à un travail musculaire relativement intensif, qui exige des efforts de plus en plus grands du myocarde et des muscles respiratoires, mais qui n'est exécuté en général que pendant un laps de temps de courte durée : si l'on connaît bien le terrain sur lequel les malades s'entraînent, il est facile de doser avec toute la précision désirable les efforts qu'on leur demande ; les éléments individuels pour ce dosage sont empruntés surtout à l'examen du cœur et du poumon (essoufflement, état du pouls après les montées, réactions pleurales et pulmonaires).

Il faut exiger que pendant les montées les malades s'habituent à respirer uniquement par le nez et qu'ils disciplinent attentivement leurs mouvements respiratoires, en faisant avec calme de grandes inspirations profondes suivies d'expirations complètes passives. Quand ces mouvements ne peuvent être exécutés d'une manière satisfaisante, le malade doit rester sur place et respirer profondément jusqu'à ce que l'équilibre respiratoire soit rétabli.

Les *marches en terrain plat* permettent d'habituer le malade à des promenades de plus en plus longues, dont la vitesse restera toujours faible ou modérée; on règle cet entraînement en se laissant guider par les symptômes immédiats (hyperthermie, essoufflement, fatigue générale, fatigue du cœur) et par les symptômes tardifs (variations de poids, modifications de la courbe de température, transformations favorables ou défavorables des foyers tuberculeux, changements dans l'état des forces et dans l'état psychique). Après chaque promenade, il faut que le malade se repose et, s'il a un peu transpiré, qu'il change de linge et procède à une friction ou à une lotion rapides.

Les malades soumis à cette méthode d'entraînement peuvent arriver à faire *quotidiennement* (quand le temps est beau) deux à trois heures d'entraînement proprement dit et une à deux heures de petites promenades ou de jeux calmes en plein air. On aura soin que les heures d'entraînement alternent avec des heures de repos (Voir l'horaire de la p. 142). D'autre part, si bien entraînés que soient les malades, on les mettra en garde contre les dangers des exercices physiques violents, tels que l'escrime, le canotage, ou des exercices qui provoquent facilement de la fatigue cardiaque, tels que la bicyclette; tous ces exercices doivent être interdits même aux tuberculeux paraissant guéris.

Résultats. — Les cures d'entraînement bien supportées ont une influence très favorable sur l'état des forces, sur la nutrition générale et sur l'état psychique; elles font disparaître l'essoufflement, augmentent la résistance à la fatigue, ramènent le malade à son poids normal, souvent dépassé pendant la période de grand repos, et permettent aux convalescents de reprendre la vie active et le travail dans des conditions beaucoup meilleures.

Ces avantages sont tels que la plupart des phtisiologues, très-satisfaits des résultats de cette méthode classique, trouvent inutile de chercher un autre mode d'exercice corporel destiné à remplacer les promenades et les marches d'entraînement : le travail manuel, prescrit aux malades dans certains sanatoriums populaires, leur paraît plutôt une manière d'utiliser pratiquement l'activité des malades ou de les distraire qu'une méthode thérapeutique véritable.

Mais une question préjudicielle se pose : pour les tuberculeux convalescents, la marche est-elle la forme de travail musculaire la plus favorable? A priori, il semble qu'on doive lui préférer le travail manuel, plus varié, plus facile à doser et à surveiller, et qui met en jeu un plus grand nombre de muscles. *En fait*, la réponse ne pourra être fournie que par les résultats éloignés (dûment contrôlés) des expériences actuellement en cours, de travail manuel et de cure de travail.

2° **Travail manuel des tuberculeux**. — Depuis quelques années, il représente, dans plusieurs sanatoriums populaires de l'étranger, un moyen de cure *obligatoire*; bien entendu, on ne fait travailler que des sujets dont l'évolution bacillaire paraît enrayée; il n'y en a pas moins un contraste frappant entre les idées thérapeutiques en vogue dans ces établissements (où l'on cherche à soustraire les tuberculeux, aussi tôt que possible, à la cure de repos) et les errements classiques.

Sans faire l'historique de ces tentatives intéressantes, nous en signalerons deux, au sujet desquelles nous possédons des renseignements circonstanciés.

Au sanatorium populaire allemand, *Ernst Ludwig*, près Sandbach-i.-O., le D' Lipp fait travailler, depuis 1902, la grande majorité de ses malades, et cela d'une façon très précoce, dès le deuxième mois de cure (30 à 35 p. 100 des malades du sanatorium ont des bacilles dans les crachats); la durée du travail est de trois à six heures par jour, sous forme de travaux domestiques, de menuiserie, de peinture, de jardinage, de travail de bûcheron; 75 p. 100 des légumes consommés au Sanatorium sont ainsi produits dans le potager de l'établissement; tout le bois nécessaire au Sanatorium est coupé dans la forêt par les malades; les travaux de peinture, les réparations de meubles... sont faits par eux. D'ailleurs ce n'est pas sans une certaine stupéfaction que nous aperçûmes, en montant vers le sanatorium par une torride journée de juillet, les malades disséminés dans les champs et travaillant la terre sous un soleil de feu; nous croyons que ces procédés « de cure » ne peuvent s'appliquer utilement qu'à un petit nombre de tuberculeux particulièrement résistants et n'ayant pas eu depuis longtemps des lésions en activité.

Au sanatorium norvégien de *Lyster*, le D' Grundt emploie, depuis 1902, un tiers de l'effectif de ses malades à des travaux de terrassement, à l'enlèvement de la neige, au sciage et au débit de bois, à la construction de routes : les malades ont fait jusqu'à présent 5 kilomètres d'une route large de 5 mètres au travers d'un terrain inculte et pierreux. Les femmes sont occupées en hiver à des travaux domestiques, en été au jardinage. On commence par une demi-heure de travail par jour jusqu'à trois heures en tout (deux heures le matin, une heure l'après-midi, plus une promenade en ski d'une heure et demie après le premier déjeuner; le reste de la journée, ces malades peuvent aller et venir dans l'établissement, mais ils sont astreints à deux heures de *Liegecur* après le dîner. Dès qu'une séance de travail est terminée, les malades sont tenus de se réunir dans une grande salle commune, où ils mesurent leur température et où un médecin note leur état et les caractères du pouls ; la température rectale ne doit pas dépasser 37°,8, et en tout cas, elle doit être redescendue au-dessous de ce chiffre après un repos de dix minutes ; sinon, la dose de travail est diminuée.

Les médecins de ces deux sanatoriums déclarent que le travail manuel bien surveillé chez des malades convenablement choisis, ne provoque des *complications* que tout à fait exceptionnellement ; les malades travaillent *avec plaisir* et cherchent à obtenir le plus tôt possible la permission d'appartenir au groupe des travailleurs.

Par contre, dans d'autres sanatoriums, la prescription du travail manuel a rencontré souvent des difficultés tenant au mauvais vouloir des malades, à leur crainte d'être exploités et de faire du tort aux ouvriers de la région, ou à leur désir de reprendre leurs occupations professionnelles en ville dès le moment où le médecin de sanatorium considérait que la cure de repos n'était plus indispensable pour eux.

La plupart des médecins de sanatorium qui font travailler les malades sous leur surveillance reconnaissent à ce procédé de cure des avantages sérieux : ces avantages sont, d'une manière générale, ceux qu'on observe toutes les fois qu'un tuberculeux amélioré est soumis à une cure d'entraînement qu'il supporte bien (nous les avons déjà indiqués p. 443 et 444) : en particulier *l'état psychique est influencé très favorablement, et la résistance du malade augmente dans une proportion notable*. Grundt et Lipp, qui ont actuellement une expérience prolongée de cette méthode, continuent à la préconiser : d'après eux, le travail manuel est le meilleur moyen de lutter contre l'ennui et d'empêcher les malades de faire un mauvais usage des forces qui leur sont revenues ; le fait de pouvoir travailler de nouveau et d'y être encouragé par le médecin augmente la confiance dans la guérison et donne au malade un bon moral ; enfin les tuberculeux apprennent ainsi à évaluer eux-mêmes la dose de travail qu'ils peuvent supporter sans inconvénient et à connaître les signes annonçant que cette dose est atteinte ou dépassée. D'autre part, les malades mangent mieux, prennent du poids tout en travaillant et font des progrès au point de vue lésional.

3º Cure de travail systématisé. — A la suite des travaux de Wright sur les variations de l'index opsonique et sur l'auto-inoculation spontanée de poisons bacillaires qui se produit lorsque la circulation sanguine et lymphatique d'un foyer tuberculeux est activée notablement, les médecins anglais ont eu une conception nouvelle du mode d'action de la cure de travail ; d'après Wright, cette auto-inoculation intermittente aurait un rôle important dans la production d'un certain degré d'immunité antituberculeuse et produirait des effets semblables à ceux d'une inoculation de vaccins bactériens ; les modifications de la circulation pulmonaire dues au travail musculaire détermineraient facilement des auto-inoculations de poisons solubles, comparables à des injections de tuberculine : *en graduant convenablement le travail musculaire, on pourrait utiliser comme moyen curateur la résorption des auto-tuberculines.*

Au sanatorium de Frimley, le Dr Paterson met ces idées en pratique : au lieu de laisser faire à ses malades un travail manuel quelconque ne dépassant pas leurs forces, il soumet les tuberculeux à une véritable « cure de travail », au cours de laquelle les efforts musculaires sont gradués d'une manière systématique et progressive, de même que, dans une cure de tuberculine, la dose de tuberculine injectée est augmentée progressivement d'après des règles précises.

A partir du moment où le malade, devenu absolument apyrétique et soumis à la cure d'entraînement classique, supporte bien des promenades d'assez longue durée (jusqu'à 16 kilomètres), la « cure de travail »(1) proprement dite commence : les cinq périodes successives qui la constituent et qui durent chacune plusieurs semaines consistent essentiellement en des travaux de terrassement de plus en plus pénibles : transport de charges de 5 à 10 kilogrammes sur des chemins en pente, travail de la petite pelle, puis de la grande pelle de terrassier pendant quatre heures par jour, travail à la pioche pendant quatre heures, puis pendant six heures par jour, transport de 13 mètres cubes de terre à la brouette.

Il est inutile d'ajouter que ce mode de traitement n'est appliqué qu'à une **catégorie spéciale** de malades résistants, ayant des formes torpides de tuberculose, attentivement choisis en vue de la cure de travail, — et que les réveils de l'activité évolutive ou les poussées sub-fébriles apparaissant au cours du traitement sous l'influence de la fatigue sont toujours soignés par le repos absolu au lit.

Les bons résultats obtenus dans ces conditions au sanatorium de Frimley ne font en somme que confirmer la notion très ancienne et bien établie de l'utilité de la cure d'entraînement à *la période de régression des formes favorables de tuberculose*, et montrent une fois de plus que, dans la convalescence de ces formes, un certain degré d'activité musculaire est parfaitement compatible avec le maintien ou la consolidation de l'amélioration antérieure (Voy. p. 413-414).

Reste à savoir si la méthode de cure de travail adoptée à Frimley donne autre chose et mieux que le traitement classique combiné à la tuberculinothérapie, ce qui, *a priori*, ne nous paraît pas très vraisemblable. En tout cas, il convient de ne pas généraliser ces faits très particuliers et encore mal connus, et de ne pas oublier que la fatigue physique est une des causes les plus fréquentes de l'aggravation des tuberculeux.

(1) Pour plus de détails, consulter BRAUNER, La cure de travail chez les tuberculeux (*Bull. méd.*, 24 nov. 1909).

III. — ALIMENTATION RATIONNELLE
DES TUBERCULEUX.

Notion classique de l'utilité de la suralimentation. Définition de celle-ci ;
Conditions d'une suralimentation rationnelle. — 1. Ne prescrire la suralimentation que dans les limites où les tuberculeux en ont besoin ; elle
convient surtout aux malades en état de déchéance ou en période d'activité lésionnale. — 2. Se contenter d'une ration de suralimentation
modérée. — 3. Donner un régime mixte et varié, d'où il est préférable
d'exclure les boissons alcoolisées. — 4. Surveiller attentivement l'état
des fonctions digestives. — 5. Tenir compte des contre-indications qui
tiennent aux tares de l'organisme.
Mise en pratique de l'alimentation des tuberculeux. — 1. Stimulation de
l'appétit. — 2. Précautions pour assurer de bonnes digestions. — 3. Aliments recommandés aux tuberculeux faciles à nourrir. — 4. Répartition
et composition des repas. — 5. Alimentation des tuberculeux difficiles à
nourrir. Aliments et régimes spéciaux. — Alimentation et traitement des
tuberculeux anorexiques et des tuberculeux dyspeptiques. Alimentation
des fébricitants. — 6. Comment juger si le malade est convenablement
nourri ?
Dangers d'une mauvaise alimentation. — Dangers de l'alimentation insuffisante. — Grands et petits accidents de la suralimentation. — Troubles à
distance provoqués par les mauvaises digestions.

« En plus d'un air pur, d'une peau bien lavée, nettoyée, détergée,
d'un repos suffisant et d'un exercice rationnel, l'hygiène du tuberculeux comprend surtout une **nourriture saine et abondante** ;
*le principal pouvoir qu'a le médecin dans le traitement de la phtisie
pulmonaire est celui qu'il exerce sur les fonctions digestives quand elles
sont affaiblies ou détériorées. Si les malades peuvent manger, digérer,
assimiler, ils ont bonne chance ; s'ils n'y arrivent pas, leur chance de
guérison est bien minime.* » Ainsi s'exprimait H. Bennet, et cette
vérité fondamentale a été affirmée avec la même netteté par les autres
phtisiologues. — Brehmer demandait « que l'alimentation des tuberculeux fût suffisante pour *compenser* l'amaigrissement et pour remplacer celui-ci par un certain embonpoint, mais *sans aller jusqu'à
l'obésité* ». — Dettweiler considérait « le relèvement de l'état de la
nutrition, son amélioration qualitative et quantitative, comme la
condition indispensable du succès et la *pierre angulaire* de la phtisiothérapie ». — Peter voulait pour les tuberculeux « une alimentation
substantielle mais variée, avec beaucoup de viandes, viandes de toutes
sortes, cuites au goût personnel ». — Grancher a insisté longuement
sur les moyens qui permettent, avec un peu d'art, de faire accepter et
tolérer par le malade l'*alimentation supplémentaire* qui lui est indispensable. « Pour un tuberculeux, disait-il, le médecin doit prescrire
d'emblée, si le malade peut la supporter, une *ration de guérison*,

ajoutée à la ration d'entretien; ou, si l'appareil digestif est en mauvais état, il doit s'efforcer de lui rendre les forces nécessaires pour digérer et assimiler ce supplément d'aliments. »

On peut résumer ces opinions concordantes, en disant qu'il faut aux tuberculeux une alimentation substantielle, variée, *plus abondante que celle nécessaire pour la réparation constante de l'organisme* : c'est la définition que Littré et Gilbert donnent de la **suralimentation**.

Est-il nécessaire d'ajouter que la suralimentation doit être maniée à bon escient et avec modération ? Même dans ce cas, on peut commettre facilement des erreurs de pratique : celles-ci deviennent de lourdes fautes, si la suralimentation est prescrite d'une manière abusive. Exiger que de malheureux phtisiques ingèrent des quantités formidables d'aliments suffisantes pour détraquer un sujet sain, gorger de nourriture des malades pléthoriques et engraissés qui ont une activité physique très restreinte, imposer des repas subintrants à des dyspeptiques dont l'estomac se vide mal, ce n'est pas seulement faire de la mauvaise thérapeutique, c'est manquer de bon sens, et vraiment on ne peut s'étonner que, dans des conditions pareilles, la suralimentation n'ait déterminé de graves accidents! Car ces excès ont été commis, et souvent : d'où la réaction actuelle, légitime si on se borne à combattre de regrettables erreurs d'application, injustifiée si on prétend attaquer le principe même de la méthode.

Observons d'ailleurs que les auteurs qui ont dénoncé les « méfaits de la suralimentation » se sont bien gardés de calculer le régime alimentaire des tuberculeux strictement d'après les besoins nutritifs de l'homme normal! Ils ont dû reconnaître qu'un tuberculeux « doit manger et beaucoup manger », — qu'il a besoin « d'une ration supérieure d'un tiers environ à la ration de l'homme sain », — ou encore d'une « alimentation supplémentaire raisonnée », — d'une « forte alimentation », — « d'une suralimentation sélectionnée périodique et interrompue »,... c'est-à-dire que, *sans rien retrancher ni ajouter aux notions classiques*, ils ont tout simplement sanctionné par leur adhésion la pratique dont la majorité des phtisiologues compétents ne s'étaient jamais écartés. *Le tuberculeux, à la période d'activité lésionale et de déchéance, a besoin d'être suralimenté dans une certaine mesure : cette suralimentation favorise l'arrêt évolutif, l'immunisation antituberculeuse et la cicatrisation des tubercules; elle n'est pas dangereuse, lorsqu'elle reste dans les limites raisonnables, qu'elle est adaptée à la puissance digestive et à l'âge du sujet, et lorsque le malade est surveillé.*

Conditions d'une suralimentation rationnelle. — 1° Faisons d'abord observer que *tous les tuberculeux ne doivent pas être également suralimentés* : il faut suralimenter surtout ceux qui sont en *état de déchéance*, amaigris, affaiblis, anémiés, ou qui ont à lutter contre des *lésions en voie d'évolution* : la suralimentation est formellement indiquée pour eux jusqu'à ce qu'on ait réussi à leur donner un certain embonpoint, et mieux encore un bon état des forces, un air de vigueur et de santé. Quand ce résultat est obtenu, on doit s'attacher à le maintenir, mais sans fatiguer les organes digestifs.

2° *La suralimentation ne sera jamais excessive* ; il convient de prendre pour terme de comparaison l'alimentation normale, calculée non pas d'après les habitudes alimentaires défectueuses de sujets qui mangent démesurément, mais d'après les besoins nutritifs *réels* de l'homme sain, bien moindres qu'on ne le croyait autrefois. On sait, par exemple, que les recherches prolongées de E. Maurel lui ont permis de fixer de la manière suivante, « par kilogramme de poids normal, la **ration moyenne d'entretien** d'un adulte sain ayant une vie active, mais sans travail mécanique professionnel, pendant les saisons intermédiaires des climats tempérés » : *albumine ingérée*, 1 gramme à 1ᵍʳ,50, cette quantité de 1ᵍʳ,50 devant être considérée comme un maximum qui ne doit presque jamais être atteint ; *valeur calorifique des aliments ingérés*, 35 à 38 calories. Des travaux récents tendent à montrer que les chiffres de Maurel sont un peu trop élevés ; en particulier, pour les albuminoïdes, une dose de 1 gramme par kilogramme de poids serait toujours suffisante (?).

La suralimentation consiste à superposer à cette ration d'entretien une *ration supplémentaire*, appropriée aux saisons, à l'état du malade, à la somme de travail musculaire qu'il fournit et à toutes sortes de conditions individuelles ; la ration supplémentaire utile, qui est *éminemment variable*, doit en toutes circonstances rester *modérée* (1). Jamais on n'atteindra pour la ration totale les chiffres stupéfiants de 4500 — 5800 calories qui représenteraient, au dire de certains médecins étrangers (2), les besoins nutritifs des tuberculeux ! Ces chiffres sont inacceptables, même quand il s'agit d'Allemands gros mangeurs. D'après les faits que nous avons observés personnellement au sanatorium d'Angicourt, la **ration de suralimentation** qui convient à des tuberculeux adultes ayant un poids habituel (net) de 60 kilogrammes

(1) Grancher conseillait de s'en tenir pour la « ration de guérison » (superposée à une bonne nourriture ordinaire) d deux ou *trois œufs à la coque, 100 grammes de pulpe de viande et un potage féculent*. C'est une excellente formule.

(2) Gabrilowitsch, médecin du sanatorium russe de *Halila*, a prétendu que les tuberculeux ont besoin journellement et en moyenne de 200 à 250 grammes d'albumine, 200 à 250 grammes de graisse, 400 à 800 grammes d'hydrates de carbone. — Lipp, médecin du sanatorium allemand *Ernst Ludwig*, arrive à des chiffres analogues : albumine, 251 ; graisse, 270 ; hydrates de carbone, 500 ; d'ailleurs presque tous ses malades sont soumis à la cure du travail (Voy. p. 452). Il note, chez la majorité d'entre eux, des augmentations de poids de 8 à 13 kilogrammes obtenues en trois mois. — Au sanatorium de *Grabowsee*, la ration quotidienne est montée, paraît-il, jusqu'à 268 grammes d'albumine, 228 de graisse, 488 d'hydrates de carbone.

(poids moyen de nos malades) varie approximativement (en dehors des périodes de grande chaleur) *pour les albuminoïdes ingérées* entre 100 et 140 grammes, *pour la valeur calorifique des aliments ingérés* entre 2500 et 3500 calories. Cette ration convient aussi bien aux malades astreints à une cure de repos sévère qu'aux sujets améliorés soumis à l'entraînement : en effet la prescription du repos rigoureux répond à la période de pleine évolution de la maladie, pendant laquelle la suralimentation, si elle est bien supportée, est particulièrement utile; inversement la cure d'entraînement se fait à la période de régression lésionale, pendant laquelle il est indiqué de restreindre de plus en plus la suralimentation : on y arrive indirectement en conservant à peu près la même ration et en augmentant progressivement la dose d'exercice musculaire.

3° *La suralimentation se fera par un régime mixte et varié*.

A. **La nourriture des tuberculeux doit être variée**. — Cette variété a une très grande importance d'abord au point de vue de l'excitation de l'appétit et de la stimulation nécessaire des organes digestifs, ensuite parce qu'elle assure dans de meilleures conditions l'apport à l'organisme des matériaux salins indispensables et de principes divers, plus ou moins bien déterminés, qui exercent une action favorable sur la nutrition; il ne faudrait pas croire que deux rations alimentaires de composition différente, ayant théoriquement la même valeur nutritive et la même digestibilité, produiront les mêmes effets physiologiques : dans la convalescence des poussées évolutives, des hémoptysies, on assiste souvent à une rénovation rapide de l'organisme à partir du moment où le malade abandonne un régime alimentaire sévère (composé par exemple de lait, d'œufs, de céréales, de pâtes) pour un régime ne comprenant pas une plus grande quantité de principes immédiats, mais formé d'aliments variés, viandes, légumes, fruits, etc.; le convalescent qui restait anémique, languissant, maigre, reprend alors des forces, du poids et des couleurs. Aussi, toutes les fois que la chose est possible, même dans les complications fébriles de la tuberculose, on doit donner aux malades des aliments naturels variés plutôt que des aliments d'exception, auxquels on pourrait être tenté d'accorder la préférence, sous prétexte qu'ils sont très riches en principes immédiats définis.

B. **Le régime doit être fortement azoté**. — Les résultats concordants des cliniciens et des expérimentateurs (1) ont démontré qu'un régime peu azoté est extrêmement défavorable aux tuberculeux et

---

(1) Ch. Richet, Études sur l'alimentation des chiens tuberculeux (*Rev. de méd.*, 1905). — Lassablière, Achard et Gaillard, Influence de l'alimentation sur la marche de la tuberculose expérimentale (*Congrès intern. de la tuberc.*, Paris, oct. 1905).

que, inversement, un régime fortement azoté rend les sujets plus résistants vis-à-vis de la tuberculose. On évitera donc soigneusement de réduire au minimum la ration d'albumine des malades, tout en se gardant de donner aux matières albuminoïdes de la ration une importance prépondérante qu'elles ne doivent pas avoir : nous avons indiqué plus haut les limites entre lesquelles oscille la dose utile d'albumine ingérée.

Cette dose doit être *facilement assimilable* et, par conséquent, être empruntée surtout aux albumines d'origine animale, mieux utilisées par l'organisme (viande, poisson, lait, fromages, œufs) ; toutefois il ne faut pas se montrer exclusif ; l'abus des viandes a des inconvénients nombreux et des dangers, et d'ailleurs beaucoup d'aliments d'origine végétale fournissent des albumines facilement assimilables et très utiles, notamment les céréales et les graines des légumineuses.

Dans quelques cas, on est obligé de renoncer complètement à l'alimentation carnée, soit que des troubles digestifs ou des manifestations d'arthritisme contre-indiquent l'usage de la viande, soit que les malades éprouvent une invincible répugnance pour cet aliment ; or, dans ces cas, on peut obtenir des résultats tout aussi bons que chez les mangeurs de viande : nous avons suivi plusieurs malades qui ont triomphé de tuberculoses pulmonaires évolutives graves sans se départir du régime lacto-ovo-végétarien ; c'étaient, à la vérité, de gros mangeurs, et leur exemple ne doit être cité qu'à titre d'exception.

Quand la tuberculose est entrée franchement en régression et quand le tuberculeux a cessé d'être un malade, on doit, tout en cessant de le suralimenter, lui conserver un régime assez fortement azoté, en ajoutant par exemple aux repas de la famille des œufs ou de la viande froide, ou de la viande crue.

C. **Le régime doit être riche en graisses faciles à digérer**. — Ce principe établi depuis longtemps par les cliniciens, en particulier par Brehmer, a été confirmé par les recherches expérimentales de Weigert [1] : des porcs recevant une nourriture riche en graisses résistent mieux à la tuberculose que les témoins, dont la ration de matériaux ternaires est formée surtout d'hydrates de carbone.

Encore faut-il que les graisses soient *bien assimilées* et qu'elles ne troublent pas la digestion des autres aliments : une nourriture contenant une quantité surabondante de graisses ou rendue indigeste par des graisses mal choisies et par l'incorporation trop intime des matières grasses aux aliments serait tout à fait nocive : non seulement elle serait en grande partie inutilisée, mais elle produirait des troubles digestifs (fermentations gastriques, diarrhée, etc.).

Pour que les aliments ne soient pas rendus indigestes et ne fatiguent

[1] Weigert, *Berlin. klin. Wochenschr.*, 1907, n° 3.

pas l'estomac, on doit *employer à la cuisine peu de graisse*, et de préférence du beurre de bonne qualité, de la crème ou du lait ; les aliments imprégnés de graisse pendant leur cuisson sont difficiles à digérer ; les sauces grasses sont lourdes et indigestes. Les matières grasses du régime seront fournies en grande partie par le *lait*, les laitages, la crème, par le *beurre* (1), par la graisse qui fait partie intégrante des viandes, par le gras de jambon, par les *jaunes* d'œufs, par les sardines à l'huile, etc., accessoirement par le lard en très petite quantité, le foie gras, l'huile d'olive ou de noix, la moelle osseuse, les gâteaux d'amandes, etc.

La quantité de corps gras consommée par les tuberculeux varie dans de grandes proportions suivant les saisons, suivant les menus, suivant la tolérance du malade pour le lait et le beurre, suivant l'utilité d'augmenter ou de diminuer l'ingestion des graisses d'après l'embonpoint ou d'après l'état des fonctions gastro-intestinales. D'une manière générale, une moyenne quotidienne de 100 grammes de graisses pour un adulte est suffisante et d'ailleurs facile à tolérer pendant longtemps, s'il n'y a pas de tares digestives préexistantes.

D. **Le régime doit être assez riche en hydrates de carbone.** — Ceux-ci permettent de couvrir les besoins de l'organisme en calories sans qu'on abuse des corps gras ; ils exercent une action d'épargne sur les albuminoïdes, et ils aident à la fixation de l'azote et de la graisse ; les pommes de terre, le riz, les pâtes (nouilles, macaroni, vermicelle), les légumes secs, les potages féculents, les gâteaux secs, les entremets doivent figurer journellement sur la table des tuberculeux et fournissent, avec le pain et avec le sucre, la dose voulue d'hydrates de carbone. Il est important d'appeler l'attention des tuberculeux sur l'utilité des hydrates de carbone, car souvent les malades s'imaginent, *bien à tort*, que la suralimentation consiste pour eux à se bourrer de viande et d'œufs, en délaissant les autres aliments.

E. **Les légumes verts, la salade et les fruits doivent faire partie du régime.** — Quoique les légumes verts et la salade soient très pauvres en albumine assimilable et en hydrates de carbone, ils ont pour les tuberculeux une *incontestable utilité*, en stimulant l'appétit, en entretenant le bon fonctionnement intestinal et en apportant une grande quantité de sels minéraux.

Les fruits présentent les mêmes avantages et, de plus, varient agréablement les menus ; ils fournissent à l'organisme des diastases particulières, et des sucres peu irritants, peu fermentescibles, accompagnés de sels minéraux, notamment de chaux, ce qui les rend préférables au sucre chimiquement pur (Bunge).

(1) On devra veiller à ce que le beurre ne soit pas falsifié avec la margarine.

F. L'alcool est-il utile aux tuberculeux? — Il ne peut être question ici que de *doses modérées d'alcool données sous une forme très diluée*, par exemple trois quarts de litre de vin léger par jour. On ne trouverait plus, croyons-nous, de défenseurs pour l'alcoolisme thérapeutique des tuberculeux, prôné par Dettweiler : ce médecin ordonnait aux malades anémiques ou dont la circulation périphérique était défectueuse, en plus de la bouteille quotidienne de Bordeaux ou de vin du Rhin réglementaire à Falkenstein, une « cure de cognac », soit 80 grammes de cognac par jour pendant plusieurs semaines. Sans nous arrêter à cette pratique, sans rechercher non plus si la prescription fréquente de vins généreux dans beaucoup de sanatoriums payants ne serait pas motivée peut-être par des raisons que l'hygiène ne connaît pas, demandons-nous si l'alcool représente ou non pour les tuberculeux un aliment utile.

Tout le monde sait que « l'alcool n'est pas un aliment, bien qu'il soit un combustible » (Berthelot) : on ne conteste point qu'il ne puisse remplacer une certaine quantité de sucre dans la production de la chaleur animale et qu'il n'exerce, comme le sucre, une action d'épargne sur les albuminoïdes ; mais, d'autre part, il est incapable d'incorporer ses éléments à l'organisme et « il est très peu apte à servir de potentiel énergétique à la contraction musculaire » (Chauveau) ; en fait, il se montre nettement défavorable pour les sujets qui ont à livrer une grande somme de travail musculaire et d'efforts, et il n'offre aucun avantage pour l'homme normal dans la vie habituelle ; chez les sujets sains capables de s'alimenter suffisamment, *les aliments ternaires sont à tous points de vue préférables à l'alcool*, et rien n'autorise à penser qu'il en soit autrement chez les tuberculeux.

Y a-t-il un intérêt quelconque à introduire l'alcool dans la ration habituelle des tuberculeux à titre *d'excitant* ? Mais ne savons-nous pas que cette action excitante sera suivie rapidement d'une action déprimante ? Comment ne pas redouter ces effets chez des malades aussi sensibles que les tuberculeux, qui sont ordinairement, pendant la période évolutive, dans un état d'hyperexcitabilité ?

D'ailleurs chez les tuberculeux, *la dose inoffensive d'alcool est bien plus difficile à fixer que chez l'homme sain*, à cause des tendances congestives, de l'instabilité du pouls et de l'existence fréquente de dyspepsies latentes ou de lésions méconnues des viscères, en particulier du foie et des reins ; chez les tuberculeux, *l'influence d'une dose immodérée d'alcool est beaucoup plus redoutable que chez l'individu normal*; le tuberculeux doit donc être prémuni tout spécialement contre les tentations qui mènent si vite aux abus ; chez les tuberculeux, on doit mettre en œuvre tous les moyens qui activent le travail digestif et qui abrègent le séjour des aliments dans l'estomac ; *or le vin ralentit l'évacuation stomacale*, action d'autant plus fâcheuse que les fermentations gastriques apparaissent seulement si l'estomac se vide mal ; chez les tuberculeux enfin, il importe que l'utilisation des aliments ingérés soit aussi complète que possible : méfions-nous donc de l'alcool, qui *diminue dans bien des cas le coefficient d'absorption intestinale des albuminoïdes*.

On objectera peut-être que le vin est, dans la cure de la tuberculose, un précieux *stimulant de l'appétit*? C'est là un argument spécieux, une pure hypothèse que la clinique ne confirme pas : depuis plusieurs années, nous avons supprimé, au sanatorium d'Angicourt, toute boisson fermentée sans avoir jamais vu de ce chef l'appétit des malades décliner, et cependant les ouvriers parisiens que nous recevons (dont beaucoup ont de grosses lésions) ne sont guère habitués à une telle sobriété.

En résumé, **il n'y a pas de raisons médicales qui légitiment l'introduction du vin dans le régime alimentaire des tuberculeux, et il y a beaucoup de raisons qui doivent le faire proscrire.** Nous croyons que l'alcool doit être réservé chez ces malades, soit aux circonstances spéciales (par exemple, complications fébriles) où le médecin désire utiliser son action d'épargne sur les albuminoïdes et ses effets de stimulant diffusible, soit à l'indication purement psychique de produire de temps en temps une diversion agréable par la dégustation à petite dose d'un cru de bonne qualité. Nous concédons d'ailleurs que, dans bien des cas, après examen minutieux du malade, et en l'absence d'éréthisme circulatoire et de complications digestives, on peut *tolérer* aux repas des doses faibles de vin (par exemple 80 à 100 centimètres cubes de bourgogne ou de bordeaux à la fin du repas), ou un peu d'eau-de-vie diluée dans beaucoup d'eau comme boisson de table ; mais on ne saurait se montrer trop prudent, si on ne veut pas que le vin, au lieu de rester indifférent, devienne franchement nocif, même à doses modérées, *a fortiori* en cas d'excès.

En tout cas, chez les tuberculeux entachés d'*alcoolisme*, la première condition d'un traitement rationnel, c'est la suppression radicale et complète des boissons alcoolisées ; ainsi que Legrain l'a montré, les demi-mesures ne servent à rien : ces malades doivent devenir des **abstinents**, et il faut à la fois les convaincre et les protéger contre eux-mêmes, double action éducative et disciplinaire qui s'impose au médecin dans les sanatoriums populaires ; d'ailleurs, la suppression des boissons fermentées est un des moyens les meilleurs pour inculquer aux tuberculeux l'idée salutaire que « le vin est toujours inutile et souvent nuisible » (Debove et Faisans).

4° *La suralimentation ne sera employée que dans la mesure où le tube digestif est capable de la supporter parfaitement.* — On arrive facilement à suralimenter les malades pendant quelques semaines d'une manière intensive sans provoquer de troubles digestifs apparents : le système gastro-intestinal est, en somme, remarquablement accommodant ; il tolère assez longtemps de grosses fautes d'hygiène alimentaire. Cette tolérance est précieuse, parce qu'elle permet, dans certains cas où la dénutrition devient inquiétante et où il faut agir énergiquement, de demander aux organes digestifs un surmenage momentané. Mais le plus souvent elle est fâcheuse, parce que bon nombre de malades expient leurs erreurs d'alimentation par de longues périodes de dyspepsie. Il est très important de ne pas attendre l'apparition des premiers signes de fatigue digestive pour devenir prudent : il faut, de propos délibéré, dès le début de la tuberculose, ménager l'estomac, car on aura besoin de ses services pendant la durée toujours très longue de la maladie, et, d'ailleurs, les troubles digestifs peuvent avoir, indirectement, des conséquences très fâcheuses pour le tuberculeux (poussées congestives, décalcification, aggravation lésionale).

On suivra donc le conseil, si judicieusement donné par Grancher : « Interroger *systématiquement* les tuberculeux comme pour trouver, du côté de l'appareil digestif, le défaut de la cuirasse qu'on sait exister. Le médecin qui fait cela perd rarement son temps, parce que la tuberculose et la dyspepsie, ou à son défaut la mauvaise alimentation, sont presque constamment associées. »

Cette **étude fouillée de l'hygiène alimentaire du malade** permet de dépister à temps les indices de souffrance du tube digestif ; elle comprend les points suivants :

1° *Rechercher par l'interrogatoire les symptômes qui traduisent, souvent à l'insu du malade, la surcharge digestive :* de ces symptômes, les uns se manifestent pendant la digestion des grands repas (vagues malaises, lourdeur et somnolence, céphalée, pâleur, bouffées congestives, sensations de chaleur périphérique, brûlures stomacales, pyrosis, météorisme, essoufflement après les repas, crises passagères de tachycardie au cours de la digestion) ; les autres se produisent pendant la nuit : le plus souvent, l'insomnie, le sommeil agité, les cauchemars, s'ils ne dépendent pas d'un état névropathique ou d'une poussée fébrile, sont attribuables à des troubles digestifs, et les sensations de malaise au réveil annoncent que l'alimentation du soir a été mal tolérée ; de même, beaucoup de sueurs nocturnes n'ont pas d'autre cause qu'une digestion laborieuse et retardée.

Pour que des repas copieux ou répétés soient dépourvus d'inconvénients, il importe qu'un repas ne soit pas pris avant que le repas précédent ait été digéré par l'estomac, c'est-à-dire évacué en grande partie dans l'intestin ; l'observation clinique permet d'être renseigné à ce sujet, à la fois par la recherche du clapotement stomacal et par l'étude des symptômes subjectifs. Si le repas précédent est encore en pleine digestion, le malade a rarement faim, ou, tout au moins, éprouve-t-il, dès qu'il ingère de nouveaux aliments, une sensation de lourdeur, de plénitude stomacale, qui le documente nettement ; en même temps disparaît la sensation trompeuse de faim : il est nécessaire d'écouter ces avertissements.

2° *Rechercher, par l'étude des signes objectifs,* s'il n'y a pas d'hyperchlorhydrie, d'encombrement intestinal, de stase gastrique, de ptoses abdominales, si l'intestin utilise convenablement les aliments ingérés, si le foie ne réagit pas...

3° *S'assurer que le malade ne mange pas trop et ne cherche pas à engraisser trop vite.* Beaucoup de tuberculeux, stimulés par l'idée des bons effets de la suralimentation, mais ne comprenant pas en quoi elle consiste, ou trompés par des conseils maladroits, soumettent leur tube digestif à un surmenage effrayant : ils ne mangent pas, ils dévorent et s'imaginent encore ne pas manger assez ! À plusieurs reprises, nous avons vu des malades du sanatorium se plaindre à nous de l'insuffisance de leur ration alimentaire, alors que l'analyse de leurs urines révélait une élimination quotidienne de 20 grammes d'azote total ou davantage et que le calcul de la dose de nourriture ingérée indiquait une alimentation plus que suffisante : du principe de la suralimentation, ils n'avaient retenu qu'une chose, c'est qu'il faut manger sans mesure ! D'autres fois, la rapidité de l'engraissement démontre à elle seule que le malade cède trop facilement aux sollicitations d'un appétit exacerbé par le changement de milieu et par la cure d'air. Il faut absolument éduquer les malades, leur faire comprendre l'inutilité et le danger de pratiques semblables.

Très souvent aussi les malades s'alimentent d'une manière défectueuse, cédant à des caprices, à des idées saugrenues ou à leur gourmandise, mangeant trop de certains aliments et pas assez des autres, ne suivant aucun des préceptes qui sont nécessaires pour assurer de bonnes digestions. Ce n'est pas trop de toute l'autorité et de toute l'expérience du médecin pour réformer ces mauvaises habitudes, qui conduiraient le malade tout droit à la dyspepsie ou au moins à des troubles digestifs faisant perdre en quelques jours une grande partie du bénéfice acquis.

4° *On devra aussi prendre en considération les idiosyncrasies alimentaires* pour rectifier, s'il y a lieu, le régime rationnel type, et se préoccuper parfois de *l'effet psychique* de certains aliments quand les malades ne sont plus d'un âge à pouvoir discipliner leurs habitudes alimentaires.

5° *Avant de prescrire la suralimentation, il faut tenir compte des tares préexistantes de l'organisme.* — Cette notion est de toute évidence : une suralimentation utile à un tuberculeux jeune, vigoureux, sans tares organiques, sera nocive pour un vieillard, pour un artérioscléreux, pour un lithiasique, pour un sujet dont les reins, le foie, le système vasculaire sont lésés ; quand la tuberculose atteint un obèse, un arthritique gros mangeur et pléthorique, on ne cherchera pas à augmenter encore la ration habituelle déjà trop forte, etc.

Mise en pratique de la suralimentation. — Nous avons vu quelle est la ration moyenne de suralimentation qui convient à la période évolutive de la tuberculose et quelle doit être, d'une manière générale, sa composition.

Examinons maintenant comment et sous quelle forme on la fait accepter aux tuberculeux.

1° Le premier point, c'est de *stimuler l'appétit.* Pour cela (indépendamment du traitement causal et du traitement symptomatique de l'anorexie que nous indiquerons pages 478-479), il faut s'ingénier à rendre l'alimentation plus attrayante et plus sapide.

Menus variés et alléchants. — Comme le disait Dettweiler, « si le malade sait à l'avance ce qu'on lui donnera, cela suffit à provoquer la satiété ; il faut qu'il ait une surprise agréable en lisant le menu du jour ». — Le même auteur a montré l'utilité de mettre à la disposition des tuberculeux anorexiques de la viande froide en plus des viandes chaudes, ou d'instituer pendant quelques jours une cure rigoureuse de viandes froides quand le malade a le dégoût des rôtis chauds. — Brehmer était absolument convaincu que, dans l'alimentation des tuberculeux pulmonaires, on n'arrive pas à des résultats bien brillants si on ne donne pas à chaque repas des légumes : « Ceux-ci n'ont pas besoin d'être aussi bien mâchés que la viande; ils glissent tout seuls dans l'estomac, et ainsi ils aident le tuberculeux à manger, même quand il n'a pas faim.

Il faut aussi mettre au menu des hors-d'œuvre stimulant l'appétit (anchois, sardines, caviar, crevettes, huîtres, filets de hareng, salade de museau de bœuf, saucisson, jambon cru en tranches fines, hure, radis, etc.) et des assaisonnements qui ont une action excitante (raifort, cresson, betteraves rouges, salades, etc.).

Repas très bien préparés, adaptés aux goûts du malade, présentant les mêmes aliments sous des formes variées, pris en commun à une table bien servie, dans une salle à manger claire et gaie, fraîche en été, tiède en hiver.

Repas se prolongeant assez pour que le malade, après chaque service, reprenne un peu d'appétit pour le service suivant.

2° Le deuxième point, c'est d'*assurer de bonnes digestions*, condition essentielle pour que la suralimentation produise de bons effets et pour qu'elle puisse être continuée pendant toute la durée nécessaire.

En plus de la surveillance individuelle éducatrice et des précautions spéciales rendues nécessaires par des tares digestives, il y a des règles générales à l'observation desquelles il faut veiller sans cesse : leur banalité n'enlève rien à leur importance ; *manger à des heures régulières ; espacer suffisamment les repas* pour que la digestion de chacun d'eux soit terminée au repas suivant ; *arriver aux repas bien reposé et ne pas se fatiguer pendant la digestion ; manger lentement en soumettant les aliments à une mastication soignée*, dont l'utilité est surabondamment démontrée, mais dont l'exécution régulière ne s'obtient qu'au prix de beaucoup d'efforts et après de nombreux insuccès ; les tuberculeux doivent rester à table au moins quarante à quarante-cinq minutes aux grands repas, vingt à vingt-cinq minutes au petit déjeuner, manger par petites bouchées et boire par petites gorgées, ne pas noyer les aliments dans beaucoup de liquide, faire soigner leur bouche par un bon dentiste, se servir au besoin d'un masticateur (ce qui d'ailleurs est un pis-aller) ; *la cuisine doit être simple*, ce qui n'exclue ni l'agrément, ni la variété ; une bonne cuisine bourgeoise soignée, mais peu savante, facile à digérer, comprenant un petit nombre de plats préparés avec des aliments de première qualité bien choisis, est infiniment préférable à cette cuisine cosmopolite de table d'hôte, prétentieuse et recherchée, lourde et fatigante pour l'estomac, riche en viandes, pauvre en légumes, qu'on impose aux malades dans beaucoup de sanatoriums et d'hôtels de cure ; *il faut user avec beaucoup de ménagements des condiments*, du poivre, des épices, de la moutarde, du vinaigre... Leur effet sur l'appétit s'épuise très vite, et leur effet éloigné sur le tube digestif est toujours mauvais ; mais il est bon que les aliments soient suffisamment salés, et de petites quantités de vinaigre ne sont pas contre-indiquées ; le jus de citron aussi est un excellent condiment. Enfin les malades devront avoir des *selles régulières*.

3° *Aliments recommandés aux tuberculeux*. — Faut-il nourrir les tuberculeux qui n'ont pas de complications avec des aliments spéciaux, possédant, sous un faible volume, une grande puissance nutritive ? En aucune manière, ce serait compromettre le *bon fonctionnement des organes digestifs et transgresser le principe essentiel de la variété de l'alimentation* ; le tuberculeux ne doit pas avoir un régime spécial, il doit manger comme tout le monde ; mais, dans son régime alimentaire, *on insistera sur certains aliments qui rendent la suralimentation plus efficace et plus facile* : viandes cuites, viande crue, œufs, lait, beurre, légumes secs, céréales.

Viande cuite. — Elle possède toutes les qualités d'un aliment utile aux tuberculeux ; elle est bien acceptée des malades, journellement et indéfiniment, car il est aisé de la présenter sous des formes culinaires variées, qui, les unes comme les autres, sollicitent le goût. Elle excite puissamment tous les actes digestifs et n'est pas apte à donner des fermentations stomacales ; aussi se laisse-t-elle digérer facilement ; même, fait curieux que nous avons vérifié maintes fois, elle est admirablement tolérée et assimilée par nombre de sujets qui sont des apepsiques complets, c'est-à-dire dont le suc gastrique ne renferme que des traces insignifiantes de HCl et de pepsine. Elle fournit à l'organisme une albumine très assimilable et, de plus, elle produit une stimulation nerveuse qui est particulièrement précieuse chez des malades dont les actes de défense organique doivent être maintenus en état d'activité incessante.

Mais il ne faut pas oublier, d'abord, que la viande n'est pas toujours nécessaire aux tuberculeux ainsi que nous l'avons dit précédemment, ensuite qu'elle a des inconvénients réels ; elle exerce sur l'estomac une action excitante, trop marquée chez les hyperchlorhydriques ; elle favorise les putréfactions intestinales, elle impose au foie et aux reins un surcroît de travail et, chez certains tuberculeux arthritiques, elle provoque des réactions congestives du poumon.

On devra donc tenir grand compte des tares individuelles et savoir diminuer ou au besoin supprimer l'alimentation carnée ; on évitera systématiquement les doses immodérées (inutiles et nuisibles) ; on surveillera les malades pour éviter les accidents d'intolérance.

Toutes les manières d'accommoder les viandes peuvent être utilisées (sauf chez les dyspeptiques) ; c'est à tort que certains auteurs recommandent uniquement les viandes rôties ou grillées, idée théorique que rien ne justifie ; nous ne redoutons nullement pour nos malades (*si la cuisine est bien faite et peu grasse*) les viandes en sauce, les ragoûts, les blanquettes, le cassoulet, les marinades, le bœuf à la mode et même le vulgaire pot-au-feu, qui, donné de temps en temps, est apprécié des malades. Pour varier les menus, on remplacera assez souvent la viande de boucherie par du poisson (en évitant les poissons à chair grasse), par du poulet, du lapin, du jambon froid ou chaud, de bonnes saucisses, du rôti de porc.

Viande crue. — Très employée chez les phtisiques depuis la communication de Fuster (de Montpellier) à l'Académie des Sciences en 1865, la viande crue est un excellent moyen de suralimentation ; est-elle en plus, comme l'ont prétendu Richet et Héricourt, d'après des expériences faites uniquement chez le chien, un médicament opothérapique doué de propriétés antituberculeuses toutes spéciales ? Cela n'est rien moins qu'établi, *mais la bonne utilisation de la viande crue par les tuberculeux à tous les stades de la maladie, sa très grande digestibilité, bien supérieure à celle de la viande cuite, son assimilation parfaite, son acceptation facile* quand on sait s'y prendre, suffisent amplement à légitimer son emploi, *à doses modérées*. Nous la prescrivons à un certain nombre de nos malades aux doses quotidiennes de *100-150 et 200 grammes par jour* (en plus de l'alimentation habituelle), et nous avons pu nous convaincre de l'utilité et de l'innocuité de cette prescription même continuée très longtemps, été comme hiver. La viande crue n'est dangereuse que si elle est préparée avec de la viande de mauvaise qualité ou de fraîcheur douteuse (alors elle expose à de graves intoxications, surtout en été), ou si elle est consommée en quantité trop forte, ou si elle est prescrite sans tenir compte des contre-indications, ou enfin si on s'entête à en donner à des malades qui la digèrent mal.

C'est la *viande de bœuf* qu'on emploie de préférence ; elle n'a pas d'autre inconvénient (1) que de donner très fréquemment le ténia ; cela n'est pas bien redoutable ; sans aller jusqu'à dire que le ténia, par le surcroît d'appétit qu'il procure, soit avantageux pour les tuberculeux (ce que nous n'avons jamais remarqué) et tout en reconnaissant qu'il détermine assez souvent des troubles digestifs généralement bénins, nous croyons qu'on n'a pas trop à se préoccuper de cette éventualité ; l'extrait de fougère mâle chez les tuberculeux résistants, la pelletiérine chez les tuberculeux fragiles, permettent de se débarrasser en une journée du parasite, et nous n'avons pas souvenance que cette extirpation ait eu des suites fâcheuses chez nos malades. Le diagnostic, le plus souvent, est fait par le malade lui-même ; mais il faut toujours penser au ténia en cas de dyspepsie ou d'amaigrissement survenant chez des mangeurs de viande crue. La *viande de cheval* met à l'abri du ténia et, dans les grandes villes, elle est plus économique que la viande de bœuf.

Il faut donner aux malades de la viande crue bien fraîche, prise, en général, dans la tranche ou dans le rumsteck plus succulent ; on débite la viande en petits morceaux, qu'on débarrasse soigneusement de la graisse et des parties fibreuses ; en hiver, on peut préparer le matin la provision des vingt-quatre heures ; en été, il faut la préparer immédiatement avant le moment où elle sera consommée. Le plus souvent, on se borne à faire passer dans un *hache-viande* proprement tout les morceaux apprêtés ; d'ordinaire, cela suffit parfaitement. Mais, pour rendre la viande crue encore plus facile à digérer, on peut la *pulper*, conformément aux indications de Fuster et de Grancher : « 1° avec un couteau à lame mousse, gratter la surface de la viande en enlevant à mesure la trame fibreuse ; on obtient ainsi de la raclure de viande à longs filaments ; 2° piler cette viande dans un mortier de pierre, de verre ou de marbre ; 3° l'étaler sur un tamis à purée et l'écraser doucement sur le tamis avec une spatule ou une cuiller. »

Modes d'administration. — Délayée dans du bouillon tiède ; incorporée à un potage au tapioca qui masque très bien son aspect et prend l'apparence d'un potage aux tomates (Laborde) ; mélangée avec une purée de pommes de terre, de lentilles, de haricots ou avec des épinards ; en boulettes qu'on avale comme une pilule, enrobées dans du sucre en poudre, assaisonnées avec du sel, roulées dans du chocolat râpé ; en sandwich ; mélangée avec de la confiture, de la marmelade ou dissimulée dans de la gelée de fruits conserve de Damas, de Trousseau ; tassée en un bifteck qu'on fait cuire légèrement sur le gril en ajoutant ensuite un peu de beurre frais (A. Mathieu).

La viande crue se prend soit aux principaux repas en remplacement ou en supplément de viande cuite, soit au premier déjeuner et au goûter. Elle convient surtout aux tuberculeux jeunes, ayant bon estomac et qui la digèrent facilement en plus de l'alimentation habituelle ; elle fournit alors une ration azotée supplémentaire, qui, sans engraisser le malade, le rend plus vigoureux, plus résistant et lui aide à cicatriser des lésions évolutives ; dans d'autres cas, chez des sujets ayant peu d'appétit, se nourrissant mal

____

(1) Les soi-disant dangers auxquels seraient exposés les malades prenant de la viande crue de bœuf en raison de la fréquence de la tuberculose chez les bovidés ne peuvent être pris au sérieux.

aux repas, elle compense l'insuffisance de l'alimentation ; enfin elle rend de grands services au cours des complications de toutes sortes dans lesquelles on est forcé de recourir à des aliments très nourrissants et faciles à digérer.

Œufs. — Ils sont considérés universellement, et à juste titre, comme un très bon aliment pour les tuberculeux ; pris sous une des innombrables formes culinaires qu'on peut leur donner ou gobés crus, ils sont généralement bien digérés et fournissent sous un petit volume une forte dose d'albumine et de graisse facilement assimilables ; un œuf de 50 grammes équivaut environ à 35 grammes de bœuf demi-gras, à 125 grammes de lait de vache. Mais les œufs produisent rapidement la satiété et ne sont pas toujours facilement supportés, surtout quand le foie est en mauvais état et quand il y a des fermentations intestinales ; en aucun cas on ne doit pas dépasser quatre à six œufs par jour.

Sauf exceptions, l'œuf sera pris en totalité ; le préjugé si répandu parmi les tuberculeux de toutes les classes sociales, qu'il y a intérêt à ne consommer que le jaune conduit à un gaspillage non justifié. Toutefois, chez les fébriles, les anorexiques, les dyspeptiques, les jaunes d'œufs délayés dans du lait, dans du café noir, dans un petit verre de curaçao (Knickebein) sont une ressource précieuse.

Lait. — *Quand il est bien supporté par le tube digestif*, ce qui est la règle, et quand il est ingéré à doses raisonnables, le lait offre de grands avantages : riche en principes immédiats très assimilables, rapidement digéré par l'estomac et par l'intestin, n'apportant aucune substance toxique, produisant au contraire le lavage de l'organisme, il convient aussi bien aux tuberculeux fébriles qu'aux sujets apyrétiques.

Si utile soit-il, on en abuse souvent, surtout à l'étranger ; pour nos malades français, il faut absolument déconseiller l'ingestion de lait en pleine période digestive, et le lait pris en boisson aux grands repas : mélangé en quantité notable à une grosse masse alimentaire, il donne facilement des taux élevés d'acidité gastrique et retarde l'évacuation stomacale.

Dans le régime normal des tuberculeux, il a sa place marquée — en nature, au premier déjeuner et au goûter — comme assaisonnement (soupes, purées, entremets) ou sous des formes spéciales (riz au lait, yoghourt), aux principaux repas. Cela permet d'en faire absorber facilement 800 centimètres cubes par jour en moyenne.

D'autre part, le lait est précieux, quand la suppression momentanée de l'alimentation mixte est indiquée.

Mais bien des malades ne supportent pas le lait. Chez les uns, il s'accumule dans l'estomac en provoquant des fermentations acides (lactique et butyrique) ; l'estomac devient alors une poche dilatée clapotante renfermant un liquide hyperacide riche en HCl, que le pylore contracturé ne laisse point passer ; chez d'autres, il forme dans l'estomac de gros caillots compacts qui provoquent des nausées, des vomissements ; chez certains malades, le lait traverse l'estomac sans encombre, mais détermine des troubles intestinaux (gaz abondant, ballonnement du ventre, diarrhée).

Dans ces cas, il faut faciliter la digestion du lait ; on y parvient par divers procédés : le rationnement, le mode d'ingestion (lentement, par petites doses fractionnées) la dilution et l'écrémage, l'addition d'eau de chaux, d'eau de Vichy, l'emploi de lait stérilisé ou inversement de lait cru, la saturation de l'acidité gastrique une heure ou deux après la prise de lait. Si, malgré ces moyens adjuvants, le lait n'est pas toléré, il faut essayer les potages au lait et le riz au lait, dont fréquemment le tube gastro-intestinal s'accommode mieux que du lait pur.

On arrive ainsi à réduire très sensiblement le nombre des malades qui ne peuvent bénéficier du lait ; mais on ne réussit pas dans tous les cas, ou bien, ce qui est encore plus fréquent, on constate que le lait n'est bien digéré que pendant quelques jours, puis cesse d'être toléré. Souvent le régime lacté absolu réussit très bien chez des malades qui ne supportent pas le mélange du lait et d'autres aliments.

Toutes les fois que le lait est mal digéré, on doit le supprimer au moins transitoirement, sous peine d'aggraver le malade et de donner naissance parfois à une fièvre digestive.

Le lait peut être donné aussi sous forme de *fromage blanc* ou de *Yoghourt*, bien supporté par l'intestin, dont il régularise les fonctions, et facile à préparer à domicile par réensemencements quotidiens ; on doit éviter, surtout chez les hyperchlorhydriques, de rendre le *Yoghourt* trop acide, et pour cela, quand l'acidité augmente, mettre à l'étuve à une température inférieure à 32°.

Le *koumys* se digère vite et s'assimile bien ; les cures de koumiss ont été très en honneur autrefois dans la phtisie pulmonaire : *nutrit*, *roborat*, *alterat* (Postnikov). Il aide à relever les forces et remédie aux troubles gastriques ; on le prescrit à doses progressives au premier déjeuner et au goûter. Le *képhir* également peut être essayé.

Beurre. — C'est le corps gras qui convient le mieux aux tuberculeux, parce que très facilement digestible ; la cuisine sera faite au beurre ou à la crème plutôt qu'à l'huile ou à la graisse, et le beurre frais de bonne qualité figurera journellement sur la table des tuberculeux au premier déjeuner, au goûter et au repas de midi, où il sera consommé en tartines plus ou moins salées ou en même temps que les hors-d'œuvre et le fromage. Dans bien des cas, il y a indication à augmenter graduellement la consommation du beurre frais à table, surtout chez les sujets amaigris et chez les hyperchlorhydriques.

Fromages. — Ils sont nettement à conseiller, surtout les fromages peu forts et peu avancés (Coulommiers, Camembert, Gournay, Gruyère, Comté, Hollande...).

Légumes secs (haricots, pois, lentilles). — Très riches en amidon et en caséine végétale facilement assimilables, ils sont, de plus, fortement minéralisés, surtout en acide phosphorique, en potasse, en magnésie, en chaux et en fer ; aussi doivent-ils faire partie intégrante de la ration de suralimentation. Chez les dyspeptiques, on les réduit en purée.

Céréales. — Elles apportent à l'alimentation un très utile appoint, en particulier :

Le *pain blanc*, qui, bien mâché, fournit des hydrates de carbone d'une grande digestibilité ; cependant il ne faut pas augmenter outre mesure la ration de pain, comme les Français ont tendance à le faire ; 500 grammes par jour est un maximum que même un gros mangeur ne devra pas dépasser ; on choisira du pain bien cuit, ayant peu de mie ;

Le *pain complet*, indiqué contre la constipation ;

Le *riz*, qu'on fera cuire sans le surcharger d'eau, ce qui ralentit sa digestion (Grancher) et qu'on utilisera souvent sous la forme très nourrissante de riz au lait ;

Les *farines* de froment, d'avoine, de maïs, d'orge, etc.

4° *Répartition et composition des repas*. — Elles sont assez variables suivant les pays, suivant les coutumes locales, suivant la condition sociale du malade, suivant l'état des fonctions digestives.

Voici le **régime institué par Dettweiler** et adopté avec des variantes dans la plupart des sanatoriums allemands : il est utile de le connaître, d'abord pour savoir comment sont nourris ceux de nos malades qui vont se faire soigner dans les pays de langue allemande et pour l'appliquer, au besoin, lorsqu'on veut prescrire momentanément une suralimentation intensive ; ensuite parce qu'il explique les malentendus qui se sont produits quand on a imposé à des Français un régime institué pour des tuberculeux appartenant à un peuple dont les habitudes alimentaires sont foncièrement différentes des nôtres.

Entre sept et huit heures, une tasse de bon café au lait, de thé ou de chocolat ; de plus, zwiebacks avec beurre, petits pains au beurre, pâtisseries au beurre pas trop grasses, miel, etc., jusqu'à rassasiement ; puis un verre de lait pris à toutes petites gorgées.

A dix heures : tartines de beurre et un à deux verres de lait pris à petites gorgées, ou une petite bouteille de koumys. Pour des sujets très dénourris, bouillon avec œuf et tartine de beurre, ou viande froide avec tartines de beurre et un verre de bon vin. Enfin, s'il est possible, prendre encore, à petites gorgées, un verre de lait.

A une heure, un bon repas complet (cinq ou six services), au cours duquel le malade prendra autant que possible de tous les plats, mais sans se forcer.

A quatre heures, un verre de lait, ou de koumys, ou une tartine avec un petit verre de vin.

A sept ou sept heures et demie, un plat de viande chaude avec pommes de terre, riz, macaroni, un plat de viande froide, du saucisson fin et de la volaille avec salade et compote.

Au coucher, ajouter encore, si l'état de dénutrition l'exige, un verre de lait ou de caillé.

C'est la méthode des six repas quotidiens, soit deux grands repas de table d'hôte et quatre petits repas où l'on use largement du lait, de sorte que chaque malade consomme 1 litre à 1 litre et demi de lait par jour en plus de la nourriture habituelle.

La **méthode française** diffère essentiellement de la méthode précédente : 1° par la réduction du nombre des petits repas, limités au premier déjeuner et au goûter ; 2° par la discrétion beaucoup plus grande dans l'usage du lait. Voici la répartition et la composition des repas que, pour notre part, nous préférons :

Le petit déjeuner doit être relativement copieux, mais se digérer assez facilement pour que le malade arrive au principal repas ayant faim et l'estomac vide ; la composition et l'importance de ce petit déjeuner sont donc subordonnées au pouvoir digestif du sujet ; c'est une faute de ne pas utiliser suffisamment pour l'alimentation le commencement de la journée, où l'estomac, bien reposé, peut facilement fournir un effort ; mais c'est une faute beaucoup plus grande de laisser prendre à ce moment un repas que l'estomac ne sera pas capable d'évacuer rapidement ; car toutes les autres digestions de la journée se ressentiront du mauvais travail digestif de la matinée.

Sauf indication spéciale, les tuberculeux ne doivent pas prendre ce déjeuner au lit, mais après avoir fait leur toilette, à table, lentement, à sept heures et demie ou huit heures ; ainsi ils mangent davantage et digèrent mieux. Aux sujets dont les fonctions digestives sont normales, on donnera, par exemple, 300 à 500 grammes de lait, un œuf, des petits pains et du beurre, ou, quand le lait est mal supporté, une soupe au riz ou un potage féculent avec des œufs ou avec de la viande froide — du jambon avec des fruits, du miel ou de la confiture. — La viande crue, à la dose de 50 à 100 grammes, est très bien acceptée à ce premier déjeuner, en diminuant ou en supprimant au besoin le lait.

Le *principal repas* sera fixé de préférence à onze heures et demie, ce qui laisse un intervalle de temps suffisant entre le petit déjeuner et lui : en le reculant davantage, on serait amené à donner un deuxième petit déjeuner dans la matinée, système que nous n'approuvons pas, car il s'écarte trop de nos coutumes françaises.

Le principal repas comprendra un hors-d'œuvre, un plat de viande, un plat de légumes, un entremets ou un fromage, un dessert : nous considérons comme parfaitement inutiles et fatigants pour l'estomac les repas plus compliqués, sauf à titre d'extra de temps en temps.

Le *goûter* (supprimé pour les sujets à digestion paresseuse) sera formé, à quatre heures, soit d'une légère collation, soit d'un bol de lait, de koumys, de yoghourt, soit pour les malades qu'on veut suralimenter, de 50 à 100 grammes de viande crue ou d'un ou deux œufs pris en plus de la collation.

Le *souper*, à sept heures, comprendra une soupe ou un potage, un plat de viande, un plat de légumes, un dessert ; il devra être en principe moins copieux et plus facile à digérer que le repas de midi.

Dans l'intervalle de ces quatre repas et dans la nuit, on ne donnera aucun aliment, ni œufs, ni lait...

Comme *boisson*, nous déconseillons le vin (pour les raisons que nous avons déjà indiquées), le lait qui charge l'estomac, le cidre qui décalcifie, la bière que Brehmer déjà interdisait à ses malades parce qu'elle alourdit et retarde les digestions.

La boisson type, c'est l'eau, sucrée ou non, coupée au besoin d'un peu d'extrait de malt ou aromatisée avec du citron, ou bien sous forme d'eau minérale non excitante et peu gazeuse, plus agréable au goût que l'eau pure. Nous faisons boire à nos tuberculeux de l'eau calcique (1) tenant en dissolution par l'acide carbonique environ 1 gramme de carbonate de chaux par litre : elle est très facile à digérer et d'une saveur légèrement piquante, qui plaît aux malades.

On peut aussi donner comme boisson de table des infusions chaudes (thé très léger, tilleul...) et permettre, au principal repas, une petite tasse de café noir, s'il n'y a pas d'éréthisme circulatoire.

La quantité de boisson à chaque repas doit être modérée, 250 à 400 centimètres cubes ; chez les malades ayant un estomac débile ou une sécrétion

______

(1) Une eau calcique semblable peut être préparée facilement à domicile dans le gazogène Briet ; pour un appareil contenant 1 600 centimètres cubes d'eau, on ajoutera 1,30 de carbonate de chaux précipité, dont on obtiendra la dissolution à l'aide du CO2 dégagé par 30 grammes de bicarbonate de soude et 25 grammes d'acide tartrique. On laisse la dissolution se faire pendant la nuit, puis on soutire cette eau de Seltz calcique dans des bouteilles qui doivent rester débouchées jusqu'à ce que l'excès de CO2 se soit échappé.

Menus du Sanatorium populaire d'Angicourt (1).
(Une semaine d'hiver.)

	DÎNERS.		SOUPERS.	
	RÉGIME Nº 1.	RÉGIME Nº 2.	RÉGIME Nº 1.	RÉGIME Nº 2.
Lundi....	Sardines et beurre. Saucisses de Francfort, jambon, petit-salé. Choucroute et pommes en robe. Camembert.	Thon et beurre. Jambon chaud. Purée de pommes. Idem.	Panade. Omelette. Riz au lait. Poires cuites.	Idem.
Mardi....	Fromage de tête. Gigot rôti. Haricots blancs. Fromage de Comté.	Œufs brouillés. Idem. Purée de haricots. Idem.	Soupe à l'oignon. Rôti de veau. Purée de pois aux croûtons. Yoghourt et gâteaux secs.	Idem.
Mercredi.	Sardines et beurre. Épaules de mouton farcies. Pommes Château. Fromage de Brie.	Thon et beurre. Côtelettes de mouton. Purée de pommes. Idem.	Soupe aux poireaux. Bœuf bourguignon. Lentilles au jus. Gâteau de riz.	Idem. Biftecks. Purée de lentilles. Idem.
Jeudi....	Saucisson et beurre. Blanquette de veau. Macaroni à l'italienne. Pommes au four.	Œufs sur le plat. Idem. Idem. Idem.	Potage aux pois. Lapin en gibelotte. Navets et pommes de terre. Œufs au lait au caramel.	Lapin rôti. Idem. Idem.
Vendredi.	Jambon fumé et beurre. Poisson. Riz au lait. Confitures de mirabelles.	Idem.	Soupe au potiron. Rosbif rôti. Pommes frites. Salade d'oranges au kirsch.	Idem. Idem. Purée de pommes. Idem.
Samedi...	Omelette. Tête de veau vinaigrette. Nouillettes au gratin. Pruneaux trempés.	Idem.	Consommé au pain. Pot-au-feu. Salade aux pommes de terre. Œufs au lait chocolat.	Idem. Viande froide à la gelée. Nouilles au gratin. Idem.
Dimanche.	Sardines et beurre. Rosbif rôti. Riz au fromage gratiné. Fromage de Gournay.	Thon et beurre. Idem.	Tapioca au lait. Poulet rôti. Pommes sautées et salade. Omelette aux confitures.	Idem. Idem. Croquettes de pommes de terre. Idem.

(1) Ces menus et les quantités d'aliments consommées par malade (indiquées p. 474 et 475), enfin les quantités d'aliments prescrits en supplément (indiquées également p. 473) renseigneront le praticien sur le régime alimentaire qui convient aux tuberculeux plus utilement, croyons-nous, que la fixation théorique (et souvent erronée) de la valeur calorifique des rations.

Menus du Sanatorium populaire d'Angicourt (1).

(Une semaine d'été).

	DINERS.		SOUPERS.	
	RÉGIME N° 1.	RÉGIME N° 2.	RÉGIME N° 1.	RÉGIME N° 2.
Lundi....	Radis et beurre. Rôti de porc. Choux nouveaux. Fromage demi-sel.	Idem. Bifteks. Pommes nouvelles. Idem.	Potage velouté tapioca. Œufs sur le plat. Épinards. Riz Condé.	Idem.
Mardi....	Jambonneau et beurre. Gigot rôti. Haricots cosse. Camembert et beurre.	Idem.	Potage vermicelle. Rôti de veau. Artichauts. Yoghourt et gâteaux secs.	Idem.
Mercredi.	Sardines et beurre. Cassoulet. Macaroni au gratin. Fruits.	Thon et beurre. Côtelettes de mouton. Idem. Idem.	Consommé aux pâtes d'Italie. Hachis Parmentier. Riz au jus. Œufs au lait au café.	Idem. Viande froide à la gelée. Idem. Idem.
Jeudi....	Radis et beurre. Veau marengo. Petits pois. Fromage de Comté.	Idem. Côtelettes de veau panées. Idem. Idem.	Soupe au lait. Rosbif rôti aux pommes. Carottes. Fruits.	Idem.
Vendredi.	Galantine et beurre. Poisson ou omelette. Riz au lait. Poires au sucre.	Idem.	Soupe aux poireaux. Bœuf braisé. Légumes frais panachés. Œufs au lait au chocolat.	Idem. Bifteks. Idem. Idem.
Samedi...	Sardines et beurre. Foie de veau demi-glace. Nouillettes au gratin. Fromage demi-sel.	Thon et beurre. Langue. Idem. Idem.	Potage printanier. Côtelettes de veau. Haricots verts. Petits gâteaux.	Idem.
Dimanche.	Jambon fumé et beurre. Rosbif rôti. Choux-fleurs. Omelette au rhum.	Idem.	Soupe au riz. Gigot rôti. Pommes nouvelles. Salade. Fruits frais.	Idem. Idem. Pommes nouvelles. Idem.

(1) Nous estimons que les tuberculeux appartenant à d'autres classes sociales ont également intérêt à se contenter d'une alimentation *simple* : un petit nombre de plats, très bien préparés au goût du malade avec des aliments de premier choix, valent mieux que des grands repas de table d'hôte ; une bonne cuisine bourgeoise est préférable à une cuisine savante et compliquée.

gastrique insuffisante, il faut réduire bien davantage la quantité des liquides ingérés.

Au Sanatorium populaire d'Angicourt, nous avons réglé de la façon suivante l'alimentation des tuberculeux, dont l'état n'exige pas un régime spécial.

Déjeuner. — Lait, 400 à 450 centimètres cubes (avec chocolat le jeudi et le dimanche), un œuf en omelette ou à la coque, pain et beurre. Pour les malades digérant mal le lait, deux œufs, fruits ou confitures, thé ou bien potage et omelette.

Dîner et souper. — Voir les menus des pages 472 et 473. Le régime n° 1 s'applique aux sujets ayant bon estomac, le régime n° 2 à ceux dont le tube digestif est plus délicat et a besoin d'être ménagé davantage.

Goûter. — Trois ou quatre fois par semaine, 250 à 300 grammes de lait ; les autres jours, pain et beurre avec thé au lait.

Quantités consommées par malade (en moyenne) (1). — *Par jour.* — Viande 500 grammes à l'état brut (crue, avec os, graisse, déchets), ce qui donne après cuisson au maximum 210 à 220 grammes de viande sans déchets. — Lait : 700 à 900 centimètres cubes, utilisés d'une part au déjeuner et au goûter, d'autre part dans la préparation des soupes, des légumes, du riz au lait, des œufs au lait, du yoghourt. — Beurre : 60 grammes, dont environ 30 grammes à table. — Sucre : 50 grammes. — Pain : 300 à 500 grammes.

Par portion. — Sardines, thon : 25 à 30 grammes ; fromage de tête, jambonneau (sans os), jambon fumé : 30 à 40 grammes. Haricots, lentilles, pois : 50 à 60 grammes. Riz : 30 à 40 grammes. Pommes de terre (sans déchets) : 250 à 300 grammes. Macaroni, nouillettes : 50 grammes. Légumes de saison (avec déchets) : 400 à 500 grammes. Confitures : 50 grammes. Gâteaux secs : 40 grammes. Fromages : 35 à 40 grammes.

Prescriptions supplémentaires individuelles, faites couramment en plus de l'alimentation habituelle à une minorité de malades : deux à quatre œufs par jour, — ou bien 100, 150 ou 200 grammes net de viande crue hachée, donnés en deux fois (au premier déjeuner et au goûter, ou parfois au dîner) — ou bien un demi-litre de lait.

5° *Alimentation des tuberculeux difficiles à nourrir*. — Chez ces malades, on est conduit à prescrire, en plus des aliments habituels choisis (2) parmi ceux qui sont légers et très nourrissants et de la viande crue pulpée, des *aliments spéciaux* et des *régimes spéciaux*.

(1) Notre collègue, le Dr Van Beneden, médecin-directeur du Sanatorium populaire de la Province de Liège, nous a communiqué les chiffres suivants, qui répondent (comme les nôtres) aux quantités d'aliments réellement consommées par ses malades quotidiennement : *Viande* avec déchets, 450 à 500 grammes ; *Lait*, 1250 centimètres cubes ; *Beurre*, 115 grammes ; *Sucre*, 35 grammes ; *Pain*, 550 grammes ; *Pommes de terre*, 475 grammes ; *Fromage*, 30 à 40 grammes, deux fois par semaine ; *Œufs*, à un seul souper par semaine, deux œufs. — Les malades soumis à un régime spécial (dyspeptiques, fébricitants, certains petits mangeurs) reçoivent deux à six œufs par jour, mais la viande est diminuée en proportion ; généralement les malades n'ont pas de viande quand ils reçoivent six œufs par jour. — *Boisson* : au dîner, 350 centimètres cubes de bière ; au souper, eau ou café, lait.

(2) Lait, laitages, beurre frais, fromages frais, — jaunes d'œuf, œufs à la coque, œufs au lait, — potages aux pâtes, bouillies, — croûte de pain, gâteaux secs, — riz, nouilles, pommes cuites froides ou chaudes, langue, jambon, poulet, poissons maigres, — fruits en compote ou marmelade…

Suc de viande crue. — Bien que la zomothérapie ne joue qu'un rôle très effacé dans le traitement des tuberculeux, le suc de viande peut rendre des services chez des malades déprimés, affaiblis, anorexiques, s'alimentant difficilement et qu'il est utile de stimuler.

D'ailleurs, il convient de ne pas oublier que le suc de viande n'a qu'une faible valeur nutritive : il donne pour 100 centimètres cubes moins de 7 grammes d'extrait sec, dont la moitié environ d'albuminoïdes et le reste de collagènes, de matières extractives et de sels minéraux; notre assistant E. Lobstein y a trouvé en moyenne 0,8 p. 100 d'azote total. 100 centimètres cubes de suc de viande sont moins nourrissants que 25 grammes de viande pulpée. Quant aux vertus mystérieuses qu'on a attribuées au suc de viande, elles sont encore à démontrer.

Le suc musculaire doit être extrait de viande aussi fraîche qu'on peut se la procurer et complètement débarrassée de sa graisse : *l'extraction se fait avec une extrême facilité*, en se servant de la presse de ménage A. Petit, dans laquelle les rondelles de viande sont séparées les unes des autres par des disques métalliques perforés : on obtient sans beaucoup d'efforts (en opérant sur 100 grammes de viande) un rendement de 40 à 45 p. 100, et, en insistant, un rendement de 50 p. 100 : il est inutile de laisser macérer la viande au préalable dans une petite quantité d'eau, comme on le faisait dans les débuts de la zomothérapie.

Le suc de viande se prend, aussitôt préparé, soit sous sa forme naturelle, additionné ou non de sirop, soit mélangé avec du bouillon à peine tiède.

Gélatine. Gelées. — Les anciens médecins avaient une confiance très grande dans les propriétés nutritives de la gélatine et considéraient les gelées de viande comme de remarquables analeptiques. On sait aujourd'hui, depuis les expériences de Voit, que la gélatine est incapable d'assurer l'équilibre azoté, son noyau azoté n'étant pas retenu par les tissus, mais que, détruite dans l'organisme, elle y est utilisée comme un aliment ternaire et diminue la destruction des albuminoïdes et des graisses.

On peut employer chez les tuberculeux, surtout chez les fébricitants et les hémoptysiques, le *bouillon concentré*, obtenu par coction prolongée de viande découpée en petits morceaux dans un vase clos en présence de très peu d'eau (procédé de la marmite américaine); les *gelées d'entremets*, préparées suivant les recettes des livres de cuisine avec la colle de poisson ou avec la gélatine et aromatisées avec des gelées de fruits, du suc de fruits, des liqueurs; les *gelées de viande*; la *gelée de pieds de veau*, qui est une des meilleures formes de gelées de viande (ébullition d'un pied de veau dans 1 litre d'eau légèrement salée pendant quatre heures, en écumant : on passe, on clarifie avec un blanc d'œuf, on ajoute un verre de vin blanc).

Poudres de viande. — Les poudres de viande, introduites en thérapeutique par Debove (1881), sont constituées presque uniquement par des tronçons inégaux de fibres striées; les meilleures des poudres de viande du commerce dégagent une faible odeur de colle forte, qu'on peut masquer facilement; par contre, leur saveur fadasse, caractéristique, désagréable, est assez difficile à dissimuler; d'après leur composition chimique, elles représentent environ quatre fois leur poids de viande crue maigre sans déchets.

Leur *valeur alimentaire* a été fort discutée : divers auteurs leur attribuent une action fâcheuse sur les fonctions digestives et sur la nutrition; mais beaucoup de médecins les regardent comme un aliment très nourrissant et très utile; on sait d'ailleurs qu'elles rendent de grands services dans l'alimentation des explorateurs polaires, où elles font partie d'une ration quotidienne strictement mesurée, et les résultats intéressants obtenus par Debove, par Mathieu, chez des tuberculeux et chez des dyspeptiques soumis au gavage, démontrent tout au moins que le tube digestif s'accommode fort bien de la poudre de viande dans maintes circonstances.

Mais, d'autre part, on ne doit pas oublier que l'excitant normal, physiologique des fonctions digestives sécrétoires et motrices, c'est l'aliment à l'état frais : donner de la poudre de viande *accessoirement ou transitoirement à des malades difficiles à nourrir* est absolument légitime ; ce qui le serait moins, ce serait d'attacher une importance prépondérante à un produit conservé, stérilisé, modifié, très inférieur aux aliments azotés habituels, très inférieur à la viande crue.

En tout cas, on doit, en prescrivant la poudre de viande, prévoir et chercher à éviter ses inconvénients possibles : on conseillera seulement des *doses faibles ou modérées* (20 à 50 grammes par jour), interrompues systématiquement de temps en temps ; on interdira l'emploi de poudre de viande de *mauvaise qualité* ou de celles qui traduisent par leur odeur nauséabonde la putréfaction de leurs albumines ou le rancissement de leurs graisses ; enfin on s'attachera à présenter la poudre *sous une forme* qui ne provoque pas le dégoût du malade : dans du lait aromatisé avec du kirsch, dans du chocolat, ou du cacao au lait, dans des œufs brouillés ou une omelette aux confitures, dans un potage ou dans une purée, dans un lait de poule vanillé (*apéritif de Boucicaut*).

Quand la chose est possible, on a tout intérêt à préparer soi-même sa poudre de viande, comme l'ont indiqué Dujardin-Beaumetz et A. Mathieu… ; on dispose alors d'un produit moins finement divisé que les poudres de viande du commerce, mais ayant bien meilleur goût, et dont on peut varier la saveur en employant soit du bœuf, soit du veau, soit du poulet rôti : la viande cuite (rôtie ou bouillie) et refroidie est passée au hachoir, bien desséchée au bain-marie (en laissant écouler les graisses), et au besoin au four, puis broyée au mortier ou moulue plusieurs fois dans un moulin à café, en resserrant progressivement la vis. Cette poudre de viande de ménage n'étant pas stérilisée comme les poudres du commerce, doit être préparée au fur et à mesure des besoins, une ou deux fois par semaine.

Farines de germes de céréales. — Elles renferment 21 p. 100 de matières azotées facilement assimilables et 1,50 p. 100 d'acide phosphorique depuis deux ans, nous les utilisons fréquemment (en potages au bouillon ou au lait) chez les tuberculeux en cours de complications : chez des convalescents d'hémoptysie maintenus au régime lacté, on emploiera pour la préparation des potages ces farines de préférence à une quantité égale de tapioca ou de riz, car, sous leur influence, le taux de l'azote total et de l'acide phosphorique des urines s'élève notablement; d'ailleurs elles sont très bien tolérées par l'estomac et par l'intestin.

Riz au lait concentré (*formule de Bourget*). — On fait bouillir 50 à 60 grammes de riz dans 1 litre de lait, et on laisse réduire pendant deux ou trois heures jusqu'à ce que le volume soit ramené à 500 ou 600 centimètres cubes. On obtient ainsi un aliment facile à digérer, d'une très grande valeur nutritive, que l'on peut rendre plus agréable au goût en le mélangeant avec des confitures, des gelées de fruits, des fruits cuits.

Crème pure. — Les médecins étrangers emploient largement, chez leurs tuberculeux fébriles, la crème pure à haute dose, jusqu'à un demi-litre par jour, ou davantage (Saugman). Voici une formule que cet auteur recommande : on fait chauffer ensemble 125 grammes de crème, 125 grammes d'eau, 6 grammes de lactose ; ce mélange est pris chaud avec des zwiebaks ou du pain grillé.

Régimes spéciaux. — Dans beaucoup de circonstances, les tuberculeux doivent être mis momentanément à des régimes spéciaux.

Le *régime lacté* (quand il est bien supporté) rend de très grands services dans les poussées fébriles aiguës et les hémoptysies, dans les périodes de fatigue digestive, dans les crises d'hyperchlorhydrie, dans les gastrites médicamenteuses... Il faut, autant que possible, ne le donner aux tuberculeux que d'une manière transitoire, ou pendant une partie seulement de la journée (le malade prendra, par exemple, l'alimentation habituelle le matin et à onze heures, puis le régime lacté à partir de trois heures).

La dose à ingérer ne peut pas être fixée théoriquement; elle sera subordonnée à la tolérance digestive; quand un tuberculeux arrive à digérer dans sa journée 3 litres de lait sucré et quelques gâteaux secs, il est suffisamment nourri; mais on lui imposera pendant toute la période du régime lacté le repos au lit ou sur la chaise longue, ce qui facilite la digestion du lait et enraye la dénutrition.

On donne le lait par doses fractionnées toutes les deux ou trois heures, en ajoutant $\frac{1}{10}$ ou $\frac{1}{5}$ d'eau de chaux (250 grammes par jour) et en faisant la saturation de l'acidité stomacale une heure après le repas de lait, s'il y a lieu. Très souvent le régime lacté donne de meilleurs résultats lorsqu'on alterne les prises de lait avec des petits repas sans lait (œuf et pain grillé, consommé aux pâtes, riz à l'eau, potage féculent...). Dans bien des cas (surtout dans les complications aiguës), on ne peut faire tolérer le lait qu'en le donnant par toutes petites doses réitérées toutes les demi-heures, de manière à éviter son accumulation dans la poche stomacale.

D'ailleurs on doit, s'il n'y a pas de contre-indications, préférer au régime lacté intégral le *régime lacté mitigé*, dans lequel on substitue à une certaine quantité de lait d'une part des œufs (trois à quatre par jour), de la viande crue (100 à 200 grammes); d'autre part, des potages au lait ou du riz au lait.

Le *régime lacto-ovo-végétarien* est un très bon régime de transition entre le régime lacté et le régime habituel, et il sert à reposer le tube digestif des malades qui ont mangé trop de viande ou qui ont des putréfactions intestinales.

Les *petits repas répétés*, espacés toutes les trois heures, et composés d'aliments très nourrissants, rapidement digérés, sont indiqués lorsqu'une complication, ou un incident digestif, ou l'état de fatigue du malade ne permettent pas de recourir à l'alimentation habituelle ; par exemple on donnera dans une journée les six petits repas suivants :

250 grammes de lait avec 15 grammes de sucre et 25 grammes de cacao Brandt (lequel renferme du lait condensé et de la poudre de viande); — 75 grammes de pulpe de viande, 30 grammes de croûte de pain, 10 grammes de beurre; — 150 grammes de riz au lait concentré avec 50 grammes de confitures et une tasse de thé; — 75 grammes de pulpe de viande; — un potage aux pâtes additionné d'un jaune d'œuf, un œuf à la coque, 40 grammes de pain, 10 grammes de beurre ; — 200 grammes de lait sucré et deux biscuits. Cette ration alimentaire peut à la rigueur suffire pour un tuberculeux alité de 50 kilogrammes (albumine, 80 grammes ; hydrates de carbone, 200 grammes ; graisse, 55 grammes ; calories, 1650). Il serait sans intérêt de multiplier ces exemples.

Alimentation des tuberculeux anorexiques et traitement de cette anorexie. — L'*imprégnation de l'organisme par les poisons bacillaires* se traduit si facilement par l'anorexie que celle-ci possède chez les tuberculeux une valeur sémiologique de premier ordre : souvent, pendant une longue période, l'anorexie est le seul signe qui révèle : chez les sujets suspects, la germination tuberculeuse ; chez les tuberculeux avérés, une décharge toxique ou une poussée évolutive qui se prépare ; chez les malades soignés par la tuberculine, une augmentation des doses trop rapide. Cette anorexie, qu'on pourrait appeler *spécifique*, mérite toute l'attention du thérapeute, non seulement parce qu'elle dénonce l'existence d'un processus d'intoxication ou d'activité bacillaires, mais encore parce qu'un tuberculeux qui s'alimente mal dans une période où la maladie progresse est exposé à de graves accidents.

Dans ces cas, le traitement de l'anorexie se confond avec le traitement de la tuberculose elle-même : la première indication, immédiatement applicable, c'est de mettre le malade *au repos* comme nous l'avons déjà dit (p. 415) ; cela peut suffire : le tuberculeux, délivré de l'intoxication de fatigue, se remet à manger. Mais généralement il faut, en plus, soustraire le malade à l'influence dépressive du milieu ambiant (air confiné, chaleur débilitante, climat mou, logement sombre), ce qui s'obtient soit par un simple *changement d'air* qui agit souvent en quelques jours d'une façon remarquable (Voy. p. 387), soit mieux encore par l'*association de la cure d'air et de la cure de repos dans un climat tonique* : chez le plus grand nombre des tuberculeux apyrétiques, l'appétit revient alors très rapidement, et il suffit d'avoir une bonne nourriture, variée, simple, bien préparée, copieuse, pour réaliser sans difficultés, sans répugnance et sans accrocs une suralimentation très efficace. C'est un des grands avantages des sanatoriums de triompher ainsi, automatiquement pour ainsi dire, de l'anorexie redoutable des tuberculeux : la rigueur et la continuité de la cure hygiénique faite dans des conditions matérielles excellentes, l'action excitante d'un climat bien choisi, les repas pris en commun, l'entraînement de l'exemple, l'influence du milieu, sont les facteurs essentiels du succès.

Quand néanmoins l'appétit ne se réveille pas, le médecin est obligé d'intervenir plus directement.

1° Ces anorexies peuvent tenir à une *gastrite médicamenteuse*, à des *troubles dyspeptiques par mauvaise alimentation* (elles disparaîtront peu à peu avec une bonne hygiène digestive).

2° Elles peuvent tenir à une *cause d'ordre psychique* (inquiétude, tuberculophobie, tristesse, chagrin, découragement) ; dans ce cas, un *réconfort moral*, un *changement de milieu*, des *distractions* constituent le vrai traitement de l'anorexie.

3° Lorsqu'on est en présence d'une anorexie rebelle dont la cause échappe, ce qui arrive plus particulièrement chez les tuberculeux neurasthéniques, dyspeptiques, profondément intoxiqués ou porteurs de lésions avancées, il faut absolument *contraindre le malade à manger* ; la clinique a démontré depuis longtemps que la plupart des tuberculeux anorexiques ont conservé une puissance digestive à peu près intacte (abstraction faite des malades arrivés à la phase cachectique terminale) ; moins ils mangent et moins ils ont envie de manger, en sorte que l'inanition augmente, faisant croire à tort à une dénutrition d'origine spécifique, à une irrémédiable consomption ; au contraire, l'entraînement alimentaire produit en peu de temps une transformation complète ; il stimule les fonctions digestives, redonne de la vigueur au malade, ramène l'équilibre du système nerveux ; l'anorexie elle-même ne tarde pas à s'atténuer ou à disparaître, n'étant plus entretenue par l'état de faiblesse, de dénutrition et de phobie alimentaire.

Dans la plupart des cas, la rééducation alimentaire se fait sans trop de difficultés avec l'*alimentation habituelle* ; d'autres fois, on est obligé de tenir compte d'une dyspepsie chronique et de prescrire un *régime approprié* ou d'employer la méthode des *petits repas répétés* plus facilement acceptés, ou encore de céder aux caprices, aux *fantaisies* du malade. Quoi qu'il en soit, pour réussir, il faut souvent au malade une confiance tenace et une volonté ferme, au médecin une patience à toute épreuve et une grande force de persuasion.

Comme dernière ressource (rarement nécessaire), on peut recourir au gavage employé avec succès par Debove (1), et qui consiste à *introduire les aliments à l'aide de la sonde stomacale*. Cette méthode est *logique*, « car un malade sans aucun appétit peut avoir un estomac qui digère bien ; de plus, il est possible que chez un pareil malade le dégoût violent qui accompagne l'ingestion des aliments trouble les phénomènes digestifs et devienne une cause de vomissements » (Debove). En fait, elle a donné de *bons résultats* chez des phtisiques avancés, invinciblement anorexiques ; Debove a pu leur faire tolérer avec la sonde une alimentation substantielle et obtenir un retour très marqué des forces : il donnait 50 grammes de poudre de viande plusieurs fois par jour dans un bol de lait. C'est d'ailleurs une méthode d'*exception*, applicable transitoirement à des malades qu'aucun autre procédé ne permet d'alimenter.

(1) Debove, Traitement de la phtisie pulmonaire par l'alimentation forcée (*Soc. méd. des hôp. de Paris*, 11 nov. 1881).

4. — Chez les tuberculeux en traitement depuis un temps prolongé, l'anorexie est assez souvent la conséquence de l'oisiveté, de l'ennui, de l'inaction, d'un repos excessif; l'*hydrothérapie*, l'augmentation de l'*exercice physique*, la *cure de travail* remédient facilement à ce manque d'appétit.

5. — Quant à la *thérapeutique médicamenteuse* de l'anorexie, elle passe à l'arrière-plan; elle agit surtout par suggestion, en donnant confiance aux malades, mais peut-être d'une manière plus directe.

Les *amers* ont une incontestable utilité; on les donne soit le matin sous forme de macération de quassia amara ou de quinquina, soit avant les repas sous l'une des formes suivantes: teinture de noix vomique, gouttes amères de Baumé, élixirs de Gendrin et Stanghton, teinture ou infusion de gentiane, décoction de petite centaurée, teinture de colombo.

Les *persulfates alcalins*, vantés par divers auteurs, sont pris autant que possible dans un estomac vide, une heure et demie avant le principal repas (une cuillère à soupe, dans un demi-verre d'eau non sucré, d'une solution à 1 p. 100 de persulfate de soude ou d'ammoniaque), on acidifie légèrement cette solution avec SO^4H^2 pour la rendre moins instable. Si, au bout de cinq à six jours, on n'observe pas d'augmentation de l'appétit, il est inutile de continuer la médication; si on voit qu'elle agit, on peut l'employer sans interruption pendant deux à trois semaines (sauf en cas de crampes d'estomac ou de diarrhée).

Les *arsenicaux* peuvent avoir indirectement une action très manifeste sur l'appétit, en améliorant la nutrition générale.

Alimentation et traitement des tuberculeux dyspeptiques. — Pour les tuberculeux, la dyspepsie est plus dangereuse encore que l'anorexie: non seulement elle mène à la *dénutrition*, fort grave par elle-même, ou tout au moins à une alimentation insuffisante, mais elle peut occasionner des *troubles à distance* multiples, protéiformes: aussi le succès d'une cure dépend-il en grande partie de l'habileté avec laquelle on dirige le traitement préventif et curatif de la dyspepsie des tuberculeux. D'ailleurs ce traitement donne, fréquemment, des résultats très satisfaisants: la puissance digestive de ces malades ne disparaît en général qu'à une phase avancée de la maladie, et l'on voit beaucoup de tuberculeux conserver, malgré l'étendue et la gravité de leurs lésions, un suc gastrique normal et un très bon fonctionnement des organes digestifs.

Pour entreprendre utilement le traitement de la dyspnée des tuberculeux, il est indispensable d'avoir une connaissance suffisante de sa pathogénie.

Laissons de côté les phtisiques incurables et les sujets atteints de complications spéciales telles que tuberculose intestinale, appendicite, lésions hépatiques, etc.; mettons à part aussi les dyspeptiques avérés, chroniquement dyspeptiques avant le début de leur tuberculose, ainsi que les malades dont les organes digestifs sont détériorés par des excès alcooliques ou par des médications nocives.

Ces éliminations étant faites, voici les causes les plus fréquentes de la dyspepsie gastro-intestinale chez les tuberculeux apyrétiques : mauvaise hygiène générale, mauvaise hygiène digestive, dérèglement du système nerveux, retentissement sur le tube digestif des lésions bacillaires du poumon.

1° Le rôle pathogénique de la *mauvaise hygiène générale* est des plus important, surtout dans les périodes où la tuberculose progresse; le plus grand nombre des tuberculeux qui arrivent dans un sanatorium avec des troubles dyspeptiques accentués, contre lesquels on a épuisé en vain la thérapeutique symptomatique habituelle, retrouvent rapidement au sanatorium leurs bonnes digestions d'autrefois : il n'est besoin pour eux ni de régime particulier, ni de médication antidyspeptique, ni même de précautions spéciales ; dès que les malades sont mis à la cure de repos et à la cure d'air, ils digèrent de nouveau normalement; leur dyspepsie était un simple trouble fonctionnel, curable par suppression de la cause pathogénique (fatigues, air confiné ou vicié, fautes d'hygiène, etc.). Alors même que la dyspepsie est liée à d'autres causes plus profondes, le repos, l'air pur, la tranquillité morale suffisent souvent pour atténuer considérablement les symptômes et même pour faire croire momentanément à leur disparition définitive.

Aussi, en présence des tuberculeux dyspeptiques, la première chose à faire, c'est d'essayer **systématiquement** l'action du traitement hygiénique.

Lorsque, sous cette influence, la dyspepsie ne cède pas, une étude sémiologique plus détaillée s'impose.

2° Souvent, à l'origine des accidents, on trouve une *mauvaise hygiène digestive*. La surcharge alimentaire s'observe fréquemment, soit que le tuberculeux ait mangé démesurément, soit qu'il ait abusé de certains aliments (trop de viande, trop de lait, trop d'œufs, trop de beurre, trop de boissons, trop de pain), soit que la continuité d'un régime substantiel nullement excessif ait fatigué à la longue l'estomac, le foie ou l'intestin : le malade est sans appétit, dort mal, a des digestions lentes, des selles irrégulières, de la diarrhée, des bouffées congestives ; il maigrit, perd sa bonne mine et ses forces, etc. ; on doit intervenir ; une purgation saline (sulfate de soude, citrate de magnésie), suivie de quelques jours de régime lacté, puis d'une période de régime lacto-végétarien rétablit généralement l'équilibre ; bien que la purgation soit devenue un « danger social », nous ne craignons pas d'y recourir aussi souvent que l'indication paraît exister, même au risque de l'employer parfois inutilement. Chez les tuberculeux prenant de la viande crue en plus de l'alimentation habituelle, il est bon de prescrire de temps en temps par prudence, *à titre préventif*, une période transitoire de régime lacto-végétarien ; chez un certain nombre de nos tuberculeux, nous remplaçons la viande par des œufs, et cette substitution a lieu réglementairement pour tous les malades du sanatorium un jour par semaine au souper.

D'ailleurs la facilité avec laquelle se produit la surcharge digestive est essentiellement variable ; même à l'état normal, il y a, d'un sujet à l'autre, de grandes différences dans la puissance digestive, *a fortiori* au cours d'une maladie comme la tuberculose, qui a une influence si marquée sur le fonctionnement des organes digestifs ; les sujets qui traînent après eux depuis des années une tare sécrétoire ou motrice du système gastro-intestinal la conservent lorsqu'ils deviennent tuberculeux et sont astreints par suite à d'incessantes précautions, bien inutiles pour les autres malades. Le phtisiothérapeute est forcé de tenir grand compte de toutes ces particularités (estomac se vidant mal ou ne supportant pas une grosse charge alimentaire, intestin délicat, réagissant par de la diarrhée ou atteint d'entérite, foie relativement insuffisant, hyperchlorhydrie chronique lésionale, etc...), sous peine de provoquer, par une alimentation qui paraît rationnelle, des désordres digestifs de plus en plus marqués. Les prescriptions alimentaires doivent donc être subordonnées à l'étude *individuelle* du malade et surtout aux résultats fournis par des essais préliminaires, car on ne peut se fier aux affirmations du malade, qui est esclave de ses manies, de ses préjugés, de ses phobies ou qui inversement ignore ses mauvaises digestions et les entretient par une hygiène déplorable ; une observation suivie permet, sans grandes difficultés, de fixer à chaque tuberculeux dyspeptique la ration alimentaire qu'il est capable de supporter ; *cette ration doit être suffisante pour améliorer progressivement l'état général sans déterminer de mauvaises digestions*.

Nous ne pouvons entrer dans le détail des cas particuliers : contentons-nous de rappeler les principes d'hygiène alimentaire spécialement applicables à ces malades (en plus des règles essentielles que nous avons déjà indiquées, et qui conviennent à tous les tuberculeux : suralimenter avec modération et seulement quand il le faut, prescrire les précautions qui facilitent le travail digestif, supprimer le lait aux malades qui le digèrent mal, assurer une très bonne digestion du premier déjeuner).

On devra d'abord et surtout, en présence d'un tuberculeux dyspeptique, le *rationner* : souvent il faut dire aux malades qu'on ne veut pas qu'ils engraissent, car tant qu'ils cherchent à prendre du poids, ils mangent trop et aggravent à la fois leur tuberculose et leur dyspepsie : au contraire, si leurs digestions deviennent bonnes grâce au rationnement, la lésion tuberculeuse est dans de bien meilleures conditions pour s'améliorer, même si le malade maigrit momentanément. Suivant les cas, le rationnement portera de préférence sur certains aliments.

Il faut aussi, sans imposer un régime trop sévère, *supprimer les aliments dont la digestion est lente ou difficile* (ragoût, sauces, charcuterie, fritures, hachis, choux, salade, pâtisserie, fromages avancés).

Enfin tous les efforts doivent tendre à *éviter la stase gastrique* : quand, malgré une bonne hygiène alimentaire, malgré le repos physique et l'absence de soucis, la stase gastrique se produit, elle est généralement occasionnée soit par une ptose viscérale, justiciable de moyens de contention appropriés, soit par l'hyperacidité du chyme : en saturant partiellement cette acidité, on facilite l'évacuation de l'estomac, on améliore la digestion intestinale, on rend l'assimilation plus complète. Pour remplir cette indication, nous employons d'ordinaire la préparation suivante, qui est très bien tolérée par les dyspeptiques même pendant des années d'usage quotidien : elle n'a aucun des inconvénients du bicarbonate de soude administré à hautes doses et en particulier ne modifie pas dans un sens défavorable le type chimique de l'hyperchlorhydrie, ainsi que nous nous en sommes assuré par des examens répétés du suc gastrique ; enfin, tout en améliorant les états dyspeptiques, elle a encore l'avantage de remédier très efficacement à la décalcification de l'organisme, compagne fréquente de l'hyperchlorhydrie et des fermentations acides de l'estomac.

Poudre saturante magnésienne et calcique.

Hydrocarbonate de magnésie	40	grammes.
Bicarbonate de soude chimiquement pur,	30	—
Carbonate de chaux précipité...........	20	—
Sous-nitrate de bismuth,...............	10	—

F. S. A. — Passer le mélange au tamis de manière à obtenir une poudre homogène impalpable.

1 gramme (= 1 centimètres cubes) sature un peu plus de 0,50 HCl : le quart de l'action saturante est dû au bicarbonate de soude.

Dose habituelle : 2 à 3 grammes après chaque repas, administrés dans un demi-verre d'eau sucrée ou dans une tasse d'infusion de menthe une heure à deux heures et demie après le repas, en une ou plusieurs fois.

Quelquefois cette préparation ne convient pas, soit que les chlorures de chaux et de magnésie formés dans l'estomac impressionnent désagréablement la muqueuse gastrique, soit que la magnésie agisse sur l'intestin d'une manière trop intense (ce qui est rare). Dans ce cas nous remplaçons la poudre saturante par l'eau alcaline de Bourget ou par un phosphate de chaux gélatineux, mis en suspension dans du sirop de sucre ou par une potion bismuthée.

3° La *névropathie* est une cause fréquente de symptômes dyspeptiques chez les tuberculeux : maintes fois le diagnostic exact se fait sans difficultés, en particulier quand les phénomènes digestifs dont le malade se plaint, et qui l'inquiètent, contrastent avec une amélioration évidente et une augmentation de poids progressive. Dans d'autres cas, le traitement est compliqué à un très haut degré par une dyspepsie purement nerveuse, tenace, qui simule des symptômes d'intoxication bacillaire et dont on triomphe d'autant plus difficilement qu'elle est entretenue par la tuberculophobie ; il faut à ces malades, en plus d'une bonne direction médicale, des distractions, un changement de milieu et le maximum d'activité physique compatible avec le traitement de leur tuberculose.

4° *Enfin un grand nombre de dyspepsies fonctionnelles des tuberculeux sont en rapport avec la tuberculose elle-même* ; nous ne nous arrêterons pas à discuter leur mécanisme pathogénique mal élucidé, ni à décrire leurs formes cliniques très variables ; nous dirons seulement en passant que beaucoup d'entre elles revêtent (cliniquement et d'après les résultats des analyses du suc gastrique) le type hyperchlorhydrique. Mais le fait capital que nous devons placer au premier plan, c'est que, en plus du traitement symptomatique de ces dyspepsies, lequel n'a rien de spécial, il faut toujours avoir en vue leur signification pronostique et leur traitement causal. La dyspepsie qui apparaît sans cause appréciable chez un tuberculeux en voie d'amélioration est souvent un symptôme précoce de poussée évolutive ; elle revêt l'aspect d'un simple incident digestif banal, d'une fatigue passagère de l'estomac : on l'attribue à une faute d'hygiène alimentaire, on incrimine la « suralimentation », puis l'évolution se caractérise, et on s'aperçoit rétrospectivement que le régime sévère qu'on a prescrit n'avait aucune utilité, au contraire, et qu'il fallait soigner d'emblée cette pseudo-dyspepsie comme une manifestation évolutive de la tuberculose.

De même il y a des malades qui, pendant une très longue période, ont des troubles digestifs uniquement engendrés par leurs lésions pulmonaires lorsque la tuberculose consiste en de grosses masses fibro-caséeuses, on établit aisément la relation de cause à effet qui l'unit à la dyspepsie ; mais cette filiation passe assez souvent inaperçue quand la dyspepsie est sous la dépendance d'une lésion bacillaire torpide, silencieuse, latente ou larvée, ayant l'apparence d'une tuberculose fibreuse, voire même d'une lésion abortive, alors que son étendue et sa gravité sont beaucoup plus grandes qu'on ne le pense : ces dyspepsies résistent à tous les traitements symptomatiques dirigés contre elles; la cure diététo-hygiénique elle-même ne produit qu'une amélioration illusoire ; le malade reste dans le même état médiocre dont on s'explique mal la persistance,... et ultérieurement le diagnostic de *dyspepsie tuberculeuse* devient certain, soit par suite de l'éclosion d'une grosse poussée de tuberculose (les cas de ce genre, mal interprétés, ont été souvent donnés à tort comme des exemples de dyspepsie menant à la tuberculose), soit par suite de l'influence décisive exercée sur la dyspepsie par une médication antituberculeuse efficace. Aussi, en présence d'une dyspepsie invétérée chez un sujet atteint d'une forme torpide de tuberculose, *la thérapeutique antidyspeptique rationnelle consiste à mettre en œuvre l'une ou l'autre des actions médicamenteuses capables de déterminer un remaniement réactionnel favorable des lésions bacillaires du poumon* ; en d'autres termes, ces dyspepsies ne doivent être soignées ni comme une maladie du tube digestif, ni comme un trouble fonctionnel du système nerveux, mais comme un trouble morbide dépendant directement de l'infection ou de l'intoxication bacillaires ; c'est alors que la tuberculinothérapie devient la médication spécifique d'une dyspepsie rebelle et qu'on voit disparaître les troubles gastriques sous l'influence de médicaments, comme le tanin ou la créosote, dont l'action locale sur les muqueuses digestives est plutôt fâcheuse.

Alimentation des tuberculeux fébricitants. — A. *Au début des processus fébriles aigus*, liés à la tuberculose elle-même ou à une complication non bacillaire, on ne peut donner, en général, que des aliments légers, liquides : il ne faut pas aggraver encore ces malades par des indigestions ! Parfois la diète hydrique s'impose momentanément en raison d'un état saburral prononcé, d'un grand malaise avec céphalée ; mais le plus souvent l'alimentation reste possible dans de certaines limites, sous les formes suivantes : lait pris avec mesure, avec méthode, par petites doses fractionnées, coupé d'eau de Vichy, d'eau de chaux, de thé, de café ; bouillon de poulet, bouillon ordinaire dégraissé, bouillon de légumes ; petits potages, panades, bouillies, riz passé, gelées de viande, grogs légers bien sucrés...

B. *Quand le processus fébrile aigu se prolonge au delà de quelques jours*, il y a un intérêt de premier ordre à ce que le tuberculeux s'alimente convenablement, en particulier à ce qu'il assimile une dose aussi élevée que possible d'albumine.

Dans un certain nombre de cas, cette indication est assez facile à remplir ; il y a même des tuberculeux en pleine poussée aiguë grave qui conservent un appétit bon et une puissance digestive suffisante ; alors il ne faut pas hésiter à leur donner, malgré la fièvre, la nourriture mixte habituelle des sujets apyrétiques. D'autres fois le malade ne peut s'accommoder d'un tel régime, mais il digère parfaitement 2 à 3 litres de lait sucré, 100 à 150 grammes de viande crue et quelques œufs ; il est donc bien nourri.

Plus habituellement, l'alimentation de ces fébricitants devient un problème très complexe : le malade se fatigue du lait, ou présente des troubles digestifs dès qu'on veut en forcer la dose, et une nourriture substantielle riche en azote n'est pas tolérée, ou n'est pas acceptée à cause de l'anorexie. Il faut tourner la difficulté.

1° En faisant prendre toutes les trois heures un petit repas plus ou moins copieux, formé d'aliments très facilement assimilables, nourrissants sous un faible volume, la composition et la quantité de ces repas étant adaptées à la tolérance du moment ;

2° En donnant des substances qui exercent une action d'épargne sur les albuminoïdes, sans nécessiter de travail digestif ; à savoir le *sucre*, dont il est facile de faire accepter quotidiennement 100 grammes et même davantage et l'*alcool* souvent indiqué pour ces malades ; on l'utilise tantôt comme stimulant diffusible pour augmenter le tonus nerveux de sujets déprimés, tantôt comme excitant psychique chez des tuberculeux gravement atteints, dont la volonté s'effondre, tantôt comme combustible épargnant les albuminoïdes quand la ration globale quotidienne est insuffisante ; l'alcool qui s'ajoute sans difficulté aux autres aliments comble une partie du déficit et atténue la dénutrition.

Toutefois on se gardera de faire de l'alcool un usage régulier chez les tuberculeux fébricitants ; on le prescrira non de parti pris, mais sur indications précises, à doses modérées (40 à 80 grammes de cognac par jour ou une quantité équivalente de vin, de champagne, de vin chaud), en surveillant son action sur les fonctions digestives, sur le système nerveux. Ott a montré que « l'action d'épargne de l'alcool sur les albumidoïdes ne se produit que si le sujet, non habitué à l'alcool, s'y accoutume graduellement, car chez les sujets non accoutumés encore l'alcool agit tout d'abord comme un poison protoplasmique et influence d'une manière fâcheuse le bilan azoté ».

C. *Dans les états fébriles chroniques*, quelle qu'en soit la cause évolution d'un nouveau foyer pulmonaire, processus de caséification ou de fonte tuberculeuse, granulie partielle, hecticité), la première condition d'un traitement efficace, c'est que le bilan de la nutrition ne soit pas en déficit : si, pour une raison quelconque, ces tuberculeux ne parviennent pas à s'alimenter, s'ils maigrissent de plus en plus, les chances de succès deviennent très faibles ; une bonne nourriture bien assimilée est *nécessaire* pour triompher du processus bacillaire qui entretient l'hyperthermie chronique. Dans la tuberculose, l'amaigrissement n'est pas, comme dans d'autres infections, la conséquence inévitable d'une fièvre de longue durée ; bon nombre de ces malades engraissent, parfois notablement, au cours de l'évolution fébrile ; cet engraissement est d'un excellent pronostic. Schrœder et Saugman déclarent même, que chez les phtisiques amaigris, la défervescence s'obtient rarement sans avoir été précédée d'une augmentation de poids.

D'ailleurs on sait que la fièvre tuberculeuse chronique a le privilège spécial (pathognomonique, d'après Laségue) de laisser souvent l'appétit intact et les fonctions gastro-intestinales à peu près normales ; celles-ci peuvent rester satisfaisantes même dans les cas où la fièvre crée une anorexie complète.

C'est donc un principe admis sans discussion que, *dans les états fébriles chroniques, les tuberculeux doivent être alimentés aussi copieusement que le permet la tolérance du tube digestif et qu'on doit leur donner autant que possible la nourriture mixte habituelle et non pas des aliments d'exception.*

Seulement on n'oubliera pas que, dans ces cas, une suralimentation véritable serait dangereuse ; elle ne tarderait pas à produire des accidents d'intoxication ou de fatigue digestive qu'il faut à tout prix éviter ; la ration doit être juste suffisante pour enrayer l'amaigrissement et pour permettre une lente augmentation de poids progressive, ce qui, avant tout, exige de bonnes digestions.

Lorsque les tuberculeux fébricitants ne sont pas incommodés par leur fièvre et mangent avec plaisir, on les alimente de la même manière que les sujets apyrétiques ; mais le principal repas sera pris pendant la période d'apyrexie relative, tandis que, pendant la période d'hyperthermie, les malades éviteront de se charger l'estomac ; on est souvent forcé d'insister pour obtenir ce rationnement, surtout chez les phtisiques ayant bon estomac, habitués à leur fièvre, entraînés à la suralimentation et qui dépassent facilement le but.

Inversement, beaucoup de tuberculeux fébricitants éprouvent pour les aliments un dégoût presque insurmontable ; nous avons déjà indiqué les procédés dont on dispose pour combattre l'anorexie tuberculeuse ; dans les états fébriles, la lutte est particulièremen difficile ; pour l'entreprendre utilement, on ne doit négliger aucun moyen d'action : cuisine excellente et variée, — choix des aliments au gré du malade — installation commode pour manger au lit, au besoin repas pris à table contrairement au principe du repos complet, — stimulation du système nerveux par une cure d'air intensive, par des lotions froides, par le drap mouillé, — emploi judicieux des antipyrétiques, — réconfort moral, — enfin conviction profonde du médecin que, *dans les formes curables de fièvre tuberculeuse, le relèvement du taux de l'alimentation dépend surtout de la ténacité avec laquelle on s'y applique :* cette conviction se communique au malade et à son entourage et entretient leur énergie ; pour réussir, tous les moyens sont bons : ce qui importe, c'est de faire prendre de la nourriture, de quelque façon que ce soit : quand on y parvient, on est souvent récompensé par un succès inattendu.

Il va sans dire que tous ces efforts restent sans effet sur l'appétit et sur les fonctions gastro-intestinales lorsqu'on est en présence d'une grave complication digestive ou d'une tuberculose irrémédiable.

Comment juger si le malade est convenablement nourri ? — Ce n'est point par des considérations théoriques sur le nombre de calories nécessaires par kilogramme de poids ou par décimètre carré de surface que l'on peut fixer le régime alimentaire d'un tuberculeux, ces évaluations étant entourées de telles causes d'erreur que leur rigueur scientifique est souvent illusoire : *l'observation clinique individuelle* demeure, pour le praticien, la seule méthode utilisable pour adapter la dose alimentaire aux besoins nutritifs, à la capacité d'absorption et à la tolérance digestive.

Peut-on accepter l'opinion des auteurs qui apprécient le bénéfice d'une cure d'après le taux de l'engraissement, et qui, dans un sanatorium, tirent vanité du nombre de kilogrammes accumulés par leur stock de malades ? — L'expérience de tous les jours permet de répondre catégoriquement par la négative : il est évident en effet que **la résistance à la tuberculose n'est pas en rapport direct avec l'engraissement ;** on voit assez souvent des lésions tuberculeuses graves se cicatriser chez des malades maigres, secs, nerveux, qui pendant toute la durée du traitement restent bien au-dessous de leur poids normal ; on voit aussi des augmentations de poids considérables accompagner certaines évolutions bacillaires lentes qui mènent insidieusement les tuberculeux vers une poussée terminale ; c'est d'ailleurs une notion classique que les tuberculeux les plus faciles à engraisser se rencontrent fréquemment parmi des sujets porteurs de lésions fibro-caséeuses torpides très étendues, incurables et large-

ment ouvertes ; comme l'a montré Carnot, il s'agit dans ces cas de
véritables obésités toxiques; on sait enfin combien sont fragiles et
précaires les engraissements hâtivement produits par une suralimentation intensive ; ces boursouflures artificielles s'affaissent en
quelques jours sous l'influence du premier incident pathologique
venu et doivent être considérées non seulement comme inutiles,
mais comme dangereuses : acquises aux prix d'un surmenage digestif, constituées à l'aide d'éléments nutritifs mal élaborés, elles alour-
dissent le malade, diminuent sa vitalité, amoindrissent sa résistance
antituberculeuse.

Mais inversement la maigreur ou l'amaigrissement sont un mauvais indice lorsqu'ils ne sont pas expliqués par une cause indépendante de la tuberculose : dyspepsie chronique ancienne, tempérament maigre, troubles digestifs passagers, travail musculaire..., et il
serait puéril de nier que la courbe de poids ne donne pas des indications précieuses au cours du traitement ; **un tuberculeux amaigri
qu'on soigne au décours d'une poussée évolutive quand il
n'a plus ni fièvre ni complications doit augmenter de poids
graduellement**, assez vite au début, puis lentement, de manière
à dépasser finalement son poids normal de 4 à 6 kilogrammes ; par-
venu à ce niveau, il doit s'y maintenir pendant toute la durée de la
cure de repos, pour redescendre ensuite, pendant la cure d'entraînement, à un niveau un peu supérieur au poids normal. Telle est,
dans un traitement bien conduit, qui se poursuit sans incidents,
l'évolution habituelle de la courbe du poids; l'alimentation doit être
réglée autant que possible de telle manière qu'on arrive à ce résultat
sans observer le moindre symptôme de fatigue digestive. Mais les
indications de la courbe de poids n'ont de valeur que si on les contrôle par l'examen attentif de l'habitus extérieur et de l'état général :
on doit avoir pour objectif non pas une accumulation de graisse et
d'eau, mais une *augmentation parallèle de la densité et du poids*, avec
un sang plus riche, des tissus plus fermes, des éléments anatomiques
mieux nourris et progressivement reminéralisés : l'amélioration du
facies, la réapparition des forces, l'augmentation de résistance du
malade doivent donc accompagner l'engraissement pour que celui-ci
ait vraiment une signification favorable.

Dans certains cas difficiles, on a intérêt à connaître les quantités
d'azote, d'acide phosphorique, de chlorures éliminées par les urines :
ainsi, en présence d'un tuberculeux qui conserve, sans qu'on sache
pourquoi, un poids trop faible, on se rend compte plus facilement,
d'après les résultats des *analyses d'urine*, si le sujet reçoit ou non une
alimentation convenable.

Dangers d'une mauvaise alimentation. — *L'alimentation insuffisante* joue un rôle important dans la pathogénie des phénomènes de dénutrition et de déchéance qui accompagnent l'évolution de la tuberculose pulmonaire : beaucoup de tuberculeux se cachectisent tout simplement parce qu'ils sont inanitiés en raison de l'anorexie ou d'une mauvaise hygiène, ou parce que, nourris d'une façon défectueuse, ils assimilent très mal les aliments qu'on leur donne : alors l'évolution tuberculeuse s'aggrave et des symptômes d'intoxication se surajoutent aux phénomènes de dénutrition. Cette notion ne sera jamais perdue de vue ; en toutes circonstances, les efforts des thérapeutes devront tendre à empêcher la dénutrition.

Mais cela ne suffit pas : une alimentation strictement calculée pour entretenir l'équilibre organique ne convient pas aux tuberculeux, *même à la période où l'amaigrissement est compensé* ; à tous les stades de l'évolution bacillaire, il faut, par une bonne alimentation substantielle (combinée à l'ensemble des autres procédés de cure), imprimer à l'organisme un tel élan de vitalité que toutes ses parties constituantes aient une résistance exaltée, car les réveils des tuberculoses devenues latentes ou torpides sont fréquents et terribles ; il faut de longues années de lutte efficace et silencieuse pour rendre inoffensives, dans la profondeur des tissus, les lésions qui ont cessé d'évoluer.

D'ailleurs il est toujours possible d'entretenir un bon état de nutrition générale sans encombrer l'organisme de déchets, ce qui produirait des troubles de suralimentation.

Nous ne nous attarderons pas à décrire les **grands accidents de la suralimentation** tels que altérations hépatiques, gastrites chroniques, entérites graves, albuminurie (que d'aucuns disent fréquente), urémie même (!), glycosurie (!), poussées de tuberculose, éruptions cutanées, déchéance irrémédiable... Ces accidents n'apparaissent que si on suralimente les malades d'une manière excessive au mépris des principes les plus élémentaires de l'hygiène alimentaire : nous avons reçu à Angicourt nombre de tuberculeux pauvres qui, pour se guérir, avaient consommé pendant des mois douze œufs par jour ou 400 grammes de viande crue en plus de leur nourriture habituelle et qui nous arrivaient avec un tube digestif définitivement délabré : nous avons vu dans des sanatoriums payants des malades, après avoir mangé démesurément au cours d'un interminable repas de table d'hôte indigeste et raffiné, ingurgiter, deux heures après, dix jaunes d'œufs ou 400 grammes de viande crue. Nous savons qu'en cure libre beaucoup de tuberculeux se gavent à tort et à travers... Une telle suralimentation est odieuse, nocive, indéfendable : elle a produit de nombreux désastres, c'est entendu ; et le contraire serait surprenant : ces désastres ne s'observent jamais au cours d'une suralimentation rationnelle, faite d'après les principes précédemment exposés ; il n'y a donc pas lieu de s'en effrayer et de ne plus oser nourrir les tuberculeux par phobie d'accidents facilement évitables.

Mais il faut avoir sans cesse l'attention en éveil sur la possibilité des *petits accidents de la suralimentation*, car ceux-ci, moins flagrants, plus excusables, doivent être dépistés à temps, si on ne veut pas qu'en s'accumulant ils ne deviennent l'origine de complications très défavorables ; or ils peuvent parfaitement se produire au

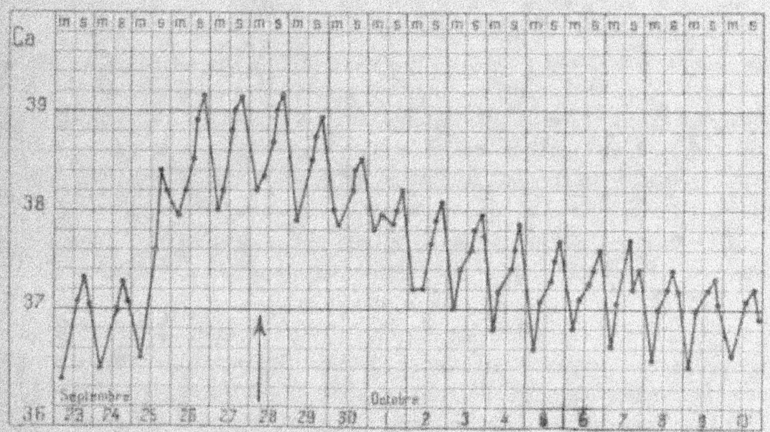

Fig. 68. — Poussée fébrile uniquement attribuable à la suralimentation chez un tuberculeux jeune, faiblement touché, rigoureusement apyrétique. Traitement : régime lacté, repos au lit, purgation (indiquée par une flèche).

cours d'une suralimentation modérée et en apparence rationnelle, lorsque le malade présente des tares viscérales ignorées du côté du rein, du foie, du tube digestif... ou lorsque, à l'insu du médecin, il mange gloutonnement aux repas, tout en prétendant n'avoir qu'un appétit très modéré.

Ces accidents sont immédiats ou tardifs. Les *accidents immédiats* consistent en phénomènes de surcharge digestive banale accompagnés souvent de sueurs nocturnes, de sensations d'essoufflement après le repas, de crises tachycardiques, d'un mouvement fébriculaire : on peut observer aussi de fortes poussées fébriles (fig. 68), de la congestion du foie, des symptômes accentués de dyspepsie stomacale, ou des troubles intestinaux ; parfois un amaigrissement progressif semble être, à un examen superficiel, le seul symptôme révélateur. La thérapeutique qui s'impose (et que nous avons déjà relatée) est une cure de désintoxication, suivie d'une reprise prudente de l'alimentation, avec rationnement.

Les *accidents tardifs* sont constitués surtout par des troubles digestifs plus sérieux qui apparaissent généralement à la faveur d'une prédisposition antérieure et qui revêtent, suivant les cas, l'aspect d'une crise hyperchlorhydrique, d'une crise d'insuffisance stomacale ou d'une entérite subaiguë. Si le diagnostic est établi, d'une façon ferme, on applique à ces états morbides le traitement classique approprié, en exigeant du malade une cure de repos très stricte, pour limiter la dénutrition.

Mais, dans bien des cas, le diagnostic reste incertain ; on est exposé en effet à considérer comme indices de surcharge digestive des symptômes qui relèvent uniquement de l'intoxication tuberculeuse ou d'une poussée évolutive en préparation, ou de la névropathie du sujet ; alors on soigne le malade d'une manière irrationnelle, contradictoire, hésitante, jusqu'au moment où l'incertitude prend fin ; nous croyons qu'il est difficile de se mettre tout à fait à l'abri de cette cause d'erreurs ; en tout cas, il faut toujours y penser : on a imputé ainsi à la suralimentation bon nombre d'accidents digestifs dont elle n'était nullement responsable.

D'autre part, les troubles gastro-intestinaux dus à une alimentation mal supportée peuvent avoir secondairement, quand ils se prolongent, des *retentissements à distance sur le poumon tuberculeux* (*réactions congestives, hémoptysies, reprise d'évolution lésionale*). Ces phénomènes, dont le déterminisme demeure encore très obscur, ont été signalés en particulier par Sabourin et par Ferrier.

Sabourin (1) a vu, chez un certain nombre de sujets pléthoriques, gavés d'aliments dits toniques, soumis à une alimentation totale trop abondante, ou présentant un engraissement trop facile ou trop exubérant, des hémoptysies à répétition, des poussées congestives ou inflammatoires de la lésion tuberculeuse du poumon ; il a constaté que ces accidents disparaissent lorsqu'on prescrit au malade le rationnement alimentaire et un régime moins excitant : il en conclut que « ces individus se créent en un point quelconque de leur organisme, en particulier dans leur lésion pulmonaire, une porte de sortie, un émonctoire de nécessité pour les humeurs extraordinaires qui les encombrent et que leurs émonctoires naturels ne suffisent plus à rejeter : le foyer pulmonaire devient un *exutoire* vrai... ». Nous

(1) Sabourin. Les émonctoires tuberculeux du poumon (*Rev. de méd.*, 1903).

laissons à Sabourin la responsabilité d'une théorie (1) à laquelle nous ne croyons guère; nous la citons parce qu'elle exprime sous une forme ingénieuse, paradoxale et qui retient l'attention, les dangers que peut entraîner, au niveau même des lésions pulmonaires, une suralimentation excessive ou mal supportée. *Si non e vero...*

Ferrier a relaté une série d'observations très intéressantes, dans lesquelles des fautes d'alimentation se traduisaient par des poussées inflammatoires, de la fièvre et des hémoptysies: en rectifiant ces fautes d'alimentation, on obtient souvent, dit-il, des améliorations d'une rapidité étonnante. Ferrier croit que la mauvaise hygiène alimentaire retentit sur le poumon par l'intermédiaire d'une décalcification rapide due aux fermentations gastriques. Cette hypothèse est-elle exacte? Peu importe, *ce qu'il faut retenir, c'est le fait en lui-même, dont la réalité n'est pas douteuse*, ainsi que nous avons pu nous en assurer personnellement à maintes reprises. Nous croyons utile de souligner la grande importance pratique de ces faits et la nécessité de s'en souvenir lorsqu'on est en présence d'une évolution lésionale qui traînaille et qui s'accompagne d'incessantes réactions congestives.

(1) Cette théorie pourtant peut s'appliquer aux faits assez rares dans lesquels on observe nettement une alternance entre des hémoptysies et l'évolution d'un eczéma cutané, les hémoptysies se produisant chaque fois que, par un traitement intempestif, on fait disparaître l'eczéma.

IV. — HYGIÈNE DU MILIEU AMBIANT.

Conditions générales d'hygiène de l'habitation indispensables pour la cure.
Importance et efficacité des mesures prophylactiques visant la contagion
  bacillaire.
Règles fondamentales de la prophylaxie antituberculeuse.
Antiseptiques et procédés de désinfection pratiquement utilisables en
  cure libre.

Les tuberculeux en évolution sont ordinairement fragiles, sensibles, impressionnables : ils réagissent d'une manière excessive en présence d'influences extérieures défavorables ou en subissent insidieusement des effets très fâcheux. Nous avons vu qu'on peut atténuer ce danger en renforçant la résistance du malade grâce à la cure d'endurcissement; mais pour obtenir de celle-ci des effets favorables, il faut :

1° *Protéger les tuberculeux contre l'action trop brutale des intempéries et leur assurer une habitation saine, convenablement située, non humide, non exposée au vent ni aux brouillards, très aérée, bien ventilée et bien ensoleillée;*

2° Rendre cette habitation *aseptique*, tant au point de vue des germes d'infection secondaires qu'au point de vue du bacille de Koch.

L'hygiène du milieu ambiant, ainsi comprise, est une condition essentielle d'un traitement efficace.

Le libre accès de l'air et des rayons solaires dans le logement des tuberculeux contribue beaucoup au succès de la cure, car d'une part, aucun excitant de la nutrition, aucune médication tonique n'exercent sur la vitalité de l'organisme une action aussi puissante que celle d'un air pur constamment renouvelé et de la lumière solaire distribuée à flots ; et, d'autre part, le soleil et l'oxygène de l'air assainissent et aseptisent les locaux où ils pénètrent. Les logements sombres prédisposent à l'anémie et dépriment le système nerveux : ils se montrent aussi peu favorables à l'entretien de la propreté qu'à la désinfection spontanée du milieu par les agents naturels. Les chambres orientées vers le nord sont malsaines, sauf pendant la période des grandes chaleurs : froides et humides (1), elles exposent les tuberculeux à des complications catarrhales des voies respiratoires, et, lorsque par le chauffage on fait disparaître le froid et l'humidité, elles ont encore le grave inconvénient de ne pas recevoir directement les bienfaisantes radiations solaires.

Pour l'aménagement général de l'habitation, les tuberculeux qui s'installent dans une villa de cure doivent s'inspirer autant que possible des dispositions adoptées dans les Sanatoriums : une longue expérience a montré combien elles sont avantageuses pour le traitement de la tuberculose pulmonaire : nous les exposerons en détail au chapitre XI.

Aux malades qui se soignent chez eux dans un logement quelconque (2), on s'efforcera de procurer :

1° *Une chambre à coucher* spacieuse, strictement réservée au tuberculeux lui-même, non située au rez-de-chaussée, non humide, pas trop froide, orientée vers le sud ou le sud-ouest, avec de larges fenêtres recevant facilement l'air et la lumière et munies de persiennes ;

2° *Un cabinet de toilette* suffisamment aéré, bien éclairé, communiquant avec la chambre à coucher ou très voisin d'elle, pourvu d'un bon système de chauffage et d'une installation hydrothérapique sommaire ;

3° *Une chambre de cure au midi* (au besoin la chambre à coucher), où la cure d'air sur la chaise longue puisse être faite par tous les temps ;

4° Assez près de la maison, *un endroit protégé du vent, exposé au soleil et un peu ombragé*, pour les promenades quotidiennes.

Les chambres devront avoir autant que possible des *parois* imperméables, lisses, sans recoins obscurs, des *peintures* vernissées de nuances claires, des *parquets* dont les fentes auront été mastiquées ou qui seront recouverts de linoléum, un *mobilier* simple et facile à nettoyer avec lit de fer, sommier métallique, table de nuit ouverte, un *chauffage* ne desséchant pas l'atmosphère et ne dégageant pas d'oxyde de carbone. Si l'on fait usage d'appareils à feu continu (ailleurs que dans la chambre à coucher), on pourra vérifier l'absence habituelle d'oxyde de carbone à l'aide de l'appareil de A. Lévy et Pécoul, dont le maniement est d'une grande simplicité.

Les *tapis*, qui se prêtent tout particulièrement à l'accumulation

---

(1) En passant d'une chambre au sud dans une chambre au nord, à l'automne et au printemps, on note un abaissement de température de 2 à 3° et une augmentation d'humidité relative d'environ 10°/°.

(2) Voy. aussi, pour le choix d'un logement, les indications données p. 388.

et à la dissémination des poussières et des germes dans un appartement doivent être proscrits, exception faite pour un petit tapis lavable comme descente de lit. Les *tentures* et *grands rideaux* seront supprimés dans la chambre du malade : mais il n'y a pas d'inconvénient à y mettre des rideaux de vitrage.

Il nous reste à indiquer les moyens de **préserver l'entourage du malade et le malade lui-même des dangers de contagion tuberculeuse et de réinfection.**

Mais deux questions préjudicielles se posent : Cette préservation est-elle *possible* ? Et, si elle est possible, a-t-elle une *importance prépondérante* ? Contagionnistes et anticontagionnistes ont répandu à ce sujet dans le monde médical bien des théories inexactes qui paralysent les efforts, les unes en développant outre mesure la crainte du bacille, les autres en accordant à l'influence du terrain une importance excessive.

Ainsi beaucoup de médecins se déclarent convaincus de **l'ubiquité du bacille de Koch** ; « le bacille, disent-ils, est tellement répandu dans les agglomérations humaines que nous voisinons constamment avec lui : on le trouve couramment dans l'atmosphère si chargée de poussières et de germes de toutes sortes des rues de nos villes : il existe dans l'air que nous respirons, dans les aliments que nous ingérons ; son importance est donc secondaire : le terrain est tout dans la genèse de la tuberculose». Si cette opinion était l'expression de la vérité, on serait en droit de juger avec dédain les efforts prophylactiques dirigés contre le bacille. Mais **l'ubiquité du germe de la tuberculose est une pure entité verbale,** créée par l'imagination en dehors et à côté des certitudes fournies par l'étude directe de la question. De nombreuses recherches maintesfois contrôlées ont prouvé qu'il n'y a de bacilles virulents ni dans les rues des grandes villes, ni dans les locaux publics très fréquentés, ni dans les hôpitaux réservés aux non-tuberculeux : ils ne sont décelés que par exception dans la poussière des chambres habitées par des phtisiques bien éduqués; pour les mettre en évidence dans le monde extérieur, il faut les rechercher soit dans la zone contaminée directement par la toux des tuberculeux, soit dans les logements sales des phtisiques ne prenant aucune précaution. — En fait, **même dans une agglomération de nombreux tuberculeux crachant des bacilles, il est possible et même facile de supprimer le danger de contagion.** L'exemple des sanatoriums est tout à fait démonstratif à cet égard : non seulement la contagion tuberculeuse ne s'observe pas dans ces établissements quand ils sont bien tenus, mais on y obtient rarement des résultats positifs en inoculant au cobaye les poussières recueillies dans les chambres de malades gravement atteints. On est donc en droit de faire justice, une fois pour toutes, du préjugé néfaste d'après lequel les sujets sains ne pourraient se garer des bacilles tuberculeux.

Non moins funeste est **l'erreur des médecins qui n'attachent qu'une importance secondaire à la pénétration des bacilles dans l'organisme humain,** la formation des lésions tuberculeuses étant, d'après eux, subordonnée uniquement à la diminution de résistance de l'individu. Or la clinique, éclairée par l'expérimentation, par l'anatomie pathologique et par la pathologie comparée, nous apprend que l'effroyable

morbidité tuberculeuse des enfants de phtisiques tient à une cause *primordiale*, la **contagion familiale**, responsable de la plupart des désastres
que pendant des siècles on a attribués à tort à l'hérédité parasitaire ou à
l'hérédo-prédisposition. La clinique nous apprend encore qu'il y a des
logements maudits, sources de contaminations bacillaires intensives et
fatales, et que certains malades atteints de formes torpides peuvent semer
autour d'eux des tuberculoses qui ne pardonnent pas et survivre à tous
les membres de leur famille, contaminés par eux.

Enfin, de par la clinique et de par l'expérimentation, nous savons qu'**une
contagion bacillaire éphémère, accidentelle, n'est pas suivie
d'effets** ; l'arrivée dans nos tissus de quelques bacilles reste inoffensive ;
pour que la tuberculose s'implante dans l'organisme et y crée une lésion
susceptible de développement, il faut des *contacts virulents, répétés, intimes,
incessants*, le danger étant augmenté d'ailleurs par toutes les causes qui
favorisent l'attaque bacillaire et par celles qui rendent la défense moins
efficace soit au niveau des portes d'entrée, soit dans la profondeur des
tissus ; en particulier *l'enfant est beaucoup moins résistant que l'adulte* et
se contamine dans des circonstances qui sont presque indifférentes à un
âge plus avancé : c'est dans l'enfance que la contagion tuberculeuse
produit les ravages les plus terribles : **c'est donc la protection de
l'enfant qui importe d'abord**.

Si dans une famille de tuberculeux le milieu est très pauvre, surpeuplé,
malpropre, le seul moyen efficace est d'éloigner l'enfant. Si le milieu est
propre, occupé par des personnes soigneuses, avec une hygiène suffisante, on peut sans danger y laisser l'enfant, à condition que les précautions indispensables soient observées scrupuleusement. Sans doute on
ne supprimera pas ainsi toute occasion de contamination bacillaire, mais
on en réduira l'importance dans de telles proportions que la contagion
tuberculeuse n'aura pas lieu ; peut-être même l'arrivée intermittente et
répétée de quelques bacilles est-elle *favorable* en augmentant, pour la
tuberculose comme pour d'autres maladies infectieuses, la résistance naturelle de l'individu.

Ces vérités élémentaires devaient être rappelées ici, car à force de répéter que la tuberculose ne se développe que sur un terrain prédisposé,
ce qui est vrai dans une certaine mesure, on en arrive à oublier le danger
immédiat ou lointain, apparent ou masqué, mais réel, de la cohabitation
avec un phtisique mal éduqué. C'est à donner cette éducation, longuement,
patiemment, avec fermeté et insistance, que doivent tendre les efforts du
médecin : son action tutélaire préservera les *familles* de la tuberculophobie,
odieuse et ridicule, et d'un autre excès moins blâmable, l'ignorance ou le
mépris de la contagion tuberculeuse ; elle préservera les *malades* du
danger de la réinfection bacillaire ; bien que l'étendue de ce danger soit
encore imparfaitement connue, il est difficile de croire (en présence de
l'action défavorable d'une tuberculinothérapie trop intensive) que le phtisique n'ait rien à redouter de la rencontre avec les germes vivants et
morts qu'il dissémine autour de lui.

Les précautions doivent être imposées non seulement aux tuberculeux
qui ont manifestement des crachats bacillifères, mais aussi à bon nombre
de sujets dont l'expectoration examinée, au microscope, ne semble pas
renfermer de bacilles ; en effet, dans ces cas, il n'est pas rare de tuber-
culiser le cobaye par l'inoculation des crachats, ou de voir, à un moment
donné, les bacilles apparaître dans l'expectoration sous l'influence d'une
poussée congestive ou d'une bronchite intercurrente. — Observons enfin

que les risques de contagion ne sont nullement proportionnels à la gravité anatomique de la tuberculose. Petersson (1) a montré que le nombre de bacilles expectorés en vingt-quatre heures est quelquefois plus considérable chez des tuberculeux au premier degré crachant peu que chez des sujets arrivés à la période cavitaire et crachant beaucoup ; il faut donc, dès le début de la tuberculose, prendre tout autant de précautions que dans les phases avancées.

Les règles de la prophylaxie antibacillaire dans les familles sont, comme on le sait, d'une grande simplicité : *la contagion tuberculeuse n'est pas à craindre dans un logement propre où un phtisique, ayant sa chambre à lui, prend les précautions nécessaires. Il faut : 1° empêcher la dissémination et la dessiccation des crachats ; 2° empêcher que les particules virulentes déposées sur le sol, sur les murs, sur les meubles soient transformées en poussières volatiles ; 3° rendre inoffensives les fines gouttelettes bacillifères « que la toux des tuberculeux projette jusqu'à une distance de 50 à 80 centimètres ».*

Quoi qu'on en ait dit, les crachats tuberculeux abandonnés à la dessiccation naturelle dans un endroit peu éclairé peuvent très bien donner naissance à des poussières virulentes, fines et légères : celles-ci mises en suspension dans l'air sont aptes à y flotter pendant un certain temps et à pénétrer avec l'air inspiré jusqu'aux alvéoles pulmonaires ; on crée ainsi facilement chez les animaux de laboratoire des lésions tuberculeuses du poumon qui relèvent uniquement du mécanisme de l'*inhalation* : les auteurs qui ont prétendu le contraire ont commis des erreurs d'expériences. Quant aux gouttelettes de Flügge, elles sont, à vrai dire, très faiblement virulentes : le nombre des bacilles qu'elles renferment est si minime que, d'après Flügge lui-même, il faut un séjour prolongé au voisinage immédiat d'un phtisique pour qu'une infection devienne possible : les adultes échappent facilement à ce danger qui ne compte guère pour eux, sauf en cas de cohabitation intime avec un phtisique ; les enfants, moins résistants, sont exposés davantage. Quelle que soit d'ailleurs la part respective des poussières sèches et des poussières humides dans la contagion de la tuberculose, ce qu'il importe de retenir, c'est que la grande majorité des premiers foyers de tuberculose chez l'homme prennent naissance par

<hr>

(1) Petersson, Ueber die Ansteckungsgefahr d. Lungentub. in verschiedenen Krankheitsstadien. (*Nord. Med. Archiv.*, 1906). — Petersson a évalué, par exemple, à 1 655 millions le nombre de bacilles contenus dans 18 grammes de crachats expectorés en vingt-quatre heures par un tuberculeux au premier degré, alors qu'il en trouvait 244 millions dans 140 grammes de crachats expectorés en vingt-quatre heures par un phtisique cavitaire. C'est chez des malades au second degré, crachant en moyenne 60 grammes par vingt-quatre heures, qu'il a noté le plus grand nombre de bacilles expectorés quotidiennement, jusqu'à 15 000 et 17 000 millions.

inhalation (1) et qu'en faisant le nécessaire on pourrait les éviter.

Voici les principales mesures de prophylaxie qu'on doit imposer en permanence aux tuberculeux :

I. **Recueillir les crachats** dans un crachoir ou, par exception, dans un mouchoir ; il est utile, mais non indispensable, que le crachoir renferme un peu de liquide et alors, de préférence, un liquide antiseptique ; les mouchoirs qui ont reçu des crachats ou des parcelles de crachats doivent être préservés rigoureusement de la dessiccation, donc changés tous les jours, puis conservés à part et désinfectés.

II. **Remplacer le balayage à sec et l'époussetage** par le nettoyage avec un linge humide ou une éponge humide. La serpillière humide doit être substituée au balai.

III. **Ne pas tousser dans le visage d'autres personnes** : Mettre un mouchoir devant sa bouche dans les efforts de toux (Flügge). Cette précaution est surtout indiquée le matin, au moment du vidage des cavités pulmonaires suppurantes par la toux du réveil. C'est une des principales raisons pour lesquelles il importe que, en cure libre, le tuberculeux ait une chambre à coucher pour lui seul et un cabinet de toilette qui lui soit réservé et que, dans les sanatoriums populaires, on ne réunisse pas dans le même dortoir les tuberculoses ouvertes et les tuberculoses fermées ; au contraire, le mélange de ces deux variétés de malades, tout au long de la journée, n'offre aucun danger, sauf complications spéciales ; dans le jour, la toux est beaucoup plus rare, les crachats moins abondants et bien moins riches en bacilles. Suivant le conseil donné par Grancher, on demandera aux tuberculeux à moustaches tombantes de couper celles-ci au ras de la lèvre supérieure pour ne pas y retenir des parcelles de crachat.

Comme compléments de ces mesures prophylactiques, rappelons encore que les tuberculeux doivent *veiller attentivement* à *ne pas avaler leurs crachats* et *à se laver les mains avant les repas*, que les *chambres* doivent être aménagées de manière à réduire au minimum l'accumulation des poussières ; que les *habits* du malade ne doivent jamais être brossés dans les chambres ; que le *linge* des tuberculeux, conservé à sec dans un sac de forte toile, doit être humidifié légèrement avant le triage, puis bouilli dans une lessiveuse (Voy. aussi chap. XI) ; enfin que, dans les familles des tuber-

(1) Au contraire, dans certaines espèces animales, porcs, veaux, bovidés adultes, en raison des conditions d'existence toutes spéciales (alimentation avec des produits de laiterie ou avec du lait cru fréquemment contaminés, animaux mangeant dans des auges où s'ébrouent des sujets tuberculeux), la tuberculose d'ingestion acquiert une bien plus grande importance que dans l'espèce humaine.

culeux, on doit se familiariser avec l'emploi de certains *antiseptiques et procédés de désinfection.*

En cure libre, les tuberculeux à lésions ouvertes ne peuvent guère se dispenser de faire usage **d'antiseptiques**. Il est clair, en effet, que la stérilisation des crachats par la vapeur est inapplicable au domicile des malades et que la coction des crachats ou des crachoirs dans l'eau carbonatée, recommandée par beaucoup d'auteurs, constitue une opération répugnante, dont la prescription n'est pour ainsi dire jamais suivie. Quant aux crachoirs incinérables remplis de tourbe, qui ont d'incontestables avantages dans certains cas, ils présentent divers inconvénients qui s'opposent à la généralisation de leur emploi : dépense quotidienne relativement élevée, insuffisance de la puissance d'absorption de la tourbe toutes les fois que l'expectoration devient abondante, incommodité manifeste des crachoirs de poche incinérables... En fait, les malades convenablement éduqués par leur médecin crachent soit dans des crachoirs de verre ou de métal (pour les crachoirs de poche, les modèles de Dettweiler et de Leune sont les plus pratiques), soit au pis aller dans des mouchoirs quotidiennement changés, seul procédé pratiquement utilisable dans les nombreuses circonstances où le tuberculeux est forcé de dissimuler la nature de sa maladie. Pour que le maniement de ces crachoirs et de ces mouchoirs ait lieu sans danger, le malade doit disposer de moyens simples et sûrs pour les désinfecter.

Désinfection des crachats et des crachoirs. — Beaucoup d'antiseptiques ne peuvent être employés soit à cause de leur odeur pénétrante et désagréable, tels le lysol, le phénol, les crésols, les hypochlorites, le chlorure de chaux, soit à cause de l'insuffisance de leur puissance antibacillaire ; ainsi nous avons constaté que les solutions de soude, préconisée par Vincent, ne tuent pas les bacilles et favorisent le développement des bactéries de la putréfaction, et que les émulsions de créoline et de crésyline (émulsion simple à 5 p. 100 ou émulsion savonneuse alcaline à 3 p. 100), agissant à froid pendant dix, douze et vingt heures, n'exercent qu'une action désinfectante illusoire sur des mouchoirs contaminés par des crachats.

Nos expériences, faites en collaboration avec E. Lobstein, nous ont conduits aux conclusions suivantes :

A. *Pour la désinfection à froid des crachats tuberculeux, l'antiseptique de choix est le formol, employé à la dose de 4 p. 100 en solution savonneuse alcaline :*

<pre>
Savon noir .... 10 grammes.
Lessive de potasse........................ 15 centimètres cubes.
Formol du commerce à 35 p. 100... 40   —
Eau .... Q. S. pour un litre.
</pre>

Faire dissoudre à chaud le savon dans une petite quantité d'eau ; compléter le volume à 960 centimètres cubes environ, ajouter la lessive de potasse, puis, au moment de l'emploi, le formol.

L'alcali et le savon favorisent la pénétration des crachats par le formol ; le savon empêche la solution d'émettre des vapeurs irritantes et masque presque complètement l'odeur du formaldéhyde — En vingt heures, on obtient la désinfection habituellement complète, *pratiquement suffisante,* des crachats tuberculeux projetés directement dans cette solution ou des mouchoirs fortement imbibés de crachats.

La solution savonneuse alcaline de formol se prépare facilement à peu de frais et se conserve bien dans des bouteilles convenablement bouchées; elle convient parfaitement: 1° *pour garnir de liquide les crachoirs*, précaution qui facilite beaucoup leur nettoyage ultérieur et permet de ne jeter dans les latrines que des crachats désinfectés; — 2° *pour désinfecter les crachoirs par immersion*; — 3° *pour rendre absolument inoffensifs les mouchoirs des phtisiques*, même quand ils sont abondamment souillés de crachats très virulents. A cet effet, on enlève chaque soir au malade son mouchoir et on le plonge dans la solution de formol: le lendemain soir, on l'enlève de cette solution et on le place jusqu'au jour de la lessive dans une solution semblable diluée au dixième; finalement on le lave à la brosse sous un filet d'eau, et on l'ajoute au reste du linge pour être lessivé.

B. *Quand les mouchoirs ne sont contaminés que par des petites parcelles de crachats ou par des gouttelettes bacillifères, leur désinfection se fait efficacement à l'aide d'une solution de sublimé au millième:*

Sublimé corrosif .... 1 gramme.
Chlorure de sodium .... 20 grammes.
Eau... 1000 cent. cubes.

qu'on peut préparer très économiquement en versant dans 1 litre d'eau ordinaire une cuillerée à soupe de sel de cuisine et 20 centimètres cubes d'une solution mère de sublimé:

Sublimé corrosif .... 50 grammes.
Acide tartrique 50   —
Eau... Q. S. p. 1 litre.
Solution aqueuse saturée de fuchsine acide. 1 cent. cube.

La solution de sublimé au millième est inefficace en présence d'une grande quantité de crachats, non point comme on l'a dit à cause de la coagulation des crachats, laquelle s'opposerait à la pénétration de l'antiseptique, mais tout simplement parce que la formation de combinaisons albumino-mercuriques insolubles enlève à la solution de sublimé la plus grande partie de son efficacité. Au contraire la désinfection s'obtient en sept à dix heures lorsque le crachat, même épais et gros, est plongé dans un grand volume de solution mercurielle.

Désinfection des chambres. — La désinfection par des procédés chimiques est ordinairement *superflue* au cours de la tuberculose quand les chambres sont bien aménagées, tenues proprement, et habitées par un phtisique qui ne crache pas à terre; les gouttelettes de Flügge et les « postillons » projetés par le malade sont rendus inoffensifs par les agents naturels de désinfection, l'air, la lumière. Nous devons faire observer que la très longue persistance du pouvoir contagionnant du bacille abandonné à la dessiccation dans l'obscurité est une pure légende; les crachats tuberculeux desséchés en couche mince à l'obscurité, à l'air libre, ont déjà perdu au bout de vingt à trente jours une partie de leur virulence; au trentième jour cette virulence est devenue faible; à partir du quarante cinquième et cinquantième jour, elle a généralement disparu. Donc, quand un logement a été contaminé par un tuberculeux, un mois et demi à deux mois après son départ, le danger de contagion est très peu considérable. En tout cas, dans les familles des tuberculeux, ce que l'on doit rechercher, ce n'est pas une désinfection absolue à intervalles éloignés, précaution bien illusoire si les autres mesures prophylactique ne sont pas prises, mais une *asepsie permanente*, sinon absolue au moins suffisante, facilement obtenue par de la propreté et par une bonne hygiène.

Toutefois, en maintes circonstances, la désinfection des chambres devient *utile* ou *nécessaire* : on a recours alors aux propriétés bactéricides du formaldéhyde ; d'ailleurs on peut très facilement se passer d'appareils plus ou moins compliqués ou de produits spécialisés, ces derniers n'ayant aucun avantage et n'offrant aucune garantie supplémentaire.

Quel que soit le procédé adopté, on doit au préalable : 1° laver et brosser avec une solution antiseptique (eau de Javel diluée, solution savonneuse de formol) tous les endroits manifestement sales et tous ceux qui ont pu être contaminés directement par des crachats ; 2° enlever les couvertures, tapis, tentures, vêtements... qui, en raison de leur épaisseur, ne seraient pas suffisamment pénétrés par les vapeurs antiseptiques ; 3° disposer la chambre de manière que le formaldéhyde accède librement à tous les endroits contaminés, car il n'agit qu'en surface ; 4° obturer tous les orifices par où le gaz pourrait s'échapper ; 5° élever la température de la chambre au moins à 15°-16° et de préférence à 20°-22°.

Pour mettre en liberté le formaldéhyde, on peut se contenter de faire évaporer par ébullition du formol (additionné d'eau pour éviter la polymérisation), procédé indiqué par Trillat et préconisé surtout par Flügge, qui l'a longuement étudié : c'est le procédé le plus économique. Flügge conseille d'employer pour des espaces de 20, 50, 100 mètres cubes, des quantités respectives de formol de 550, 900, 1500 centimètres cubes, auxquelles on ajoute une fois et demie leur volume d'eau.

Nous préférons, à cause de son extrême commodité et de la souplesse avec laquelle il s'adapte à toutes les exigences de la pratique, le procédé d'Evans et Russel, modifié par Doerr et Raubitschek ; il nous a donné d'excellents résultats contrôlés bactériologiquement. Ce procédé consiste à placer dans un récipient quelconque d'assez grandes dimensions, parties égales de permanganate de potasse ordinaire et d'eau (25 grammes de permanganate par mètre cube de local à désinfecter), puis à verser d'un seul coup sur cette bouillie autant de formol que de permanganate. Au bout de trente à quarante secondes une très vive réaction se produit, le mélange bouillonne et foisonne, venant affleurer au bord supérieur du récipient, projetant même quelques éclaboussures tout autour et, en quelques minutes presque tout le formaldéhyde qui n'entre pas en réaction ainsi qu'une partie de la vapeur d'eau sont dégagés, remplissant la chambre d'une buée compacte. Contrairement à ce qu'on a prétendu, cette réaction (même avec la dose de 1500 grammes de permanganate que nous n'avons pas dépassée) ne crée aucun danger d'incendie : nous nous en sommes assurés en suspendant au-dessus du récipient de la mousseline imbibée d'essence de pétrole. — Les avantages du procédé sont : 1° la très grande rapidité de dégagement du formaldéhyde, condition essentielle d'une bonne désinfection, ainsi que Trillat l'a montré ; 2° le dégagement de vapeur d'eau en quantité suffisante pour élever l'état hygrométrique au voisinage de 100° sans mouiller la chambre ; 3° l'action antibacillaire énergique qu'on obtient (en employant pour 50 mètres cubes 1250 grammes de formol à 35 p. 100, avec une durée de contact de huit heures à 16°, on obtient la stérilisation complète de crachats tuberculeux desséchés, étalés sur des plaques de zinc à raison de 15 et 25 milligrammes de crachats frais par centimètre carré) ; 4° la facilité avec laquelle on peut, pour la désinfection d'un appartement, placer dans chacune des chambres un récipient où se fera la réaction, ce qui rend les résultats de la désinfection beaucoup plus sûrs ; 5° le bon marché relatif de l'opération (5 francs pour 50 mètres cubes); 6° la possibilité de se passer de toute espèce d'appareil ; comme récipient, on utilise un seau à ordures ou à charbon, un baquet, un vieux fond de tonneau… peu importe, pourvu que sa capacité soit environ vingt fois plus grande que la quantité de formol employée; autour de ce récipient, on dispose, sur le sol, quelques journaux pour éviter les éclaboussures. — L'inconvénient du procédé, c'est qu'une partie notable du formaldéhyde est oxydée et perdue pour l'action antiseptique, d'où augmentation du prix de revient de la désinfection. Cet inconvénient est compensé par les conditions exceptionnellement favorables de rapide dégagement du formaldéhyde qui reste disponible.

On laisse agir le formaldéhyde huit à dix heures, puis on aère largement la chambre et on y fait évaporer par ébullition, pour enlever les dernières traces de formaldéhyde, une petite quantité d'ammoniaque ordinaire (6 à 8 centimètres cubes par mètre cube); on laisse agir l'ammoniaque pendant une heure.

Désinfection des couverts, de la vaisselle et de la verrerie. — Elle est assurée suffisamment par un nettoyage soigneusement fait dans de l'eau carbonatée très chaude; on peut aussi dans certains cas exiger que le tuberculeux ait un verre qui lui soit réservé.

Enfin la protection contre les bacilles qui existent si fréquemment dans le lait s'obtient facilement par la précaution élémentaire de **ne consommer que du lait bouilli**.

V — PSYCHOTHÉRAPIE.

Pour obtenir de bons résultats dans le traitement des tuberculeux, il ne suffit pas d'instituer un traitement diététo-hygiénique exactement adapté à l'état du malade et complété, s'il y a lieu, par les médications utiles ; le médecin qui a rempli ces indications fondamentales n'est encore *qu'à la moitié de sa tâche, le plus difficile reste à faire* ; il s'agit maintenant d'obtenir du malade, pendant le long espace de temps que durera le traitement, à la fois obéissance, résignation, courage et confiance. « Pour guérir, disait Grancher, il faut avant toutes choses le vouloir, le vouloir bien, le vouloir longtemps ; d'où que vienne la volonté de guérir, il faut qu'elle soit toujours présente. » Or, dans beaucoup de cas, elle ne peut venir que du médecin ; car ce qu'on cherche, c'est une volonté intelligente et éclairée qui réforme les habitudes défectueuses, élimine les idées préconçues et assure sans défaillances l'exécution des prescriptions essentielles. Les tuberculeux et leur entourage attachent souvent une importance extrême à des prescriptions de détail auxquelles ils attribuent une valeur mystérieuse ; par contre, ils comprennent mal la nécessité pressante de règles thérapeutiques dont la simplicité n'impressionne pas suffisamment leur intellect crédule : il faut donc *faire la conviction du malade*, ce qui demande de longs efforts et une patience considérable. — Le tuberculeux traverse souvent des phases de dépression morale et de découragement ou inversement d'optimisme exagéré ; il s'inquiète pour des symptômes sans gravité et méconnaît la signification redoutable d'incidents évolutifs légers ou l'utilité du traitement rigoureux qu'un médecin instruit est forcé de lui imposer : il faut donc sans cesse *redresser les erreurs de jugement du malade, le délivrer d'alarmes vaines et au besoin l'effrayer.* — Il faut enfin, pour aboutir, savoir *utiliser et mettre en jeu l'influence merveilleuse qu'exerce sur la vitalité de l'organisme et sur tous les processus de défense la foi dans le traitement et la croyance à la guérison.* « Les charlatans savent parfaitement combien une impression produite sur l'âme a de pouvoir pour modifier le corps ; avec quel aplomb ils affirment et comme ils savent trouver le chemin de la confiance et parler à l'imagination ! Aussi, grâce à l'effet qu'ils produisent sur l'esprit du malade, il est rare que ceux-ci, pendant quelques jours au moins, n'éprouvent pas une sorte de mieux, une véritable amélioration passagère. *N'abandonnez pas ce puissants moyens aux charlatans* ; sachez vous en servir en les revêtant d'une forme honnête » (Guéneau de Mussy).

La psychothérapie est donc un des moyens d'action du traitement diététo-hygiénique classique, surtout chez les tuberculeux *dont l'état psychique est souvent influencé par la maladie elle-même* : on a décrit des psychoses créées par la tuberculose en dehors de toute lésion du système nerveux ; on a incriminé l'action de la tuberculine sur le fonctionnement des cellules cérébrales ; en réalité, ainsi que Laignel-Lavastine l'a très bien noté « l'état mental des tuberculeux n'est que l'accentuation de leur état de santé ; le paresseux devient nonchalant, l'actif devient agité, le grave, mou ; la maladie rend plus évidents les caractères de leur vie psychique antérieure ». Nous sommes absolument du même avis ; nous avons observé que la tuberculose peut exagérer dans le sens favorable comme dans le sens défavorable les tendances morales du sujet ; elle exalte les sentiments affectifs et quelquefois suscite d'extraordinaires dévoûments ; ou bien, au contraire, elle exagère les tares psychiques et les imperfections morales ; elle fait apparaître la méchanceté, l'avarice ; elle développe à un degré incroyable l'égoïsme et la veulerie ; dans quelques cas, chez de mauvaises natures, toute la boue du fond remonte à la surface et le malade, insupportable pour lui-même, odieux pour les autres, aggrave son état par son manque d'équilibre moral. Le traitement de ces sujets (qui heureusement sont des exceptions) est particulièrement ardu ; il exige du médecin beaucoup de fermeté et de patience.

Quel que soit l'état psychique du malade, le point capital, c'est d'abord de *gagner sa confiance* : l'attention qu'on apporte à veiller à tous les détails du traitement, la conscience avec laquelle on étudie son cas d'une manière approfondie, la minutie d'une auscultation bien faite, la foi qu'on a soi-même dans l'efficacité de la thérapeutique, la diplomatie avec laquelle on ranime par des prescriptions opportunes les espérances du malade sont les principaux éléments du succès. L'influence de l'entourage, le changement de milieu, les occupations intellectuelles ou physiques que l'on peut autoriser ou prescrire, les transformations favorables dues à une bonne médication ont aussi un rôle très important.

VI. — RÉSULTATS D'ENSEMBLE DE LA CURE DIÉTÉTO-HYGIÉNIQUE.

Il faut avoir confiance dans la cure diététo-hygiénique : l'observation impartiale des faits démontre avec certitude qu'elle exerce une influence profonde sur l'évolution de la tuberculose pulmonaire ; nous avons vu, chemin faisant, les effets respectifs des divers éléments de la cure ; envisageons maintenant les résultats dans leur ensemble.

Ces résultats sont absolument remarquables dans la *convalescence des poussées évolutives* et quand on est en présence d'une tuberculose pulmonaire *jeune*, en voie de développement, fébrile ou non fébrile, mais pas trop étendue ni trop virulente et poussant chez un sujet qui est apte à se défendre ; en peu de temps, le malade se transforme, l'intoxication bacillaire est neutralisée, la lésion tuberculeuse cesse de progresser, l'état de nutrition générale devient si florissant que bien des gens en bonne santé pourraient l'envier et les symptômes fonctionnels de la tuberculose disparaissent l'un après l'autre ou s'atténuent beaucoup ; puis, peu à peu, lentement (car cette lenteur est dans l'ordre des choses, quoi qu'on fasse) des signes de régression apparaissent dans les foyers morbides, et le tuberculeux s'achemine vers une période d'accalmie et de stabilité, dans laquelle, n'étant plus un malade et n'étant pas guéri, il est justifiable tantôt d'une longue prolongation de cure, tantôt de l'emploi d'une médication adjuvante capable d'activer les processus de résorption et de sclérose dans cette lésion tuberculeuse devenue silencieuse et latente.

En présence de tuberculoses *anciennes*, ayant déterminé déjà de grosses lésions, étendues, invétérées, profondes, les résultats sont beaucoup moins satisfaisants ; souvent il est impossible d'enrayer la marche progressive de l'infection ; même alors, la cure diététo-hygiénique a tout au moins l'avantage de retarder très longtemps la terminaison fatale et de donner au malade, jusqu'à une phase avancée du processus destructeur du poumon, l'illusion d'une guérison possible. Dans un assez grand nombre de tuberculoses anciennes *torpides*, où le traitement classique ne parvient pas à modifier des lésions en grande partie enkystées, qui demandent pour ainsi dire à être secouées de leur torpeur, certaines médications offensives sont capables d'exercer une influence nettement favorable ; cette influence est facilitée et rendue plus complète par la superposition de la médication spéciale et d'une cure hygiénique bien suivie.

En résumé, le traitement diététo-hygiénique convient à tous les tuberculeux dont la maladie évolue, menace d'évoluer ou vient d'évoluer ; il les place dans les meilleures conditions pour triompher par eux-mêmes de l'infection bacillaire ou pour bénéficier d'une action médicamenteuse.

Mais ces effets si favorables ne sont obtenus que si on applique le traitement *intégralement*, en associant tous les éléments qui le constituent et en se montrant *très rigoureux* et très strict dans l'exécution de ses nombreuses prescriptions. C'est un bloc qu'il ne faut pas démembrer.

Il ne suffit pas de mettre le malade au repos, d'ouvrir ses fenêtres et de le bien nourrir ; pour que l'on puisse parler vraiment d'une cure diététo-hygiénique rationnelle et complète, il faut, ce que tant de médecins oublient constamment, **l'ensemble** des conditions suivantes :

Une aération *permanente* par un air *pur* dans un endroit *bien situé*, dans un milieu *aseptique*, salubre et *calme* ;

Une *stimulation* quotidienne des fonctions de la peau ;

Une *réglementation* individuelle, variable d'un moment à l'autre, du repos et de l'exercice ;

Une *alimentation* combinée de manière à faire assimiler un excédent de nourriture sans fatiguer les organes digestifs ;

Une action *psychothérapique* incessante ;

Le traitement préventif et curatif précoce *de tous les incidents morbides*.

C'est une grave illusion de croire que ces conditions soient faciles à réunir et que le traitement diététo-hygiénique ainsi compris soit facile à appliquer ; bon nombre des attaques qu'on a dirigées contre lui et des mauvais résultats qu'on en a obtenus s'expliquent et se comprennent parfaitement par la manière défectueuse dont il a été mis en œuvre et par le mauvais choix des malades.

CHAPITRE V

MÉDICAMENTS ANTITUBERCULEUX D'ORIGINE BACILLAIRE

Sérothérapie antituberculeuse. — Incertitude des résultats, opinions contradictoires. — Tuberculines sensibilisées. — Accidents sériques.
TUBERCULINOTHÉRAPIE. — 1. *Étapes de la tuberculinothérapie.*
2. *Principales tuberculines employées.* — Tuberculine ordinaire. Tuberculine bovine. Bouillon filtré. T. O. A. P. T. O. Tuberculine solide purifiée, Tuberculine T. R. *Neutuberkulin* ou Émulsion bacillaire. Tuberculine de Béraneck.
3. *Action de la tuberculine sur l'organisme.* — Phénomène de Koch. — Action sur les animaux : médiocrité des résultats ; la tuberculine ordinaire agit comme une endotoxine (théorie des lysines de Maurice Nicolle) ; spécificité de son action ; étalonnage du produit ; toxicité de la protéine des corps bacillaires (bacillo-caséine d'Auclair). — Action sur l'homme sain. Action sur l'homme tuberculeux ; différences de sensibilité d'un sujet à un autre ; méthode diagnostique de Koch. — A. phénomènes réactionnels dus à la tuberculine ; B. Transformations lésionnelles; C. Action sur les tissus lymphoïdes; D. Processus d'immunisation.
4. *Principes fondamentaux.* — Soigner des sujets capables de réagir. Continuer la cure très longtemps, d'une manière douce. Doses initiales, intervalles entre les piqûres, règles concernant la progression des doses (*code du tuberculinothérapeute*), remaniement réactionnel des foyers tuberculeux, phénomènes d'hypersensibilité, terminaison de la cure.
5. *Technique.* — Technique des injections. — Solutions employées. — Gradations schématiques des doses. — Administration de la tuberculine par d'autres voies. — Particularités concernant l'emploi des diverses tuberculines.
6. *Conduite générale du traitement.* — Nécessité d'une grande prudence. — Choix de la préparation. — Précautions indispensables avant, pendant, après la cure ; traitement des cas faciles ; traitement des cas difficiles.
7. *Résultats du traitement. — Indications. — Contre-indications.* — Preuves de l'utilité de la tuberculinothérapie. — Analyse clinique des effets obtenus. — Indications. — Contre-indications. — Conclusions.

Au premier rang des médicaments qui peuvent venir en aide aux tuberculeux se placent les produits dérivés du bacille de Koch ; non point que les produits de ce genre actuellement utilisés constituent des « spécifiques » au sens vulgaire du mot ; ni les tuberculines, ni les corps bacillaires modifiés, ni *a fortiori* les sérums antituberculeux n'exercent sur l'évolution de la tuberculose pulmonaire une influence *décisive* ; les uns comme les autres doivent être regardés jusqu'à nouvel ordre comme des *adjuvants* du traitement ; mais d'abord ces adjuvants sont plus intéressants à coup sûr et plus utiles que les drogues pharmaceutiques, et surtout on est en droit de penser que l'avenir réserve à la thérapeutique dite spécifique de la tuberculose des succès progressivement croissants.

Nous ne nous arrêterons pas aux « corps immunisants » de C. Spengler (IK : *Immun Körper*), extraits des globules sanguins d'animaux fortement immunisés (?) contre la tuberculose, les bons effets thérapeutiques annoncés par Spengler n'ayant pas été confirmés. Nous mentionnerons brièvement les sérums antituberculeux, et nous consacrerons d'assez longs développements à la question importante de la tuberculinothérapie.

Sérothérapie antituberculeuse. — Elle n'a pas fourni encore des résultats bien démonstratifs. Les nombreuses tentatives de sérothérapie soi-disant antituberculeuse faites avec du sérum simple d'animaux supposés (à tort) réfractaires à la tuberculose n'ont rien donné qui mérite d'être retenu. Le *sérum de Maragliano*, longuement essayé au Sanatorium de Bligny par notre collègue L. Guinard, s'est montré dépourvu d'efficacité. Le *sérum de Lannelongue, Achard et Gaillard*, que nous avons employé à hautes doses, nous a paru favoriser dans certains cas l'évolution régressive chez des sujets dont la tendance évolutive se montrait déjà favorable et pouvoir être associé utilement à la cure sanatoriale, mais nous n'avons eu avec lui ni action antitoxique, ni modification appréciable des foyers tuberculeux. Les effets du *sérum de Vallée* en clinique humaine ne sont pas encore connus. Nous n'avons pas d'opinion personnelle sur le *sérum de Marmoreck*. Expérimentalement, on n'a pas retrouvé les résultats que son auteur avait cru observer chez le cobaye tuberculeux. Cliniquement, les avis sont très partagés ; bon nombre de médecins se déclarent partisans de ce sérum ; un des plus enthousiastes est Stéphani (de Montaña), qui attribue au sérum de Marmoreck des propriétés nettement antitoxiques, capables de modifier l'allure de la maladie dans plus de la moitié des tuberculoses à marche progressive ; Rémon, Letulle, ont publié des résultats encourageants ; Castaigne et Gouraud concluent à une action antitoxique du sérum ; celui-ci serait donc indiqué spécialement chez les tuberculeux fébricitants intoxiqués. Par contre, d'autres médecins, qui l'ont administré très largement, ne croient pas à son efficacité ; ainsi Köhler en a employé plus de 16 litres sans résultat spécialement favorable ; Meissen a vu quelques tuberculeux présenter, sous son influence, de fortes réactions fébriles, et d'autres malades le supporter sans dommages, mais aussi sans bénéfice appréciable. D'après Turban, «il peut avoir quelque utilité dans un petit nombre de tuberculoses récentes des poumons et d'autres organes et amène quelquefois la défervescence dans des cas légers subfébriles ; dans les tuberculoses étendues, non seulement il ne sert à rien, mais il risque de provoquer des aggravations aiguës ».

En résumé, les différents sérums antituberculeux ne semblent pas exercer dans l'organisme une action bactéricide appréciable, et leur pouvoir antitoxique est encore bien insuffisant, aléatoire et inconstant ; pourtant ils offrent un réel intérêt, car sans doute on pourra les perfectionner et les employer plus utilement. Nous devrions signaler dans cet ordre d'idées les **tuberculines sensibilisées**, obtenues en faisant agir du sérum antituberculeux sur la tuberculine ordinaire ou sur des émulsions bacillaires ; les anticorps du sérum se fixent sur la tuberculine ou sur les corps bacillaires et diminuent leur toxicité ; mais ces produits nouveaux, autour desquels on a mené grand bruit en Allemagne et en France, sont expérimentés depuis trop peu de temps pour qu'on puisse savoir dès maintenant quels services ils rendront en thérapeutique antituberculeuse.

Accidents sérothérapiques. — On ne doit pas oublier que la sérothérapie antituberculeuse n'est pas toujours inoffensive. D'abord elle peut occasionner des *poussées réactionnelles fébriles* et des réveils de la tuberculose, et elle détermine souvent les *petits accidents* classiques qu'on obtient avec tous les sérums et qui sont parfois très gênants et désagréables au cours d'un traitement de longue durée, où ils se renouvellent incessamment ; de plus elle produit, dans certains cas, des *accidents violents* qui éclatent soudainement après les injections.

Ces accidents ont été signalés pour la première fois par L. Guinard (Société d'études scientifiques sur la tuberculose, nov. 1906. — Congrès de médecine de Paris, oct. 1907) et observés depuis par Rénon, Dumarest et Arloing, Stéphani, Landis... Guinard a décrit des accidents immédiats et des accidents tardifs : 1° les accidents immédiats apparaissent quelques secondes après le début de l'injection sous forme de dyspnée angoissante, avec toux saccadée, congestion faciale, puis phénomènes de vaso-constriction cutanée ; dans les heures qui suivent, ces phénomènes se calment, mais il y a de l'hyperthermie, de la céphalée, des nausées, parfois des vomissements ; 2° les accidents tardifs surviennent une heure ou deux après l'injection : malaise considérable avec sueurs profuses et tendances syncopales ou syncope. Aucun de ces accidents si impressionnants n'a été mortel, mais ils semblent exercer chez quelques malades, au dire de Dumarest, une influence défavorable sur la marche de la tuberculose. Ils ont été observés surtout chez des tuberculeux avancés, quand le sérum était donné par voie sous-cutanée. Leur cause n'est pas élucidée : on ne peut affirmer qu'ils ressortissent uniquement à l'anaphylaxie sérique banale, et on peut se demander s'ils ne sont pas en partie attribuables aux anticorps développés chez l'animal producteur de sérum par l'injection de toxines bacillaires ; peut-être ces anticorps sont-ils capables de provoquer chez certains malades intoxiqués des phénomènes spéciaux d'hypersensibilisation. Il faut noter d'ailleurs que la sérothérapie antituberculeuse ne s'accompagne pas nécessairement d'accidents de cette nature ; avec le sérum de Lannelongue, ils n'ont pas été observés.

Ces accidents ne se produisent pour ainsi dire jamais quand le sérum est administré par voie rectale ; aussi beaucoup d'auteurs remplacent les injections hypodermiques par des lavements de sérum, procédé qui a le grave inconvénient d'enlever à la sérothérapie une grande partie de l'efficacité qu'elle pourrait avoir ; les lavements de sérum sont indiqués surtout chez les tuberculeux avancés et fragiles ou au début du traitement pour tâter la sensibilité réactionnelle des malades.

TUBERCULINOTHÉRAPIE.

I. — Étapes de la tuberculinothérapie.

Sans faire l'historique de la tuberculinothérapie, ce qui sortirait du cadre de ce livre, nous devons indiquer comment les idées sur l'emploi thérapeutique de la tuberculine se sont peu à peu modifiées et perfectionnées, pour aboutir enfin à une technique bien réglée qui permet d'employer utilement ce produit, dangereux entre tous lorsqu'il est manié imprudemment.

1. Au moment où la lymphe de Koch fut introduite dans la pratique médicale, en août 1890, c'était un remède secret dont Koch n'avait fait connaître ni la nature ni même la provenance, et dont l'étude expérimentale ou clinique était à peine ébauchée ; néanmoins on accepta avec une confiance aveugle les affirmations de R. Koch, qui prétendait avoir trouvé le moyen : 1° d'immuniser les cobayes contre la tuberculose ; 2° d'arrêter l'évolution de la maladie chez les cobayes en pleine généralisation tuberculeuse ; 3° de guérir sûrement en quelques semaines la phtisie pulmonaire commençante de l'homme ! Ce fut un enthousiasme prodigieux et une extraordinaire émotion : les phtisiques de tous pays affluèrent à Berlin pour se faire injecter la lymphe toute-puissante et mystérieuse, et les médecins vinrent en grand nombre voir de près les miracles annoncés. Or non seulement les guérisons espérées ne se produisaient pas, mais de formidables accidents terrassaient beaucoup de malades ; il y eut de véritables hécatombes de phtisiques : les désastres thérapeutiques imputables à la tuberculine furent tels et si nombreux que la lymphe de Koch tomba bientôt dans un profond discrédit ; les communications de Virchow à la Société de médecine berlinoise en 1891 mirent en pleine lumière les dangers du nouveau traitement ; Virchow put même présenter à la Société des lésions réactionnelles pulmonaires si intenses, si différentes des lésions classiques, qu'il n'hésita pas à les décrire comme une forme nouvelle de tuberculose aiguë créée par la tuberculine (*Spritzpneumonie*). Ces méfaits n'étaient pas compensés par la puissance curative très précaire de la tuberculine ; aux conclusions de Koch sur la possibilité de guérir rapidement par la tuberculine les tuberculoses au début s'opposaient les constatations anatomiques de Virchow, d'après lesquelles la lymphe se montrait incapable d'amener la résorption des tubercules jeunes ; d'autre part, les bactériologistes s'apercevaient que la soi-disant action favorable de la tuberculine sur la tuberculose du cobaye n'existait pas. Les expérimentateurs, les anatomo-pathologistes et les cliniciens

furent donc amenés, les uns comme les autres, à condamner le nouveau produit, inefficace et dangereux, et à proclamer la faillite du système.

II. Alors commença une longue phase d'hostilité et de réprobation, pendant laquelle l'inutilité et la nocivité de la tuberculinothérapie furent un dogme classique et, semblait-il, intangible; on ne parlait plus guère du traitement de la tuberculose pulmonaire par la tuberculine que pour le juger très sévèrement.

Pourtant cette condamnation sans appel paraissait injustifiée à quelques médecins qui avaient observé, dès les premiers essais, certains bons effets de la tuberculine; les méfaits du traitement étaient trop évidents pour qu'on pût les contester, mais ils paraissaient imputables bien moins au médicament lui-même qu'à la légèreté avec laquelle on avait employé chez les phtisiques, sans études préalables, une substance d'une activité aussi formidable. Il n'y avait pas lieu d'être surpris des multiples aggravations provoquées par une tuberculinothérapie appliquée sans mesure, d'une manière intensive, à des tuberculeux avancés; les doses étaient trop élevées, les injections trop fréquentes, et on commettait la faute de rechercher de fortes poussées réactionnelles. Les accidents dus à cette méthode brutale n'empêchaient pas d'espérer qu'en choisissant mieux les malades, en employant la tuberculine avec plus de douceur et d'opportunité, on pourrait sans doute supprimer le danger.

C'est ainsi que plusieurs cliniciens, adeptes de la première heure, continuèrent à pratiquer la tuberculinothérapie au milieu de la désapprobation générale, et fixèrent peu à peu les règles d'une pratique rationnelle ; Ehrlich et Guttmann [1], Petruschky [2], Turban [3], Thorner [4], Krause [5], C. Spengler [6], Gœtsch [7], Mœller [8], Rœmisch [9] furent les principaux artisans de la renaissance de la tuberculinothérapie ; ils montrèrent que la cure doit être commencée par une dose très faible, que la progression des doses doit avoir lieu très prudemment et très lentement, que les injections doivent être espacées les unes des autres, d'autant plus que la dose est plus élevée; que les réactions intenses, soit locales, soit générales, doivent et peuvent être évitées. On apprenait en même temps à mieux connaître les phénomènes réactionnels du foyer tuberculeux pulmonaire, dont Turban [10] donnait une excellente descrip-

(1) P. Guttmann et P. Ehrlich, D. m. W., 3 mars 1891. — (2) Petruschky, Königsberg med. Gesellsch., mars 1891, in Berl. kl. Woch.; Congrès de Moscou, 1897; Berl. kl. W., 3 fév. 1902; Berl. kl. Woch., fév. 1904. — (3) K. Turban, Congrès de Wiesbaden, 1891; Beitr. z. Kennt. der T., 1899. — (4) Thorner, D. m. W., 1893, n° 37. — (5) Krause, D. m. W., 1895, n° 6. — (6) C. Spengler, Ueber Tuberkulinbehandlung, 1897. — (7) Gœtsch, D. m. W., 1901, n° 25. — (8) Mœller, Zeits. f. Tub., juillet 1902. — (9) Rœmisch, Münch. m. W., 1902, n°s 46, 47. — (10) Turban, Berl. kl. W., 1870, n° 61.

tion ; on s'apercevait que la tuberculine, facile à manier et inoffensive chez les tuberculeux, apyrétiques, faiblement touchés, devient dangereuse et d'un emploi très délicat en présence de lésions avancées ou étendues et dans les tuberculoses évolutives fébriculaires ou fébriles ; on se rendait compte que les effets favorables de la tuberculine se produisent très lentement, que la cure doit être dirigée avec une patience inlassable pendant des mois et pendant des années ; que le malade doit être surveillé de très près, tant au point de vue de la courbe thermique qu'au point de vue des signes d'auscultation réactionnels et des symptômes généraux d'intoxication ; on s'apercevait enfin que le dosage de la tuberculine doit varier dans des limites extrêmement étendues suivant les malades, en sorte que les uns atteignent en trois ou quatre mois des doses considérables de 200, 300 milligrammes ou davantage, tandis que d'autres, au bout de cinq ou six mois, n'arrivent pas à dépasser quelques milligrammes. Ce sont les principes essentiels qui actuellement guident les phtisiothérapeutes pour l'utilisation de la lymphe de Koch.

III. Ultérieurement, l'attention a été appelée sur une série de produits qui ont été désignés par le nom générique de **tuberculines**, bien qu'ils diffèrent considérablement les uns des autres par la nature des substances bacillaires qu'ils renferment : les plus connus sont : le *Bouillon filtré* de Denys, identique à l'*Original-Tuberkulin* de Koch, la *tuberculine solide purifiée*, les *tuberculines bovines* de Spengler, la *tuberculine T. R.* et la *Neutuberkulin* de R. Koch, qui sont des émulsions de bacilles broyés, la *tuberculocidine* de Klebs, le *tuberkulol* de Landmann, la *tuberculine* de Béraneck. Les propriétés spéciales, individuelles, de ces produits ne sont connues que très imparfaitement ; d'ailleurs il ne semble pas qu'ils aient une action thérapeutique bien supérieure à celle de l'ancienne tuberculine ; mais leur étude a provoqué un grand nombre de recherches intéressantes et utiles qui ont contribué à préciser la technique du traitement.

Entre temps, Loewenstein (1) publiait des travaux importants sur l'hypersensibilité provoquée par les injections répétées de petites doses de tuberculine ; Denys (2) mettait à la disposition des médecins une sorte de manuel où les règles d'un traitement très prudent étaient minutieusement codifiées ; Béraneck, par sa pratique et par son enseignement, faisait adopter la tuberculinothérapie par un grand nombre de médecins suisses ; Sahli (3) indiquait une méthode de tuberculinothérapie d'une excessive lenteur, qui avait au moins le mérite de

---

(1) Loewenstein et Rappoport, *Zeitsch. f. T.*, 1904, Bd. V. p. 6. — (2) Denys, *Le bouillon filtré du bacille tub.*, 1905. — (3) Sahli, *Le traitement de la tuberculose par la tuberculine*, 1907 ; *Tuberkulinbehandlung und Tuberkuloseimmunität*, 1910.

rendre le traitement plus facilement accessible aux médecins inex-
périmentés.

IV. Grâce à tous ces efforts et à la connaissance plus complète
des effets de la tuberculine, la méfiance et la réprobation de la
période ancienne ont fait place, en *Allemagne*, en *Suisse*, en *Amérique*,
à un nouvel élan d'enthousiasme en faveur de la tuberculine ; depuis
quelques années, l'emploi des tuberculines se généralise dans ces
pays, notamment dans leurs sanatoriums ; il y a bien encore des
voix discordantes ; d'excellents médecins dénient résolument à la
tuberculine toute espèce d'efficacité, mais ils sont la minorité ; d'après
les publications récentes, le sentiment dominant, c'est la confiance
dans les bienfaits de la tuberculinothérapie ; de plus en plus on
élargit le cadre des formes de tuberculose pulmonaire qui semblent
justiciables de cette cure, et on espère de la tuberculine beaucoup
plus, sans doute, qu'elle ne pourra jamais donner.

Malgré l'importance de ce mouvement qui porte les médecins
étrangers vers la tuberculinothérapie, les partisans de cette méthode
en *France* sont encore l'exception. Il est permis de le regretter : ce
que nous venons de dire suffit pour montrer que les préventions
d'autrefois et l'hostilité de parti pris ne sont plus justifiées : les médicaments utiles aux tuberculeux ne sont pas si nombreux ou si
efficaces qu'on puisse, de propos délibéré, sans raison valable, par
simple ignorance de la question, se refuser à employer (avec toutes
les précautions voulues et tout le scepticisme nécessaire) une méthode dont tant de phtisiologues se déclarent relativement satisfaits ;
sans doute l'optimisme des promoteurs actuels de la tuberculinothérapie paraît exagéré ; les règles du traitement et les indications cliniques sont encore incertaines sur bien des points ; la
tuberculine ne dispense nullement de recourir, dans les formes
évolutives de tuberculose, à l'application rigoureuse du traitement
diététo-hygiénique ; il y a bon nombre de tuberculeux qui ne tirent pas
un bénéfice évident de la tuberculinothérapie ; mais deux notions
tout au moins se dégagent avec une quasi-certitude de l'expérience
accumulée depuis tant d'années de tâtonnements et de recherches :
1° l'influence *nettement favorable* de la tuberculine sur beaucoup
de tuberculoses pulmonaires torpides, chez des sujets se défendant
bien ; 2° l'*innocuité habituelle* de la tuberculinothérapie pratiquée
par un médecin compétent, qui connaît à la fois la clinique de la tuberculose pulmonaire et les idées directrices fondamentales du traitement, qui possède une bonne technique, qui choisit bien ses
malades et qui se trouve placé dans des conditions où il puisse les
observer attentivement et les suivre de très près.

Ces considérations nous imposent le devoir d'exposer ici, avec tous les détails nécessaires, les règles du traitement de la tuberculose pulmonaire par la tuberculine.

II. — Principales tuberculines employées en phtisiothérapie.

La tuberculine a été l'objet de nombreux travaux de laboratoire destinés à la perfectionner ; on a cherché à la purifier chimiquement, à la rendre à la fois plus active et moins toxique : on a obtenu, en partant des corps bacillaires, des préparations tout à fait différentes en principe de la tuberculine primitive ; il ne semble pas que cet immense labeur ait fait faire beaucoup de progrès à la thérapeutique ; les tuberculines nouvelles, dont leurs inventeurs célèbrent les qualités remarquables, n'ont pas détrôné l'ancienne tuberculine de Koch : *c'est surtout à celle-ci que va la confiance des cliniciens.*

Malheureusement l'étude différentielle des caractères chimiques et biologiques des nombreux produits qu'on englobe dans le groupe des « tuberculines » n'a pas été poursuivie avec suffisamment de méthode, de sorte que, dans l'emploi de ces produits, on n'est pas encore sorti de la période de tâtonnements aveugles, d'empirisme et d'incertitudes.

D'autre part les tuberculoses pulmonaires ont des évolutions très variées, et les bacilles présentent de notables différences ; pour la tuberculose bovine, comme pour la tuberculose humaine, on a isolé des races bacillaires dissemblables ayant des caractères héréditaires nettement tranchés ; d'où l'idée théorique que *la nature des toxines employées en thérapeutique doit être adaptée jusqu'à un certain point aux particularités de l'évolution tuberculeuse et de la race bacillaire.* En fait, un tuberculeux intolérant pour une tuberculine donnée peut se trouver fort bien d'une autre tuberculine. Il est donc utile, parfois nécessaire, d'avoir à sa disposition *diverses sortes* de tuberculine. Nous passerons en revue celles qui sont employées couramment.

Tuberculine ordinaire (*tuberculine brute*, *Alt-Tuberkulin*, A. T. K., *lymphe de Koch*). — C'est la plus ancienne des tuberculines, celle qui a servi aux premiers essais de Koch et que aujourd'hui encore on utilise le plus communément ; la plupart des médecins qui ont expérimenté les nouvelles tuberculines sont revenus à l'emploi sinon exclusif, au moins prédominant, de la tuberculine ordinaire.

On la prépare avec des cultures en bouillon glycériné laissées à l'étuve à 38° jusqu'à complet développement, ce qui demande six à huit semaines. Le bouillon est légèrement alcalinisé et renferme 1 p. 100 de peptones et 4 à 5 p. 100 de glycérine. « Les cultures doivent être à la fois très abondantes, en masse et pures. Pour l'activité de la tuberculine, il importe peu que celle-ci soit faite avec des cultures d'origine récente ou avec des cultures repiquées depuis des années ; il importe peu que les cultures soient obtenues directement de l'homme ou qu'elles aient passé plusieurs fois par l'animal » (Koch).

Les cultures sont évaporées au bain-marie d'eau bouillante jusqu'à réduction au dixième de leur volume, puis filtrées soit à travers une bougie de porcelaine, soit tout simplement sur un bon filtre de papier.

On obtient ainsi, par macération et décoction prolongées, un liquide brunâtre, parfaitement limpide, de consistance sirupeuse, possédant une odeur « de miel et de fleurs » caractéristique des cultures bacillaires sur milieux glycérinés.

La tuberculine ne peut donc pas être considérée comme un produit de *sécrétion* du bacille ; elle dérive du corps même des bacilles ; c'est un *extrait glycériné des corps bacillaires* renfermant : 1° tous les poisons extracellulaires solubles non volatils développés dans le bouillon de culture ; 2° les poisons intracellulaires adhérents qui sont enlevés aux bacilles par l'eau glycérinée agissant à chaud par un temps prolongé. Quand la tuberculine n'a pas été filtrée sur bougie de porcelaine, on y trouve de plus un très petit nombre de bacilles tuberculeux entiers, tués par l'ébullition et tout à fait inoffensifs en raison de leur rareté.

La tuberculine contient 40 à 50 p. 100 de glycérine, ce qui fait qu'elle se conserve pendant des années à l'état de pureté sans perdre son activité, à condition d'être enfermée à l'abri de la lumière dans des flacons bien bouchés ; les solutions au dixième dans de l'eau phéniquée à 5 p. 100 peuvent, elles aussi, être conservées très longtemps ; les solutions aqueuses plus étendues perdent assez rapidement leurs propriétés, d'autant plus vite qu'elles sont plus diluées.

La nature du principe actif de la tuberculine est encore inconnue ; ce principe est très stable ; il n'est pas altéré par un chauffage prolongé à 100°, 110°, 120°. A partir de 250° seulement, la tuberculine est complètement détruite (Borrel).

Toutes les variétés de bacilles de la tuberculose des mammifères fournissent de la tuberculine ; mais ces diverses tuberculines ne possèdent pas le même degré d'activité, peut-être même ont-elles, suivant leur provenance, des effets différents. Bien que cette question soit encore incomplètement élucidée, on tend à admettre : 1° que l'*activité* de la tuberculine est, jusqu'à un certain point, en rapport avec la virulence des races bacillaires employées pour les cultures ; 2° que les *propriétés* de la tuberculine préparée avec des bacilles d'origine humaine ne sont pas absolument identiques à celles de la tuberculine bovine. En thérapeutique, on utilise des tuberculines de ces deux provenances. L'Alt-Tuberkulin employée en Allemagne est toujours préparée avec des cultures de tuberculose *humaine*.

UNITÉ DE DOSAGE. — C'est toujours le *millimètre cube* (1) : quand les auteurs parlent de milligrammes de tuberculine ordinaire, le mot milligramme est employé aux lieu et place du mot millimètre cube.

Tuberculine de tuberculose bovine (*Perlsucht-Tuberkulin*). — A la suite des travaux de Koch sur les différences qui séparent les bacilles humains des bacilles bovins, C. Spengler a prétendu que la tuberculine d'origine bovine serait une toxine *très différente* de la tuberculine humaine, « son passage dans l'organisme du bœuf lui ayant fait subir une véritable jennérisation »; elle développerait habituellement chez l'homme des processus d'immunisation anti-bacillaire bien plus marqués que la tuberculine d'origine humaine et produirait (ce que celle-ci ne fait pas) une augmentation notable des pouvoirs agglutinant et bactéricide du sang, même chez des malades fébriles à grosses lésions; par contre, chez un petit nombre de tuberculeux, la tuberculine humaine serait plus efficace et mieux tolérée que la tuberculine bovine. C. Spengler a édifié sur ces différences d'action tout un système étiologique qui conduirait, d'après lui, à d'importantes considérations thérapeutiques; la tuberculose pulmonaire de l'homme serait due le plus souvent à une infection symbiotique par deux bacilles le bacille humain et une variété spéciale de bacille bovin ayant des propriétés antagonistes; chez les malades infectés surtout par le bacille humain, les poisons bacillaires de provenance bovine ne seraient pas toxiques et agiraient comme agents vaccinants curateurs, tandis que les poisons bacillaires de tuberculose humaine provoqueraient, même à doses infimes, des manifestations toxiques ; chez les malades infectés surtout par le bacille bovin, ce serait exactement l'inverse. Il conviendrait donc de commencer le traitement par la tuberculine que le malade supporte bien ; puis, l'organisme une fois immunisé par cette tuberculine-vaccin, on emploierait la tuberculine antagoniste. On ferait ainsi d'après Spengler un traitement complet dont les effets seraient très favorables.

Les théories étiologiques de Spengler sont de pures hypothèses indémontrées ; la plupart des affirmations de l'auteur n'ont pu être vérifiées par ceux qui ont cherché à les contrôler. Mais la notion pratique que *la tuberculine bovine n'a pas exactement les mêmes effets que la tuberculine humaine et que certains malades se trouvent mieux de l'une que de l'autre* semble devoir être retenue au moins provi-

____

(1) Il en est de même pour la tuberculine bovine et pour le bouillon filtré.

soirement. Kanda a obtenu, du reste, chez les bovidés, des réactions fébriles plus rapides et plus intenses avec la tuberculine bovine qu'avec l'humaine; divers auteurs, en particulier Bandelier et Rœpke, ont constaté que la *tuberculine bovine a chez l'homme des effets moins toxiques et une action plus douce que la tuberculine humaine* et que, par suite, elle est appelée à rendre des services en thérapeutique.

Bouillon filtré (*Original-Tuberkulin*, T. O. A.). — Koch a désigné sous le nom d'Original-Tuberkulin le bouillon de cultures de tuberculose simplement filtré sur bougie de porcelaine, sans évaporation ni ébullition préalables; ce produit diffère de la tuberculine ordinaire par les trois caractères suivants :

1° Il n'est pas dépouillé des substances volatiles que pouvaient contenir les cultures ;

2° Les produits solubles d'origine bacillaire qu'il renferme n'ont pas été modifiés par la chaleur ;

3° Par contre, il ne contient pas les substances enlevées aux corps bacillaires par l'eau glycérinée agissant à chaud.

Cette tuberculine a été essayée d'abord par Spengler, puis par Denys, qui lui a donné le nom de « bouillon filtré » (B. F.) et en a vulgarisé l'usage.

Denys prépare son B. F. avec des cultures provenant d'une seule et même race de tuberculose humaine, poussant bien et toujours identique à elle-même. Les usines d'Hoechst préparent deux sortes de bouillon filtré, l'un d'origine humaine (T. O. A. = *Tuberkulin Original Alt*), l'autre d'origine bovine (P. T. O. = *Perlsucht Tuberkulin Original*).

Le bouillon filtré est beaucoup moins stable que la tuberculine ordinaire; cependant, « à l'état pur, additionné de 0,25 p. 100 de phénol et d'un peu de thymol, il conserve assez longtemps ses propriétés, s'il est placé dans un endroit frais à l'obscurité » (Denys). Les solutions diluées ne peuvent être employées que trois semaines au maximum. Denys livre le B. F. sous forme de huit solutions, dont chacune est dix fois plus forte que la précédente ; la solution la plus faible est au dix-millionième ; la solution la plus forte est le bouillon filtré pur.

Expérimentalement, Koch, Straus ont constaté que le B. F. présente des propriétés analogues à celles de la tuberculine ordinaire, mais que ces propriétés sont relativement atténuées.

Cliniquement Bandelier et Rœpke considèrent le B. F. comme une tuberculine à action douce, peu toxique, se rapprochant de la tuberculine bovine, 1 centimètre cube de T. O. A. répondant à $\frac{1}{10}$ de centimètre cube de tuberculine ordinaire, mais ne donnant pas de résultats supérieurs à ceux de la tuberculine ordinaire. — Denys a montré que le bouillon filtré, tout en étant moins toxique que la tuberculine ordinaire, provoque plus facilement que celle-ci des réactions thermiques. Ce fait intéressant explique sans doute les opinions de Philippi et de Turban qui considèrent la T. O. A. comme beaucoup plus active que la tuberculine ordinaire.

Tuberculine solide purifiée. — La précipitation par l'alcool fut un des premiers procédés employés par Koch pour isoler le principe actif de la tuberculine.

Koch employait de l'alcool à 60 p. 100, lavait plusieurs fois le précipité à l'alcool, le desséchait dans le vide, puis à 100° et le pulvérisait. La poudre blanchâtre ainsi obtenue était facilement soluble dans l'eau, donnait les réactions des albuminoïdes et produisait, d'une manière générale, les mêmes effets que la tuberculine brute ; elle se montrait seulement, à poids égal, beaucoup plus active (cinquante fois plus active chez le cobaye, quarante fois au plus chez l'homme).

La tuberculine solide purifiée est la forme de tuberculine *inscrite au Codex de 1908* pour l'emploi en médecine humaine. On peut se procurer ce produit à l'Institut Pasteur de Paris, où A. Borrel le prépare en partant du *mélange* d'un grand nombre de cultures tuberculeuses de *diverses origines* (T. humaine, T. bovine, T. équine).

Avantages. — La tuberculine purifiée est *plus semblable à elle-même d'un échantillon à l'autre* que la tuberculine ordinaire. Elle se prête d'une manière parfaite à la préparation de toutes les solutions diluées nécessaires pour la tuberculinothérapie, pour la cuti-réaction, pour l'oculo-réaction, et ces solutions (à dose égale de substance active) sont *moins irritantes localement* que celles qu'on obtient avec la tuberculine brute. Bien desséchée et mise à l'abri de la lumière et à l'abri de toute humidité (car elle est extrêmement hygroscopique), la tuberculine purifiée se *conserve indéfiniment* sans aucune variation d'activité ; on peut donc en avoir à l'avance une grande provision et préparer au fur et à mesure des besoins des solutions toujours comparables à elles-mêmes. Les *solutions mères* dans l'eau glycérinée à 50 p. 100 se conservent très longtemps si leur titre n'est pas trop faible ; nous avons constaté aussi que la solution à 1 p. 100 dans le sérum physiologique, stérilisée à l'autoclave en ampoules scellées, garde son activité au moins un an.

Enfin cette tuberculine a une action douce que la grande majorité des tuberculeux supportent très bien.

Activité. — Nous avons comparé son activité à celle de plusieurs échantillons d'Alt-Tuberkulin allemande, « Staatlich geprüft », et nous avons trouvé que, au point de vue des réactions fébriles et des cuti-réactions (1), elle est *environ trente fois* plus active à doses égales

---

(1) La comparaison doit être faite avec des solutions suffisamment étendues pour ne produire que des réactions de faible intensité. Nous avons eu recours à une solution à $\frac{1}{900.000}$ de tuberculine solide purifiée, employée par le procédé de l'intradermo-réaction à la dose de $\frac{1}{20}$ de centimètre cube.

(doses évaluées en milligrammes pour la tuberculine purifiée, en millimètres cubes pour l'Alt-Tuberkulin). Ce rapport d'activité réactionnelle *n'a du reste rien d'absolu*, car il ne se montre pas le même chez tous les tuberculeux ; nous l'avons vu prendre la valeur 1 à 20 (au lieu de 1 à 30) à la première épreuve.

Unité de dosage. — Nous conseillons de prendre comme unité de dosage le *centimilligramme* de tuberculine solide purifiée, qui répond environ à un tiers de millimètre cube de tuberculine ordinaire.

Tuberculine T. R. — R. Koch a fait connaître cette nouvelle tuberculine en avril 1897.

Son idée directrice était « d'obtenir la protection de l'organisme non contre un seul des dangers dus à l'infection bacillaire, mais contre tous les dangers de cette infection. Or on observe, dans certaines tuberculoses miliaires, un stade où les bacilles, d'abord très nombreux, disparaissent, au point qu'on est forcé de les chercher très attentivement pour en trouver quelques-uns ; il semble qu'il y ait dans ces cas un processus immunisant purement bactérien, qui malheureusement apparaît trop tard pour être utile à l'organisme ; il se produit dans la tuberculose aiguë *à cause de la dissémination des bacilles dans tout l'organisme et dans le sang*, il manque dans la tuberculose chronique, parce que là les bacilles *ne sont résorbés que très tardivement et en petite quantité* ».

Le problème consistait donc à faire tolérer des doses progressivement croissantes de bacilles qui fussent à la fois *inoffensifs, résorbables et immunisants...* « Mais on sait qu'il est extrêmement difficile de faire résorber à l'organisme des quantités un peu notables de bacilles vivants ou de bacilles morts intacts ; d'autre part, si l'on cherche à les rendre résorbables par des moyens chimiques, on les altère tellement qu'on détruit leurs propriétés immunisantes. » Après de nombreuses tentatives infructueuses, Koch réussit à rendre les bacilles résorbables en les broyant très finement ; de plus, il chercha à éliminer les poisons solubles de l'ancienne tuberculine, qui donnent des réactions désagréables et n'ont qu'un pouvoir immunisant très faible. Ainsi naquit la T. R., émulsion homogène et stable de poudre bacillaire extrêmement fine.

Pour préparer la T. R., on emploie des cultures *jeunes, très virulentes*, de tuberculose *humaine*, qu'on dessèche dans le vide à *l'obscurité* et qu'on broie longuement à sec dans des appareils spéciaux : la poudre bacillaire est émulsionnée soigneusement dans l'eau par une agitation prolongée, puis centrifugée ; après cette première centrifugation, on décante la couche liquide qui surnage le dépôt (*tuberculine T. O.*). Le dépôt insoluble est séché, pulvérisé, repris par de l'eau salée et centrifugé à nouveau, cela plusieurs fois de suite, jusqu'à ce qu'on obtienne un liquide légèrement opalescent, parfaitement homogène, qui tient en suspension les bacilles, réduits en totalité à l'état de granulations très petites *ayant perdu leurs propriétés acido-résistantes*; ce liquide est additionné pour la conservation de glycérine, dans la proportion de 20 p. 100.

La T. R. est formée essentiellement par les parties du bacille qui sont insolubles dans l'eau et dans la glycérine ; 1 centimètre cube de tuberculine T. R. *correspond* à 10 milligrammes de bacilles desséchés, mais ne *contient* que 2 milligrammes de substance bacillaire (Rüppel). — Koch admettait que la T. R. renferme toutes les substances immunisantes de la quantité de bacilles employée pour sa préparation, et, en raison de cette hypothèse, il désignait les doses de T. R. par le poids correspondant de bacilles ; par exemple 1 millimètre cube de T. R. correspondrait à une dose de 1 centimilligramme de substance bacillaire ; après Koch, la plupart des auteurs ont adopté la même convention.

Récemment, on a prétendu qu'il fallait, pour être précis, exprimer les doses de T. R. en poids de substance bacillaire réellement contenu dans le liquide. Cette précision est absolument illusoire, vu que ladite substance bacillaire n'est connue ni au point de vue chimique ni au point de vue physiologique ; aussi, pour éviter de fâcheuses méprises, est-il préférable de prendre comme UNITÉ DE DOSAGE de la tuberculine T. R. tout simplement *le millimètre cube du liquide d'origine*.

La T. R. se conserve assez longtemps, au frais et à l'obscurité, mais beaucoup moins bien que la tuberculine ordinaire ; ses solutions diluées s'altèrent rapidement ; on les prépare avec de l'eau glycérinée à 20 p. 100, après agitation préalable du liquide d'origine ; elles ne doivent pas être gardées plus de deux semaines.

L'apparition de la T. R. souleva un grand enthousiasme : *théoriquement*, T. R. semblait de beaucoup préférable à la tuberculine ordinaire, puisqu'elle assurait la résorption complète des corps bacillaires eux-mêmes et que les bacilles très virulents des cultures passaient directement de l'état vivant à l'état de poussière avirulente, sans avoir subi d'autre altération que le broyage, sans avoir été soumis à l'influence de la lumière, de la chaleur, sans avoir été modifiés par aucune action chimique : « On doit obtenir avec cette tuberculine, disait Koch, tous les effets qu'on peut espérer de l'emploi des cultures tuberculeuses. » La T. R. serait douée, à l'inverse de la tuberculine ordinaire, de propriétés immunisantes accentuées, et son action utile serait obtenue sans qu'on soit obligé de rechercher des réactions.

En fait, il n'est pas encore démontré que la T. R. réponde aux expériences qu'on a fondées sur elle. La plupart des médecins qui l'ont employée la considèrent comme une bonne tuberculine, faiblement toxique, adaptée à la cure des malades très sensibles à la tuberculine ou porteurs de grosses lésions, mais il ne semble pas qu'on ait obtenu avec elle un degré d'immunisation bactérienne beaucoup plus marqué qu'avec la tuberculine ordinaire. De plus il ne faudrait pas trop se fier à la « faible toxicité » de T. R : nous avons obtenu avec ce produit, chez des malades gravement atteints, des réactions de foyer violentes inattendues, tout en augmentant les doses beaucoup plus lentement que ne le conseillent les auteurs allemands.

D'ailleurs, l'emploi de la T. R. s'est peu répandu, ce produit ayant l'inconvénient de coûter fort cher (les Farbwerke de Hœchst la vendent 10 francs le flacon de 1 centimètre cube) et la *Neutuberkulin* étant venue la remplacer.

Émulsion bacillaire (B. E., *Neutuberkulin*). — En 1901, Koch déclara que, à la suite de ses recherches sur les variations du pouvoir agglutinant du sérum sanguin sous l'influence des tuberculines, il ne donnait plus la préférence à la T. R., mais qu'il croyait utile d'employer *intégralement* toutes les parties constituantes du bacille.

La *Neutuberkulin* renferme, comme la T. R., les bacilles à l'état de poussière fine, mais, en plus de ces substances bacillaires insolubles, elle contient les toxines solubles dans l'eau glycérinée qu'on éliminait auparavant avec la T. O. Les bacilles pulvérisés sont mis en suspension à la dose de 1 p. 200 dans de l'eau glycérinée à 50 p. 100; on ne centrifuge pas; on se borne à enlever le dépôt de particules grossières qui se forme au bout de quelques jours. Les Farbwerke de Hœchst fabriquent ainsi une émulsion bacillaire avec des bacilles de tuberculose humaine et une émulsion bacillaire avec des bacilles bovins. A l'Institut Pasteur de Paris, A. Borrel prépare des produits du même ordre, mais plus concentrés et plus actifs. D'après C. Spengler, les émulsions humaine et bovine auraient, comme les tuberculines correspondantes, des effets antagonistes; on pourrait même arrêter par l'émulsion de bacilles bovins les réactions thermiques provoquées par l'émulsion de bacilles humains et inversement.

L'émulsion bacillaire se conserve très longtemps à l'obscurité et au froid; les solutions diluées sont faites avec de l'eau salée à 8 p. 1 000; on exprime le dosage des solutions en *milligrammes de substance bacillaire*: 1 centimètre cube de *Neutuberkulin* de Hœchst représente 5 milligrammes de cette substance; donc 1 millimètre cube du liquide d'origine représente 1 demi-centimilligramme de substance bacillaire (au moins d'après les prospectus?). — L'émulsion bacillaire de A. Borrel renferme, par millimètre cube du liquide d'origine, 3 centimilligrammes de substance bacillaire à l'état de très fines granulations non acido-résistantes.

Actuellement, un certain nombre de cliniciens considèrent l'émulsion bacillaire comme la *plus active* des tuberculines; elle serait précieuse dans les formes fébriles, pour lesquelles la tuberculine ordinaire est le plus souvent contre-indiquée. Krause, Elsæsser,

John et Volhard, Weicker, Bandelier..., ont observé nettement avec les émulsions bacillaires des effets antithermiques parfois très rapides, obtenus tantôt chez des malades présentant, sous l'influence du traitement des réactions fébriles transitoires suivies d'un abaissement de la courbe thermique au-dessous du niveau antérieur, tantôt chez des malades ne présentant aucune réaction appréciable.

Tuberculine de Béraneck. — Béraneck (de Neuchâtel) prépare depuis 1903 une tuberculine qui serait, d'après lui, plus immunisante et moins toxique que la tuberculine ordinaire. Sahli la considère comme la meilleure des tuberculines jusqu'ici connues. Mais cette affirmation demanderait confirmation. Turban, dont la compétence en tuberculinothérapie est bien connue, déclarait récemment, à la Conférence de Stockholm, que « l'assertion théorique de Sahli, d'après laquelle la tuberculine de Béraneck aurait des avantages spéciaux par rapport aux autres tuberculines, est réfutée par les enseignements de la pratique ». Il semble que ce qui a contribué surtout au succès de la tuberculine de Béraneck, comme au succès de la tuberculine de Denys, c'est la forme très commode sous laquelle ces tuberculines sont livrées aux médecins.

Béraneck prépare sa tuberculine sur un *milieu de culture spécial* (bouillon de veau obtenu par macération de très courte durée, non neutralisé, non peptonisé, glycériné à 6 p. 100).

La culture une fois développée est filtrée sur bougie Chamberland, et le liquide évaporé *dans le vide* jusqu'à consistance sirupeuse. On obtient ainsi, non mélangées d'albumoses ni de peptones, les *toxines extracellulaires* élaborées par le bacille dans le bouillon de culture, sans que la chaleur les ait altérées. Ces toxines-bouillon (T. B.) ont un effet léthal minime, une faible action congestive sur le foyer tuberculeux, mais un effet thermique très net.

À ces *toxines-bouillon*, Béraneck ajoute une *toxine intracellulaire* de nature albuminoïde, insoluble dans l'eau, faisant partie des corps protoplasmiques bacillaires et qu'il extrait de ceux-ci par macération pendant deux heures à 60° dans une solution à 1 p. 100 d'acide orthophosphorique (acido-toxine = A. T.) ; 1 centimètre cube d'acido-toxine répond environ à 2 milligrammes de toxine sèche (obtenue par neutralisation). L'acido-toxine est relativement peu toxique. Il paraîtrait qu'elle confère aux cobayes un certain degré d'immunité, peu considérable du reste, contre la tuberculose expérimentale.

La tuberculine de Béraneck est formée d'un mélange à parties égales de A. T. et de T. B. ; des cobayes tuberculisés, soignés d'une manière précoce par des injections de ce mélange, ont eu des survies manifestes. On étend cette tuberculine au vingtième pour obtenir la *solution mère* = T/20. Les *solutions diluées* employées en thérapeutique sont au nombre de 15, chacune d'elles $\left(\dfrac{A}{128} \dfrac{A}{64} \ldots B \ldots G \ldots H \ldots \right)$ étant deux fois plus forte que la précédente ; H représente la solution mère additionnée d'environ deux fois son poids d'eau.

III. — Action des tuberculines sur l'organisme.

Le point de départ de la tuberculinothérapie fut l'observation, faite par Koch, qu'une *réinfection bacillaire chez un cobaye tuberculeux évolue autrement que l'infection primitive*.

La nouvelle inoculation, au lieu de donner un ulcère caséeux persistant avec adénopathie similaire, produit simplement un foyer de *nécrose*, une escarre sèche qui s'élimine, laissant une ulcération superficielle, dont la cicatrisation se fait rapidement sans que les ganglions voisins soient infectés. Ceci est la preuve qu'*une première infection bacillaire confère un certain degré d'immunité* (1) ; cette immunisation relative, on peut aussi l'obtenir en injectant à un cobaye tuberculeux de petites doses répétées de *bacilles morts* : Koch observa, dans ces conditions, une ébauche de processus curateur ; comme les bacilles injectés ne sont pas résorbables et qu'ils donnent des abcès au point d'inoculation, on doit admettre, disait Koch, d'une part, que les humeurs de l'organisme peuvent extraire des bacilles des substances solubles diffusibles ayant un effet curateur ; d'autre part, que la suppuration déterminée par les cadavres bacillaires est due à des poisons fortement adhérents aux bacilles. En cherchant à extraire des bacilles le principe soluble curateur, Koch obtint la tuberculine.

Action sur les animaux. — Les expérimentateurs constatèrent bientôt que la tuberculine ne possédait point, chez les animaux de laboratoire, les propriétés immunisantes que Koch avait espérées... et annoncées. Avec la tuberculine, on ne peut ni vacciner un cobaye sain contre la tuberculose, ni soigner efficacement un cobaye tuberculeux ; tout ce qu'on a obtenu, d'une manière inconstante, c'est une plus longue survie des animaux traités. Néanmoins, il semble que la tuberculine modifie parfois dans un sens favorable, *dans le sens de la limitation lésionnale et de la transformation scléreuse*, l'évolution locale des néoplasies tuberculeuses ; ces phénomènes ont été notés, chez le cobaye et le lapin, par divers observateurs (cicatrisation du chancre d'inoculation), chez le chien par Denys et Brodden (dans la péritonite tuberculeuse expérimentale). De plus, avec certaines tuberculines, on aurait produit un léger degré d'immunisation antibacillaire chez des animaux tuberculeux et chez des animaux neufs (en particulier avec la T. R. et l'Émulsion bacillaire employées à hautes doses, avec la tuberculine de Béraneck...). *Ces*

(1) I. Straus a montré que, dans les réinoculations de virus tuberculeux au cobaye, le phénomène de Koch n'est pas constant. D'autre part, d'après Fietz-Deutsch, ce phénomène, loin de représenter une action immunisante, signifierait simplement que l'organisme déjà tuberculisé est inapte à se défendre par une réaction leucocytaire locale contre une réinfection. Mais les expériences récentes de Fr. Hamburger et celles de P. Römer établissent que le phénomène de Koch correspond réellement à un processus d'immunisation, lequel se produit dans des conditions expérimentales déterminées, la quantité et la virulence des bacilles de la réinfection influençant beaucoup les résultats.

résultats encore douteux sont insuffisants pour fournir en faveur de la tuberculinothérapie des arguments convaincants.

Mais il serait excessif de conclure de ce chef à l'inefficacité thérapeutique de la tuberculine et de répéter avec les adversaires de ce médicament : « Les petites doses ne font rien, et les grosses doses sont d'autant plus nocives qu'elles sont plus fortes. » On ne doit pas oublier : 1° que la tuberculose pulmonaire de l'homme, avec son évolution lente, souvent favorable, est bien plus accessible à une action thérapeutique que la tuberculose à marche fatale du cobaye ; 2° que le cobaye, réactif de choix pour le bacille tuberculeux, est très peu sensible à l'action de la tuberculine, ce qui ne permet pas d'étudier chez lui la valeur thérapeutique du médicament.

D'ailleurs, l'étude des produits bacillaires sur les animaux est instructive pour le médecin à divers points de vue, ainsi qu'on peut en juger par les exemples suivants.

A. On sait que de grandes quantités de tuberculine peuvent être injectées sans inconvénient au cobaye et au lapin ; ces animaux supportent facilement des doses respectives de 2 et de 5 centimètres cubes ; par des injections répétées de tuberculine, on n'arrive pas à reproduire chez eux les phénomènes habituels de l'intoxication par les poisons bacillaires. Par contre, les cobayes tuberculeux présentent, sous l'influence de la tuberculine, des réactions fébriles et meurent régulièrement quand on leur injecte sous la peau de 1 à 5 décigrammes de tuberculine.

Donc *la tuberculine, inoffensive par elle-même quand elle est injectée sous la peau, acquiert dans l'organisme tuberculisé la propriété de provoquer des manifestations réactionnelles et toxiques.*

Ce fait très important est rendu intelligible par les théories de von Pirquet, de Maurice Nicolle, de Wolff-Eisner, dont nous résumerons les points que les praticiens ont *intérêt* à connaître.

THÉORIE DE L' « ALLERGIE » DE VON PIRQUET ET SCHICK. — Les organismes dont les tissus ont été en contact avec un virus présentent, à partir de ce moment, des aptitudes réactionnelles complètement modifiées et se comportent en face d'une nouvelle infection autrement qu'un sujet neuf. *Cette modification de l'aptitude réactionnelle (allergie) est due aux anticorps développés sous l'influence de la première infection* ; quand on introduit de nouveau dans l'organisme des substances spécifiques de même nature (virus ou ses toxines), les anticorps entrent en combinaison avec elles et donnent ainsi naissance à des manifestations inflammatoires ou toxiques.

Von Pirquet et Schick ont montré qu'il y a une grande analogie entre les réactions tuberculineuses et les réactions de la maladie sérique et de la vaccine, et que toutes ces réactions s'expliquent les unes comme les autres par l'allergie : *la tuberculine* (comme le sérum de cheval), *non toxique par elle-même, devient toxique par suite de l'action que les anti-corps spécifiques préformés exercent sur elle.*

THÉORIE DES « COAGULINES » ET DES « LYSINES » DE MAURICE NICOLLE (1). — L'organisme auquel on administre un antigène (soit un microbe, soit une albumine, soit une toxine) réagit en formant simultanément deux anti-corps spécifiques, coaguline et lysine. Les *coagulines* produisent les phénomènes d'agglutination, de précipitation et les actions anti-toxiques. Les *lysines* se fixent sur les microbes, sur les albumines, sur les toxines et, grâce au pouvoir activant des compléments, en libèrent des poisons nouveaux (*endotoxines vraies*, analogues aux poisons solubles que Vaughan a extraits des albuminoïdes en les attaquant par l'alcool absolu, l'éther et l'alcool iodé); ces poisons nouveaux, ces endotoxines (2) déterminent une intoxication proportionnelle.

Les coagulines et les lysines se forment parallèlement en quantités variables; cela dépend d'une part de la qualité de l'animal, d'autre part de la quantité et de la voie d'introduction de l'antigène. *C'est à l'abondance variable des deux variétés antagonistes d'anticorps que correspondent les phénomènes classiques de l'immunité et de l'hypersensibilité*, phénomènes diamétralement opposés en leurs résultats, mais capables de se succéder, voire de se remplacer chez un même sujet.

Quand on injecte à un animal sain de la tuberculine, celle-ci, qui n'est pas toxique par elle-même, demeure inoffensive parce qu'il n'y a pas de lysines préformées.

Au contraire, chez l'homme ou l'animal tuberculeux, l'adaptation de l'organisme aux bacilles se traduit par la formation d'anticorps, avec prédominance habituelle des lysines : *si alors on injecte de la tuberculine, elle est décomposée par la lysine homologue avec mise en liberté de l'endotoxine vraie qui engendre les accidents caractéristiques de l'hypersensibilité*; les *réactions locales* (cuti-réaction, oculo-réaction, stich-réaction) traduisent l'existence dans le sérum d'une grande quantité d'anticorps lytiques; les *réactions des foyers tuberculeux* sont dues à une concentration notable des lysines dans ces foyers, qui sont leur lieu d'origine; les *réactions générales* résultent de l'influence exercée sur les centres nerveux, en particulier sur les centres thermiques, par l'endotoxine libérée.

THÉORIE DES « BACTÉRIOLYSINES » DE WOLFF-EISNER. — De son côté, Wolff-Eisner considère que l'injection de tuberculine entraîne la formation dans l'organisme de substances lytiques, qui mettent en liberté les toxines contenues dans la tuberculine. — Cette théorie est fort semblable à celle de M. Nicolle, mais avec cette différence que, d'après Wolff-Eisner, la substance active de toutes les tuberculines serait formée, dans la tuberculine ordinaire comme dans les autres tuberculines, par les corps bacillaires eux-mêmes, entiers ou réduits en particules microscopiques dans les émulsions bacillaires, transformés en granulations ultramicroscopiques dans la tuberculine ordinaire ! La mise en liberté des endotoxines de la tuberculine serait due par conséquent à une bactériolyse véritable !

(1) M. Nicolle et Pozerski ; M. Nicolle et Alt. *Annales de l'Institut Pasteur*, janv. et févr. 1908.

(2) Ne pas confondre les *endotoxines vraies* ainsi définies avec les *toxines intracellulaires*, qu'on appelle souvent endotoxines. Les toxines intracellulaires sont des poisons adhérents aux corps microbiens, dont on peut les extraire à l'aide de dissolvants appropriés (éthéro-bacilline, chloroformo-bacilline, bacillo-caséine de J. Auclair, acido-toxine de Béranecks).

Il résulte de ces théories que les dangers de la tuberculine ne sont pas seulement subordonnés à la dose injectée et à la sensibilité du système nerveux, mais encore à la production plus ou moins considérable de *lysines* dans l'organisme du malade. Nous verrons qu'on explique fort bien ainsi des accidents que les anciens auteurs attribuaient à tort à une action cumulative de la tuberculine.

B. L'emploi de la tuberculine chez les bovidés, poursuivi pendant des années par un grand nombre d'observateurs, a démontré que la réaction thermique provoquée par la tuberculine permet, dans l'immense majorité des cas, de faire un diagnostic exact de lésion tuberculeuse existante, même infime. Les remarquables travaux de Nocard et de B. Bang ont établi qu'on peut se fier en toute confiance (sauf chez les animaux très gravement atteints) aux indications données par la tuberculine et que les réactions soi-disant trompeuses obtenues chez des animaux trouvés à l'autopsie indemnes de tuberculose s'expliquent toujours par une autopsie incomplète. Aussi il importe peu, en pratique, que la tuberculine soit ou non strictement spécifique; il suffit de savoir qu'*elle est caractérisée par la précision avec laquelle, à doses très faibles, elle provoque des réactions chez les sujets tuberculeux*: c'est en cela que consiste surtout la *spécificité* de son action.

C. L'action de la tuberculine sur le cobaye est précieuse pour la *mesure de l'activité* de ce médicament. Il est clair que des tuberculines dissemblables, obtenues par des procédés spéciaux, avec des bacilles d'espèces différentes, ne peuvent être comparées rigoureusement au point de vue de leur puissance d'action. Mais, pour des tuberculines de fabrication identique, on a grand intérêt à les ramener toujours au même taux d'activité. Les tuberculines allemandes sont *staatlich geprüft* par comparaison avec une tuberculine étalon (Standart). Comme réactif, on emploie le cobaye tuberculeux suivant les indications données par Koch en 1891 et complétées en 1897 par Dönitz, à l'Institut d'Ehrlich.

« Chez le cobaye tuberculeux, l'élévation thermique et les réactions locales ne sont pas suffisamment accentuées pour renseigner exactement; le seul procédé utilisable, c'est de recourir à des doses mortelles. Quand les cobayes n'ont pas une tuberculose trop avancée (quatre à cinq semaines après l'inoculation), il faut en général 2 à 3 décigrammes pour amener la mort; la dose de 5 décigrammes est constamment léthale. C'est là un réactif très sûr, que je n'ai pas trouvé en défaut dans plusieurs centaines d'expériences. L'animal meurt en six à trente heures, avec une congestion intense du chancre d'inoculation et des viscères. Le signe le plus constant, le plus caractéristique sur des cobayes dont le foie est parsemé de granulations grises récentes, ce sont les taches d'apparence hémorragique de la surface du foie » (Koch).

Dönitz conseille de faire l'épreuve avec 1 à 3 décigrammes de tuberculine chez des cobayes de 350 à 400 grammes, inoculés trois semaines auparavant avec 0gr,5 d'une culture de tuberculose humaine âgée de neuf à onze jours, et commençant à maigrir au moment de l'injection d'épreuve; cet amaigrissement est la preuve que la tuberculose est assez avancée pour que l'épreuve soit bonne.

Cette méthode, qu'il est utile d'appliquer dans les laboratoires où l'on prépare de la tuberculine, ne permet pas, du reste, de juger le degré d'*activité thérapeutique* du produit. Bien des auteurs ont constaté qu'il n'y a pas de rapport nécessaire entre le pouvoir toxique d'une tuberculine et ses propriétés fébrigènes, et Beeser a noté que les résultats de l'épreuve diagnostique chez les bovidés tuberculeux renseignent mieux sur la valeur de la tuberculine que la méthode de Koch-Dönitz. A *fortiori* n'y a-t-il pas de parallélisme entre le pouvoir léthal d'une tuberculine pour le cobaye tuberculeux et son activité thérapeutique chez l'homme. Aussi, pour éviter, au cours d'un traitement, des irrégularités d'action et des surprises désagréables, le seul procédé pratique et sûr, c'est d'avoir à l'avance une provision de tuberculine suffisante pour toute la durée du traitement et permettant de soigner les malades pendant un ou deux ans.

D. Les recherches expérimentales d'Auclair, puis d'Auclair et Paris (1), ont établi que, en plus des *toxines solubles* qui constituent la tuberculine ordinaire, en plus des *matières adipo-cireuses adhérentes* aux corps bacillaires qui donnent à ceux-ci leurs propriétés sclérosantes et caséifiantes, le bacille de Koch contient en abondance une *protéine insoluble dans l'eau* (bacillo-caséine), **dont les effets sur l'organisme sont tout différents de ceux de la tuberculine ordinaire;** tandis que la tuberculine injectée sous la peau à hautes doses n'est pas toxique pour les animaux sains, la bacillo-caséine détermine dans les mêmes conditions une intoxication lente avec cachexie profonde et mort des animaux ; par contre, à l'inverse de la tuberculine, elle ne modifie pas la température des animaux sains ou tuberculeux. Elle ne conduit pas à l'immunité antituberculeuse chez le cobaye, mais elle permet d'obtenir une survie constante des animaux traités, par rapport aux témoins.

Ces faits ont une grande importance au point de vue thérapeutique ; ils montrent que l'on doit pouvoir obtenir avec les émulsions bacillaires contenant toutes les parties constituantes du bacille autre chose et mieux qu'avec les tuberculines ordinaires. Ils montrent aussi l'inexactitude de l'hypothèse de Wolff-Eisner adoptée

(1) JULES AUCLAIR et LOUIS PARIS, Constitution chimique et propriétés biologiques du bacille de la tuberculose (*Archives de médecine expérimentale*, nov. 1909).

par Sahli et relatée précédemment, d'après laquelle les différents produits bacillaires actuellement employés en thérapeutique contiendraient identiquement le même principe actif, à l'état de particules microscopiques dans T. R. et dans les émulsions bacillaires, à l'état de granulations ultramicroscopiques ou d'agrégats moléculaires dans toutes les variétés de tuberculine ordinaire.

Action sur l'homme sain. — L'homme sain est beaucoup plus sensible que le cobaye à l'action de la tuberculine. Koch a provoqué sur lui-même, par l'injection de 250 milligrammes, une réaction générale violente avec frissons, fièvre élevée, vomissements, oppression. Cette dose aujourd'hui apparaît énorme ; on s'est aperçu que 25 milligrammes suffisent déjà pour donner à un adulte normal une forte réaction.

Il est très vraisemblable que ces réactions sont explicables par un certain degré d'hypersensibilité due, chez l'homme sain, à de petites infections bacillaires latentes absolument insignifiantes. Et, en effet, Hamburger a montré que les nourrissons, toujours exempts de tuberculose, supportent sans aucun dommage des doses de tuberculine qui seraient toxiques pour l'adulte.

Quoi qu'il en soit, on admet que, chez les sujets indemnes de tuberculose, les doses de 10 milligrammes chez l'adulte, de 5 milligrammes chez l'enfant, constituent la limite inférieure au-dessous de laquelle il n'y a plus de réaction ; pour cette dose-limite, la réaction est nulle ou insignifiante (un peu de malaise et d'abattement ; élévation thermique n'atteignant pas un demi-degré).

Action sur l'homme tuberculeux. — L'homme tuberculeux, à l'inverse de l'homme sain, est très sensible à l'action de la tuberculine, sauf à la période de phtisie cachectisante, où tout l'organisme est imprégné par les toxines tuberculeuses. *La sensibilité à la tuberculine varie notablement d'un sujet à un autre, et, pour le même sujet, d'un moment à l'autre* ; quand on a affaire à des tuberculeux résistants, habitués depuis longtemps à de grosses lésions fibro-caséeuses torpides bien supportées, il faut parfois des doses relativement élevées de tuberculine pour allumer la fièvre (observations de Pickert, 1909), tandis qu'au début de la maladie, avant que l'accoutumance ait pu se faire, on provoque souvent des réactions générales et locales avec de toutes petites doses, ainsi que Turban l'a montré dès 1894. Chez des tuberculeux en état d'hypersensibilité (artificielle ou spontanée), la tuberculine agit même à doses infimes ; Hammer a obtenu une réaction générale grave avec 1/500 de milligramme d'*Alt-Tuberkulin* ; personnellement nous avons provoqué une poussée réactionnelle inquiétante des foyers pulmonaires, après avoir injecté à un tuberculeux apyrétique gravement atteint 1/20 000 de milligramme, puis trois jours plus tard 1/5 000 de milligramme de tuberculine solide purifiée : chez un tuberculeux fébriculaire nous avons déterminé une très forte poussée fébrile avec $\dfrac{1}{160\,000}$ de milligramme de cette même tuberculine ; Turban, avec des millionièmes de milligramme de tuberculine ordinaire, a observé des effets thérapeutiques nets dans des tuberculoses avancées subfébriles.

D'ordinaire, *chez les sujets apyrétiques simplement suspects de tuberculose*, les doses nécessaires pour obtenir, *à la première piqûre*, une réaction caractéristique oscillent, pour les adultes, entre 1/10 de milligramme et 10 milligrammes de tuberculine ordinaire : des écarts aussi considérables sont facilement explicables par la diversité extrême des formes de tuberculose qui laissent le diagnostic hésitant, depuis les tuberculoses jeunes franchement évolutives à leur extrême début jusqu'aux vieilles lésions scléreuses, immobilisées dans le poumon depuis des années.

Pour l'*étude des réactions révélatrices de tuberculose*, on emploie généralement la méthode de Koch, résumée dans le tableau suivant :

Méthode de Koch pour le diagnostic de la tuberculose chez l'adulte par des injections sous-cutanées de tuberculine ordinaire.

	R. Koch.	Penzoldt.	Trudeau.	Renvers-Boere.	Reiner.
	Mg.	Mg.	Mg.	Mg.	Mg.
1re Injection	0,1 à 1	0,1	0,5	0,2	0,5
2e Injection	Dose double.	0,5	2	1	2
3e Injection	5	2	5	5	5
4e Injection	10	5		10	
5e Injection	10	10			

Ces injections sont faites d'ordinaire tous les trois ou quatre jours. Rumpf laisse un intervalle de six jours entre la deuxième et la troisième injection.

Une règle fondamentale, indiquée par Koch, c'est de n'augmenter la dose que si l'injection précédente est restée sans effet. « S'il y a eu au contraire une légère ascension de température, fût-ce d'un quart de degré seulement, on n'augmente pas la dose ; mais, quand la température est redevenue complètement normale, on injecte de nouveau la dose précédente, *laquelle provoque souvent une élévation thermique plus forte que la première fois*. C'est là une manifestation absolument caractéristique (1) » (Koch).

Cette méthode, employée avec *toutes les précautions nécessaires* chez un sujet *simplement suspect* de tuberculose pulmonaire et *rigoureusement apyrétique*, n'offre pas de dangers. Si l'épreuve est négative, on peut éliminer en toute certitude le diagnostic de tuberculose ; si elle est positive, il faut savoir interpréter le résultat et, comme nous l'avons déjà dit (p. 337), ne pas conclure trop hâtivement. En tout cas, l'auscultation très minutieuse du sujet au cours de la réaction est plus importante encore que l'examen de la courbe de température.

La tuberculine *injectée dans un but thérapeutique* produit sur l'organisme tuberculisé des effets multiples, qui se rangent en quatre catégories :

A. Phénomènes réactionnels, dont la connaissance est absolument indispensable pour la direction du traitement ; B. transformations lésionnelles ; C. action sur les tissus ganglionnaires ; D. processus d'immunisation.

A. **Phénomènes réactionnels**. — 1° RÉACTIONS FÉBRILES. — L'élévation de température provoquée *directement* par la tuberculine commence tantôt quatre à cinq heures après l'injection ou, tout au moins, le jour même (c'est la règle quand la piqûre est faite le matin), tantôt au bout de vingt à vingt-quatre heures, *exceptionnellement plus tard*. Quand la réaction est légère, la poussée fébrile se produit, d'ordinaire, au moment de l'élévation thermique vespérale physiologique, même quand la piqûre a été faite la veille au soir.

La fièvre tuberculineuse monte plus ou moins rapidement, d'un seul coup en quelques heures (souvent alors avec frissons), ou au contraire insidieusement. Elle s'épuise au bout d'un, deux ou trois jours ; *dans les cas où elle persiste plus longtemps, c'est qu'elle est entretenue par une réaction locale inflammatoire des foyers tuberculeux*.

L'intensité de la réaction fébrile est très variable, comme le montre la figure 69 ; les réactions les plus fréquemment observées au cours d'un traitement bien conduit restent à l'état de fébricule ou de mouvement subfébrile ; ces réactions légères, n'atteignant souvent que deux ou trois dixièmes de degré, méritent toute l'attention du médecin qui doit savoir les rechercher et les interpréter comme il convient. « Il est indispensable, dit Weicker, de rompre avec l'idée que les élévations de température vraiment fébriles,

_____

(1) R. Koch, *Deutsche medic. Wochenschr.*, 1909, n° 48, p. 673.

constituent seules des réactions : *toute élévation de température au-dessus de la normale, si minime soit-elle, doit être regardée comme* une **réaction spécifique** *si elle est évidemment sous la dépendance d'une injection de tuberculine ; elle représente pour le malade une fièvre relative.* »

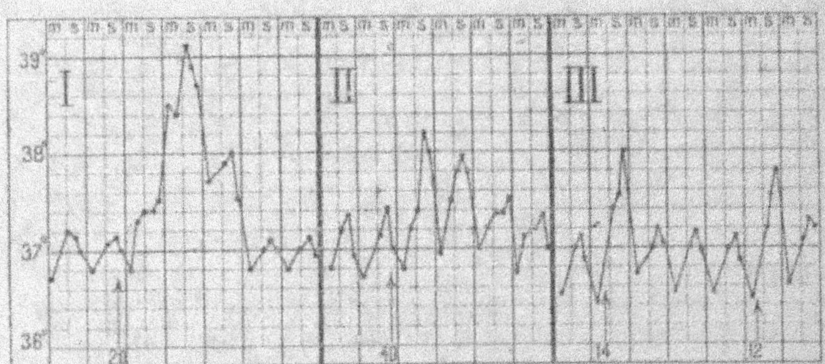

Fig. 69. — Réactions thermiques pures de tuberculine (sans réaction de foyer). Températures rectales. — Les flèches indiquent les injections de tuberculine, et les nombres sous-jacents la dose injectée (en centimilligrammes de tuberculine solide purifiée).

La fièvre tuberculineuse accélère le pouls, augmente généralement le nombre des respirations et fait baisser la tension artérielle par suite d'une action vaso-dilatatrice (S. Arloing).

Souvent les réactions faibles ne donnent que des symptômes subjectifs effacés ou même nuls ; mais les réactions fébriles intenses s'accompagnent, dans la majorité des cas, d'une réaction générale pénible ; d'ailleurs, celle-ci peut également se montrer au cours d'une réaction simplement fébriculaire et contraster par son intensité avec l'insignifiance de l'élévation de température.

2° RÉACTIONS GÉNÉRALES. — La tuberculine est essentiellement un poison du système nerveux, d'où le polymorphisme des manifestations qu'on observe au cours des réactions.

Bien des malades éprouvent le jour des piqûres (sans qu'à vrai dire on puisse parler de « réactions ») une *fatigue inaccoutumée avec malaise vague* ; cela s'observe surtout pendant la phase initiale du traitement chez des tuberculeux gravement atteints ; le système nerveux perçoit l'effort réactionnel de l'organisme pour « digérer » la tuberculine. Dans ces cas, il importe que le malade soit au repos complet (dans de bonnes conditions d'hygiène bien entendu) pendant les vingt-quatre heures qui suivent l'injection.

Quand la dose de tuberculine est suffisante pour provoquer une réaction fébrile, on note chez la majorité des sujets un malaise assez accentué, un *accablement spécial*, une grande lassitude avec *douleurs erratiques* dans les membres ; chez les névropathes, en peut observer une *excitation nerveuse et psychique* devenant considérable dans les grandes réactions. La *céphalée*, l'*insomnie* et un *grand malaise* sont la règle quand la fièvre devient forte.

La tuberculine influence facilement le système nerveux gastro-intestinal, occasionnant de l'*anorexie*, des *troubles digestifs*, même quand la température demeure tout à fait normale, et, au cours des réactions thermiques, des nausées ou des vomissements.

Quelquefois elle influence le système nerveux cardiaque (*accélération plus grande du pouls* chez des malades restant apyrétiques, *palpitations*) ou le système nerveux respiratoire (légère *dyspnée*, non expliquée par une réaction locale pulmonaire). Toutes ces manifestations apparaissent et disparaissent avec rapidité, exactement comme les poussées fébriles tuberculineuses ; elles ont, au point de vue pratique, *la même signification que la fièvre* (Sahli) et fournissent, pour le dosage de la tuberculine, des indications dont il est impossible de se passer.

Enfin la tuberculine influence souvent les *fonctions d'assimilation et de nutrition*, soit dans un sens favorable, faisant engraisser des malades dont le poids était stationnaire, soit dans un sens défavorable, provoquant au contraire l'amaigrissement ; aussi la plupart des auteurs recommandent, à juste titre, de peser les malades très régulièrement pendant toute la durée du traitement : *la balance est aussi indispensable que le thermomètre* (Weicker). Il n'est pas rare de voir les tuberculeux bénéficier beaucoup de la tuberculine pendant une première période de doses faibles, puis, quand on arrive aux doses fortes, présenter comme signe unique d'intolérance un amaigrissement progressif ; la température reste normale, les foyers pulmonaires ne réagissent pas en apparence, mais *cet amaigrissement suffit pour dénoncer l'action nocive de la tuberculine*. Ce phénomène est absolument comparable au point de vue pathogénique à l'amaigrissement spontané, qui parfois est le principal ou le seul symptôme d'une tuberculose évolutive au début.

3° RÉACTIONS DE PIQÛRE (*Stich-reaction, sous-cuti réaction*) (1). — Elle a été signalée et décrite par Escherich (2).

Elle consiste en un gonflement avec rougeur, chaleur et douleur

---

(1) C'est par un abus de langage, qui peut créer des confusions, qu'on donne parfois le nom de « sous-cuti-réaction » à la *réaction générale* consécutive à l'injection *sous-cutanée* de tuberculine.

(2) ESCHERICH, *Jahrbuch für Kinderheilk.*, Bd. XXXIII, 1892.

de la peau, commençant quelques heures après l'injection ; d'ailleurs la rougeur peut manquer ; la zone tuméfiée et douloureuse a une étendue variable ; tantôt elle reste limitée au voisinage immédiat de la piqûre, sur une largeur de quelques centimètres ; tantôt elle s'étend à distance, devenant alors très pénible et forçant le malade à s'aliter ; comme Escherich l'a noté, elle prend parfois un aspect phlegmoneux ou érysipéloïde, mais n'aboutit jamais à la suppuration.

Au bout d'un ou deux jours, la réaction de piqûre disparaît, laissant fréquemment après elle une infiltration nodulaire ou diffuse, qu'on apprécie facilement en faisant un pli à la peau.

Nous avons observé des réactions de piqûre accompagnées d'une véritable cuti-réaction, simple ou même double ; au-dessus d'une tuméfaction œdémateuse où la peau avait conservé sa couleur habituelle, il y avait deux taches circulaires d'un rouge vif correspondant l'une à l'entrée de l'aiguille, l'autre à la rencontre de l'aiguille avec la face profonde du derme sur le côté opposé du pli cutané.

La fréquence et l'intensité de la réaction de piqûre dépendent en partie de la sensibilité de la peau et des vaso-moteurs ; certains malades y sont plus exposés que d'autres, tout en supportant la tuberculine de la même manière au point de vue des réactions générales ; la réaction est plus fréquente chez l'enfant que chez l'adulte ; elle acquiert son maximum d'intensité chez les enfants scrofuleux (Escherich). La réaction se produit plus facilement dans les régions où la peau est fine et doublée d'un mince pannicule adipeux, comme à l'avant-bras. C. Spengler utilise cette particularité pour mesurer en quelque sorte, à l'aide de la *stick-réaction*, la tolérance du malade pour la tuberculine.

En effet, ces signes d'intolérance locale sont de véritables phénomènes réactionnels, en rapport avec le degré d'immunisation tuberculineuse et non pas avec une irritation banale due au liquide injecté. Quand la tuberculine est bien supportée, les réactions de piqûre sont rares et minimes ; au contraire, les réactions fréquentes ou intenses fournissent la preuve que la progression des doses est trop rapide. Mais nous ne croyons pas qu'une réaction isolée donne des indications d'une grande utilité ; nous avons souvent vu nos malades présenter des réactions de piqûres et cependant supporter sans intolérance et avec profit des doses ultérieures plus élevées, assez rapidement ascendantes.

Les réactions de piqûre produisent une certaine hypersensibilité locale à la tuberculine ; aussi voit-on quelquefois une ancienne réaction de piqûre se réveiller sous l'influence d'une nouvelle injection de tuberculine faite en un autre point du corps, à grande distance à la première (Klingmüller, Turban).

4° RÉACTIONS DE FOYER. — Une des propriétés les plus remarquables de la tuberculine, c'est de provoquer, avec une étonnante précision, des réactions locales dans les foyers tuberculeux disséminés dans l'organisme. Il est essentiel de bien connaître ces réactions, à la fois au point de vue symptomatique et au point de vue de leur signification immédiate et lointaine, car les résultats et la conduite du traitement sont liés, dans bien des cas, à l'évolution favorable ou défavorable des phénomènes réactionnels, et les méthodes de tuberculinothérapie dépendent, en partie, de la signification qu'on accorde aux réactions de foyer.

Ces réactions sont facilement observées dans les *tuberculoses externes*, notamment dans les adénopathies, dans le lupus et dans la *tuberculose laryngée*.

Les *ganglions tuberculeux* se tuméfient, deviennent douloureux et enflammés ; souvent ils se ramollissent et suppurent ; puis, l'abcès une fois vidé, ils se cicatrisent rapidement, ou, tout au moins, diminuent beaucoup de volume.

Dans le *lupus*, la réaction locale se manifeste d'une manière saisissante par un gonflement et une rougeur précoces ; puis il se fait autour de la surface malade visible, par infiltration œdémateuse, un cercle blanchâtre d'environ 1 centimètre, entouré lui-même d'une auréole érythémateuse. Dans quelques cas, l'inflammation est si intense qu'elle aboutit à une nécrose superficielle du tissu lupique et à l'élimination des parties nécrosées. Au bout de trente-six à quarante-huit heures, la tuméfaction disparaît, l'œdème se résorbe, les foyers lupiques se recouvrent de croûtes qui se détachent au bout de deux ou trois semaines laissant apercevoir une cicatrice lisse et rouge.

Ainsi que l'a montré Klingmüller, la zone inflammatoire qui entoure les foyers lupiques n'est pas une simple irradiation de la réaction centrale, mais elle révèle l'existence de nodules tuberculeux très petits, invisibles à l'œil nu, qui réagissent pour leur propre compte ; toute la zone réactionnelle est donc une zone tuberculisée ; ce fait est très important pour le diagnostic et pour le traitement, car il montre neuf fois sur dix que les lésions spécifiques du lupus ont une étendue beaucoup plus grande qu'on n'aurait pu le croire d'après le simple examen clinique ; pour guérir le malade, il est indispensable d'appliquer le traitement dans tous les endroits où existent des nodules invisibles latents.

Dans la *tuberculose du larynx*, on peut suivre au laryngoscope l'évolution des réactions (rougeur, gonflement) ; dans les fortes réactions que l'on recherchait autrefois, on a vu apparaître de l'infiltration œdémateuse et des éruptions de tubercules miliaires. Dans la tuberculose du larynx, comme dans le lupus, la tuberculine révèle souvent une étendue lésionale beaucoup plus grande qu'on ne le pensait.

Dans la *tuberculose pulmonaire*, la tuberculine provoque, du côté du poumon, des réactions du même ordre.

Avec le traitement intensif appliqué en 1890-1891, on a eu des réactions considérables qui ont discrédité la méthode : congestions énormes, œdèmes inflammatoires étendus, infiltrations phlegmoneuses ou hémorragiques, bronchopneumonies extensives, etc. Toutes ces réactions inflammatoires étaient accompagnées d'hyperémie considérable, de congestions violentes, d'exsudats hémorragiques, semblables aux lésions hémorragiques qu'on observe chez le cobaye tuberculeux qui reçoit des doses mortelles de tuberculine ; on sait d'ailleurs, depuis les recherches d'Arloing, que la tuberculine a une action vaso-dilatatrice marquée.

Ces réactions considérables n'ont plus guère qu'un intérêt historique, les règles de la tuberculinothérapie actuelle mettant à l'abri d'une action aussi désastreuse.

Mais on observe encore, au cours du traitement par la tuberculine :

1° Des complications pleuro-pulmonaires inopinées, tantôt éphémères et bénignes, tantôt plus sérieuses, revêtant des aspects multiples (pleurésies, congestions accompagnées rarement d'hémoptysies, spléno-pneumonies, processus broncho-pneumoniques plus ou moins accentués).

2° Des symptômes réactionnels qui traduisent la tuméfaction des tubercules, ou l'accentuation de la suppuration des foyers tuberculeux (douleurs thoraciques, expectoration plus abondante, exacerbation momentanée ou réveil de bronchite).

3° Des modifications des signes physiques dans les régions malades du poumon. Ces modifications consistent surtout, d'après Turban, dans des augmentations notables et momentanées de la matité et dans la transformation des râles, qui deviennent, pendant la réaction, plus fins, plus aigus, et après la fin de la réaction se montrent de nouveau plus gros et plus humides.

Il faut noter en outre l'apparition de râles dans des régions qui n'en présentaient pas encore (surtout dans des régions occupées par de l'obscurité respiratoire) et le polymorphisme des signes réactionnels, qui sont ou bien pleuraux (frottements, crépitations pleurales), ou bien bronchiques (sibilances fines strictement localisées dans le foyer tuberculeux, signes de tuméfaction bronchique), mais le plus souvent pulmonaires (signes de congestion, d'œdème, de suppuration plus rapide, d'inflammation alvéolaire).

Ces signes réactionnels ont une intensité très variable : tantôt ils sont si peu accentués qu'il est nécessaire de les chercher minutieusement en ayant sous les yeux, comme terme de comparaison, un graphique complet des auscultations précédentes ; tantôt, au contraire, ils sont si évidents qu'ils apparaissent même à un examen rapide et, si intenses, qu'ils pourraient faire croire, si on ne savait les interpréter, à l'apparition d'une véritable complication ; fréquemment, il y a un contraste remarquable entre l'état symptomatique excellent du malade et, d'autre part, l'accentuation apparente des signes de fonte, la réapparition de râles et de souffles, l'exagération d'humidité, de nombre et de volume des craquements. Ces réactions pulmonaires s'accompagnent assez souvent de petites réactions fébriculaires et subfébriles ; mais il n'y a aucun parallélisme nécessaire ; nous avons vu bien des fois de petites élévations thermiques dues au traitement, exister sans la moindre modification apparente des signes physiques, et inversement des signes réactionnels se manifester à l'auscultation d'une manière intense avec une courbe de température tout à fait normale.

Quand la plèvre et les bronches sont intéressées par le processus réactionnel, des symptômes subjectifs en résultent assez souvent ; quand le poumon seul réagit, le malade n'éprouve généralement aucun symptôme local particulier ; toutefois, chez un de nos malades, dont les foyers pulmonaires étaient très sensibles à la tuberculine, la réaction pulmonaire s'annonçait quelquefois par une sensation très nette et caractéristique de fourmillements au sommet du poumon, sensation qui apparaissait une heure et demie après l'injection et qui persistait pendant environ deux heures ; à l'auscultation on trouvait alors, à l'endroit même indiqué par le malade, une véritable éclosion de râles humides, sans aucun bruit d'origine pleurale.

Les réactions dues à la tuberculine révèlent assez souvent, dans le poumon, des tubercules dont l'existence ne s'était pas manifestée lors des auscultations antérieures, faites très minutieusement ; il n'est pas rare de constater ainsi des lésions tuberculeuses discrètes, mais certaines, dans des régions qui paraissaient à peu près indemnes.

4° Enfin, le traitement par la tuberculine peut faire apparaître des bacilles dans les crachats et transformer en tuberculose ouverte une tuberculose qui paraissait fermée ; cette action, déjà notée autrefois par Fraenkel, n'est pas nécessairement un signe d'aggravation ou de suppuration bacillaire plus accentuée ; bien souvent elle ne fait qu'extérioriser le processus par lequel la tuberculine active l'élimination de masses caséeuses préexistantes.

B. **Transformations lésionales.** — La tuberculine, apportée aux foyers tuberculeux par les vaisseaux sanguins, ne peut pénétrer dans les parties centrales des tubercules, qui sont avasculaires, ni *a fortiori* dans les masses caséeuses. Elle ne saurait donc avoir d'action que sur le tissu vascularisé qui entoure les tubercules.

Quand la tuberculine produit une réaction manifeste, ce tissu devient le siège d'une inflammation aiguë, hyperémique et exsudative, caractérisée : 1° par une congestion intense ; 2° par un exsudat séro-fibrineux abondant ; 3° par la prolifération des cellules fixes ; 4° par l'arrivée d'un nombre considérable de leucocytes qui envahissent toute la zone tuberculeuse ; dans certains cas (Ziegler), le tubercule devient un nodule dans lequel la masse des leucocytes masque complètement les autres cellules.

Ce processus, en soi, n'a rien *de spécifique* au point de vue des caractères anatomiques : il représente simplement un degré intensif, avec évolution rapide, des processus réactionnels habituels du poumon.

Dangers des réactions. — Quand la réaction de foyer est bien marquée, la partie périphérique du tubercule se ramollit et devient purulente, d'où mise en liberté de la partie centrale, antérieurement nécrosée.

Si le foyer tuberculeux est voisin d'une surface libre, ou d'une cavité naturelle (bronches par exemple), la réaction peut donc avoir pour effet l'élimination à l'extérieur de masses caséeuses, ce qui est un avantage certain ; mais elle peut aussi provoquer une bronchopneumonie d'aspiration, ou bien l'ouverture d'un foyer ramolli dans une séreuse (plèvre, péricarde).

Les dangers d'une forte réaction suppurative sont bien plus grands encore lorsque le foyer tuberculeux est *profondément situé dans un parenchyme*, surtout quand il s'agit d'un organe aussi vascularisé que le poumon, qui est une véritable éponge sanguine et lymphatique. Le malade est exposé alors aux actions nocives nombreuses qui résultent de la mise en liberté, au sein des tissus, de bacilles morts et de bacilles vivants. — Les bacilles morts, attaqués par les leucocytes et par les exsudats, inondent l'économie de produits toxiques ; de plus, le malade se trouve en quelque sorte condamné à une tuberculination intensive et prolongée, qui s'effectue spontanément par résorption graduelle des poisons bacillaires (d'où : 1° effets réactionnels variés, poussées congestives subintrantes, poussées fébriles ; 2° action cachectisante progressive). — Les bacilles vivants, qui auparavant étaient enkystés et inoffensifs, pénètrent dans les alvéoles, dans les lymphatiques, dans les vaisseaux sanguins, et provoquent des phénomènes d'extension ou de dissémination bacillaire.

Il faut donc redouter par-dessus tout les réactions locales intenses et les réactions subintrantes, capables d'amener le ramollissement de tubercules d'une certaine étendue ou la mise en liberté de masses caséeuses ; ce danger est d'autant plus grand *que les lésions sont plus considérables ou disséminées sur une plus grande surface pulmonaire* : telle réaction inoffensive chez un sujet à peine touché deviendra une source de complications chez un tuberculeux à grosses lésions.

Enfin, quand un tubercule existe *au voisinage immédiat d'un vaisseau sanguin*, ce qui est impossible à prévoir, les réactions de foyer peuvent déterminer l'ouverture d'un amas caséeux dans ce vaisseau, et par suite une granulie ou une méningite tuberculeuse.

ACTION LOCALE FAVORABLE DE LA TUBERCULINE. — Mais les réactions de foyer ne présentent pas uniquement des dangers : si elles se maintiennent dans de justes limites, si elles ne se produisent pas dans des conditions défavorables (presque toujours connues d'avance), elles peuvent avoir de *remarquables effets curatifs* en facilitant l'élimination des produits caséeux, en favorisant la transformation scléreuse ou l'enkystement fibreux des tubercules anciens, en activant ou en rendant plus complète la cicatrisation des tubercules jeunes. Tous les auteurs qui ont la pratique de la tuberculinothérapie ont observé des améliorations lésionales profondes, inattendues, à la suite de fortes réactions de foyer dans les tuberculoses cutanées, dans les adénopathies tuberculeuses, dans les tuberculoses externes, voire même dans les tuberculoses pulmonaires ; parfois des réactions brutales, excessives, inquiétantes, se montrent finalement favorables au malade (ce qui, bien entendu, ne saurait être prévu et constitue l'exception).

Inversement on voit des améliorations lésionales se faire sous l'influence de la tuberculine, sans qu'on ait pu saisir à aucun moment un effet réactionnel cliniquement appréciable. Les réactions de foyer ne sont donc pas *nécessaires* à l'effet curatif local ; celui-ci peut se produire, qu'il y ait ou non des réactions locales cliniquement appréciables.

Les transformations favorables du foyer s'observent avec le plus de netteté dans les tuberculoses *extrapulmonaires* ; les dermatologistes, en particulier, ne discutent plus l'action curative de la tuberculine sur les lésions tuberculeuses cutanées ; cette action dépend uniquement des modifications locales provoquées par la tuberculine. De même, dans les adénopathies cervicales caséeuses, l'utilité de la tuberculinothérapie est souvent manifeste.

Dans le même ordre d'idées, nous avons observé des actions locales très remarquables exercées par la tuberculine sur des fistules anales compliquant la tuberculose pulmonaire, et nous avons été surpris de la rapidité avec laquelle se cicatrisaient les délabrements considérables qu'avait nécessités l'infiltration de la région anale par du pus tuberculeux. Ces résultats étaient obtenus à une période du traitement où la toxi-immunisation était très peu avancée.

Dans la *tuberculose pulmonaire*, les améliorations lésionales dues à la tuberculine sont moins nettes, beaucoup plus lentes en tout cas, plus difficiles à produire et plus difficiles à observer ; néanmoins *elles ne sont pas douteuses dans un certain nombre de cas favorables et constituent l'argument le plus décisif en faveur de la tuberculinothérapie.* Tantôt, dans des lésions récentes, les processus de régression se font avec une rapidité remarquable, et les signes morbides s'effacent plus vite, plus complètement que d'ordinaire ; tantôt, dans des lésions anciennes, jusqu'alors torpides et stationnaires, on constate que la tuberculine provoque un remaniement du foyer, aboutissant à la disparition des bacilles des crachats et à une cicatrisation plus ou moins parfaite, souvent après une période intermédiaire de suppuration plus active.

Dans la production de cette action locale favorable, les *réactions* du foyer pulmonaire ont-elles une importance prédominante, faut-il les rechercher malgré leurs dangers, faut-il au contraire les éviter avec le plus grand soin ?

C'est une question de pratique médicale que nous discuterons ultérieurement : il nous suffit, pour l'instant, d'avoir montré pourquoi *les réactions de foyer sont capables de produire des effets désastreux.*

C. **Action sur les tissus ganglionnaires.** — On sait que la tuberculine, en plus de la « leucocytose locale » qu'elle détermine autour des foyers tuberculeux, a une influence marquée sur l'équilibre leucocytaire du sang et produit souvent de la leucocytose. Elle augmenterait aussi la vitesse de circulation de la lymphe. Divers auteurs, entre autres W. Neumann (de Vienne), admettent *qu'elle stimule l'activité des organes lymphoïdes,* et qu'ainsi elle rend plus efficaces les processus de défense antituberculeuse dont les ganglions lymphatiques sont le siège (action d'arrêt exercée par les ganglions interposés sur les voies de pénétration de l'infection bacillaire, propriétés antitoxiques du tissu lymphatique envahi par les bacilles, atténuation de virulence des bacilles dans les ganglions...). On peut comprendre ainsi, dit Neumann, comment une seule réaction fébrile due à la tuberculine peut avoir une influence favorable sur l'évolution de la tuberculose, en mobilisant dans tout l'organisme les substances défensives qui restaient localisées dans les tissus lymphatiques.

D. **Processus d'immunisation.** — 1° IMMUNISATION TUBERCULINEUSE.

— Il est généralement possible d'accoutumer les tuberculeux à des injections de plus en plus fortes de tuberculine, en sorte que, à la fin du traitement, ils supportent sans réagir des doses 10 000 fois, 100 000 fois, 200 000 fois plus fortes que celles qu'ils toléraient avec peine au début.

Cette immunité contre la tuberculine disparaît d'ailleurs assez vite quand on interrompt le traitement.

La facilité avec laquelle on l'obtient contraste avec le fait bien connu que les malades non soumis à la tuberculinothérapie demeurent, même après des années de tuberculose bien supportée, fort sensibles à l'action de la tuberculine.

Mais, avant de tirer argument de ce fait en faveur de la tuberculine, on doit se demander si l'immunité tuberculineuse représente ou non pour les malades un bénéfice réel ?

Théoriquement, on ne saurait contester qu'il n'y ait avantage à immuniser un tuberculeux contre les poisons des bacilles de Koch qui exercent si fréquemment sur les malades une action défavorable et aggravante.

Mais la tuberculine ordinaire ne représente qu'une partie des toxines tuberculeuses : il est invraisemblable qu'un sujet immunisé contre cette tuberculine soit immunisé contre les poisons qui émanent *in vivo*, au moment des poussées évolutives, des bacilles vivants ou des bacilles morts, et cela d'autant plus que la tuberculine a subi dans sa préparation des actions brutales modifiant notablement ses qualités d'antigène.

D'autre part, une forte immunisation tuberculineuse supprime les réactions de foyer, que beaucoup d'auteurs considèrent favorables au processus curatif, et, d'une manière générale, il semble bien que, chez les tuberculeux, la conservation de l'aptitude réactionnelle soit un des éléments de la défense de l'organisme contre la dissémination bacillaire, qui est le facteur le plus important d'aggravation.

En fait, on voit certains malades tirer un bénéfice considérable de la tuberculinothérapie sans dépasser des petites doses, qui ont une action immunisante négligeable. Par contre, d'autres malades éprouvent une action défavorable de la tuberculine, à une période avancée du traitement, au moment où précisément ils supportent sans réagir des doses élevées.

Enfin il n'est pas rare d'observer des poussées de tuberculose grave en pleine période d'immunité tuberculineuse, quelle que soit d'ailleurs la tuberculine employée ; par conséquent, une forte accoutumance à la tuberculine, même à T. R. ou à B. E., n'empêche pas le bacille de coloniser dans l'organisme, et il est bien difficile de savoir

dans quelle mesure elle exalte les processus naturels de défense antibacillaire ou de défense antitoxique. Sans doute il est logique de penser que la phagocytose s'exerce avec plus d'efficacité lorsque les leucocytes sont déjà entraînés à subir l'action des poisons bacillaires ; mais
on ignore quel est, à ce point de vue, l'effet d'une immunité tuberculineuse poussée aussi loin que possible.

Si nous *interrogeons les auteurs*, nous trouverons des opinions
discordantes. Sahli affirme que « le seul but de la tuberculinothérapie est et doit être la mithridatisation, c'est-à-dire l'accoutumance
progressive à la tuberculine ». Denys, Löwenstein, Bandelier, Pickert,
Weicker sont également d'avis qu'une forte immunité tuberculineuse
est un avantage réel, et ils cherchent à pousser l'immunisation aussi
loin que possible.

Par contre, d'après Koch, la perte de l'aptitude réactionnelle à la
tuberculine serait fâcheuse, et Petruschky, mettant cette idée en
pratique, recommande d'interrompre le traitement quand l'organisme
cesse de réagir ; il attend, pour reprendre les injections, que la
sensibilité à la tuberculine soit revenue.

Turban redoute l'action des doses élevées et ne dépasse jamais les
doses moyennes.

En somme, cette question n'est pas encore tranchée par l'observation clinique ; aussi a-t-on étudié les réactions humorales provoquées
par la tuberculine pour arriver, si possible, à une opinion plus
précise.

2° RÉACTIONS HUMORALES. — On sait, depuis les premiers travaux de
Koch, que la tuberculine ne produit dans l'organisme *aucune action
bactéricide* : dans les foyers tuberculeux qui réagissent à la tuberculine, quelle que soit l'intensité du processus réactionnel, les bacilles
restent vivants et conservent toute leur virulence, et il n'est nullement établi que, sous l'influence de la tuberculinothérapie, les bacilles
disséminés dans l'organisme soient « sensibilisés », c'est-à-dire rendus
plus facilement attaquables par les agents naturels de la bactériolyse.

Le sang des malades fortement immunisés contre la tuberculine
possède-t-il un *pouvoir antitoxique* ? Certains auteurs affirment
depuis des années que la tuberculinothérapie provoque la formation
d'anticorps capables de neutraliser les toxines tuberculeuses, et c'est
ainsi qu'ils expliquent l'amélioration très marquée qui accompagne
souvent l'immunité tuberculineuse, malgré la persistance de
grosses lésions ouvertes : le relèvement des forces, l'augmentation
de poids, le retour de l'appétit, le bien-être ressenti par le malade
seraient attribuables, d'après eux, à des substances antitoxiques
élaborées sous l'influence de la tuberculine. Cette explication est

purement hypothétique ; nous savons que le traitement diététo-hygiénique est le moyen thérapeutique le plus efficace, d'ordinaire, contre les manifestations toxiques de la tuberculose, et pourtant personne ne suppose que ce traitement agisse par toxi-immunisation. D'autre part, on n'a pu réussir encore à déceler, dans le sang des animaux ou des malades tuberculinés, des antitoxines neutralisant les poisons bacillaires ; bien plus, la plupart des auteurs n'ont même pas trouvé dans ce sérum une antituberculine véritable neutralisant la tuberculine ordinaire. Nous devons pourtant mentionner les résultats obtenus récemment par Löwenstein et Pickert (1) ; chez des tuberculeux qui supportaient sans réagir au moins 100 milligrammes de tuberculine ordinaire et généralement beaucoup plus, ils ont prélevé du sérum qu'ils ont mélangé à de petites quantités de tuberculine (0,05 de tuberculine pour 0,95 de sérum) ; ils ont constaté que la cuti-réaction faite avec ce mélange était affaiblie ou supprimée par comparaison avec une cuti-réaction de contrôle, où ils utilisaient de la même manière un sérum normal ; cette action neutralisante n'était pas en rapport avec la dose de tuberculine injectée ; elle s'observait surtout dans les cas cliniques favorables. Mais Pickert (2) a eu des résultats analogues chez des tuberculeux à grosses lésions torpides, non traités par la tuberculine, et qui présentaient une résistance naturelle très marquée vis-à-vis de la tuberculose. Par conséquent, les faits de Löwenstein et Pickert ne prouvent pas que l'immunisation tuberculineuse s'accompagne habituellement de la production d'antitoxines ; leurs résultats (en les tenant pour vrais) peuvent s'expliquer par l'évolution favorable de la tuberculose chez leurs malades ou par l'influence de la tuberculine sur l'évolution lésionale. Il faut cependant ajouter que, au cours d'une nouvelle série d'expériences, Pickert aurait observé, dans la teneur du sérum en « antituberculines », des variations et des oscillations (3) accentuées, directement attribuables à l'injection de doses moyennes ou fortes de tuberculine ; si ces observations se confirment, il restera encore à savoir quelle est la signification et la valeur thérapeutique de ces « antituberculines » et aussi dans quelle proportion et dans quelles conditions de traitement la tuberculinothérapie favorise leur genèse.

Enfin un grand nombre d'auteurs ont étudié chez les malades

(1) Pickert et Löwenstein, *Deutsche med. Wochenschr.*, 1908, nº 52.
(2) Pickert, *Deutsche med. Wochenschr.*, 19 juin et 2 sept. 1909.
(3) D'après Pickert, immédiatement après l'injection d'un centimètre cube de tuberculine, la teneur du sérum en antituberculine baisse beaucoup, puis elle remonte et atteint en seize à vingt-huit jours un niveau élevé, d'où elle redescend peu à peu.

tuberculinés les propriétés du sérum qu'on dénomme *précipitines agglutinines, sensibilisatrices, opsonines* : indiquons brièvement quelques-uns des résultats obtenus.

Béraneck a constaté que le sérum d'animaux sains immunisés contre certaines tuberculines (tuberculine de Béraneck par exemple) acquiert la propriété (qui fait défaut chez l'animal neuf) de *précipiter* les protéines endocellulaires extraites par l'acide phosphorique, mais non les poisons solubles diffusés dans le bouillon de culture.

Avec la tuberculine T. R. et surtout avec l'émulsion bacillaire, on parvient à augmenter dans une notable proportion le *pouvoir agglutinant* du sérum. D'après les recherches de Koch en 1901, « la plupart des phtisiques traités par l'émulsion bacillaire peuvent acquérir un certain pouvoir agglutinant ; en particulier les tuberculeux à la première période arrivent facilement à de hautes valeurs du taux d'agglutination et les conservent assez longtemps ». À cet effet, Koch appliquait une méthode de traitement intensive et brutale qui était dangereuse et inutile ; Bandelier, en employant l'émulsion bacillaire très prudemment, sans provoquer de fortes réactions, a obtenu les mêmes résultats que Koch. Mais ces résultats, quel que soit leur intérêt, ne jugent pas la question de l'utilité de la tuberculinothérapie, puisque le pouvoir agglutinant n'est pas en rapport avec le degré d'immunité bactérienne et n'est point par lui-même un facteur d'immunité.

A la suite de Wassermann et Bruck, beaucoup d'auteurs ont recherché si le sérum des tuberculeux avait la *propriété de fixer le complément en présence de la tuberculine* ou en présence d'antigènes de même nature (extraits d'organes tuberculeux, poudre bacillaire de Koch, suspension de bacilles) ; on a cru d'abord que les anticorps fixant le complément étaient des anticorps rigoureusement spécifiques n'apparaissant dans le sérum que chez les tuberculeux soumis à la tuberculinothérapie et se formant dans les foyers tuberculeux, d'où l'on concluait que les injections de tuberculine protègent par ce mécanisme les cellules de l'organisme contre les substances toxiques mises en liberté dans les tubercules et facilitent ainsi les processus de défense antibacillaire. Ultérieurement, on a vu que ces anticorps se rencontrent très souvent chez les tuberculeux non soignés par la tuberculine sans qu'on puisse établir une relation entre leur présence et la forme ou le pronostic de la maladie, et que d'ailleurs ils ne méritent pas le nom d'antituberculines qu'on leur avait donné, car ils n'exercent aucune action neutralisante sur la tuberculine. La signification de ces réactions est trop incertaine pour qu'on puisse tirer de là des notions théoriques fécondes ou des indications pratiques utilisables.

Depuis que Wright a fait connaître la méthode opsonique, destinée à mesurer *in vitro* l'influence exercée par le sérum sanguin sur la phagocytose, on a entrepris de nombreuses recherches sur les *variations de l'index opsonique* chez les tuberculeux soumis à la tuberculinothérapie. Wright a même posé en principe (1) que l'étude du pouvoir opsonique du sérum fournissait pour la tuberculinothérapie des renseignements bien plus importants que la clinique, et qu'elle constituait le seul procédé capable de révéler au médecin les fluctuations incessantes du degré d'immunité sous l'influence des injections de tuberculine.

D'après Wright, toute injection de tuberculine même à dose faible est

(1) Voy. l'excellente revue générale de A. Jousset, in *Bulletin médical*, 25 mai 1908, n° 1...

immédiatement suivie d'une diminution de la résistance de l'organisme vis-à-vis du bacille de Koch, d'une dépression à laquelle il donne le nom de « phase négative ».

A cette dépression, succède une réaction qui ramène l'immunité à son degré initial et lui fait atteindre ensuite un degré plus élevé : c'est la « phase positive » de l'immunité, qui est suivie d'une chute graduelle et lente vers le niveau primitif. Pour obtenir un bon effet thérapeutique, il faut faire les injections de tuberculine au sommet de la courbe ascendante de l'index opsonique ou bien immédiatement après la « phase positive », avant que la courbe soit redescendue au niveau primitif. On peut obtenir ainsi une augmentation du taux opsonique et, par conséquent, une amélioration marquée des réactions défensives de l'organisme sous l'influence de la tuberculine. Au contraire, si l'on fait une série d'injections pendant les « phases négatives », on accumule les actions dépressives ; on diminue considérablement la résistance de l'organisme et on produit des effets désastreux. Il conviendrait donc de faire les piqûres de tuberculine sous le contrôle de la méthode opsonique.

A cette théorie on a fait de graves objections : Metchnikoff a observé que, dans l'organisme, le pouvoir phagocytaire est tout différent que dans un tube à essais ; il peut y avoir une forte phagocytose *in vitro*, alors qu'elle est nulle pour le même microbe *in vivo*, ou inversement ; Lœwenstein a fait remarquer, de plus, que ce qu'il importe de connaître, c'est le taux de la phagocytose non pas dans le sang, mais dans le foyer tuberculeux, ce que la méthode de Wright ne saurait indiquer. Bacher et Laub ont montré que l'index opsonique varie chez les tuberculeux soignés par la tuberculine non seulement sous l'influence des piqûres de tuberculine, mais aussi sous l'influence de facteurs extérieurs ou intérieurs (auto-inoculation), et que d'ailleurs les cures de tuberculine, si favorables soient-elles, ne réussissent pas à provoquer une élévation notable de l'index opsonique ; enfin tous les auteurs compétents insistent sur les nombreuses causes d'erreur qui entourent la détermination de l'index opsonique.

Néanmoins Turban et Baer (1), après avoir fait un millier de déterminations d'index opsonique chez 84 malades minutieusement suivis, arrivent à la conclusion que la méthode de Wright donne des résultats qui peuvent inspirer confiance. Chez les tuberculeux soumis à la tuberculinothérapie par T. O. A. et P. T. O., l'index opsonique, qui normalement oscille entre 0,9 et 1,1, varie dans d'énormes proportions, de 0,2 à 3,0 ; généralement, au commencement du traitement, on voit l'index s'élever beaucoup par une série d'oscillations ascendantes : ils ont constaté des phases négatives et positives accentuées après avoir injecté un millionième de milligramme de T. O. A. ou de P. T. O.

Ils estiment que l'application de la méthode de Whrigt ne rend pas le traitement plus efficace, au contraire ; en suivant ses indications, on reste trop longtemps aux doses minimes ; la méthode clinique habituelle permet de faire un traitement plus intensif et plus utile ; mais l'étude de l'index opsonique avant et après le traitement fournit des renseignements qui ont de la valeur. Si, après une cure normale de tuberculine, l'index, que la tuberculine a fait monter très haut, redescend lentement au niveau normal et s'y maintient, le résultat éloigné sera vraisemblablement bon ; mais, si l'index descend rapidement à un niveau inférieur, on ne peut espérer aucun bénéfice du traitement.

(1) Turban et Baer, *Münch. med. Wochenschr.*, 1908, n° 38.

IV. — Principes fondamentaux de la tuberculinothérapie actuelle (1).

Le mode d'action de la tuberculine n'est pas élucidé ; les conceptions théoriques qui servent à l'expliquer ne sont que de vagues hypothèses incomplètes, dont le praticien peut se désintéresser en grande partie ; l'expérimentation sur les animaux n'a fourni que très peu de renseignements utiles ; enfin, comme nous venons de le voir, l'étude des réactions humorales, telle qu'on l'a faite jusqu'ici, ne permet pas d'évaluer le bénéfice d'une cure de tuberculine. C'est donc la clinique, et la clinique seulement, qui peut servir de guide au tuberculinothérapeute.

Trois principes dominent actuellement l'emploi de la tuberculine ; ils sont acceptés par tous les auteurs, mais appliqués (l'un comme l'autre) de façons différentes.

Premier principe. — *On ne doit soumettre à la tuberculine que des malades dont l'organisme est capable d'un effort réactionnel suffisant.* — En effet, la tuberculine, *par elle-même*, n'est pas un agent curatif : directement, elle ne peut ni produire une action antitoxique, ni amener la régression des tubercules, et elle n'a point de propriétés antiseptiques ou bactéricides ; mais l'organisme des tuberculeux, à chaque nouvelle dose de tuberculine qu'il reçoit, est forcé de fabriquer lui-même des anticorps correspondants et de diriger dans un sens favorable les processus congestifs ou inflammatoires qui apparaissent au niveau des foyers morbides ; par conséquent, la condition essentielle d'un traitement efficace par la tuberculine, c'est que le malade ait *assez de résistance et de vitalité* pour

(1) Travaux consultés en plus de ceux dont l'indication a été fournie pages 511 et 512.

S. ARLOING et F. DESSAUSE, Contribution à l'étude du traitement spécifique de la bacillose (*Revue de la tuberculose*, juin 1909).

BANDELIER et ROEPKE, Lehrbuch der spezifischen Diagnostik und Therapie der Tuberkulose, 1909, 3ᵉ édit.

L. GUINARD, Quelques considérations générales sur l'emploi de la tuberculine dans la thérapeutique de la T. (*Congrès français de médecine*, Paris, 1907, et *VIIIᵉ Conférence internationale contre la T.*, Stockholm, 1909).

E. LÖWENSTEIN, Tuberkulin zu therapeutischen Zwecken beim Menschen (in *Handbuch von Kraus und Levaditi*, 1908).

MASSES, Erfahrungen mit Alttuberkulin bei Lungentuberkulose (*Zeitschr. f. ärztliche Fortbildung*, 1909, nᵒ 12).

A. MOELLER, Die spezifische Behandlung der Lungenschwindsucht (in *Handbuch von Schröder u. Blumenfeld*, 1909).

L. RENON, Communication à l'Académie de médecine, juin 1909.

G. SCHMIDT, Ueber Tuberkulinbehandlung (*Beiträge z. Klinik. der T.*, Bd. XIV, Heft 4).

K. TURBAN, Anwendung spezif. Mittel in der Therapie (*Tuberculosis*, 1909, nᵒ 7).

H. WOLFF, Das Tuberkulin in der Hand des prakt. Arztes (*Wiener med. Wochenschr.*, 1907, nᵒ 47).

faire les frais de ces actions thérapeutiques. Il serait irrationnel et dangereux d'employer la tuberculine chez un sujet trop affaibli, chez un tuberculeux présentant des symptômes toxiques graves, chez un malade en pleine évolution progressive, ou bien aux prises avec des complications. Lorsqu'on est en présence d'un tuberculeux à lésions peu étendues curables, mais ayant un état général mauvais, une nutrition languissante, des températures subfébriles, un pouls agité et instable, il faut d'abord imposer au malade le traitement diététo-hygiénique dans toute sa rigueur : si, au bout de quelques semaines, cette cure préliminaire a donné un bon résultat, alors seulement l'indication d'un traitement par la tuberculine peut être discutée ; sinon elle ne se pose même pas.

Chaque fois que l'on entreprend une cure de tuberculine, il est indispensable que les conditions générales d'existence du malade soient adaptées à son degré de résistance ou de fragilité : tel sujet vigoureux, apyrétique, non intoxiqué, supportant bien le traitement, pourra être tuberculiné utilement *tout en continuant ses occupations* et en menant une existence active ; tel autre, ayant une température instable, un état général médiocre, de grosses lésions tuberculeuses faciles à congestionner ou une tendance marquée aux réactions, ne pourra bénéficier du traitement qu'en s'y consacrant entièrement dans des conditions d'hygiène parfaites : la tuberculinothérapie de ces cas difficiles n'est guère possible si elle n'est pas *associée à une cure sanatoriale bien dirigée*. Entre ces deux extrêmes, il y a, bien entendu, une foule d'intermédiaires ; d'une manière générale, plus la tuberculose est grave, et plus l'action de la tuberculine doit être préparée, facilitée ou rendue possible par les moyens classiques qui assurent l'arrêt évolutif, l'amélioration symptomatique et le relèvement de l'état général.

En tout cas, si favorable que soit le pronostic, le bon résultat d'un traitement par la tuberculine est toujours subordonné à la suppression des causes de déchéance, de surmenage et de dénutrition.

Deuxième principe. — *Le traitement par la tuberculine doit être continué pendant une longue période.* — On ne peut pas compter sur une terminaison rapide de la cure ; une première raison s'y oppose : la grande sensibilité des tuberculeux pulmonaires vis-à-vis de la tuberculine, les dangers des réactions *interdisent chez ces malades un traitement intensif*, comme ceux qu'on applique parfois aux tuberculoses cutanées et aux tuberculoses externes ; il faut de toute nécessité progresser lentement, prudemment, en prenant son temps.

D'autre part, *la tuberculine n'exerce pas une action spécifique sur l'évolution des tubercules* : elle est incapable d'amener leur résorption rapide ; elle ne fait en somme que favoriser et rendre plus efficaces les processus *naturels* de défense antibacillaire et antitoxique ou d'élimination et de cicatrisation des tubercules ; les lésions fibro-caséeuses que la tuberculine modifie favorablement se modifient très lentement ; dans bien des cas, les signes d'auscultation restent à peu près stationnaires au cours de plusieurs mois de traitement, bien que l'état symptomatique s'améliore d'une façon progressive et que les malades s'acheminent petit à petit vers une guérison relative ; celle-ci sera d'autant plus solide que le traitement aura duré plus longtemps ; *ici on ne compte plus par mois, mais par années* ; pour ces formes de tuberculose, la tuberculine n'est pas un moyen d'amélioration plus rapide, mais un moyen d'amélioration plus complète et plus durable.

Dans les formes légères de tuberculose, la régression lésionale se manifeste beaucoup plus tôt et s'accentue assez vite sous l'influence de la tuberculine, surtout si la tuberculose est récente ; mais, quand on a obtenu en quatre, six, huit mois un bon résultat immédiat, on a toujours intérêt à faire, au bout d'un certain temps, *une ou plusieurs cures complémentaires de consolidation*.

Donc, quelle que soit la variété de tuberculose, le traitement par la tuberculine ne sera entrepris que si le malade peut y consacrer tout le temps nécessaire, impossible à fixer d'une manière précise au début de la cure. Les traitements écourtés sont d'une médiocre utilité.

Troisième principe. — *Il est nécessaire de conduire le traitement d'une manière douce en s'attachant à éviter toute réaction forte, toute réaction durable.* — Pour appliquer ce principe, on *commence par des doses sûrement inoffensives*, puis on injecte la tuberculine *à intervalles suffisamment espacés*, en observant une *progression lentement ascendante*, qu'on interrompt *à chaque menace d'intolérance*. Dans ce dosage individuel de la tuberculine, il faut redoubler de prudence quand on provoque des *petites réactions générales ou locales* et quand on observe des *phénomènes d'hypersensibilisation*. On monte ainsi peu à peu jusqu'à une *dose maxima* ou jusqu'à une *dose limite*, très variables suivant les cas. A partir de ce moment, tantôt on *interrompt* le traitement systématiquement pour le reprendre après un intervalle plus ou moins long, tantôt on *continue à injecter des doses fortes* pendant un temps prolongé.

Examinons l'un après l'autre tous ces points.

A. **Doses initiales.** — Elles ne peuvent être fixées d'une manière uniforme à cause des différences considérables de sensibilité à la tuberculine d'un malade à l'autre (Voy. p. 528). En principe, *plus la tuberculose est grave, et plus la dose initiale doit être faible.* Il ne s'agit pas seulement d'éviter une réaction à la première piqûre, ce qui est facile ; il s'agit surtout de ne pas être arrêté par des phénomènes d'intolérance au cours de la première période du traitement, pendant laquelle une augmentation de sensibilité à la tuberculine apparaît facilement.

Dans les cas très favorables, avec lésions stationnaires peu étendues, apyrexie et bon état général, on peut commencer par 1/20, 1/10 de milligramme de tuberculine ordinaire ou 1/600, 1/300 de milligramme de tuberculine solide purifiée (E_2 à E_1) (1).

Dans les cas ordinaires à pronostic favorable, apyrétiques, la dose initiale sera de 1/50 à 1/100 de milligramme de tuberculine ordinaire, ou 1/1 500 à 1/3 000 de milligramme de tuberculine solide purifiée (C_2 à B_1).

Dans les tuberculoses avancées ou chez les malades fragiles peu résistants, à température instable, mais sans fièvre, on abaissera la dose initiale à 1/600 de milligramme de tuberculine ordinaire, à 1/20 000 de milligramme de tuberculine solide purifiée (A_1).

Enfin, si l'on veut essayer l'action de la tuberculine *chez des tuberculeux sub-fébriles ou fébriculaires,* on commencera par des doses encore plus faibles, se chiffrant par millionièmes de milligramme.

D'ailleurs la valeur absolue de la dose initiale importe moins parfois que la manière dont le traitement est conduit : les accidents qui éclatent au début d'une cure sont généralement attribuables à des phénomènes d'anaphylaxie, et précisément ceux-ci apparaissent de préférence lorsque, croyant bien faire, on injecte coup sur coup des doses infinitésimales, qui augmentent la sensibilité à la tuberculine sans produire l'accoutumance.

B. **Intervalles entre les injections.** — Dans les premiers temps de la tuberculinothérapie, on faisait des injections quotidiennes, ce qui a causé de nombreux accidents. Les injections doivent être espacées davantage, d'abord pour qu'on puisse savoir à chaque piqûre si la piqûre précédente n'a pas provoqué de réaction, ensuite parce qu'il faut à l'organisme un certain laps de temps pour transformer la toxine injectée : comme nous l'avons déjà dit (recherches de Wright, de Pickert), l'injection de tuberculine est suivie d'une phase dite négative, pendant laquelle la résistance antitoxique ou antibactérienne de l'organisme diminue ; une nouvelle injection, pour ne pas être nocive, doit être faite après la fin de la phase négative.

La plupart des auteurs conseillent *une piqûre tous les trois jours* ou

(1) Voy. le barème de la page 569.

mieux encore deux piqûres par semaine, mais à condition que la tuberculine paraisse très bien supportée, à condition aussi que les doses soient relativement faibles. Si petite que soit la dose injectée, l'intervalle de trois jours entre chaque piqûre est un minimum au-dessous duquel on ne descendra pas.

Quand on provoque fréquemment des réactions légères ou quand on atteint une dose de 1 à 2 milligrammes de tuberculine solide purifiée, de 30 à 60 milligrammes de tuberculine ordinaire, on ne fait plus qu'*une piqûre par semaine*.

Enfin chez des malades pour lesquels l'accoutumance se produit difficilement, des *intervalles habituels de dix, quinze jours* sont nécessaires dès qu'on arrive aux doses moyennes.

Les auteurs qui préconisent l'emploi des très fortes doses ne les injectent *qu'une ou deux fois par mois*.

C. **Progression des doses**. — Elle varie considérablement d'un malade à l'autre, car elle est subordonnée à deux conditions qui sont essentiellement individuelles :

1° *La tolérance du malade pour la tuberculine* ;

2° *Les effets qu'on veut obtenir*.

Chez certains tuberculeux très sensibles, pour lesquels la moindre réaction serait dangereuse, on monte avec une extrême lenteur, tandis que chez des malades résistants et faiblement touchés pour lesquels on ne redoute nullement une petite poussée réactionnelle, on augmente les doses assez rapidement. D'ailleurs, quelle que soit la forme de tuberculose, l'apparition de réactions nécessite des arrêts ou même des reculs dans la progression des doses.

Il est donc impossible de fixer une ligne de conduite schématique, ce qui n'aurait aucun sens, le traitement d'un tuberculeux n'étant jamais identique au traitement d'un autre tuberculeux et ne pouvant jamais être déterminé à l'avance ; on doit se borner à indiquer les règles générales qu'on applique dans un cas donné et dans une période donnée, en se guidant d'après les particularités individuelles du moment ; ces règles sont tout à fait différentes suivant que le malade présente ou non des réactions.

Premier cas : La tuberculine est bien supportée sans réactions. — On augmente alors les doses suivant des progressions qui doivent être lentes et régulières comme celles que représente la figure 70. Les progressions indiquées par Guttmann et Ehrlich et par Thorner étaient trop rapidement ascendantes à leur point de départ : on s'aperçut bientôt que, dans cette période initiale, il faut monter lentement, tandis qu'aux périodes ultérieures, quand la tolérance est établie, on peut, dans bien des cas, progresser plus rapidement.

MÉTHODE D'EHRLICH ET GUTTMANN (1891). — Ils débutaient par 1/10 de milligramme d'*Alt-Tuberkulin* et faisaient des injections quotidiennes progressivement croissantes de manière à atteindre 1 milligramme au bout de dix jours ; ils espaçaient ensuite les injections tous les deux jours en progressant par cinquièmes de milligramme jusqu'à la dose de 3 milligrammes, puis par demi-milligrammes jusqu'à la dose de 10 milligrammes.

MÉTHODE DE THORNER (1891-1893). — Il conseillait, au début du traitement, une progression plus lente que celle d'Ehrlich, mais encore trop rapide : il commençait par 1/20 de milligramme d'*Alt-Tuberkulin* et n'atteignait 1 milligramme qu'au bout d'un mois, en faisant une piqûre tous les deux jours, et augmentant chaque fois la dose de 1/20, puis de 1/10 de milligramme. Si la tuberculine était bien supportée, il montait alors plus rapidement et atteignait 5 milligrammes au bout de dix semaines, et 50 milligrammes, *dose maxima*, au bout de cinq mois.

MÉTHODE DE DENYS (1896-1905). — Il se sert de *Bouillon filtré* dont il fait huit dilutions, chacune d'elles étant *dix fois plus forte* que la précédente. Chaque solution est injectée neuf fois, de 1/10 à 9/10 de centimètre cube ; on fait trois injections par semaine pour les quatre premières dilutions, deux injections par semaine pour les quatre dilutions suivantes.

On commence donc par des doses infinitésimales (1/100 000 000 de centimètre cube) ; on se tient à des niveaux très bas pendant trois mois, puis on augmente les doses avec une grande rapidité jusqu'à 1 centimètre cube de bouillon pur, qu'on atteint au bout de sept mois. L'examen du graphique montre qu'il y a un contraste frappant entre la lenteur d'ascension de la courbe pendant les quatre premiers mois et son excessive rapidité d'ascension au sixième mois.

MÉTHODE DE SAHLI (1906). — Il emploie la *tuberculine de Beraneck* et recommande expressément une progression très lente, interrompue à chaque changement de solution par un *recul systématique* (?).

Les solutions se succèdent depuis A/32, A/16,... A. B..., jusqu'à H, chacune d'elles étant *deux fois plus forte* que la précédente. On fait deux injections par semaine : pour chaque solution, on commence par 1/10 de centimètre cube et on monte, en progressant par vingtièmes de centimètre cube, jusqu'à 1 demi-centimètre cube ; on réitère cette dose une ou deux fois avant de passer à la solution suivante. Chaque solution est donc injectée onze fois en trente-neuf jours ; la dose maxima (1 centimètre cube de H) est atteinte après dix-sept mois de traitement.

MÉTHODE DE BANDELIER ET ROEPKE (1907). — Ils commencent avec l'*Alt-Tuberkulin*, par des doses faibles (1/100 de milligramme) et adoptent, si possible, la progression suivante : 1/100, 3/100, 6/100, 1/10, 1,5/10, 2/10, 3/10, 5/10, 7/10, 1 mg., 1mg,5, 2 mg., 3 mg., 5 mg., 7 mg., 10 mg., 15 mg., 20 mg., 30 mg., 50 mg., 70 mg., 100 mg., 150 mg., etc. La dose maxima (1 centimètre cube) est atteinte, dans les cas favorables, en quatre ou cinq mois.

MÉTHODE PERSONNELLE (COURBE C) (exposée complètement page 572). — Emploi de la *tuberculine solide purifiée*, en commençant par une dose de 1/3000 de milligramme et en adoptant le principe des dilutions de Béraneck, dont chacune est *deux fois plus forte* que la précédente. Dans la progression ordinaire (courbe C), ces solutions sont injectées aux doses successives de 5, 6, 7, 8, 9 dixièmes de centimètre cube.

Cette courbe de progression n'a pas les ressauts inutiles de la courbe de Sahli ; elle monte plus régulièrement que les courbes de Thorner et de Denys, plus lentement que la courbe de Bandelier-Roepke.

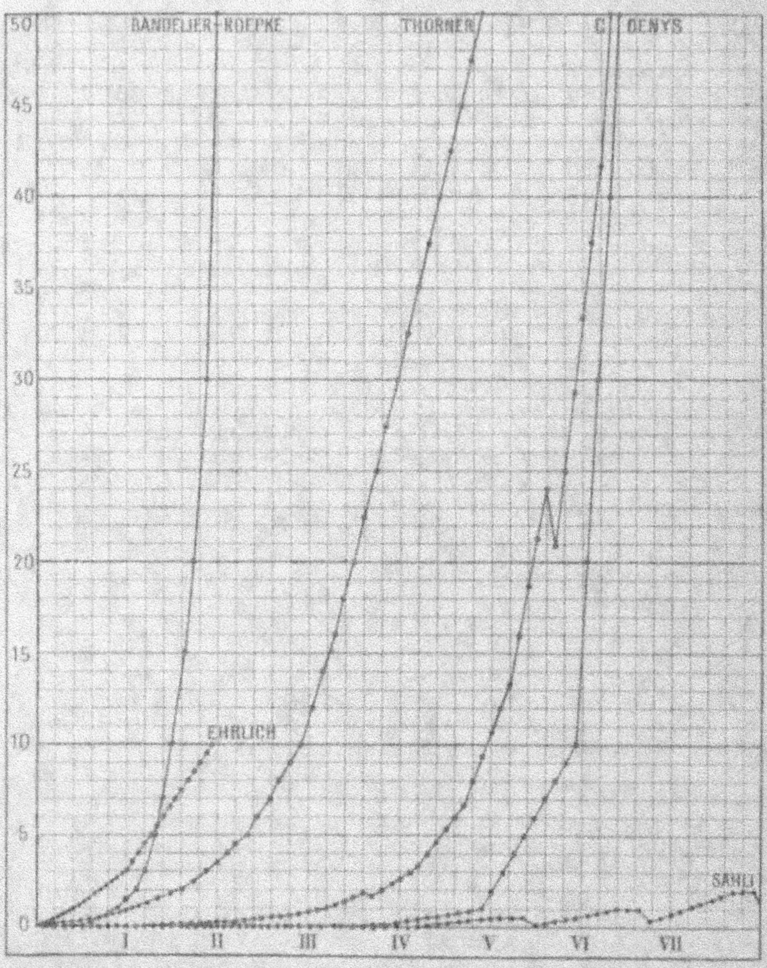

Fig. 70. — Méthodes diverses de progression schématique des doses de tuberculine, chez des malades supportant bien le traitement, sans réactions.

EXPLICATION DU GRAPHIQUE. — Les unités de la ligne des ordonnées (échelle de 0 à 50) représentent chacune soit *1 milligramme* d'Alt-Tuberkulin, soit *1 centigramme* du Bouillon filtré de Denys, soit *3 centimilligrammes* de tuberculine solide purifiée, précipitée par l'alcool, de l'Institut Pasteur de Paris, soit *1 centimètre cube* de la solution $\frac{1}{4}$ de Béraneck.

Les petites divisions de la ligne des abscisses représentent des périodes de six jours. On voit que le graphique correspond à une durée totale de huit mois.

SIGNIFICATION DES COURBES. — Chacune des courbes représente une des méthodes schématiques de progression indiquées page 570 et réunit les points figuratifs des doses successives de tuberculine injectée.

Les autres courbes du graphique schématisent les principaux types de progression recommandés par les auteurs modernes ; nous n'avons pas figuré les progressions indiquées par Petruschky, par Gœtsch, par A. Mœller, parce qu'elles se confondent pratiquement avec celle de Bandelier et Rœpke. En ce qui concerne la progression avec reculs systématiques que Sahli préconise, il faut faire observer que les avantages de cette méthode ne sont rien moins que démontrés : vraisemblablement les reculs non motivés par des signes d'intolérance sont non seulement inutiles, mais défavorables ; si l'on veut donner du repos à l'organisme, il faut le faire en espaçant davantage les injections et non pas en diminuant les doses sans aucune raison valable. Enfin la courbe C de la figure 70 et les courbes de la figure 73 reproduisent les progressions que nous avons adoptées personnellement. L'examen de ces courbes montre que l'intensité du traitement par la tuberculine varie notablement suivant la progression schématique qu'on adopte ; mais, en pratique, les variations d'intensité sont rendus beaucoup plus considérables encore par suite de la fréquence des phénomènes réactionnels qui entravent le traitement.

Deuxième cas: La tuberculose provoque des réactions. — Les dangers des réactions fortes ou durables ou répétées ne sont contestés par personne ; de telles réactions doivent être évitées avec le plus grand soin : ce point de doctrine est acquis définitivement depuis les travaux d'Ehrlich, de Petruschky, de Turban, de Gœtsch, de Denys.

Tous les auteurs considèrent qu'il est presque toujours possible d'épargner au malade une réaction nocive en appliquant strictement les règles suivantes, qui forment pour ainsi dire le code du tuberculinothérapeute.

1° **Tous les phénomènes réactionnels, si légers soient-ils et quelle que soit leur forme clinique, doivent être pris en considération pour le dosage de la tuberculine.**

Les élévations de la courbe thermique au-dessus du niveau habituel, ne serait-ce que de 2 ou 3 dixièmes de degré, représentent des réactions.

Les réactions *générales* légères (anorexie, fatigue, anémie, malaise, phénomènes nerveux), l'amaigrissement ont exactement la même signification que les réactions sub-fébriles ou fébriculaires (Thorner).

Les réactions du *foyer pulmonaire* doivent être recherchées attentivement jusqu'aux minuties ; leur constatation est d'une extrême importance pour le dosage, même si la température reste tout à fait normale (Turban).

Les réactions de *piqûre* répétées sont presque toujours l'indice d'une réaction de foyer plus ou moins difficilement appréciable (Spengler).

2° Toutes les fois qu'une réaction se produit, **on doit attendre la disparition complète de la réaction avant de faire une nouvelle injection** : ceci montre combien il est important d'*ausculter* les malades à fond au cours du traitement, particulièrement le lendemain des piqûres, si on a le moindre doute sur la façon dont la tuberculine est tolérée. On sait, en effet, que les réactions de foyer sont fréquemment apyrétiques ; si donc on n'est pas renseigné par des auscultations fréquentes, on s'expose à injecter la tuberculine en pleine période réactionnelle pulmonaire et à transgresser ainsi un précepte fondamental. — Bien entendu, il est impossible de tuberculiner sans dangers un malade qui ne prendrait pas sa *température* d'une manière très régulière et très exacte.

3° **Il faut laisser à l'organisme, après la fin de la réaction, une période de repos, d'autant plus longue que la réaction a été plus intense** (Denys, Mœller). Après une réaction faible et fugace, un ou deux jours suffisent ; après une réaction forte, ou après une réaction qui persiste plus de quarante-huit heures, *a fortiori* après une réaction qui traînaille pendant quelques jours, un répit de plus longue durée est indiqué ; après les réactions à la fois violentes et prolongées, on attendra, avant de reprendre le traitement, que le malade soit revenu depuis au moins une semaine à son état normal.

4° **On n'augmentera jamais la dose avant que la dose précédente ait été supportée sans aucune réaction** (Gœtsch). — Cette règle garantit le malade contre les dangers d'une tuberculinothérapie trop intensive ; on doit donc l'appliquer strictement ; en fait, elle est souvent mal observée, parce qu'on regarde comme négligeables des signes réactionnels légers, ce qui est une erreur, ou parce qu'on se borne à examiner la courbe de température, ce qui est tout à fait insuffisant. Même s'il n'y a aucun symptôme réactionnel, mais si *l'état général est mauvais*, on ne doit pas augmenter les doses (A. Mœller).

5° **Modifications du dosage à la suite des réactions.** — *Si la réaction a été faible et fugace*, on injecte de nouveau la même dose, au besoin plusieurs fois de suite, jusqu'à ce qu'on ait triomphé de cette intolérance légère ; généralement alors les réactions deviennent de plus en plus faibles et disparaissent.

Si la réaction a été forte ou prolongée, on diminue la dose dans une proportion notable.

Si la répétition d'une même dose ne produit pas rapidement l'accoutumance, on laisse entre les piqûres un intervalle deux ou trois fois plus grand que d'habitude; si, malgré cela, l'immunisation ne se fait pas, on se comporte comme dans le cas suivant.

En présence d'une réaction violente ou d'une série de petites réactions incessantes, on suspend momentanément le traitement, puis, au bout d'un temps variable, jamais moindre que deux ou trois semaines et d'autant plus long que l'intolérance était plus marquée, on reprend les injections avec des doses *beaucoup* plus faibles, en ayant soin, cette fois, d'adopter une progression très lentement ascendante et d'*espacer* les piqûres tous les dix ou quinze jours.

6° **Modifications du dosage à la suite d'une interruption de cure**. — Quand, pour une raison quelconque, sans qu'il y ait eu de réactions, le traitement a été interrompu quinze à vingt jours; il faut recommencer les injections avec une dose *plus faible* que la dernière dose employée, sauf dans le cas où l'on a déjà atteint les fortes doses, et regagner *graduellement*, avec la progression habituellement suivie chez le malade, le niveau antérieurement atteint.

7° **Les doses relativement fortes ne doivent être injectées qu'en cas de tolérance parfaite**. — Elles déterminent souvent l'apparition de signes défavorables, soit du côté de l'état général, soit du côté des lésions tuberculeuses, ou bien elles provoquent des phénomènes réactionnels d'intolérance qui contrastent avec la facilité du traitement de la période précédente. Il faut donc redoubler de prudence quand on injecte des doses relativement élevées et ne pas s'acharner à les faire tolérer au malade, sans quoi on s'expose à perdre le bénéfice déjà obtenu et même à provoquer des poussées nouvelles de tuberculose. L'examen de la courbe du poids est fort important à cette période du traitement ; assez souvent l'action toxique de la tuberculine est révélée par l'amaigrissement avant même l'apparition d'autres phénomènes réactionnels.

Dès qu'on voit se manifester le moindre symptôme défavorable, il faut ralentir la progression des doses et augmenter notablement les intervalles entre les piqûres.

D. **Les réactions légères sont-elles nuisibles ?** — Nous avons suffisamment insisté sur les dangers des réactions intenses ou prolongées pour n'avoir pas à y revenir. Mais on observe si souvent, au cours du traitement, des réactions légères qu'il faut examiner spécialement la question de leur utilité ou de leur nocuité.

Trois opinions sont en présence ; les uns considèrent que les réactions légères sont utiles, même nécessaires ; d'autres les proscrivent formellement comme toujours nuisibles ; d'autres enfin, sans les rechercher de parti pris, constatent qu'elles ne peuvent être évitées dans un traitement véritablement efficace.

Première opinion : Les réactions légères sont utiles, en particulier les réactions de foyer. — C'était l'opinion de Koch, adoptée par Petruschky, C. Spengler, Rœmish, Weicker, Krause, etc.

Petruschky, tout en proclamant la nécessité d'un traitement doux, recherche les réactions locales du foyer malade et dirige le traitement de telle sorte « qu'il se produise une réaction locale minime, non excessive ; les réactions générales paraissent n'être pas indispensables et deviennent nuisibles si elles sont fortes. On ne doit pas rechercher les réactions générales ; toutefois, on ne peut compter sur la production d'une réaction locale que si la progression des doses permet de se tenir à la limite au delà de laquelle apparaît une réaction générale. Parmi les facteurs qui agissent utilement en tuberculinothérapie, *l'hyperémie réactionnelle du foyer malade joue un rôle important* ».

Pour C. Spengler, *les réactions locales sont absolument nécessaires à la guérison* ; mais il n'est pas utile qu'elles s'accompagnent d'une forte fièvre : comme la fièvre n'est pas utile par elle-même, il serait absurde de la provoquer systématiquement ; ce n'est pas la fièvre, mais la réaction locale qui conduit vers la guérison, si cette réaction locale est répétée dans chaque cas particulier, avec la fréquence et l'intensité nécessaires.

D'après Rœmish, « *la dose utile de tuberculine est celle qui produit une action locale sur le foyer tuberculeux, sans déterminer une réaction intense*. Si on reste trop au-dessous de cette dose, toute la cure reste sans effets, comme si on injectait simplement de l'eau salée. Si on dépasse cette dose, et surtout si on injecte plusieurs fois de suite une dose trop forte, il peut se faire des aggravations. En cas de réaction douteuse, je répète la même dose ; en cas de réaction certaine, je la diminue ; je la diminue également si les râles augmentent d'une façon permanente dans le foyer ; c'est exactement avec les doses immédiatement inférieures à celles qui produisent ces effets sur les foyers tuberculeux que j'ai obtenu les meilleurs résultats ». — Pour Krause, la méthode la plus efficace consiste à obtenir de petites réactions thermiques sans jamais faire monter la température au-dessus de 38°. — Curschmann et Landmann recommandent eux aussi un traitement qui donne de temps en temps de petites réactions ; ces cas évoluent plus favorablement, disent-ils, que ceux qui ne présentent aucune réaction. — Weicker estime que les réactions générales doivent autant que possible être évitées, mais que les réactions locales sur le tissu tuberculeux doivent certainement être atteintes pour qu'il puisse être question d'une véritable efficacité de la tuberculine.

Deuxième opinion : Les réactions sont inutiles et dangereuses. — A l'inverse des auteurs précédents, Denys et Sahli s'élèvent énergiquement contre l'idée que les réactions soient utiles.

Denys se fait fort de mener à bon port la plupart de ses cures, sans donner lieu à la moindre réaction : « les réactions sont inutiles pour produire l'amélioration et la guérison ; elles ne sont pas seulement superflues, elles peuvent être dangereuses ».

Sahli exprime une opinion semblable avec plus de rigorisme encore : « Un traitement par la tuberculine dont le but serait de faire naître des réactions cliniques manifestes (élévation de température, inflammations locales), s'il peut être parfois couronné de succès, reste cependant toujours dangereux et constitue une arme à double tranchant. L'expérience a plus que démontré les dangers du traitement avec réactions locales du foyer malade : *les réactions inflammatoires à la tuberculine dans les organes atteints de tuberculose sont sans aucun doute le résultat d'une action nocive sur les foyers malades.* Je garantis qu'un traitement où l'on n'évitera pas, autant que possible, les réactions, entraînera toujours des malheurs ; on ne peut jamais prévoir si, par les lésions des tissus engendrées par les réactions de foyer, il n'y a pas plus à perdre qu'à gagner. » Finalement, Sahli déclare qu'il serait bon de remplacer l'euphémisme « réaction à la tuberculine » par le terme d' « action nocive due à la tuberculine ».

Troisième opinion : *Les réactions légères ne peuvent être évitées*. — Turban, sans entrer dans des considérations théoriques sur le plus ou moins d'utilité des réactions, et restant sur le terrain solide des faits bien observés, arrive à la conclusion suivante : « *Il est impossible d'éviter systématiquement toute réaction de foyer, si l'on veut obtenir une action curative ;* un médecin qui sait bien ausculter constate facilement qu'il y a des réactions de foyer dans les poumons même avec une température absolument normale. De même, il est impossible (et inutile) d'éviter d'une manière absolue toute réaction fébrile ; il y a des réactions fébriles légères qui ne sont nullement défavorables ; mais elles doivent être traitées par un repos très sévère. »

Les observations que nous avons faites nous-même nous ont montré combien est exacte l'affirmation de Turban concernant *la fréquence des petites réactions de foyer qui se produisent sans donner aucun symptôme au cours des traitements bien conduits* ; ces réactions sont facilement constatées dans un sanatorium où l'on procède à des investigations médicales méticuleuses et répétées ; dans d'autres conditions, elles passeront souvent inaperçues, ce qui fera croire à tort qu'elles n'ont pas existé.

Il nous paraît difficile d'admettre, avec Sahli, que la réaction de foyer exerce toujours une action nocive ; souvent il y a un contraste saisissant entre la production de réactions de foyer et l'amélioration manifeste des symptômes et des lésions ; nous avons même vu, à la suite de poussées réactionnelles plus intenses que nous ne l'aurions souhaité, et qui nous avaient inquiété, la période réactionnelle être suivie non seulement de la disparition rapide des signes néoformés, mais d'une amélioration très marquée, générale et locale. Nous ne conclurons pas que des réactions de cet ordre doivent être recherchées ; elles dépassent le but poursuivi et sont condamnables en principe à cause de leurs dangers possibles ; mais au moins fournissent-elles la preuve de *l'utilité que peuvent avoir des réactions de foyer dans certains cas d'évolution tuberculeuse torpide.*

D'autre part, la *reviviscence apparente de foyers qui paraissaient éteints,* l'éclosion de râles dans des zones qui n'en présentaient plus, la réapparition des bacilles dans les crachats constituent souvent pour le médecin une *source précieuse d'indications thérapeutiques* et montrent la nécessité de poursuivre le traitement, alors qu'un optimisme malencontreux pouvait faire considérer la cure comme terminée.

EN RÉSUMÉ, nous nous rangeons à l'opinion des auteurs qui pensent que, en tuberculinothérapie, *le remaniement réactionnel des foyers tuberculeux est favorable dans certains cas et que de légères réactions fébriculaires peuvent avoir aussi leur utilité; mais pour que ces réactions ne deviennent pas dangereuses, les conditions suivantes sont absolument nécessaires* :

1° Le malade ne doit pas avoir de lésions graves ou étendues, sinon il serait exposé à un réveil évolutif, ou à une extension des lésions; chez des sujets gravement atteints, les réactions dépassent très facilement l'intensité qu'on aurait souhaitée et deviennent néfastes;

2° Le malade ne doit présenter ni signes évolutifs aigus ou subaigus, ni symptômes d'intoxication, ni tachycardie;

3° Les réactions de foyer doivent rester sans influence sensible sur la courbe thermique, sans action défavorable sur le poids, sur l'état général ou sur l'état symptomatique;

4° On ne doit tolérer que des phénomènes réactionnels légers, fugaces, rares : non seulement on évitera avec le plus grand soin les réactions fortes, mais *on s'abstiendra d'entretenir dans les foyers tuberculeux un état irritatif permanent*, dont les dangers seraient très grands;

5° *On redoutera tout autant les réactions fréquentes*, même si elles sont légères, car des réactions légères (locales ou générales), éphémères et inoffensives par elles-mêmes, mais *réitérées*, se reproduisant à chaque nouvelle injection, indiquent la *nécessité* de diminuer l'intensité du traitement, sinon on expose le malade à des accidents qui peuvent éclater inopinément et devenir sérieux;

6° On doit éviter les réactions chez les malades qui continuent à travailler et à circuler librement, car, dans ces conditions d'existence, elles peuvent devenir très dangereuses, alors qu'elles auraient été favorables chez un sujet bien surveillé astreint à une vie réglée et calme et au repos complet le jour et le lendemain des piqûres;

7° Enfin il n'est guère contestable que l'application du principe formulé par Denys et Sahli, d'une prudence excessive et d'un traitement sans réactions, est *nécessaire* pour l'introduction de la tuberculine dans la pratique médicale courante; car il est permis de penser que le praticien n'aura pas toujours le temps et la compétence qu'il faudrait pour saisir, par une auscultation attentive, des signes réactionnels légers : si ceux-ci passent inaperçus, le traitement devient dangereux.

E. **Phénomènes d'hypersensibilité** (1). — On sait que tous les tuberculeux présentent, à un degré variable, une hypersensibilité vis-à-vis de la tuberculine. Mais, de plus, on observe assez fréquemment, *sous l'influence des injections de tuberculine*, une augmentation notable de l'hypersensibilité spontanée, et l'on voit des petites doses de tuberculine, tout d'abord bien supportées, provoquer des réactions de plus en plus fortes.

Ce fait a été très nettement indiqué par Koch, comme nous l'avons dit précédemment (p. 530) : il a été étudié plus complètement par Loewenstein, qui est parti de là pour proposer une nouvelle méthode du diagnostic de la tuberculose par la tuberculine ; en injectant tous les trois ou quatre jours une dose très faible de tuberculine (1/10 de milligramme de tuberculine ordinaire), *qui par elle-même est inactive*, on obtient toujours une *réaction thermique* chez les tuberculeux après deux, trois ou quatre injections.

L'anaphylaxie tuberculineuse peut se manifester aussi, en dehors de toute réaction thermique, *par une sensibilité de plus en plus grande du foyer tuberculeux pulmonaire à la tuberculine* ; un exemple en est fourni par le graphique de la figure 71 : il est facile de comprendre que, en pareil cas, on est exposé à de fortes réactions pulmonaires auxquelles on ne s'attendait nullement. Spengler, Petruschky ont signalé ce fait, que nous avons nous-même observé plusieurs fois.

C'est au *début du traitement* que ces phénomènes d'anaphylaxie se manifestent avec le plus d'intensité : ultérieurement, le sujet étant mieux immunisé vis-à-vis de la tuberculine, l'anaphylaxie ne se produit plus aussi brutalement. Mais, au début du traitement, alors que le tuberculeux est encore très sensible à la tuberculine, que

(1) Les phénomènes si importants et si curieux d'*hypersensibilité* ont été observés, en 1895, par Behring chez des animaux qu'il immunisait par des injections de toxines diphtérique ou tétanique : « Certains chevaux, dont le sérum avait acquis un très haut degré de pouvoir antitoxique, présentaient des accidents graves, même mortels, si on leur injectait la centième partie d'une dose de toxine à laquelle des animaux neufs ne réagissaient que par un mouvement fébrile passager. »

D'autre part, Ch. Richet décrivait en 1902, sous le nom d'*anaphylaxie*, la propriété dont certains venins sont doués de diminuer l'immunité au lieu de la renforcer, lorsqu'ils sont injectés à doses non mortelles. Dans ces cas, une dose faible de poison détermine une sensibilité extrême à l'action d'une dose ultérieure (au bout d'une certaine période d'incubation).

Comme l'a montré Behring, l'hypersensibilité est liée intimement aux modifications qui se produisent dans l'organisme au cours des processus d'immunisation ; nous avons vu que, dans la théorie de Maurice Nicolle (Voy. p. 545), l'hypersensibilité s'explique par l'existence dans le sérum d'un excès de lysines : si alors on introduit l'antigène correspondant dans des conditions telles que sa coagulation ne puisse se faire d'une manière suffisante, la lyse s'opère et des accidents toxiques apparaissent.

l'anaphylaxie est toute prête à apparaître, que de plus on ignore la
manière dont le malade supportera la tuberculine, on est forcé de
tâtonner très prudemment pour éviter des réactions violentes,
générales ou locales. Aussi est-il arrivé (fait bien significatif) que
Denys et Béraneck, qui livrent leurs tuberculines en solutions toutes

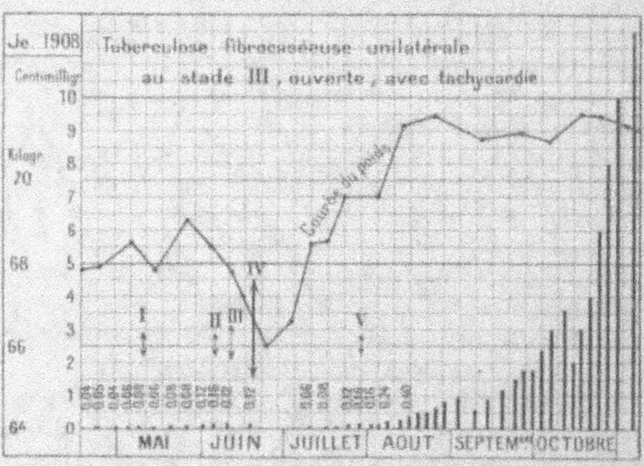

Fig. 71. — Exemple de réactions pulmonaires apyrétiques dues à l'anaphylaxie tuberculineuse. — Ces réactions ont entravé beaucoup la mise en train du traitement.

Les quantités de tuberculine injectées sont exprimées en centimilligrammes de tuberculine solide purifiée et figurées par des lignes verticales.

I. Deux ou trois crachats hémoptoïques, sans fièvre, avec accentuation légère des râles
pulmonaires et apparition de quelques bruits bronchiques.

II. Un crachat hémoptoïque sans autre symptôme.

III. Petite hémoptysie passagère, sans fièvre, avec râles plus gros, à timbre plus éclatant, dans le foyer évolutif. Repos absolu au lit pendant neuf jours.

IV. Forte hémoptysie, se reproduisant pendant quatre jours, sans fièvre, au décours de
laquelle on a constaté les signes d'une réaction congestive œdémateuse intense des foyers
préexistants avec phénomènes d'engouement de la base (râles alvéolaires avec submatité,
persistant pendant une quinzaine de jours).

V. Un crachat hémoptoïque.

OBSERVATION. — Cette complication, tout d'abord inquiétante, n'a pas eu de gravité réelle et
laissé aucune trace : le traitement a été repris après une interruption de vingt et un jours
à dose moitié moindre et a pu être continué sans réaction malgré une progression des doses
assez rapide. De juillet à octobre, amélioration considérable des symptômes avec signes manifestes de régression lésionale progressive et diminution marquée de la tachycardie.

faites, et qui avaient choisi comme solution initiale une solution très
diluée, ont dû ultérieurement, en raison des accidents provoqués par
l'hypersensibité, préconiser au début du traitement cinq ou six dilutions supplémentaires de plus en plus faibles.

Cet emploi, au début du traitement, de solutions très pauvres en
tuberculine a pu sembler parfaitement logique tant qu'on attribuait

les phénomènes d'hypersensibilité tuberculineuse à une action *cumulative*. Mais Lœwenstein a montré l'inexactitude de cette interprétation : *la sensibilisation du tuberculeux s'observe beaucoup plus nettement avec des doses faibles*; de plus, elle peut persister intégralement pendant un temps prolongé, jusqu'à dix et douze mois.

Par conséquent, l'injection répétée de doses extrêmement faibles au début du traitement peut donner un résultat opposé à celui que l'on cherche : « Loin de produire l'immunisation, elle entretient l'hypersensibilité ; si l'on persiste à réitérer la même dose faible, on obtient un stade durable d'hypersensibilité qui rend le traitement à la fois inutile et dangereux ; pour sortir de ce stade et pour arriver à l'immunité, il faut, suivant une loi générale, augmenter l'intensité des excitations, donc augmenter les doses de tuberculine » (Löwenstein). Ce qui se traduit en pratique par le conseil suivant, donné par cet auteur : « Pour sortir du stade d'hypersensibilité, laisser reposer l'organisme quelque temps, douze à quinze jours, et alors augmenter assez fortement les doses de tuberculine, de manière à produire un ictus immunisant. »

Cette méthode de traitement, légitimée par les idées théoriques que nous venons de relater, n'est pas la méthode classique. *Nous ne croyons pas qu'il soit prudent de l'adopter*, car on expose ainsi le malade à des réactions dont on ne peut prévoir ni l'intensité ni les dangers, et d'ailleurs l'expérience clinique démontre que, avec le procédé ordinaire de la progression des doses très lente et graduelle, on franchit habituellement sans accidents graves la période où l'hypersensibilité est à craindre. C'est donc à ce procédé qu'on doit donner la préférence (Voy., pour son application, p. 584).

Mais, des observations intéressantes de Lœwenstein, nous retiendrons qu'il ne faut pas non plus, avec la méthode de progression lente, tomber dans une exagération de prudence qui serait irrationnelle : en particulier, les doses homéopathiques préconisées par Denys au début du traitement, les reculs systématiques dans la progression des doses recommandés par Sahli offrent plus d'inconvénients que d'avantages. Quand on constate que l'immunisation ne fait pas de progrès, que la même dose produit sans cesse de petites réactions, il vaut mieux espacer largement les injections en cherchant à augmenter les doses prudemment mais effectivement, plutôt que de piétiner sur place par la répétition systématique à de courts intervalles de petites doses que l'on n'ose pas augmenter.

Les phénomènes d'hypersensibilité ne se produisent pas seulement à la phase initiale du traitement : ils peuvent également s'observer *à une période plus avancée de l'immunisation* ; mais, au lieu d'apparaître soudainement, ils se manifestent alors d'une manière graduelle par une intolérance progressive.

Cette intolérance peut tenir soit à une *sensibilité anormale* rendant le tuberculeux peu apte au traitement ou indiquant que la dose limite est atteinte, soit à une *faute de tactique* responsable d'un état passager d'hypersensibilité (progression des doses trop rapide, intervalles trop courts entre les piqûres, méconnaissance de signes cliniques réactionnels qui auraient dû faire modifier le dosage, injections trop précoces après une réaction franche, répétition inutile de petites doses bien supportées, diminution des doses sans raison valable).

L'anaphylaxie tuberculineuse apparaissant au cours du traitement est toujours un phénomène défavorable qui expose le malade à des accidents ou qui fait obstacle à la régression lésionale : on doit s'attacher à faire disparaître cette *anaphylaxie provoquée*. — Il en est tout autrement pour l'*hypersensibilité naturelle* des tuberculeux vis-à-vis de la tuberculine, qui existe normalement chez les sujets se défendant bien et qu'il y a lieu de respecter dans une certaine mesure. En général les auteurs ne font pas une distinction suffisante entre ces deux formes d'hypersensibilité.

Observons enfin que les phénomènes réactionnels dus à l'anaphylaxie tuberculineuse ne deviennent inquiétants que chez les tuberculeux gravement atteints ou très fragiles, difficiles à soigner : chez les malades faiblement touchés, ces phénomènes sont en général facilement évitables ou se réduisent, dans un traitement bien dirigé, à des incidents bénins et passagers.

F. Terminaison de la cure. — Dose maxima. — Dose limite. — La plupart des auteurs admettent qu'en principe on doit chercher à faire supporter au malade, par une immunisation graduelle, *des doses fortes de tuberculine*. Gœtsch, Mœller, Denys, Lœwenstein, Bandelier et Rœpke, Sahli, Schlossmann, Pickert, considèrent que, si le traitement est bien supporté, on a tout intérêt à monter aussi haut que possible, de manière à obtenir une forte accoutumance à la tuberculine. Ils conseillent de pousser le traitement jusqu'à une dose très élevée qu'on dépasse rarement (généralement 1 centimètre cube de tuberculine ordinaire). C'est ce qu'on appelle la *dose maxima*.

Au contraire, d'autres médecins redoutent l'action des hautes doses de tuberculine sur l'organisme, et ils ne vont pas au delà des *doses moyennes*. Petruschky, Turban injectent au plus 50 à 100 milligrammes de tuberculine ordinaire, même quand la tuberculine est bien supportée.

D'ailleurs, tous les auteurs reconnaissent que, chez beaucoup de malades, on peut obtenir des résultats excellents, même quand la sensibilité du malade ne permet pas de monter au delà d'une dose très faible, 0^mx,5 ou moins encore. Cette dose impossible à dépasser est appelée *dose limite*; dès qu'on va au delà des réactions apparaissent; en se maintenant à cette dose ou un peu au-dessous, on observe les bons effets habituels du traitement ; aussi, en présence d'un tuberculeux qui ne supporte que des doses minimes de tuberculine, faut-il bien se garder de croire que le traitement soit contre-indiqué : les modifications favorables du foyer tuberculeux, la suppression des symptômes toxiques dépendent beaucoup plus des réactions de l'organisme que de la quantité de tuberculine injectée ; les effets antitoxiques du traitement ne sont pas nécessairement en rapport avec l'accoutumance à la tuberculine.

On a constaté aussi que la *dose optima*, c'est-à-dire la dose qui produit les meilleurs résultats thérapeutiques, n'est pas toujours la dose maxima tolérée ; assez souvent le clinicien s'aperçoit que, malgré l'absence de phénomènes réactionnels, il a intérêt à baisser la dose : ces particularités sont impossibles à prévoir ; c'est l'observation individuelle des malades qui renseigne à ce point de vue.

La fréquence de ces faits explique pourquoi certains médecins se cantonnent systématiquement dans les *petites doses* de tuberculine : notre collègue L. Guinard obtient de bons effets de la tuberculine sans dépasser 1/10 et 1/5 de milligramme de tuberculine solide purifiée, et il pense qu'en injectant au maximum 1/20 de milligramme on réussira tout aussi bien. Rénon est du même avis.

Personnellement, nous croyons que cette pratique n'est pas justifiée et nous injectons couramment des doses de 10, même 14 milligrammes de tuberculine solide purifiée ; mais il s'en faut de beaucoup que cette forte dose soit bien supportée par tous les malades.

Lorsqu'on est arrivé aux doses moyennes ou élevées, une question très importante se pose : faut-il continuer les injections? Faut-il au contraire interrompre le traitement d'une manière systématique? Il va sans dire que, si des phénomènes d'intolérance (apparition incessante de réactions, symptômes toxiques) se produisent, l'interruption du traitement s'impose; mais, si les fortes doses sont très bien tolérées, que convient-il de faire?

La plupart des auteurs pensent qu'on doit *maintenir le plus longtemps possible l'organisme en état d'immunité tuberculineuse* : « D'après notre expérience de longues années, disent Bandelier et Rœpke, nous avons pu nous convaincre que les bons résultats augmentent avec la durée du traitement ; souvent l'expectoration ne disparaît qu'après plusieurs mois de tuberculinisation à haute dose ; c'est un tort d'interrompre le traitement quand on a atteint la dose maxima. » Ces auteurs conseillent d'injecter la dose maxima pendant une longue période, en ayant soin de laisser entre les injections un intervalle de deux à quatre semaines. En effet les hautes doses deviennent nocives lorsqu'on n'accorde pas à l'organisme un répit suffisant entre les injections.

Petruschky pense, au contraire, qu'on doit interrompre le traitement dès que le malade possède un certain degré d'immunité tuberculineuse, ce qui se produit généralement quand on atteint les doses de 50 à 100 milligrammes de tuberculine ordinaire. A partir de ce moment, on obtient difficilement des phénomènes réactionnels pulmonaires, et le traitement, d'après lui, perd son efficacité. Il faut donc laisser reposer le malade pendant quelque temps, jusqu'à ce que l'immunité contre la tuberculine ait disparu en grande partie : en général, dès le quatrième mois, la faculté de réagir se manifeste déjà pour 1 à 10 milligrammes ; on reprend alors les piqûres. Si le sujet, éprouvé à ce moment, ne réagit pas à cette dose, on peut attendre trois mois encore. Pour recommencer le traitement, on débute par des doses faibles, inférieures généralement à 1 milligramme de tuberculine ordinaire, et on monte assez vite jusqu'à la dose qui donne des réactions appréciables. Tel est le *traitement par étapes*. Il dure en moyenne deux ans et comprend quatre périodes d'injections de trois à quatre mois et autant de périodes de repos. Petruschky prétend que cette méthode de traitement donne des résultats bien supérieurs à ceux d'une cure unique prolongée, poursuivie jusqu'aux plus hautes doses.

V. — Technique de la tuberculinothérapie.

Pour appliquer avec sécurité et avec précision les principes de traitement que nous venons d'exposer, il est nécessaire d'avoir à sa disposition une technique bien réglée, à la fois *très simple*, *très souple* et *très expéditive* ; le titrage des solutions, le dosage des piqûres ne doivent nécessiter ni effort de mémoire, ni calcul compliqué, ni manipulation délicate, sous peine d'exposer le praticien à des erreurs redoutables : la technique employée doit s'adapter sans difficultés et sans tâtonnements aux nombreuses variétés de progression des doses qu'exige la diversité des tolérances individuelles ; enfin, comme le traitement d'un seul malade demande des injections fréquentes, il faut que la préparation des solutions et des piqûres ait lieu rapidement et facilement.

Nous passerons en revue successivement la technique des injections, la préparation et le choix des solutions à injecter, les divers systèmes de gradation schématique des doses et l'introduction de la tuberculine par les autres voies que la voie sous-cutanée.

Toutes ces indications s'appliqueront plus particulièrement à l'emploi de la tuberculine solide purifiée de l'Institut Pasteur de Paris : nous donnerons à part les détails spéciaux concernant l'emploi des autres tuberculines.

Technique des injections. — Il faut employer une *seringue* de 1 centimètre cube (mais dont la capacité utilisable soit de 12 à 13 dixièmes de centimètre cube), facilement stérilisable, parfaitement étanche et graduée sur le corps de pompe très exactement par dixièmes de centimètre cube ; on doit pouvoir injecter sans erreur sensible un vingtième de centimètre cube. Les seringues à corps de pompe en cristal et à piston métallique remplissent bien ces desiderata : on choisira un modèle ne mesurant pas plus de 7 millimètres de diamètre intérieur, et on s'assurera : 1° que le piston glisse à frottement doux sur toute la longueur du corps de pompe ; 2° qu'il ne laisse point passer de liquide entre lui et le verre quand on exerce sur lui une certaine pression.

Les *aiguilles* seront en acier ou en nickel et devront se fixer hermétiquement sur la seringue, condition essentielle d'un dosage exact.

Pour *stériliser* la seringue et les aiguilles, il est inutile de recourir chaque fois à l'ébullition : il est bien préférable (et plus simple) de les conserver dans un liquide antiseptique, comme le font la plupart des médecins qui pratiquent la tuberculinothérapie ; on emploie généralement l'eau phéniquée ou l'alcool ; mais ces liquides ont des inconvénients sérieux : l'alcool précipite la tuberculine (on est donc forcé de l'enlever complètement par des lavages répétés), et l'eau phéniquée ne convient pas pour les aiguilles ; nous conseillons l'emploi de la solution suivante de phénate de soude boriqué, à laquelle nous nous sommes arrêté après de nombreux essais :

Phénol cristallisé officinal. . . . .   25 grammes.
Borate de sodium.   15   —
Eau distillée. . . . .   Q. S. p. 1000 cent. cubes.

Cette solution, qui n'oxyde pas les métaux, assure une antisepsie parfaite et une conservation indéfinie des instruments.

On laisse les aiguilles constamment dans la solution ; elles sont maintenues à distance les unes des autres et à distance du fond par un petit support formé d'une plaque de métal percée de trous ; avant de les employer, on fait passer au travers de chacune d'elles de l'eau bouillie ou du sérum artificiel stérilisé : du même coup, la seringue se trouve lavée très suffisamment, car peu importe qu'il reste une trace de phénate de soude.

Après chaque piqûre, on met l'aiguille provisoirement dans de l'eau boratée ou carbonatée à 1 p. 100 ; quand la séance est terminée, ou quelques heures plus tard, on lave les aiguilles en y faisant passer un peu de solution de phénate de soude ; on les replace sur leur support, puis on *aspire* à travers les aiguilles immergées la solution antiseptique, *de manière à les remplir complètement*; cela vaut beaucoup mieux que de les munir d'un fil qui empêcherait la désinfection. Les aiguilles sont ainsi constamment prêtes à servir, ne se rouillent pas, ne se bouchent pour ainsi dire jamais, conservent une pointe acérée et sont rigoureusement stérilisées à l'intérieur et à l'extérieur. De même, après avoir lavé soigneusement la seringue pour enlever toute trace de tuberculine, on la démonte et on la plonge dans la solution de phénate de soude.

Les INJECTIONS doivent être *sous-cutanées*, jamais intra musculaires ; il faut avoir soin de ne pas embrocher, avec la pointe de l'aiguille enfoncée sous la peau, la face profonde du derme, ce qui exposerait à la production d'une cuti-réaction intempestive. Le meilleur procédé, d'ailleurs classique, consiste à faire un large pli à la peau et à enfoncer l'aiguille profondément à la base du pli, perpendiculairement à la peau et parallèlement à la surface de la région, puis on retire un peu l'aiguille avant de pousser l'injection.

La stérilisation de la peau nous paraît inutile, car ou bien elle n'est qu'un vain simulacre, ou bien, si elle est rendue efficace, elle fait perdre, sans raison suffisante, un temps précieux. On veillera simplement à ce que le malade lave au savon la région des piqûres une ou deux fois par semaine. En procédant ainsi des milliers de fois sans autres précautions, nous n'avons *jamais* observé le moindre phénomène d'infection. (Au contraire quand on se sert de liquides irritants, iodipine par exemple, ou de sérums, il faut désinfecter la peau à la teinture d'iode.)

Les piqûres seront faites au niveau des flancs, alternativement du côté gauche et du côté droit ; le tissu sous-cutané de ces régions supporte très bien des injections répétées de tuberculine ; on choisira chaque fois un endroit où la peau soit restée souple et mobile et où il n'y ait pas de grosses veines apparentes. Chez des malades particulièrement sensibles à la tuberculine, ou bien lorsqu'on injecte de fortes doses, on fera les piqûres dans la région du dos (soit entre les omoplates, soit au-dessous de l'angle de l'omoplate). Quelques médecins préfèrent injecter la tuberculine à l'avant-bras (côté de l'extension), les uns (Spengler) pour obtenir plus facilement dans cette région sensible la *stich-reaktion* révélatrice d'intolérance, les autres (Weicker) pour empêcher les individus hypochondriaques d'attribuer à leur maladie pulmonaire les petits phénomènes douloureux des piqûres.

Solutions de tuberculine. — Il est toujours préférable d'utiliser des *solutions fraîches*, préparées au fur et à mesure des besoins en quantité strictement suffisante ; elles sont d'une activité plus régulière et plus sûre, d'une asepsie plus certaine, meilleur marché enfin, que des solutions faites à l'avance par des spécialistes et employées pendant plusieurs semaines.

Rien n'est plus simple, du reste, que de préparer ces solutions avec une asepsie rigoureuse et avec toute la précision de dosage nécessaire : le procédé qui nous sert journellement et que nous allons décrire est à la portée de tout médecin méticuleux, attentif, et un médecin qui ne le serait pas ferait mieux de renoncer à l'emploi de la tuberculine, dont le dosage clinique est singulièrement plus difficile que ces manipulations.

Au préalable, le médecin se procurera *deux solutions mères*, à $\frac{1}{50}$ et à $\frac{1}{500}$; les solutions mères représentent une simple dissolution stérilisée de tuberculine solide purifiée dans de l'eau glycérinée à 50 p. 100 ; mais le praticien évitera de les préparer lui-même : il n'a ni l'outillage, ni la compétence, ni le temps nécessaires ; toutefois la solution faible peut être faite par tout médecin en diluant la solution forte.

La préparation des solutions mères a lieu de la manière suivante :

SOLUTION MÈRE FORTE. — On dessèche sous la cloche à vide la tuberculine solide, et on en pèse 1 gramme (à 1 milligramme près) dans une capsule de platine ; on ajoute environ 10 centimètres cubes d'eau distillée, et on favorise la dissolution en chauffant légèrement.

D'autre part, dans un flacon jaugé de 25 centimètres cubes, on verse jusqu'à affleurement du trait de jauge de la glycérine neutre officinale. On transvase cette glycérine dans un flacon jaugé de 50 centimètres cubes, dans lequel on ajoute la dissolution aqueuse de tuberculine, puis les eaux de lavage du flacon à glycérine et de la capsule de platine ; on assure le mélange en agitant très prudemment, de manière à ne pas former de bulles d'air, et on affleure finalement au trait de jauge 50 ; l'affleurement doit avoir lieu *après* que le mélange est effectué, en raison de la contraction assez notable qui se produit (environ 0,8 p. 100). On stérilise à l'autoclave à 110° pendant quinze minutes, dans un flacon hermétiquement bouché.

On obtient ainsi une solution mère, dont 100 centimètres cubes contiennent 50 centimètres cubes de glycérine et 2 grammes de tuberculine solide. Cette solution, préparée avec de la glycérine de densité = 1,255, a une densité de 1,142 à 15°.

SOLUTION MÈRE FAIBLE. — A. On procède comme pour la solution mère forte, avec les quantités suivantes :

> Tuberculine solide purifiée. . . . . 100 milligr.
> Glycérine neutre officinale. . . . . 25 cent. cubes.
> Eau distillée. . . . . Q. S. p. 50   —

B. Ou bien on prépare la solution mère faible *en diluant au dixième la solution mère forte*. Pour cela, on verse dans une burette graduée stérilisée, jaugeant 10 centimètres cubes depuis le 0 jusqu'au robinet, 7^{mm},5 d'eau glycérinée stérilisée (glycérine, 25 centimètres cubes; eau distillée, Q. S. p. 50 centimètres cubes); on achève de remplir jusqu'au 0 avec la solution mère forte; on laisse écouler ces 10 centimètres cubes dans un vase stérilisé sans agiter au préalable, et on ajoute avec la même burette 15 centimètres cubes d'eau glycérinée.

La solution mère faible, préparée avec de la glycérine de densité = 1,255 a une densité de 1,133.

La *solution mère forte* se conserve très longtemps à l'obscurité. Nous n'avons pas trouvé de différence d'activité entre une solution préparée depuis plus de quatre ans et une solution fraîche.

La *solution mère faible* n'est pas aussi stable; néanmoins, comme elle conserve son activité entière pendant quatre ou cinq mois, on peut s'en servir en toute confiance. On aura soin seulement de la renouveler de temps en temps (ce que la méthode de préparation B permet de faire très facilement à peu de frais) et d'employer toujours la solution mère forte pour la préparation des solutions diluées qui servent au diagnostic.

Pour les solutions utilisées en tuberculinothérapie, *il n'y a pas à s'occuper* (1) des petites variations d'activité qui peuvent résulter de l'affaiblissement de la solution mère faible au cours d'une demi-année; la seule précaution utile quand la solution mère faible date déjà de quelques mois, c'est de passer de la solution B à la solution B et non à la solution I (Voy. plus loin, p. 569).

Nous conseillons d'enfermer les solutions mères dans des *pipettes spéciales*, fermées par deux robinets et munies d'un compte-gouttes cylindrique de 2^{mm},6 de diamètre extérieur. La figure 72 représente les pipettes dont nous nous servons, et dont l'emploi, très commode et très rapide, donne toutes garanties de précision et d'asepsie : leurs dimensions sont calculées de telle sorte que les variations de niveau

---

(1) Nous avons utilisé pendant longtemps une solution mère faible à 1/2000 qu'on ne pouvait stériliser à l'autoclave, et qui laissait déposer au bout de deux ou trois mois un léger précipité floconneux n'augmentant guère ultérieurement. Or, même au sixième mois, ce précipité pouvait être remis facilement en suspension, et la solution n'avait perdu que très peu de son activité.

dans l'ampoule ne modifient le poids des gouttes que dans une proportion insignifiante.

Le *poids des gouttes* n'est pas le même pour la solution forte et pour
la solution faible, parce que la tuberculine modifie notablement la
tension superficielle de l'eau glycérinée. On peut admettre, avec une

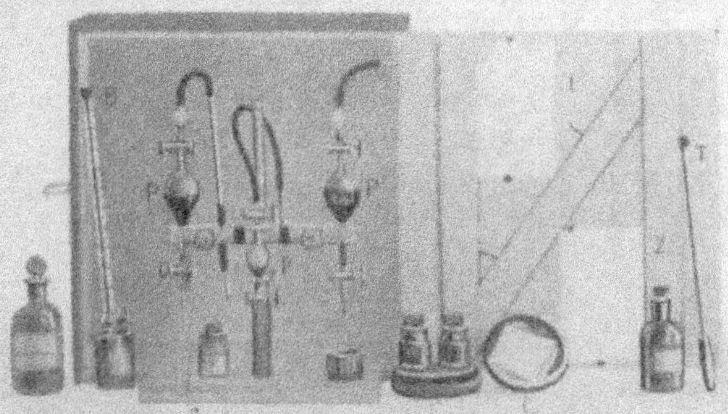

Fig. 72. — Dispositif pour la préparation des solutions de la tuberculine (Échelle 1/10).

Chaque *pipette* P, P' et *p* présente à la partie supérieure un renflement contenant un tampon
d'ouate stérilisée servant à filtrer l'air. Au-dessus de ce renflement, un tube de caoutchouc,
en partie interchangeable d'une pipette à l'autre, permet de refouler ou d'aspirer le liquide.
P et P' contiennent les deux solutions mères de tuberculine solide purifiée ; *p* contient une
solution à 6 p. 100 de tuberculine ordinaire bovine.

On voit de plus sur la figure : la *burette* graduée de 10 centimètres cubes B, remplie
d'eau phéniquée, bouchée par un bouchon de caoutchouc et reposant inférieurement sur un
tampon de coton, au fond d'un vase plein d'eau phéniquée ;

Les *boîtes de Pétri* C contenant des carrés de papier buvard et de toile stérilisés ;

Les *flacons* (F, L, K) réservés aux solutions diluées, constamment remplis d'eau phéniquée
dans l'intervalle des piqûres (flacons bouchés à l'émeri, très bas et à large ouverture) ;

Les *flacons de sérum artificiel et d'eau phéniquée à 2 p. 100* ;

Les *barèmes 1 et 2* pour la préparation des solutions diluées (Voy. p. 569 et 575) ;

La *pipette* de 1 centimètre cube à deux traits, nécessaire pour la préparation des solutions
A, B, C, C' ; elle est conservée dans un tube de verre T rempli d'eau phéniquée.

approximation très suffisante, que, pour la solution forte, 1 goutte pèse
34^{mg},26 et renferme 0^{mg},6 de tuberculine, XXXIII gouttes formant
1 centimètre cube et que, pour la solution faible, 1 goutte pèse 36^{mg},80
et renferme 0^{mg},065. Ces données permettent d'établir un barème
semblable à celui de la page 569.

Les deux pipettes sont fixées sur un même support et placées à
l'abri de la lumière et de la poussière dans une petite *armoire* spéciale
portative. Celle-ci renferme encore une *pipette* à deux traits de 1 centimètre cube conservée dans l'eau phéniquée, une *burette* de 10 centi-

TABLEAU 1. — *Barème (1) pour la préparation des solutions de tuberculine.*

SOLUTIONS diluées (2)	NOMBRE DE GOUTTES		NOMBRE de cent. cubes d'une solution intermédiaire.	SÉRUM artificiel. (cm³)	1 CENT. CUBE DE SOLUTION renferme :		OBSERVATIONS.
	de la solution mère faible $\frac{1}{500}$	de la solution mère forte $\frac{1}{50}$			en centi milligr.	en milli grammes	
A			1 cm³ de E	11,9	0.05	$\frac{1}{2000}$	
B			1 cm³ de E	7,0	0.1	$\frac{1}{1000}$	
C			1 cm³ de E	3,0	0.2	$\frac{1}{500}$	
C (3)			1 cm³ de I	49,0	»	»	$C_1 = \frac{1}{10000}$ de mg.
D	1			16,25	0.4	$\frac{1}{250}$	
E	1			8,40	0.8	$\frac{1}{125}$	
F	1			4,05	1.6	$\frac{1}{63}$	$F_8 = \frac{1}{100}$ de mg.
G	1			2,45	3	$\frac{1}{33}$	
H	1			1,75	6	$\frac{1}{16}$	$\big\{\ H_1 = \frac{1}{400}$ de mg
H' (4)		1		10,0	»	»	$H_2 = \frac{1}{40}$ de mg.
I		1		6,0	10	$\frac{1}{10}$	Solution du Codex.
J		1		3,0	20	[illegible]	$J_2 = \frac{1}{100}$ de mg.
K		1		1,5	40	[illegible]	
L		II		1,5	80	[illegible]	
M		II		0,9	125	1	$M_2 = 1$ mg.
N		IV		0,85	250	2	
O		X		0,9	500	5	
P		XX		0,6	1000	10	

(1) Ce barème peut servir toutes les fois qu'on emploie des pipettes analogues aux nôtres ayant un cylindre compte-gouttes de 5mm,6 de diamètre extérieur, et des solutions mères préparées comme les nôtres. Sans doute, il pourra se faire que les gouttes aient un poids un peu différent de celui que nous avons déterminé, mais cette différence étant la même pour toutes les solutions, les rapports respectifs des titres en tuberculine resteront identiques à ceux du barème.

(2) Les solutions préparées avec le sérum artificiel ne se conservent pas (sauf la solution P qui renferme 1/4 de glycérine); elles doivent être faites le jour même des piqûres ou la veille. Dans le cas où l'on voudrait conserver les solutions diluées quelques jours (8 à 10 au maximum), il faudrait employer comme liquide de dilution de l'eau glycérinée à 15 ou à 20 p. 100 (sauf pour la solution P), et placer les solutions à l'obscurité et au frais. Bien entendu, une solution diluée qui commence à se troubler est absolument inutilisable.

(3) Solution pour tâter la sensibilité du malade à la tuberculine *par la voie intracutanée*.

(4) Solution pour faire la *première injection sous-cutanée*, suivant la méthode diagnostique de Koch (de H_1 à H_2).

mètres cubes, graduée très exactement (1) par vingtièmes de centimètre cube, et où l'on maintient en permanence de l'eau phéniquée ; — des petits *flacons bouchés à l'émeri*, stérilisés par le même procédé ; — du sérum *artificiel stérile*; — une provision de *petits carrés
stérilisés de papier buvard et de toile* dans des boîtes de Pétri.

La *préparation des solutions diluées* a lieu de la façon suivante :
d'une part, à l'aide de la burette, on verse dans les flacons, *étiquetés
au préalable*, la quantité de sérum artificiel indiquée par le barème ;
d'autre part, on ajoute le nombre voulu de gouttes de la solution
mère, en prenant les *précautions* indiquées ci-dessous, nécessaires et
suffisantes pour avoir constamment des gouttes de même poids :
1° après avoir essuyé le compte-gouttes, on l'amorce avec la solution
mère (en soufflant brusquement par le tube de caoutchouc), sans
laisser de bulles d'air dans le compte-gouttes ; 2° à l'aide du bord
d'un carré de papier buvard, imprégné avec I ou II gouttes de la
solution mère, on mouille tout le pourtour du compte-gouttes sur une
hauteur de 4 à 5 millimètres ; 3° on laisse tomber les gouttes à
pleine ouverture des deux robinets, en s'assurant que chacune d'elles,
avant de tomber, mouille effectivement la surface extérieure du
cylindre à gauche et à droite ; 4° finalement, on ramène par aspiration dans la pipette le contenu du compte-gouttes, et on essuie
celui-ci.

Nous nous sommes assuré que des gouttes, formées dans les conditions que nous venons de spécifier, sont très sensiblement égales
entre elles (2), mais on aurait de mauvais résultats en cherchant
à obtenir des gouttes ne mouillant pas le cylindre extérieurement.

Les *solutions diluées* doivent être absolument limpides et rester à
l'obscurité jusqu'au moment de l'emploi ; on ne les fera pas longtemps
à l'avance (le jour même ou la veille), mais on évitera de les préparer immédiatement avant les injections, car on s'exposerait à ce
que le mélange ne fût pas homogène : il faut d'ailleurs favoriser la
répartition des gouttes dans le sérum en agitant le flacon à plusieurs
reprises.

Toutes les solutions indiquées par le barème sont *tolérées par les
tissus* d'une manière parfaite ; aucune d'elle n'exerce d'action locale
irritante ; même la solution P peut, sans inconvénient, être injectée
pure sous la peau à la dose de 1 centimètre cube ou davantage.

La *concentration des solutions* doit être telle que, en passant d'une

(1) Nous nous servons des burettes de Bandin, qui sont d'une précision absolue.
(2) Voici, par exemple, les résultats d'une série de pesées faites chaque fois pour XXX gouttes
à différents niveaux : 1 goutte = 34,75 — 35,00 — 34,75 — 34,25 — 34,85 — 34,70 — 34,60
— 35,80.

solution à une autre, on puisse augmenter les doses *suivant une même progression continue et régulière*.

Nous avons adopté l'échelle des dilutions de Béraneck, dont les avantages ont été très bien mis en lumière par Sahli : *chaque solution est deux fois plus forte que la précédente* (à quelques exceptions près, légitimées par la plus grande commodité du dosage), et ces solutions se succèdent par ordre alphabétique depuis A jusqu'à P. La quantité injectée se note aisément en faisant suivre la lettre désignant la solution d'un chiffre placé inférieurement en indice et correspondant au nombre de dixièmes de centimètres cube injectés, par exemple $A_{1.2}$, A_1, A_2, A_3, etc. Contrairement à ce que dit Sahli, nous n'avons jamais remarqué que le changement de concentration, lorsqu'on passe d'une solution à une autre, ait une importance quelconque si la dose ne varie pas, et nous admettons, pour l'avoir maintes fois vérifié, que, au point de vue des effets produits $A_4 = B_4 = C_2 = D_1 = E_{1/2}$.

Divers systèmes de gradation schématique des doses. — Nous avons vu précédemment que la valeur des doses utiles de tuberculine varie dans des proportions énormes d'un sujet à un autre, et, pour le même sujet, d'un moment à l'autre ; il est donc impossible d'indiquer une posologie de la tuberculine : tout dépend de la tolérance du malade et des effets produits par les injections précédentes.

Il n'en est pas moins vrai que, dans ce dédale où le médecin ne peut se diriger que grâce à l'étude attentive du malade et à son expérience personnelle, on doit néanmoins être guidé par certains schémas d'ensemble qui forment pour ainsi dire une table d'orientation. Sinon on s'expose à soumettre le malade, dans la progression des doses, à des à-coups et à des irrégularités qui ne répondent à rien d'autre qu'à un manque de méthode.

Chez un malade en traitement, la connaissance des lésions tuberculeuses, de la période évolutive et de la sensibilité du sujet à la tuberculine permet de savoir, à un moment donné, s'il faut augmenter les doses *très rapidement*, *rapidement*, *lentement* ou *très lentement* ; chacune de ces progressions doit, bien entendu, demeurer continue et régulière, principe qui est trop souvent méconnu ; les systèmes de progression représentés graphiquement dans la figure 73 et définis dans la légende de cette figure permettent de remplir ces indications.

Il va sans dire que, au cours d'un traitement, le choix des doses à injecter dépend surtout de la sensibilité apparente du malade à la tuberculine. Les progressions schématiques servent simplement

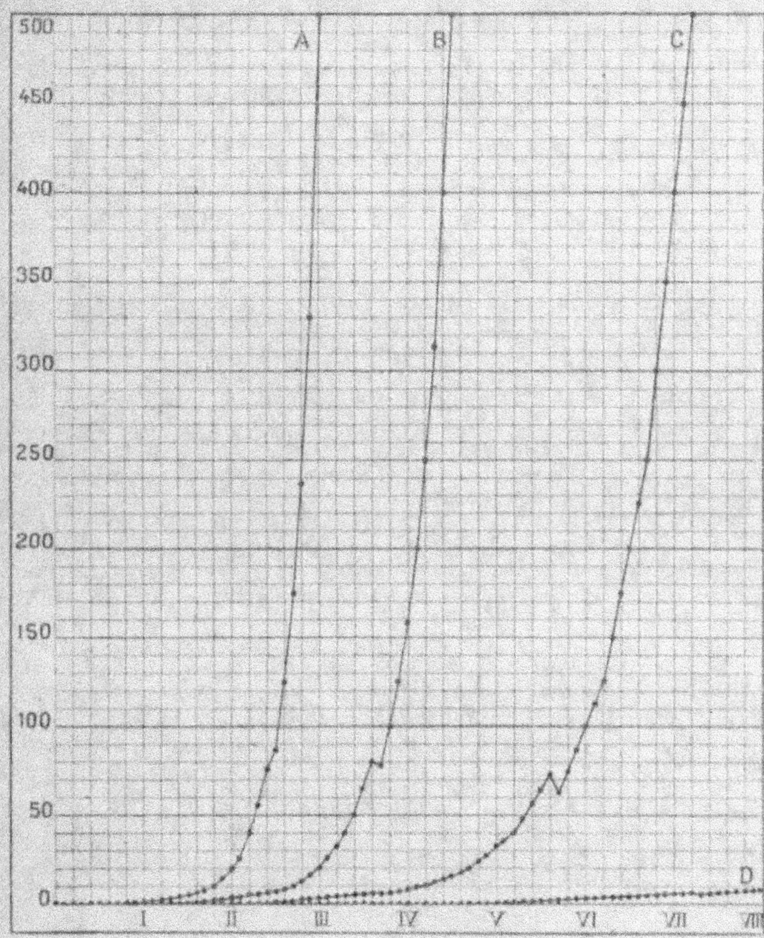

Fig. 73. — Progressions régulières dans le dosage de la tuberculine, obtenues par l'emploi des solutions du tableau I (p. 569) (injections faites tous les trois jours).

Sur la ligne des ordonnées, 0-500 centimilligrammes de tuberculine solide purifiée.

Sur la ligne des abscisses, I-VIII mois de trente jours.

A. *Progression très rapide*. — On utilise une solution sur deux, et on en injecte tous les trois jours successivement $3\frac{1}{2}$, 5, 7, $9\frac{1}{2}$ dixièmes de centimètre cube.

B. *Progression rapide*. — Chacune des solutions est injectée tous les trois jours aux doses successives de $6\frac{1}{3}$, 8, 10 dixièmes de centimètre cube.

C. *Progression ordinaire*. — Chacune des solutions est injectée tous les trois jours aux doses successives de 5, 6, 7, 8, 9 dixièmes de centimètre cube.

D. *Progression lente*. — On progresse par vingtièmes de centimètre cube en injectant tous les trois jours successivement 5, $5\frac{1}{2}$, 6, $6\frac{1}{2}$, 7, $7\frac{1}{3}$, 8, $8\frac{1}{2}$, 9, $9\frac{1}{2}$ dixièmes de centimètre cube.

d'indication générale *éventuelle* : elles ne sont presque jamais suivies
complètement du commencement à la fin de la cure ; on passe de
de l'une à l'autre suivant l'état du malade, suivant la gravité des
lésions et suivant la manière dont il réagit aux injections. On
possède ainsi un premier moyen de faire varier très largement
l'intensité du traitement, d'autant mieux que de A_1 à P_{10} la dose
injectée progresse régulièrement dans le rapport de 1 à 200 000.

Un deuxième moyen consiste à *espacer davantage les injections*
comme nous l'avons déjà indiqué.

Administration de la tuberculine par d'autres voies. — Pour
éviter d'avoir recours aux injections sous-cutanées, on a proposé d'administrer la tuberculine **par ingestion**, mais à condition de soustraire le
médicament à l'action du suc gastrique. Freymuth a provoqué des réactions fébriles chez des tuberculeux apyrétiques en leur faisant prendre 5 à
16 milligrammes de tuberculine ordinaire le matin à jeun dans une pilule
kératinisée, le contenu stomacal ayant été neutralisé dix minutes auparavant avec du bicarbonate de soude ; Köhler, Möller ont constaté que ce
procédé ne mérite aucune confiance.

De meilleurs résultats ont été obtenus avec des capsules insolubles en
milieu acide renfermant de l'émulsion bacillaire (capsules de *Phtysoremid*
de Krause, capsules de *Tuberoïd* de Möller) ; la tuberculine arrive inaltérée
au niveau de l'intestin, où elle est en partie absorbée, comme le prouve
l'apparition assez fréquente de réactions et l'augmentation du pouvoir
agglutinant du sang ; cette méthode serait particulièrement indiquée chez
les tuberculeux fébricitants, chez les enfants scrofuleux, chez les sujets très
sensibles à la tuberculine, chez les tuberculeuses enceintes... Mais l'incertitude de la dose absorbée est une grave objection dans un traitement où
l'on doit donner des quantités de tuberculine augmentant d'après une
progression régulière.

Il semble plus logique de porter directement la tuberculine au niveau
des foyers tuberculeux par **voie d'inhalation**, ainsi que l'ont essayé
Cornet, Kapralick et H. von Schrötter ; à cet effet, on pulvérise finement
une solution aqueuse très étendue de tuberculine, et on fait respirer le
malade par la bouche, lentement et profondément, dans ce spray chargé
de tuberculine. Il est facile d'obtenir ainsi chez les tuberculeux de fortes
réactions thermiques. Kapralik et von Schrötter estiment que, pour provoquer ces réactions, il suffit de faire absorber la sixième partie de la dose
qui serait nécessaire par voie sous-cutanée. Cette méthode, qui paraît fort
intéressante, n'est pas encore entrée dans la pratique.

Tuberculinothérapie par la voie cutanée. — Elle a été tentée
pour la première fois par L. Guinard, qui, sur les conseils de E. Roux, a
soumis un grand nombre de tuberculeux à des cuti-réactions réitérées, mais
n'a obtenu aucun effet thérapeutique appréciable.

Un peu plus tard, Wolff-Eisner affirma que la répétition des cuti-réactions était la forme la plus douce de la tuberculinothérapie, inoffensive et
pouvant être utile ; d'après lui, on parvient ainsi à exciter la production des
anticorps et, d'autre part, à créer, loin du foyer tuberculeux, des « récepteurs » capables d'atténuer l'action de la tuberculine dans le foyer morbide
et dans les organes essentiels à la vie. Pour provoquer la formation de ces

« récepteurs » dans la peau, Wolff-Eisner préconisa des onctions avec une pommade contenant 50 p. 100 de tuberculine ou mieux encore l'injection intracutanée de petites doses croissantes de tuberculine, de manière à obtenir des réactions tuberculineuses locales évoluant sans réaction générale et sans réaction de foyer (il employait une solution de tuberculine au millionième). Cette méthode est applicable, vu son innocuité, à des tuberculeux gravement atteints ou fébricitants; mais on n'est pas fixé sur sa valeur.

Récemment Mantoux prétendit que, d'une manière générale, dans le traitement de la tuberculose par la tuberculine, il vaut mieux injecter celle-ci par voie intradermique que par voie sous-cutanée : les réactions qui se produisent au niveau des piqûres donneraient la mesure de la sensibilité du sujet et permettraient de suivre avec plus de précision son immunisation progressive. Les essais que nous avons faits de notre côté (dans un but tout différent) nous ont montré que cette opinion n'est pas fondée : quand on augmente progressivement les doses par la voie intracutanée, il arrive un moment où la quantité de tuberculine injectée est suffisante pour produire une réaction générale en même temps qu'une réaction locale de piqûre ; or nous avons constaté *qu'il n'y a pas de rapport constant entre l'intensité de ces deux réactions*; une réaction générale violente peut accompagner une intradermo-réaction faible; d'autre part, comme cela était facile à prévoir, *l'immunisation des malades se fait d'une manière moins efficace et moins régulière* à la suite des injections intracutanées; ajoutons enfin que, en poursuivant le traitement par voie intradermique, on ne tarde pas à être forcé d'abandonner cette voie pour la voie sous-cutanée quand la dose devient un peu forte; le malade est alors exposé à des réactions inattendues, parce *qu'on ne possède aucun critérium pour déterminer la première dose à injecter sous la peau*.

Néanmoins les injections intracutanées de tuberculine peuvent rendre de réels services en tuberculinothérapie, sans même parler des avantages hypothétiques que leur reconnaît Wolff-Eisner.

1° Elles permettent d'*évaluer approximativement, au cours du traitement, la perte progressive de la sensibilité à la tuberculine*; on sait que, sous l'influence de la tuberculinothérapie, la cuti-réaction s'affaiblit peu à peu et finalement se perd complètement ; d'après Pickert, chez les sujets supportant 10 milligrammes de tuberculine ordinaire, la cuti-réaction avec des solutions faibles reste négative, mais elle est conservée avec des solutions fortes. Avec l'intradermo-réaction, on peut suivre avec plus d'exactitude qu'avec la cuti-réaction les modifications de l'aptitude réactionnelle cutanée ; il suffit d'employer, pour pratiquer l'intradermo-réaction, des solutions de plus en plus fortes (jusqu'à la solution P du barème). Il resterait à savoir quelles indications on peut tirer, pour la continuation du traitement, des renseignements ainsi obtenus : cette question n'est pas résolue.

2° A la suite d'une interruption de cure, les injections intracutanées de tuberculine font trouver assez facilement la dose *avec laquelle on peut reprendre sans danger le traitement sous-cutané*.

3° Enfin nous croyons que, *chez les malades gravement atteints, pour lesquels on redoute la production d'accidents anaphylactiques*, il est utile d'injecter les premières doses par la voie intracutanée. Si l'anaphylaxie apparaît, on en est prévenu par l'augmentation d'intensité des réactions locales, et comme celles-ci se produisent avec de très petites doses dont l'effet s'épuise sur place en grande partie, leur danger est nul. Mais on doit aussitôt que possible, dès qu'on a constaté que le malade supporte bien la tuberculine, employer la voie sous-cutanée, en diminuant fortement, à ce moment, la dose de tuberculine injectée.

Pour les injections intracutanées, nous avons fait établir une seringue à piston métallique, à curseur et à ailettes (fig. 74), qui nous permet de mesurer un soixantième de centimètre cube; avec cette seringue, nous pou-

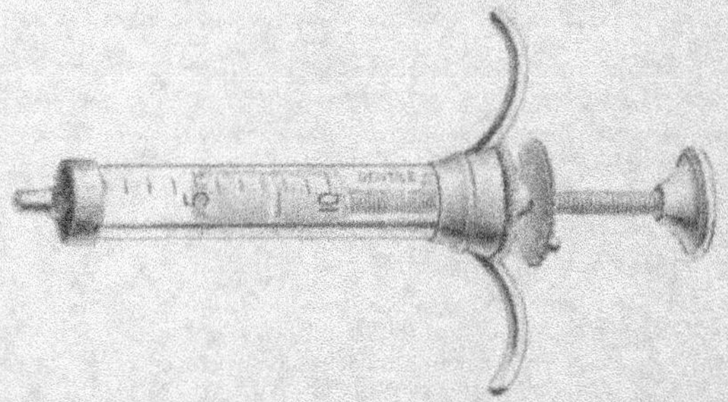

Fig. 74. — Seringue pour les injections intracutanées de tuberculine.

Chaque tour complet du curseur fait débiter 1/60 de centimètre cube; on introduit dans la peau l'aiguille complètement remplie de liquide et ajustée sur la seringue bien purgée de bulles d'air, le curseur étant maintenu constamment appliqué contre le butoir par la pression du pouce que transmet la tige du piston.

On ne déplace le curseur qu'à partir du moment où l'extrémité de l'aiguille est bien en place, tout en continuant à faire pression avec le pouce.

vons injecter sans erreur appréciable dans l'épaisseur de la peau un soixantième à un douzième de centimètre cube de chacune des solutions du barème et, par conséquent, faire varier le dosage autant qu'il convient.

Particularités de technique concernant les autres tuberculines. — On a intérêt à employer une technique uniforme qui permette de manier les diverses tuberculines de la même façon, c'est-à-dire de préparer les solutions diluées avec le même outillage, de désigner de la même manière les doses de début et les doses maxima, d'employer des solutions de concentration successives identiques, de se guider, au cours du traitement, d'après des échelles semblables de progression schématique des doses. Nous donnerons, à titre d'exemple, les techniques dont nous nous servons pour la tuberculine ordinaire et pour l'émulsion bacillaire.

Tuberculine ordinaire. — Pour obtenir, par le procédé indiqué précédemment, des solutions diluées correspondant aux solutions *a-m*, on prépare d'abord, par simple mélange dans une burette graduée, une *solution mère à 6 p. 100* (tuberculine : 1 cm³, 20 ; eau glycérinée à 50 p. 100, Q. S. pour 20 centimètres cubes).

Cette solution mère, placée dans une des pipettes à tuberculine que nous avons décrites, donne des gouttes de $37^{mg},5$ renfermant 2 millimètres cubes de tuberculine.

Pour la préparation des solutions a,b,c,d,e,f,g,h on appliquera, avec cette solution mère, le barème de la page 569; la teneur des solutions en millimètres cubes de tuberculine ordinaire sera obtenue avec une approximation très suffisante en multipliant par 30 les chiffres du barème exprimant des milligrammes.

Pour la préparation des solutions i-m, on appliquera le barème suivant :

TABLEAU II. — *Barème pour la préparation des solutions i-m de tuberculine ordinaire.*

SOLUTIONS DILUÉES.	NOMBRE DE GOUTTES de la solution à 6 p. 100.	SÉRUM ARTIFICIEL.	1 CENT. CUBE de solution renferme en millimètres cubes.
		Cm³.	
i	II	1,25	3
j	III	0,90	6
k	V	0,65	12
l	X	0,50	24
m	XX	0,40	38

Enfin on remplacera les solutions n,o,p : 1° par une solution à 10 p. 100 de tuberculine ordinaire $\left(\frac{T}{10}\right)$, dont on injectera successivement (progression ordinaire) 4, 4 ½, 5, 6, 7, 8, 9, 10, 12 dixièmes de centimètre cube ; 2°, par la tuberculine pure (T), dont on injectera successivement 1 ½, 2, 2 ½, 3, etc., dixièmes de centimètre cube, en diluant chaque fois la dose de tuberculine pure dans une quantité de sérum artificiel suffisante pour éviter les irritations locales.

Émulsion bacillaire. — Pour la préparation des dilutions successives on peut se servir d'un procédé très semblable à celui que nous avons décrit pour la tuberculine précipitée, mais en prélevant avec une *pipette capillaire* les quantités nécessaires du liquide d'origine. Ces dilutions doivent être faites au fur et à mesure des besoins, dans des petits flacons renfermant des *billes d'agate*; on assure ainsi, en agitant le flacon immédiatement avant l'injection, une répartition uniforme des fines granulations bacillaires; l'oubli de cette précaution exposerait le malade à des réactions dangereuses.

Pour l'*émulsion bacillaire de A. Borrel*, dont l'activité est considérable, nous avons adopté le barème suivant, dans lequel, par comparaison avec le barème de la page 569, 1 centimilligramme de substance bacillaire desséchée est mis à la place d'une quantité cinq fois plus grande de tuberculine solide purifiée.

TABLEAU III. — *Barème pour la préparation des dilutions d'émulsion bacillaire de Borrel.*

DILUTIONS SUCCESSIVES.	NOMBRE de millimètres cubes d'		SÉRUM ARTIFICIEL.	1 CENT. CUBE renferme en centimilligrammes de subst. bacillaire desséchée.
	émulsion diluée (1) à 1 p. 10.	émulsion pure.		
	Mm³		Cm³	
A	5		100	0,015
B	5		50	0,03
C	5		37,50	0,04
D	5		18,75	0,08
E	5		10	0,15
F	5		5	0,3
G	10		5	0,6
H	10		2,50	1,2
I		5	7,50	2
J		5	3,75	4
K		5	1,85	8
L		10	1,85	16
M		10	1,20	25
N		20	1,20	50
O		20	0,60	100
P		50	0,70	200

(1) On dilue le liquide d'origine dans de l'eau glycérinée à 50 p. 100. Cette dilution doit être conservée comme l'émulsion pure dans un endroit frais, de préférence dans une glacière.

On commence le traitement par l'une des solutions A-D, et on monte plus ou moins haut selon les cas. Dans l'emploi de la *Neutuberkulin* allemande, on a injecté jusqu'à 5 milligrammes de substance bacillaire, dose maxima ; 0ᵐᵍ, 5 ou 1 milligramme sont déjà de fortes doses.

VI. — Conduite générale du traitement.

La règle fondamentale qu'il faut avoir sans cesse présente à l'esprit, c'est que le **traitement par la tuberculine doit être conduit avec une grande prudence** : cette prudence sera *plus grande encore* chez les sujets ayant des tuberculoses pulmonaires étendues ou graves, de la tachycardie, ou des lésions en activité progressive ; il ne faut pas oublier, en effet, que l'**innocuité de la tuberculinothérapie n'existe que chez les tuberculeux bien choisis, faciles à soigner** ; les malades plus avancés, plus fragiles, ou très sensibles à l'action des poisons bacillaires, sont exposés, même dans un traitement conduit correctement, à des réactions violentes, à des aggravations subites, peu fréquentes mais possibles. Tous les signes de gravité lésionale (surtout quand la tuberculose occupe une grande étendue du poumon), tous les symptômes d'intoxication profonde ou de déchéance, tous les indices d'activité du processus bacillaire, tous les phénomènes décelant une susceptibilité extrême du malade vis-à-vis de la tuberculine sont des avertissements dont le médecin doit tenir grand compte avant de s'aventurer dans un traitement par la tuberculine : sans doute, parmi les malades paraissant en principe peu justiciables de cette médication, un certain nombre pourront obtenir un bénéfice réel, inattendu, parfois considérable; il est donc parfaitement légitime d'essayer la tuberculinothérapie même dans des cas qui ne sont pas strictement favorables, mais à la condition de posséder une expérience suffisante de la question, d'avoir la confiance absolue du malade et de pouvoir entourer celui-ci d'une surveillance médicale continue et d'une hygiène anti-tuberculeuse parfaite.

C'est surtout au début du traitement que les plus grandes précautions sont nécessaires : à ce moment, on ne connaît pas encore le degré de tolérance du malade pour la tuberculine, et c'est la période où les accidents anaphylactiques éclatent le plus facilement et à l'improviste; d'autre part, ainsi que Denys l'a très bien montré, « la période des premières injections constitue en quelque sorte une période critique pour l'influence qu'elle est appelée à exercer sur une très grande partie de la cure. Si celle-ci est « mal emmanchée »; on se heurtera bientôt à des résistances et à des intolérances qui pourront être difficiles à vaincre, tandis que, avec des ménagements et de la patience, on verra souvent s'établir une bonne tolérance chez des malades qui paraissaient d'abord rebelles au traitement. On sera donc sur ses gardes pour surprendre les moindres indices de réaction ».

Plus tard, on a souvent la satisfaction de constater que le traitement se poursuit sans incidents, ou tout au moins sans difficultés notables, même chez les malades qui inspiraient au début le plus d'appréhension; on peut alors continuer la cure avec confiance, que la tuberculose soit étendue ou non. Si, au contraire, des phénomènes sérieux d'intolérance apparaissent et persistent, on devra cesser ou interrompre le traitement ou choisir une autre tuberculine.

Choix de la préparation. — Les cliniciens qui ont employé comparativement les diverses tuberculines ont observé :

A. *Que les réactions thermiques ou les réactions de foyer provoquées par elles sont absolument semblables, quelle que soit la tuberculine,* ce qui n'a rien de surprenant, puisque ces phénomènes réactionnels ne présentent pas, en soi, de caractères spécifiques.

B. Que toutes les tuberculines peuvent donner de *bons résultats thérapeutiques* et que ces résultats ne paraissent pas différer beaucoup de l'une à l'autre. — Cette constatation, a été interprétée, à tort, ainsi que nous l'avons dit (Voy. p. 527), comme une preuve, péremptoire de l'identité du principe actif des diverses tuberculines elle s'explique d'abord par la complexité de composition des tuberculines, qui renferment en commun des substances semblables, mélangées à d'autres produits plus spéciaux ; puis par la grande variabilité des réactions individuelles vis-à-vis des produits bacillaires, ce qui rend les comparaisons très difficiles d'un tuberculeux à l'autre ; enfin par ce fait que les réactions de foyer provoquées par les toxines diffusibles mettent en liberté dans l'organisme des bacilles entiers ou fragmentés, que les leucocytes digèrent et rendent résorbables ; on conçoit donc que la tuberculine ordinaire puisse produire indirectement, *chez un tuberculeux*, les effets d'une émulsion bacillaire.

D'ailleurs, l'identité des effets thérapeutiques, d'une tuberculine à l'autre, n'est pas aussi grande qu'on l'a prétendu, ni constante ; nous avons spécifié, en énumérant les principaux produits bacillaires couramment utilisés, que des différences assez notables, qualitatives et non quantitatives, ont été notées par beaucoup d'auteurs au point de vue des résultats obtenus : nous n'y reviendrons pas. Mais nous croyons utile d'appeler l'attention sur les conclusions pratiques suivantes :

1° Pour le choix (comme pour le dosage) des tuberculines, *les renseignements essentiels sont fournis par l'étude individuelle des effets du traitement* ; « la susceptibilité individuelle pour les diverses tuberculines est variable : il y a, par exemple, des malades qui ne supportent pas la tuberculine de Béraneck, même à très petites doses, et qui, par contre, supportent très bien la tuberculine ordinaire de Koch ; chez d'autres malades, c'est l'inverse ; on ne peut arriver qu'empiriquement à savoir si, dans un cas donné, c'est la tuberculine humaine ou bovine qui agira le mieux » (Turban). Au début d'un traitement, on est donc assez souvent forcé de faire des essais successifs et de tâtonner avant de trouver la préparation qui convient.

2° *Dans toutes les tuberculines, la toxicité marche de pair avec l'action curative* : « Je ne connais pas un seul produit bacillaire, dit Turban, qui ait une forte action curative et une faible toxicité : je crois que les toxines avec lesquelles nous pouvons exercer une action favorable sont également celles avec lesquelles nous pouvons nuire. »

3° De l'accord unanime des auteurs, *les bons effets thérapeutiques dépendent beaucoup moins de la préparation employée que de la ma-*

nière dont le traitement est conduit. Les principes fondamentaux et les règles de pratique que nous avons exposés sont applicables *strictement*, quelle que soit la tuberculine.

1° Au point de vue de l'*action plus spéciale des diverses tuberculines*, on peut noter ceci :

A. Quand on est en présence de sujets très sensibles à la tuberculine, ou de tuberculeux gravement atteints pour lesquels une poussée réactionnelle serait redoutable, on emploiera de préférence ; soit le *bouillon filtré*, qui sans doute fait monter plus facilement la température, mais qui a une composition moins complexe que celle des autres tuberculines et ne contient qu'un petit nombre des toxines bacillaires ; soit la *tuberculine bovine*, dont l'action paraît plus douce que celle de la tuberculine humaine ; soit, dans un ordre d'idées tout différent, la *tuberculine T. R.* qui produit moins facilement des réactions immédiates ; on sait en effet que la plus grande partie de sa substance active est à l'état de toxine non diffusible : c'est probablement la raison pour laquelle la T. R., est plus indiquée, dit-on, que les autres tuberculines chez les fébricitants. Beaucoup d'auteurs, depuis Gœtz, se sont bien trouvés de commencer la cure, chez les malades sensibles, par T. R. et de la continuer ensuite par la tuberculine ordinaire, lorsque les malades sont déjà accoutumés à la médication spécifique.

B. Quand on manie les *émulsions bacillaires*, on doit se rappeler que les débris de bacilles morts qu'on injecte seront lentement solubilisés dans l'organisme et pourront provoquer dans l'économie des actions lointaines, qu'il faut prévoir pour éviter leurs dangers : on devra donc surveiller le malade très attentivement, interrompre ou ralentir le traitement dès l'apparition des premiers signes d'amaigrissement ou d'intolérance, et adopter, dans la progression des doses, une lenteur beaucoup plus grande qu'avec la tuberculine ordinaire. Cette précaution s'impose formellement avec l'émulsion bacillaire de Borrel, qui est douée de propriétés extrêmement actives.

C. Il y a tout lieu de supposer que les émulsions bacillaires ont sur l'organisme une action plus profonde et plus durable que la tuberculine ordinaire ou le bouillon filtré et qu'un traitement par la tuberculine devient plus efficace lorsqu'on soigne le malade successivement par la tuberculine ordinaire jusqu'aux doses moyennes, puis par l'émulsion bacillaire aussi longtemps que le malade s'en trouve bien. On obtient peut-être ainsi une action qui se rapproche de celle des bacilles morts (préconisés par Lévy), mais qui reste encore bien éloignée de l'action immunisante antibacillaire qu'on a obtenue, dans les vaccinations animales, avec des bacilles vivants à virulence atténuée.

Précautions indispensables. — A. AVANT LA CURE. — Attendre, pour commencer le traitement, que le malade ait repris un état général relativement satisfaisant et qu'on ait pu étudier convenablement les caractères de l'évolution tuberculeuse (Voy. p. 546). — A ce moment, prévenir le malade de la longueur de la cure, de la nécessité d'une auto-observation très bien prise, et noter par écrit tous les signes physiques pulmonaires, ainsi que les caractères macroscopiques des crachats et leur teneur en bacilles ; la constitution de ce dossier est *indispensable* pour l'appréciation ultérieure des réactions de foyer. En présence d'un cas douteux, il n'y a pas de contre-indication à pratiquer l'oculo-réaction, car la reviviscence de la réaction oculaire, qui se fera vraisemblablement sous l'influence des piqûres, ne sera pas un obstacle au traitement ; elle reste toujours modérée quand on n'injecte pas des doses trop fortes, n'occasionne pas de symptômes pénibles et ne se produit que pendant les premières phases de l'immunisation.

B. PENDANT LA CURE. — Exiger du *malade* : 1° qu'il prenne régulièrement sa température quatre fois par jour et l'inscrive sous forme d'une courbe facile à lire ; 2° qu'il se pèse toutes les semaines ; 3° qu'il prévienne le médecin des moindres incidents survenant dans sa santé, ceux-ci pouvant tenir soit à des phénomènes réactionnels indispensables à connaître, soit à une affection intercurrente dont on devra tenir compte ; 4° que le jour et le lendemain des piqûres il fasse sa cure de repos scrupuleusement ou tout au moins qu'il ne se fatigue pas.

Le *médecin* doit s'astreindre à surveiller le malade de très près ; il l'auscultera systématiquement tous les quinze jours et, en outre, chaque fois qu'un petit phénomène réactionnel apparaît ; c'est en général le lendemain des piqûres que l'auscultation est le plus fructueuse et fait dépister le plus facilement des petits signes fugaces de réaction légère ; c'est à ce moment aussi qu'il faut recueillir les crachats pour en étudier les variations d'aspect et de teneur en bacilles. En cas de réaction antérieure, une auscultation minutieuse s'impose avant chacune des deux ou trois nouvelles injections. Avant chaque piqûre, on vérifiera par l'examen du faciès, de la courbe de température, de la courbe du poids et du crachoir, comme aussi par l'interrogatoire du malade (appétit, troubles digestifs, sensation de bien-être ou de fatigue, symptômes fonctionnels), qu'il n'y a pas de contre-indication à augmenter la dose.

Lorsque de *petits signes d'intolérance* se montrent fréquemment

(*Stichreaktion*, vague malaise le jour de l'injection, légères élévations thermiques, augmentation de la toux...), on doit conseiller au malade, à titre préventif, de faire sa cure de repos au lit pendant les vingt-quatre heures qui suivent la piqûre.

Lorsqu'une *réaction véritable* apparaît, le repos absolu au lit est une nécessité du traitement, jusqu'à ce que la température redevienne à peu près normale et que les signes de congestion, d'inflammation ou de suppuration aiguë aient disparu. Le malade ne reviendra à la galerie de cure et ne reprendra ses promenades que lorsque la réaction sera complètement terminée.

Toute affection intercurrente (bronchite, diarrhée, angine, grippe), fébrile ou non fébrile, ou simplement la menstruation, est une indication à supprimer momentanément les piqûres.

C. Après la cure. — On se comportera différemment suivant les cas. Quand on est forcé d'abandonner le traitement en raison de réactions incessantes ou prolongées, on devra faire comprendre au malade que ses lésions pulmonaires ayant été remises en activité par la médication, une *cure diététo-hygiénique rigoureuse* de quelque durée est nécessaire, comme elle le serait à la suite d'un incident évolutif spontané. Quand un traitement par la tuberculine est interrompu pour des raisons extra médicales, en pleine période d'amélioration symptomatique, le tuberculeux doit être prévenu du danger auquel il s'exposerait en se croyant guéri et en ne continuant pas à se soigner par d'*autres méthodes* plus à sa portée. Quand une cure de tuberculine a pu être poussée jusqu'au bout, quelque favorable que soit le résultat obtenu, on doit avertir le malade qu'après un certain laps de temps une *cure complémentaire* sera probablement utile.

Traitement des cas faciles. — Chez les tuberculeux ayant un état général satisfaisant, des lésions torpides pas trop étendues, une température normale, et supportant bien la tuberculine, on peut augmenter les doses assez rapidement (ou même rapidement si la lésion est très peu étendue), à raison d'une injection tous les trois jours, en faisant un traitement d'une intensité telle qu'on obtienne *au plus* de petites réactions légères peu fréquentes et non durables ; généralement la courbe d'immunisation s'élève suivant une ligne presque continue (Voy. fig. 75), interrompue rarement par des accidents réactionnels qui disparaissent vite ; en même temps, la courbe de poids monte progressivement, et l'amélioration symptomatique se manifeste d'une manière précoce et s'accentue de plus en plus ; puis l'amélioration lésionale apparaît à son tour et augmente graduellement, plus ou moins vite selon l'âge, la confluence et l'étendue de la tuberculose. Dans ces conditions, il y a tout intérêt

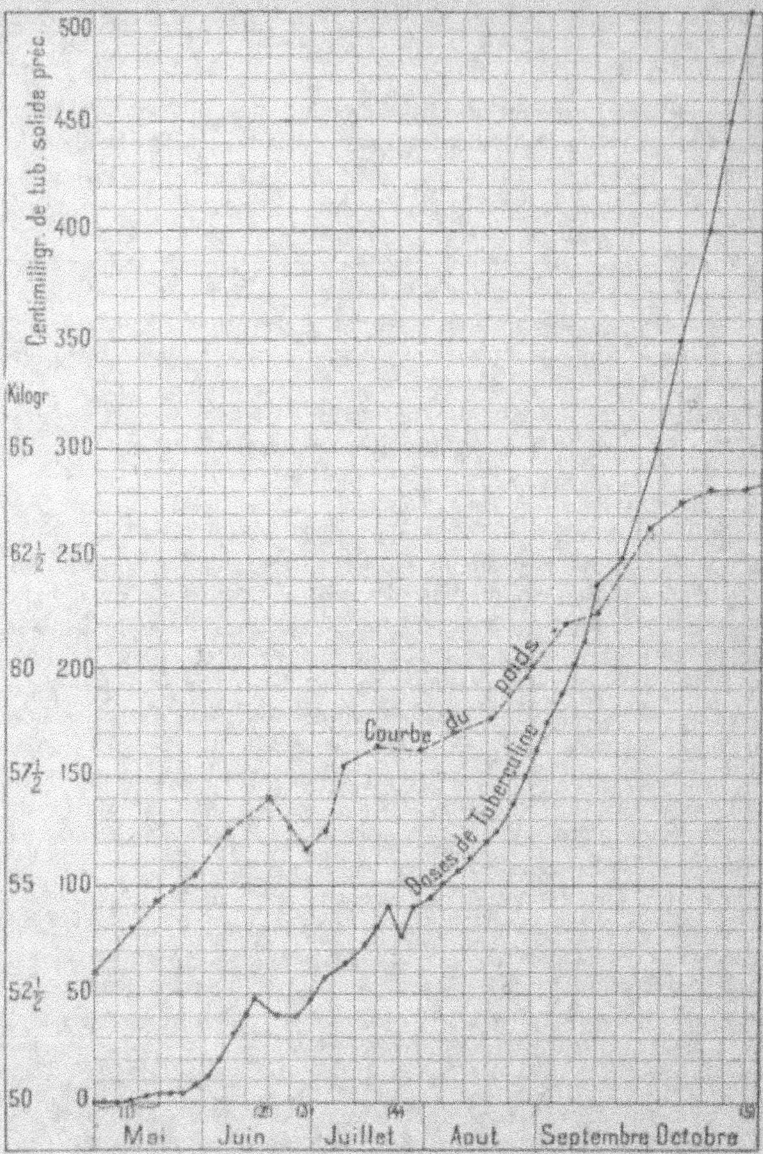

Fig. 75. — Tuberculinothérapie dans un cas de tuberculose ouverte remontant à deux ans, mais ayant présenté une forte poussée quatre mois auparavant.

Lésions unilatérales ouvertes au stade II de Turban avec tachycardie; ramollissement d'une grande partie du lobe supérieur gauche et de la partie du lobe inférieur. — Résultat obtenu en quinze mois: guérison apparente.

1. Commencement de la cure par voie intra-cutanée.
2. Troubles intestinaux faisant fléchir le poids.
3. Apparition d'un abcès tuberculeux péri-anal largement incisé et rapidement guéri.
4. Réactions subfébriles.
5. En novembre-janvier, on atteint 12 milligrammes de tuberculine solide précipitée, et on continue à injecter cette dose tous les quinze jours jusqu'en juillet sans incident.

à atteindre les hautes doses de tuberculine et à continuer à les injecter pendant plusieurs mois toutes les deux ou trois semaines, le vrai critérium de l'utilité de la cure étant fourni par l'observation clinique du malade et par le bénéfice que celui-ci paraît tirer de cette tuberculinothérapie prolongée.

On peut avoir des traitements tout aussi faciles et tout aussi favorables chez des sujets porteurs de lésions étendues et graves, pour qui, bien souvent, les fortes doses se montrent également avantageuses. Mais, chez ces malades, en raison du danger que pourrait causer une réaction inopinée, il faut toujours progresser *beaucoup plus lentement* que chez les sujets précédents et éviter en principe toute réaction, au risque d'augmenter la durée du traitement plus qu'il n'aurait été strictement nécessaire.

A partir du moment où l'on a atteint les doses moyennes de tuberculine et où les signes de régression lésionale sont apparus nettement, le malade étant devenu en outre très résistant à la fatigue, il n'y a aucun inconvénient à autoriser une certaine dose d'activité physique et à laisser faire du *travail manuel* : l'expérience démontre que l'amélioration n'en est nullement entravée, au contraire, si toutefois le travail s'effectue dans de bonnes conditions d'hygiène.

Traitement des cas difficiles. — Cas difficile ne signifie pas nécessairement cas défavorable : il y a des tuberculeux qui sont très sensibles à la tuberculine (et que, par conséquent, on doit chercher à immuniser contre les toxines bacillaires, au moins jusqu'à un certain point), dont le traitement, dirigé avec habileté et prudence, se montre très efficace. Cette *sensibilité excessive à la tuberculine* est tantôt spontanée, tantôt provoquée par la tuberculinothérapie elle-même ; dans les deux cas, la ligne de conduite est semblable ; en particulier, lorsqu'on est en présence de phénomènes faisant croire qu'on en est arrivé à la dose limite, il faut, avant de considérer le malade incapable d'arriver à un degré plus avancé d'immunisation, procéder avec beaucoup de méthode de la façon suivante : *a.* après une interruption de cure de deux ou trois semaines, reprendre le traitement en diminuant sensiblement la dose ; *b.* à partir de ce moment, progresser très lentement par vingtièmes de centimètre cube, à raison d'une piqûre tous les huit ou dix jours et à condition qu'une observation attentive après chaque piqûre n'ait pas révélé le moindre signe de réaction ; *c.* exiger qu'après chaque injection le malade reste au repos presque complet pendant deux jours. De cette manière, on parvient assez souvent à triompher de l'hypersensibilité et à continuer ensuite le traitement jusqu'aux fortes doses, et on constate que le malade, après avoir franchi ce stade critique, offre des signes d'amélioration lésionale qui faisaient défaut pendant la période antérieure. Si on ne prend pas toutes ces précautions, si on essaye de forcer les doses, on augmente l'intolérance, qui persiste indéfiniment au grand détriment du malade.

Une autre difficulté du traitement, assez fréquente, provient des *effets défavorables* que la tuberculine exerce chez beaucoup de tuberculeux à partir du moment où l'on arrive aux doses moyennes : dans un premier groupe de faits, il s'agit d'une intolérance réactionnelle se manifestant soit par des réactions thermiques, soit uniquement par des réactions de foyer torpides, très dangereuses si on ne les diagnostique pas à temps par l'auscultation ou par l'examen des crachats ; — dans un deuxième groupe de faits, il n'y a pas d'intolérance à proprement parler ; les réactions sont rares, mais l'amélioration s'arrête ou même fait place à une aggravation : l'état général décline, les signes lésionaux s'étendent, etc. Quel que soit l'aspect clinique que révèle cette action nocive de la tuberculine, et sans rien préjuger de sa cause réelle, il faut interrompre immédiatement le traitement et attendre, pour prendre une décision, que le malade soit revenu en bon état : ultérieurement on verra s'il convient d'abandonner la cure définitivement, ou de choisir une autre préparation, ou d'adopter une méthode de tuberculinothérapie convenant mieux au malade, en espaçant largement les piqûres, en se cantonnant systématiquement dans les doses très faibles, puis dans les doses faibles longtemps continuées, en faisant le traitement par étapes de Pétruschsky, etc. Rappelons encore une fois que la tuberculine peut donner des résultats excellents sans que le malade dépasse les faibles doses et que l'accoutumance aux doses élevées, manifestement utile dans bien des cas, est inutile ou nocive dans d'autres cas.

Les *tuberculeux fébricitants* comptent parmi les malades les plus difficiles à soigner par la tuberculine. Cette difficulté est telle que, pendant longtemps, la fièvre, même légère, a été donnée comme une contre-indication absolue du traitement. C'était excessif. Une série de travaux d'un grand intérêt de Denys, Turban, Philippi, Weicker, Spengler, Aufrecht, Krause, Elsaesser, Bandelier, Dumarest, etc., ont démontré que certaines fièvres tuberculeuses sont influencées utilement par la tuberculine et que les résultats défavorables observés par la plupart des auteurs étaient dus maintes fois au mauvais choix des malades ou à un mauvais emploi de la médication.

Il est clair, en effet, que la majorité des tuberculeux fébriles ne doivent pas recevoir de tuberculine ; les évolutions aiguës, les formes avancées progressives, les tuberculoses accompagnées de phénomènes graves d'intoxication, les foyers congestifs ou inflammatoires récents,... seraient rapidement aggravés, souvent d'une manière irrémédiable, si on essayait de les soumettre à l'action de la tuberculine ; celle-ci ne peut être employée que dans des cas soigneusement étudiés où la fièvre n'est pas intense, quoique tenace, où le processus n'est pas en activité aiguë, quoique fébrile, où le malade enfin a gardé une vitalité suffisante et de grandes chances de curabilité. Même dans ces cas relativement favorables, pour employer la tuberculine à titre d'antithermique, il faut avoir une longue expérience de la tuberculinothérapie et procéder avec une prudence excessive, sinon on irait tout droit à un désastre.

Nous avons vu que la tuberculine ordinaire semble plus difficilement tolérée que les autres tuberculines chez les fébricitants et que le choix de la préparation n'est pas indifférent en l'espèce. Mais ce qui importe davantage, c'est la manière d'employer la tuberculine, à doses infinitésimales et en évitant rigoureusement les réactions de foyer. Denys, Turban, Philippi recommandent d'employer des millionièmes de milligramme : les doses « faibles » sont déjà chez ces malades des doses fortement nocives.

Voici la technique préconisée par Philippi (1), un des médecins qui a eu les résultats les plus probants chez les tuberculeux fébriles : il a obtenu la défervescence complète même dans des fébricules qui persistaient, malgré la cure de repos, depuis dix à douze mois et davantage.

Il a employé généralement le bouillon filtré (T. O. A.) en commençant le traitement par un demi-millionième de milligramme et en cherchant non pas à atteindre des doses fortes ou moyennes, mais simplement à injecter des doses efficaces, lesquelles peuvent rester très faibles : la condition *sine qua non* d'un traitement dépourvu de danger, c'est de ne jamais augmenter la dose quand une réaction, si minime soit-elle, s'est produite ; aussi faut-il ausculter le malade attentivement vingt-quatre heures après chaque injection et de nouveau avant chaque injection nouvelle, et tenir compte des plus légers signes réactionnels des foyers morbides ainsi que des autres symptômes de réaction : ce contrôle incessant empêche le médecin d'arriver à des doses qui seraient dangereuses pour le malade. Souvent Philippi n'a pu dépasser quelques centièmes de milligramme de T. O. A. Les réactions thermiques doivent être évitées ; en cas de toute petite élévation thermique intercurrente, on attendra que la température soit revenue complètement à son niveau antérieur, et on abaissera la dose de moitié, ce qui amène souvent une chute de la température.

Philippi a observé également de bons effets sur les évolutions tuberculeuses fébriles avec la tuberculine ordinaire, la tuberculine de Béraneck, la tuberculine bovine, l'émulsion bacillaire, employées sous une forme très diluée (dilution au cent-millionième du liquide d'origine).

Les effets favorables se produisent parfois très rapidement et dans des

(1) Philippi, Ueber Enttieberungen bei Lungen T. durch kleinste Dosen Tuberkulin (*Brauers Beiträge*, 1919, Bd. XVI, Heft 3).

conditions d'observation telles que l'influence de la médication ne peut être mise en doute. Dumarest a fait la même remarque dans des granulies subaiguës discrètes sans grosse lésion apparente.

Il est à peine utile d'ajouter que le traitement des tuberculeux fébricitants par la tuberculine doit être associé à une cure de repos rigoureuse très bien dirigée.

VII. — Résultats du traitement. — Indications.
Contre-indications.

Au cours d'un traitement par la tuberculine, on constate souvent que celle-ci agit *très favorablement sur l'état symptomatique, sur l'état lésional et sur la vitalité du malade* ; ces constatations s'imposent à tout observateur impartial qui emploie la tuberculine à bon escient ; elles suffisent pour légitimer l'utilisation de plus en plus fréquente de la tuberculinothérapie chez les tuberculeux pulmonaires.

Mais on ne saurait trop répéter, pour épargner aux praticiens et aux malades de nombreuses déceptions, que *la tuberculine n'est pas un moyen curatif d'une grande puissance* : il ne faut pas lui demander ce qu'elle ne peut pas donner ; elle a besoin de la collaboration très active d'un organisme se défendant bien ; elle n'enraye pas les évolutions nettement défavorables ; elle n'immunise pas les tuberculeux contre les poisons bacillaires ou contre les bacilles ; elle n'agit qu'avec lenteur contre les lésions. Aussi ne doit-on pas s'étonner quand des tuberculeux gravement atteints et cependant justiciables de la tuberculine, en raison de la torpidité de leur tuberculose, ne tirent de cette médication qu'un bénéfice transitoire et insuffisant ; sans doute, ainsi traités, ils se défendent plus efficacement et s'améliorent même parfois d'une manière si évidente qu'on se prend à espérer un arrêt définitif de l'évolution morbide ; mais trop souvent la lésion ne rétrocède qu'en apparence, et de nouvelles poussées se produisent après la cure. Il serait injuste de rendre la tuberculine responsable de ces échecs : ne sait-on pas combien difficilement l'organisme se débarrasse de grosses lésions fibro-caséeuses confluentes et avec quel optimisme excessif on prétend souvent guérir, parce qu'ils ont un bon état général, des sujets ayant une tuberculose étendue, profonde, invétérée, incurable?

En opposition avec ces cas, **la clinique fournit des preuves nombreuses de l'utilité de la tuberculinothérapie** :

1º En étudiant *comparativement* des séries de tuberculeux suivant tous avec la même rigueur un même traitement sanatorial, mais dont les uns sont mis à la tuberculine et les autres laissés sans médication spéciale, on se rend compte que la *tuberculinothérapie combinée au traitement hygiénique exerce sur un certain nombre de malades une action plus profonde, plus durable, que le traitement diéteto-hygiénique tout seul.* Non point que la tuberculine soit toujours avantageuse dans les tuberculoses curables ; il y a des sujets qui la supportent mal et qu'elle aggrave ; il y a surtout beaucoup de tuberculeux qui s'améliorent sans elle et qui ne s'amélioreraient pas davantage ou plus vite sous son influence. Mais, à côté d'eux, se rencontrent, dans une proportion impossible à fixer, des malades dont la tuberculine facilite évidemment la guérison, soit en exaltant les processus de défense antibacillaire, soit en remaniant des lésions torpides.

2° Parmi les tuberculeux *gravement atteints*, on en trouve qui supportent la tuberculine avec une étonnante facilité jusqu'aux doses les plus élevées et qui obtiennent des *résultats thérapeutiques absolument exceptionnels avec les autres traitements.*

3° Tous les auteurs ont noté le fait facile à observer et très démonstratif que la tuberculine parvient à scléroser de *vieilles lésions fibro-caséeuses chroniques* sur lesquelles la cure diéteto-hygiénique n'avait plus de prise et qui demeuraient stationnaires depuis un temps prolongé. Ajoutons que la tuberculine agit à ce point de vue avec beaucoup plus de précision et d'efficacité que les autres médications antituberculeuses.

4° La tuberculine enfin *favorise manifestement la régression des lésions tuberculeuses jeunes* : elle agit très favorablement chez les sujets qui, dans la convalescence d'une poussée évolutive, ne présentent plus de symptômes d'activité bacillaire, mais conservent des lésions nettes, plus ou moins étendues, plus ou moins confluentes, de tuberculose ouverte : chez ces malades, l'organisme, en enrayant la marche envahissante de l'infection, a fait la preuve de sa résistance antituberculeuse ; il est apte à fournir l'effort réactionnel qui lui sera demandé par la tuberculinothérapie, et cet effort est d'autant plus fructueux que les lésions ne sont pas invétérées.

Lorsqu'on analyse cliniquement les effets des cures favorables de tuberculine, on note successivement les modifications suivantes :

a. Une stimulation des fonctions nutritives se traduisant par une augmentation de poids rapide : cette action se produit souvent dès le début de la cure, pendant la période où les doses de tuberculine restent minimes;

b. La régulation de la température, qui devient moins instable ; après quelques mois de traitement, les malades supportent, sans présenter d'hyperthermie même transitoire, des efforts musculaires, des fatigues qui faisaient monter auparavant le thermomètre au-dessus de 38°,2 ;

c. Des modifications favorables du pouls qui devient moins instable et plus calme ; mais les tachycardies véritables ne diminuent que très lentement ;

d. Une amélioration progressive de l'état général et de l'état des forces : le facies devient excellent, les signes de fatigue et de déchéance disparaissent, le malade se montre de plus en plus résistant, les symptômes de tuberculose s'atténuent et s'effacent ;

e. Des changements successifs dans l'aspect et la composition de l'expectoration ; souvent, dans une première période, les crachats augmentent de quantité et sont plus riches en bacilles, puis on observe une diminution graduelle de l'abondance de l'expectoration d'abord, de l'abondance des bacilles ensuite, et cela bien avant que les craquements ou les râles humides aient cessé d'exister ; on est alors en présence de lésions ouvertes qui suppurent de moins en moins et se sèchent tout en gardant leurs caractères d'auscultation ;

f. Enfin, à une phase plus avancée de la cure, souvent après de longs mois de traitement, la lésion tuberculeuse elle-même se montre influencée nettement et présente des signes de régression. Dans les lésions franchement inflammatoires, les souffles s'atténuent, les râles changent de timbre, deviennent moins humides, moins confluents, moins faciles à percevoir, la matité diminue. Dans les lésions obscures et mates, dont l'état anatomique est si difficile à apprécier, les râles commencent par augmenter de volume et de nombre et par s'humidifier en devenant plus éclatants ; on assiste à la formation de cavernules ; ces transformations, au lieu de se faire brutalement au milieu d'un cortège de symptômes graves, comme dans les poussées évolutives, s'opèrent lentement, insidieusement, à l'insu du malade, qui conserve un état général excellent ; ultérieurement, la zone pulmonaire remaniée évolue nettement vers la sclérose cicatricielle.

En raison de ces modifications lésionales profondes, les améliorations considérables ou la guérison apparente qu'on a pu obtenir par une cure de tuberculine de durée suffisante sont fréquemment des améliorations **durables**, qui persistent très longtemps après la cure ou qui sont définitives.

Indications. — Il est souvent impossible de savoir à l'avance si la tuberculine sera ou non favorable à un tuberculeux ; les indications de cette médication sont fournies par l'absence de contre-indications, par les bons effets d'une cure d'essai et par l'insuffisance dûment constatée des traitements habituels, plutôt que par des règles thérapeutiques précises. Mais on peut signaler tout au moins les formes de tuberculose qui sont en général les plus faciles à soigner et les plus nettement améliorées par la tuberculine.

Au premier rang de celles-ci, se trouvent les *tuberculoses récentes peu étendues, avec état général satisfaisant et température normale, à tendance évolutive favorable*, mais présentant des signes physiques tels (bacilles dans les crachats, foyers de craquements humides) que l'utilité d'une médication adjuvante ne soit pas douteuse. Ce sont les cas types qu'il faut soumettre simultanément au traitement diététo-hygiénique et à la tuberculine, de préférence dans un sanatorium pendant les premiers mois de la cure. On a beaucoup de chances d'obtenir chez eux des résultats immédiats et éloignés excellents.

Viennent ensuite les *tuberculoses latentes* ou *larvées*, qui se révèlent par des poussées éphémères successives et par une atteinte de l'état général, ou qui se dissimulent sous le masque de l'anémie, de la dyspepsie, de la neurasthénie, etc. Plus impérieusement que les précédentes, ces tuberculoses, aujourd'hui bénignes en apparence, mais capables de donner d'un moment à l'autre de graves poussées évolutives, exigent pour s'acheminer vers la guérison un remaniement de leurs lésions torpides.

Même observation pour les *tuberculoses fibro-caséeuses chroniquement immobilisées* qui retentissent peu sur l'état général, mais s'accompagnent de signes d'auscultation d'une fixité désespérante. Souvent la tuberculine facilite l'élimination des parties nécrosées et sclérose en grande partie ces vieilles lésions.

La tuberculine est indiquée aussi dans un certain nombre de *formes étendues bilatérales de tuberculose lentement évolutive non compliquée que le traitement diététo-hygiénique a déjà notablement améliorées* : la tuberculine est alors un adjuvant précieux du traitement ; elle accélère et elle stimule les processus de régression et de transformation scléreuse ; elle augmente la résistance des malades.

Contre-indications. — Il y a des contre-indications médicales formelles :

Toutes les *formes de tuberculose aiguë* (exception faite pour un petit nombre de cas bénins de granulie discrète);

Toutes les *tuberculoses étendues* avec mauvais état général ;

Toutes les tuberculoses accompagnées de *symptômes d'intoxication profonde* : en particulier on évitera rigoureusement de donner de la tuberculine aux sujets qui, sans présenter encore de lésions parenchymateuses nettement appréciables, offrent les symptômes révélateurs d'une grave poussée commençante amenant la déchéance de l'organisme ;

Les tuberculoses à *localisations viscérales multiples* ; mais l'association tuberculose laryngée et tuberculose pulmonaire peut, dans certains cas, bénéficier de la tuberculinothérapie.

Comme éléments surajoutés contre-indiquant la tuberculinothérapie, il faut signaler encore les infections secondaires graves, les tachycardies accentuées, les troubles du côté du cœur. La *névropathie* rend le traitement plus difficile et plus dangereux, car la tuberculine exerce, ainsi que Turban l'a montré, une action toxique sur le système nerveux. Cependant nous avons pu soigner avec succès par la tuberculine combinée au traitement bromuré un épileptique ayant des accès fréquents de petit mal et une forme bénigne de tuberculose ouverte ; le traitement a été supporté, mais seulement jusqu'à la dose d'un vingtième de milligramme de tuberculine précipitée.

Quant à la *fièvre tuberculeuse*, nous avons vu précédemment dans quelles conditions elle est justifiable parfois de la tuberculinothérapie : on devra s'abstenir quand la fièvre accompagne une grave évolution progressive, ou lorsqu'elle est intense, ou lorsque l'état général devient mauvais : en tout cas, on n'oubliera pas que les tuberculeux fébriles sont très facilement aggravés par la tuberculine, lorsque celle-ci est mal supportée ; une seule poussée réactionnelle, chez ces malades dont la tuberculose est en activité, peut amener un désastre.

Les *hémoptysies* par elles-mêmes ne sont pas une contre-indication ; il en serait tout autrement si on avait affaire à des malades présentant des hémoptysies incessantes ou une tendance très marquée aux poussées congestives.

Enfin on devra se méfier des sujets qui, tuberculinisés très prudemment, ont néanmoins des *manifestations fréquentes d'anaphylaxie* tout au long du traitement : ces manifestations réitérées, non imputables à une faute de technique, sont généralement l'indice d'une tuberculose grave, difficile à soigner.

Conclusions. — 1° La tuberculinothérapie, appliquée avec prudence par un médecin compétent *chez des malades bien choisis* placés dans de bonnes conditions d'hygiène et dans de bonnes conditions d'observation, est une médication presque toujours inoffensive ; sauf exceptions, les incidents qu'elle provoque ne laissent pas de traces durables. Au contraire, chez des tuberculeux *gravement atteints*, le traitement par la tuberculine, si bien manié soit-il, n'est pas dépourvu de dangers ;

2° La tuberculine employée sans précautions suffisantes expose les tuberculeux à des aggravations considérables et fréquentes ;

3° La tuberculine exerce une *action très favorable* sur un grand nombre de tuberculoses à évolution torpide ;

4° Chez les malades fragiles, les meilleurs résultats de la tuberculinothérapie sont obtenus quand cette médication est *combinée à une cure sanatoriale*. Beaucoup de tuberculeux ayant de grosses lésions peuvent être tuberculinés avec succès au sanatorium, qui seraient exposés, dans le traitement ambulatoire, à des complications sérieuses (1). Mais, quand la tuberculine est bien tolérée, que la première période du traitement a été largement dépassée et que les lésions sont peu étendues, le *traitement ambulatoire* offre un très grand avantage sur le traitement au sanatorium : il permet de continuer la cure par la tuberculine très longtemps, avec toute la lenteur désirable, des années s'il le faut, tout en laissant reprendre au malade ses occupations habituelles pas trop pénibles.

Il est à souhaiter que la tuberculinothérapie soit employée de plus en plus largement non seulement par les médecins de sanatorium, mais aussi par d'autres praticiens, sous la réserve que ceux-ci consacrent tout le temps nécessaire à l'observation clinique des malades en traitement et à l'étude thérapeutique de la méthode elle-même. Dans le traitement ambulatoire, on se montrera *beaucoup plus sévère pour le choix des malades* (2), et on cherchera autant que possible (tout au moins dans les formes évolutives et dans les formes étendues) à faire *commencer le traitement* dans un sanatorium ou dans une clinique spéciale.

Mais, s'il est légitime de désirer que le domaine de la tuberculinothérapie s'élargisse progressivement au détriment des autres médications antituberculeuses, par contre la *tuberculine ne peut guère entrer dans la pratique courante* ; elle exige pour ses applications thérapeutiques trop de minutie, trop d'attention ; elle devient trop dangereuse en cas d'emploi inconsidéré, de surveillance insuffisante ou de mauvaise technique ; elle expose trop facilement les tuberculeux à des réactions violentes et à d'irrémédiables poussées pour qu'on puisse conseiller ce traitement sans que soient réunies toutes sortes de conditions favorables concernant la compétence du médecin, les particularités de l'état pulmonaire et de l'état psychique du malade et le mode d'existence de celui-ci.

(1) À compétence égale, le praticien est beaucoup plus exposé que le médecin de sanatorium à des accidents de tuberculinothérapie : 1° parce qu'il ne peut pas observer d'aussi près ses malades ; 2° parce que ceux-ci sont dans des conditions beaucoup moins favorables ; 3° parce que, dans bien des cas, les malades livrés à eux-mêmes prennent mal leur température, se surveillent moins attentivement et se fatiguent dans les périodes où une réaction commençante nécessiterait un repos complet.

(2) En particulier on devra écarter du traitement : les sujets très sensibles à la tuberculine, les tuberculeux à lésions avancées ou étendues pour lesquels les réactions peuvent devenir extrêmement nocives et aussi les malades dépourvus d'intelligence et de conscience, fort dangereux à soigner par la tuberculine en cure libre.

CHAPITRE VI

MÉDICAMENTS PHARMACEUTIQUES ANTITUBERCULEUX

Efficacité partielle, aléatoire, insuffisante de ces médicaments. — Actions
nocives qu'ils exercent — Bons résultats qu'on peut en espérer.
Créosote et ses dérivés. — Créosote : modes d'administration. Intolérance
pour la créosote, dangers de cette médication; contre-indications. Bons
effets et indications. — Carbonate et phosphate de créosote. — Gaïacol
et carbonate de gaïacol. — Thiocol.
Tanin. — Observations des anciens auteurs et des cliniciens. Efficacité
du tanin contre la tuberculose expérimentale. Tanins utilisables en
thérapeutique. Modes d'administration et doses. Action thérapeutique
et indications.
Les iodiques. — Leur utilité en phtisiothérapie. Indications et contre-indications. Iodures alcalins. Combinaisons iodorganiques. Iodure de fer.
Les arsenicaux. — Action de l'arsenic sur les tuberculeux. Indications.
Emploi des eaux arsenicales, des composés minéraux de l'arsenic, des
composés arsenicaux organiques.
Médicaments divers. — Huile de foie de morue. — Cinnamate de soude. —
Eucalyptol et goménol. — Camphre.
Procédés thérapeutiques particuliers. — Injections intra-trachéales. —
Inhalations de gaz ou de vapeur. — Inhalations de brouillards médica-
menteux. — Révulsion.

Pour beaucoup de phtisiologues, les médicaments pharmaceutiques seraient **dépourvus de toute influence favorable** sur le
processus morbide de la tuberculose pulmonaire : ils n'auraient
d'autre utilité que de répondre à certaines indications symptomatiques ou d'agir par psychothérapie.

Inversement, quelques auteurs attribuent à la pharmacothérapie
de la phtisie une **importance prépondérante** : cette opinion ne
mérite pas d'être discutée, car, si elle était exacte, l'évidence des
faits l'aurait imposée depuis longtemps aux observateurs désinté-
ressés et compétents.

Enfin un grand nombre de médecins estiment que les médicaments pharmaceutiques ont, dans la tuberculose pulmonaire,
une **certaine efficacité**, *mais une efficacité partielle, incomplète, aléatoire, toujours insuffisante*, qui doit les faire reléguer à l'arrière-plan;
c'est la notion qui nous paraît se rapprocher le plus de la vérité.

Cette notion, malheureusement, n'est pas répandue autant qu'il conviendrait parmi les malades et parmi les praticiens. *En ce qui concerne les malades*, leur crédulité est sans limites ; elle est entretenue par la tendance invincible de tout être qui souffre à placer son espoir dans une thérapeutique « active » ; aussi les tuberculeux sont-ils sans défense contre les suggestions par lesquelles on les persuade des vertus merveilleuses d'une drogue ; ils acceptent d'autant mieux les prescriptions médicamenteuses qu'elle sont moins difficiles à suivre, moins ennuyeuses, moins gênantes, moins dispendieuses aussi qu'un traitement rationnel. *En ce qui concerne les praticiens*, on ne peut s'étonner qu'ils aient une tendance si marquée à ordonner des médicaments ; ces médicaments, quels qu'ils soient, inspirent toujours confiance au malade lorsqu'ils sont présentés avec art ; ils inspirent même confiance au médecin, qui, sans eux, se croit désarmé. D'ailleurs on réussit bien plus facilement à s'attacher un tuberculeux en lui donnant pour tout traitement une prescription médicamenteuse qu'en le mettant en garde contre le danger des réclames charlatanesques et en lui imposant un bouleversement d'existence.

En fait, il est assez rare de rencontrer un tuberculeux qui n'ait été soumis à toutes sortes de médications intempestives, et comme, dans les formes habituelles à lente évolution, les fautes thérapeutiques peuvent s'accumuler assez longtemps sans devenir évidentes, les *méfaits causés par l'abus des drogues sont légion* ; **souvent on obtient des succès inespérés simplement en délivrant le malade de l'influence nocive d'une thérapeutique inopportune.**

Cette influence nocive s'exerce par des mécanismes variés, dont quelques-uns, entre autres, doivent être mis en vedette :

1° Les médicaments provoquent dans maintes circonstances, par leur usage prolongé, des troubles digestifs, de la gastrite médicamenteuse, des entérites chroniques ; bon nombre de tuberculeux, pour avoir voulu se guérir à coup de drogues, se sont interdit pour toujours la guérison, parce qu'ils ont définitivement détérioré leur tube digestif.

2° La plupart des médicaments dits antituberculeux déterminent, au niveau des foyers tuberculeux, des poussées congestives, des réactions inflammatoires qui, en se produisant d'une manière intempestive, aggravent le malade et, en s'accumulant, le conduisent à la mort ; les médicaments sont surtout dangereux au début des tuberculoses évolutives, parce qu'ils privent le malade de l'action d'arrêt, si importante à ce moment, de la cure diététo-hygiénique (à laquelle ils sont maladroitement substitués) et parce qu'ils entretiennent dans les foyers tuberculeux un état irritatif, très mauvais pour des lésions en état d'équilibre instable; et c'est ainsi qu'on voit progresser et s'étendre des tuberculoses jeunes à la phase de germination active, sous la double influence de médications congestionnantes contre-indiquées et de fautes d'hygiène. Il y a aussi beaucoup de tuberculoses torpides, peu étendues, peu intoxicantes, bien supportées, qui ne deviennent redoutables que le jour où une thérapeutique médicamenteuse leur imprime une allure subaiguë accompagnée de symptômes d'intoxication, de phénomènes congestifs et de signes d'activité bacillaire nouvelle.

3° Enfin on n'oubliera pas le danger considérable indirectement créé par des médications qui, par elles-mêmes, sont parfaitement inoffensives, ni bonnes, ni mauvaises, indifférentes. Elles font croire au malade qu'il se soigne efficacement, alors qu'en réalité il néglige tout traitement utile et perd dans l'inactivité thérapeutique un temps précieux pendant lequel la tuberculose devient peu à peu incurable ou très difficilement curable.

Ces considérations ne doivent pas nous conduire à l'abstention médicamenteuse, mais nous mettre en garde contre les médicaments qui n'ont pas fait leurs preuves et, en tout cas, contre l'abus des drogues. Les médications compliquées, la polypharmacie à outrance, les traitements médicamenteux systématiques appliqués à tort ou à travers à un malade pour la seule raison qu'il est un tuberculeux et que le médicament prôné « doit le guérir », toutes ces pratiques si répandues, nées d'idées théoriques injustifiées et d'observations sans critique, sont aujourd'hui condamnées sans appel : il n'y a qu'un très petit nombre de médicaments « antituberculeux » qu'on puisse retenir, et encore faut-il les employer avec discernement : ce sont les médicaments de la tradition, auxquels depuis longtemps on n'a rien ajouté d'essentiel ; leur efficacité semble bien établie, sous réserve qu'on ne leur demande pas d'action éclatante. Ils aident les tuberculeux à guérir quand les tuberculeux sont résistants et bien soignés d'autre part ; leur influence se manifeste sur l'état général, sur la défense antituberculeuse et sur l'état local : *sur l'état général*, en procurant à l'organisme le bénéfice d'une stimulation très favorable ; sur la *défense antituberculeuse*, en rendant celle-ci plus active dans certains cas ; sur l'*état local*, en produisant un remaniement réactionnel utile à bon nombre de foyers tuberculeux. Ces réactions de foyer peuvent être comparées, au point de vue clinique, aux réactions provoquées par la tuberculine : elles ont les mêmes avantages, les mêmes inconvénients, les mêmes dangers ; ces dangers sont parfois plus marqués que ceux d'une tuberculinothérapie prudemment conduite, car l'action médicamenteuse, étant moins spécifique, ne peut être dirigée avec autant de précision ; on manque des points de repère qui rendent la tuberculine si précieuse ; on est forcé d'agir aveuglément, sans rien savoir de ce qui se prépare dans la profondeur, et ainsi on peut être surpris plus facilement par l'apparition inopinée et trop brutale des réactions : pour notre part, nous croyons la créosote et les préparations iodées plus difficiles à manier que la tuberculine chez les tuberculeux évolutifs ; elles sont moins efficaces et plus dangereuses.

Dans ce chapitre, nous passerons en revue les principaux médicaments antituberculeux, sans viser à être complet et en évitant de signaler les drogues nombreuses dont le charlatanisme a fait toute la vogue.

Créosote et ses dérivés.

Introduite en thérapeutique par Reichenbach (1830), la médication créosotée retomba bientôt dans l'oubli, en raison de l'incertitude de ses effets favorables et de la fréquence des accidents d'intolérance ; on sait actuellement que ces mauvais résultats étaient imputables en grande partie à la mauvaise qualité des créosotes employées à cette époque (créosotes de goudron de houille, impures et dangereuses).

En 1877, la créosote fut réhabilitée par Bouchard et Gimbert et resta dès lors un des médicaments classiques de la phtisie pulmonaire, vantée d'une manière excessive par les uns, trop décriée par les autres (1).

Créosote. — On emploie en thérapeutique la *créosote de goudron de bois*, de préférence de hêtre. C'est un mélange complexe de monophénols et d'éthers méthyliques de diphénols dont les points d'ébullition varient de 180 à 220° ; les créosotes du commerce présentent de grandes différences de composition et, par suite, de grandes différences d'effets thérapeutiques et de toxicité. Aussi est-il absolument nécessaire de *n'utiliser que des créosotes de bonne qualité*, soit en se procurant des produits de marque, soit en purifiant la créosote de goudron de hêtre. Cette purification s'obtient

---

(1) Bouchard et Gimbert, Emploi de la créosote vraie dans le traitement de la phtisie pulmonaire (*Gazette hebdomadaire*, 1877, nos 31, 32, 33). — Riess, *Journal de thérapeutique*, 25 août 1879. — Sommerbrodt, Ueber die Behandl. der Lungen T. mit Kreosot (*Berl. klin. Wochenschr.*, 1887, nos 15 et 18, et 1891, nos 7 et 13 ; *Therap. Monatsh.*, 1889, p. 228). — Beaurieux, Traitement de la tuberculose par la créosote, Paris, 1894.

par une série d'opérations qui peuvent être faites par tout pharmacien instruit : 1° distiller la créosote, entre 200 et 210°, ce qui élimine mais en partie seulement, les produits de tête et de queue; 2° faire une nouvelle distillation dans un appareil muni d'une colonne de rectification.

Une bonne créosote doit renfermer au moins 25 p. 100 de gaïacol : on devra donc vérifier sa teneur en gaïacol, et, si elle est insuffisante, ajouter la quantité nécessaire de gaïacol synthétique cristallisé.

La créosote de bonne qualité est un liquide très fluide, incolore ou faiblement teinté en jaune, neutre au tournesol, ayant une densité de 1080 à 1090; elle a une odeur caractéristique extrêmement pénétrante ; sa saveur est fortement caustique, très désagréable et difficile à masquer. Très soluble dans l'alcool et dans l'huile, elle se dissout dans l'eau au titre de 1 p. 200.

Modes d'administration. — 1° **Par voie buccale.** — C'est le plus commode de beaucoup, mais aussi le plus dangereux, à cause de la possibilité d'une action nocive sur le tube digestif.

Cette action nocive se traduit d'abord par la répugnance et le dégoût invincibles déterminés chez bien des sujets par la saveur insupportable et tenace des liquides créosotés, quels qu'ils soient; il faut alors renoncer à cette forme de médication créosotée sous peine de provoquer de l'anorexie et des troubles digestifs sérieux. D'autres tuberculeux, au contraire, s'accommodent fort bien du goût spécial de la créosote.

Les muqueuses gastrique et intestinale sont beaucoup moins impressionnées par la créosote que les muqueuses buccale et pharyngée; si l'on choisit une forme médicamenteuse qui épargne au palais le contact de la créosote, on peut faire tolérer celle-ci par un assez grand nombre de malades. Reste à savoir si on n'expose pas ainsi le tube digestif à de graves désordres, étant donné surtout que la créosote n'est efficace que si on l'administre pendant un temps prolongé à doses suffisantes; ce danger paraît à beaucoup de médecins suffisamment sérieux pour que, de propos délibéré, ils proscrivent toute espèce de médication créosotée par voie buccale ; en effet, on peut toujours craindre qu'une préparation créosotée, bien tolérée en apparence, n'amorce pour l'avenir des lésions gastro-intestinales à lointaine échéance. Une interdiction aussi absolue nous semble excessive; avec beaucoup de praticiens, nous pensons qu'on peut se montrer opportuniste, c'est-à-dire prescrire la créosote par la bouche, à condition: 1° de restreindre cette prescription aux seuls malades dont la tolérance de l'estomac pour le médicament se traduit cliniquement d'une manière évidente (appétit conservé ou augmenté, engraissement rapide, état général parfait, digestions excellentes); 2° de surveiller ces malades de très près, pour cesser la médication au moindre signe d'intolérance digestive; 3° de commencer par de petites doses qu'on augmente progressivement; 4° de suspendre de temps en temps l'administration du médicament par la bouche, soit en interrompant complètement la médication, soit en choisissant momentanément une autre voie d'introduction; 4° de ne jamais donner la créosote à jeun, mais aux repas; 5° de bien choisir la forme médicamenteuse.

Les *vins créosotés* ou les élixirs sont généralement mal tolérés.

Les *cachets de Bouisson* (0,25 de créosote pour 1 gramme de phosphate de chaux), très fréquemment prescrits dans la pratique courante, sont facilement acceptés, mais ne nous inspirent aucune confiance au point de vue de leur innocuité vis-à-vis de l'estomac : ils mettent trop rapidement au contact de la muqueuse gastrique leur dose de créosote ayant gardé toute sa causticité. — Au contraire, on doit chercher à supprimer les effets de celle-ci, soit en dissolvant la créosote dans de l'huile, soit en la mélangeant intimement, comme Reuss l'a conseillé, à une matière résineuse (baume de Tolu), d'où les formes médicamenteuses suivantes :

Huile de foie de morue créosotée (à 40 ou 50 grammes par litre). — Parmi les malades qui prennent facilement l'huile de foie de morue et s'en trouvent bien, il n'y en a qu'une minorité qui digèrent parfaitement cette huile additionnée de créosote ; mais, quand ils la digèrent sans aucun trouble, la médication créosotée devient chez eux très facile et peut être continuée longtemps sans inconvénient, à la dose quotidienne de 1 à 3 cuillerées à soupe.

Capsules de Sommerbrodt. — Sommerbrodt a soigné un nombre considérable de tuberculeux avec des capsules gélatineuses contenant soit 0,10 de créosote dissoute dans de l'huile de foie de morue ou de l'huile d'olive, soit 0,05 de créosote et 0,20 de baume de Tolu (suivant la formule de Reuss); il donnait ces capsules après chacun des repas et atteignait graduellement la dose quotidienne de 1 gramme, parfois 1ᵍʳ,50 de créosote, qu'il faisait prendre pendant un temps prolongé.

Bourget proscrit l'emploi des capsules, « qui produisent presque toujours dit-il, une vive inflammation réactive de la muqueuse gastrique, à l'endroit où le remède se dépose ».

Pilules créosotées. — Bouchard a préconisé des pilules de 0ᵍʳ,10 de créosote et 0ᵍʳ,25 de savon amygdalin, dont la dose habituelle est de huit à dix par jour.

Nous employons à la même dose les pilules suivantes, qui ont l'avantage de n'abandonner que très lentement, par petites parcelles solides, la créosote qui est incorporée aux autres substances, et cependant de se dissoudre complètement dans le tube digestif lorsqu'elles sont bien préparées, suffisamment molles et pas trop anciennes. Le malade doit les prendre au milieu du repas :

<pre>
Créosote pure de goudron de hêtre. ⎫
Baume de tolu pulvérisé .... ⎪
Poudre de savon amygdalin....   ⎬ āā 0ᵍʳ,10
Phosphate de chaux tribasique.. ⎪
Poudre de réglisse.............. ⎭   0ᵍʳ,35
</pre>

2° Par voie rectale. — La créosote est facilement tolérée et facilement absorbée par la voie rectale ; ainsi elle se montre à peine moins active que par voie buccale.

Il est inutile d'avoir recours à des formules compliquées : nous employons du *lait créosoté* à 1/30 ; le malade prend, le soir en se couchant, un lavement de 30, 50, 75 et jusqu'à 100 centimètres cubes, donné tiède avec une seringue de dimensions convenables ajustée sur une sonde urétrale (sonde à béquille n° 14). Au commencement du traitement, on ajoute quelques gouttes de laudanum. Ces lavements sont en général bien conservés et permettent un traitement créosoté efficace et prolongé.

3° **Par voie sous-cutanée**. — C'est le mode d'administration le mieux approprié à un traitement intensif, car : 1° sous cette forme la médication créosotée est, à dose égale, plus puissante, mais aussi plus toxique ; 2° on peut l'administrer à doses plus élevées. Les avantages de la voie sous-cutanée ont été remarquablement mis en lumière par Gimbert et surtout par Burlureaux.

On emploie une solution au 1/15 dans de l'huile d'olive de bonne qualité lavée à l'alcool (créosote, 1 gramme; huile, Q. S, pour 15 centimètres cubes). Tant qu'on ne dépasse pas 3 centimètres cubes d'huile, on peut se servir d'une seringue, en poussant l'injection très lentement sous la peau ou dans les masses musculaires; mais, pour faire tolérer en un seul point des doses plus élevées, on doit faire *très lentement* les injections, dans le *tissu cellulaire sous-cutané* plutôt que dans les muscles, *goutte à goutte*, à l'aide de l'*appareil* représenté figure 76. Suivant les recommandations de Burlureaux, on se servira de petites aiguilles courtes et fines en platine iridié, fixées

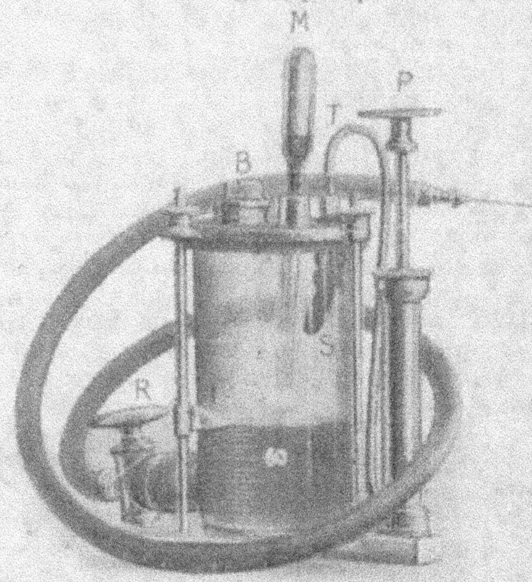

Fig. 76. — Appareil de Burlureaux.

P, Pompe servant à donner la pression qui, transmise par le tube T, se maintient fort longtemps dans le réservoir grâce à la soupape, S. En général, on n'a besoin de renouveler la pression qu'à de rares intervalles, et l'appareil une fois chargé fonctionne automatiquement une heure ou deux.

M, Manomètre renseignant à tout moment sur la pression et indiquant, par suite, s'il y a une fuite ou s'il faut donner un nouveau coup de pompe.

I, Index permettant de mesurer plus facilement la dose injectée.

R, Ce bouchon de remplissage sert aussi à diminuer la pression au cours de l'injection, si l'injection est douloureuse et si l'écoulement est trop rapide.

au bout d'un tube assez long pour permettre au malade, pendant l'injection, des mouvements relativement étendus; on réglera la pression de façon à obtenir un débit d'environ 20 grammes d'huile par heure; les piqûres seront faites dans les régions trochantérienne, crurale externe (à la partie supérieure), fessière, costale, de 10 centimètres en 10 centimètres, en abordant successivement les deux côtés du corps et faisant de chaque côté une dizaine de piqûres.

Les piqûres sont en général peu douloureuses, mais laissent après elles une sensation de contusion locale qui disparaît en quelques heures;

souvent la peau s'épaissit et s'indure, faisant obstacle à la pénétration d'injections nouvelles, de sorte qu'au bout d'un certain temps on a de la peine à trouver une région pouvant recevoir des piqûres ; ces indurations disparaissent en deux ou trois mois.

Les accidents (toujours évitables) que les piqûres peuvent provoquer sont : des abcès attribuables à des fautes d'antisepsie et d'ailleurs fort rares ; des *escarres cutanées* (fig. 77) dues à la pénétration de l'huile dans le derme parce que l'aiguille n'était pas enfoncée assez profondément ; des *embolies huileuses* par injection directe de l'huile créosotée dans un petit vaisseau sanguin : d'où dyspnée angoissante, toux quinteuse, malaise considérable... Cet accident grave, qui deviendrait mortel si l'injection était continuée, apparaît dans les premières minutes de l'injection ; il faut donc que l'opérateur reste auprès du malade pendant une dizaine de minutes après l'introduction de l'aiguille, prêt à retirer celle-ci en cas de suffocation ; cette période passée, si tout va bien, il peut confier à un aide ou à une personne de la famille la surveillance de l'injection ;

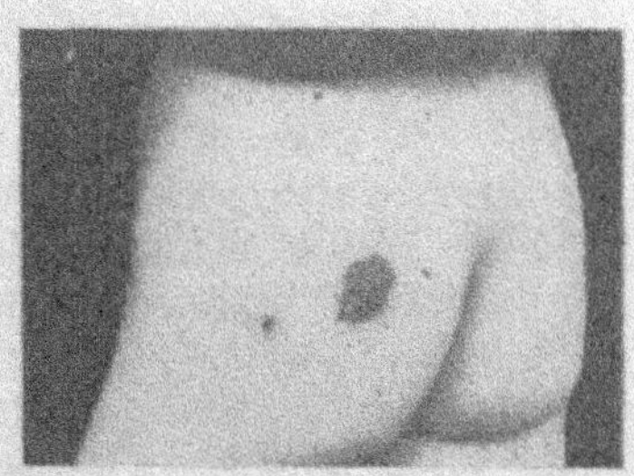

Fig. 77. — Escarres cutanées dues à des injections d'huile créosotée faites trop superficiellement.

de plus, nous croyons prudent d'introduire l'aiguille isolément, montée sur une seringue vide, avec laquelle on fait une aspiration d'essai ; s'il ne vient pas de sang, on ajuste sur l'aiguille le tube apportant l'huile créosotée.

Burlureaux a prôné l'emploi des injections d'huile créosotée à très hautes doses, jusqu'à 100 et 150 grammes par jour, prétendant qu' « on doit chercher à atteindre la plus forte dose qui sera tolérée » ! *C'est là une méthode dangereuse*, qui expose les malades à des phénomènes graves d'intoxication et à des accidents de toutes sortes : elle ne peut être que déconseillée, si intéressants que soient les résultats obtenus par Burlureaux dans certains cas favorables. Il n'est ni utile ni prudent de dépasser la dose de 50 à 60 grammes d'huile créosotée injectée tous les deux jours, le malade recevant un lavement de 2 à 3 grammes de créosote le jour intercalaire. Ce sont déjà des *doses élevées*, que bon nombre de tuberculeux ne supportent pas.

Intolérance pour la créosote. — Dangers de cette médication. — Contre-indications. — Il s'en faut de beaucoup, en effet, que la créosote soit facile à manier chez les tuberculeux : à côté de sujets qui la tolèrent d'une manière remarquable, bien d'autres présentent des *phénomènes d'intoxication* après avoir reçu des doses infimes ; d'après Burlureaux, l'intolérance pour la créosote serait un signe de mauvais pronostic. Quoi qu'il en soit, au début d'un traitement, il est nécessaire de tâter les malades très prudemment, avec des lavements de 1 gramme de créosote ; si la médication est bien supportée, on augmentera progressivement la dose jusqu'à 2 et 3 grammes, et ce n'est qu'ensuite qu'on se résoudra à essayer, s'il y a lieu, les injections sous-cutanées. Lorsque des symptômes d'intolérance apparaissent avec les doses faibles, on devra interrompre la médication, et en général on ne pourra pas la reprendre, sauf dans les cas où l'intolérance sera expliquée par une complication intercurrente ou par une progression des doses trop rapide.

Les symptômes révélateurs d'intoxication imminente, bien décrits par Burlureaux, consistent en apparition répétée d'une teinte noirâtre foncée des urines ou d'un goût prononcé de créosote dans la bouche avec de faibles doses ; si, malgré ces avertissements, on injecte la créosote sous la peau, on risque de provoquer des vertiges, des sueurs profuses, des malaises, une sensation de refroidissement sept heures après la fin de l'injection et même des phénomènes de collapsus avec hypothermie, frissons, sueurs froides, cyanose. Dans les grandes intoxications, ces phénomènes deviennent inquiétants : ils ne s'observent pas après l'administration de doses moyennes de créosote par voie rectale ou buccale ; mais ils se produisent parfois après l'injection de quelques centigrammes de créosote sous la peau. Chez les tuberculeux fébricitants, on peut observer aussi de fortes réactions thermiques, suivies ou non de sensation de refroidissement et d'hypothermie progressive ; ou bien les phénomènes se déroulent en sens inverse.

L'intolérance des tuberculeux pour la créosote ne se manifeste pas seulement par des phénomènes toxiques, légers ou graves, faciles à éviter en somme, si on agit prudemment ; beaucoup plus souvent encore, cette intolérance se traduit insidieusement par une *exagération des phénomènes réactionnels* que la créosote détermine dans les foyers tuberculeux, et c'est là surtout qu'il faut voir le danger de cette médication ; tantôt ces phénomènes entretiennent un état très défavorable d'inflammation subaiguë des zones tuberculisées, tantôt ils aboutissent, par une succession d'effets cumulatifs, à une grave poussée bronchopneumonique ou à une réaction congestive d'une grande violence, avec ou sans hémoptysie. Lorsqu'on emploie la créosote, il faut donc suivre attentivement les variations des signes d'auscultation et s'inspirer des indications générales que nous avons données précédemment sur les effets déplorables de phénomènes réactionnels intempestifs ou trop intenses (Voy. p. 357-358 et 537).

Aussi ne peut-on s'étonner que la créosote, administrée sans mesure aux tuberculeux, comme on le faisait il y a quelques années, lorsqu'on s'imaginait avoir trouvé en elle le « spécifique » de la tuberculose, ait déterminé un grand nombre d'aggravations. Elle est très dangereuse, donc *contre-indiquée*, dans les tuberculoses en évolution progressive et dans les tuberculoses fébriles, quelle que soit la période de la maladie, qu'il s'agisse d'une phtisie avancée ou d'une bacillose commençante. Elle est contre-indiquée aussi chez les tuberculeux en pleine déchéance, facilement intoxiqués par elle, — chez les tuberculeux dont les foyers bacillaires se congestionnent facilement, — chez les sujet porteurs de lésions étendues et profondes, convenablement supportées, mais dont le réveil serait redoutable; — elle est contre-indiquée enfin quand un essai prudent de traitement créosoté produit des phénomènes d'intolérance avec des réactions défavorables, toutes choses qu'il est souvent impossible de prévoir, mais qui doivent faire abandonner ce traitement, dès qu'elles sont dûment constatées.

Bons effets de la créosote. — Ses indications. — La créosote peut agir favorablement sur les fonctions digestives, sur l'état général, sur l'expectoration (car elle s'élimine en partie par les poumons), enfin sur les foyers tuberculeux.

1° L'action sur les fonctions digestives est complexe : elle n'est pas seulement due à l'influence exercée directement par la créosote sur les organes digestifs (diminution des fermentations gastriques ou intestinales, excitation des mouvements péristaltiques, stimulation de l'appétit) ; elle dépend en grande partie des modifications imprimées à l'état général et aux lésions bacillaires (Voy. p. 485). Aussi la créosote est-elle capable de guérir des dyspepsies rebelles entretenues par la tuberculose, même — et surtout — quand elle n'est pas administrée par voie buccale.

2° La créosote bien supportée améliore assez souvent l'état général, parfois avec une rapidité surprenante : les malades engraissent, ont bonne mine, reprennent leurs forces, deviennent résistants, se transforment à vue d'œil, alors qu'auparavant ils restaient en mauvais état. Cette action « régénératrice », dont le mécanisme n'est pas connu, s'observe également en dehors de la tuberculose (Burlureaux) ; elle est donc en grande partie indépendante de l'action de la créosote sur les lésions tuberculeuses. Mais, chez beaucoup de malades, elle se trouve neutralisée par l'influence nocive de la créosote sur les muqueuses digestives, ce qui, en principe, doit toujours faire préférer à la voie buccale la voie sous-cutanée ou la voie rectale. D'autres fois, la créosote, loin d'améliorer l'état général des tuberculeux, entraîne de l'amaigrissement ou une cachexie véritable, facilement expliqués par des réactions de foyers qui donnent une nouvelle activité à des lésions tuberculeuses torpides ou qui mobilisent des poisons bacillaires auparavant inoffensifs.

3° Au cours du traitement créosoté, bon nombre de tuberculeux voient leur expectoration devenir moins abondante, moins épaisse, moins purulente ; ce résultat s'obtient surtout dans la convalescence des inflammations catarrhales subaiguës des voies respiratoires ou dans les tuberculoses compliquées d'infections secondaires : dans les formes fibro-caséeuses communes, la créosote n'agit sur l'expectoration que très lentement ou d'une manière douteuse.

4° Enfin la créosote influence manifestement les *foyers tuberculeux*, le plus souvent après avoir provoqué à leur niveau des phénomènes inflammatoires d'intensité variable, qui aboutissent finalement, dans les cas favorables, à une élimination plus rapide des produits caséeux et à une sclérose plus complète des lésions (Voy. p. 358). Nous croyons superflu de revenir ici sur la signification thérapeutique de ces réactions inflammatoires locales, car nous serions amené à répéter exactement ce que nous avons dit précédemment au sujet des réactions tuberculineuses ; il y a de grandes ressemblances dans l'aspect clinique et dans les effets apparents des réactions de foyer, qu'elles soient provoquées par la tuberculine ou par la créosote ; mais, dans le premier cas, les réactions peuvent être prévues, dirigées ou évitées plus facilement ; les réactions dues à la créosote n'apparaissent qu'au bout d'une certaine durée de traitement par accumulation d'action, souvent avec brutalité, et les symptômes concomitants qui les accompagnent (ou qui les précèdent) sont beaucoup moins significatifs que dans la tuberculinothérapie ; d'ailleurs, au point de vue pratique, les mêmes règles de prudence s'imposent (Voy. p. 557). Pour obtenir de bons effets de la créosote, il faut ne pas s'effrayer à tort de l'apparition ou de l'augmentation des râles humides dans les foyers tuberculeux, de la reviviscence momentanée d'une tuberculose endormie, mais surveiller les malades de très près et suspendre la médication avant qu'elle soit devenue nocive.

C'est par son influence locale sur les foyers tuberculeux et en améliorant l'état général que la créosote exerce une véritable action antituberculeuse, bien plutôt qu'en modifiant les propriétés humorales ou les phénomènes phagocytaires ; quoi qu'on en ait dit, la créosote ne confère au sérum aucun pouvoir bactéricide ; *in vivo*, elle n'est pas un médicament antibacillaire, et il est absolument improbable que l'organisme des sujets imprégnés de créosote devienne, du fait de cette imprégnation, un mauvais terrain de culture pour les bacilles.

INDICATIONS DE LA CRÉOSOTE. — Elles se déduisent facilement de ce qui précède ; on ne doit pas s'imaginer qu'elles résident seulement ou surtout dans l'existence de vieux catarrhes bronchiques ou de lésions tuberculeuses suppurant abondamment, car bien souvent ces états morbides ne tirent aucun bénéfice appréciable de la médication créosotée ; par contre, celle-ci se montre avantageuse pour beaucoup de malades dont la tuberculose est fermée et dont les bronches ne suppurent pas.

On emploiera la créosote : dans les *formes fibro-caséeuses torpides*, non fébriles, non progressives, pas trop étendues, chez des sujets paraissant très aptes à se défendre, — dans les *tuberculoses latentes et larvées*, lorsque les symptômes font craindre que le poumon ne renferme des lésions caséeuses virulentes dissimulées au milieu de masses indurées d'une interprétation difficile, — dans les tuberculoses récentes en voie de *très lente germination*, sans phénomènes nettement évolutifs. Enfin la créosote est parfois utile dans les tuberculoses compliquées de *catarrhe chronique ou subaigu des voies aériennes* et dans les *formes scléro-bronchitiques* qui traînaillent et qui s'éternisent.

Pour obtenir des effets satisfaisants de la créosote, il n'est point nécessaire de la prescrire à hautes doses, au risque de provoquer des accidents toxiques ou de fortes réactions ; mais il faut (sur ce point tous les auteurs sont d'accord) *donner des doses suffisantes pendant un temps prolongé* ; les doses ne seront pas inférieures à $0^{gr}.75$ ou 1 gramme par jour et devront monter, dans bien des cas, jusqu'à 2 ou 3 grammes ; la durée du traitement sera de plusieurs mois, six à douze mois dit Sommerbrodt, ce qui n'est nullement excessif. Le plus souvent, on devra, après une interruption de cure destinée à reposer l'organisme et à éteindre complètement les réactions locales, reprendre de nouveau et à plusieurs reprises le traitement créosoté.

Ainsi, *en choisissant bien ses malades et en éliminant tous ceux qui supportent mal la créosote*, on pourra obtenir de bons résultats *durables* : de ce que ces résultats se produisent habituellement chez des sujets présentant déjà spontanément de grandes garanties de guérison, on ne conclura pas que le bénéfice imputable à la médication créosotée soit insignifiant ou sans valeur ; car, d'une part, l'observation individuelle des malades n'autorise pas cette conclusion ; et, d'autre part, la gravité ultérieure de beaucoup de tuberculoses ayant eu d'abord des allures bénignes est si fréquente qu'on ne doit pas hésiter à employer tous les procédés thérapeutiques permettant de consolider les bons effets d'une cure.

Carbonate de créosote. — Connu également sous le nom de *créosotal*, il est très employé depuis une quinzaine d'années, mais il a l'inconvénient d'être d'un prix passablement élevé.

C'est un liquide ambré, sirupeux, ayant une légère odeur de fumée; il contient 90 p. 100 de créosote.

Son insolubilité dans l'eau, sa faible saveur pas trop désagréable, son absence de causticité et de toxicité, la facilité avec laquelle on peut le faire ingérer aux malades qui ont de la répugnance pour la créosote, son innocuité pour la muqueuse stomacale, le désignent tout spécialement en vue de l'administration buccale de la créosote.

D'ailleurs, il est moins actif et moins énergique que celle-ci : non transformé dans l'estomac, il se décompose peu à peu dans l'intestin et met ainsi la créosote en liberté, très lentement. *Il produit d'une manière générale les mêmes effets que la créosote, mais atténués.*

On le donne à la dose de 2 à 6 et 8 grammes par jour, au milieu des repas, soit pur par cuillerées à café (en le dissimulant au besoin dans un pain azyme), soit mélangé à du lait chaud sucré, soit émulsionné avec un jaune d'œuf dans une potion aromatisée, soit dissous dans l'huile de foie de morue à raison de 65 grammes par litre.

Il n'y a aucun intérêt à se servir du créosotal lorsqu'on choisit pour le traitement créosoté la voie rectale ou la voie sous-cutanée.

Phosphate de créosote. — Il se présente sous la forme d'un liquide incolore, visqueux quand la température est basse, devenant fluide dès qu'on le fait tiédir. Il traverse l'estomac sans être décomposé et se dédouble dans l'intestin en créosote et acide phosphorique.

Introduit en thérapeutique par Brissonnet, qui l'a préparé, et par Bourceau (de Tours), qui (en raison d'idées purement hypothétiques sur la soi-disant hypo-acidité du terrain tuberculeux) lui a attribué des vertus antituberculeuses toutes spéciales, le phosphate de créosote a eu pendant quelque temps une grande vogue ; d'ailleurs, il n'est point dépourvu d'avantages : peu irritant pour les voies digestives, bien qu'il renferme une forte proportion de créosote (80 p. 100), ayant une odeur et une saveur très faibles, facile à injecter sous la peau même à l'état de pureté, il est, de plus, bien toléré par l'organisme, *a condition qu'on ne dépasse pas les doses de 2 à 3 grammes par jour chez l'adulte, et que toutes les trois semaines on interrompe systématiquement la médication pendant une dizaine de jours ;* sans cette précaution, on risquerait de provoquer de l'amaigrissement ou des phénomènes d'intolérance dus non seulement à la créosote, mais à l'accumulation de produits phosphorés lentement éliminés.

On obtient avec ce médicament les effets habituels de la médication créosotée, plus nets et plus rapides qu'avec le carbonate de créosote, et on produit, en outre, grâce à l'acide phosphorique qu'il contient, une stimulation transitoire du système nerveux, qui a dû faire souvent illusion sur son utilité véritable. Rien ne permet d'affirmer que l'efficacité du phosphate de créosote soit plus grande que celle de la créosote, ni que ses dangers soient moindres. Ils sont même, à un certain point de vue, plus considérables : assez souvent, en effet, on a observé, au cours du traitement par le phosphate de créosote des *polynévrites*, principalement des névrites des membres inférieurs (jambe, paralysie des extenseurs) avec douleurs vives et impotence fonctionnelle presque complète; ces paralysies sont curables, mais très lentement ; elles peuvent persister pendant plusieurs mois à partir du moment où l'on a cessé la médication. Tison a montré que ces névrites toxiques sont en réalité des névrites arsenicales, dues à la présence simultanée dans l'organisme de phosphate de créosote et de petites quantités d'arsenic. Pour les éviter, il faut : 1° ne jamais administrer le phosphate de créosote en même temps qu'un composé arsenical ou immédiatement après une cure arsenicale ; 2° employer un phosphate de créosote rigoureusement pur, ne contenant pas trace d'arsenic.

Le phosphate de créosote s'administre en *capsules* (0gr,50), en *émulsion* dans une potion gommeuse (1), en *dissolution* dans l'huile de foie de morue, enfin en *injections intramusculaires* (région fessière) faites directement avec le médicament non dilué.

Gaïacol. — Lorsque le gaïacol, qui est un éther méthylique de la pyrocatéchine, a été obtenu synthétiquement (1893) par Béhal et Choay, et qu'on a été ainsi en possession d'un corps cristallisé toujours semblable à lui-même, bien différent des substances mal définies auxquelles on donnait auparavant le nom de gaïacol, on a cru que la créosote, liquide complexe, variable, dont il est difficile de vérifier la pureté et de connaître la composition et dont la causticité est fort gênante, pourrait être remplacée avantageusement par le gaïacol, qui est son principe constituant le plus actif et le plus important. En fait, il ne semble pas qu'on ait obtenu avec le gaïacol des résultats aussi favorables qu'avec la créosote ; peut-être vaut-il mieux continuer à se servir de celle-ci, en faisant le nécessaire pour se procurer une créosote rectifiée de bonne qualité, qu'on additionne de gaïacol si elle n'en renferme pas une proportion suffisante (25 p. 100).

Le gaïacol pur obtenu par synthèse ou extrait de la créosote est un corps cristallisé qui distille à 205° et fond à 30°, donnant alors un liquide incolore, lequel reste en surfusion jusqu'à une basse température ; il est soluble dans 55 fois son poids d'eau et se dissout très facilement dans l'alcool, l'éther, la glycérine et les huiles. Étant beaucoup moins caustique que la créosote, il est mieux toléré que celle-ci par les muqueuses digestives, et il peut être injecté sous la peau en solution huileuse très concentrée, jusqu'à 50 p. 100.

Appliqué pur sur la peau, il s'absorbe avec une étonnante facilité et présente alors la particularité vraiment curieuse d'abaisser énergiquement, mais pour peu de temps, la température des fébricitants, d'où le procédé thérapeutique des *badigeonnages gaïacolés*, dû à Sciolla (de Gênes). Bard a constaté que les applications cutanées de fortes doses de gaïacol recommandées par Sciolla sont dangereuses, qu'elles peuvent provoquer de l'hypothermie et un collapsus grave, même mortel, que par suite on doit les utiliser avec beaucoup de circonspection ; Bard et Marfan considèrent néanmoins les badigeonnages de gaïacol comme une ressource de thérapeutique parfois extrêmement utile chez certains fébricitants, et préférable à l'administration d'antipyrine ou d'acétanilide, car leurs inconvénients se bornent, d'après ces auteurs, « à des sueurs, parfois des frissons et quelques autres désagréments sans gravité », *si l'on observe les deux précautions suivantes* : 1° n'employer à la fois que 1 à 2 grammes du médicament chez l'adulte et 0gr,25 chez l'enfant ; 2° ne pas s'adresser à des tuberculoses

____

(1) *Formule de Brissonnet* :

Phosphate de créosote..	25 grammes.
Sirop de fleur d'oranger..	70 —
Gomme arabique..	10 —
Eau distillée de fleur d'oranger. Q. S. pour...............	125 cent. cubes.

ramollies ou cavitaires. Les badigeonnages se font en étalant le gaïacol pur au moyen d'un pinceau sur la peau du dos ou d'un membre ; l'abaissement thermique est déjà manifeste au bout d'une heure et atteint son maximum au bout de trois heures. Pour éviter l'apparition d'érythèmes et d'inflammations cutanées, il faut se servir de gaïacol cristallisé chimiquement pur. — La plupart des phtisiologues ont renoncé à ce procédé thérapeutique, le jugeant dangereux et d'une efficacité illusoire.

Par voie buccale, le gaïacol s'administre aux doses de 0gr,15 à 0gr,40 *pro die*, en pilules de 0gr,05 ou 0gr,40, — en solution dans de l'eau alcoolisée, — en solution dans l'huile de foie de morue (20 grammes par litre).

Par voie sous-cutanée, le gaïacol est injecté aux doses de 0gr,10 à 0gr,50, même de 1 gramme par jour, sous forme de solution huileuse au cinquième ou au quart. Le gaïacol, injecté sous la peau, présente les mêmes dangers que la créosote et doit être manié avec la même prudence ; la méthode de gaïacolisation intensive à hautes doses, qui a été préconisée il y a quelques années, expose les malades à des intoxications redoutables et à de fortes poussées réactionnelles.

Carbonate de gaïacol. — Ce composé du gaïacol est une poudre blanche cristallisée, sans odeur ni saveur, dépourvue de causticité, insoluble dans l'eau et qui se comporte dans l'organisme comme le carbonate de créosote. Moins toxique et beaucoup moins actif que le gaïacol, il se donne à la dose de 1 à 4 grammes par jour, en cachets de 0gr,50 ou en suspension dans un julep gommeux.

Thiocol. — C'est un sulfo-gaïacolate de potassium, qui renferme 50 p. 100 de gaïacol ; il forme une poudre blanche en cristaux microscopiques, sans odeur, d'une saveur légèrement salée non désagréable, soluble dans 4 parties d'eau froide ; même en solution concentrée, il n'est pas caustique ; sa toxicité est très faible.

On peut l'incorporer dans un sirop à 1 p. 10 qui se conserve très longtemps (thiocol, 100 grammes ; eau distillée, 400 grammes ; sirop d'écorce d'orange amère, Q. S. pour 1 litre).

Le thiocol est facile à manier ; aux doses habituelles de 3 à 5 grammes par jour, il est bien toléré ; ce sont des avantages incontestables. Reste à savoir quelle est l'efficacité de ce produit : elle serait considérable s'il fallait en croire les nombreuses réclames qui se sont faites autour de lui ; le thiocol ne serait rien moins que la forme idéale de la médication créosotée ! Nous serions plutôt disposé à croire que, parmi les dérivés de la créosote, le thiocol est un des moins actifs.

Tanin (1).

Observations des anciens auteurs et des cliniciens de l'époque actuelle. — Le tanin a été employé d'abord chez les phtisiques au milieu du siècle dernier, pour lutter contre la débilité organique et contre le

(1) Debove, *Union méd.*, 1883, p. 170. — Wernaux, *Bull. gén. de thérap.*, 1863. — Leroy, *Bull. gén. de thérap.*, 15 mars 1875, et Études de thérapeutique, 1882. — Gubler, Commentaires thérapeutiques du Codex. — Lewin, *Virchow's Archiv*, 1888, Bd. LXXXI, p. 74. — Ravaud et Arnaud, Études exp. et clin. sur la tuberculose, t. II, 1888. — G. Arnaud, *Congrès de la tuberculose*, 1891. — Vacey Milsaux, *Congrès intern. de méd.*, Madrid, 1903.

symptôme « sueurs nocturnes » (Delioux). Un peu plus tard, Woillez, dans une excellente étude des propriétés antituberculeuses du tanin, a montré que, « dans les affections des organes respiratoires avec hypersécrétion bronchique, *le tanin agit sur l'élément catarrhal de la maladie*, que dans certaines phtisies *il a une influence incontestable sur l'évolution de la lésion tuberculeuse locale ainsi que sur l'état général lui-même qu'il améliore très sensiblement*, enfin que les tuberculeux soignés par le tanin obtiennent *des guérisons plus solides* ». Il a relaté de nombreuses observations où le tanin a été pris pendant des mois et des années sans aucune intolérance des voies digestives, et avec amélioration lente des lésions tuberculeuses (amoindrissement de la matité, disparition des râles). De son côté, Luton (de Reims) a fait connaître *les effets très favorables de l'extrait de feuilles de noyer dans les poussées aiguës de tuberculose* (abaissement de la courbe thermique, amélioration des fonctions digestives et des signes thoraciques). Dubosé (de Pau) est arrivé à la même époque à des conclusions analogues.

Plus récemment, l'utilité de la médication tannique en phtisiothérapie a été affirmée à nouveau par G. Arthaud, qui a présenté le tanin comme le « médicament biologique de la tuberculose » rendant l'organisme réfractaire à la contagion bacillaire et à l'extension des lésions tuberculeuses, et par V. Meunier (de Pau), qui l'emploie couramment depuis de longues années. Par contre, un grand nombre d'auteurs ont contesté et contestent encore l'efficacité du tanin dans la tuberculose, et Daremberg a fait le procès de cette médication, qui, dit-il, sèche les bronches, mais produit en même temps sur le tube digestif un tannage néfaste et malencontreux. A l'étranger, il ne semble pas que les observations favorables des cliniciens français aient converti les médecins à l'emploi thérapeutique du tanin chez les tuberculeux.

En présence de ces divergences d'opinions, il était intéressant de connaître les effets du tanin **dans la tuberculose expérimentale**. Raymond et Arthaud ont publié, en 1888, les résultats de quelques recherches entreprises chez le lapin, mais bientôt interrompues : d'après eux, l'administration du tanin à la dose de 1 gramme par jour arrêterait net chez le lapin le développement d'une tuberculose d'inoculation : ces expériences sommaires, non contrôlées ni reproduites, faites sur une espèce animale qui est très réfractaire à la tuberculose humaine, — ce qu'on ignorait à cette époque, — ne sauraient avoir de valeur démonstrative ; du travail de ces auteurs, on doit retenir les observations cliniques fort intéressantes, mais non leurs recherches expérimentales. Sabrazés a constaté que, chez le cobaye, une tuberculose évoluant chez les témoins en deux ou trois mois n'est *aucunement modifiée* par l'administration du tanin à hautes doses. Nous avons repris l'étude expérimentale de cette question chez le cobaye et chez le porc, et nous sommes arrivé aux résultats suivants (1) : l'ingestion

(1) Les expériences ont été publiées dans le volume des Rapports sur les travaux entrepris en 1909 au moyen des subventions de la Caisse des recherches scientifiques (Melun, 1910).

de tanin à la dose quotidienne de 0ᵍʳ,50 n'exerce pas d'action d'arrêt sur la tuberculose expérimentale du **cobaye**, même quand il s'agit d'une tuberculose à marche lente : le seul *résultat* qu'on obtienne d'une manière inconstante est une certaine survie avec retard dans l'apparition de la cachexie terminale. Ce résultat, en grande partie négatif, ne permet nullement, en raison de la gravité de la tuberculose chez le cobaye, de conclure à l'inefficacité de la médication tannique dans la tuberculose pulmonaire de l'homme ; on arrive à des conclusions sensiblement différentes si l'on choisit comme sujet d'expérience le **porc**, dont la tuberculose revêt une marche lente, par étapes successives, parfaitement comparable à l'évolution de la tuberculose chronique de l'homme. Nos expériences ont été faites sur 14 porcs divisés en trois lots et inoculés dans le péritoine ; 8 d'entre eux ont reçu quotidiennement 4 à 8 grammes de tanin ; cette médication n'a pas empêché la formation des lésions locales du péritoine et des lésions ganglionnaires correspondantes ; elle n'a pas empêché non plus la propagation de la tuberculose par voie lymphatique aux ganglions thoraciques, donc *elle n'a pas rendu le terrain réfractaire à la colonisation du bacille du Koch*. Mais, dans nos trois séries d'expériences, l'évolution tuberculeuse chez les animaux soumis au tanin a été *moins progressive et bien moins grave que chez les témoins* ; cette influence du tanin s'est manifestée non seulement sur l'*état général* et sur le *poids*, mais sur les *lésions*, qui, chez les animaux soignés, étaient moins avancées et moins étendues et ne s'étaient pas propagées aux poumons, tandis que les témoins (à l'exception d'un seul) présentaient de nombreux tubercules miliaires disséminés dans les poumons.

Avec toutes les réserves que comporte le nombre peu élevé d'animaux mis en expérience, il résulte de ces faits que le tanin exerce chez le porc une *action nettement favorable sur l'évolution des tuberculoses expérimentales à marche lente.*

Tanins utilisables en phtisiothérapie. — Pour employer sans dangers la médication tannique chez les tuberculeux, il est indispensable de se servir de tanins aisément tolérés par les voies digestives.

Arthaud a montré que le *tanin à l'éther* est très irritant pour l'estomac et qu'on doit prescrire du tanin à l'alcool ; mais il y a dans le commerce un grand nombre de tanins « à l'alcool » impurs, mal préparés, qui déterminent rapidement, comme le tanin à l'éther, des troubles dyspeptiques graves et même des vomissements ; on devra donc prévenir les malades des accidents auxquels ils s'exposent en ingérant du tanin de mauvaise qualité.

Deux sortes de tanins sont utilisables : 1° le *tanin de la noix de galle, préparé à l'alcool, chimiquement pur* (celui de Merck offre toutes garanties, mais ne présente aucune supériorité sur les tanins à l'alcool de bonne qualité qu'on peut se procurer couramment dans les maisons françaises de produits chimiques ; tous ceux que nous avons essayés nous ont donné des résultats identiques) ; 2° les *tanins dits physiologiques*, qui sont moins actifs, mais plus facilement tolérés par les estomacs délicats : extraits de quinquina, de cachou, de ratanhia, de feuilles de noyers.

Pour le *quinquina*, on choisira du quinquina gris (extrait aqueux de quinquina Huanuco), qui rend surtout des services au décours des poussées évolutives, chez des malades anorexiques dont l'appétit est stimulé par l'amertume de ce produit.

L'*extrait de cachou*, facilement supporté, mais d'une activité peu considérable, sera prescrit chez les enfants ; on emploiera, de préférence au cachou brut qui renferme des impuretés en quantité variable, du cachou repris par l'eau et évaporé dans le vide pour donner un extrait sec : celui-ci forme une masse brunâtre, poreuse et légère, qui se pulvérise très facilement et se dissout rapidement dans l'eau chaude en laissant très peu de résidus, mais difficilement dans l'eau froide.

L'*extrait de ratanhia* est particulièrement indiqué chez les tuberculeux ayant fréquemment de la diarrhée.

L'*extrait de feuilles de noyer*, préparé dans le vide avec toutes les précautions nécessaires, représente la forme la plus douce, la mieux supportée de la médication tannique : c'est par ce produit que d'ordinaire nous commençons le traitement, et nous ne passons au tanin à l'alcool qu'après avoir accoutumé l'estomac de nos malades, pendant quelques semaines, à l'action de l'extrait de noyer.

Y a-t-il lieu de redouter les *effets du tanin sur les voies digestives*? On rencontre un petit nombre de malades qui ne supportent pas le tanin, sous quelque forme que ce soit et, plus souvent, des sujets qui ne peuvent tolérer la médication tannique qu'à la condition de l'interrompre de temps en temps ; mais, chez la majorité des tuberculeux n'ayant pas de tare digestive préexistante, le tanin, bien administré, à doses moyennes, est pris sans difficulté pendant un temps prolongé et n'a d'effets secondaires fâcheux ni sur l'estomac, ni sur l'intestin : il produit rarement de la constipation.

Lewin a établi : 1° que la digestion artificielle de l'albumine se fait normalement en présence de tanin, lequel n'empêche pas la formation des peptones et n'altère pas celles-ci ; la pepsine, elle non plus, n'est pas précipitée en solution chlorhydrique ; 2° que, dans l'intestin, le tanin ou ses combinaisons sont solubilisés par les alcalis libres et rendus ainsi assimilables sous forme de tannates alcalins ; 3° que le tanin, sous cette forme de tannates alcalins, pénètre dans la circulation et dans les différentes parties du corps avec ses propriétés chimiques et son action pharmaco-dynamique entières.

Modes d'administration et doses. — Le tanin doit être prescrit : 1° à *doses quotidiennes suffisantes*, environ 2 grammes à 2gr,50 de tanin à l'alcool, ou 4 à 5 grammes d'extrait de noyer (chez l'adulte) ; 2° *pendant un temps prolongé* ; le tanin ne peut agir efficacement sur les tuberculeux que si, pendant plusieurs mois au moins, le traitement est continué.

Pour le faire tolérer, on devra *accoutumer l'estomac graduellement* à des doses croissantes, *suspendre la médication* s'il survient des crampes d'estomac, des brûlures, des mauvaises digestions, *administrer le médicament sous une forme qui ne soit pas irritante.*

Avec Lewin, nous croyons contre-indiquée l'ingestion de tanin en poudre ; c'est dire que nous n'employons jamais le tanin en cachets ou en bols, mais uniquement en *solutions* étendues, données à la *fin des repas*, ce qui réduit au minimum l'action nocive sur la muqueuse gastrique.

Pour le *tanin à l'alcool*, le meilleur procédé consiste à préparer un sirop contenant 1 gramme de tanin par cuillerée à soupe, et à faire prendre à la fin de chaque repas une cuillerée de ce sirop mélangée à 100 grammes de lait ; le goût désagréable du tanin est ainsi masqué complètement, et ce mélange, où le tanin entre en combinaison, n'est pas irritant pour l'estomac. Comme variante de ce procédé, on peut mesurer 1 gramme de tanin avec une petite cuillère de buis jaugée, dissoudre la poudre dans un peu d'eau, ajouter le sucre puis le lait ;

Pour les *tanins physiologiques*, nous employons les formules suivantes :

Sirop de quinquina au 1/10 en volume.

Extrait aqueux de quinquina Huanuco..	100 grammes.
Kirsch..	50 cent. cubes.
Eau, Q. S. pour,.................................	500 —
Sucre (environ 800 gr.), Q. S. pour 1 litre de sirop.	

Ce sirop se conserve indéfiniment ; il est agréable au goût ; une cuillerée à soupe contient 1gr,50 d'extrait. A prendre pur ou additionné d'eau.

Solution mère d'extrait de noyer au 1/5.

Extrait de feuilles de noyer..................	60 grammes.
Glycérine..	120 —
Eau, Q. S. pour.................................	300 cent. cubes.

Une cuillerée à café de 5 centimètres cubes contient 1 gramme d'extrait ; au moment de l'emploi, on ajoute la quantité voulue à de l'eau sucrée aromatisée avec un peu d'essence d'anis. Cette solution mère se conserve indéfiniment ; on peut en supprimer la glycérine, qui est parfois offensive pour l'estomac ; mais alors la solution ne se conserve pas plus de quinze jours.

Potion d'extrait de noyer (dose quotidienne).

Extrait de feuilles de noyer............	4 grammes.
Sirop d'écorce d'orange amère..........	30 —
Glycirrhizine........................	2 petites paillettes.
Eau, Q. S. pour......................	125 cent. cubes.

Action thérapeutique et indications du tanin. — 1° Le tanin, donné à très hautes doses, rend les tissus et le sang imputrescibles : H. Bouley (cité par Gubler) a constaté cette imputrescibilité du sang chez les chevaux à la suite de l'ingestion d'une centaine de grammes de tanin en cinq jours. Par un phénomène qui est sans doute du même ordre, le tanin fait *obstacle dans une certaine mesure à la dissémination du bacille dans l'organisme* (ainsi que nous l'avons dit), mais cette action est peu intense et exige l'ingestion quotidienne et prolongée de doses assez fortes.

2° Le tanin *facilite et active l'assèchement des bronches*, à condition qu'on ne soit pas en présence de bronchites chroniques invétérées ou de bronchectasies.

3° Il paraît *favoriser la résolution des congestions pérituberculeuses récentes* et agir utilement chez les sujets enclins aux hémoptysies.

4° Il provoque des *réactions de foyer*, qui ont été signalées et décrites par G. Arthaud, mais d'une manière trop schématique. D'après Arthaud, chez les malades ayant des lésions récentes en voie de germination, on verrait, *sous l'influence du tanin*, les périodes suivantes « se succéder avec une régularité parfaite et pouvoir être prévues à l'avance avec une rigueur presque mathématique ». La période de respiration rude succéderait au bout d'une quinzaine de jours à la période initiale d'obscurité respiratoire et aurait une durée d'un mois environ ; puis apparaîtraient les craquements et les râles, cette phase de ramollissement persistant un mois et demi à deux mois ; ensuite, les râles diminueraient, et le foyer tuberculeux ne présenterait plus, vers le quatrième ou cinquième mois, que des signes de sclérose régressive.

L'évolution et la nature des lésions tuberculeuses sont trop variables pour s'accommoder d'une description aussi rigide ; il n'est pas douteux que le tanin ne facilite, moins énergiquement que la tuberculine, moins brutalement que la créosote, plus nettement que l'hétol, le ramollissement et l'élimination de la matière caséeuse et qu'il ne soit favorable à la transformation scléreuse des foyers morbides, mais ces modifications se produisent de façons très diverses. Quelquefois, dans de vieilles lésions torpides immobilisées depuis longtemps ou dans des tuberculoses fibro-caséeuses évolutives, la réaction due au tanin est si intense qu'on assiste à l'éclosion d'une grosse poussée inflammatoire accompagnée de fièvre et de signes de bronchopneumonie aiguë ; on entend se creuser en peu de temps une caverne dans les zones primitivement mates et obscures ; l'expectoration, qui faisait défaut, devient abondante et bacillifère ; l'élimination se continue en s'atténuant pendant plusieurs mois, puis la lésion s'assèche et se sclérose, mais très lentement.

D'autres fois, les réactions de foyer provoquées par le tanin dans des lésions fibro-caséeuses ouvertes, récentes ou anciennes, sont si minimes qu'elles restent absolument ignorées du malade et qu'elles se bornent à des augmentations passagères et insignifiantes du nombre ou de l'humidité des râles pulmonaires. Beaucoup de malades peuvent même être soignés par le tanin pendant des mois et des années sans présenter de réaction de foyer nettement caractérisée.

Entre ces deux types extrêmes de réactions, les unes hâtives et violentes, les autres atténuées et douteuses, on trouve bien entendu de nombreux intermédiaires, sur lesquels il n'y a pas lieu d'insister. Quand on donne du tanin à un malade, il faut suivre par l'auscultation les modifications réactionnelles du foyer tuberculeux, interrompre ou supprimer la médication si la réaction est défavorable ou trop intense, la continuer au contraire si la réaction reste peu considérable, ce qui est le cas le plus fréquent : c'est même en raison de la bénignité habituelle des réactions causées par le tanin que ce médicament, à l'inverse de la créosote, peut être prescrit sans danger à un grand nombre de sujets porteurs de lésions tuberculeuses étendues et graves, à des malades en pleine poussée aiguë ou subaiguë, à des tuberculeux ayant une forte tendance aux réactions congestives. Au contraire, en présence de foyers latents très peu sensibles aux influences réactionnelles, on aura recours à la créosote, ou à la tuberculine, ou bien on rendra l'action du tanin plus énergique (mais aussi beaucoup plus dangereuse) en lui associant l'iode ou les iodures.

Les faits que nous venons d'exposer légitiment l'introduction et le maintien de la médication tannique en phtisiothérapie : *le tanin est un bon médicament, souvent utile* ; cela ne veut pas dire qu'il convienne toujours aux tuberculeux ; beaucoup d'entre eux, mis au tanin pendant un temps prolongé, ne tirent aucun bénéfice apparent de cette médication ; d'autres présentent des symptômes indiquant une action fâcheuse sur les fonctions digestives ; d'autres enfin subissent, sous l'influence du tanin, une série de réactions de foyers défavorables ; enfin, d'après Plicque, le tanin est nuisible dans les phtisies fibreuses étendues avec dyspnée et retentissement cardiaque. C'est à cela que se bornent les *contre-indications* du tanin ; elles résultent beaucoup moins de la forme de tuberculose et de l'activité lésionale que des particularités individuelles montrant, après une certaine période de traitement, que le malade a intérêt à ne pas continuer la médication.

Doit-on essayer le tanin, par principe, chez la plupart des tuberculeux dont les fonctions digestives paraissent aptes à le supporter ? Nous ne le pensons pas. Quand, sous l'influence d'un traitement diététo-hygiénique bien conduit, les signes évolutifs s'éteignent et que la régression lésionale se fait rapidement, il est préférable de ne pas troubler les actes spontanés de défense anti-tuberculeuse par une médication dont il est impossible de mesurer à l'avance les effets précis. Au contraire, quand les phénomènes évolutifs persistent malgré les bonnes conditions de cure, ou quand le malade reste stationnaire, on est absolument autorisé à recourir à la médication tannique, en se réservant de l'interrompre si des réactions trop intenses apparaissent ou si l'estomac ne s'en accommode pas. Employée ainsi avec prudence, après observation préalable du malade, la médication tannique peut rendre de grands services *dans la convalescence des poussées évolutives, dans les tuberculoses en germination fébriles, dans les formes larvées d'infection bacillaire subaiguë et aussi dans les tuberculoses banales apyrétiques*, toutes les fois qu'il y a indication soit à augmenter la résistance antibacillaire de malades se défendant mal, soit à modifier des lésions fibro-caséeuses stationnaires, soit à assécher des bronchites tuberculeuses persistantes.

Les iodiques.

La médication iodique est employée couramment depuis le milieu du siècle dernier chez les **enfants lymphatiques pâles et débiles**, chez les **scrofuleux**, comme dans certaines **formes lentes ou larvées de tuberculose pulmonaire** et aussi à titre de **résolutif des reliquats de poussées tuberculeuses bénignes de la plèvre et du poumon**. Dans tous ces états morbides, les préparations d'iode ont une incontestable utilité, nettement établie par l'observation clinique, et sans doute explicable par deux modes d'action des iodiques, que les travaux récents ont mis en lumière : 1° *une augmentation d'activité des tissus lymphoïdes avec stimulation de la puissance phagocytaire des leucocytes*, se produisant surtout avec les composés iodorganiques (Heinz, Lortat-Jacob) ; 2° une *action lymphagogue* (Pouchet) par transsudation du plasma sanguin dans les espaces lymphatiques, phénomènes d'osmose consécutifs et finalement

« drainage des tissus et des exsudats », se produisant surtout avec les iodures. De fait, Cantacuzène a constaté que l'iodure de potassium favorise chez le cobaye la résorption des néoformations pathologiques produites par inoculation de bacilles tuberculeux dégraissés.

D'autre part, Germain Sée a montré que l'iode exerce *sur les muqueuses respiratoires un effet sécréteur* « très remarquable chez les individus atteints d'asthme et surtout du catarrhe sec, qui marque le début de la tuberculose. Dans ces cas, où d'ordinaire on ne constate pas un râle sec ni sonore, la médication iodée produit en quelques jours une bien plus grande facilité de la respiration et une toux plus grasse, moins pénible ». Ces phénomènes d'hypersécrétion bronchique et de fluidification des exsudats alvéolaires peuvent, comme le drainage lymphatique des tissus, hâter et rendre plus complète **la régression et l'expulsion d'un reliquat lésional broncho-alvéolaire.** Pour ces raisons, l'emploi des iodiques est fréquemment indiqué dans les **tuberculoses fibreuses accompagnées de bronchite sèche, d'emphysème ou d'asthme.**

Enfin l'iode produit des *réactions congestives et inflammatoires au niveau des foyers d'infiltration tuberculeuse des poumons* ; ces réactions peuvent être provoquées par tous les iodiques, mais ce sont les iodures alcalins qui donnent les réactions de beaucoup les plus rapides et les plus intenses ; depuis que cette propriété des iodures a été signalée par Germain Sée (1), puis par Sticker (2), elle a été appliquée souvent au diagnostic **(épreuve de l'iodure)** : en prescrivant l'iodure de potassium pendant cinq, dix, quinze jours à la dose quotidienne de 0,50 à 1,50 suivant les cas et en surveillant les zones suspectes, on voit apparaître des râles et des frottements qui révèlent l'existence de lésions bacillaires parenchymateuses ou bronchiques ou pleurales ; le nombre, l'étendue, la confluence des râles, l'augmentation concomitante de l'expectoration, l'apparition de bacilles dans les crachats, enfin la facilité de production de ces réactions fournissent de bons renseignements sur l'état lésional ; Sticker a même prétendu (ce qui est excessif) qu'on pourrait obtenir avec l'iodure des réactions aussi précises qu'avec la tuberculine. — L'utilisation des composés iodiques en phtisiothérapie doit être très prudente en raison même de la facilité avec laquelle ils congestionnent les poumons tuberculeux et provoquent des réactions de foyer pouvant conduire à des hémoptysies, à des poussées inflammatoires, à des reprises d'activité du processus bacillaire. Aussi la médication iodique deviendrait-elle nocive, si on l'appliquait au hasard à n'importe quel

---

(1) Germain Sée, De la phtisie bacillaire des poumons, 1884.
(2) G. Sticker, *Münch. med. Woch.*, 1889, n° 17 et *Centralbl. f. klin. Med.*, 1891, n° 3.

tuberculeux ; elle est absolument *contre-indiquée* chez tous les malades qui sont en évolution progressive ou qui, pour des raisons diverses, ne doivent pas être exposés à une congestion active des zones tuberculisées.

Elle est également contre-indiquée, en raison de son action désassimilatrice, chez les tuberculeux qui engraissent difficilement ou qui présentent des signes de décalcification ; enfin elle est contre-indiquée chez les tuberculeux dyspeptiques.

Ses **indications** principales, en plus de celles que nous avons déjà signalées (1), se trouvent dans les **tuberculoses ganglio-pulmonaires latentes** de l'enfance et de l'adolescence et dans bon nombre de **tuberculoses fibro-caséeuses torpides**, qui semblent devoir subir avec avantage un remaniement thérapeutique : en particulier, certaines lésions, que la médication tannique ne modifie pas, s'améliorent quand on ajoute de l'iode au tanin.

Modes d'administration. — La *teinture d'iode*, administrée à l'intérieur à la dose de X à XX gouttes, exerce généralement une action nocive sur l'estomac, même quand on la mélange à du lait, ou (comme le conseillait Guéneau de Mussy) à de l'eau de riz, pour former de l'iodure d'amidon. C'est une forme peu recommandable d'iodothérapie.

Les *iodures alcalins* ont l'inconvénient de produire assez facilement de l'iodisme et d'agir avec une intensité qui souvent est trop grande pour des tuberculeux ; ils seront employés principalement : 1° dans les tuberculoses fibreuses associées à l'asthme, à l'emphysème, ou compliquées de pleurites, de catarrhe des bronches sans expectoration abondante, de dyspnée, à la dose quotidienne de 0gr,30 à 1gr,50 ; 2° dans la convalescence de pleurésies tuberculeuses sans lésions pulmonaires apparentes ; 3° à toutes petites doses longtemps continuées, chez les jeunes sujets lymphatiques paraissant menacés de tuberculose (Potain).

Pour éviter l'irritation de la muqueuse gastrique et réduire au minimum les accidents d'iodisme, on les donnera à doses fractionnées, au milieu des repas, toujours sous forme d'eau alcaline iodurée, additionnée ou non de lait :

> Iodure de potassium *chimiquement pur*......   10 grammes.
> Bicarbonate de soude *chimiquement pur*.....   8   —
> Phosphate de soude sec...........................   4   —
> Sulfate de soude sec..............................   2   —
> Eau ordinaire bouillie décantée, Q. S. pour...   1 litre.
>
> (Formule de Bourget.)

Les *préparations ioduro-tanniques* conviennent dans les tuberculoses pulmonaires très torpides, immobilisées, ouvertes ou fermées, peu sensibles aux influences réactionnelles.

(1) La question de la syphilis associée à la tuberculose sera examinée au chapitre x.

Iodure de potassium	8 grammes.
Tanin à l'alcool chimiquement pur	20 —
Cognac	60 —
Eau, Q. S. pour	300 cent. cubes.

Une cuillerée à soupe à la fin de chacun des deux principaux repas dans 100 grammes de lait sucré.

Les *préparations iodotanniques* constituent le meilleur mode d'administration de l'iode toutes les fois qu'on veut éviter au malade une action trop brutale et qu'on désire continuer la médication iodée pendant un temps prolongé, dont la durée est augmentée encore par la grande lenteur d'élimination des combinaisons iodorganiques. C'est un traitement d'une efficacité indéniable dans les cas suivants : chez les tuberculeux pulmonaires ayant des formes bénignes accompagnées de tuberculose ganglionnaire ; chez les scrofuleux ; chez les petits lymphatiques présentant des signes de suspicion de tuberculose et dont il importe de stimuler la vitalité générale languissante ; chez les enfants atteints de tuberculoses ganglio-pulmonaires latentes ; chez les convalescents de poussées évolutives légères ; enfin dans beaucoup de tuberculoses pulmonaires fibro-caséeuses, apyrétiques et bien supportées, qui paraissent demeurer stationnaires.

Quand on recherche seulement l'action de l'iode en combinaison organique, on peut employer une des préparations iodotanniques usuelles, dans lesquelles la dose de tanin est trop faible pour avoir, par elle-même, des effets thérapeutiques.

	13 cm³ contiennent :
Sirop iodotannique des hôpitaux de Paris	0gr,016 d'iode.
Sirop de raifort iodé du *Codex* (1908)	0gr,02 —
Sirop iodotannique (à l'extrait de ratanhia) du Dorvault	0gr,04 —

Mais, en général, dans la tuberculose pulmonaire, il est préférable d'associer l'iode à une dose vraiment active de tanin. Nous employons les formules suivantes :

Sirop iodo-cachoutannique.

Extrait sec de cachou	80 grammes.
Eau chaude, Q. S. pour former après dissolution et filtration	500 cent. cubes.
Sucre en morceaux (dissoudre à froid)	700 grammes.

Ajouter :

Iode bisublimé	1,65
Alcool à 90°	30 cent. cubes.

Compléter le volume à un litre.

Ce sirop, qui se conserve indéfiniment, est très bien toléré par l'estomac pendant un temps prolongé ; il représente une forme excellente de la médication iodotannique chez l'enfant, à la dose quotidienne de deux à six cuillerées à café, suivant l'âge, données à la fin des repas, dans un peu d'eau.

Sirop d'extrait de noyer iodé.

Extrait de feuilles de noyer.................... 100 grammes.
Eau.. 130 cent. cubes.
Sirop de sucre..................................... 770   —

  Ajouter :

Iode...   1,30
Alcool à 90°...   30 cent. cubes.

On obtient ainsi un litre de sirop, dont une cuillerée de 15 centimètres cubes renferme 2 centigrammes d'iode et 1gr,50 d'extrait de noyer ; faire prendre aux adultes une cuillerée à soupe à la fin de chacun des deux principaux repas. Pour avoir une préparation plus active, on remplacera dans cette formule l'extrait de noyer par 65 grammes de *tanin à l'alcool*, dissous dans 170 grammes d'eau.

Les préparations iodotanniques sont habituellement bien supportées par les voies digestives, moins bien cependant que les préparations tanniques correspondantes ; aussi est-il prudent de suspendre de temps en temps leur administration.

Les *huiles iodées* permettent de faire absorber l'iode très lentement et sans fatiguer l'estomac ; une des plus employées est l'*iodipine* (huile de sésame renfermant 10 p. 100 d'iode ou davantage), qui traverse l'estomac et l'intestin sans modification et se décompose ensuite dans l'organisme avec une grande lenteur : on la donne aux doses de deux à quatre cuillerées à café par jour ; elle peut aussi être injectée sous la peau, mais produit alors plus facilement des réactions du foyer tuberculeux.

L'*iothion*, composé gras volatil très riche en iode combiné, est un liquide jaunâtre huileux qui, incorporé à un mélange de lanoline et de vaseline à la dose de 25-50 p. 100, peut pénétrer par onctions au travers de la peau : cette forme de médication iodique par voie cutanée serait, dit-on, très efficace dans les tuberculoses pulmonaires latentes des scrofuleux et des hérédo-syphilitiques.

L'*iodure de fer* occupe une place à part dans les préparations iodiques, car il fait absorber à la fois de l'iode, qui s'élimine par les urines, et du fer, qui s'élimine par l'intestin ; c'est, par excellence, le médicament du lymphatisme et de la scrofule compliqués d'anémie, mais il convient aussi à beaucoup de formes larvées ou très torpides de tuberculose pulmonaire avec syndrome chloro-anémique. Aux adultes, on donne deux cuillerées à soupe par jour de sirop d'iodure de fer.

Les arsenicaux.

Peu de médicaments ont été aussi vantés en phtisiothérapie ; les anciens auteurs insistaient sur l'action *reconstituante* de l'arsenic chez les phtisiques ; en 1883, Buchner crut avoir trouvé dans l'arsenic le moyen de rendre les cellules exceptionnellement *résistantes vis-à-vis du bacille* ! Depuis, de nombreux médecins ont présenté les arsenicaux comme des médicaments très efficaces pour exalter la défense antituberculeuse de l'organisme, et ces affirmations sont devenues plus formelles encore lorsque A. Gautier introduisit en thérapeutique les composés arsenicaux organiques, « où l'arsenic a perdu sa toxicité dangereuse, en conservant, en accentuant même ses propriétés curatives, toniques, excitantes et antiseptiques ».

En réalité, les divers arsenicaux employés jusqu'à présent chez les tuberculeux n'ont pas tenu ces promesses ; sans doute, ils rendent d'incontestables services chez bon nombre de malades à nutrition languissante et peuvent modérer la consomption ; mais ils n'ont, directement, aucune action favorable sur les lésions bacillaires, et ils semblent ne devoir occuper qu'une place tout à fait secondaire parmi les médicaments « antituberculeux » proprement dits. *C'est à tort, croyons-nous, que tant de médecins prescrivent, au début des évolutions bacillaires, l'arsenic d'une manière systématique*, pensant trouver en lui un auxiliaire précieux, ce qui est une pure illusion ; à ces malades, ils font dépenser leurs forces en pure perte, en les stimulant artificiellement par des injections de cacodylate de soude, alors qu'il fallait au contraire arrêter la germination tuberculeuse par une cure de repos et d'air pur.

Les **effets de l'arsenic** se traduisent d'abord par une *stimulation du système nerveux*, surtout manifeste quand on donne le médicament par voie sous-cutanée ; on peut ainsi relever l'état des forces de tuberculeux déprimés et rendre l'espoir de la guérison à des malades qui se croyaient perdus.

Mais surtout l'arsenic exerce une *action favorable sur la nutrition* : l'appétit se réveille et le poids du corps augmente rapidement, parfois dans une forte proportion (sans que les échanges respiratoires subissent de modifications caractéristiques) ; l'augmentation du poids est due surtout, mais non uniquement, à l'engraissement ; en plus de l'accumulation de graisse, il se fait aussi une plus grande fixation d'azote dans l'organisme, ainsi que l'ont montré les recherches expérimentales poursuivies dans les laboratoires de von Noorden et de Cloetta.

Parallèlement à cette action sur la nutrition, on peut observer chez les anémiques une *augmentation de la teneur du sang en hémoglobine*.

Ces bons effets de l'arsenic ne s'obtiennent pas chez tous les tuberculeux : ils font souvent défaut quand on les recherche dans les cas où la cure sanatoriale a été impuissante à procurer au malade un bon état général et un embonpoint normal ; d'autres fois, au contraire, le traitement arsenical complète utilement l'action d'une cure diététo-hygiénique ; *a fortiori* est-il avantageux pour un certain nombre de tuberculeux soignés en cure libre et continuant à travailler.

Mais il faut connaître aussi les *mauvais effets* d'une cure arsenicale mal supportée, abstraction faite des phénomènes d'intoxication dus à des doses trop élevées ou trop longtemps continuées. — La plupart des arsenicaux provoquent facilement des troubles digestifs ; ils sont donc contre-indiqués chez les malades ayant une dyspepsie stomacale ou intestinale ou des tares hépatiques. — Donnés à dose un peu forte, notamment sous forme de liqueur de Fowler, ils peuvent agir d'une manière fâcheuse sur le cœur, en augmentant la tachycardie ou en faisant apparaître des palpitations. — Ils occasionnent dans certaines conditions, chez les tuberculeux, des congestions du poumon et des réactions de foyer, qui s'observent surtout à la suite des injections de cacodylate de soude ; aussi doit-on user de celles-ci avec une grande prudence chez les tuberculeux congestifs ou en pleine évolution progressive. — Notons enfin que le traitement arsenical ne doit jamais avoir pour but de pousser les malades à un engraissement considérable, non seulement inutile, mais nocif, et qui serait un phénomène toxique défavorable.

Dans la tuberculose pulmonaire, les **indications** des arsenicaux existent principalement : chez les sujets débilités par une tuberculose latente, chez les tuberculeux avérés sortis de la période franchement évolutive et qui restent trop maigres ou en état de déchéance, chez ceux dont la tuberculose se complique d'anémie invétérée ou de chloro-anémie, enfin dans les fièvres tuberculeuses chroniques avec nutrition compromise.

Modes d'administration. — Eaux minérales. — La plus riche en arsenic est l'*eau de Choussy-Perrière*, qui sort du rocher de La Bourboule à la température de 55°, et qui, transportée, conserve fort longtemps ses propriétés thérapeutiques : c'est une eau chlorurée et bicarbonatée sodique fortement arsenicale (28 milligrammes d'arséniate de soude par litre) : cette teneur en arsenic, considérable pour une eau minérale, est faible si on la compare à celle des préparations arsenicales usuelles de la pharmacopée (100 grammes d'eau de La Bourboule contiennent exactement la même quantité d'arsenic que *trois* gouttes de liqueur de Fowler), et cependant, avec des doses ne dépassant pas 200 à 300 grammes par jour d'eau de Choussy-Perrière, on obtient des effets thérapeutiques très marqués (relèvement de l'appétit, augmentation de poids) ; en raison de l'efficacité remarquable de ces eaux, où l'arsenic est véhiculé dans une sorte de « lymphe minérale », suivant l'expression de Gubler, beaucoup de médecins, depuis Guéneau de Mussy, ont une prédilection marquée pour cette forme de médication arsenicale, qui d'ailleurs est mieux supportée d'habitude que les préparations pharmaceutiques. On fait prendre l'eau de La Bourboule attiédie, au commencement de chaque repas, à doses progressives (50, 100, 150, jusqu'à 200 grammes par repas) ; transportée, elle convient très bien aux tuberculeux, pour qui elle ne présente pas les dangers de la cure bourboulienne faite sur place.

Composés minéraux. — Parmi eux, *l'arséniate de soude* est le plus facile à faire tolérer par l'estomac, en le donnant aux repas en solution très étendue. On emploie d'habitude une solution à 10 centigrammes pour 300 centimètres cubes (dont une cuillerée à café répond à un demi-milligramme d'acide arsénieux) à la dose de deux cuillerées à soupe par jour.

La *liqueur de Boudin* (solution à 1 p. 1 000 d'acide arsénieux) a une action plus énergique ; pour la manier commodément, on prescrira : liqueur de Boudin, 30 grammes ; sirop simple, 120 centimètres cubes ; une cuillerée à café renferme 1 milligramme d'acide arsénieux ; on fait prendre, à la fin de chacun des deux principaux repas, dans un peu de lait, successivement une, puis deux, jusqu'à cinq cuillerées à café ; au bout de quinze jours, on suspend le traitement pour ne pas fatiguer les voies digestives.

La *liqueur de Fowler* étant très irritante pour l'estomac, il convient de l'administrer par voie rectale, suivant la méthode de Vinay, largement utilisée chez les tuberculeux par Renaut (de Lyon) : ce médecin conseille des petits lavements, donnés avec une seringue *ad hoc*, de 5 centimètres cubes d'une dilution de liqueur de Fowler à 1 p. 15. On peut employer aussi, avec une parfaite tolérance (chez l'adulte), la solution de liqueur de Fowler à 1 p. 10 (eau distillée, 45 ; liqueur, 5), dont 5 centimètres cubes renferment 5 milligrammes d'acide arsénieux. La série de lavements analogue à celle que préconise Renaut est obtenue en donnant : pendant cinq jours un lavement de 5 centimètres cubes le soir, au coucher ; pendant les cinq jours suivants, un lavement semblable matin et soir ; pendant cinq autres jours, trois lavements par jour ; puis repos d'une semaine. Ensuite, on reprend cette série, au besoin pendant plusieurs mois. Chaque série de lavements apporte au malade 15 centigrammes d'acide arsénieux. Chez les enfants de sept à dix ans, on emploierait de la même manière une dilution de liqueur de Fowler à 1 p. 60.

Composés organiques. — Le *cacodylate de soude*, pris par voie buccale et même rectale, est souvent transformé partiellement en oxyde de cacodyle qui communique à l'haleine une odeur alliacée et détermine des troubles dyspeptiques, puis de la gastrite si on prolonge la médication ; aussi doit-il surtout être réservé pour la voie hypodermique ; ces injections permettent d'obtenir au maximum, chez les tuberculeux, les effets de stimulation générale et d'excitation de la nutrition qu'on peut attendre de l'arsenic ; on emploie une solution à 5 p. 100, dont on injecte 1 centimètre cube tous les jours, par séries de huit à dix piqûres, séparées par des intervalles de huit jours. A. Gautier a montré que cette médication est tolérée pendant des mois, voire même des années ; mais les avantages d'un traitement arsenical aussi prolongé sont encore à démontrer.

Le *méthylarsinate disodique* (arrhénal) peut également être injecté sous la peau ; il paraît moins actif que le cacodylate et convient surtout aux malades qui ne supportent pas celui-ci. Son principal avantage est de pouvoir être donné par voie buccale, sans effets secondaires fâcheux sur les voies digestives, à la dose quotidienne de 2 à 5 centigrammes en solution aqueuse. Conformément aux recommandations de A. Gautier, pour éviter d'accumuler dans l'organisme un excès d'arsenic, on doit administrer l'arrhénal pendant quatre ou cinq jours de suite, imposer au malade un repos médicamenteux de même durée, pour recommencer. Avec cette précaution, on peut continuer le traitement tout le temps nécessaire.

Médicaments divers (1).

Huile de foie de morue. — La plupart des anciens médecins regardaient l'huile de foie de morue comme le remède *par excellence* de la tuberculose pulmonaire, et certains auteurs modernes lui attribuent toutes sortes de propriétés mystérieuses (dues aux matériaux biliaires, aux lipoïdes, aux ferments hépatiques, aux combinaisons organiques iodées, phosphorées, aux alcaloïdes qu'elle renferme), en raison desquelles l'huile de foie de morue aurait une action puissante, *vraiment spéciale*, sur les phénomènes intimes de la nutrition, sur la réparation des tissus, voire même sur la défense antibacillaire.

Au contraire, beaucoup de cliniciens emploient l'huile de foie de morue simplement à titre d'*aliment gras beaucoup plus facilement assimilable que les autres huiles ou les autres corps gras.*

Quoi qu'il en soit, les beaux effets de ce médicament-aliment ne deviennent appréciables chez les tuberculeux que si *des doses relativement fortes* sont bien tolérées : comme l'ont montré Jaccoud, Grancher, Daremberg, la dose utile chez l'adulte est au minimum de 50 grammes par jour ; elle sera portée, si possible, à 80, 100, parfois 120, 150 grammes et davantage ; certains malades ont une tolérance étonnante pour cette huile, qui devient alors un agent très efficace de suralimentation. Il faut avouer, du reste, que chez les malades soumis à une bonne cure sanatoriale, dans la majorité des cas on n'augmente guère la puissance curative du traitement en prescrivant l'huile de foie de morue ; d'autres fois, au contraire, on obtient avec elle un relèvement manifeste et rapide de la nutrition et des forces, et c'est vraisemblablement par ce résultat, bien plutôt que par une action antituberculeuse (purement hypothétique), qu'elle influence dans un sens très favorable l'évolution morbide. En somme, comme le disait Grisolle : « L'huile de foie de morue est un médicament utile, mais qui n'a rien de spécifique et qu'on a beaucoup trop exalté. »

Elle est *indiquée* surtout chez ceux des tuberculeux apyrétiques qui, la digérant parfaitement et la prenant avec plaisir, peuvent en absorber d'assez grandes quantités sans que l'alimentation habituelle soit entravée ; le traitement ne sera continué que si les résultats cliniques paraissent satisfaisants (amélioration du faciès et des forces, augmentation de poids) et si, d'autre part, les fonctions digestives restent en parfait état (conservation de l'appétit, bonnes digestions stomacales et intestinales, selles normales, absence d'huile non digérée dans les matières fécales). Elle peut rendre également des services dans les formes fébriles, à condition qu'il s'agisse de fièvres tuberculeuses chroniques, de faible intensité, de fébricules tenaces plutôt que d'états fébriles. Elle est employée couramment, avec raison, chez les enfants menacés de tuberculose, chez les jeunes scrofuleux, chez qui souvent elle fait merveille, quand elle est bien digérée à dose de trois à six cuillerées à soupe (dans la seconde enfance) ; d'ailleurs, les enfants la digèrent d'habitude beaucoup plus facilement que les adultes.

Elle est *contre-indiquée* quand les malades, même avec des petites quantités, voient leur appétit diminuer ou leur digestion devenir moins bonne, ou la diarrhée apparaître.

Modes d'administration. — On emploie l'huile vierge de Norvège,

(1) La *médication sulfurée* sera étudiée au chapitre IX : *Traitement hydrominéral.*

jaune clair, à peine acide, préparée avec des foies frais et l'huile blonde ambrée, plus acide, plus riche en principes biliaires, préparée avec des foies ayant déjà subi un certain degré de fermentation, à l'exclusion : 1° des huiles brunes, qui renferment beaucoup de produit de putréfaction; 2° des huiles blanches qui ont été décolorées artificiellement. Les émulsions, assez faciles à préparer avec des jaunes d'œufs, renferment, au plus, 40 p. 100 d'huile; elles ne conviennent donc qu'au début du traitement, à la période des doses faibles.

La dose quotidienne sera prise dans un verre en une ou deux séances sans fractionner davantage, soit le matin à jeun, une demi-heure avant le premier déjeuner, soit vers dix heures du matin, avant une promenade, soit au commencement ou à la fin des principaux repas.

Pour masquer le goût de l'huile de foie de morue, on a proposé les moyens suivants : administration dans du pain azyme ou sous forme d'émulsion aromatisée avec de l'essence d'amandes amères ; mastication préalable d'écorces d'oranges ou de quartiers d'oranges ou de citron ; huile dissimulée dans un verre de bière mousseuse entre la mousse et le liquide ; agitation de l'huile avec son volume d'eau de laurier-cerise qu'on décante ensuite ; addition à l'huile d'eau-de-vie, de sirop d'éther, d'essence d'anis, de sirop antiscorbutique, — ingestion préalable de sirop de quinquina, de curaçao, de kirsch, — lavage de la bouche avant et après l'ingestion avec du café, du cognac, du jus de citron, de l'eau de menthe. — Surtout il faut agir par persuasion, en faisant comprendre au malade que la répugnance qu'il éprouve ne sera que transitoire et n'empêchera pas la bonne assimilation du médicament.

Pour faciliter la tolérance, on doit : 1° procéder graduellement dans la prescription des doses, surtout au début, en commençant par une cuillerée à soupe par jour; 2° faire faire une promenade après l'ingestion des fortes doses, car, dit Daremberg, on ne les digère bien qu'avec ses jambes; 3° suspendre la médication au premier signe d'anorexie, de fatigue stomacale, intestinale ou hépatique, ou de mauvaise assimilation; 4° même en l'absence de ces signes, interrompre systématiquement de temps en temps le traitement pour laisser reposer l'intestin et le foie.

D'habitude on ne prescrit l'huile de foie de morue que pendant la saison froide, parce qu'à ce moment l'appétit est plus vif et plus régulier qu'en été.

Cinnamate de soude (HÉTOL (1)). — De 1888 à 1898, Landerer a fait connaître les résultats expérimentaux fort intéressants qu'il a obtenus chez le lapin avec ce corps doué de propriétés chimiotactiques positives très marquées; en l'injectant dans les veines, on provoque rapidement une leucocytose manifeste qui persiste vingt-quatre heures et qui s'accompagne, chez les animaux tuberculeux, d'une *infiltration leucocytaire abondante autour des foyers morbides*. La répétition des injections aurait pour effets de *limiter la fonte caséeuse* ainsi que l'extension progressive des tubercules et de *favoriser beaucoup leur transformation scléreuse*.

Cliniquement, Landerer déclara obtenir dans la tuberculose pulmonaire des résultats excellents, et, à la suite de ses communications, l'hétol fut employé assez largement pendant quelques années; puis, comme les effets de cette médication n'étaient pas aussi brillants que Landerer l'avait affirmé, comme, de plus, le traitement par injections intraveineuses exige

(1) LANDERER, Die Behandlung der T. mit Zimmtsäure, Leipzig, 1898 (Traduction française de J. Arquin, chez *J.-B. Baillière et fils*, 1899), et *Berl. Klinik*, mars 1901.

des précautions minutieuses, le cinnamate de soude tomba à peu près dans l'oubli ; quelques médecins pourtant ont continué à s'en servir, entre autres, Brasch, Goldschmidt, Alonso, Herrero ; récemment P. Reynier l'a préconisé à nouveau ; d'après les faits que nous avons observés, l'hétol, sans avoir une action antituberculeuse très puissante, n'est cependant pas indifférent ; il peut certainement être utile aux tuberculeux ; d'ailleurs, il n'est pas dangereux à manier si l'on se conforme aux indications de Landerer, car sa toxicité est nulle aux doses ou on l'emploie, et les réactions de foyer qu'il détermine restent inoffensives dans un traitement bien conduit : *mais les doses et la progression des doses doivent être adaptées strictement aux cas individuels et à la tolérance des malades* : une observation clinique attentive est indispensable pendant toute la durée du traitement.

Landerer recommande d'injecter l'hétol *par voie intraveineuse* ; le traitement est ainsi plus actif et n'offre vraiment pas de difficultés d'application. On utilise des solutions à 1, 2, et 3 p. 100 dans du sérum artificiel ; les solutions filtrées et stérilisées se conservent bien ; elles doivent être limpides et avoir une réaction très faiblement alcaline. La dose initiale sera d'autant plus faible que le malade sera plus gravement touché ; pour un adulte à lésions peu avancées, on commence par 1 milligramme. On fait trois injections par semaine, dans une des veines du pli du coude ou de l'avant-bras (rendues saillantes par une ligature élastique au niveau du bras), et on augmente chaque fois la dose d'un demi-milligramme s'il n'y a eu dans l'intervalle aucun symptôme réactionnel (fébricule, augmentation des râles, malaise) ; en cas de réaction, on diminue la dose et on espace les injections. Landerer déconseille les fortes doses, qui ne donnent pas de meilleurs résultats que les doses moyennes ; on ne dépassera pas, chez l'homme, 10 à 15, parfois 20 milligrammes ; chez la femme, 5 à 10 milligrammes, mais le traitement sera continué assez longtemps : quatre à cinq mois dans les cas légers, beaucoup plus longtemps dans les cas graves, par étapes successives de deux ou trois mois séparées par des interruptions de deux ou trois semaines. Après chaque intervalle de repos, on recommence les injections par les doses faibles.

Landerer a aussi employé l'hétol *en injections intramusculaires* dans la fesse ; c'est à ce mode d'administration que la plupart des partisans actuels de l'hétol donnent la préférence, en raison de sa plus grande commodité ; on peut monter alors à des doses de 30 à 50 centigrammes d'hétol, moins efficaces sans doute que des petites doses injectées dans les veines.

Le traitement réussit surtout dans les tuberculoses peu étendues et peu avancées, même quand elles sont fébriles ; il peut aussi être appliqué avec avantage aux tuberculeux à grosses lésions, encore aptes à se défendre.

Eucalyptol et goménol. — De toutes les essences antiseptiques, ce sont les seules qui soient employées couramment en phtisiothérapie, où elles ont complètement remplacé l'essence de térébenthine trop irritante.

L'eucalyptol est la partie active de l'essence d'eucalyptus ; le goménol, produit complexe qu'on extrait par distillation d'une plante exotique, renferme une forte proportion d'eucalyptol (65 p. 100).

Ces balsamiques, après ingestion ou injection sous-cutanée, pénètrent dans la circulation sanguine, puis s'éliminent par les poumons et par les urines ; ils peuvent donc influencer au passage les lésions pulmonaires ainsi que la muqueuse bronchique et rendre des services dans les *tuber-*

culoses *pulmonaires à forme catarrhale ou compliquées d'infections bron-chiques*; on emploie habituellement une solution huileuse au cinquième, qu'on injecte sous la peau, profondément, à la dose de 1 à 3 centimètres cubes tous les jours ou tous les deux jours. Il faut aller progressivement pour ne pas risquer de provoquer une réaction congestive des lésions pulmonaires. Dans les formes scléro-bronchitiques torpides, on peut atteindre, chez les malades tolérants, jusqu'à 15 et 20 centimètres cubes d'huile gomènolée tous les deux jours.

Camphre. — Les propriétés stimulantes, toni-cardiaques et antiseptiques de l'huile camphrée en injection hypodermique sont utilisées depuis 1889 par Alexander (1) d'une manière systématique et prolongée dans le traitement de la tuberculose pulmonaire, toutes les fois qu'il y a indication à *relever l'appétit*, à *tonifier le système nerveux ou le myocarde*, à *diminuer l'expectoration*, à *lutter contre une fièvre chronique consomptice*, enfin « à exercer une *action soporifique* qui dispensera de la morphine ou des autres hypnotiques dont l'action est si fâcheuse ».

Alexander a obtenu par cette méthode des résultats très satisfaisants chez les tuberculeux apyrétiques déprimés qui se défendent mal et chez des tuberculeux fébriles ; il dit avoir amélioré des phtisiques avancés dont le sort est si lamentable. Huchard et Faure Miller ont également publié des observations favorables.

On emploie la formule classique d'huile camphrée au dixième. — Dans les complications aiguës adynamiques de la tuberculose, on est amené parfois à employer passagèrement de fortes doses (10 à 15 centimètres cubes par jour). — Au contraire, dans les fièvres tuberculeuses chroniques, Alexander conseille de s'en tenir à des doses très faibles (2 à 3 centigrammes de camphre) qu'on injecte quotidiennement pendant des semaines et des mois sans interruption ; ces doses faibles, qu'on croyait inactives, auraient une réelle action antipyrétique. — Enfin, chez les tuberculeux dont la température est normale, on emploiera des doses plus élevées, un à plusieurs centimètres cubes par jour d'huile camphrée au dixième ; pour éviter une action cumulative, il convient, d'après Alexander, de faire les injections pendant quatre ou cinq jours, de les interrompre une semaine, puis de recommencer ; on peut ainsi prolonger le traitement très longtemps.

Procédés thérapeutiques particuliers.

Injections intratrachéales. — De la Jarrige et Mendel ont prôné avec insistance les injections trachéales de solutions huileuses d'essences antiseptiques ; elles auraient, d'après eux, une action antituberculeuse très marquée ; sans accepter cette affirmation, dont l'exactitude n'est rien moins que démontrée, on peut admettre que les injections intratrachéales *sont indiquées chez les tuberculeux ayant des cavernes suppuratives ou des bronchectasies, ou des lésions de la muqueuse bronchique, ou enfin des infections secondaires des voies aériennes* ; dans ce cas, la solution huileuse introduite par la voie trachéale peut agir sur toute l'étendue des surfaces malades, soit directement en arrivant à leur contact, soit indirectement en saturant toutes les cavités du poumon de vapeurs antiseptiques. De fait, on obtient rapidement des modifications favorables de la toux et de l'expectoration.

(1) ALEXANDER, *Münch. med. Wochenschr.*, 1900, p. 291.

Ces injections se font avec une seringue spéciale à longue canule recourbée ; Lermoyez et de la Jarrige injectent la solution huileuse dans la trachée, après avoir introduit l'extrémité de la canule au-dessous de l'orifice glottique, sous le contrôle du miroir laryngien. Mendel prétend que, pour réussir l'injection, il suffit de projeter le liquide avec force sur la paroi latérale du pharynx en faisant reposer l'extrémité de la canule horizontalement dans le sillon glosso-épiglottique et en faisant une traction de la langue ; mais vraisemblablement, dans ce procédé simplifié, l'huile pénètre plus souvent dans l'œsophage que dans la trachée.

En tout cas, il est démontré que les solutions huileuses injectées dans la trachée sont très facilement supportées par les malades, sans toux ni réflexes, et qu'elles s'absorbent intégralement.

On emploie d'habitude de l'huile renfermant 5 à 10 p. 100 d'eucalyptol ou de goménol, dont on injecte quotidiennement 5 à 20 centimètres cubes ; le traitement doit être continué pendant plusieurs semaines au moins et de préférence plusieurs mois en espaçant progressivement les injections.

Inhalations de gaz ou de vapeurs. — Employées depuis très longtemps chez les tuberculeux dans l'espoir d'agir directement sur l'organe malade, elles ne produisent la plupart du temps que des effets psychothérapiques ; mais on peut accorder une certaine efficacité à l'inhalation d'*hydrogène sulfuré* dans les appareils de humage de Luchon, aux inhalations de *lignosulfite* dont on fait évaporer dans une chambre une solution aqueuse à 10 p. 100, et surtout aux inhalations de *formaldéhyde*, vantées par Lacroix, Cervelho, Lefèvre, Vidal, Dumarest : au sanatorium de Hauteville, elles sont appliquées avec succès depuis une dizaine d'années au traitement des tuberculoses bronchitiques étendues ouvertes, et des bronchites fétides (avec ou sans dilatation des bronches), qui compliquent parfois la tuberculose pulmonaire ; assez souvent, on obtient la stérilisation bronchique, et on voit les bacilles disparaître rapidement des crachats, lorsqu'ils sont fournis par des foyers tuberculeux superficiels des voies respiratoires ; au contraire, ces inhalations restent sans effet et sont plutôt dangereuses dans les formes fibro-caséeuses communes. Voici la technique indiquée par Dumarest : on se sert d'un flacon barboteur qui renferme, pour commencer, un mélange à 5 p. 100 de formol et d'eau ; ce flacon est placé au moment de l'emploi dans un récipient rempli d'eau chaude ; on fait quotidiennement deux inhalations de quelques minutes, dont on augmente progressivement la durée, jusqu'à deux heures par jour ; au fur et à mesure que l'accoutumance se produit, on augmente la proportion de formol jusqu'à 20 et 30 p. 100 ; la progression est plus ou moins rapide suivant la tolérance individuelle, mais elle doit toujours être prudente, surtout au début, sinon on s'exposerait à provoquer des troubles digestifs légers et de l'anorexie, des quintes de toux pénibles, des réactions congestives ou œdémateuses du poumon. Pour obtenir de bons résultats, il est indispensable : 1° d'appliquer le traitement opportunément ; 2° d'arriver à une durée d'inhalation suffisante et à des solutions aussi concentrées que le malade peut les supporter.

Inhalations de brouillards médicamenteux. — Nous ne pouvons discuter ici l'utilité thérapeutique des inhalations de liquides pulvérisés ; contentons-nous de rappeler que les fines gouttelettes du spray peuvent pénétrer *dans les alvéoles pulmonaires* et y apporter même des particules solides, *a fortiori* des substances dissoutes ; les importantes recherches d'Emmerich (de Munich) et nos propres expériences sur l'anthracose pulmonaire par inhalation d'encre de Chine diluée et pulvérisée ont fourni la preuve histologique irréfutable de cette pénétration facile, que beaucoup d'auteurs s'obstinent à nier. De même Cany a constaté que l'eau brumifiée des salles d'inhalation de La Bourboule pénètre jusque dans le parenchyme pulmonaire; il a retrouvé, dans les poumons de moutons ayant séjourné deux heures dans les salles, une quantité d'arsenic trois fois plus forte que chez les animaux témoins.

D'autre part, l'inhalation d'un brouillard médicamenteux peut influencer les ramifications bronchiques autrement encore que par une action médicamenteuse locale : l'irrigation qu'elle produit dans les voies respiratoires profondes, les vapeurs chaudes qu'elle apporte, l'excitation mécanique qu'elle détermine ne sauraient être considérées comme indifférentes. Enfin le médicament et son véhicule sont absorbés et agissent sur tout l'organisme, mais plus particulièrement sur le système lymphatique du poumon malade.

Dans quelles formes de tuberculose pulmonaire et de quelle manière peut-on utiliser efficacement cette voie d'introduction des médicaments? La question, très complexe, n'est pas encore résolue, mais elle paraît mériter une étude approfondie. L'observation clinique a tout au moins démontré qu'on peut, à l'aide de ces inhalations, obtenir les résultats suivants: 1° *calmer l'irritabilité ou la susceptibilité de la muqueuse bronchique* dans les tuberculoses à forme bronchitique, dans les tuberculoses compliquées de dyspnée asthmatiforme ou de toux incessante, chez les sujets ayant d'incessantes bronchites; 2° *modifier les sécrétions bronchiques et les exsudats broncho-alvéolaires*; ainsi on facilite l'expectoration quand les crachats visqueux adhérents se détachent péniblement; on désobstrue les bronchioles, on active la résorption et l'élimination des exsudats alvéolaires dans la convalescence des phlegmasies pulmonaires; 3° *exercer une action antiseptique locale*, dirigée à la fois contre les infections secondaires et contre l'infection bacillaire des surfaces respiratoires accessibles à l'air.

Les liquides qu'on pulvérise sont très variés. Pour modifier l'état des bronches, on emploie surtout des eaux minérales, transportées ou utilisées sur place dans les salles d'inhalation des stations de cure : eaux chlorurées sodiques faibles, eaux arsenicales, eaux sulfureuses froides et chaudes; souvent, on les additionne de principes médicamenteux, astringents (alun, tanin) ou balsamiques (huile de sapins, térébenthine). Pour exercer une action antiseptique, on pulvérise des liquides plus ou moins complexes contenant du menthol, de l'eucalyptol, du goménol, etc.

A. Robin associe dans une même formule le goménol à la dose de 10 p. 100 et deux corps qui ont, dit-il, une puissante action antiseptique, l'iodure d'allyle (1 à 4 grammes par litre) et l'acide hydrofluosilicique (2 à 6 grammes par litre). Il se sert comme véhicule d'eau bouillie additionnée, pour obtenir une émulsion stable, de décoction de Lichen Carraghen.

Le brouillard médicamenteux s'obtient soit avec des appareils spéciaux utilisant l'air comprimé, soit avec le pulvérisateur à vapeur de Lucas-Championnière; les malades, dûment protégés par une toile imperméable, respirent, la bouche largement ouverte, dans le spray médicamenteux; on fait quotidiennement une ou plusieurs séances de dix à trente minutes, coupées d'intervalles suffisantes. Le spray doit être tiède et les gouttelettes aussi fines que possible.

Révulsion. — Indispensable dans le traitement des réactions douloureuses de la plèvre, des lésions inflammatoires subaiguës pleuro-pulmonaires, elle est également très utile pour lutter contre les congestions pérituberculeuses, pour favoriser le travail de résorption des reliquats de poussée récente, et même pour entretenir des réactions locales favorables au niveau des foyers tuberculeux anciens ; mais il faut bien avouer que dans ce cas son action est difficile à apprécier et souvent insignifiante.

Certaines formes de révulsion doivent être laissées de côté ; par exemple les grands vésicatoires qui fatiguent le malade, augmentent la fièvre et peuvent devenir nocifs pour les reins ; — les frictions d'essence de térébenthine qui compromettent le fonctionnement de la peau ; — les applications de goudron, qui couvrent la surface cutanée d'un enduit répugnant, imperméable et très adhérent.

Dans les processus aigus ou subaigus, on emploiera comme révulsifs les applications répétées de ventouses sèches ou de sinapismes, les cataplasmes sinapisés, les enveloppements d'ouate et de taffetas imperméable, les enveloppements humides du thorax (Voy. p. 399), les applications de teinture d'iode, les mouches de Milan. Comme le dit fort justement Daremberg, « on doit poursuivre par une révulsion méthodique, quotidienne, répétée, les moindres signes de congestion dans la plèvre, dans les bronches et dans le poumon ».

Dans les inflammations de la plèvre, dans la convalescence des bronchopneumonies, on obtient d'excellents résultats en mettant des pointes de feu très fines, très superficielles, chaque jour sur une étendue de 5 à 6 centimètres carrés, pendant deux ou trois semaines.

En présence de lésions constituées, torpides, bien localisées, on peut avoir intérêt à faire une révulsion relativement énergique avec de la teinture d'iode crotonée, deux gouttes d'huile de croton pour 15 grammes de teinture d'iode (Dewez), — avec des petits vésicatoires volants, — avec des pointes de feu appliquées avec insistance pendant un temps prolongé. Il faut éviter de mettre des pointes de feu aux convalescents d'hémoptysies ; on risquerait de provoquer une réaction congestive amenant de nouveaux crachements de sang.

Quelques médecins croient encore à l'utilité des cautères établis et entretenus très longtemps au niveau d'une lésion tuberculeuse torpide bien localisée ; ils n'ont peut-être pas tout à fait tort.

CHAPITRE VII

PNEUMOTHORAX ARTIFICIEL

Notion clinique du pneumothorax favorable. — Réalisation du pneumothorax artificiel par Potain et par Forlanini.
Physiologie pathologique du poumon tuberculeux en collapsus. — Résultats obtenus. — Dangers de la méthode. — Indications cliniques.
Technique : première injection, quantités d'azote à injecter, pression
terminale, réinsufflations. — Suites opératoires. — Durée du traitement. — Appareils.

On sait depuis longtemps qu' « un *épanchement pleurétique* est de
nature à enrayer une tuberculose pulmonaire sous-jacente, par
suite de la compression à laquelle est soumis le poumon et de la
non-vascularité de l'organe placé dans ces conditions nouvelles (1) ».
Cette observation importante, due à Hérard et à Pidoux a été vérifiée
depuis par Potain, Barié, Galliard, Saugman, Staub, etc.

Des faits analogues ont été constatés pour le *pneumothorax* : les
anciens auteurs, tout en insistant sur la gravité habituelle du pneumothorax des tuberculeux, avaient remarqué que, « dans quelques
cas exceptionnels, il devient un moyen de salut véritablement ines-
péré (1) » ; cela ressort nettement des observations de Woillez, de
Duguet, d'Hérard, confirmées par celles de Späth et de L. Spengler.

La notion féconde du « pneumothorax favorable » est devenue
l'origine d'une nouvelle méthode thérapeutique, celle du pneumothorax artificiel, qui a été imaginée dans des buts tout différents, en
France par Potain, à l'étranger par Forlanini et par Murphy.

Potain (2) fut le premier qui injecta dans la plèvre de l'air stérilisé ;
c'était pour évacuer sans danger de grands épanchements pleuraux
consécutifs au pneumothorax ; il voulait éviter ainsi non seulement
la rupture de la cicatrice broncho-pleurale, mais aussi le *réveil des
tubercules* dans le poumon soumis antérieurement à une compression
prolongée. En fait, il obtint chez plusieurs malades la guérison simultanée de l'hydropneumothorax et de la tuberculose pulmonaire. La

(1) Hérard, Cornil et Hanot, La phtisie pulmonaire.
(2) Potain, *Bull. Acad. de méd.*, 24 avril 1888.

méthode de Potain a été perfectionnée par P. Teissier et par Vaquez, qui ont montré que l'emploi de l'azote est préférable à celui de l'air; cette méthode est aujourd'hui classique dans le traitement des pleurésies récidivantes.

D'autre part, *Forlanini* (de Pavie) (1) et, quelques années après lui, le chirurgien américain *Murphy* (2), ont eu recours directement au pneumothorax artificiel pour *arrêter l'évolution* de tuberculoses pulmonaires avancées unilatérales. Les premiers résultats annoncés par ces deux auteurs étaient encourageants; ils n'ont pas eu grand retentissement en France, mais, à l'étranger, ils sont devenus le point de départ de maintes tentatives thérapeutiques semblables. Actuellement, après les travaux de *Brauer* (3), de *Schmidt* (4), de *Saugman* (5), de *L. Spengler* (6), de *Dumarest* (7), après les nouveaux résultats de *Forlanini* (8), il n'est plus permis d'ignorer cette méthode.

Ce qu'on cherche à obtenir par le pneumothorax artificiel, c'est la suppression fonctionnelle du poumon malade; au fur et à mesure de la pénétration de l'azote dans la cavité pleurale, le poumon se rétracte vers le hile, en rompant au besoin les adhérences qui le fixent à la plèvre pariétale, et, lorsqu'il est comprimé par une quantité suffisante d'azote, il se trouve réduit à un petit moignon atélectasié et immobile, dans lequel sont réunies les conditions les plus favorables à la régression des lésions tuberculeuses : 1º d'abord et surtout, *repos complet de l'organe malade*, si important pour la cicatrisation des tubercules; 2º *vidage*, par expression, de toutes les cavités pulmonaires pleines de pus, d'où disparition rapide des phénomènes d'hecticité dus aux résorptions de toxines et aux pullulations microbiennes dans les cavernes ou cavernules; 3º *suppression du courant aérien inspiratoire* dans le poumon atélectasié, qui est ainsi à l'abri des réinfections par embolies bronchiques, des infections secondaires par inhalation et de toutes les causes d'irritation de la muqueuse bronchique; 4º *diminution considérable de la masse sanguine*, qui traverse le poumon malade; 5º *ralentissement très marqué de la circulation lymphatique*, illustré, pour ainsi dire, par les jolies expériences de *Shingu* (9). Ce ralentissement met obstacle à la diffu-

(1) FORLANINI, Congrès de Rome, 1894, et *Münch. med. Wochenschr.*, 1894, nº 15.
(2) MURPHY, *The Journ. Americ. Med. Assoc.*, 1898, p. 341.
(3) BRAUER, *Deut. med. Wochenschr.*, 1906, nº 17, et *Congrès de chirurgie*, oct. 1908.
(4) SCHMIDT, *Münch. med. Wochenschr.*, 1907, nº 49.
(5) SAUGMAN, *Zeitschr. f. Tub.*, 1908, Bd. XII. Heft 1 ; *Beiträge z. Klinik der Tub.*, 1909, Bd. XV, Heft 3.
(6) LUCIUS SPENGLER, *Corresp.-Blatt für Schweizer Ärzte*, 1909, nº 23.
(7) DUMAREST, *Bull. méd.*, 10 fév. 1909.
(8) FORLANINI, *Deut. med. Wochenschr.*, 1906, nº 23; *Ther. der Gegenwart*, nov. 1908.
(9) SHINGU, *Beiträge z. Klinik der Tub.*, 1908, Bd. XII, Heft 1.

sion de l'infection et de l'intoxication tuberculeuses, et la stase de lymphe chargée de produits toxiques provoque dans le poumon atélectasié, comme Brauer l'a constaté, une forte réaction sclérogène.

Il est facile de comprendre qu'en plaçant un poumon tuberculeux dans ces conditions spéciales *pendant des mois, même pendant des années*, on peut espérer la guérison de tuberculoses incurables par les moyens classiques.

Résultats cliniques. — Les résultats actuellement connus montrent qu'en effet le pneumothorax artificiel peut exercer une *action d'arrêt énergique* sur l'évolution progressive de graves lésions tuberculeuses sous-jacentes. Cette action se manifeste aussi bien dans les phénomènes immédiats que dans les résultats éloignés.

Les *phénomènes immédiats* traduisent d'abord la suppression de l'intoxication de l'organisme : disparition de fièvres tenaces, retour de l'appétit, relèvement marqué du poids et de l'état général ; ultérieurement se révèlent des signes de régression lésionale : l'expectoration diminue et cesse d'être bacillifère ; la tachycardie s'atténue : l'état du malade devient tout à fait satisfaisant.

Les *résultats éloignés* ont été observés *cliniquement* chez des sujets suivis pendant un temps prolongé, deux à dix ans, et qui pendant tout ce laps de temps étaient restés en bon état, aptes au travail ; les uns conservaient un pneumothorax plus ou moins volumineux, qu'on a vu persister jusqu'à deux ans après la cessation du traitement ; d'autres montraient à l'examen radiologique une résorption complète de l'azote injecté : le territoire pulmonaire tuberculisé s'était converti en un bloc fibreux, opaque aux rayons X ; le reste du poumon comprimé avait repris son volume normal.

Anatomiquement, on a étudié la transformation des lésions pulmonaires sous-jacentes au pneumothorax, soit chez d'anciens opérés allant bien, qui avaient succombé à une maladie intercurrente, soit chez des sujets atteints de tuberculoses irrémédiables, dont la terminaison fatale avait été simplement reculée par le pneumothorax. Forlanini et les élèves de Brauer ont constaté que, dans le poumon atélectasié, il n'y a qu'une néoformation minime de tubercules et que les masses caséeuses préexistantes sont envahies d'une manière progressive par la sclérose : Graetz (1), dans trois autopsies, a noté que la néoformation scléreuse dans le poumon en collapsus contrastait avec l'absence de productions fibreuses dans les zones tuberculeuses du poumon opposé. Le collapsus pulmonaire favorise donc à un haut degré la transformation scléreuse des lésions bacillaires.

(1) Graetz, *Beiträge z. Klinik der Tub.*, Bd. X, Heft 3.

Toutefois le nombre des cas traités avec succès durable est trop faible pour qu'on puisse avoir dès maintenant une opinion d'ensemble sur *l'extension que doit prendre cette méthode* ; le seul point sur lequel on soit d'accord, c'est que le pneumothorax artificiel a permis de sauver des phtisiques qui paraissaient irrémédiablement condamnés. Ces faits incontestables suffisent pour que sa place soit marquée dans notre arsenal thérapeutique.

Inconvénients et dangers de la méthode. — D'abord, dans bien des cas, *son application est difficile ou impossible en raison d'adhérences* étendues. Quand les adhérences ne sont pas un obstacle absolu à la formation du pneumothorax, leur rupture ou leur tiraillement exposent le sujet à de *violentes douleurs thoraciques* ou à l'apparition *d'épanchements pleuraux* ; mais, si le traitement est conduit avec prudence et progressivement, ces incidents, pénibles pour le malade, sont transitoires et de faible gravité.

Quand un poumon creusé de cavités pleines de pus se vide brusquement sous l'influence de la rétraction, le poumon sain peut s'infecter par *embolie bronchique* ; en raison de ce danger, Forlanini exclut du traitement les formes pneumoniques et bronchopneumoniques ; toutefois Brauer, Saugman ne partagent pas cette opinion : ils ont obtenu de bons résultats dans des phtisies galopantes.

N'y a-t-il pas lieu de redouter une *marche extensive des lésions latentes*, provoquée, dans le poumon opposé, par l'hyperfonctionnement compensateur? Le danger sans doute existe ; par contre, divers auteurs ont vu s'améliorer, en même temps que la santé redevenait bonne grâce au pneumothorax, des lésions discrètes torpides du côté opposé.

La rétraction du poumon malade peut aussi faciliter *l'évacuation dans la cavité pleurale d'un tubercule pulmonaire superficiel* ; cette complication a été observée par Brauer chez des sujets atteints de très graves lésions caséeuses du poumon : elle aboutit à la formation d'un pyo-pneumothorax ouvert.

Les *dangers immédiats de l'acte opératoire* sont en général minimes ; l'organisme s'adapte facilement au déplacement du médiastin et du diaphragme, ainsi qu'aux nouvelles conditions respiratoires et circulatoires dues au pneumothorax ; les phénomènes asphyxiques, les troubles cardiaques sont exceptionnels. — L'injection d'azote dans la paroi thoracique détermine simplement la formation d'un emphysème sous-cutané sans gravité ou d'un emphysème sous-pleural qui remonte jusqu'au cou et peut gêner la déglutition, mais qui n'est pas bien redoutable. — L'injection d'azote dans le poumon n'est le plus souvent qu'un échec opératoire ; l'azote s'écoule librement par les bronches. — Enfin l'injection d'azote au milieu d'adhérences pleurales se laissant facilement distendre n'offre aucun danger et simule même un véritable pneumothorax.

Dans d'autres cas, les injections intrapleurales d'azote ont causé de *graves accidents* : nous ne ferons que signaler les réflexes pleuraux qui peuvent ralentir momentanément le pouls et produire une lipothymie, mais qui ne semblent pas responsables des phénomènes d' « éclampsie pleurale » que Forlanini leur attribue et qui relèvent plutôt, d'après Brauer, d'embolies gazeuses.

Celles-ci sont dues à la pénétration de l'aiguille dans un petit vaisseau pulmonaire ou dans des néomembranes très vascularisées ; si l'azote est injecté à ce moment, il produit une embolie gazeuse, presque toujours une embolie cérébrale, suivie de crises épileptiformes, d'hémiplégies, de parésies plus ou moins accentuées ; ces accidents sont tantôt passagers et curables, tantôt mortels ; on peut les éviter à coup sûr en s'interdisant d'injecter l'azote quand on n'a pas la certitude d'être en dehors de tout vaisseau sanguin (Voy. plus loin : *Aspiration d'essai de Forlanini, observation des mouvements respiratoires du liquide dans notre appareil*).

L'azote, injecté dans le poumon, peut déterminer aussi un emphysème interstitiel des cloisons alvéolaires, suivi d'emphysème médiastinal (Brauer) : cet emphysème deviendrait grave si l'azote était insufflé en quantité notable. C'est un accident exceptionnel.

Indications cliniques. — Avant de recourir à une méthode aussi radicale, il faut en avoir discuté rigoureusement les indications :

1° Le pneumothorax artificiel n'a été opposé jusqu'à présent qu'à des *tuberculoses pulmonaires graves*, avec lésions avancées, confluentes, étendues, en évolution progressive, ayant résisté aux méthodes habituelles de traitement, souvent avec évolution fébrile persistante ;

2° Il va sans dire que les lésions doivent être *unilatérales* ; cependant, ainsi que nous l'avons vu au paragraphe précédent, l'existence de lésions légères, d'apparence bénigne, du côté opposé, ne serait pas une contre-indication (Forlanini, Saugman, Brauer). Schmidt est de l'avis contraire et déclare qu'on doit renoncer au pneumothorax si le côté opposé est atteint de lésions avérées, même bénignes et susceptibles de guérison spontanée ;

3° Il faut encore qu'*il n'y ait pas d'adhérences étendues*, ce qui malheureusement est d'une constatation clinique fort malaisée et parfois impossible ; la radioscopie rendra ici de grands services ;

4° Il faut enfin que *la maladie ne soit pas trop ancienne*.

Les hémoptysies ne sont pas une contre-indication (Forlanini).

En somme la méthode du pneumothorax ne s'applique qu'à un petit nombre de tuberculeux avancés, et encore en est-il parmi eux chez qui le traitement ne pourra être continué jusqu'au bout. Disons en passant que la méthode de Forlanini doit *être essayée toutes les fois qu'on est en présence d'un épanchement pleural, superposé à de graves lésions pulmonaires unilatérales et progressives.*

Technique. — La méthode de Forlanini consiste : 1° à introduire une première fois de l'azote dans la plèvre ; 2° à augmenter progressivement la quantité d'azote jusqu'à compression suffisante du poumon ; 3° à maintenir le poumon sous pression d'azote pendant un temps prolongé, de manière qu'il soit immobilisé rigoureusement.

1° *La première injection* est l'acte opératoire le plus délicat : quand la chose est possible, on ponctionne dans le neuvième espace sur la ligne axillaire postérieure pour une lésion du sommet, ou dans le troisième espace, juste en dehors de la ligne mammaire, pour une lésion de la base. On peut d'ailleurs ponctionner n'importe quel autre point de la surface thoracique ; ce qu'il faut surtout, c'est qu'il n'y ait en ce point ni symphyse pleurale, ni lésion pulmonaire importante et qu'on n'ait pas à traverser de grosses masses musculaires dont l'hémorragie serait très gênante en obstruant l'aiguille.

Brauer repousse absolument et dans tous les cas la ponction, qu'il déclare aveugle, dangereuse et devant *nécessairement* blesser le poumon, même si l'instrument est mousse ; il incise les tissus jusqu'au voisinage de la plèvre, sur une longueur de 7 centimètres au niveau de la peau, de 2 centimètres au niveau des muscles intercostaux ; puis il perfore la plèvre costale avec une canule mousse (1).

Schmidt ponctionne en deux temps : il enfonce d'abord une aiguille acérée et courte sur une profondeur de 1 centimètre, et il achève la ponction avec une canule mousse passant à travers l'aiguille. Il conseille de faire, avant la ponction, une injection de morphine.

Forlanini préconise une technique beaucoup plus simple : il se sert d'une aiguille à sérum ayant $4^{cm},5$ à 5 centimètres de long, $0^{mm},5$ à $0^{mm},15$ de diamètre, munie d'un curseur, et il l'enfonce perpendiculairement à la paroi, avec précautions, sans mouvements brusques, très lentement, en la mettant en communication avec le réservoir d'azote. Si la plèvre est libre, au moment précis où l'aiguille atteint la cavité pleurale, l'azote y pénètre et une petite dépression manométrique se produit ; c'est l'indice que l'opération s'est effectuée comme il convient. Au contraire, s'il y a des adhérences, l'azote ne s'écoule pas, la dépression manométrique fait

---

(1) Cette technique a été minutieusement réglée par Brauer dans tous ses détails (Voy. Brauer et L. Spengler, *Bitrâges z. Klinik der Tub.*, Bd. XII, Heft 1, p. 420-424).

défaut; dans ce cas, les précautions recommandées par Forlanini sont les suivantes : 1° avant d'injecter l'azote, faire une aspiration d'essai avec une seringue de sûreté montée sur l'aiguille par l'intermédiaire d'un robinet à trois voies : cette aspiration permet de savoir que l'aiguille n'a point pénétré dans un vaisseau sanguin et, de plus, de se rendre compte si elle a déjà atteint le poumon; 2° déterminer dans une première opération exploratrice à quelle profondeur l'aiguille rencontre le parenchyme pulmonaire ; le lendemain on introduit de nouveau l'aiguille, à une profondeur un peu moindre; on s'assure que l'épreuve de la seringue est négative, et on injecte de l'azote en faible quantité pour essayer de créer un pneumothorax malgré les adhérences.

Saugman emploie aussi une aiguille (montée sur un ajutage Potain et munie d'un stylet explorateur, qui sert, de plus, à la déboucher) ; mais il met son aiguille en communication seulement avec le manomètre, et non pas, comme Forlanini, avec le réservoir d'azote; il considère à juste titre cette façon de procéder comme plus précise et moins dangereuse, — plus précise parce que le manomètre indique l'arrivée de l'aiguille dans la plèvre par une forte dépression avec grandes oscillations respiratoires, — moins dangereuse parce que, si l'aiguille rencontre un vaisseau sanguin, il ne peut y avoir aspiration que d'une quantité insignifiante d'azote.

Personnellement (1), nous croyons que la méthode de Brauer est le procédé de choix *dans les cas difficiles* : lorsque plusieurs ponctions n'ont pas donné de résultat, mieux vaut inciser l'espace intercostal à ciel ouvert que d'abandonner la partie, ou d'agir aveuglément en cherchant à insuffler de l'azote sans savoir où l'on se trouve. Mais, *dans les cas simples*, lorsque la plèvre est restée libre d'adhérences à l'endroit ponctionné, la méthode de Brauer nous paraît, comme à Saugman, inutilement compliquée ; une ponction faite prudemment, avec méthode, sans insister, n'est pas dangereuse ; elle peut rester inefficace, mais elle ne deviendrait nocive que si l'on voulait à toute force décoller les adhérences, ou si l'on manœuvrait brutalement dans la profondeur en oubliant combien il importe de ne pas traumatiser la région corticale du poumon. C'est donc, en principe, à la ponction que nous donnons la préférence pour les premières tentatives ; mais, au lieu d'employer une aiguille, nous nous servons d'une canule spéciale, représentée figure 78. Nous avons constaté, sur des chiens de forte taille endormis, qu'on peut, à l'aide de cet instrument, injecter de l'air dans une plèvre saine sans blesser le poumon.

(1) G. Kuss, *Soc. méd. des hôp. de Paris*, 22 juillet 1910.

Voici comment nous procédons pour la première ponction : l'anesthésie étant faite avec la cocaïne pour la région profonde, avec le chlorure d'éthyle pour la peau (la boule d'œdème cutané de la cocaïne serait gênante pour la ponction), la canule, munie du trocart acéré, est dirigée vers le bord supérieur de la côte qu'il faut heurter et reconnaître ; c'est un repère indispensable qu'on doit ne plus quitter tout en le contournant ; dès qu'on est arrivé sur le muscle intercostal externe, ce dont on est averti par une résistance assez grande, on substitue au trocart le mandrin mousse (orienté de manière à obturer l'œil de la canule), et on franchit successivement le muscle intercostal externe et le muscle intercostal interne au contact de la côte ; on a nettement la sensation de deux membranes résistantes qui cèdent sous la pression ; alors on tourne le mandrin de 180° sur lui-même pour mettre l'œil de la canule en communication avec le tube reliant la canule au manomètre ; si l'on observe une forte dépression du manomètre avec oscillations, c'est qu'on est dans la plèvre ; s'il n'y a qu'une dépression insignifiante et des oscillations minimes, on est ou bien dans une plèvre bridée par des adhérences, ou bien sous la plèvre ; on cherche alors à traverser celle-ci obliquement avec la canule, après avoir enlevé ou non le mandrin. On est à l'abri de tout accident en s'imposant comme règle de ne laisser écouler l'azote que si la dépression et les oscillations manométriques montrent qu'on est dans une cavité pleurale relativement libre.

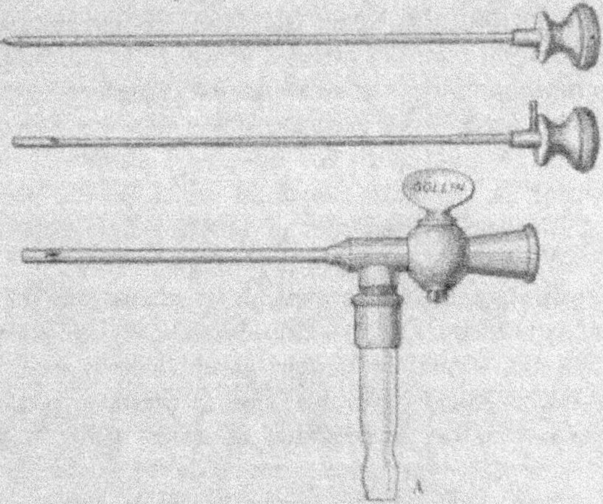

Fig. 78. — Canule pour la première injection d'azote dans la plèvre (grandeur naturelle).

La *canule* reçoit un *trocart acéré* de 1 millimètre de diamètre.

Le *mandrin mousse* obture l'extrémité de la canule, mais présente sur sa longueur un méplat qui forme, avec la canule, un petit canal faisant communiquer l'œil latéral de la canule avec l'ajutage apportant l'azote. En tournant le mandrin d'un demi-tour sur lui-même, on ferme ou on ouvre la communication de ce canal avec l'œil de la canule.

L'*ajutage latéral en verre* reçoit le tube d'azote *t* de la figure 79. Quand le robinet est fermé et que l'extrémité de la canule se trouve dans la paroi thoracique, il est facile de convertir cet index de verre en « seringue de sûreté » de Forlanini, en établissant une dépression de 10 à 15 centimètres dans le manomètre ; qu'il vienne du sang ou de l'air, on en sera immédiatement averti ; ce dispositif a, sur la seringue de Forlanini, l'avantage de ne nécessiter de la part de l'opérateur aucun mouvement pour l'aspiration d'essai ; la manœuvre est faite entièrement par un aide, et ainsi l'opérateur ne s'expose pas à déplacer l'extrémité de l'instrument en faisant un effort.

L'injection d'azote sera faite lentement et prudemment et suspendue en cas de douleurs thoraciques ou d'oppression.

2° La *quantité d'azote* nécessaire pour remplir la plèvre était injectée autrefois dès la première injection par Murphy et par Brauer (1l,5 à 2 litres). *Forlanini déconseille formellement ce procédé*, Saugman et Schmidt également ; ces auteurs injectent dans la première séance 200 à 500 centimètres cubes et répètent ensuite des injections semblables à quelques jours d'intervalle, jusqu'à ce qu'on ait obtenu dans la plèvre une pression suffisante, et surtout jusqu'à ce qu'on ait constaté, dit Forlanini, la *disparition complète des bruits respiratoires dans le poumon malade*. Cette méthode progressive évite tout accident : elle permet de tâter le malade et de ne poursuivre chez lui la réalisation du pneumothorax que si les premières injections sont bien supportées.

Toutes les *reinsufflations* se font sans difficultés, en ponctionnant la paroi avec une aiguille de petit calibre; pour que sa lumière ne se bouche pas, il est bon d'employer une aiguille à mandrin.

Tant que persistent des signes indiquant que le collapsus pulmonaire est incomplet (souffles respiratoires, râles, ampliations inspiratoires du moignon pulmonaire visibles à l'écran radioscopique), *on doit augmenter la pression pleurale d'une manière régulière* : pour cela, on répète fréquemment les injections d'azote et, chaque fois, on fait monter la pression moyenne de la plèvre un peu plus haut qu'à l'injection précédente, si toutefois la pression déjà produite antérieurement a été parfaitement supportée.

3° La *pression terminale qu'il faut atteindre* (et maintenir uniforme dans la mesure du possible) varie beaucoup suivant les cas ; ce qu'on cherche, c'est le collapsus complet du poumon ; lorsqu'il n'y a pas d'adhérences pleurales, que le poumon peu densifié se rétracte facilement, on se contente de créer dans la plèvre une *pression moyenne faible* (pression positive de 2 à 4 centimètres d'eau) parfaitement suffisante, et dangereuse à dépasser, car on produirait alors un déplacement médiastinal trop considérable. Au contraire, lorsque le poumon est retenu à la paroi thoracique par des adhérences, on est amené à utiliser des *pressions moyennes de plus en plus fortes*, jusqu'à 35 et 40 centimètres d'eau ; ces pressions considérables ne persistent intégralement que pendant très peu de temps ; elles ne peuvent être atteintes que progressivement avec beaucoup de prudence, et on doit toujours se tenir prêt à évacuer, quelques heures après l'injection, une partie de l'azote, si des accidents de surpression apparaissent (troubles circulatoires, douleurs thoraciques, dyspnée).

Quand le poumon est suffisamment comprimé, des injections

sont encore nécessitées par la résorption plus ou moins rapide de l'azote. Au bout de quelque temps, la plèvre absorbe moins bien qu'au début, et il suffit alors d'injecter un petit volume d'azote toutes les trois ou quatre semaines pour maintenir le poumon annihilé fonctionnellement et atélectasié ; l'azote doit former autour de lui en permanence un véritable bandage compressif jusqu'à cicatrisation complète.

Les *suites opératoires* sont le plus souvent bénignes : le sujet éprouve un peu d'essoufflement passager, quelques douleurs pleurétiques transitoires, et il y a une légère accélération du pouls. D'autres fois, le pneumothorax est moins facilement supporté, surtout en cas d'adhérences tiraillées ; pour calmer les douleurs dues à cette cause, on ne dispose que de deux moyens : la morphine et la modification ou l'uniformisation de la tension de la poche gazeuse.

En procédant avec prudence et persévérance pendant plusieurs mois, on arrive, selon Forlanini, à rompre peu à peu des adhérences étendues ; mais cela n'est pas toujours possible ; dans bien des cas, on est obligé de se contenter d'un pneumothorax partiel. Un tel pneumothorax est *beaucoup moins efficace* qu'un pneumothorax total et ne fournit pas, généralement, de succès durable. Dans chaque cas particulier, l'analyse des symptômes évolutifs permettra de savoir s'il faut abandonner le traitement ou si vraiment le malade bénéficie de ce pneumothorax incomplet.

Le malade doit être maintenu au lit jusqu'au moment où il est accoutumé aux nouvelles conditions respiratoires. Il peut reprendre alors une vie semi-active, puis une vie active, sans être incommodé ni par la suppression fonctionnelle d'un poumon, ni par le déplacement médiastinal parfois très marqué. Le pneumothorax reste le plus souvent à l'état de pureté, sans apparition d'épanchement liquide ; la formation d'un tel épanchement aseptique n'est d'ailleurs qu'un incident sans gravité.

La *durée* pendant laquelle il faut entretenir le pneumothorax est toujours fort longue. Forlanini préconise des durées de *plusieurs années*, ce qui est facile, puisqu'une injection par mois suffit au traitement et que le sujet peut travailler sans inconvénients en dépit du pneumothorax. Est-il prudent de faire un essai de décompression plus tôt, au bout d'un an ou deux ? Cette question n'est pas encore élucidée ; la solution dépend en grande partie de la gravité et de la forme de la tuberculose ; nous croyons qu'il vaut mieux prolonger le traitement trop longtemps que d'exposer le malade à un réveil évolutif.

Les *appareils* de Forlanini, Murphy, Brauer, Saugman sont tous construits sur le même principe : ils ont comme organes essentiels un

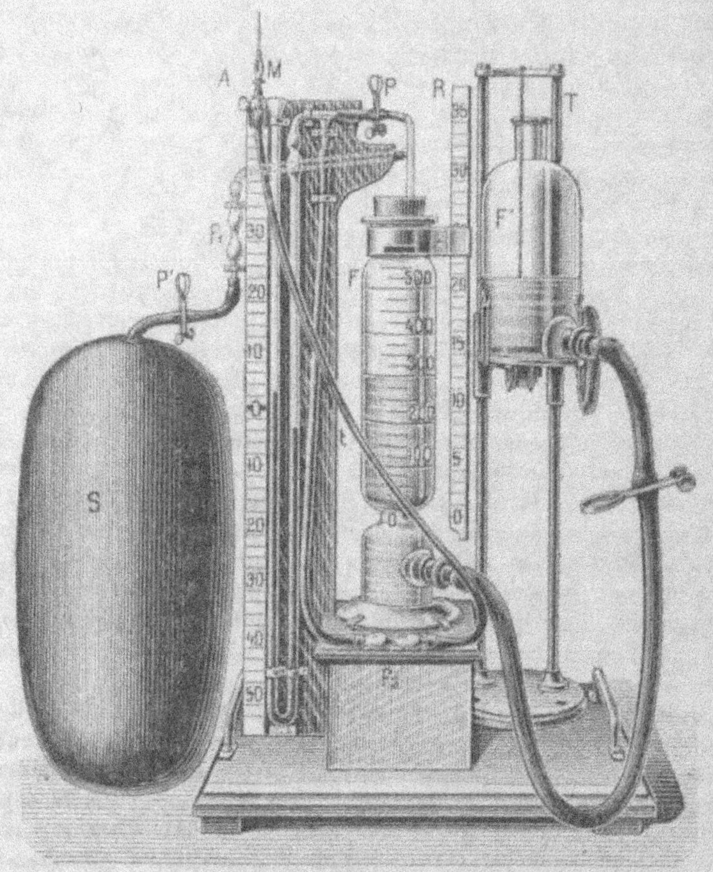

Fig. 79. — Appareil pour les injections intrapleurales d'azote $\left(\text{Échelle } \frac{1}{6}\right)$.

FF', Flacons en communication l'un avec l'autre par un large tube de caoutchouc. Le flacon F sert de flacon mesureur. Le flacon F' mobile, de 1 litre de capacité, sert à refouler par déplacement d'eau (solution de sublimé à 1/1 000) l'azote contenu en F, en ouvrant la pince P, ou à faire pénétrer dans le flacon F l'azote du sac S, en ouvrant la pince P' et en fermant P. La quantité du liquide est telle que, F' étant au bas de sa course, le plan horizontal des deux niveaux passe par le zéro de la graduation, et que, F' étant au bout de sa course, le flacon F soit complètement rempli sans pouvoir déborder.

T, Treuil permettant d'élever le flacon F' à la hauteur voulue par déplacements successifs de 1 centimètre et de le ramener ensuite d'un seul coup au bas de sa course.

M, Manomètre à eau donnant la mesure de toutes les pressions négatives qui peuvent se produire et des pressions positives jusqu'à 48 centimètres ; l'une des branches est munie de deux boules de sûreté pour empêcher les projections du liquide, l'autre branche d'un entonnoir pour le remplissage du manomètre jusqu'au 0 ; une fenêtre est ménagée dans le support le long de cette branche, de sorte que les lectures manométriques peuvent être faites à la fois par l'opérateur et par l'aide, qui est placé de l'autre côté de l'appareil.

flacon gradué dont l'azote est chassé par déplacement d'eau et un *manomètre à eau*, branché presque toujours sur le tube qui aboutit à la plèvre. On a grand intérêt à se servir d'un appareil très bien combiné, lequel doit réunir les conditions suivantes : 1° être *facilement stérilisable*, une antisepsie *rigoureuse* étant évidemment nécessaire ; 2° permettre la *mesure exacte* du volume gazeux injecté, que ce volume soit minime (10 centimètres cubes) ou relativement considérable (1 à 2 litres) ; 3° indiquer constamment par une lecture directe la *vitesse* de pénétration de l'azote et la *pression* d'écoulement ; 4° permettre de *retirer* au besoin de la plèvre un excès d'azote.

L'appareil dont nous nous servons est représenté figure 79 ; il présente les avantages suivants : 1° tandis que les appareils de Forlanini et de Saugman ne peuvent donner que des pressions positives, le nôtre donne à volonté toutes les pressions négatives utiles, ce qui permet de toujours laisser le malade *aspirer lui-même l'azote par ses mouvements inspiratoires* ; quand la pression intrapleurale est inférieure à la pression atmosphérique, nous plaçons le niveau F' à une certaine distance au-dessous du niveau F ; l'injection intrapleurale d'azote se fait ainsi en *dépression* (avec une différence de pression que l'on règle dans chaque cas comme il convient).

2° Tandis que les appareils de Murphy et de Brauer sont formés de larges flacons de 2 litres, lourds, difficiles à manier, qu'on déplace peu, et où l'écoulement d'une petite quantité de liquide s'apprécie mal, le flacon F' est *aisément mobilisable* et le flacon F, de faible diamètre, permet de *suivre très exactement la vitesse d'écoulement de l'azote*.

3° Le système des deux flacons FF' forme un manomètre en U dont les indications sont beaucoup plus utiles, pendant l'injection, que celles du manomètre M, car il permet de mesurer, en plaçant F' à une hauteur convenable, la *pression intrapleurale moyenne*, qui est souvent très différente de la moyenne arithmétique entre les deux pressions extrêmes inspiratoire et expiratoire, indiquées par le manomètre M.

4° En disposant F' à une hauteur telle que la différence de niveau FF

$f_1 f_2$, Filtres de coton stérilisés filtrant l'azote à son entrée dans l'appareil et à son entrée dans la plèvre.

A, Ajutage à robinet s'adaptant au tube t et portant d'autre part l'aiguille à ponctions ; cet ajutage peut être fixé momentanément au niveau indiqué grâce à un support de cuivre stérilisable par flambage.

R, Règle mobile, glissant dans une coulisse à ressort et servant à mesurer la différence des niveaux du liquide en F et F'.

S, Sac de caoutchouc de 5 litres qu'on remplit d'azote avant de le fixer au filtre f_1. Quand on ne dispose pas d'un obus d'azote sous pression, il est très facile de se procurer l'azote nécessaire en absorbant l'oxygène d'un volume déterminé d'air atmosphérique, contenu dans un flacon disposé de telle sorte qu'on puisse faire écouler l'azote par déplacement d'eau. Pour un flacon de 5 litres, on devra employer 45 centimètres cubes d'une solution de potasse (potasse en plaques, 50 grammes ; eau, q. s. p. 100 centimètres cubes) introduite directement par le goulot, et 40 centimètres cubes d'une solution de pyrogallol (à 40 grammes pour 100 centimètres cubes) introduite dans le flacon préalablement bouché, à l'aide d'un tube plongeant au fond du flacon. On obtient ainsi en cinq minutes d'agitation de l'azote pur sans traces appréciables d'oxyde de carbone.

Remarque. — Un dispositif spécial s'oppose à l'entraînement des bulles d'air, quand le flacon F' se vide dans le flacon F.

Thérapeutique respiratoire.   41

reste constamment un peu supérieure à la pression intrapleurale moyenne, l'injection se fait *sans à-coups, très régulièrement, seulement pendant les phases inspiratoires*, et, pendant toute la durée de l'injection, les mouvements du liquide dans le flacon F reproduisent fidèlement les mouvements respiratoires du malade : en observant constamment ces oscillations inspiratoires du liquide et en ne laissant passer l'azote que si elles se produisent, on est absolument à l'abri des embolies gazeuses qui ont déterminé déjà un certain nombre d'accidents mortels quand, *au cours de l'injection d'azote*, l'aiguille était venue embrocher le poumon à l'insu de l'opérateur. En effet ces ascensions rythmées, légèrement oscillantes, du niveau du liquide indiquent avec certitude que la pointe de l'aiguille est dans la cavité pleurale et que tout marche bien.

5° L'emploi du treuil T rend l'injection plus régulière, plus facile à régler et plus commode.

6° Le manomètre M, séparé du flacon F par la fermeture de la pince P, forme avec le trocart déjà décrit (fig. 78) une véritable *seringue hydraulique* servant, soit à insuffler une petite quantité d'azote, soit à faire une aspiration d'essai : pour cela, il suffit de produire au préalable, dans la petite branche du manomètre, une pression ou une dépression.

Pour la conduite du traitement, il est extrêmement utile, sinon indispensable, de pouvoir examiner fréquemment le malade à l'*écran radioscopique*.

En particulier, on doit suivre à l'écran le *refoulement du médiastin* : lorsqu'il devient trop considérable, c'est une indication à diminuer la pression intrapleurale ; de plus il faut être prévenu de l'existence fréquente de *déplacements inspiratoires du médiastin*, qui, d'une part, peuvent sembler inquiétants, bien que généralement ils n'offrent pas de dangers, et qui, d'autre part, font croire quelquefois à la persistance d'un certain degré d'expansion pulmonaire, alors qu'en réalité le poumon est bien collabé, mais se trouve projeté latéralement à chaque déplacement inspiratoire du médiastin. Ces déplacements ne semblent pas avoir attiré beaucoup l'attention des auteurs ; quand nous les avons constatés en juillet 1909, ils n'étaient pas signalés, croyons-nous, dans la littérature médicale ; récemment ils ont été décrits exactement par Saugman ; leur amplitude, qui diffère beaucoup d'un malade à l'autre, peut atteindre jusqu'à 3 centimètres ; ils consistent en une projection inspiratoire du médiastin vers la cavité du pneumothorax suivie d'un mouvement de latéropulsion expiratoire, et sont dus essentiellement aux variations inspiratoires de la force élastique de l'azote du pneumothorax ; ils sont d'autant plus accentués que le médiastin est plus mobile et que le diaphragme s'abaisse davantage ; le mouvement acquiert son maximum d'amplitude au niveau de la partie moyenne du cœur ; il existe aussi, mais beaucoup plus faible, à la partie supérieure du médiastin.

CHAPITRE VIII

TRAITEMENT DES PHÉNOMÈNES ÉVOLUTIFS, DES SYMPTÔMES ET DES COMPLICATIONS (1)

Phénomènes évolutifs. — Fièvre tuberculeuse. — Hémoptysies. — Poussées
congestives. — Réaction pleurales. — Épisodes bronchitiques.
Troubles de la nutrition.
Traitement des symptômes et complications. — Toux, toux émétisante,
expectoration, sueurs nocturnes, dyspnée. — Troubles cardiaques. —
Complications digestives.

Fièvre tuberculeuse. — Elle est si étroitement en rapport avec
l'activité du processus bacillaire que l'avenir des tuberculeux
curables dépend en grande partie du traitement mis en œuvre
dans les périodes fébriles. *Ce traitement doit être aussi rigoureux
lorsque la fièvre est éphémère que lorsqu'elle est durable*; ainsi une
réaction thermique due à un incident évolutif passager ne sera pas
soignée moins attentivement qu'une grosse poussée tuberculeuse ;
de même le *traitement doit être aussi sévère dans les états fébriculaires
que dans les fièvres intenses*, car les inconvénients de la fièvre, considérée en elle-même, sont bien peu de chose, comparés aux dangers
de la poussée tuberculeuse qu'elle décèle.

L'existence d'une fièvre tuberculeuse, si minime soit-elle, imprime donc à la thérapeutique une orientation toute spéciale.

(1) Pour éviter des redites, nous ne parlerons pas du traitement des *poussées aiguës ou subaiguës de tuberculose*, car ce traitement consiste essentiellement dans l'emploi des procédés
généraux de cure diététo-hygiénique que nous avons étudiés avec tous leurs détails, dans l'application de certaines médications antituberculeuses que nous avons déjà décrites et dans le traitement des éléments morbides qui font l'objet de ce chapitre. Insistons seulement sur ce fait que *le
pronostic des poussées évolutives est subordonné en grande partie à la précocité du
diagnostic et du traitement* et que, bien souvent, les indices prémonitoires des poussées ne
sont pas donnés par l'auscultation ; il y a des modifications évolutives redoutables des foyers
bacillaires qui, sans fournir de signes stéthoscopiques nouveaux, se traduisent par des symptômes vagues du côté de l'état général, du système nerveux et du tube digestif, influencés
par les poisons tuberculeux ; c'est une véritable période d'incubation *sans fièvre*, de diagnostic
très difficile ; dès ce moment, la poussée ne peut pas être évitée, mais l'expérience montre que,
si le malade est placé alors dans des conditions de traitement rationnel, la poussée présentera
un minimum de gravité, tandis qu'elle sera considérablement aggravée par les imprudences
commises pendant cette phase mal caractérisée encore.

1. La première indication consiste à supprimer, dès l'apparition du mouvement fébrile, toutes les causes capables d'augmenter l'acuité du processus évolutif : activité physique ou intellectuelle et, à plus forte raison, fatigues, air confiné, mauvaise hygiène... D'où la *nécessité d'une cure de repos et d'une cure d'air faites dans les conditions rigoureuses que nous avons indiquées* (Voy. p. 432-436, 438-440 et 376-377). Ainsi on supprime en quelques jours la fièvre de fatigue, et on enraye des évolutions tuberculeuses qui, mal soignées, seraient devenues progressives.

2. La deuxième indication, dans les fièvres chroniques surtout, c'est de faire tolérer par le malade une *ration alimentaire suffisante*, mais facile à digérer, et réglée de manière à ne provoquer ni surcharge digestive ni troubles gastro-intestinaux (Voy. p. 474-477 et 485-488) : le lait, le sucre, l'alcool, la crème, la gélatine, la viande crue si possible, les bouillies feront partie du régime, et on n'oubliera pas de prescrire certains aliments qui ont surtout une action tonique : bouillon, suc de viande crue, farines d'avoine et de germes de céréales, cacao...

3. D'ailleurs il est indispensable de *stimuler le système nerveux*, condition essentielle d'une défense antituberculeuse efficace et du bon fonctionnement des organes digestifs. L'aération continue et l'alimentation agissent déjà dans ce sens, très utilement. L'hydrothérapie rend aussi de grands services : frictions sèches ou humides matin et soir, lotions partielles, puis, quand le malade est habitué à l'eau froide, lotions totales, enveloppements humides, drap mouillé (Voy. p. 394-400). Ces applications ne seront jamais faites dans une période de malaises et de frissonnements accompagnant l'ascension de la température ; au contraire, on devra, à ce moment, réchauffer le malade et lui donner des boissons alcoolisées chaudes.

Dans bien des cas, un changement d'air, une action climatique favorable produisent des effets stimulants dont il est difficile de se passer.

4. Assez souvent, les caractères du pouls montrent qu'il faut *tonifier le myocarde*. On remplit cette indication avec de petites doses de digitaline ou de caféine, avec la spartéine, avec les injections d'huile camphrée. Brehmer a préconisé l'application, sur la région précordiale, d'une vessie de glace, qui enlève une certaine quantité de chaleur au sang circulant et qui rend le pouls plus fort et plus ample ; ce procédé est surtout indiqué dans les fièvres tuberculeuses intenses, à condition qu'il n'y ait pas de frissons ; on y a recours d'une façon progressive et graduelle, en surveillant de près les effets produits ; on commence par deux ou trois applications par jour d'une demi-heure chacune ; plus tard on maintient la vessie en place plusieurs heures par jour.

5. En plus des moyens précédents convient-il d'utiliser les *antipyrétiques* contre la fièvre tuberculeuse? Certains phtisiologues sont tout à fait opposés à leur emploi : ils s'en servent à titre exceptionnel pour déplacer un accès fébrile qui survient à une heure gênante ou pour soulager momentanément des malades que la fièvre rend très souffrants ; mais en somme ils ne leur reconnaissent aucune efficacité réelle. D'autres médecins, au contraire, croient rendre service aux tuberculeux fébricitants en s'efforçant de faire tomber la température à coup d'antithermiques employés à hautes doses. Au lieu de discuter ces opinions excessives, considérons les faits cliniques.

Dans beaucoup de circonstances, les antithermiques n'ont qu'une action éphémère, fugace, incomplète, illusoire, acquise au prix de sueurs profuses,

de troubles digestifs, de malaises; ou bien la fièvre paraît céder, mais
reparaît un peu plus tard, dans la soirée ou dans la nuit, revêtant même
le type inverse; on a donc fatigué le malade en pure perte; c'est ce qui se
produit en général quand on est en présence d'une invasion fébrile brutale,
d'une forte poussée bacillaire, d'une complication aiguë sérieuse, d'une
fièvre hectique ancienne, d'une fièvre de caséification intense; *dans tous
ces cas, il vaut mieux renoncer à lutter par voie médicamenteuse contre
le symptôme hyperthermie*; en s'obstinant à prescrire les antipyrétiques,
en donnant de fortes doses, on risquerait de provoquer de graves phénomènes d'intolérance et même du collapsus.

Inversement, l'observation clinique démontre que, *dans certaines fièvres
tuberculeuses qui ne sont pas trop intenses, les antipyrétiques agissent
très bien*; il y a même des malades qui, pendant des mois, tirent un
bénéfice évident de leur emploi presque quotidien; mais ces bons effets
ne s'obtiennent que dans les cas favorables, et ceux-ci ne peuvent
être connus que *par un essai préliminaire de courte durée* : on est absolument autorisé à tenter cet essai dans les fébricules tenaces, dans les
épisodes évolutifs subaigus, dans la convalescence traînaillante des complications fébriles et dans les fièvres chroniques de moyenne intensité;
souvent alors on réussit à ramener pendant quelque temps la température
au voisinage de la normale, sans effets secondaires fâcheux. Sans doute
cette apyrexie artificielle et momentanée est bien différente d'une apyrexie
véritable et ne modifie pas l'évolution tuberculeuse; elle n'en a pas moins
de grands avantages, puisqu'elle facilite l'alimentation, qu'elle diminue la
consomption et procure au malade un bien-être qu'il apprécie beaucoup,
sans même parler de l'action psychique favorable qui s'exerce en même
temps; en général, il faut maintenir au lit les tuberculeux pendant l'apyrexie médicamenteuse, mais parfois on peut se départir de la rigueur habituelle et permettre au malade de se lever un peu, ce qui, pour des sujets
alités d'une manière prolongée, n'ayant plus ni appétit ni courage, est un
bénéfice réel.

En somme, l'*indication* des antipyrétiques dans la fièvre tuberculeuse
est constituée bien moins par la simple constatation d'une hyperthermie ne
cédant pas aux moyens habituels que par les *effets favorables rapidement
obtenus* avec les antipyrétiques, chez des malades qui sont gênés par la
fièvre; la facilité avec laquelle ces effets se produisent est habituellement
un signe de bon pronostic; d'ailleurs, il ne suffit pas d'interroger le thermomètre, il faut aussi se rendre compte de l'influence exercée sur le pouls,
sur le système nerveux, sur les fonctions digestives, s'informer s'il y a
eu des sueurs abondantes, des réactions pénibles ou un accès tardif.

Dans les états fébriles prolongés, il est indiqué d'essayer plusieurs
antipyrétiques, de manière à trouver celui qui convient le mieux, ou bien,
au bout de quelque temps, on constate que l'action du médicament
s'émousse, et, pour rompre l'accoutumance, on est forcé soit d'interrompre
toute médication, soit de prescrire un autre produit.

Nous employons de préférence l'antipyrine, le camphorate de pyramidon,
la cryogénine et la marétine, les deux premiers plus spécialement dans
les poussées fébriles aiguës, les deux derniers dans les fièvres tuberculeuses chroniques.

L'*antipyrine*, par son action antithermique rapide, est utile dans les
poussées fébriles aiguës qui incommodent fortement le malade; mais,
comme elle agit défavorablement sur le cœur, qu'elle déprime le système

nerveux, ralentit les échanges intraorganiques et irrite l'épithélium rénal, on doit s'abstenir de l'employer à hautes doses ou d'une façon prolongée ; on peut la donner pendant deux, trois, quatre jours, pas davantage, sans dépasser 1gr,50 par jour, en deux ou trois doses.

Par voie buccale, elle sera administrée non pas en cachets, mais en solution dans de l'eau alcaline sucrée, autant que possible une demi-heure avant l'ingestion des aliments ; dans bien des cas, il est préférable de la faire prendre par voie rectale. On augmente son efficacité en l'associant à de petites quantités de caféine, de sirop d'éther et de bromure.

Le *camphorate de pyramidon* offre l'avantage, ainsi que A. Robin l'a montré, de donner beaucoup moins de sueurs que le pyramidon, surtout quand on emploie le sel *acide*. Des prises de 0gr,30 de camphorate acide de pyramidon répétées trois fois dans la journée forment la dose utile, bien supportée le plus souvent ; on peut obtenir ainsi une action très favorable dans des tuberculoses en évolution fébriculaire, dans des poussées congestives (ou des hémoptysies) accompagnées de forte fièvre et dans certains cas de fièvre hectique : cette action nous a semblé, en général, moins énergique, mais plus durable, que celle de l'antipyrine. Par contre, dans bon nombre de cas, le camphorate de pyramidon n'a que des effets insignifiants ou tellement transitoires qu'il n'y a pas d'intérêt à y recourir.

On peut administrer le camphorate de pyramidon en cachets ou en potion ; les troubles gastriques sont rares. Dans les formes habituelles de fièvre tuberculeuse à rémission matinale, nous donnons une dose à neuf ou dix heures du matin et les deux autres doses vers deux heures et cinq heures.

La *cryogénine*, très fréquemment utilisée en phtisiothérapie depuis les publications de Dumarest en 1902, est l'antipyrétique avec lequel nous avons obtenu les meilleurs résultats dans les fièvres tuberculeuses chroniques ; on peut la donner sans inconvénients pendant des semaines et des mois, à condition : 1° de ne persévérer dans son emploi que si elle exerce une action favorable ; 2° de suspendre de temps en temps son administration ; 3° de ne pas dépasser la dose quotidienne de 1 gramme, parfois 1gr,25. Si d'autres médecins ont observé avec elle des accidents, c'est que sans doute ils l'avaient prescrite à des phtisiques trop avancés, ou à des sujets présentant sous son influence des effets secondaires fâcheux, qui auraient dû faire cesser immédiatement son emploi ; d'ailleurs elle est bien tolérée par la grande majorité des tuberculeux, qui sont vraiment justifiables d'une action antipyrétique.

Dans la fièvre tuberculeuse chronique, « il ne faut pas faire baisser la température, il faut l'empêcher de monter », comme Daremberg l'a dit très justement. Pour atteindre à ce résultat avec la cryogénine, on peut user de deux procédés différents. Premier procédé : mettant à profit l'action antithermique durable de la cryogénine, on donne le matin, au moment où la température est le plus basse, à sept, huit, dix heures selon les cas, une dose unique, forte (0gr,75 à 1 gramme), qu'on réitère plusieurs jours de suite, puis qu'on diminue ou qu'on donne seulement tous les deux jours, lorsqu'on a déjà obtenu un abaissement notable de la courbe thermique. Deuxième procédé : on prescrit, au moment de la rémission matinale, une dose faible ou moyenne (0gr,25 à 0gr,50), puis dans l'après-midi, à l'heure habituelle du début de l'ascension fébrile, une deuxième dose semblable ou plus faible. Quelquefois deux doses de 0gr,25, ou même une seule en vingt-quatre heures produisent déjà un bon effet ; il est toujours prudent de tâter la sensibilité du malade à la cryogénine par ces doses faibles, généralement insuffisantes.

Certains auteurs n'hésitent pas à recourir à des doses considérables jusqu'à 2^{gr},50 *pro die* ; nous ne faisons que signaler cette pratique dont nous n'avons pas l'expérience ; nous croyons que, lorsqu'on n'obtient pas une action nettement favorable avec 1 gramme par jour, qui est déjà une dose forte, il est préférable de s'abstenir.

La cryogénine étant bien tolérée par l'estomac, on la fait prendre en cachets, en l'associant parfois avec de petites doses de caféine. Elle ne tarde pas à s'éliminer par les urines, en leur communiquant une teinte jaune plus ou moins évidente ; il suffit d'être prévenu de cette particularité pour ne pas faire confusion avec des urines ictériques.

La *maréline* donne souvent de bons résultats dans les fièvres tenaces des tuberculeux ; Rénon, Guinard l'ont fait connaître en France et conseillent de l'employer aux doses quotidiennes de 0^{gr},30 ou de 0^{gr},50, qui sont habituellement bien supportées, sans transpirations ni troubles digestifs (deux cachets de 0^{gr},15 ou de 0^{gr},25, l'un le matin vers neuf heures, l'autre vers midi avant l'ascension thermique). On peut l'administrer ainsi pendant une dizaine de jours ; puis on interrompt la médication pour éviter l'accoutumance et pour ne pas exposer les malades à certains accidents fort désagréables qui ont été signalés par Guinard : anorexie, troubles gastriques, ictère de la peau et des muqueuses.

On peut aussi avoir recours aux antipyrétiques suivants : la *phénacétine* (0^{gr},25 à 0^{gr},50 par jour) ; — la *lactophénine* préconisée par Meissen, Valéry Meunier, Schrœder (deux à trois doses de 0^{gr},30 à 0^{gr},50 par jour) ; — l'*acétanilide*, dont Guinard a eu de bons effets à raison de 0^{gr},50 par jour, mais que beaucoup de médecins hésitent à employer parce qu'elle produit parfois chez les tuberculeux, même à faibles doses, des phénomènes toxiques impossibles à prévoir et du collapsus ; — le *salicylate de soude* ; autrefois Jaccoud a insisté beaucoup sur les excellents effets de l'acide salicylique dans la fièvre hectique ; on doit lui préférer le salicylate de soude, moins actif peut-être, mais aussi moins nocif pour l'estomac ; Turban, Saugman ont eu de bons résultats avec les pilules de Kate Hirdemaker (acide arsénieux, 0^{gr},0001 ; salicylate de soude, 0^{gr},10) ; on donne trois fois par jour 5 à 10 de ces pilules, et on peut obtenir ainsi, surtout dans les fièvres à grandes oscillations, un abaissement lent et graduel de la courbe de température ; — l'*aspirine* est surtout indiquée dans les poussées fébriles accompagnées de phénomènes douloureux (douleurs névralgiques, pleurales, rhumatoïdes) ; comme elle produit facilement chez les tuberculeux fébriles des sueurs profuses, de l'hypothermie ou de l'intolérance, on doit la prescrire à doses faibles fractionnées.

6. Enfin il est possible d'influencer la fièvre tuberculeuse en remplissant certaines *indications causales* grâce à la sérothérapie, à la tuberculinothérapie, au pneumothorax artificiel, ou à l'emploi de médicaments antituberculeux tels que l'hétol ou le tanin.

Dans certaines évolutions tuberculeuses, où la fièvre est entretenue bien moins par l'extension du processus bacillaire ou par des fautes d'hygiène que par la fragilité excessive du malade réagissant avec intensité vis-à-vis de toutes les influences atmosphériques, il faut tenir grand compte des *qualités propres du climat* ; car, même en faisant abstraction des intempéries, contre lesquelles un malade faisant sa cure au lit peut toujours être protégé, il y a incontestablement des climats dont l'action excitante empêche ou retarde la défervescence chez des malades en équilibre instable : il importe de soustraire à cette action les tuberculeux fébriles hypersensibles.

Hémoptysies. — Elles se présentent sous des aspects extrêmement variables, que nous n'avons pas à envisager ici ; toutefois, en se plaçant au point de vue du traitement, il y a des distinctions qui s'imposent.

1° Bon nombre d'hémoptysies révélatrices de tuberculose s'arrêtent spontanément avec une telle facilité, que la tâche du médecin consiste bien moins à soigner l'hémoptysie qu'à prescrire pendant la convalescence les règles de prudence indispensables, — souvent méconnues, — et à rechercher attentivement la cause du crachement de sang : était-ce une hémoptysie venue de la gorge, du pharynx ou du nez ? une hémorragie imputable à un poumon cardiaque ou à une bronchectasie non tuberculeuse ? une hémoptysie due à des lésions scléreuses insignifiantes de tuberculose abortive ? ou une hémorragie décelant soit une tuberculose pulmonaire franchement évolutive, soit des lésions bacillaires commençant à germer, soit une tuberculose latente ? Chaque fois qu'on est en présence d'une première hémoptysie, même si elle *paraît* dépourvue de gravité, il importe beaucoup que toutes ces questions soient examinées et *résolues complètement*.

2° Chez les tuberculeux avérés, on observe souvent des crachats hémoptoïques ou de petites hémoptysies, qui n'exigent pas d'autre traitement que le repos au lit pendant quelques jours, mais à l'occasion desquelles on doit rechercher l'imprudence commise, la faute d'hygiène à empêcher ; ou encore il s'agit (et il faut le savoir) d'une toux quinteuse qui traumatise les bronches, d'une réaction médicamenteuse dont on ne s'est pas aperçu à temps, d'une cure d'entraînement mal réglée ou mal faite.

3° Certaines hémoptysies congestives, isolées ou récidivantes, sont déterminées par une alimentation beaucoup trop abondante ou mal tolérée (Voy. p. 492) ; le traitement immédiat de ces hémoptysies est d'une grande simplicité, le lit, la diète, le régime lacté ; ce qui est plus difficile, c'est de reconnaître leur cause véritable, non point bien entendu quand le malade a été abusivement gorgé de nourriture (on serait inexcusable de ne pas y penser), mais quand on est en présence de dyspeptiques latents, soumis à une alimentation non excessive qui provoque cependant des troubles digestifs à symptomatologie obscure, capables de retentir, par voie réflexe ou autrement, sur le poumon tuberculeux.

Quoi qu'il en soit, le traitement prophylactique de ces hémoptysies réside tout entier dans la réforme d'habitudes alimentaires défectueuses. Mais nous nous séparons complètement de Sabourin quand celui-ci attribue à des troubles de suralimentation les trois quarts des crachements de sang des phtisiques !

4° Parfois une hémoptysie de moyenne intensité, plus ou moins persistante, attire toute l'attention du médecin ; puis on s'aperçoit que cette hémoptysie n'était qu'un élément accessoire de la complication en cours, l'élément essentiel ayant été constitué dès le premier jour par une grosse poussée bronchopneumonique *qui commandait le pronostic et le traitement*; l'examen bactériologique des crachats fournit des renseignements très utiles dans ces bronchopneumonies, car les unes sont dues au seul bacille de Koch, et les autres, bien moins graves, à l'association du bacille et du pneumocoque.

Mais le plus souvent, dans les hémoptysies banales des tuberculeux, tous les efforts thérapeutiques doivent être dirigés contre l'hémoptysie elle-même ; *un traitement rationnel ne doit pas viser seulement l'arrêt de l'hémorragie* (celle-ci, dans la grande majorité des cas, ne compromet pas l'existence), *mais encore et surtout la prophylaxie des aggravations lésionales qui menacent le tuberculeux au moment et après les hémoptysies.*

Nous examinerons successivement les moyens de première urgence applicables à toute hémoptysie, l'alimentation qui convient à ces malades, le traitement des hémoptysies graves ou compliquées et le traitement de la convalescence.

MOYENS DE PREMIÈRE URGENCE S'APPLIQUANT A TOUTES LES HÉMOPTYSIES. — Dès que l'hémoptysie commence et pendant toute sa durée, on doit imposer au malade *l'immobilité complète* et le *silence absolu* ; on le porte immédiatement sur son lit, aussi doucement que possible, et on le déshabille sans secousses ; il doit *rester couché sur le dos, en position assise ou demi-assise,* le cou libre, la tête et le buste aussi relevés que possible, bien calé avec des oreillers et des coussins, qu'on fixe de telle sorte qu'il puisse garder cette position sans faire aucun effort et sans glisser. Un dossier mobile à inclinaison variable soutenant l'oreiller est utile ; il ne faut pas que le malade soit étendu horizontalement ; il ne faut pas qu'il soit couché sur le côté. La *chambre* doit être très bien aérée, à peine chauffée, non froide cependant, et ne pas recevoir une lumière trop crue (bien que les fenêtres restent ouvertes) ; on exigera le calme le plus complet dans la chambre et aux alentours : ni bruit, ni agitation autour du lit, les soins nécessaires donnés avec précision et douceur, le malade se faisant comprendre par le mouvement des yeux, le médecin donnant ses ordres à voix basse, rassurant l'entourage du malade et le malade lui-même par sa présence et par ses encouragements ; *cette action psychique du médecin* est de première importance : de toutes les manifestations de la phtisie pulmonaire, il n'en est pas qui produise une impression plus terrifiante, même chez les vétérans de la tuberculose ; la peur du sang, le danger qu'il révèle, la crainte que l'hémorragie ne s'arrête pas, le bouillonnement du sang dans la trachée, la gêne respiratoire, expliquent suffisamment l'angoisse du malade, qui s'agite, s'affole, tousse éperdument, respire par saccades ; il faut avant tout le calmer, le réconforter, lui assurer qu'il n'a rien à craindre, lui donner confiance, lui enjoindre de ne pas tousser inutilement, lui recommander de faire des respirations lentes et profondes qui facilitent l'arrêt de l'hémorragie. Le médecin doit être assisté par une *personne expérimentée*, qui ne quitte pas le malade, tient le crachoir ou la cuvette, essuie les lèvres tachées de sang et enlève les caillots de la bouche, donne de temps en temps une gorgée à boire, éponge la sueur, rafraîchit le front et se tient prête à exécuter les prescriptions médicales, en évitant tous mouvements au malade. Si cette personne s'absente momentanément, une sonnette doit être mise à portée de la main du malade. D'ailleurs, pendant tout le temps que dure l'hémoptysie, la tranquillité la plus absolue, le repos intellectuel et moral, l'absence de visites sont indispensables.

Ces conditions fondamentales suffisent souvent au traitement; si l'hémorragie ne cesse pas, on intervient plus activement : 1° *on provoque des réflexes énergiques*, qui peuvent retentir sur la circulation pulmonaire : sinapismes ou ventouses sur les jambes et sur les cuisses, ingestion de petits morceaux de glace, application de glace sur la poitrine ou sur le scrotum, très efficace parfois ; 2° on pratique systématiquement la *ligature des membres*, moyen classique bien indiqué par Grisolle, mais trop délaissé, un des meilleurs dont on dispose : des bandes de flanelle sont nouées lâchement à la racine des cuisses et des bras, et laissées en place pendant toute la période d'hémoptysie ; à chaque menace d'hémorragie nouvelle, aussi souvent qu'il le faut, on serre les bandes fortement, assez pour empêcher autant que possible la circulation veineuse sans arrêter la circulation artérielle : le sang s'accumule dans les membres, décharge d'autant la petite circulation, et l'hémorragie pulmonaire tend à s'arrêter. Quand l'effet est obtenu, on relâche les bandes lentement, progressivement, l'une après l'autre, aux bras d'abord, puis aux cuisses; 3° on a recours aux *inhalations de nitrite d'amyle*, en versant le contenu d'une des ampoules du commerce sur une compresse qu'on place sous le nez du malade; ce médicament vaso-dilatateur (dont Francis Hare a fait connaître, en 1904, les bons effets dans les hémoptysies, maintes fois confirmés depuis, notamment par Pic et par Guinard) produit en une ou deux minutes un abaissement notable et passager de la tension artérielle dans le système aortique et probablement aussi (Fr. Franck) dans le système de l'artère pulmonaire ; il favorise ainsi l'hémostase et n'a pas d'autre inconvénient que de déterminer assez souvent un malaise indéfinissable avec bourdonnements d'oreilles, céphalée et tendance syncopale : il n'y a pas lieu de s'effrayer de ces manifestations, à condition de les surveiller.

Faut-il donner de l'ergotine ? — La plupart des phtisiologues sont d'accord pour reconnaître que cette médication traditionnelle est illogique et ne sert à rien ; si l'on avait la main forcée par des malades qui mettent toute leur confiance dans l'ergotine, comme elle n'offre guère d'inconvénients à doses faibles, on pourrait y recourir à titre de traitement purement psychique.

Faut-il donner de l'opium ou de la morphine ? Bon nombre de médecins emploient l'opium très largement et d'une manière habituelle dans les hémoptysies ; il a des avantages précieux : suppression de la toux, diminution de la dyspnée, quiétude du malade, peut-être aussi production d'une dérivation sanguine par stase sanguine périphérique.

Par contre, il rend l'expectoration plus difficile, provoque la rétention bronchique des sécrétions muco-purulentes, des matières caséeuses et du sang, ce qui entretient l'hémoptysie et favorise la pullulation microbienne ; cette action est franchement *nocive* ; elle amène assez souvent la putréfaction des caillots et la dissémination de la tuberculose par le mécanisme des embolies bronchiques. Aussi croyons-nous, avec Turban, Schroeder, Weismayr..., que la prescription systématique des opiacés à doses relativement fortes comme traitement des hémoptysies doit être formellement *déconseillée*; on ne les utilisera que sur indications précises, quand on ne peut pas faire autrement, par exemple pour faire cesser une toux pénible qui pourrait détacher les caillots, pour calmer une grande agitation, pour empêcher toute secousse dans les grandes hémoptysies redoutables des cavitaires, et on les donnera, sauf exceptions, à petites doses fractionnées (soit par voie buccale, soit en piqûres). Le plus souvent, des moyens anodins peuvent suppléer les opiacés : la *toux* ne doit pas être combattue, tant qu'elle reste légère, facile, juste suffisante pour expulser le sang, les mucosités sanglantes et les crachats hémoptoïques ; la toux inutile, traumatisante, dangereuse, est peu fréquente chez les hémoptysiques placés dans de bonnes conditions d'hygiène ; ou tout au moins elle ne résiste pas à des doses peu considérables de codéine, d'eau de laurier-cerise, de sirop bromoformé, de dionine, d'héroïne ; on peut aussi faire sucer au malade de petits morceaux de glace, des boules de gomme, des boissons mucilagineuses... L'*agitation nerveuse* cède au bromure de potassium, à la dose de 1gr,50 à 2 grammes, additionné d'eau de laurier-cerise et de quelques gouttes de laudanum.

Est-il nécessaire d'ajouter que, pendant les hémoptysies et même pendant les premiers jours de la convalescence, *on s'abstiendra de percuter et d'ausculter le malade*? La tendance évolutive sera suffisamment révélée par l'expectoration, par la courbe thermique (qu'il faut établir), par l'étude attentive du pouls, par l'observation des symptômes : *l'état lésional exact restera ignoré*, ne pouvant être connu qu'au prix d'un dangereux traumatisme ; la seule investigation pulmonaire qu'on puisse se permettre, c'est d'appliquer l'oreille doucement sur le thorax sans faire tousser le malade et en le déplaçant à peine ; on peut entendre ainsi des gros signes d'auscultation utiles à constater.

Régime alimentaire. — Pendant la phase active de l'hémoptysie, on ne permet qu'une *alimentation liquide et froide*, prise par petites quantités à la fois (lait, bouillon, eau sucrée) ; il semble avantageux d'ajouter aux boissons un peu de glace (mais seulement pendant un jour ou deux) et de donner, en plus, des *gelées* à titre d'aliment léger, peut-être hémostatique (?) ; mais on doit proscrire les boissons alcoolisées, le thé et le café ; dans les petites hémoptysies, il n'y a aucun inconvénient à donner le lait pur, sucré, en quantité assez forte appropriée à la tolérance stomacale (qui doit être parfaite) et toujours par doses fractionnées pour éviter la réplétion brusque du système vasculaire ; dans les hémoptysies qui deviennent abondantes, il faut écrémer le lait, le couper largement d'eau de chaux, ne pas dépasser par jour un litre à un litre un quart.

Quand l'hémoptysie s'arrête, on ajoute aux aliments liquides et aux gelées du riz, des bouillies et des potages tièdes, des biscuits, ensuite des jaunes d'œufs, du flan, des œufs, et on ne revient à l'alimentation habituelle que graduellement, avec prudence.

La constipation est plutôt utile au début ; après deux ou trois jours, on cherche à procurer au malade des selles molles, n'exigeant pas d'efforts (cachets d'huile de ricin, magnésie, lavements donnés très prudemment).

Traitement des hémoptysies graves. — Alors, en plus des moyens précédents, on emploie les vomitifs, les hypotenseurs à action durable, et les médicaments qui ont la réputation d'activer la coagulation du sang.

La *médication vomitive*, dont Trousseau et Grisolle ont fait connaître les effets favorables parfois surprenants, abaisse la pression sanguine, exerce sur le poumon une action décongestionnante énergique et permet d'expulser mécaniquement les caillots qui s'amassent dans les bronches au grand détriment du malade ; si effrayante qu'elle paraisse *a priori* aux médecins qui n'en ont pas l'expérience, elle est absolument rationnelle, non dangereuse et, comme l'a dit Trousseau, « elle manque rarement son effet », notamment dans les hémoptysies qui traînaillent ou dont l'abondance devient inquiétante, ou qui s'accompagnent de rétention bronchique du sang et de signes pseudo-cavitaires ; par contre, on ne la prescrira pas dans les hémoptysies liées à une poussée granulique ou pneumonique, ou quand le sang vient à flots chez des cavitaires.

Elle est beaucoup moins pénible pour le malade qu'on ne pourrait l'imaginer : 2 grammes d'ipéca en trois paquets administrés à des intervalles de dix minutes dans un demi-verre d'eau tiède provoquent des vomissements faciles ; à chaque vomissement on fait boire le malade, pour que son estomac ne se contracte pas à vide.

Souvent on se contente d'utiliser l'*action cardio-vasculaire de l'ipéca* sans aller jusqu'au vomissement, en donnant des doses fractionnées (10 centigrammes de poudre d'ipéca) d'abord toutes les demi-heures, puis à intervalles plus éloignés, de manière à ne pas déterminer de nausées.

Les autres modificateurs de la pression sanguine employés chez les hémoptysiques sont : la *trinitrine*, recommandée par Flick (II à VI gouttes par jour de la solution alcoolique au centième) ; elle produirait des effets analogues à ceux du nitrite d'amyle, mais moins fugaces ; l'*extrait aqueux de qui*, dont R. Gaultier a montré qu'il est « un médicament hypotenseur très puissant, d'une régularité et d'une durée d'action très marquée, en même temps que d'une faible toxicité » ; il aurait une réelle valeur dans le traitement des hémoptysies actives, administré par voie buccale, en pilules de 0ᵍʳ,05, une pilule toutes les deux heures, cinq à six par jour, ou mieux encore par voie sous-cutanée.

Pour accélérer la coagulation du sang, il est d'usage de prescrire les *sels de chaux* : le chlorure de calcium cristallisé à la dose quotidienne de de 4 à 5 grammes a, dit-on, une certaine efficacité : comme l'a indiqué Wright, on doit le donner par périodes de trois à quatre jours, séparées par des intervalles de trois jours. Le lactate de chaux à dose de 2 à 3 grammes par jour produirait aussi de bons effets.

Les *injections sous-cutanées de sérum gélatiné*, employées comme hémostatique depuis les travaux de Dastre et Floresco et ceux de P. Carnot, paraissent, quoi qu'en prétendent certains auteurs qui leur dénient toute action sur l'arrêt des hémorragies internes, fournir de bons résultats dans le traitement des hémoptysies. Nos observations cliniques confirment celles de Dumarest et Bayle (*Lyon méd.*, 17 déc. 1905), qui ont constaté l'efficacité de ce moyen thérapeutique dans les hémoptysies graves à répétition. De même que notre collègue de Hauteville, nous croyons utile de pratiquer ces injections (qui d'ailleurs sont douloureuses et donnent souvent des poussées fébriles transitoires) toutes les fois qu'une hémoptysie devient inquiétante par son abondance ou par sa persistance (1).

(1) Récemment Grau (*D. M. W.*, 1910, nᵒ 27) a observé chez l'homme, à la suite d'injections sous-cutanées de 25 à 40 centimètres cubes de sérum gélatiné à 10 p. 100, une augmentation notable de la coagulabilité du sang, atteignant son maximum dix à douze heures après

On se sert d'une solution de gélatine à 2.5 ou 3 p. 100 dans de l'eau salée à 8 p. 1000; on stérilise quelque temps à l'avance la solution à l'autoclave très soigneusement (à trois reprises pendant vingt minutes à 105°, en mettant à l'étuve dans les intervalles, qui seront d'au moins vingt-quatre heures); on fait la stérilisation dans des ampoules de 150 centimètres cubes à deux tubulures devant servir directement aux injections suivant le procédé classique. Il faut injecter 60 à 120 centimètres cubes de sérum, au besoin plusieurs jours de suite, parfois deux ampoules dans la même journée; l'injection sera faite très lentement, dans la partie profonde du tissu cellulaire sous-cutané de l'abdomen, le liquide de l'ampoule étant préalablement porté à la température d'environ 40°.

Van der Velden (*D. M. W.*, 1909, n° 14) a obtenu, cliniquement et expérimentalement, des effets hémostatiques très appréciables en *faisant ingérer du chlorure de sodium*, vieux moyen populaire qui avait déjà été préconisé dans les hémoptysies par Sticker, Grawitz, Weismayr: l'ingestion de 10 grammes de NaCl augmenterait considérablement la rapidité de coagulation du sang pendant une heure à une heure et demie. Il faut donner d'un seul coup environ 4 à 5 grammes (une dose plus forte ne serait pas tolérée) et pendant les deux heures suivantes empêcher le malade de tousser; puis on réitère la même dose, en montant au besoin jusqu'à 20, 25 grammes *pro die*, et en continuant, s'il n'y a pas de révolte stomacale, pendant deux ou trois jours. En cas d'intolérance par voie buccale, on peut recourir à l'injection intraveineuse (3 à 5 centimètres cubes d'une solution à 10 p. 100). Le *bromure de potassium*, d'après le même auteur, donne des effets analogues: Van der Velden alterne les prises de NaCl et de KBr, celui-ci par doses de 3 grammes.

Enfin l'*opothérapie hépatique* a permis à Gilbert et Carnot d'arrêter des hémoptysies graves qui résistaient aux autres moyens, et divers auteurs ont eu de bons résultats avec des injections de *sérum de cheval frais*, remplacé au besoin par du sérum antidiphtérique.

INDICATIONS SPÉCIALES A REMPLIR. — La toux sèche, déchirante, pénible, irritante, qui ne cède pas aux moyens habituels, doit être calmée par la *morphine* (injections de 0°°,5). La rétention du sang dans les bronches, annoncée par la fièvre, la dyspnée et des gros râles liquides, exige un *vomitif*. Les réactions fébriles, si fréquentes dans les hémoptysies, sont influencées favorablement par les *antipyrétiques*, lorsqu'elles ne sont conditionnées par une nouvelle poussée tuberculeuse; le malaise de la fièvre est atténué par des *lotions tièdes*. Le pouls donne des indications précieuses; non seulement il renseigne sur la gravité de la poussée évolutive et de l'hémoptysie, mais il est un guide indispensable pour le traitement; tant qu'il reste rapide, impulsif, agité et variable, ou qu'il réagit par de la tachycardie à la moindre excitation extérieure, on doit craindre la continuation de la poussée fluxionnaire ou une extension lésionale et redoubler de précautions; inversement un pouls calme, ample, modérément tendu, permet d'avoir confiance; quand les caractères du pouls indiquent la réplétion du système vasculaire et une tendance à l'hypertension, on doit insister sur l'emploi des médicaments hypotenseurs; quand le cœur s'affole, quand il paraît lutter avec peine contre l'obstacle créé par

l'injection, et persistant à un taux élevé plusieurs heures; le temps de coagulation passait d'une minute et demie à quatre minutes; dans 10 cas, le résultat a été 9 fois positif.

les nouvelles lésions pulmonaires congestives, œdémateuses, inflammatoires ou pneumoniques, quand le pouls faiblit, ou encore dans les hémoptysies accompagnées d'hyposystolie avec congestion passive du poumon et dilatation cardiaque, les indications de la digitale deviennent formelles ; c'est dire qu'on a très souvent occasion de prescrire ce médicament dans les hémoptysies ; mais, pour ménager l'estomac, on se servira de préférence de la *digitaline*, soit à doses fractionnées réitérées plusieurs jours de suite, soit même à dose forte unique, suivant les cas. Contre l'éréthisme circulatoire, on peut employer aussi une *vessie de glace* appliquée sur la région cardiaque. Les fortes hémorragies produisant de l'anémie aiguë nécessitent des injections et des lavements de *sérum artificiel*, des piqûres d'*huile camphrée* et d'*éther*, des *boissons stimulantes* (champagne coupé d'eau, potions avec sirop d'éther). En cas de dyspnée, application de *ventouses sèches* sur la partie antérieure du thorax, *cardiotoniques, inhalations d'oxygène, stimulants diffusibles.*

MOYENS HÉMOSTATIQUES DIVERS. — Nous les citons pour mémoire, bien que leur utilité soit fort douteuse ; mais la plupart d'entre eux, étant inoffensifs, peuvent être employés avec avantage pour suggérer aux malades l'idée salutaire qu'un traitement « très actif » leur a été prescrit : acide gallique, 1gr,50 en potion ; extrait de ratanhia, extraits fluides d'*hamamelis*, d'*hydrastis canadensis* et de *viburnum prunifolium*, X à XXX gouttes du mélange une à trois fois par jour pendant une ou deux semaines ; pilules hémostatiques de Huchard (sulfate de quinine, 0gr,15 ; ergotine Bonjean, 0gr,05 ; poudre de digitale et extrait de jusquiame, ãã 0gr,01 ; 6 à 10 *pro die* pendant trois ou quatre jours) ; sirop de térébenthine, 30 à 40 grammes par jour (A. Robin) ; essence de térébenthine, cinq à six fois par jour VI à VII gouttes sur du sucre ou capsules gélatineuses (Weismayr) ; terpinol, moins irritant que l'essence de térébenthine, toutes les deux heures II gouttes dans de l'eau (Janowsky). Les limonades acides, dont on usait tant autrefois (on les préparait avec l'eau de Rabel ou avec l'alcool nitro-sulfurique de Coutaret) ont une action décalcifiante qui ne peut être que défavorable. Les injections d'adrénaline paraissent plutôt contre-indiquées.

TRAITEMENT DE LA CONVALESCENCE. — *Traitement prophylactique.* — 1. Pendant les cinq à dix jours qui suivent l'arrêt de l'hémoptysie, on maintient le malade au lit, même en l'absence de complications (fièvre, foyer évolutif nouveau) exigeant par elles-mêmes la cure d'immobilité ; on ne fait exception à cette règle que pour certains tuberculeux qui gardent pendant un temps prolongé de simples crachats hémoptoïques noirâtres sans aucun signe de congestion active. Puis on autorise progressivement les repas pris à table, la chaise longue, de petites sorties très prudentes ; les promenades ne seront reprises qu'au bout de plusieurs semaines.

2. Le convalescent doit, pendant longtemps, se mettre à l'abri de toutes les causes de rechute : traumatismes, quintes de toux, cris, chants, efforts, exercices violents, fatigues, congestion solaire, action nocive de l'air confiné, surchauffé ou poussiéreux, coït.

3. Au moindre indice de congestion active (crachats rosés, palpitations, éréthisme circulatoire, dyspnée, bouffées congestives, malaise thoracique spécial bien connu de certains malades), le repos absolu au lit est nécessaire ; il en est de même pour les femmes aux premières époques menstruelles.

4. On surveillera l'alimentation pour éviter la surcharge digestive, les mauvaises digestions ; on interdira le café et les boissons alcoolisées.

Traitement curatif. — Mais surtout il faut s'attacher à cicatriser la lésion qui a saigné, empêcher d'évoluer les foyers nouvellement apparus qu'on devra rechercher attentivement aussitôt que possible par l'auscultation et par l'examen des crachats, remédier à l'anémie post-hémorragique; d'où la nécessité d'une cure d'air et de repos très bien faite, avec nourriture substantielle et d'un traitement méthodique longuement poursuivi. Les moyens qui s'adressent à l'état général et à la tuberculose elle-même suffisent souvent pour la réparation sanguine, qui se fait chez beaucoup de malades avec une étonnante rapidité; d'autres sujets conservent un faciès anémié spécial permettant pendant longtemps un diagnostic rétrospectif et indiquant l'utilité des arsenicaux et des ferrugineux.

Si une médication antituberculeuse est prescrite, on surveillera de très près les malades au point de vue de l'apparition de réactions congestives, et on n'emploiera pas les procédés de traitement qui donnent facilement des réactions; on évitera aussi les pointes de feu et les vésicatoires.

Poussées congestives. — Cette dénomination doit être appliquée non pas, comme on le fait si souvent, aux réactions hyperémiques qui sont étroitement liées à la dissémination bacillaire ou à la diffusion des toxines, mais aux poussées fluxionnaires qui surviennent soudainement dans le poumon malade sous l'influence d'actions *extérieures au poumon* (troubles digestifs, excitation génitale, congestion menstruelle, travail musculaire, fatigue physique, surmenage intellectuel, choc moral), ou d'actions *extérieures à l'organisme* (refroidissement, coup de chaleur, bain mal donné, atmosphère confinée ou irritante, traumatisme); l'intensité de ces poussées congestives est très variable suivant les individus: certains neuro-arthritiques présentent à ce point de vue une sensibilité toute spéciale, qui nécessite des précautions considérables, notamment une hygiène sévère, un climat peu offensif, une très grande prudence dans les essais médicamenteux.

Quoi qu'il en soit, l'ictus congestif devient facilement pour le foyer tuberculeux une cause d'aggravation; on doit intervenir le plus énergiquement possible et d'une manière précoce : la cure d'immobilité dans un air pur, un régime alimentaire peu excitant, des laxatifs légers, une révulsion quotidienne du thorax (ventouses, sinapismes, cataplasmes sinapisés), parfois de petites doses de digitaline s'il y a de l'éréthisme cardiaque, sont les principaux moyens dont on dispose : on y joindra avec avantage (V. Meunier) la quinine à faibles doses et des pédiluves très chauds avant le repas du soir. En cas de poussée congestive intense, l'ipéca, administré comme dans les hémoptysies, rendra de grands services.

Réactions pleurales. — Elles sont d'une fréquence extrême dans la tuberculose pulmonaire, mais beaucoup d'entre elles restent ignorées du malade; il est d'ailleurs impossible de savoir pourquoi certaines pleurites qui paraissent insignifiantes donnent des douleurs incessantes et tenaces, et pourquoi des inflammations pleurales beaucoup plus accentuées ne déterminent aucun symptôme subjectif. Les *pleurites sèches* se soignent par l'immobilisation relative du poumon, le repos physique, la révulsion réitérée, les enveloppements humides du thorax ; — les *phénomènes douloureux* d'origine pleurale sont justiciables des pointes de feu, des petits vésicatoires volants répétés, avec prescription d'aspirine, d'antipyrine ou d'opium ; — les *pleurésies avec épanchement* doivent être ponctionnées le moins possible, la décompression pulmonaire étant dangereuse et la résorption du liquide pleural probablement avantageuse pour le malade ; si on est amené à faire la thoracentèse, il faut remplacer le liquide par de l'azote ; — enfin les *atélectasies pulmonaires* et les *symphyses pleurales* consécutives aux pleurésies seront l'objet de soins très attentifs et prolongés destinés : 1° à favoriser la résolution complète des reliquats lésionnaux : révulsion, médication iodique, tuberculinothérapie, cures hydrominérales ; 2° à rendre son ampleur respiratoire normale au poumon (cure d'entraînement, marches en montagne, gymnastique respiratoire), à la condition toutefois que l'existence de lésions pulmonaires sous-jacentes ne soit pas une contre-indication à cette partie du traitement.

Épisodes bronchitiques. — Les inflammations catarrhales aiguës des voies aériennes supérieures, propagées aux bronches, peuvent exercer une influence nettement défavorable sur l'évolution d'une tuberculose pulmonaire ; ce danger est indéniable, mais nous croyons qu'on a exagéré son importance en n'établissant pas la distinction qui doit être faite entre trois sortes de complications : 1° *les réactions bronchiques inflammatoires de sujets ayant des lésions suppuratives chroniques, tuberculeuses ou non, de la muqueuse bronchique* : ce sont des formes spéciales de tuberculose, relevant de certaines médications et surtout de la climatothérapie ; dans un climat froid et humide, beaucoup de ces malades ont d'incessantes bronchites qui s'opposent à toute amélioration ; 2° *les infections secondaires aiguës* des voies aériennes, très redoutables pour les phtisiques et qui doivent à tout prix leur être évitées par l'éloignement des causes de contagion ; 3° les *bronchites aiguës banales a frigore*, survenant dans un milieu non infecté, les seules que nous ayons en vue ici ; quand on s'attache au traitement préventif et curatif de ces épisodes bronchitiques, il est exceptionnel qu'on ait à enregistrer des aggravations de la tuberculose.

TRAITEMENT PRÉVENTIF. — Le plus efficace, le seul indispensable dans la majorité des cas, c'est la cure d'air permanente complétée par la cure d'endurcissement ; elle donne des résultats remarquables aussi bien chez les tuberculeux avérés que chez les candidats à la tuberculose, surtout lorsqu'elle est faite à la campagne (Voy. p. 391-393).

Elle doit être complétée, s'il y a lieu, par le traitement local des affections du naso-pharynx et rendue plus efficace encore, pour certains sujets débiles à susceptibilité bronchique très accentuée (c'est une forme fréquente d'hérédité tuberculeuse dystrophique), par des cures climatiques et par plusieurs saisons thermales dans les stations d'eaux sulfureuses.

Il va sans dire que les tuberculeux, si endurcis soient-ils, éviteront de s'exposer aux causes de refroidissements : froid aux pieds, séjour dans des chambres froides et humides, protection insuffisante contre les courants d'air, refroidissements au cours des promenades...

TRAITEMENT CURATIF. — Dès l'apparition des signes de catarrhe, le malade doit faire sa cure dans une chambre modérément chauffée, où l'on réduit l'aération ; le repos au lit est formellement indiqué s'il y a un mouvement subfébrile, des frissonnements, un malaise vague, une toux incessante ; en plus, boissons chaudes abondantes, réchauffement par des boules d'eau chaude et des couvertures supplémentaires (sans aller jusqu'à la « cure de sudation »), révulsion énergique du thorax, alcool, opium. Puis on applique le traitement classique des bronchites aiguës, sans hésiter à prescrire un vomitif en cas d'encombrement bronchique. Dans les bronchites traînassantes, les enveloppements humides quotidiens du thorax, les inhalations médicamenteuses, les injections intratrachéales rendent de grands services. — Au moment de la convalescence, l'exploration approfondie du thorax et l'examen bactériologique des crachats, *qui doivent toujours être faits l'un et l'autre*, permettront de savoir si des lésions bacillaires nouvelles se sont formées, dont on chercherait à obtenir la cicatrisation avec la créosote, le tanin, le sirop iodotannique, les sulfureux ; un changement d'air est souvent utile, et parfois une cure thermale.

Troubles de la nutrition. — La tuberculose ne s'accompagne pas nécessairement de troubles de la nutrition ; dans bien des cas, elle se développe et s'installe définitivement chez des individus dont la nutrition générale est très satisfaisante et reste telle ; même on peut voir des lésions considérables se former peu à peu sans aucun signe de cachexie ; certains tuberculeux, après une longue évolution torpide, sont asphyxiés par une poussée aiguë, ayant conservé jusque-là un embonpoint plutôt exagéré, une bonne musculature, un état de nutrition paraissant normal.

Mais, chez la majorité des tuberculeux, les troubles de la nutrition jouent un rôle considérable dans la symptomatologie, surtout au moment des poussées évolutives ; ils reflètent ces poussées et souvent les aggravent ; de même, dans les formes chroniques, la gravité de la maladie se traduit non seulement par l'étendue lésionale et la fréquence des incidents évolutifs, mais aussi par la permanence de troubles avérés de la nutrition, notamment par une maigreur inexplicable, par la fonte des muscles, par une anémie profonde, par une décalcification progressive. Expérimentalement, on observe des phénomènes du même ordre à la suite de l'inoculation de bacilles morts ou de substances bacillaires. Inversement, les troubles de la nutrition disparaissent habituellement ou s'atténuent beaucoup quand l'évolution devient favorable.

Le thérapeute doit donc se préoccuper d'agir sur un élément morbide d'une telle importance ; c'est une préoccupation très légitime, mais à la condition de rester dans le domaine des faits démontrés, à la condition aussi de ne point intervertir l'ordre des facteurs, de ne point placer *à l'origine* de la tuberculose des troubles qui sont la *conséquence*, immédiate ou lointaine, de la toxi-infection bacillaire ; on n'oubliera pas que le traitement des troubles de la nutrition n'est qu'un traitement symptomatique et que *souvent la meilleure façon de les soigner, c'est d'appliquer les méthodes fondamentales de la thérapeutique antituberculeuse, sans chercher à modifier directement la nutrition viciée* ; nous devons cependant passer en revue les principales indications thérapeutiques qui découlent de l'existence des troubles nutritifs.

Nous ne ferons que mentionner la **suractivité des échanges respiratoires**, qui a été donnée comme une des caractéristiques du terrain tuberculisable et du terrain tuberculisé. Nous avons démontré, en effet (*Congrès de la tuberculose*, 1905 ; *Société d'études scientifiques sur la tuberculose*, février 1909) que les coefficients respiratoires des tuberculeux apyrétiques sont, en général, identiques à ceux des sujets normaux et que, s'ils se montrent un peu plus forts chez les phtisiques avancés, cette augmentation est facilement explicable par le travail supplémentaire des muscles respiratoires et cardiaques ; en d'autres termes, les combustions respiratoires conservent chez les tuberculeux leur valeur normale, toutes choses égales d'ailleurs ; par conséquent, il n'y a aucun intérêt à mesurer les échanges respiratoires pour préciser, en phtisiologie, les indications thérapeutiques, ou pour évaluer l'utilité des médications antituberculeuses.

La dénutrition, si fréquente chez les tuberculeux, est sous la dépendance tantôt de l'anorexie, tantôt d'une alimentation défectueuse ou de troubles digestifs, tantôt enfin de l'intoxication bacillaire elle-même, produisant une désassimilation intense que l'organisme est impuissant à compenser.

Pour lutter contre cette dénutrition, il importe évidemment de fournir au malade une dose alimentaire convenable et d'assurer de bonnes digestions, mais cela ne suffit pas ; il faut également : 1° rendre aux cellules de l'organisme la vitalité qui leur est nécessaire pour résister au travail supplémentaire qu'on leur demande et pour fixer les principes alimentaires ; 2° agir dans la mesure du possible sur l'évolution tuberculeuse et sur l'intoxication bacillaire ; 3° chercher à enrayer la dénutrition par une médication symptomatique appropriée (les arsenicaux, par exemple). Les traitements antituberculeux que nous avons décrits permettent de remplir ces indications, qui se posent d'une manière plus pressante dans la période d'activité évolutive.

La dénutrition se manifeste non seulement par la perte de graisse et d'albumine, mais aussi par une **déminéralisation** que les travaux de A. Robin ont mise en évidence ; comme le déterminisme de cette déminéralisation est très mal connu et qu'on ignore, en présence d'un tuberculeux donné, quels sont les matériaux inorganiques dont il a le plus besoin, le principe d'une alimentation très variée, développé précédemment (p. 458 et 460) trouve ici son application directe.

Au premier rang des aliments minéraux qu'il importe de faire récupérer aux tuberculeux, il faut placer la **chaux**, dont le rôle dans l'organisme est si complexe. Les phtisiques ont beaucoup d'occasions de se décalcifier : dans toutes les phases de la maladie où l'alimentation est insuffisante, ils puisent largement dans leurs réserves de chaux, constituées par les os et les dents, et les troubles digestifs, qui manquent rarement chez eux, sont une cause très efficace de décalcification. A. Robin, depuis longtemps, attire l'attention sur cette décalcification des tuberculeux ; plus récemment P. Ferrier a très bien étudié, au point de vue clinique, les rapports qui semblent exister entre la décalcification de l'organisme et l'évolution de la tuberculose ; les faits notés par lui méritent qu'on les examine de près, bien qu'ils n'aient pas la portée générale et la signification que divers médecins leur ont attribuée ; il est même fâcheux qu'on ait présenté le traitement recalcifiant comme un moyen curatif merveilleux de la tuberculose, comme un agent préventif de premier ordre, car ces exagérations, que rien ne justifie, pourraient faire méconnaître l'intérêt véritable qui s'attache aux observations de Ferrier et aux conseils thérapeutiques qu'il a donnés. Ferrier a montré : 1° que les signes extérieurs de décalcification dentaire (caries dentaires récentes de cause interne, dents mal calcifiées et molles) sont l'indice d'une décalcification parallèle des autres tissus et annoncent souvent, chez les tuberculeux, une évolution défavorable ; inversement, que la guérison de la tuberculose s'accompagne généralement d'une recalcification, facilement appréciable d'après l'état des dents ; 2° que les fermentations digestives ont une action décalcifiante rapide, déjà connue d'ailleurs, mais à laquelle, dans la pratique médicale, on ne prêtait pas, avant lui, une attention suffisante; 3° que, chez les tuberculeux en voie de décalcification, un traitement dirigé contre ce trouble nutritif permet de recalcifier l'organisme et d'exercer une influence nettement favorable sur l'évolution tuberculeuse. Ce traitement ne consiste pas seulement à donner des préparations de chaux, comme le faisaient déjà les anciens auteurs, et comme beaucoup de médecins simplistes ont tendance à le croire; « il s'agit non pas de prendre de la chaux, mais d'en garder »; pour y parvenir, il faut surtout observer les règles suivantes :

A. Empêcher l'introduction dans l'organisme des acides minéraux (limonades acides, acide phosphorique), des acides organiques (vinaigre et mets vinaigrés, oranges, citrons, cidre, acide lactique), des ferments lactiques, des iodures alcalins, des phosphates alcalins, des sulfates, des sulfureux, toutes ces substances, en particulier l'eau sulfatée calcique, ayant une action décalcifiante considérable;

B. Restreindre l'usage des aliments qui exposent facilement aux fermentations gastriques : suppression du vin, de la bière, des sauces, des fromages avancés, des pâtisseries, des sucreries, des graisses; peu de beurre et de lait; pas plus de 200 à 300 grammes de pain par jour;

C. Trois repas quotidiens, pas davantage, espacés suffisamment, n'empiétant jamais les uns sur les autres; suppression du goûter ; ne pas chercher à manger beaucoup ; éviter tout ce qui occasionne de la stase gastrique ; laver l'estomac trois quarts d'heure avant chaque repas, en ingérant un verre d'eau minérale bicarbonatée calcique faiblement gazeuse, cette eau formera la seule boisson permise aux repas;

D. Prendre à chacun des trois repas un cachet contenant du carbonate de chaux (0gr,50), du phosphate tribasique de chaux (0gr,20) et un peu de chlorure de sodium et de magnésie calcinée;

E. Soumettre le malade à une observation suivie pour rectifier immédiatement les fautes d'alimentation.

Il nous paraît difficile d'admettre que ce soit là un « traitement de la tuberculose » et qu'un régime alimentaire aussi réduit convienne habituellement aux tuberculeux; mais ces règles d'hygiène digestive sont très judicieuses et, croyons-nous, bonnes à suivre pour les tuberculeux qui se décalcifient rapidement, — pour ceux dont le tube digestif a été fatigué par la suralimentation, — pour ceux qui ont des troubles avérés de dyspepsie acide, — pour ceux enfin dont les phénomènes évolutifs semblent liés à une dyspepsie latente.

L'anémie est très fréquente dans la tuberculose pulmonaire, où tant de causes variées exercent une action nuisible sur la composition du sang; l'intoxication bacillaire suffit pour produire une déglobulisation qui se trouve encore augmentée par l'anorexie, les troubles digestifs, la fièvre, les hémoptysies. On sait depuis longtemps que, dans les formes avancées ou aiguës de la phtisie, il y a une diminution marquée, voire même considérable du taux de l'hémoglobine et du nombre des hématies. On sait également que certaines tuberculoses ganglio-pulmonaires latentes revêtent le masque d'une anémie simple ou d'une chloro-anémie et que, dans bien des cas, surtout chez les jeunes gens, l'anémie est un des signes précoces, tenaces, prédominants, d'une germination tuberculeuse qualifiée à tort de prétuberculose. À la période d'état de la maladie, l'anémie n'existe pas nécessairement; elle manque d'ordinaire dans les formes peu intoxicantes, mais elle fait partie du complexus morbide dans les formes étendues progressives, ou dans les périodes évolutives. D'ailleurs, tous les auteurs qui ont étudié le sang des tuberculeux ont été frappés du contraste étonnant, paradoxal, qui existe souvent entre l'aspect anémique des malades et la composition à peu près normale de leur sang : « Bien que la tuberculose soit profondément déglobulisante, dit Hayem, elle n'altère pas le type des hématies comme la chlorose »; d'autre part, il est probable que beaucoup de ces anémies sont dues surtout (Hayem, Grawitz) à une diminution de la masse totale du sang; donc, pour juger l'anémie d'un tuberculeux à la période d'état, on ne peut se fier simplement à la numération des hématies et au dosage de l'hémoglobine; il faut aussi tenir grand compte des symptômes cliniques d'anémie.

Cette anémie, faut-il la soigner spécialement? Il y a, en fait, une disproportion flagrante entre la fréquence de l'anémie et le rôle effacé de la médication ferrugineuse en phtisiothérapie : c'est que, le plus souvent, l'anémie s'atténue considérablement sous l'influence d'un traitement général reconstituant et de la suppression des phénomènes évolutifs; l'observation des malades de sanatorium est tout à fait démonstrative à ce sujet. D'un autre côté, depuis que Trousseau a signalé les dangers des préparations martiales chez les phtisiques, on a vraiment exagéré les propriétés « incendiaires » des ferrugineux administrés dans la tuberculose pulmonaire. Beaucoup de phtisiologues considèrent le fer comme un médicament utile aux tuberculeux anémiques; mais il faut savoir que ce médicament provoque facilement des réactions de foyer; que, par suite, on ne doit pas l'employer dans les formes franchement évolutives, dans les tuberculoses en germination, chez les sujets fragiles ayant de grosses lésions en équilibre instable ; par contre, à petites doses, il rend souvent service dans les tuberculoses fibro-caséeuses torpides apyrétiques avec anémie persistante, et il est indispensable dans les formes chloro-anémiques de l'adolescence ou dans les anémies invétérées des tuberculeux scléreux et des scrofuleux ; suivant les cas, on prescrira le protoiodure de fer, l'oxalate ferreux, le sulfate de fer, l'hémoglobine ou le sesquioxyde de fer hydraté ; nous nous servons fréquemment de cette dernière préparation, qui est très facilement tolérée. On commencera toujours par de petites doses, dont on suivra attentivement les effets en auscultant systématiquement les foyers qui pourraient réagir.

Un certain nombre de tuberculeux anémiques sont influencés plus favorablement par les arsenicaux que par les ferrugineux.

Traitement des symptômes et de certaines complications. — Toux. — Son traitement est essentiellement du domaine de l'*hygiène* : quand les tuberculeux savent résister aux envies de tousser et respirent tranquillement par le nez et quand ils se trouvent placés dans de bonnes conditions d'aération, de repos physique et de repos vocal, la toux inutile, traumatisante, disparaît ; les crachats remontent tout doucement et sont évacués sans effort, presque sans bruit ; c'est la toux utile qui vide les bronches ; bien entendu, l'évacuation doit se faire complètement à l'extérieur, sinon il convient d'éduquer le malade pour qu'il ne crache pas dans son estomac ; on voit alors se transformer en tuberculoses ouvertes, du jour au lendemain, des tuberculoses qui paraissaient jusque-là ne donner aucune expectoration. Toute autre espèce de toux que la toux évacuatrice facile est nocive pour les tuberculeux.

Pour combattre les toux irritatives, il faut : 1° que les tousseurs *exercent leur volonté* à empêcher la toux ; c'est principalement pendant les deux ou trois premiers jours qu'ils doivent continuer la lutte avec énergie et persévérance ; bientôt, la discipline de la toux est acquise et devient une habitude ; 2° qu'ils ne *s'exposent pas aux causes provocatrices* de toux : efforts, cris, air confiné ou surchauffé, trop sec ou trop humide, variations brusques de température, fumée de tabac (1), poussières, aliments irritants… ; 3° qu'ils cherchent à calmer le *picotement pharyngé*, point de départ du réflexe tussigène, en appliquant leur mouchoir devant la bouche et le nez pendant les quintes, en prenant des tisanes émollientes chaudes, en suçant des pastilles, des pâtes pectorales, des dragées de menthol…

Quand tout cela ne suffit pas, le médecin interviendra d'une façon plus active : assez souvent, le vrai traitement consiste à soigner localement les *altérations du naso-pharynx ou du larynx* qui entretiennent la toux ; d'autres fois, on réussit à calmer la toux en *rendant l'expectoration plus facile ou moins abondante* : il y a certaines toux très pénibles, et même émétisantes, qui tiennent uniquement à la difficulté de détacher des crachats adhérents et visqueux ; enfin, dans la plupart des cas, on est forcé d'employer les *narcotiques* : celui qui réussit le mieux et auquel on finit presque toujours par revenir dans les cas rebelles, c'est l'*opium*, qu'on donne par doses fractionnées sous forme de sirop d'opium ou de morphine

____

(1) Quand les tuberculeux ne toussent pas, digèrent bien et ont un bon état général, il n'y a guère d'inconvénients à leur permettre de fumer *avec modération* dans l'intervalle des heures de cure (après les repas, jamais à jeun), mais seulement en plein air.

(30 à 40 grammes par vingt-quatre heures) ou de pilules d'extrait thébaïque ; mais l'opium a de graves inconvénients, qui exigent qu'on ne le prescrive que par intermittences et transitoirement : il trouble les digestions, produit la constipation et l'anorexie, diminue l'amplitude des respirations et favorise la stagnation des sécrétions bronchiques ; il est donc absolument contre-indiqué chez les sujets ayant de l'encombrement bronchique ou des menaces d'asphyxie, chez qui on doit redouter la rétention des crachats ; de plus, il crée assez rapidement l'accoutumance. La *dionine* (chlorhydrate d'éthylmorphine) ne présente pas ces inconvénients, et souvent elle agit très bien contre la toux aux doses de 2 à 5 centigrammes *pro die*, administrée sous forme de petites tablettes de 0^{gr},02 ou de sirop contenant 0^{gr},02 par cuillerée à soupe, ou de gouttes (solution à 0,40 p. 20 dans de l'eau de laurier-cerise). L'*héroïne* (diacétylmorphine) calme la toux aux doses de 2 à 3 centigrammes par vingt-quatre heures données par prises fractionnées de 5 milligrammes ; à doses modérées, l'héroïne n'occasionne pas de troubles digestifs ; elle ne constipe pas ; enfin elle offre la particularité de rendre la respiration calme et ample : bien que le débit respiratoire diminue (comme avec la morphine et la dionine), les inspirations deviennent plus longues et plus profondes. La *codéine* sera utilisée de préférence aux médicaments précédents, lorsqu'il n'est pas nécessaire d'avoir une action très énergique : on donnera 6 à 8 centigrammes par jour, en sirop (30 à 40 grammes du sirop du *Codex*), en potion ou sous forme de gouttes préparées avec du phosphate de codéine, qui est très soluble dans l'eau. — On augmente sensiblement l'efficacité de ces divers médicaments *en les associant* de l'eau de laurier-cerise, du bromure de potassium ou de l'extrait de *Datura stramonium*, parfois du bromoforme.

Contre la toux irritative, on peut encore employer des *inhalations* mentholées, des *pulvérisations* de goménol à faible dose, des pulvérisations de nirvanine préconisées par Max Behr (deux fois par jour, pulvériser 15 centimètres cubes d'une solution de nirvanine à 1 p. 100).

Toux émétisante gastrique. — En plus du traitement calmant de la toux, on doit : 1° mettre, aussitôt après les repas, le malade au repos complet et au silence ; 2° remplacer les grands repas par une série de petits repas substantiels, mais légers ; 3° calmer l'excitabilité de la muqueuse gastrique, immédiatement après l'ingestion des aliments : l'eau chloroformée ou bromoformée étendue une ou deux fois de son volume d'eau et additionnée, au besoin, d'un peu de chlorhydrate de cocaïne ou de laudanum ; potion de menthol (0^{gr},10 de menthol pour 150 grammes de julep gommeux) ; de ces préparations, on donne trois à quatre cuillerées à soupe après chaque repas, en espaçant les prises.

Expectoration. — Les traitements *symptomatiques*, dirigés contre l'expectoration, n'occupent, en phtisiothérapie, qu'une place très secondaire ; pourtant, dans diverses circonstances (formes bronchitiques ou complications catarrhales) on devra remplir les indications suivantes : 1° *Rendre l'expectoration moins visqueuse* : inhalations de vapeurs chaudes (eau additionnée de teinture de benjoin, de feuilles d'eucalyptus, de goudron et de baume de tolu), pulvérisations d'eaux minérales faibles chlorurées sodiques ou alcalines, pulvérisations d'essences aromatiques à petites doses — sirop de tolu (qui peut être prescrit même dans les états aigus), balsamiques divers (Voy. plus bas), terpine (0^{gr},25 à 0^{gr},40 par jour), enveloppements humides du thorax pendant la nuit. — dans les formes torpides, iodures alcalins.

2° *Faciliter l'évacuation bronchique* : oxyde blanc d'antimoine, 1 à 2 grammes *pro die* en huit ou dix fois; préparations d'ipéca à doses expectorantes fractionnées ou à dose vomitive, moyens physiques appropriés (position déclive de la partie supérieure du corps pour mieux vider une cavité de la base, respirations profondes, frictions ou lotions thoraciques succédant aux enveloppements humides).

3° *Diminuer la sécrétion catarrhale des bronches* : dans les cas aigus, opium et *Datura stramonium*. — dans les cas chroniques, balsamiques (baume de tolu, baume du Pérou, préparations de térébenthine et de goudron, capsules de terpinol), créosote, eucalyptol, gomenol, tanin, sulfureux.

Sueurs nocturnes. — On a préconisé contre elles un grand nombre de médicaments ; nous ne pouvons en recommander aucun, leurs inconvénients sont nombreux, leurs avantages problématiques ; le traitement des sueurs nocturnes se résume tout entier en une bonne hygiène ; dans la très grande majorité des cas, les sueurs nocturnes disparaissent rapidement lorsque le malade est soumis à la cure de repos et à une cure d'air bien faite ; aussi, dans les sanatoriums, on ne se préoccupe guère de ce symptôme, dont la guérison spontanée est la règle ; lorsqu'il persiste, c'est en général à la faveur d'une faute d'hygiène alimentaire (repas du soir trop copieux, ingestion de lait en pleine digestion) ou d'une complication fébrile, dont il faut attendre patiemment la terminaison, en se gardant d'augmenter les sueurs par l'emploi inconsidéré des antithermiques. Chez tous les malades ayant des sueurs nocturnes, on veillera à la propreté méticuleuse du linge de corps, changé matin et soir et après chaque crise sudorale, avec les précautions nécessaires pour éviter un refroidissement, et on prescrira des frictions quotidiennes, sèches ou humides ; les frictions formolées peuvent être employées avec avantage (Voy. p. 395). Strassburger, Saugman ont recommandé aussi de poudrer le corps avec un mélange de tannoforme (un tiers) et de talc (deux tiers).

Dyspnée. — Le traitement de la dyspnée est avant tout subordonné à la cause de l'oppression ; nous ne pouvons que rappeler ici les causes les plus fréquentes, à chacune desquelles un traitement spécial doit être opposé : lésions actives en évolution apyrétique, cure de repos trop longtemps continuée, troubles cardiaques, mauvaises digestions, poussée congestive, douleurs pleurétiques, épanchement pleural, crise asthmatiforme, encombrement des bronches, tuméfaction bronchique liée aux temps humides, adénopathie médiastine, emphysème, poussée aiguë de tuberculose, destruction d'une grande partie du poumon.

Lorsque le repos aidé du traitement causal approprié ne vient pas à bout de la dyspnée, ou lorsqu'il faut parer à des accidents immédiats, on a recours aux piqûres d'éther, aux piqûres d'huile camphrée, aux inhalations d'oxygène, à une révulsion énergique, assez souvent à des piqûres de morphine ou de chlorhydrate d'héroïne, quelquefois à une saignée. La dyspnée asphyxique terminale des phtisiques ou des tuberculeux en poussée aiguë, si angoissante et si pénible, est soulagée par la morphine à hautes doses, qu'on n'a guère le droit de refuser à ces moribonds quand le diagnostic est bien établi.

Troubles cardiaques. — Nous avons déjà passé en revue les indications importantes que l'état du cœur fournit à la phtisiothérapie (Voy. p. 415-417) et qui imposent chez beaucoup de tuberculeux une réglementation individuelle rigoureuse du repos et de l'exercice. Chez les *sujets tachycardiques*, il faut, de plus, interdire tout ce qui peut exagérer l'éréthism circulatoire, café, tabac, alcool. éloigner les causes d'agitation nerveuse et surveiller le régime alimentaire, car des repas trop copieux ou pris trop rapidement feraient apparaître facilement chez ces malades des troubles cardiaques. Les *palpitations* des tuberculoses au début, principalement liées aux réactions du système nerveux et non à des lésions évolutives graves, sont justifiable du bromure et des douches. — Les troubles cardiaques des tuberculeux relèvent quelquefois d'une *dyspepsie* avérée ou latente; c'est une notion qu'il ne faut jamais perdre de vue en présence de phénomènes d'insuffisance du cœur venant compliquer l'évolution tuberculeuse; mais le diagnostic exact n'est pas toujours facile, car les troubles gastriques qui accompagnent l'éréthisme cardiaque peuvent être eux-mêmes sous la dépendance de la toxi-infection bacillaire exerçant son influence à la fois sur le poumon, sur le cœur et sur l'estomac; en tout état de cause, le repos absolu au lit et un régime alimentaire sévère sont indiqués. — Les *crises paroxystiques de tachycardie* des tuberculeux avancés disparaissent parfois très rapidement à la suite d'un vomissement provoqué par l'ipéca (Merklen, Devic, Bertier). — Dans les *complications pulmonaires aiguës* de la tuberculose, on ne doit pas attendre l'apparition des signes de défaillance cardiaque pour prescrire les cardio-toniques, en particulier la digitaline, que ces malades supportent bien.

Complications digestives. — Sans revenir sur le traitement des tuberculeux dyspeptiques, précédemment indiqué, nous devons signaler ici la fréquence des *crises hyperchlorhydriques* dans les premières périodes de la tuberculose pulmonaire et, chez les tuberculeux avancés, la fréquence des périodes d'*insuffisance stomacale* avec ou sans vomissements, accompagnées souvent de *troubles d'insuffisance hépatique*. A ces différentes formes de dyspepsie, on opposera les traitements classiques, qui, du fait de la tuberculose pulmonaire, ne présentent rien de spécial. Quant à la *gastralgie*, elle est presque toujours l'indice d'une thérapeutique médicamenteuse nocive pour l'estomac ou d'une surcharge alimentaire ou d'une influence psychique dépressive.

Indépendamment des localisations de la tuberculose sur l'intestin grêle, sur l'appendice et sur le cæcum (complications que nous n'avons pas à étudier dans ce volume), on observe assez souvent chez les tuberculeux des *entérites chroniques* ou des *dyspepsies intestinales*, qui exercent sur l'évolution de la tuberculose une influence désastreuse en produisant la dénutrition et qui peuvent faire croire quelquefois, par leur ténacité, à une *entérite tuberculeuse*, bien qu'en réalité elles ne soient pas d'origine bacillaire. — Ce n'est qu'en tâtonnant qu'on peut trouver le régime alimentaire qui leur convient : aux unes, le régime lacté ou lacto-végétarien ; aux autres, les farineux, le riz et les pâtes avec peu d'albumine ; à d'autres, au contraire, de la viande crue, des œufs et des purées ; dans bon nombre de cas, il ne faut pas donner de régime spécial, mais se borner à supprimer, du régime ordinaire, les mets indigestes et les graisses. — Les principaux médicaments à employer sont : l'extrait de ratanhia, le diascordium, l'opium, le sous-nitrate ou le salicylate de bismuth, l'extrait de cachou, la tannalbine et le tannigène. Quand on donne du lait, on doit y ajouter de l'eau de chaux en assez fortes proportions, 250 à 300 grammes par jour. Chez certains malades, l'étude pathogénique de la diarrhée permet d'avoir recours logiquement à la pancréatine, à l'opothérapie hépatique, à la gastérine.

CHAPITRE IX

CURES HYDROMINÉRALES ET CLIMATIQUES

Cures hydrominérales. — Contre-indications. — Cures efficaces dans la
tuberculose pulmonaire ; eaux sulfureuses, notamment Eaux-Bonnes ;
eaux arsenicales ; cure du Mont-Dore.
Cures climatiques. — Indications générales. — Climats marins, Riviera
française. — Climats de Pau et d'Amélie-les-Bains. — Cures d'altitude.

Cures hydrominérales. — Toujours *contre-indiquées* dans les
périodes d'activité de la tuberculose pulmonaire et dans les formes
éréthiques ou extensives de la maladie, contre-indiquées aussi lorsqu'il
y a de la tachycardie, ou des complications viscérales ; quelques-
unes d'entre elles peuvent avoir une *action nettement favorable
chez certains tuberculeux à lésions pulmonaires torpides ou momentanément éteintes*, sous la réserve toutefois que la tuberculose soit relativement peu étendue et l'état général satisfaisant. Ces cures peuvent
modifier aussi très avantageusement la *susceptibilité bronchique ou
l'état catarrhal des voies respiratoires.*

Au premier rang d'entre elles, il faut placer les cures dans les **stations
d'eaux sulfureuses**. Elles ont une efficacité vraiment remarquable pour
empêcher le *retour d'incessantes bronchites*, et en même temps *elles
relèvent l'état général, stimulent le système nerveux et tonifient l'organisme*. Quand on recherche ces effets chez des sujets ayant eu une
atteinte épisodique très bénigne de tuberculose ou simplement suspects de
bacillose, on peut s'adresser à l'une quelconque des stations pyrénéennes,
mais les tuberculeux avérés seront dirigés de préférence aux Eaux-Bonnes.

La cure d'Eaux-Bonnes, faite sur place, procure le maximum de bénéfice
qu'on peut obtenir avec la médication sulfureuse. Les effets de cette médication sont dus : 1° à la rétention dans le sang d'une petite proportion de
soufre, ce qui explique sans doute l'action reconstituante et reglobuli-
sante ; 2° à l'élimination de l'excès de soufre à l'état d'hydrogène sulfuré
par la surface pulmonaire ; le soufre qui s'élimine ainsi produit facilement
chez les tuberculeux une « inflammation substitutive pérituberculeuse »,
qui peut exercer, si elle ne dépasse pas le but, un *remaniement thérapeutique favorable des foyers tuberculeux*, d'où l'action profonde, durable, à
longue portée, des eaux sulfureuses ; autrefois (Voy. p. 357), les médecins
des Eaux-Bonnes ne craignaient pas de provoquer des réactions intenses,
souvent nocives ; aujourd'hui, on procède avec une prudence beaucoup
plus grande ; on écarte du traitement non seulement les malades ayant

des phénomènes évolutifs même légers, mais les tuberculeux congestifs, trop nerveux, facilement excitables, prédisposés aux hémoptysies ou aux réactions pulmonaires, et, d'autre part, on s'attache à diriger le traitement sans qu'apparaissent de réactions pulmonaires cliniquement appréciables; la cure est ainsi dépourvue de dangers et n'en conserve pas moins *son influence résolutive sur les néoplasies tuberculeuses commençantes et sa précieuse adjuvance dans le travail de sclérose et de réparation* (V. Meunier). Aussi la cure d'Eaux-Bonnes est-elle très utile aux convalescents de poussée évolutive, qui peuvent y consolider leur guérison et se débarrasser des reliquats lésionnaux de la poussée; — aux tuberculeux pulmonaires torpides résistants en voie d'amélioration (même cavitaires, si leur caverne est bien supportée et n'évolue plus) qui peuvent y scléroser plus complètement leurs tubercules, assécher leurs lésions, faire disparaître des catarrhes bronchopulmonaires persistants, atténuer des expectorations abondantes; — aux porteurs de lésions immobilisées, ou douloureuses, ou latentes, qu'il faut faire réagir; — aux tuberculeux débutants, avec bronchites à répétition ou prédominance de catarrhe bronchique.

Comme *autres stations sulfureuses* où l'on peut adresser des tuberculeux pulmonaires, indiquons : parmi les sulfureuses sodiques chaudes, Cauterets en été, Amélie-les-Bains en hiver; parmi les sulfureuses froides, Allevard et Challes; quant à Saint-Honoré, faiblement sulfureuse, faiblement arsenicale, elle doit être classée à part; elle a une action moins excitante, moins énergique que les précédentes et permet une cure plus douce.

Pour employer la *médication sulfureuse à domicile*, on utilisera, de préférence aux produits pharmaceutiques, les eaux sulfureuses transportables (Eaux-Bonnes, Challes, Labassère, Enghien); on les donnera prudemment et progressivement (un quart de verre pour commencer jusqu'à un verre ou deux en une ou plusieurs fois); d'ailleurs, ces eaux transportées sont moins efficaces et pourtant moins facilement supportées que les Eaux-Bonnes bues au griffon.

Eaux arsenicales. — La cure de La Bourboule expose les tuberculeux à des poussées congestives défavorables que ne produit pas l'eau transportée; aussi en général n'envoie-t-on pas à La Bourboule des sujets en imminence de poussée évolutive ou ayant une tuberculose pulmonaire confirmée, mais seulement des scrofuleux, des candidats à la tuberculose, des lymphatiques suspects d'adénopathie médiastine et certains scléreux pulmonaires avec anémie chronique non améliorée par le fer.

Cure du Mont-Dore. — Elle est constituée par un ensemble de procédés thérapeutiques (ingestion d'eau alcaline silicieuse très faiblement arsenicale et ferrugineuse, inhalations d'un brouillard de vapeur d'eau mélangée d'eau mont-dorienne pulvérisée, demi-bains hyperthermaux, pédiluves), dont la résultante produit, du côté de l'appareil respiratoire, une *action anticatarrhale, décongestive et sédative*. On peut ainsi améliorer notablement les catarrhes bronchiques, fluidifier les sécrétions visqueuses des bronches, déterger et rendre de nouveau perméables à l'air des zones pérituberculeuses engorgées, congestionnées ou atélectasiées, calmer la toux pénible et les phénomènes spasmodiques des bronches. Les effets de la cure sont peut-être moins profonds, moins durables que ceux des Eaux-Bonnes, mais ils s'obtiennent chez des tuberculeux qui seraient exposés, dans les stations sulfureuses, à des réactions dangereuses, et ils soulagent beaucoup les catarrheux tousseurs et poussifs. La cure du Mont-Dore convient surtout à des tuberculoses pulmonaires au début avec crises asthmatiformes ou asthme vrai; — aux tuberculoses des neuro-arthritiques évoluant favorablement, mais aggravées de temps en temps par des réactions pulmonaires brusques, parfois très vives, fébriles, hémoptoïques (bien entendu la cure sera faite pendant les périodes de calme lésionnal, à titre de médication préventive); — aux tuberculoses à tendance fibreuse compliquées d'emphysème, de toux irritative et quinteuse et de bronchite chronique; — aux formes catarrhales avec bronchites à répétition et pseudo-asthme; — aux convalescents de spléno-pneumonies ou de poussées inflammatoires pleuro-pulmonaires.

Cures climatiques. — Nous avons déjà noté (Voy. p. 381-383) que ces cures, dont la grande majorité des tuberculeux curables n'ont nul besoin, sont vraiment utiles, parfois indispensables pour un certain nombre de malades fragiles et délicats. Voici leurs principales indications en phtisiothérapie :

A. *Soustraire les tuberculeux à l'action habituelle des intempéries lorsque celles-ci, dans un climat quelconque, sont mal supportées :* cette indication se présente en particulier chez les vieillards, chez les sujets profondément anémiques, chez certains arthritiques très sensibles au froid, chez les bronchitiques sans cesse aggravés en hiver par les brouillards et l'humidité de nos climats ; il y a même des bacillaires catarrheux ou bronchectasiques pour lesquels la condition *sine qua non* de la guérison réside dans le séjour permanent, définitif, dans un bon climat. D'autre part, dans la mauvaise saison, les cures climatiques sont fréquemment indiquées au décours des poussées évolutives pour assurer immédiatement au convalescent, débilité et non endurci, une cure d'air intensive sans dangers.

B. *Apporter aux sujets dont la vitalité est insuffisante une action stimulante et tonique* qui leur ferait défaut dans leur milieu habituel et qui leur permettra de triompher soit d'un état momentané de déchéance, de fatigue, de nutrition languissante (*changement d'air transitoire, cure climatique de courte durée pendant l'hiver ou pendant les grandes chaleurs*), soit d'un état chronique de dystrophie et de débilité (*cures climatiques réitérées et de longue durée* chez les hérédo-tuberculeux chétifs, chez les sujets ayant des tuberculoses ganglionnaires torpides, chez les tuberculeux avérés dont l'état général ne se relève pas malgré un traitement rationnel).

C. *Inversement, exercer chez des tuberculeux eréthiques en pleine évolution une action sédative qui favorise l'arrêt évolutif :* cette indication se présente assez souvent chez des tuberculeux dont la lésion ne cesse de progresser et dont la fièvre persiste, tant qu'on ne les a pas soustraits à l'influence d'un climat trop excitant ; dans des cas de ce genre, le mauvais choix d'une station climatique peut avoir pour l'avenir du malade une influence fatale.

D. Assez souvent, l'indication d'une cure climatique dépend bien moins de l'état médical du malade que *des circonstances spéciales ne permettant pas de le soigner dans son milieu habituel* : dès lors, puisqu'il faut l'éloigner de chez lui, on choisira de préférence un endroit où le climat soit clément, le ciel habituellement pur, et où la cure d'air puisse se faire aussi agréablement que possible.

Mais on n'oubliera jamais que les **cures climatiques n'ont d'effets favorables que chez les malades qui se soumettent rigoureusement à un traitement rationnel, aussi nécessaire dans un climat privilégié que partout ailleurs** ; aussi, avant de conseiller une cure climatique, doit-on s'assurer que toutes les conditions indispensables à un traitement efficace peuvent être réalisées : pureté de l'air, protection locale contre les intempéries, habitation bien située, organisation matérielle convenable, enfin et surtout *direction médicale compétente et ferme*. On se souviendra aussi que des localités voisines peuvent avoir des propriétés climatiques sensiblement différentes et que, dans une même localité, il n'est pas indifférent d'habiter telle zone plutôt que telle autre.

Indiquons sommairement les types les plus remarquables et les plus nettement individualisés de stations climatiques, tout en faisant remarquer que, pour le choix d'un climat, il faut tenir compte à la fois de la forme de tuberculose, du tempérament et de l'état psychique du malade, et des conditions matérielles d'existence qui peuvent lui convenir. Pour beaucoup de tuberculeux fragiles, le choix du climat n'a qu'une très médiocre importance, pourvu que ce soit un bon climat tonique ; dans des stations ayant des caractères météorologiques absolument opposés, on peut obtenir des résultats de cure identiques : aucun climat n'est capable, par lui-même, de modifier profondément la défense antituberculeuse.

Climats marins de la Manche et de l'Atlantique. — Caractérisés par une température égale, une assez forte humidité atmosphérique, une luminosité intense, un air très pur que brassent les vents du large et la brise, ils exercent une *action reconstituante profonde sur les enfants scrofuleux, hérédochétifs, prédisposés à la tuberculose ou présentant des lésions latentes du médiastin*; par contre, ils sont *préjudiciables aux tuberculeux pulmonaires, à moins que des circonstances locales particulières n'atténuent leurs effets*. Ceux-ci sont d'autant plus marqués que les malades séjournent plus longtemps sur la plage à la lisière des flots.

Les *grandes plages sablonneuses de la Manche* (particulièrement celle de *Berck*, avec son étendue immense de sables exposée au soleil et balayée sans cesse par la mer et le vent), sont tout à fait contre-indiquées pour les tuberculeux pulmonaires ou pour les convalescents d'épisodes évolutifs, mais conviennent admirablement, hiver comme été, aux lymphatiques, aux tuberculeux osseux et aux candidats à la tuberculose.

Les *plages de la Bretagne*, réchauffées par le Gulf-Stream, ont un climat beaucoup moins vif et moins excitant que celui de Berck : aussi peut-on y envoyer, surtout en été, des sujets plus délicats, plus nerveux, plus sensibles que ceux de Berck, des convalescents de pleurésies ou de bronchites suspectes, et aussi, quand elles sont convenablement abritées (comme Dinard) des tuberculeux pulmonaires résistants, atteints de formes apyrétiques torpides, mais à condition que la villa de cure soit loin de la mer et bien protégée contre les vents ; la cure de barque par beau temps est avantageuse dans certains cas.

Arcachon est à la fois une station marine (à climat marin atténué) et une station forestière. La partie en bordure du bassin avec son climat humide et doux, intermédiaire entre les climats sédatifs et les climats excitants, convient aux adénopathiques médiastinaux dont le nervosisme ou l'instabilité thermique s'accommoderaient difficilement des plages de la Manche ou de la Riviera; on peut y faire faire la cure de barque aux tuberculeux pulmonaires à lésions torpides. La ville d'hiver, enfouie dans la forêt, offre aux tuberculeux un milieu calme, monotone, peu excitant, où la température est clémente et sans variations brusques, le sol très sec, l'atmosphère passablement humide, l'air calme. Ces avantages sont réels pour les tuberculeux fragiles apyrétiques ou fébriles, congestifs ou non, qui ont tout à craindre des actions climatiques brutales ; par contre, des sujets atones ne seraient pas stimulés suffisamment dans ce climat.

Riviera française. — Après avoir été pendant longtemps le plus réputé des endroits de cure antituberculeuse, elle a perdu une grande partie de sa clientèle de phtisiques, ce fait est explicable bien moins par les « dangers » du climat méditerranéen que par l'affluence de plus en plus grande d'une foule cosmopolite, par le mauvais choix des tuberculeux avancés qu'on y envoyait à tort et à travers, par le manque d'hôtels de cure ou de villas aménagées pour les tuberculeux, et aussi parce que les médecins de la Riviera n'ont pas su comprendre que l'existence dans leur région de sanatoriums bien situés et bien dirigés aurait été le meilleur moyen d'attirer les tuberculeux et surtout d'opposer des arguments décisifs aux affirmations intéressées de leurs concurrents. Est-il besoin de rappeler qu'à l'étranger on représente la Riviera comme ayant un climat humide, amollissant, nocif, avec des vents fréquents, des poussières malsaines, dont il faut éloigner les tuberculeux pour les diriger vers un climat sec, froid, tonique ! **En réalité, le climat admirable de la Riviera, bien utilisé par des malades bien choisis, peut rendre de grands services en phtisiothérapie**

Il est caractérisé (G. Eiffel) par la douceur de sa température hivernale, analogue à celle du printemps parisien, mais moins variable, par la rareté des jours de pluie, l'absence de brouillards, la valeur un peu moins élevée qu'à Paris du degré hygrométrique, par la pureté du ciel et l'intensité de la radiation solaire. La Riviera est bien protégée contre les vents violents, mais reçoit parfois le mistral ou le sirocco; les vents locaux font que l'atmosphère y est rarement d'un calme absolu. Comme éléments défavorables, notons : le rafraîchissement dangereux au coucher du soleil, par rayonnement ; les fortes variations de température quand on passe du soleil à l'ombre ; les variations du climat dans la même journée (Manquat), quand, à l'air du matin, doux, humide, venant de la mer, *sédatif*, succède l'après-midi l'air, vif sec, *excitant*, venant des montagnes.

D'une manière générale, ce climat est *tonique* et *stimulant*, l'action excitante étant contre-balancée par le calme de l'atmosphère et la douceur de la température, mais augmentée par les vibrations psychiques intenses qui se produisent facilement dans cette nature ardente, si belle et si variée. Au point de vue médical, la Riviera comprend trois régions bien différentes : 1° Les *petites plages tranquilles échelonnées depuis la presqu'île de Giens jusqu'à Cannes*, aux pieds du massif des Maures et des collines de l'Esterel, offrent des ressources climatiques de premier ordre aux candidats à la tuberculose et aux convalescents d'épisodes révélateurs bénins. — 2° Les *grandes stations classiques de la Riviera* (Hyères, Valescure, Cannes et le Cannet, Nice, La Condamine, Menton), d'autant mieux abritées du mistral qu'on s'avance davantage vers Menton, sont appropriées à la cure d'hiver de beaucoup de tuberculeux **Apyrétiques** et **torpides**, sinon dans les villes, au moins dans de nombreux endroits bien protégés de leurs quartiers suburbains, à bonne distance de la mer. Elles répondent aux indications générales A et B que nous avons envisagées plus haut : leur climat hivernal influence très favorablement les sujets sensibles des bronches, bronchitiques, catarrheux, et ceux dont la tuberculose se complique d'emphysème, de rhumatisme, de chloro-anémie, de lymphatisme. Elles réussissent bien aux tuberculeux âgés ou qui supportent mal le froid ; elles prolongent les phtisiques fragiles dont les lésions avancées évoluent lentement. Par contre, elles ne conviennent guère aux tuberculeux fébricitants, sauf dans les fièvres chroniques de résorption, et pas du tout aux tuberculeux éréthiques en évolution fébriculaire ou fébrile : pour ceux ci, elles sont formellement **contre-indiquées**, de même que pour les sujets à système nerveux très excitable ou qui présentent fréquemment des poussées réactionnelles ou des menaces d'évolution. — 3° Les *localités éloignées de la mer, élevées de 300 à 500 mètres sur les premiers contreforts des Alpes*, n'ont pas les inconvénients des stations du littoral. Le type en est *Grasse*, à 15 kilomètres de la mer ; l'action excitante du climat méditerranéen y est très atténuée ; au contraire, son climat est sédatif, légèrement tonique ; on peut y soigner des tuberculoses fébriles, tachycardiques, évolutives, qui s'aggraveraient sur le littoral ; les nerveux également s'y trouvent bien, ainsi que les scléreux avec asthme.

Climats de Pau et d'Amélie-les-Bains. — *A Pau*, la caractéristique du climat, en hiver, c'est d'être *essentiellement sédatif* (beaucoup plus qu'à Grasse, Arcachon ou Amélie-les-Bains), en raison surtout de l'absence de vents et de brouillards, de la limpidité de l'atmosphère, de la température habituellement douce et agréable, d'une humidité tiède « vraiment antiphlogistique » et d'une nébulosité assez marquée qui atténue l'insolation et s'oppose au rayonnement du sol. V. Meunier a montré que des tuberculeux aggravés dans des climats à air vif et sec, dans des régions plus chaudes et plus ensoleillées, étaient améliorés à Pau, et qu'ils tiraient de leur séjour un bénéfice d'autant plus grand que la forme de leur maladie était plus aiguë, plus congestive et plus inflammatoire. On enverra à Pau les tuberculeux évolutifs, éréthiques et fébriles.

Amélie-les-Bains a un climat d'hiver doux, très ensoleillé, excellent pour les tuberculeux fragiles ou bronchiteux.

Cures d'altitude. — Leur vogue en phtisiothérapie est parfaitement justifiée par la bonne organisation antituberculeuse d'un certain nombre de stations d'altitude et par les *qualités remarquables du climat* de montagnes, en été comme en hiver. *En été*, aux altitudes d'au moins 1 000 mètres et de préférence 1 200 à 1 500 mètres, l'air pur, sans germes ni poussières, sec et frais et pourtant ensoleillé, donne une sensation incomparable de légèreté contrastant avec l'atmosphère lourde et chaude de la plaine et produit une stimulation intense qui tonifie rapidement les sujets anémiés, languissants, déprimés. *En hiver*, dans les stations de haute

montagne bien situées, le froid se supporte très facilement, parce que
l'air est calme, sec et parce que les radiations solaires, arrivant directement
ou réfléchies par la neige, et non absorbées par l'atmosphère pauvre en
vapeur d'eau, sont emmagasinées par le corps; la grande durée d'insolation dans les belles journées d'hiver, qui sont la règle, l'intensité des
radiations solaires, la rareté des brouillards et du vent, l'absence d'humidité, la pureté de l'atmosphère, la persistance d'un tapis de neige immaculé
pendant des mois, sont des avantages énormes qui expliquent les bons
effets des cures d'altitude, sans qu'on soit autorisé à attribuer, en outre,
des avantages hypothétiques à l'action physiologique de la raréfaction de
l'air. Celle-ci aurait, dit-on, une *influence presque spécifique sur les processus intimes de la nutrition cellulaire* (stimulation des oxydations intra-
organiques, augmentation de la richesse du sang en globules rouges et
en hémoglobine, fixation de l'azote plus facile) et, en rendant *la respiration
et la circulation plus actives, elle serait très utile aux tuberculeux*. Or (1)
les combustions intraorganiques ne sont pas modifiées en haute montagne
ainsi que nous l'avons constaté à l'altitude de 4 440 mètres (Observatoire
Vallot); la néoformation globulaire, due à l'anoxémie, n'est rien moins que
démontrée et a été confondue avec l'accumulation des hématies dans les
capillaires périphériques, simple moyen de défense contre l'asphyxie;
l'accélération des battements du cœur est plutôt défavorable et l'augmentation de la ventilation pulmonaire (bien moindre qu'on ne l'a dit) semble
désavantageuse pour les tuberculeux, dont habituellement le débit respiratoire est déjà exagéré; par contre, elle est utile quand on veut, par des
marches en montagne, rendre perméable à l'air un poumon atélectasié
ou bridé par des adhérences.

Quoi qu'il en soit, on ne saurait contester que les cures d'altitude n'aient
une puissante **action tonique et reconstituante**, dont bénéficient au
maximum les candidats à la tuberculose, les convalescents de poussées
bénignes ou de pleurésies et les tuberculeux latents avec anémie ou dyspepsie, dont bénéficient également beaucoup de tuberculeux avérés, surtout
quand ils sont jeunes. Dans la tuberculose pulmonaire, les *indications* de
l'altitude sont, en principe, celles que nous avons reconnues aux cures
climatiques en général. Les *contre-indications* résultent : 1° de la fragilité
et de la déchéance des malades, faisant craindre qu'ils supportent mal le
froid, qu'ils s'acclimatent difficilement et ne résistent pas aux efforts d'adaptation (tuberculeux cachectiques, ou âgés, ou profondément anémiques) ;
2° d'un fort degré de nervosisme, exposant les malades, au début de la
cure, à des palpitations, de l'insomnie, de la polypnée, ultérieurement
à l'exagération du nervosisme ; 3° de tares cardiaques lésionales ou fonctionnelles (artériosclérose, fortes tachycardies, insuffisance cardiaque des
emphysémateux obèses, des fibreux dyspnéiques); 4° de particularités
nécessitant un climat sédatif (formes éréthiques fébriles, tuberculoses avec
poussées congestives fréquentes, formes évolutives à tendances hémoptoïques). Ces cas exceptés, *les hémoptysies et la fièvre ne contre-indiquent
nullement les cures d'altitude :* les tuberculeux fébricitants trouvent même,
en altitude, des conditions très favorables à la défervescence.

(1) G. Kuss, Rech. exp. sur le mode d'action des cures d'altitude (*C. R. de Ac. des sc.*,
juillet 1905, *Journ. de physiol. et de path. gén.*, nov. 1905 ; *Soc. méd. des hôp. et Bull.
méd.*, juin 1909).

TRAITEMENT DES TUBERCULOSES ÉVOLUANT DANS DES CONDITIONS ÉTIOLOGIQUES SPÉCIALES OU ASSOCIÉES A D'AUTRES MALADIES

Tuberculoses pulmonaires de l'enfant, de la femme, du vieillard. — Tuberculoses associées à la syphilis, à l'emphysème, à l'asthme, au diabète. — Infections secondaires.

Tuberculose infantile. — Caractérisée, entre autres choses, par le rôle important, primordial des adénopathies médiastines dans son évolution et dans sa symptomatologie et par la facilité avec laquelle sa marche progressive s'arrête tant que les lésions n'ont pas franchi l'étape ganglionnaire, la tuberculose infantile est, d'une manière générale, très accessible à la thérapeutique; sans doute, le médecin reste désarmé dans la tuberculose des nourrissons, dans les formes généralisées granuliques, dans les bronchopneumonies caséeuses, mortelles à brève échéance; sans doute, il n'a guère d'action dans les phtisies pulmonaires de l'enfance, qui, généralement, entraînent la mort en deux ou trois ans, mais les formes ganglio-pulmonaires à lésions pulmonaires peu étendues sont fréquemment curables ; d'ailleurs, nous avons vu, au chapitre II, combien il importe de ne pas abandonner à elles-mêmes celles de ces tuberculoses qui s'améliorent spontanément, combien il est nécessaire de rechercher avec ténacité leur guérison, bien différente d'une longue période trompeuse d'accalmie symptomatique et de latence lésionale.

Les tuberculoses ganglio-pulmonaires légères, bénignes, inactives, de diagnostic douteux, font de leur porteur plutôt un candidat à la tuberculose qu'un tuberculeux véritable ; leur traitement sera indiqué page 677. Restent à considérer surtout, au point de vue thérapeutique : 1° *les tuberculoses ganglio-pulmonaires actives, à lésions pulmonaires cliniquement peu appréciables*, qui sont les vraies formes curables de la tuberculose infantile; elles attirent l'attention soit par les symptômes classiques de la tuberculose médiastine, soit par des phénomènes de déchéance persistante inexpliquée avec instabilité thermique, soit par des réactions de voisinage, bronchiques ou pulmonaires, non tuberculeuses, soit enfin par des signes légers de tuberculose pulmonaire localisée non extensive; 2° *les formes pulmonaires banales, anatomiquement comparables à la tuberculose pulmonaire de l'adulte* (mais presque toujours accompagnées de grosses lésions médiastines); ici le pronostic est beaucoup plus grave que dans les tuberculoses du groupe précédent, et la maladie prend souvent une allure progressive; néanmoins, un certain nombre de ces formes restent suffisamment limitées et suffisamment torpides pour être soignées efficacement. Les moyens thérapeutiques à employer ne diffèrent pas sensiblement pour ces deux groupes, et si, d'un malade à l'autre, les indications du traitement varient beaucoup, ces variations dépendent bien plus des éléments morbides individuels (fièvre, état général, signes d'intoxication ou d'activité lésionale, etc.) que de la localisation anatomique des lésions.

Ce traitement exige avant tout une *cure d'air et de repos avec alimentation copieuse*, comme dans la tuberculose pulmonaire de l'adulte ; mais l'aération sera faite avec d'autant plus de prudence que l'enfant sera plus jeune : à partir de huit à neuf ans, elle peut être, le jour, presque aussi intensive que chez l'adulte, tandis que, pendant la nuit, il faut des précautions spéciales ; la cure de repos sur la chaise longue, moins souvent indiquée dans les formes ganglionnaires que dans les formes pulmonaires, donne de très bons résultats, à la condition de raccourcir les séances et de distraire ou d'occuper l'enfant pendant les cures, sans lui imposer de fatigue intellectuelle ; la suralimentation est facile à cause du bon fonctionnement digestif ; on n'abusera pas de cette facilité. Les *procédés hydrothérapiques* doivent être atténués : frictions sèches, lotions tièdes, puis, peu à peu, lotions froides si le système vaso-moteur n'est pas trop excitable. Les *cures marines prolongées* sont très utiles ; elles devront être faites le plus souvent dans des stations bien abritées, ayant un climat doux, Arcachon, Hendaye, Banyuls, plages de la Riviera, certaines plages de la Bretagne, etc. Comme *médications*, l'huile de foie de morue à hautes doses, les préparations iodotanniques, les tanins dits physiologiques, la créosote, l'hétol, les arsenicaux, le traitement recalcifiant. *Cures thermales* aux eaux sulfureuses et (pour les ganglionnaires) à La Bourboule. Les indications de la *tuberculine* sont encore très discutées. Schlossmann la prône beaucoup, même chez de jeunes enfants, à fortes doses, et déclare qu'on peut enrayer avec elle l'évolution de formes de tuberculose infantile, qui généralement sont mortelles. Petruschky est beaucoup moins enthousiaste, mais la conseille à la phase ganglionnaire de la maladie, par étapes alternant avec des cures marines ; il pense qu'on peut obtenir ainsi des transformations profondes et durables. Escherich ne croit pas à l'action curative de la tuberculine chez l'enfant atteint de lésions tuberculeuses avérées du poumon ou des ganglions bronchiques ; il pense qu'on produit plutôt une action fâcheuse en donnant de hautes doses de tuberculine, mais il a constaté que de petites doses, injectées une fois par semaine pendant deux ou trois mois, exercent une influence très favorable, sans modifier beaucoup les foyers tuberculeux eux-mêmes (relèvement très marqué de l'état général, action reconstituante remarquable, disparition des petits phénomènes larvés d'intoxication bacillaire) ; ainsi la tuberculine aide notablement à la guérison spontanée des tuberculoses curables. Enfin Escherich a montré que, chez les scrofuleux, on obtient, par la tuberculinothérapie, la disparition extrêmement rapide (mais non persistante) des manifestations cutanées et muqueuses de la scrofule.

Tuberculose de la femme. — Plus facile à soigner que l'homme à cause de ses habitudes sédentaires, de sa vie rangée, de la facilité plus grande avec laquelle elle se laisse influencer par les suggestions médicales, la femme tuberculeuse est souvent aggravée par les incidents de sa vie génitale.

Menstruation. — D'après Sabourin, « certaines tuberculeuses paraissant curables sont tuées par leurs règles » ; d'après Turban, « la menstruation peut être considérée en fait, pour beaucoup de tuberculeuses, comme une complication de leur maladie ». Le molimen utérin provoque souvent chez des malades apyrétiques, et *a fortiori* chez les fébriles, des réactions thermiques, surtout prémenstruelles, et des poussées congestives ou inflammatoires du poumon. Le traitement préventif de ces accidents consiste : 1° à redoubler de surveillance et de précautions à l'approche des règles ; Daremberg donnait à ce moment un peu de bromure et de digitale ; Turban a obtenu quelques résultats favorables par des scarifications du col utérin ou par des injections utérines chaudes ; 2° à exiger pendant les règles un repos plus ou moins rigoureux selon les cas ; alors même que les malades sont faiblement touchées et restent apyrétiques sans phénomènes réactionnels, Turban supprime pendant les deux ou trois premiers jours des règles les sorties et les promenades et, quand le temps est froid, il diminue les heures de cure en plein air ; 3° quand un retard des règles, si fréquent chez les tuberculeuses, prolonge et aggrave les troubles de la période prémenstruelle, une médication emménagogue est indiquée.

Grossesse. — Il est établi depuis longtemps (Grisolle, Dubreuilh, Peter) que la grossesse, l'accouchement et les suites de couches exercent une influence néfaste sur l'évolution de la tuberculose pulmonaire ; toutefois cette influence *n'est pas constante* et, *dans la majorité des cas, elle ne se manifeste qu'à la fin de la grossesse ou après l'accouchement.* Bar a montré que la femme enceinte tuberculeuse améliore souvent sa nutrition générale, ce qui lui permet de nourrir le fœtus dans de bonnes conditions et de bénéficier elle-même de sa grossesse (fait qui se produit fréquemment chez les bovidés et qu'on met à profit pour vendre plus facilement les vaches phtisiques, en les faisant féconder et en les engraissant) ; si donc la femme enceinte a une forme favorable de tuberculose pulmonaire et si elle se nourrit bien, elle peut rester en bon état pendant tout le cours de sa grossesse. *Quant au pronostic ultérieur, il est subordonné à tant de conditions individuelles qu'il ne peut être fixé au début de la grossesse* (sauf dans les cas nettement défavorables). Les tuberculeuses ayant, au moment de la conception, des lésions graves et un mauvais état général se défendent mal ; d'ordinaire elles vont difficilement au bout de leur grossesse ou accouchent d'enfants dystrophiques et débiles ; toutefois il n'est pas rare que des phtisiques avancées apyrétiques accouchent à terme d'un bel enfant se développant bien dans la suite et succombent elles-mêmes aussitôt après l'accouchement. Les tuberculeuses faiblement atteintes tantôt s'aggravent et tantôt résistent, sans qu'on sache pourquoi ; des tuberculoses anciennes, devenues stationnaires et paraissant en voie de guérison, subissent fréquemment sous l'influence d'une grossesse une poussée nouvelle à pronostic très grave. Aussi a-t-on proposé, à l'étranger, d'interrompre systématiquement la grossesse chez les tuberculeuses ; les nombreux faits qui ont été rassemblés montrent : 1° *que l'accouchement prématuré n'a aucune utilité, il ne sauve ni la mère ni l'enfant*, et il est déconseillé par la presque unanimité des auteurs ; 2° *que l'avortement a, dans un certain nombre de cas, une action favorable, à condition qu'il soit fait d'une façon précoce*, donc à une époque où il est impossible de prévoir si la grossesse et la tuberculose n'évolueront pas normalement ; 3° *que ses indications sont absolument incertaines et ne peuvent être posées d'une manière rationnelle.* Aussi la thèse de l'avortement précoce systématique est-elle repoussée, à l'étranger, par beaucoup de médecins et n'est pas acceptée en France ; l'interruption de la grossesse ne peut être discutée utilement que dans des cas individuels, après mûres réflexions et après examen attentif de la situation par plusieurs médecins faisant autorité. Ce qu'il faut avant tout, c'est placer la femme, dès le début de la grossesse, dans les conditions les plus favorables pour enrayer sa tuberculose, la surveiller de près en la soignant énergiquement, lui imposer le traitement diététo-hygiénique dans toute sa rigueur, la recalcifier suivant les règles indiquées par Ferrier (puisqu'elle emprunte à son système osseux toute la chaux nécessaire au fœtus), mettre en œuvre les médications antituberculeuses indiquées dans chaque cas : la tuberculine maniée prudemment paraît utile.

En tout cas, les règles fixées par Peter sont toujours strictement applicables chez les tuberculeuses : « Fille, pas de mariage ; femme, pas de grossesse ; mère, pas d'allaitement. » Il faut interdire le mariage non seulement aux tuberculeuses évolutives ou incomplètement guéries, mais aussi à toute jeune fille soupçonnée de tuberculose latente.

Tuberculose sénile. — Évolution lente, même en cas de grosses lésions ; tendance fibreuse manifeste. — Indications spéciales : restreindre l'aération, ne pas trop pousser à une forte alimentation, ne pas donner de viande crue, ne pas employer le traitement recalcifiant qui serait funeste pour les artères, être très réservé dans les tentatives thérapeutiques ; l'abstention médicamenteuse doit être la règle. Les cures climatiques se feront l'hiver dans le midi, l'été à la campagne ou aux faibles altitudes ; les vraies stations d'altitudes sont, en général, contre-indiquées.

Tuberculose et syphilis. — La *syphilis héréditaire* joue un rôle important chez un certain nombre de « candidats à la tuberculose » ou de jeunes tuberculeux. Donc toujours la recherche de parti pris, et appliquer, s'il y a lieu, le traitement mercuriel « d'une façon chronique ». Spengler conseille, en outre, le traitement iodé sous forme de frictions d'iothion.

La *syphilis acquise* contractée au cours d'une tuberculose pulmonaire en pleine évolution aggrave souvent la marche de la tuberculose, au moins pendant un certain temps ; par contre, l'existence, chez un tuberculeux, d'une syphilis ancienne plus ou moins mal soignée et torpide ne rend pas d'ordinaire l'évolution bacillaire plus maligne ; mais il existe alors, assez fréquemment, des combinaisons ou des juxtapositions de lésions bacillaires et de lésions syphilitiques, évoluant chacune pour leur propre compte. — La syphilis des tuberculeux doit être soignée activement à toutes ses périodes ; dans bien des cas, le traitement spécifique améliore beaucoup le malade, soit en modifiant profondément le sol organique imprégné de syphilis, soit en faisant disparaître rapidement des lésions syphilitiques qu'on rattachait à tort à la tuberculose. Le traitement fondamental est le traitement mercuriel, principalement sous forme d'injections de sels solubles, qui permettent de surveiller les effets de la médication et de l'interrompre au besoin, en cas de réaction défavorable des foyers tuberculeux. D'ailleurs il ne serait pas impossible que de petites doses de mercure fussent utiles aux tuberculeux même non syphilitiques.

Divers auteurs proscrivent formellement les iodures, sous prétexte qu'ils aggravent la tuberculose ; cette opinion est trop absolue ; l'iodure de potassium est souvent utile aux tuberculeux syphilitiques ayant des adénopathies ou des gommes, à la condition que la tuberculose soit torpide et qu'on surveille avec beaucoup d'attention les modifications réactionnelles des lésions bacillaires ; on emploiera de préférence l'iodure associé au tanin.

Tuberculose des emphysémateux et des asthmatiques. — Les emphysémateux vrais échappent d'ordinaire à la tuberculose, et quand celle-ci les atteint, elle évolue très lentement, ne donnant souvent que des signes physiques d'interprétation très difficile ; la présence de bacilles dans les crachats est parfois le seul symptôme apparent. Il faut noter, au point de vue thérapeutique : 1° la *fréquence de crises asthmatiformes ou de lésions de bronchite chronique* indiquant l'utilité, en plus du traitement symptomatique habituel, de cures climatiques dans le midi et dans les stations de faible altitude et de cures thermales au Mont-Dore ou aux stations sulfureuses ; 2° *la menace incessante, dans la seconde moitié de la vie, surtout dans les formes dyspnéiques, de la dilatation du cœur droit*, qu'il faut soigner préventivement (toni-cardiaques, repos, régime).

Quand on est en présence d'asthme vrai accompagné de manifestations bacillaires, celles-ci revêtent le plus souvent la forme de lésions fibreuses abortives et passent à l'arrière-plan dans le traitement ; mais, d'autres fois, l'asthme est le symptôme réactionnel révélateur d'une petite lésion tuberculeuse active, susceptible d'évoluer, et qui fournit les indications thérapeutiques essentielles.

Tuberculose des diabétiques. — Quand, ce qui est la règle, il s'agit de tuberculose à marche très rapide, développée sournoisement à froid et diagnostiquée seulement à la phase de lésions ramollies considérables, le pronostic est fatal, quoi qu'on fasse. Mais, sans doute, on peut avoir quelque action sur des tuberculoses peu avancées, évoluant chez des arthritiques qui supportent bien un petit diabète. Dieulafoy déconseille, dans ces cas, un régime antidiabétique trop sévère ; il supprime les aliments sucrés, mais autorise le lait et une certaine quantité de pain et de farineux. Indications spéciales : ne pas abuser de la cure de repos, ne pas rendre la cure d'air trop intensive ou trop rude ; prescrire l'huile de foie de morue à dose maxima tolérée, les arsenicaux, la créosote en lavement.

Infections secondaires. — Nous avons noté ailleurs (p. 361 et 687) combien il importe pour les tuberculeux de *vivre à l'abri des infections secondaires* et comment on peut atteindre ce résultat. Lorsqu'un tuberculeux est aux prises avec une infection secondaire *aiguë*, on applique les traitements habituels de ces infections, tout en faisant continuer la cure d'air (sauf en cas d'inflammation catarrhale des muqueuses respiratoires) ; en particulier dans la pneumonie et dans les bronchopneumonies, une aération intensive est très utile aux malades déjà endurcis. Dans les infections secondaires *chroniques*, on peut avoir avantage à employer l'antisepsie directe des voies aériennes et, s'il y a de la fièvre septique, les injections intraveineuses de métaux colloïdaux, mais c'est encore le traitement diététique, combiné à la climatothérapie, qui fournit les moyens d'action les plus puissants.

CHAPITRE XI

TRAITEMENT DES CANDIDATS A LA TUBERCULOSE. TRAITEMENT DES TUBERCULEUX AU SANATORIUM

Traitement des candidats à la tuberculose. — *Cure sanatoriale* : ses avantages, ses indications. — *Description d'un sanatorium* : situation et emplacement ; conditions relatives à la cure d'air et à la cure d'entraînement ; asepsie ; disposition des services ; plan d'un sanatorium.

Le traitement des **candidats à la tuberculose** (définis p. 310) se présente, en fait, dans trois conditions bien différentes : 1° on redoute la tuberculisation d'un sujet non bacillisé encore ; 2° une tuberculose ganglionnaire latente, inactive, existe ou paraît exister ; 3° le sujet, non tuberculeux au sens vulgaire du mot, est convalescent d'un épisode évolutif bénin dont la nature bacillaire est très probable.

1° Candidats simplement prédisposés. — Il faut d'une part relever l'état général et augmenter la résistance antituberculeuse du terrain ; d'autre part, procurer au sujet des poumons pas trop étroits, fonctionnant bien, avec des bronches peu sensibles aux causes de refroidissement ; enfin écarter de lui la contagion tuberculeuse, surtout la contagion familiale. Ce dernier point a déjà été envisagé précédemment (p. 496) ; les deux premières indications seront remplies par les moyens suivants, dont beaucoup s'adressent simultanément à l'une et à l'autre : recherche systématique, diagnostic et traitement précoces des *végétations adénoïdes* ; traitement des *affections naso-pharyngées* qui prédisposent aux bronchites et aux infections des voies aériennes ; *gymnastique respiratoire et exercices physiques*, à la fois par la gymnastique suédoise et par les jeux en plein air, les promenades, l'alpinisme, les sports d'hiver, etc., mais en évitant la fatigue et le surmenage, dont les effets seraient désastreux ; *logement* ensoleillé, aéré, non humide ; *cure d'endurcissement* adaptée à la tolérance individuelle de ces débiles (aération continue, chambre peu chauffée, soins de la peau, bains d'air, hydrothérapie progressive) ; *alimentation* substantielle, riche en azote et en phosphates, stimulation de l'appétit souvent insuffisant, bonne hygiène digestive ; si possible, *vie au grand air* à la campagne pendant plusieurs années, ou tout au moins séjour à la campagne pendant les grandes chaleurs ; le plus souvent qu'on pourra, *cures marines ou d'altitude prolongées* (les premières chez les enfants, les secondes de préférence chez les adolescents ou les jeunes gens) alternant

avec des *cures hydrominérales* (chlorurés sodiques, sulfureuses, arsenicales) ; comme *médications*, huile de foie de morue, traitement recalcifiant,
traitement iodé, ferrugineux ; enfin (et cette prescription n'est pas la moins
importante, pour le présent et pour l'avenir) *éducation de la volonté*, discipline du système nerveux, *vie simple, bonne hygiène sexuelle et surveillance
médicale attentive.*

2° Candidats avec tuberculose ganglionnaire latente inactive.
— Dans ce cas, il importe non seulement d'augmenter la vigueur de l'organisme par tous les moyens précédents, en insistant sur les cures marines
de longue durée, mais encore de *modifier la lésion bacillaire, si bénigne
soit-elle en apparence, en provoquant son remaniement thérapeutique* ; ce
traitement antituberculeux proprement dit pourra se faire à l'aide des cures
thermales, d'un traitement iodo-tannique ou tannique prolongé, enfin de la
tuberculine, qui est appelée à rendre d'inappréciables services pour aider
à dépister et à cicatriser les tuberculoses latentes inactives. On redoublera
de précautions et de soins après les affections intercurrentes phtisiogènes :
bronchites catarrhales traînassantes, grippe, rougeole, coqueluche, fièvre
typhoïde, et aussi en présence d'une croissance rapide (qui exige le repos
au grand air), au moment de la crise sexuelle de la puberté, et quand les
enfants subissent l'influence débilitante d'un surmenage momentané.

3° Convalescents d'épisodes révélateurs bénins. — Ici il faut
remonter rapidement l'état général, et, tout en remplissant les indications
médicales variables d'un cas à l'autre (Voy. p. 314-316), imposer sans tarder un changement d'air ou une cure climatique, complétées au besoin
par une cure thermale et par une médication antituberculeuse efficace ;
assez souvent on a grand intérêt à faire faire à ces bacillisés préphtisiques
une cure sanatoriale, ou un traitement diététo-hygiénique équivalent en
cure libre.

Cure sanatoriale (1).

Nous avons vu combien l'application du traitement diététo-hygiénique exige de minuties, de surveillance attentive, d'adaptation
aux cas individuels, de rigueur et de persévérance : cela seul suffirait pour démontrer l'utilité des établissements spécialement amé-
nagés pour la mise en œuvre de ce traitement.

Leurs *avantages* sont évidents : la vie de sanatorium est réglée d'une manière méthodique, et, comme tous les malades y mènent, à peu de choses près,
la même existence, ils se plient tout naturellement à l'exécution intégrale
de prescriptions qu'ils ne pourraient suivre, chez eux, qu'au prix d'un
effort dont bien peu sont capables. Le malade échappe ainsi, sans même s'en
douter, à nombre de petites fatigues, de distractions intempestives, de sorties
mauvaises, de visites malencontreuses, qui produiraient chaque fois un
effet défavorable ; il s'astreint, qu'il le veuille ou non, au grand repos, méthodiquement et militairement réglé, de la galerie de cure. Or la clinique
démontre qu'il y a une différence considérable entre les effets d'une cure de
repos pratiquée ainsi, pendant des semaines et des mois, rigoureusement,

____
(1) Voy. p. 351 la définition du *Sanatorium.*

sans discontinuité ni défaillances et ceux d'une cure de repos faite à domicile approximativement par un malade d'ailleurs bien stylé, discipliné et convaincu. *A fortiori* peut-on s'imaginer ce que devient la cure dite de repos lorsque le tuberculeux, laissé dans l'ignorance des principes de la cure, est abandonné à ses propres impulsions et à sa fantaisie.

D'autre part, dans un sanatorium bien dirigé, le malade est soustrait aux causes d'excitation nerveuse, d'agitation psychique, qui, dans la vie ordinaire, et aussi dans le home-sanatorium, viennent trop souvent le troubler; au sanatorium, le tuberculeux, arraché à la ville bruyante, à ses occupations, à ses affaires, à son milieu, retrouve plus facilement la quiétude morale; les soucis qu'il peut avoir, moins immédiats, se laissent mieux oublier; suffisamment distrait par les allées et venues de ses compagnons, occupé par les papotages de la communauté, sachant trouver aussi autour de lui les ressources intellectuelles nécessaires, le tuberculeux accepte une vie végétative, qui lui deviendrait bientôt à charge dans le milieu restreint de la famille. Enfin il y a souvent avantage à soustraire le malade à la sollicitude inquiète, à l'affection maladroite de ses proches, ou aux initiatives fâcheuses d'amis bien intentionnés; inversement, il est parfois utile de ne pas laisser le tuberculeux exercer sur son entourage la tyrannie tracassière où le conduisent volontiers, dans la famille, son égoisme et ses manies de malade; tel sujet qui, au milieu d'étrangers, sera de relations charmantes deviendra, entouré des siens, insupportable par son despotisme ou par son affaissement, et ces tares de caractère, qui font souffrir les autres, sont par un juste retour préjudiciables au malade lui-même.

Comme, d'autre part, l'organisation matérielle du sanatorium est spécialement adaptée à la cure, comme le tuberculeux y est soumis à l'influence directe, à la surveillance constante, à l'observation et à l'autorité d'un médecin compétent, on obtient **au maximum** l'action d'arrêt du traitement diététo-hygiénique sur l'évolution des tuberculoses actives. *Il y a presque toujours intérêt à procurer au malade, au début de sa tuberculose, dès la première manifestation de la germination bacillaire, ce bénéfice très considérable.* En effet, que voyons-nous incessamment? Des malades dûment tuberculisés, facilement curables, dont la tuberculose est aggravée avec obstination par des fautes thérapeutiques incessantes, par des imprudences répétées, par de longues périodes d'optimisme et d'inertie thérapeutique, et quand, après des mois d'hésitations et de médications inutiles ou nocives, on s'aperçoit, à des signes non douteux, que la situation devient grave, on se décide enfin à diriger vers le sanatorium un malheureux incurable dont on exige la guérison! Le médecin de sanatorium qui reçoit ces malades, qui compare leur état lamentable à ce qu'aurait donné une cure sanatoriale appliquée dès le début, qui épuise ses efforts à lutter contre des poussées tuberculeuses qu'il eût été si simple d'éviter, arrive nécessairement à penser que le traitement de choix, c'est le traitement sanatorial systématique et précoce; d'où les formules intransigeantes semblables à celle que nous avons déjà rapportée (Voy. p. 350); bien qu'elles soient excessives, elles continueront à renfermer une grande part de vérité, tant que, dans la pratique courante, on n'apportera pas plus de rigueur qu'actuellement dans l'appréciation des premiers signes d'alarme et dans l'application du traitement précoce, et tant que les malades se montreront, au début des évolutions bacillaires progressives, difficiles à convaincre et difficiles à discipliner. C'est à soigner des tuberculeux dont la tuberculose commence à évoluer d'une *manière manifeste*, ou des convalescents de poussées évolutives présentant des signes nets de *lésions jeunes* constituées, que devraient servir surtout les sanatoriums ; puis, l'évolution une fois enrayée, la rétrocession commencée, le traitement serait continué à domicile ou dans une villa de cure, sous la surveillance du médecin habituel, très utilement alors, car : 1° la sensibilité réactionnelle du malade est beaucoup moins grande lorsque l'arrêt évolutif a été obtenu ; 2° le tuberculeux ayant reçu la leçon de choses du sanatorium, puissamment éducatrice, a contracté l'habitude de se bien soigner, de se laisser diriger par le médecin dans les actes de la vie habituelle, d'avoir confiance dans la réglementation rationnelle de son existence, résultats qu'il est bien plus difficile d'obtenir chez un malade isolé, ne jugeant que d'après sa propre expérience et d'après ses préjugés.

D'ailleurs un des grands avantages du sanatorium, c'est que le médecin vit au milieu de ses malades et qu'il peut mettre en œuvre, dans les meilleures conditions, toutes les médications antituberculeuse utiles, en particulier la tuberculino-thérapie.

On peut donc affirmer, comme le disait Dumarest en parlant du sanatorium populaire, que le *sanatorium sera*. Formellement indiqué pour beaucoup de tuberculeux curables à la période évolutive de leur maladie, d'une évidente utilité pour les tuberculeux isolés qui sont dans l'impossibilité de se soigner chez eux, pour les tuberculeux de fortune modeste qui ne peuvent s'installer dans une villa de cure dispendieuse et dépayser toute leur famille, pour les indisciplinés et les sujets sans énergie, il est appelé de plus en plus à fonctionner en parfaite communauté d'idées et en relations suivies avec les médecins praticiens, — soit qu'il s'agisse du sanatorium pour riches, les meilleurs résultats thérapeutiques étant obtenus en faisant alterner des cures sanatoriales de quelques mois et des cures climatiques avec de longues périodes de traitement à domicile, — soit qu'il s'agisse du sanatorium populaire, indispensable dans une lutte sociale antituberculeuse organisée méthodiquement *pour* les tuberculeux et non pas *contre* les tuberculeux.

Si l'on veut qu'un sanatorium rende les services qu'on est en droit d'exiger de lui, trois conditions sont nécessaires : 1° un choix judicieux des malades et le traitement rationnel de ces malades à domicile, *avant* et *après* la cure sanatoriale ; 2° la direction de la cure dans tous ses détails par un médecin autorisé, ferme et compétent ; 3° une installation matérielle convenable.

Description schématique d'un sanatorium.

Pour qu'un sanatorium soit un bon instrument de cure antituberculeuse, il faut, d'une part, qu'il soit *bien situé* ; d'autre part, qu'il réponde aux *trois conditions générales* suivantes :

1° Possibilité de faire sans dangers, en toutes saisons, quel que soit le climat et quel que soit le temps, une cure d'air continuelle et une bonne cure d'entraînement ;

2° Asepsie permanente de toutes les parties du sanatorium.

3° Disposition convenable des services (services généraux, service des malades, service médical), qui doivent pouvoir fonctionner tous trois d'une manière irréprochable, sans se gêner réciproquement.

Situation et emplacement. — Le sanatorium doit être situé **en pleine campagne**, à distance des routes très fréquentées et des agglomérations humaines, de manière que l'air ne soit vicié ni par des fumées, ni par des poussières, ni par des produits émanés d'une ville ou d'une usine.

Une campagne quelconque ne suffit pas : il faut qu'à l'endroit choisi la vue s'étende au loin sur un **paysage harmonieux, pittoresque ou grandiose** et que l'ensemble des conditions météorologiques se traduise cliniquement par une **action tonique et stimulante** ; le voisinage (non immédiat) de *grands espaces boisés* encerclant le sanatorium, le *renouvement* habituel de l'air et la

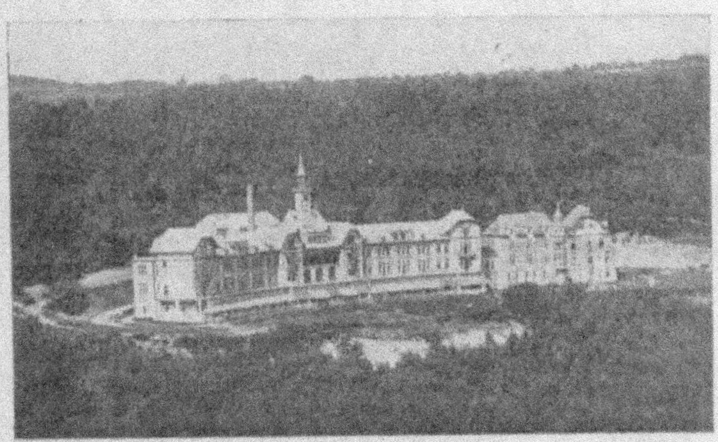

Fig. 89. — Sanatorium populaire de la province de Liège, à Borgoumont.

fraîcheur relative du climat en été nous paraissent jouer à ce point de vue un rôle prépondérant.

Dans bien des localités, il est essentiel que le sanatorium soit *à une certaine hauteur au-dessus du fond de la vallée* : en hiver, l'air froid plus dense s'accumule dans les parties déclives ; alors le fond des vallées est occupé souvent par un brouillard glacial ; en s'élevant sur les pentes, on ne tarde pas à émerger de ce marécage atmosphérique, de cette couche de brume malsaine, et l'on se trouve dans un air plus sec, plus chaud, que les radiations solaires traversent et purifient ;

Il faut encore que l'emplacement du sanatorium repose sur un *sous-sol perméable, sec,* et qui se prête à l'évacuation des eaux-vannes, qu'il soit **exposé en plein sud et largement ensoleillé**, que les *brouillards* y apparaissent le moins souvent possible, que des obstacles naturels **l'abritent des vents dominants**, surtout des vents froids du nord et de l'est. On recherche d'ordinaire une position à flanc de coteau, la protection contre le vent étant assurée par un cirque de collines boisées disposées en demi-cercle (fig. 80).

Enfin on doit avoir à proximité *de l'eau à discrétion*, une quantité suffisante d'une *bonne eau potable* et des *voies d'accès faciles*.

Conditions relatives à la cure d'air et à la cure d'entraînement. — La possibilité de faire une cure d'air continuelle, nuit et jour, doit exister pour tous les malades, aussi bien pour ceux qui sont résistants et prennent de l'exercice que pour ceux dont l'état exige un long séjour au lit ou un repos complet dans les galeries de cure. D'où la nécessité de *chambres à coucher et de salles de réunion* bien aérées, bien orientées, recevant toutes le soleil, de *galeries de cure* habitables été comme hiver, de *promenades* disposées en vue de l'entraînement, de systèmes de *chauffage et d'éclairage* n'altérant pas la pureté de l'air.

À l'intérieur du sanatorium, *l'air doit affluer partout* et se renouveler largement, dans toutes les pièces et dans les corridors.

Chambres à coucher. — On sait combien il importe que la chambre à coucher d'un tuberculeux soit aérée convenablement et bien ensoleillée. Dans les « sanatoriums de fortune », les chambres trop souvent ne répondent en rien aux nécessités du traitement ; par suite, les malades alités en cours de complication restent privés de l'action bienfaisante d'un bain permanent d'air pur, ou bien les tuberculeux subfébriles, qui devraient garder le lit, sont maintenus à la galerie de cure, parce qu'on n'ose pas les confiner dans des chambres défectueuses !

Le *minimum* qu'on doive exiger, c'est que, dans les chambres à plusieurs lits, il y ait 30 mètres cubes d'air par malade. Dans les sanatoriums *bien installés*, les chambres ont en moyenne 40 à 60 mètres cubes par lit et $3^{m},50$ à $2^{m},90$ de haut ; elles sont toutes situées aux étages et non au rez-de-chaussée (à cause de l'humidité émanant du sol), et **toutes** sont orientées vers le sud, le sud-est ou le sud-ouest, avec de hautes fenêtres ou portes-fenêtres mesurant au moins $1^{m},25$ de large.

Signalons plusieurs *dispositions particulièrement recommandables*.

1° Les chambres à coucher formant toute l'étendue de la façade sud des étages, la façade opposée est occupée non par des chambres, mais par un large corridor pourvu de nombreuses fenêtres ; les chambres sont ainsi très bien protégées vers le nord par un matelas d'air interposé et, de plus, l'air se renouvelle facilement au travers du bâtiment dans toute sa profondeur. Cette disposition type (fig. 85), adoptée au sanatorium d'Angicourt sur les indications précises de Dettweiler et de Meissen, est une cause efficace de salubrité. Turban (1) la préconise également.

2° Les fenêtres sont munies à la partie supérieure d'impostes ouvrantes, dont les charnières occupent le côté horizontal inférieur. Turban a montré qu'il est avantageux d'établir des vasistas semblables au-dessus des portes

(1) K. Turban, Entwurf f. d. Errichtung eines T. Sanatoriums (*Tuberculosis*, 1903, n° 7).

qui donnent sur le corridor; on peut obtenir ainsi un courant d'air qui produit une ventilation parfaite de la chambre sans gêner le malade.

3° Turban et Rumpf demandent que les parties sous-jacentes aux fenêtres (autrement dit les allèges des fenêtres), soient formées de deux volets de bois, ce qui permet d'ouvrir complètement la paroi de la chambre en face du malade, ou bien (en cas de portes-fenêtres) de régler plus facilement cette ouverture.

4° Pour protéger les chambres contre le brouillard, contre la pluie chassée par le vent, contre une insolation excessive en été, le moyen de beaucoup le meilleur c'est de munir les fenêtres de persiennes en bois se rabattant contre le mur extérieur ou de volets roulants en bois à lames ajourées; l'aération peut alors être continuée, quelles que soient les intempéries, bien mieux qu'avec des stores de toile ou avec des persiennes en fer.

5° Turban conseille de remplacer la paroi sud de la chambre par une baie aussi large que cette paroi, se fermant à l'aide du système représenté figure 81. Les chambres sont ainsi converties en une véritable galerie de cure individuelle. Par contre, Turban repousse formellement

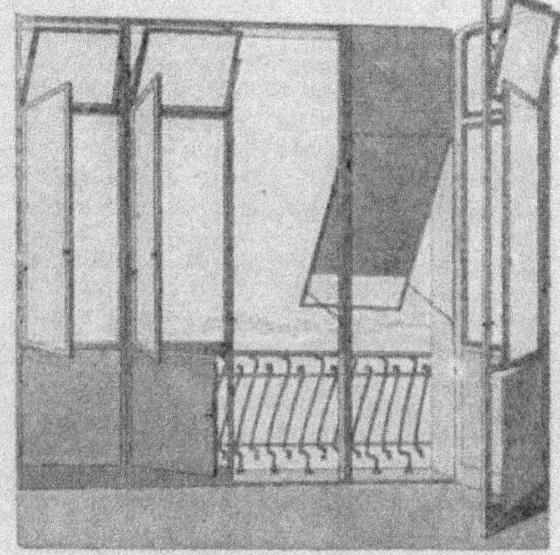

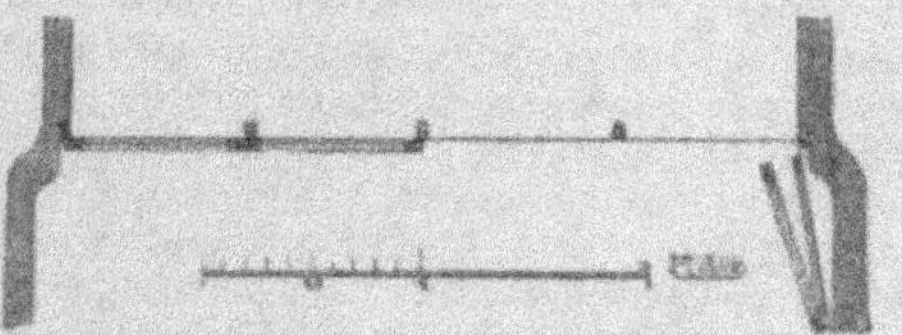

Fig. 81. — Dispositif de fermeture préconisé par Turban
pour les très larges baies.

le système qui consiste à mettre une véranda, une loggia, un bow-window au-devant d'une chambre, car l'éclairage et l'aération de la chambre deviennent alors insuffisants.

Observations. — La meilleure disposition à donner au lit dans la chambre est celle que nous avons figurée page 691 et que nous avons adoptée à Angicourt pour tous les malades, contrairement aux errements suivis dans la plupart des sanatoriums populaires. Grâce à cette disposition, on peut soumettre la chambre à une aération intensive, le malade étant soustrait aux courants d'air et aux tourbillons qui se forment au voisinage des fenêtres.

Il est bon que la tête du lit ne soit pas appliquée exactement contre le mur; un intervalle de 20 centimètres facilite la circulation de l'air autour du lit; il va de soi aussi qu'on laissera une ruelle du côté du mur.

L'aération des chambres se fera en toutes circonstances par les fenêtres et les vasistas; les vitres perforées, les vitres parallèles à ouvertures contraires représentent des moyens d'aération rudimentaires; les cheminées de ventilation avec clapets mobiles et les divers systèmes de ventilation artificielle sont à repousser comme dispendieux, inutiles et non dépourvus d'inconvénients: pour les chambres à coucher, une bonne ventilation naturelle par les fenêtres ouvertes nuit et jour répond seule aux indications de la cure d'air et de la cure d'endurcissement. Par contre, les cheminées de ventilation rendent d'incontestables services dans les pièces où l'on ne peut utiliser les fenêtres pour l'aération (salles de radioscopie, chambres noires pour la photographie).

Galeries de cure. — Étant donné que les galeries de cure constituent *pour toutes les formes apyrétiques de tuberculose évolutive* un moyen de traitement remarquablement efficace, et que les sanatoriums sont destinés surtout à soigner ces formes de tuberculose, la nécessité s'impose, dans ces établissements, d'avoir de bonnes galeries de cure *où les malades puissent séjourner utilement du matin au soir, quelque temps qu'il fasse.*

Disposition des galeries de cure. — Elles ont en général 3 à 4 et même 5 mètres de profondeur, 3m,50 à 4m,70 de hauteur. *Latéralement*, elles sont fermées par des cloisons ou par des murs. *Leur sol*, lisse, formé de matériaux résistants (ciment, carrelage) sera disposé de manière à faciliter le lavage à grande eau. Les galeries situées au rez-de-chaussée doivent être légèrement surélevées et bien protégées contre l'humidité de la terre. Le *toit* est tantôt simple, tantôt double, avec intervalle où l'air circule, comme dans les abris météorologiques; il doit assurer, en tout cas, une protection suffisante contre l'échauffement de la galerie par les rayons solaires. Dans les endroits bien abrités du vent, on peut avoir intérêt à rendre le toit obliquement ascendant vers l'extérieur pour obtenir le maximum d'aération (mode de construction préconisé par Hervé et appliqué par lui au sanatorium de Lamotte-Beuvron). La *paroi postérieure* (percée autant que possible de fenêtres qui complètent l'éclairage en arrière des chaises longues) sera munie de lampes nombreuses, pour que chaque malade puisse lire ou écrire dans de bonnes conditions. *En avant, la galerie est librement ouverte vers le sud*; comme l'air doit y pénétrer très largement, il ne faut ni piliers, ni balustrades, ni vitrages; des stores défendent la galerie contre le soleil, la pluie, la neige et les tempêtes.

Il est très important que les galeries soient *bien protégées contre le vent.* Cette protection est assurée : d'abord et surtout par la situation du Sanatorium dans une région abritée, ensuite par une série de moyens adaptés aux circonstances locales (enfoncement de la galerie dans l'épaisseur même du bâtiment, proximité de pavillons en saillie, prolongement de la façade du sanatorium par une ligne cintrée de galeries de cure ou de promenoirs couverts, sectionnement de la galerie par des *cloisons vitrées*, disposition judicieuse dans le jardin de *massifs* de plantes et d'arbustes à feuillage permanent.

Dans les galeries, il faut réserver à chaque malade, pour sa chaise longue et pour sa table de cure, *une place de 1 mètre à 1m,20 de large.*

Galeries de cure d'été. — L'expérience démontre la *nécessité* de galeries de cure d'été; la chaleur est dangereuse pour les tuberculeux; dans beaucoup de sanatoriums, les malades font la cure dans de mauvaises conditions pendant les grandes chaleurs; il faut avoir des galeries d'été orientées vers le nord ou le nord-est et abritées en outre de la réverbération du soleil.

Turban, à Davos, a fait construire une galerie de cure qui s'ouvre à volonté vers le nord ou vers le sud. Rumpf à Ebersteinburg a perfectionné ce dispositif (Voy. fig. 82).

Salles communes. — Un sanatorium doit posséder des salles de

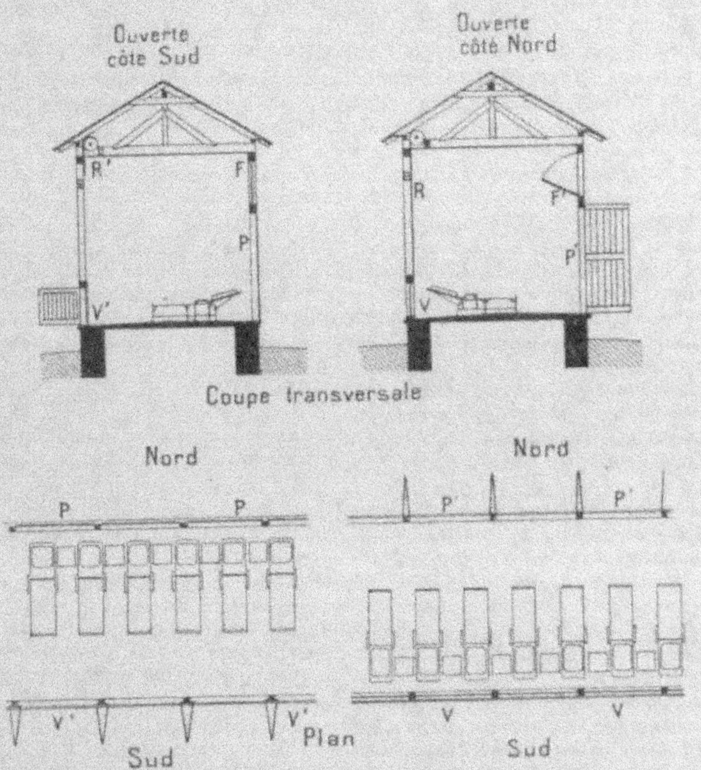

Fig. 82. — Galerie de cure du sanatorium d'Ebersteinburg s'ouvrant à volonté du côté du nord ou du côté du sud (plan et coupe transversale). Échelle 1/165.

Galerie ouverte côté sud.	*Galerie ouverte côté nord.*
P. Porte en bois, fermée. } Paroi nord. F. Fenêtre fermée. V. Volet de bois restant ouvert de champ. R'. Volet roulant en bois, levé.	P'. Porte en bois restant ouverte de champ. F'. Fenêtre-vasistas ouverte. V. Volet de bois, fermé. } Paroi sud. R. Volet roulant baissé.

Le volet roulant en bois est formé de lamelles de bois montées sur une chaîne plate ; quand il est baissé, on peut soit appliquer les lames de bois les unes sur les autres, ce qui assure une fermeture hermétique, soit les écarter de 1 centimètre, de sorte que la galerie s'aère à la fois par devant et par derrière.

réunion spacieuses, très bien aérées, largement ensoleillées, où les malades ne soient pas exposés à l'action nocive d'un air trop chaud ou d'une atmosphère confinée. *A fortiori* est-il nécessaire de soustraire les tuberculeux à cette action nocive pendant les repas; on ne commettra pas la faute d'entasser dans une salle à manger étroite et mal ventilée des malades qui souffrent d'autant plus du confinement qu'ils sont accoutumés à vivre constamment en plein air et au froid ; quand la salle est suffisamment spacieuse (1 m².10 à 1 m².20 de superficie par malade) et qu'il y a des fenêtres nombreuses avec vasistas, avec en plus des orifices de ventilation près du plafond, on obtient facilement une aération naturelle excellente.

Promenades. — Dans tout sanatorium bien installé, il y a devant la façade un grand jardin d'agrément, et l'établissement est entouré d'un parc suffisamment spacieux ou d'un bois peu touffu et désert, où les malades font la *cure d'entraînement* dans des allées en pente et sur des chemins horizontaux, les uns ensoleillés, les autres ombragés.

Pour remplir les indications multiples d'un entraînement graduel, le médecin doit pouvoir désigner aux malades des promenades ayant une longueur soigneusement repérée, des allées dont la pente plus ou moins douce soit adaptée à leur état. Quand ces chemins inclinés s'étendent au loin, il est important, comme l'a fait observer Brehmer, que la pente s'élève à partir du sanatorium : le retour est ainsi moins pénible et n'expose pas le malade à un surmenage imprévu : « Dans le parc de Göbersdorf, très bien dessiné, entretenu avec soin, coupé dans tous les sens d'allées aux pentes les plus variées, sont ménagés des bosquets, des salles d'ombrages, des berceaux de verdure, des parties découvertes ; le développement de tous ces chemins atteint une longueur totale de 7 kilomètres ; tous les vingt pas, il y a des bancs rustiques, des chaises, des fauteuils de formes, des hamacs suspendus aux branches ; çà et là des abris, des guérites, une grotte, des chalets, à mi-côté une large terrasse. On arrive ainsi, au travers d'une futaie de sapins, jusqu'au sommet d'une colline, à 110 mètres au-dessus du sanatorium, d'où l'on découvre un panorama étendu » (Knopf).

Actuellement *les galeries de cure ont remplacé avantageusement les innombrables abris disséminés dans le parc de Görbersdorf* ; les tuberculeux qu'on soumet aujourd'hui à l'entraînement ne sont plus, comme chez Brehmer, des phtisiques en pleine évolution ; par conséquent, la cure de terrain n'exige plus un outillage aussi compliqué ; il n'en est pas moins vrai qu'un *grand espace convenablement aménagé pour l'entraînement, boisé de préférence, demeure un instrument de cure indispensable.*

Éclairage et chauffage. — Il est extrêmement important que, dans un sanatorium, aucun foyer producteur de fumée ou d'oxyde de carbone n'existe à proximité des malades ; aussi a-t-on adopté partout *l'éclairage par l'électricité* et le *chauffage central* par la vapeur à basse pression. On aura soin de déverser les gaz de combustion dans l'atmosphère aussi loin que possible du sanatorium, du côté opposé à celui de la galerie de cure et des chambres (fig. 83).

Asepsie permanente de toutes les parties du sanatorium. — On doit avoir pour objectif dans le sanatorium non seulement de supprimer le danger de la supertuberculisation, mais encore d'éliminer toute cause d'infection secondaire exogène : *il faut viser ce but résolument, car l'expérience démontre qu'on peut l'atteindre*, et on ne saurait nier que la tuberculose ne soit aggravée par des infections surajoutées. Au sanatorium d'Angicourt, depuis neuf ans, nous n'avons pas observé un seul cas de contamination, nous n'avons pas eu une seule épidémie ; des scarlatines, des diphtéries, des grippes ont été importées à plusieurs reprises : elles se sont toujours éteintes sur place, et le sanatorium restait indemne ou presque indemne, alors que les villages voisins étaient envahis par la grippe. Cette asepsie permanente du milieu, si favorable au traitement de la tuberculose, **s'obtient pratiquement par les moyens suivants** (superposés, bien entendu, à la propreté générale de la maison et aux précautions élémentaires imposées aux malades et au personnel d'une manière draconienne : défense de cracher ailleurs que dans les crachoirs, défense de balayer ou d'épousseter à sec, défense de brosser les habits dans les chambres, isolement rigoureux des sujets atteints de grippe, pneumonie, bronchite infectieuse).

A. *Éloignement de tout centre d'infection.* — La proximité de grandes agglomérations humaines et surtout d'hôpitaux est toujours, à ce point de vue, une condition défavorable.

B. *Action bactéricide incessante de l'air et de la lumière pénétrant partout en abondance.* — Nulle part il ne doit y avoir de recoins obscurs, de pièces mal éclairées, d'escaliers ou de corridors sombres, de salles donnant sur un promenoir couvert ou sur une galerie de cure.

C. *Surfaces murales, parquets et meubles imperméables et lisses, sans fentes ni fissures, supportant facilement les lavages* (parquets de chêne ou de pitchpin appliqués sur béton, mastiqués et paraffinés, carrelages, pavages en mosaïque, sol de linoléum collé sur ciment et raccordé aux murs par des courbes de torgament, murs peints à l'huile ou ripolinés, enduits lavables au moins jusqu'à 1^m,80 de haut, toiles salubra, carreaux de faïence..., angles arrondis, suppression des saillies inutiles,... meubles en fer, en bois dur, recouverts de moleskine, suppression des rideaux, des tapis, des meubles capitonnés, radiateurs faciles à nettoyer, écartés d'environ 30 centimètres du sol et des murs).

Ainsi l'accumulation des poussières est réduite au minimum, et leur désinfection par les agents naturels est grandement facilitée.

D. *Installation matérielle bien comprise permettant d'éviter toute contamination* dans l'enlèvement et le nettoyage des *crachoirs*, dans le transport et le traitement du *linge sale*, et permettant aussi de désinfecter les matelas et les vêtements.

Pour les *crachoirs*, nous pouvons recommander le système suivant très simple, que nous utilisons depuis de longues années : les crachoirs sont déposés dans de grands plateaux métalliques qu'on transporte au local de désinfection ; là on verse dans les crachoirs une solution de carbonate de soude, et, sans autre manipulation, on introduit les plateaux garnis de crachoirs dans l'étuve à matelas; après trois quarts d'heure à 105° dans la vapeur sous pression, les crachats, absolument stérilisés, sont devenus très fluides; dès lors le nettoyage des crachoirs est facile et inoffensif; on vide les crachats dans un évier, et on lave les crachoirs.

Le *linge sale* est recueilli directement dans des sacs de forte toile que l'on transporte, fermés, dans une annexe de la buanderie ; ils y séjournent jusqu'au jour de la lessive. Alors, dans une chambre spéciale, bien éclairée, cimentée ou carrelée, aux murs lisses et nus, on ouvre les sacs, et on procède au tri du linge préalablement aspergé d'eau ; cette simple précaution suffit pour empêcher la formation ou la dissémination de poussières volatiles ; on met en tas les diverses variétés de linge suivant les manipulations qu'elles devront subir ultérieurement, et on les porte dans la pièce voisine réservée aux bacs d'essangeage (1). d'une manière générale, l'emploi de solutions antiseptiques pour le trempage du linge des tuberculeux nous paraît superflu; en effet, le lessivage tue les bacilles à coup sûr; et en ce qui concerne les lainages ne pouvant être lessivés, l'essangeage dans de l'eau savonneuse alcaline tiède, le lavage puis le séchage à l'air libre fournissent une garantie suffisante si l'infection est minime. Si la contamination des lainages paraît devoir être assez marquée (gilets de flanelle de phtisiques avancés), on aura recours au trempage dans une solution savonneuse alcaline de formol. Cette mesure de précaution s'impose pour les mouchoirs, comme nous l'avons déjà dit (p. 501).

Pour les *matelas*, on évitera autant que possible (sauf en cas d'épidémie) le passage à l'étuve ; un système très pratique consiste à enfermer les matelas dans des enveloppes imperméables de tissu caoutchouté. Les *vêtements* seront désinfectés par l'aldéhyde formique.

E. *Bon système d'évacuation des eaux-vannes. Incinération et enlèvement rapide des ordures, détritus, etc.*

F. *Chambres d'isolement* et, accessoirement, *désinfection des chambres par le formaldéhyde*. Dans une chambre sanatoriale à parois imperméables, sans meubles inutiles, recevant des tuberculeux bien éduqués, l'infection bacillaire des poussières est nulle ou pratiquement négligeable, même si la tuberculose est largement ouverte et si le malade tousse beaucoup; nous nous en sommes assuré à maintes reprises : le simple nettoyage de cette chambre, avec lavage du parquet et des murs, rend inutile dans la majorité des cas la mise en œuvre de moyens désinfectants proprement dits.

Disposition convenable des services. — Le *service des malades* occupe généralement un *seul bâtiment*, ce qui facilite beaucoup la surveillance. Ce bâtiment, même dans les sanatoriums réservés aux indigents, doit répondre à toutes les exigences de l'hygiène et présenter un aspect agréable et riant qui impressionne favorablement les malades ; cela est parfaitement conciliable avec la simplicité des constructions.

(1) Le passage du linge sale à l'étuve est abandonné à juste titre ; il rend les taches indélébiles par coagulation des albuminoïdes.

Le *service médical* se place d'ordinaire au rez-de-chaussée du pavillon des malades, en prenant des mesures pour que les allées et venues de la maison ne gênent pas l'examen médical des malades et, inversement, pour que le fonctionnement des services médicaux ne trouble pas les malades faisant leur cure (Voy. la disposition que nous avons indiquée, fig. 84). L'installation hydrothérapique doit être très bien aménagée dans des pièces spacieuses, claires, aérées : il faut des baignoires en nombre suffisant (au moins une pour quinze à dix-huit malades), une salle de douches munie d'un très bon

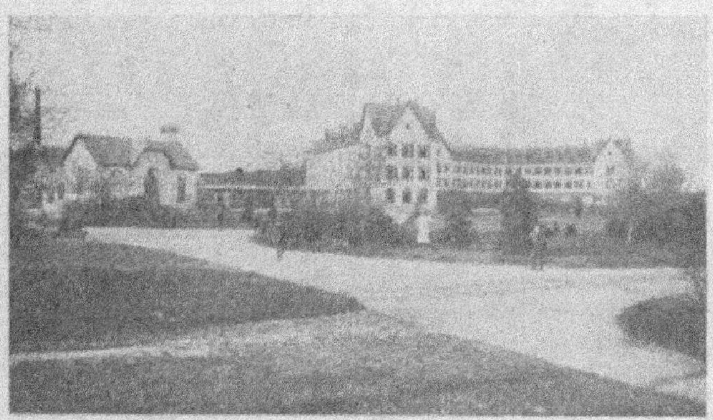

Fig. 83. — Sanatorium de l'Assistance publique de Paris, à Angicourt (Oise). — Le bâtiment des malades, exposé au midi, est complètement séparé du réfectoire et de la cuisine, auxquels il est relié par une galerie vitrée. On aperçoit au dernier plan la cheminée des machines, qui déverse sa fumée à 60 mètres en arrière du bâtiment des malades.

mélangeur et de grands déshabilloirs à côté de la salle de douches.

La *maison du médecin en chef* doit être indépendante du bâtiment des malades, mais placée à petite distance, de telle façon que le médecin puisse surveiller de ses fenêtres la galerie de cure et le jardin.

Les *services généraux* seront *rigoureusement séparés du bâtiment des malades* : c'est là une condition essentielle du bon fonctionnement sanatorial : on placera la cuisine et le réfectoire à une distance suffisante du pavillon des malades pour que leurs odeurs n'y pénètrent pas. Il va sans dire que l'installation des services généraux doit être irréprochable et largement conçue, notamment pour tout ce qui concerne la salle à manger, la cuisine et leurs dépendances.

Afin de donner une idée plus claire de la disposition des locaux dans un sanatorium, nous croyons utile de donner le **plan d'un sanatorium**. Pour établir ce plan, qui concerne un *sanatorium mixte*

Thérapeutique respiratoire.   44

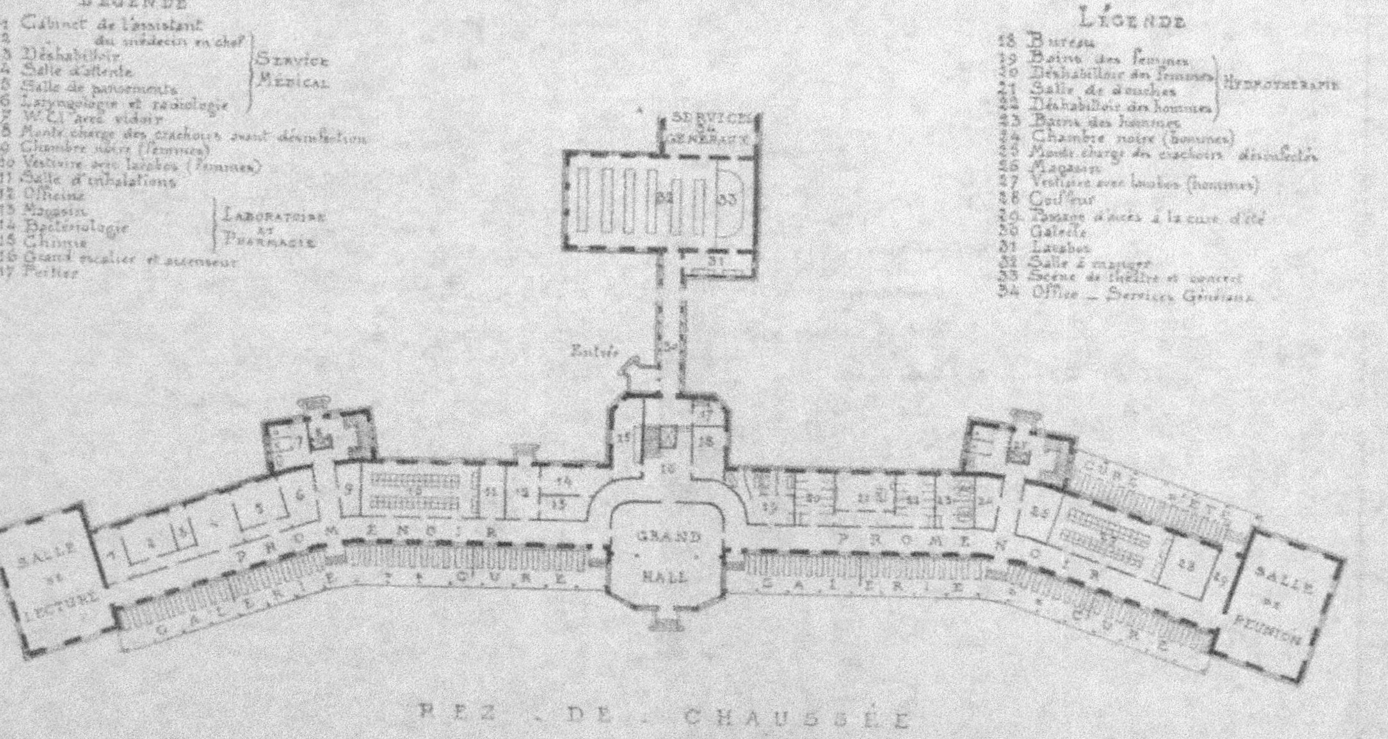

Fig. 84. — Sanatorium mixte pour cent dix malades payants. Plan du rez-de-chaussée.

Superficie de la salle à manger d'une part, des vestiaires d'autre part : 1m2,20 par malade. — Superficie totale du grand hall et de la salle de réunion : 2 mètres carrés par malade. — Longueur des galeries de cure : 1m,15 par chaise longue.

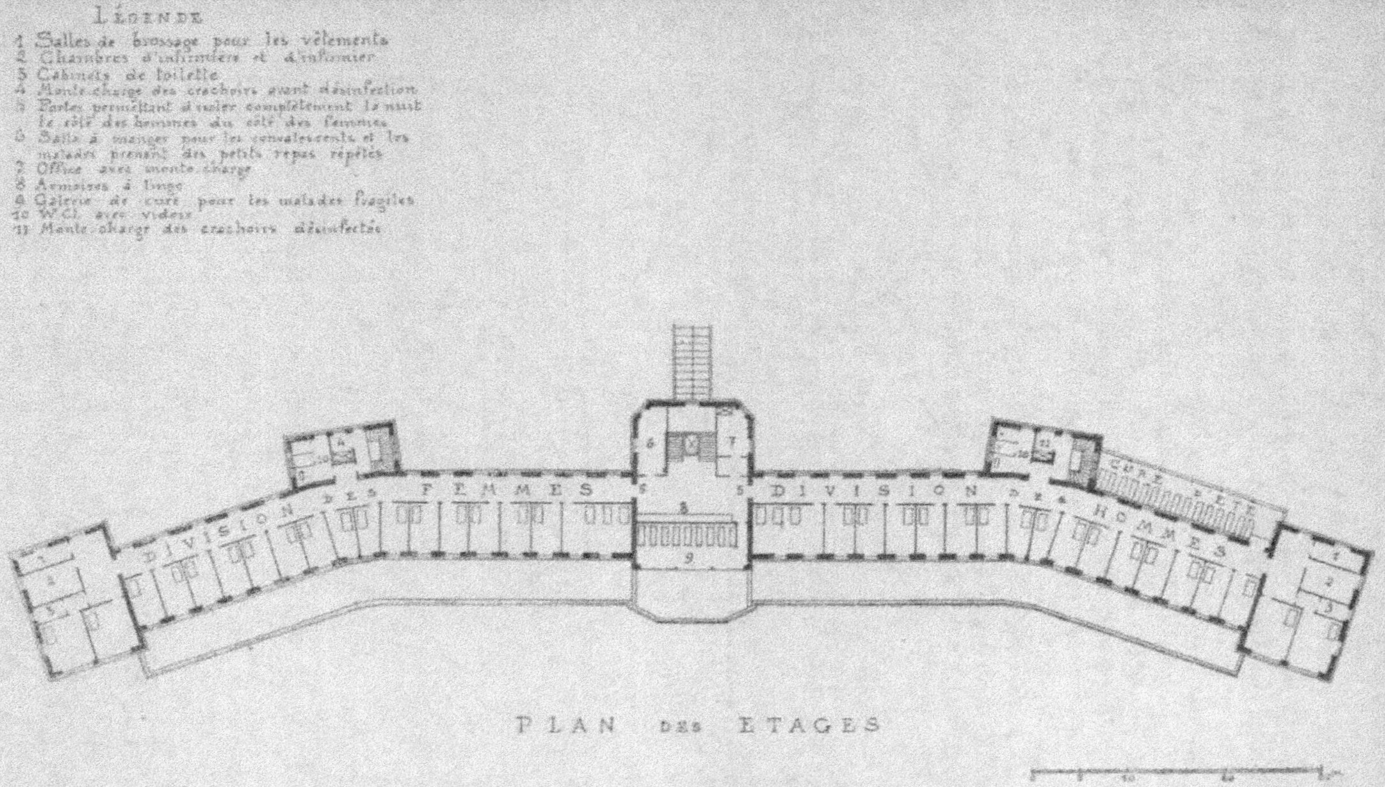

Fig. 85. — Plan du premier et du deuxième étage.

Cubage des chambres ordinaires : 65 mètres cubes — Cubage des chambres à trois lits : 150 mètres cubes — Cubage des grandes chambres des pavillons d'angles : 100 mètres cubes — Les chambres ordinaires ont des fenêtres de $1^m,50$ de large, munies de volets roulants de bois ; la paroi sud des grandes chambres présente une large baie de $3^m,30$ de large, munie du dispositif de fermeture représenté page 683.

payant de cent dix malades, nous avons reproduit (1) la *disposition générale* et les *dimensions du bâtiment des malades du sanatorium d'Angicourt* (fig. 83), construit en 1894-1900 par M. Belouet, architecte de l'Assistance publique de Paris, d'après un plan inspiré par Dettweiler ; mais nous avons modifié l'inclinaison des ailes sur le corps principal (2) et changé la distribution des locaux pour l'adapter plus étroitement au fonctionnement des services ; de plus, nous avons remplacé la plupart des chambres communes par des chambres à un lit.

Dans ce projet, *les deux sexes sont rigoureusement séparés aux étages* (réservés aux chambres à coucher) et *aux galeries de cure*, les salles de réunion et la salle à manger étant communes aux hommes et aux femmes.

(1) Nous adressons tous nos remerciements à M. Maurice Braquart, architecte à Paris, qui a bien voulu revoir ce projet et lui donner sa forme définitive.

(2) La disposition classique en trapèze, adoptée avec des variantes à Falkenstein, Hohenbonnef, Planegg, Angicourt, Hauteville, Bligny, présente plus d'inconvénients que d'avantages ; nous pensons qu'on doit lui préférer la disposition légèrement incurvée ou courbe des sanatoriums de Ruppertshain, de Soisbaye et de Bergonmont. Sur notre plan, comme à Soisbaye, les deux ailes font entre elles un angle de 145°.

TABLE ALPHABÉTIQUE

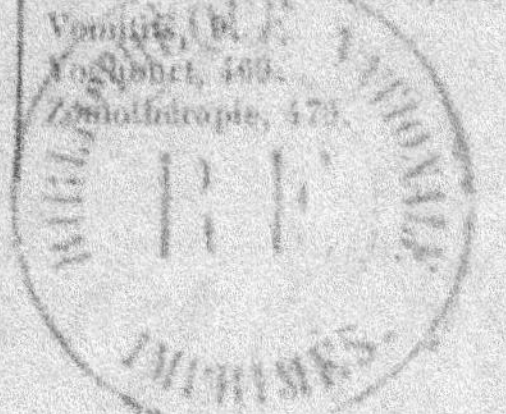

TABLE DES MATIÈRES

5349-98. — CORBEIL. Imprimerie CRÉTÉ.